PRACTICAL
PELVIC FLOOR SURGERY

实 用 盆 底 外 科

PRACTICAL PELVIC FLOOR SURGERY

主　　编　李春雨　朱　兰　杨关根　卫中庆

副 主 编　孙智晶　刘宝华　夏志军　廖利民　聂　敏

分编负责人　肛肠外科　李春雨

　　　　　　妇 产 科　朱　兰

　　　　　　泌尿外科　卫中庆

　　　　　　医学影像　周智洋

　　　　　　临床护理　聂　敏

人民卫生出版社
·北 京·

图书在版编目（CIP）数据

实用盆底外科/李春雨等主编. —北京：人民卫
生出版社，2021.1
ISBN 978-7-117-31225-7

Ⅰ.①实… Ⅱ.①李… Ⅲ.①骨盆底-外科学 Ⅳ.
①R681.6

中国版本图书馆 CIP 数据核字（2021）第 021668 号

人卫智网	www.ipmph.com	医学教育、学术、考试、健康， 购书智慧智能综合服务平台
人卫官网	www.pmph.com	人卫官方资讯发布平台

ISBN 978-7-117-31225-7

实用盆底外科
Shiyong Pendi Waike

主　　编：李春雨　朱　兰　杨关根　卫中庆
出版发行：人民卫生出版社（中继线 010-59780011）
地　　址：北京市朝阳区潘家园南里 19 号
邮　　编：100021
E - mail：pmph @ pmph.com
购书热线：010-59787592　010-59787584　010-65264830
印　　刷：北京华联印刷有限公司
经　　销：新华书店
开　　本：889×1194　1/16　印张：46
字　　数：1391 千字
版　　次：2021 年 1 月第 1 版
印　　次：2021 年 3 月第 1 次印刷
标准书号：ISBN 978-7-117-31225-7
定　　价：349.00 元

打击盗版举报电话：010-59787491　E-mail：WQ @ pmph.com
质量问题联系电话：010-59787234　E-mail：zhiliang @ pmph.com

编委名单 (以姓氏笔画为序)

丁留成　南京医科大学第二附属医院泌尿外科
于洪波　南京医科大学附属明基医院泌尿外科
卫中庆　南京医科大学第二附属医院泌尿外科
王　平　杭州市第三人民医院皮肤科
王　敏　中国医科大学附属盛京医院妇产科
王天宝　中国医学科学院肿瘤医院深圳医院胃肠外科
王丹波　辽宁省肿瘤医院妇产科
王永兵　上海市浦东新区人民医院胃肠外科
王秀琪　中国医学科学院北京协和医院妇产科
王轶男　北京大学深圳医院妇产科
王继见　重庆医科大学附属第二医院胃肠外科
韦　东　中南大学湘雅医学院附属海口医院肛肠科
文　伟　上海市第一人民医院泌尿外科
叶新梅　中山大学附属第六医院结直肠肛门外科
史宏晖　中国医学科学院北京协和医院妇产科
仝佳丽　中国医学科学院北京协和医院妇产科
吕坚伟　上海交通大学医学院附属仁济医院南院泌尿外科
朱　兰　中国医学科学院北京协和医院妇产科
任　常　中国医学科学院北京协和医院妇产科
刘凡隆　浙江大学附属第一医院结直肠外科
刘广健　中山大学附属第六医院超声科
刘屹立　中国医科大学附属第四医院泌尿外科
刘佃温　河南中医药大学第三附属医院肛肠科
刘宝华　中国人民解放军陆军特色医学中心普通外科
孙传洋　苏州大学附属第二医院泌尿外科
孙智晶　中国医学科学院北京协和医院妇产科
杜广辉　华中科技大学同济医学院附属同济医院泌尿外科
李玉玮　天津市人民医院盆底中心
李志毅　中国医学科学院北京协和医院妇产科
李建华　浙江大学医学院附属邵逸夫医院康复医学科

李春雨　中国医科大学附属第四医院肛肠外科
李德川　浙江省肿瘤医院大肠外科
杨关根　杭州市第三人民医院肛肠科
肖　亮　中山大学附属第七医院介入放射科
何　帅　中国医科大学附属第四医院肛肠外科
邹其姝　中山大学附属第六医院妇科
沈百欣　南京医科大学第二附属医院泌尿外科
宋晓晨　中国医学科学院北京协和医院妇产科
张　宏　中国医科大学附属盛京医院结直肠肿瘤外科
张　鹏　首都医科大学附属北京朝阳医院泌尿外科
张　睿　辽宁省肿瘤医院大肠外科
张伟华　天津市人民医院肛肠外科
张志博　中国医学科学院北京协和医院妇产科
张春泽　天津市人民医院肛肠外科
张敬东　辽宁省肿瘤医院消化内科
张紫寒　中国医学科学院北京协和医院妇产科
阿伦·罗杰纳斯库　泰国朱拉隆功大学医学院外科
阿里·塞菲克　埃及开罗大学医学院结直肠外科
陈　娟　中国医学科学院北京协和医院妇产科
陈卫国　苏州大学附属第一医院泌尿外科
陈文斌　浙江大学附属第一医院肛肠外科
陈正森　南京医科大学第二附属医院泌尿外科
陈进才　西安交通大学第一附属医院普通外科
周　莹　中国医学科学院北京协和医院妇产科
周莹莹　中国医科大学附属盛京医院妇产科
周智洋　中山大学附属第六医院放射科
郑建勇　中国人民解放军空军军医大学西京医院胃肠外科
赵玉霞　中国医科大学附属第四医院放射治疗科
胡　清　中国医科大学附属盛京医院妇产科
姜　军　中国人民解放军东部战区总医院普通外科
娄文佳　中国医学科学院北京协和医院妇产科
聂　敏　辽宁中医药大学附属第三医院肛肠科
栗　霞　中山大学附属第六医院泌尿外科

夏志军　中国医科大学附属盛京医院妇产科

钱　群　武汉大学中南医院结直肠肛门外科

徐　明　中国人民解放军联勤保障部队第九四〇医院普通外科

徐智慧　浙江省人民医院泌尿外科

栾　濛　中国医科大学附属盛京医院妇产科

高　峰　中国人民解放军联勤保障部队第九四〇医院普通外科

高春芳　中国人民解放军联勤保障部队第九八九医院普通外科

黄　艳　中山大学附属第六医院病理科

黄　彬　中国人民解放军陆军特色医学中心普通外科

黄　铭　北京市肛肠医院放射科

黄贤德　甘肃省人民医院泌尿外科

黄忠诚　湖南省人民医院结直肠肛门外科

黄美近　中山大学附属第六医院结直肠外科

萧　俊　新加坡结直肠中心肛肠外科

曹　杨　中国医学科学院北京协和医院妇产科

梁　择　中国医学科学院北京协和医院妇产科

彭　慧　中山大学附属第六医院中西医结合肛肠外科

董理鸣　中国医科大学附属第四医院泌尿外科

韩　丹　内蒙古兴安盟人民医院肿瘤内科

童卫东　中国人民解放军陆军特色医学中心普通外科

谢尚奎　中山大学附属第六医院中西医结合肛肠外科

路　瑶　中国医科大学附属第四医院肛肠外科

蔡　健　中山大学附属第六医院结直肠肛门外科

廖利民　中国康复研究中心泌尿外科

廖秀军　浙江大学医学院附属第一医院大肠外科

谭文斐　中国医科大学附属第一医院麻醉科

颜　伟　湖南省人民医院结直肠肛门外科

薛　珺　南京医科大学第二附属医院泌尿外科

戴毓欣　中国医学科学院北京协和医院妇产科

编写秘书（以姓氏笔画为序）

傅　超　杭州市第三人民医院肛肠科

路　瑶　中国医科大学附属第四医院肛肠外科

韶云鹏　南京医科大学第二附属医院泌尿外科

绘图

徐国成　中国医科大学教育技术研究所

韩秋生　中国医科大学教育技术研究所

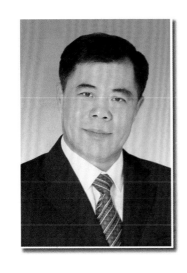

李春雨 教授、主任医师、硕士研究生导师。现任中国医科大学附属第四医院肛肠外科主任。毕业于中国医科大学,医学硕士。兼任中国医师协会肛肠医师分会副会长兼科普专业委员会主任委员、中国医师协会医学科学普及分会常务委员兼肛肠专业委员会主任委员、国家健康科普专家库第一批成员、国际盆底疾病协会常务理事、国家结直肠肿瘤质控专家委员会委员、中国医药教育协会肛肠疾病专业委员会副主任委员、中国非公立医疗机构协会肛肠专业委员会副主任委员、中国医师协会外科医师分会肛肠医师专业委员会副主任委员、中国医师协会结直肠肿瘤专业委员会早诊早治专委会副主任委员、中国临床肿瘤学会肿瘤微创外科专家委员会委员、辽宁省医学会肛周疾病学组主任委员、辽宁省免疫学会肛肠分会主任委员、沈阳市医师协会肛肠科医师分会主任委员和《结直肠肛门外科》《中国肛肠病杂志》等10余家杂志常务编委或编委。

从事结、直肠肛门外科医疗、教学、科研工作30余年,具有丰富的临床经验。先后赴新加坡中央医院、中国人民解放军海军军医大学第一附属医院(上海长海医院)研修,师承著名肛肠外科专家萧俊教授、喻德洪教授和陈春生教授。李春雨教授秉承"微创、无痛、科学、规范"的治疗理念,对结直肠肛门外科有较深的造诣,尤其擅长肛肠疾病的微创治疗。

在国内外核心期刊上发表学术论文100余篇,发表医学科普文章50余篇。参与国家自然科学基金科研课题2项,承担省、部级科研课题10项。获辽宁省科学技术进步奖二等奖1项、三等奖3项,沈阳市科学技术进步奖三等奖1项。获得国家实用型专利3项。主编出版教材7部,专著22部。主编普通高等教育"十二五"研究生规划教材《肛肠外科学》、全国高等学校"十二五"医学规划教材《肛肠病学》。

先后荣获首届中西医结合优秀青年贡献奖、沈阳市医师协会第三届沈阳优秀医师奖及中国医科大学优秀教师等荣誉称号。2016年在援疆期间,荣获全国第八批省市优秀援疆干部人才、新疆塔城地区第二批优秀援疆干部人才和辽宁省第四批优秀援疆干部人才等荣誉称号。

主编简介

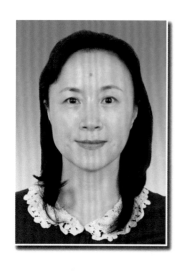

朱兰　教授、主任医师、博士研究生导师。现任中国医学科学院北京协和医院妇产科主任，协和学者特聘教授。毕业于中国协和医科大学，医学博士。兼任中华医学会妇产科学分会候任主任委员、妇科盆底学组组长，中华全国妇女联合会第十二届常务委员，中国预防医学会妇女保健分会副主任委员、盆底疾病防治学组组长，国家自然科学基金评审二审专家；《中国计划生育和妇产科》杂志主编，《中华妇产科杂志》《实用妇产科杂志》《中国实用妇科与产科杂志》副主编，*International Urogynecology Journal* 编委。

以通讯作者和第一作者在 SCI 期刊发表文章 120 篇，在中文核心期刊发表文章百余篇。主编、主译多部著作。已申请专利 8 项。主持国家自然科学基金和部级多项科研课题。2007 年获国家科学技术进步奖二等奖；2013 年牵头的"女性盆底疾病的基础与临床研究"获高等学校科学研究优秀成果奖（科学技术）科技进步奖一等奖；2015 年牵头的"女性生殖道畸形的矫正策略及新术式研究与应用"获华夏医疗保健国际交流促进科技奖（简称华夏医学科技奖）一等奖；2017 年牵头的"中国盆底康复模式建立和应用推广"获中华预防医学会科学技术奖一等奖。

荣获第九届中国青年科技奖、第二届中国女医师协会五洲女子科技奖及新世纪百千万人才工程国家级人选、全国三八红旗手等荣誉称号。

杨关根 教授、主任医师、硕士研究生导师。现任杭州市第三人民医院肛肠科主任、浙江省中西医结合肛肠病诊疗中心主任、杭州市肛肠病诊疗中心主任,浙江省医学重点扶植学科及杭州市医学重点学科带头人。毕业于浙江医科大学(现为浙江大学医学院)。兼任国际盆底疾病协会秘书长、世界大学结直肠外科医师协会会员、中国医师协会肛肠医师分会顾问、中国医师协会外科医师分会结直肠外科专业委员会常务委员、浙江省医学会肛肠分会副主任委员、浙江省医师协会肛肠医师分会副会长兼总干事、杭州市肛肠专业委员会主任委员和《中国肛肠病杂志》《结直肠肛门外科》等编委。

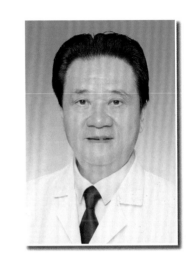

1976年牵头开设杭州市第三人民医院肛肠特色门诊,1991年初创建杭州市第三人民医院肛肠科,擅长结直肠外科疑难疾病的诊治,承担全省肛肠疾病危重患者的会诊和抢救工作,专注便秘相关研究,参与国内便秘诊治指南/标准的制订,多次主办大型国际结直肠盆底疾病高峰论坛,应邀在国内外学术大会上做专题讲座,近年获省/市各级科技成果奖9项,承担科研课题15项,在各级期刊共发表论文40余篇。

荣获浙江省十佳优秀医师、中国医师节优秀医师、首届杭州市优秀医师等荣誉称号。2011年获中国中西医结合学会突出贡献奖,2017年获中国便秘研究杰出贡献奖、浙江省医师协会大肠肛门病杰出贡献奖、中国中西医结合学会大肠肛门病专业杰出贡献奖。

主编简介

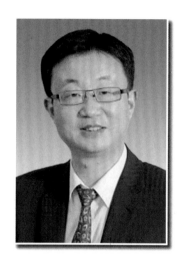

卫中庆　教授、主任医师、医学博士，博士研究生导师。现任南京医科大学第二附属医院泌尿外科主任、盆底外科中心主任。先后就读于南京医科大学、苏州大学、荷兰 Maastricht 大学。兼任中华医学会泌尿外科学分会尿控学组委员，中华医学会科学普及分会委员，中国中西医结合学会泌尿外科专业委员会盆底学组副组长，中国医师协会神经调控专业委员会委员及功能泌尿学组副组长，江苏省医学会泌尿外科学分会委员、秘书及尿控及盆底外科学组组长，国际泌尿外科协会、国际尿控学会、美国泌尿外科学会会员，国际盆底疾病协会理事，国家自然科学基金评审专家，全国多家期刊常务编委及编委等。

从事泌尿外科及盆底外科医疗、教学、科研工作 30 余年，创建了江苏省泌尿外科临床重点专科及盆底外科中心，对泌尿系前列腺疾病、肾上腺疾病、肿瘤、结石、各种原因的排尿障碍及尿失禁的诊治有丰富的经验，擅长各种腔内泌尿外科微创手术技术。

在国内外核心期刊上发表学术论文 140 篇，发表医学科普读物 150 余篇，主编、参编教材和专著 47 部。承担国家自然科学基金及省级科研课题 8 项。

荣获中华医学会泌尿外科学分会"大禹"奖、江苏医学科技奖、"江苏名医"等及江苏省"333 高层次人才培养工程"中青年科学技术带头人、江苏省医学重点人才等荣誉称号。

前　言

随着经济的发展、生活方式的改变和生活节奏的加快，盆底疾病的发病率呈逐年上升的趋势。盆底疾病对身心健康、社会心理和远期生活质量均造成很大影响，并给社会和家庭带来沉重负担。目前，国内有关肛肠外科的专著很多，但盆底外科专著尚属空白。有鉴于此，特邀请国内外盆底外科领域的肛肠外科、妇产科、泌尿外科及影像科知名专家、学者共同撰写这部《实用盆底外科》，以飨读者。

本书分为上、下篇，上篇为总论部分，系统地介绍了盆底解剖、生理、功能测定、检查方法、围手术期处理及盆底护理等相关内容；下篇为各论部分，详细而全面地阐述了盆底疾病诊断与治疗，按疾病的概述、流行病学、病因与发病机制、分类、临床表现、诊断、鉴别诊断及治疗的体例进行编写，其特点是侧重阐述疾病的诊断与治疗。编者从临床和教学实际出发，在总结国内外最新研究成果的基础上，结合自己多年来的临床实践经验，同时汲取国外新的治疗理念，充分展现了我国专家在盆底外科领域的高超水平，有较高的学术价值和实用价值。本书适用于肛肠外科、结直肠外科、妇产科、泌尿外科的临床工作者、高校临床专业的实习生及盆底疾病患者学习参考。

本书的出版承蒙中国医科大学校长、博士研究生导师闻德亮教授的支持与鼓励。为使本书更好地反映当代盆底外科的学术进展，我们邀请了有丰富经验的国内外知名盆底外科专家、学者撰写有关章节。感谢中国医师协会肛肠医师分会会长高春芳教授、新加坡萧俊教授、泰国阿伦·罗杰纳斯库教授、埃及阿里·塞菲克教授在繁忙的工作之余参与本书的撰写。感谢长年工作在临床一线的各位前辈、专家、学者，将各自的宝贵经验和临床实践无私奉献给本书读者。感谢中国医科大学徐国成教授和韩秋生教授绘制精美的插图。感谢中国医科大学附属第四医院肛肠外科的全体同志及研究生的大力支持。同时，也感谢人民卫生出版社的鼎力相助，使得本书顺利出版。

尽管我们竭尽全力编写，但由于水平有限，工作中可能对文献收集和理解不够系统和全面，仍不免有错误、疏漏或不足之处，敬请读者批评指正。

2020 年 10 月于沈阳

目 录

上篇 总 论

下篇　各　　论

上 篇

总 论

第一章

盆底外科发展史

第一节　中国盆底外科发展史

盆底外科是治疗因盆底功能障碍出现的便秘、大便失禁、尿失禁、盆腔器官脱垂、盆底痛、性功能障碍等病症的学科。目前这一学科已逐渐从泌尿外科、妇科和肛肠外科中分化出来,并逐渐以整体概念形成多学科合作的二级学科。

盆底是一个由肌肉和韧带将膀胱、尿道、阴道、子宫、直肠、肛门联系在一起,受同一神经系统控制的功能整体,封闭骨盆下口的全部软组织。在解剖学上,盆底即指盆膈(pelvic diaphragm),盆膈由肛提肌、尾骨肌及覆盖其上下面的筋膜共同构成,形似漏斗状肌板。从临床观点来看,盆底包括的范围较广,即自盆腔腹膜以下至会阴皮肤的全部肌肉筋膜层,由上而下依次为腹膜、盆内筋膜、盆膈、尿生殖膈、肛门外括约肌和浅层尿生殖肌群。在盆底诸层中以盆膈和尿生殖膈最为重要。盆膈组成盆底的后大部,尿生殖膈组成盆底的前小部。盆膈有支持和固定盆内脏器的作用,并可与腹肌和膈协同增加腹内压。

盆底疾病是常见病、多发病,严重影响人们的身体健康和生活质量。流行病学研究表明,肛门疾病的发病率高达59.1%,盆底功能障碍性疾病发病率为40%,尤以中老年女性常见,其发病率为20%~40%;大便失禁患者中,24%~53%存在尿失禁,7%~22%存在生殖器脱垂;子宫阴道膨出或便秘往往同时伴有排尿障碍。近十年来,由于盆底疾病研究不断深入,新的医学影像设备不断涌现,新的治疗手段不断更新,一门新兴的涵盖泌尿外科、妇科、肛肠外科由单学科诊治向多学科联合诊治盆底外科正在迅猛发展。

一、古代中医文献为盆底外科的研究奠定了理论基础

早在先秦时期的《山海经》中就提出"痔""瘘"的病名,并记载了许多动植物食之已痔(吃它治痔),后为世界医学所采用。同期《庄子·列御寇》记载:"秦王有病召医,破痈溃痤者得车一乘,舐痔者,得车五乘,所治愈下,得车愈多。"可见两千年前已有治痔的医师和治法。药书《神农本草经》首载了"脱肛"的病

名,并记有槐实等21种药治痔和脱肛。晋代《针灸甲乙经》最先提出针灸治痔:"痔痛,攒竹主之。痔,会阴主之。脱肛,下刺气街主之。"现用的小针刀、挑痔及针刺治脱肛即由此而来。隋代巢元方的《诸病源候论·妇人杂病诸候·阴挺出下脱候》曰:"胞络伤损,子脏虚冷,气下冲则令阴挺出,谓之下脱。亦有因产而用力偃气而阴下脱者。"《素问·脉要精微论》曰:"水泉不止者,是膀胱不藏也。"《素问·痹论》曰:"淫气遗溺,痹聚在肾"。《灵枢·口问》曰:"中气不足,溲便为之变。"《灵枢·经脉》曰:"肝足厥阴之脉……是主肝所生病者……遗溺,闭癃"。这些经验先后传到朝鲜、日本、越南、印度、欧洲等国家和地区,韩国肛肠学会会长在日本肛肠杂志上撰文引用我国古代的肛肠病文献,并评价说中国对世界肛肠病学的发展很大。古代中医文献为盆底外科的研究奠定了坚实的理论基础。

二、盆底影像学为盆底疾病诊疗提供了有力的依据

19世纪前西医界对盆底的认识仅停留在对肛提肌概念的提出,19世纪由于解剖学、生理学、胚胎学、基因学的快速发展及功能影像学如排粪造影、直肠三维超声、MRI的出现,人们对组织层次进行多方位观察形成三维立体概念,从而对盆底组织结构的理解得以加深。

20世纪80年代,出现了同步联合器官造影及排粪腹膜造影,由于其动态评估盆底软组织功能及状态,成为盆底疾病诊断的标准方法。但是由于其造影通过速度较快、体位、主观配合、照射技术、成像技术的要求导致检查结果往往不尽如人意。直肠腔内超声的应用弥补了上述检查缺陷。直肠腔内超声成像使盆底结构由单一的二维结构变为三维立体图像,从单纯盆底解剖的研究到盆底功能的研究。直肠三维动态超声操作灵活、分析精细,能更好地评估括约肌功能(萎缩、缺损)、直肠前突等,有望取代排粪造影,成为盆底疾病检查的主力军。MRI是另一种重要显示盆底组织结构的影像学成像技术,在盆底检查过程中,无须采用造影剂增加对比显影,其不仅能提供盆底软组织解剖形态的高质量影像,还具有同时显示排便、排尿、膀胱运动和盆底肌功能的能力。影像学的飞速发展,为提高盆底解剖及功能认识提供了坚实的基础。盆底表面肌电是采用表面电极,观察肌肉电信号募集形式、评估、记录和治疗肌肉相关性疾病的技术。现代盆底表面肌电图技术匹配有适合的阴道、肛门探头,允许对多平面复杂信号采集、加工,结合有效的数据库评估方案和治疗方案,从而给出合理的诊治建议。随着诊断技术的逐渐提高及相关研究的不断深入,快速形成以盆底解剖学为基础对盆底疾病病因分析、诊断及治疗的研究体系,盆底外科学初露头角。

三、多学科协作为盆底疾病的诊治开拓了广阔的应用前景

盆底外科的发展已进入到多模式、多层次、多学科结合的阶段,已从单一分析性研究向整体性联合性研究发展。肛肠外科治疗盆底疾病由来已久,是老话题的新见解、新应用。19世纪中叶,肛肠外科迅速发展,Parks、Miles、Dukes等教授提出理论的新视角,成为当今盆底肛肠外科发展的新方向。随着对疾病研究的发展与深入,越来越多的学者认识到,肛肠疾病的发生发展与全部盆底组织结构的联合协作失调有关。现阶段妇产科、泌尿外科对盆底疾病研究已初见成效,对于疾病症状的分级、治疗方案的制定拥有学科领域特有的诊断治疗标准,并且逐渐完善循证医学证据,指导治疗。盆底肛肠外科的加入,补充了当前盆底结构研究的缺失,形成学科知识深入交流及碰撞,完善盆底理论及治疗手段技术,促进盆底外科飞速发展。盆底疾病属于"三难管"区域,单靠一个科室很难全面诊治,往往需要多学科协作,才能制订出一套合理的个性化诊疗方案。针对盆底疾病的病情,由肛肠外科、妇产科、泌尿外科权威专家组成的多学科诊疗模式(MDT)专家组,目的在于全面综合的有效评估,有利于提供最佳治疗方案。让患者不再茫然与无助,解除盆底疾病的烦恼。

四、我国盆底外科队伍不断壮大,方兴未艾

随着国际盆底外科的快速发展,新的学说及理念迅速流入我国并迅猛发展,我国盆底外科进入一个崭新的阶段。2004年在福州首次召开了全国性的盆底学术会议;2005年在广州成立了中华医学会妇产科学

分会妇科盆底学组;2007 年南京市中医院建立了便秘诊治平台;2011 年在成都成立了中国便秘联谊会;2015 年在南京成立了世界中医药学会联合会盆底医学专业委员会;2016 年在武汉成立了中国医师协会肛肠医师分会盆底外科专业委员会;2017 年在福州成立了中国医师协会整合医学分会整合盆底医学专业委员会。自 1998 年美国密歇根大学医学院建立了以妇科学为主的盆底疾病研究中心和 2000 年美国明尼苏达大学医学院成立以肛直肠外科为主的盆底中心以来,在欧洲、澳大利亚、新加坡等地相继建立了多学科合作的盆底中心、失禁中心和盆底康复中心等;2008 年南京中医药大学附属第三医院成立了以肛肠科为主的盆底疾病研究和防治中心;2008 年中国医科大学附属盛京医院成立了以妇科为主的盆底疾病诊治中心;2011 年北京大学人民医院成立了盆底疾病诊疗中心。2008 年由 Walters 和 Karram 教授编纂的盆底外科学经典著作《妇科泌尿学与盆底重建外科》出版,此书一经问世便以译文的形式流传入我国。我国朱兰主编《女性盆底学》、朱兰与郎景和主编《女性盆底功能障碍性疾病》、夏志军主编《女性泌尿盆底疾病临床诊治》、刘宝华主编《便秘的诊断及治疗》、李春雨主编《肛肠病学》《肛肠外科学》等,为我国盆底外科的发展奠定了坚实的理论和临床技能基础。

五、我国盆底外科的未来与展望

盆底外科由泌尿外科、妇产科、肛肠外科三个学科相互融合、相互协作组成。盆底外科的建立,随着研究的深入与发展,在国际上已出现了令人瞩目的成绩,国内外学术交流日益频繁,我们已建立了国际合作项目,更好地整合国内外诊治盆底疾病的新概念、新知识、新技术。近年来,我国泌尿、妇产盆底外科吸收国内外理论研究精华,不断提高,飞速发展,现已初具规模。肛肠盆底外科由于多年来单学科探索,与其他两学科沟通欠缺,发展略显缓慢。改变旧的诊疗模式建立、开展盆底外科的多学科协作及多学科会诊制度是提高盆底外科诊疗水平的关键。肛肠外科将汲取泌尿、妇产科医师对盆底认识的宝贵经验,加强多学科协作,知识共享,并融会分子生物学、基因学、心理学、生物力学、神经病理生理学、药理学、功能性影像学、中医学、针灸学的发展,阐明了肠道、盆底、肠神经系统的互动及与中枢神经系统的关系,需深入探究复杂的脑肠关系,以及神经生物化学紊乱与临床症状的关系。盆底外科是新兴学科,是快速进步,解决当代医疗界盆底疾病诊治的重要理念及措施。泌尿、妇产、肛肠盆底外科应当尽快进行学科融合,相互学习,取长补短,发挥学科优势,共谋发展,共同进步,盆底外科的明天会更好。

（李春雨　路瑶）

第二节　国外盆底外科发展史

一、盆底外科产生的背景

盆底外科主要诊治/研究因盆底功能障碍而出现的便秘、大便失禁、盆底痛、尿失禁、盆腔器官脱垂、性功能障碍等病症。目前这一学科已逐渐从泌尿外科、妇科和肛肠外科中分化形成多学科合作的二级学科。在这一新的学科领域三个学科在紧密合作中又有各自的侧重,其中慢性便秘、大便失禁、功能性肛门直肠痛、直肠脱垂是肛肠外科在这一分支研究的重点。肛肠盆底外科目前的发展还是落后于妇产科和泌尿外科相关学科的发展。基于妇科和泌尿外妇科和泌尿外科发展而来的妇科泌尿学会（International Urogyne-cologicalAsssociation,IUGA）和国际尿控协会（International Continence Society,ICS）带动了妇科泌尿学的发展并成为一个国际公认的新学科。

由于盆底器官如膀胱、尿道、阴道、子宫、直肠、肛管接受相同的感觉和运动神经支配,在肛提肌板平面穿过盆底,是一个系统控制的功能整体。因此,盆底功能障碍在临床常表现为泌尿生殖道症状的共存和排便障碍。在大便失禁患者中,24%～53%存在尿失禁,7%～22%存在生殖器脱垂。20 世纪 90 年代初,澳大利亚的 Petros 和 Ulmsten 在妇科领域首先提出了盆底整体理论,指导女性尿失禁的治疗。基于这一理论提出了前盆(膀胱、尿道)、中盆(子宫、阴道)和后盆(直肠、肛门)是一个功能整体。自此,整体理论在国际上得到很多专家学者的认同,从而促进了盆底康复学和盆底外科学的发展。

二、盆底中心的建立与发展

1998年,美国密歇根大学医学院建立了以妇科学为主导的盆底疾病研究中心,开展盆底功能性疾病的多学科研究。2000年,美国明尼苏达大学医学院在已有20年历史的盆底生理学实验室的基础上建立了以结直肠外科学为主导的盆底疾病研究中心。2001年美国加州大学洛杉矶分校医学中心成立了以妇科泌尿学为主导的盆底疾病研究中心。以后在欧洲、澳大利亚、新加坡等地纷纷成立了多学科合作的盆底中心、失禁中心、盆底康复中心等。2006年美国克里夫兰医院Wexner教授联合多学科专家编著的《盆底功能障碍:多学科的实践》一书的问世,使此学科的发展日趋成熟。这些中心从各自领域和视角为此学科的深化发展提供了专门的人才培训。随着各个领域对盆底疾病的不断研究,越来越多循证医学研究证据的积累,使盆底疾病的诊治观念发生着深刻的变化,新理念、新技术被不断提出并得以发展。

三、盆底重建手术的发展

近年来,随着盆底整体理论的发展,以重建盆底解剖结构、恢复盆底功能为目的重建手术逐渐代替了传统的姑息性手术。如经阴道尿道中段无张力悬吊术(TVT)治疗前盆腔缺陷、尿失禁;经阴道后路悬吊术(IVS)、骶棘韧带固定术(SSLF)等治疗中盆腔缺陷,如子宫脱垂;肛提肌缝合术、加用补片阴道后壁修补术治疗后盆缺陷。直肠脱垂的手术方法有紧缩肛门、切除或折叠冗长的结肠、悬吊固定直肠、纠正直肠套叠、消除直肠子宫陷凹、修复盆底等。

(一)前盆腔重建术

前盆腔缺陷主要是指阴道前壁脱垂,伴或不伴尿道及膀胱膨出。阴道前壁脱垂是最常见的脱垂类型。有学者在对27 342例绝经期女性进行监控调查时诊断符合率达34.3%。De Tayrac等使用聚丙烯网片手术治疗阴道前壁,治愈率为91.6%(77/84),其中7例出现阴道黏膜侵蚀。

(二)中盆腔重建——骶骨阴道穹隆悬吊术

1950年Shuguier和Scali首次报道了经腹骶骨阴道固定术,1962年Lane首次描述了用合成补片施行该手术。Baessler等比较了采用后路Teflon网片经腹阴道穹隆骶骨悬吊术伴或不伴Burch阴道悬吊术患者的疗效,Rozet等将腹腔镜下骶骨阴道穹隆悬吊术用于有症状性泌尿生殖道脱垂伴或不伴对压力性尿失禁患者中,患者术后满意度达96%,未产生性功能障碍,腹腔镜下骶骨阴道穹隆悬吊术可取得显著效果,具有良好的远期疗效。

(三)后盆腔重建——阴道后壁修补

后盆腔缺陷主要表现为直肠膨出和会阴体组织的缺陷。De Tayrac等随访26例接受阴式直肠膨出网片修补术患者2年,24例治愈,治愈率为92.3%。由于盆底结构具有整体性,对前、中盆腔器官脱垂加以纠正后,可能使后壁脱垂从隐性转变成显性,或新出现在术后。应在术中同时实施后盆腔重建——阴道后壁网片手术、会阴陈旧裂伤修补术和肛提肌缝合术。Sullivan等在全盆底重建术(TPMR)中应用了Marlex网片,梯形Marlex网片对直肠膨出进行矫正和对直肠阴道隔进行加固,行经腹与经阴道联合手术。保持网片无张力,两条网片一端连接到梯形网片边缘,另一端在Cooper韧带上进行固定,在梯形网片的边缘缝合固定直肠及阴道。若患者的膀胱膨出较严重,可将一块网片放置在膀胱底后、阴道前和两条向前的网片间作为支持。TPMR这种手术方式对女性POP进行修复是安全且有效的,TPMR也可独立经阴道完成。

(四)直肠脱垂的治疗进展

国内外治疗直肠脱垂的方法主要以手术为主,且疗效肯定。手术主要目的是纠正脱垂的直肠,恢复正常解剖结构,改善排便功能,避免复发。具体实施方法有紧缩肛门、切除或折叠冗长的结肠、悬吊固定直肠、纠正直肠套叠、消除直肠子宫陷凹、修复盆底等,或者将这些方法组合实施,从简单的单一术式到复杂的组合术式。根据手术入路可分为经腹和经会阴两大类。不同术式各有其优缺点,术者应根据患者的病情及耐受程度、医师惯用的术式,选择合适的入路,提高临床疗效。

四、微创外科的发展

(一) 腹腔镜技术的发展

1991 年首次在腹腔镜下进行了 Cooper 韧带悬吊术,取得了良好的治疗效果,与传统的膀胱颈悬吊术(Burch 手术)相比具有操作视野清晰、缝合区域解剖部位精确、术中出血少、损伤小、并发症少、恢复快等优点。妇科医师不断地尝试应用腹腔镜修复缺陷的盆底组织,出现了多种腹腔镜下盆底修复术式,如腹腔镜下 Burch 术、腹腔镜下阴道旁修补术、腹腔镜下骶骨固定术、腹腔镜下宫骶韧带缩短术、腹腔镜辅助的经阴道盆底修复术等。

(二) 机器人手术系统治疗盆腔器官脱垂

达芬奇手术机器人系统在 2000 年取得美国 FDA 认证,是全球唯一可用于人体手术的人工智能辅助的腹腔镜手术系统。它可以为术者提供放大 10 倍至 15 倍的高清晰三维立体图像,并且该系统的控制器可以滤除颤抖,使得器械比人手稳定,从而减少损伤周围脏器的发生率。大量的临床研究证实,机器人手术并发症发生率低,术中出血少,是一种安全而有效的治疗方法。但是,机器人手术系统的技术复杂、设备昂贵等缺点限制了其目前在临床上的使用。

五、加速康复外科在盆底外科中的应用

加速康复外科(enhanced recovery after surgery,ERAS)是通过实施一系列基于循证医学证据而进行优化的围手术期管理措施,以减少手术应激损伤,降低并发症,从而达到加速术后康复、缩短住院时间、降低医疗费用的目的。ERAS 已在胃肠外科、肝胆胰外科、心胸外科、骨科、泌尿外科及乳腺外科等领域应用并获得广泛认可。近年来 ERAS 应用于妇科肿瘤手术,为规范及促进 ERAS 在妇科专业中的应用,国际ERAS 协会于 2016 年拟订了 ERAS 在妇科/妇科肿瘤领域中的应用指南。

随着老龄化的加剧,使得盆底器官功能障碍性疾病的发病率呈现上升趋势,加之患者对生活质量要求的提高,以腹腔镜为主的微创手术在盆腔器官脱垂的治疗中将会发挥举足轻重的作用,未来机器人的应用将越来越广泛。同时,随着生物材料技术的进步,为盆底重建术式提供更多的选择,并发症也随之降低,疗效也将增加。随着 ERAS 理念的发展,ERAS 将在盆底外科中广泛应用。

(姜军　陈启仪)

【参考文献】

[1] 朱兰.女性盆底学[M].北京:人民卫生出版社,2008:3-4.

[2] 李春雨.肛肠病学[M].北京:高等教育出版社,2013:6-7.

[3] 李春雨.肛肠外科学[M].北京:科学出版社,2016:5.

[4] ISLAM R M,BELL R J,BILLAH B,et al. The prevalence of symptomatic pelvic floor disorders in women in Bangladesh[J]. Climacteric,2016,19(6):558-564.

[5] BARTHET M,PORTIER F,HEYRIES L,et al. Dynamic anal endosonography may challengedefecography for assessing dynamic anorectal disorders:Results off prospective pilot study[J]. Endoscopy,2000,32(4):300-305.

[6] FAIRCHILD P S,KAMDAR N S,ROSEN E R,et al. Ligament shortening compared to vaginal colpopexy at the time of hysterectomy for pelvic organ prolapse[J]. Int Urogyneco J,2017,28(6):899-905.

[7] CHEN B,DAVE B. Challenges and future prospects for tissue engineering in female pelvic medicine and reconstructive surgery[J]. Curr Urol Rep,2014,15(8):425.

[8] HSIAO S T,ASGARI A,LOKMIC Z,et al. Comparative analysis of paracrine factor expression in human adult mesenchymal stem cells derived from bone marrow,adipose,and dermal tissue[J]. Stem Cells Dev,2012,21(12):189-203.

[9] 丁义江.盆底疾病的诊治进展[J].中国普外基础与临床杂志,2010,17(2):109-111.

[10] 郎景和.妇科泌尿学与盆底重建外科发展[J].中国微创外科杂志,2006,6(4):245-247.

[11] 丁义江.盆底外科的由来与进展[J].临床外科杂志,2009,17(8):560-561.

[12] 徐惠成,梁志清.盆底功能障碍性疾病腹腔镜手术及评价[J].中国实用妇科与产科杂志,2008,24(8):624-626.

[13] 王振军.直面难点协作推进结直肠盆底外科的发展[J].腹部外科,2018,13(3):153-154.

第二章

盆底疾病的流行病学

第一节 便秘的流行病学

便秘(constipation)是一种症状。针对便秘有多种不同的解释,包括排便费力、粪便干硬、有便意但不能排出、排便次数减少、排便不尽感,一般将每周排便少于3次、粪便重量小于35g/d、超过25%的时间有排便费力、全肠道或结肠传输时间延长定义为便秘。不同个体对"便秘"这个词的理解有所不同,文化和地域的不同也会造成理解的差异。一项针对成年男性排便习惯的问卷调查显示对便秘的描述分别是:排便费力(52%),排干便(44%),有便意但无排粪便排出(34%),排便次数减少(32%),腹部不适(20%),排便不尽感(19%),排便费时(11%)。另一项对瑞典人的问卷调查显示,多数人(57%)认为便秘是需要服用泻药的,同时,该研究认为性别差异是导致对便秘理解不同的因素之一,男性(21%)认为肠道蠕动减少就代表便秘,而持这一观点的女性(41%)是男性的2倍。医师和患者对便秘的理解也存在差异,多数医师认为典型的便秘即为便秘频率的改变,而患者更常使用硬便、排便费力或者排便不尽来描述便秘。由于这些描述中没有一个是确切的,目前对于便秘尚缺乏一个广泛被接受的定义。

美国胃肠病学会慢性便秘专门委员会2005年将慢性便秘的定义为:慢性便秘是一种以排便不理想为特点的症状,有排便频率减少、排便困难,或者两者兼备。排便困难则包括排便费力、粪便排出困难、排便不尽感、干硬便、排便时间延长或需手法辅助排便,需在最近的12个月内至少出现以上症状的3种。随着对慢性便秘认识和研究的深入,2006年制定的罗马Ⅲ标准在罗马Ⅱ标准的基础上将病程从12个月修订为6个月,2016制定的罗马Ⅳ标准也沿用了罗马Ⅲ的表述。

另外,婴幼儿及儿童的便秘多为功能性便秘。但作为一类特殊的群体,其病理生理学特征及便秘发生的机制等与成年人有着明显不同。婴幼儿的正常排便频率在不同时期有较大差异,在出生后前一周内平均每日排便4次,至4岁时逐渐减少至1~2次/d。儿童便秘则多是由于患儿长期有意识的克制排便而导致的,常以排便次数减少和大便失禁为最突出表现。因此罗马标准分别对婴幼儿及儿童的功能性便秘制定了详细的诊断标准,罗马Ⅳ也有类似的表述。

基于症状和功能性便秘的诊断标准所调查的患病率应是慢性便秘的患病率,而不是功能性便秘的患病率,因为后者的诊断需要排除器质性疾病、代谢性疾病、形态结构性改变和药物因素所致的便秘。

一、流行病学

(一)慢性便秘的总体患病率差异

全世界关于慢性便秘研究所报道的患病率差异较大。一项全球范围内的荟萃分析显示,便秘的患病率从0.7%~79%不等,因为各项研究中所采用便秘的定义、诊断标准、抽样人群及调查方法等不同,患病率可存在明显的差异。其中最低的患病率(0.7%)为意大利一项针对普通儿童的调查结果,而最高的患病率(79%)为芬兰一项针对长期住院老人患者的调查结果。在不同的文献中,依据自述症状、罗马Ⅰ、罗马Ⅱ、罗马Ⅲ的诊断标准得到的平均患病率分别为20.6%、18%、12.7%和11%。即便是同一研究,采用不同的诊断标准对结果也有较大的影响。加拿大一项基于普通人群的调查发现,自述过去3个月有便秘症状,采用罗马Ⅰ、罗马Ⅱ、罗马Ⅲ诊断标准的患病率分别是27%、17%、15%。因此,直接对诊断标准及调查对象不同的文献之间进行便秘患病率的比较是没有科学意义的。Peppas等针对欧洲和大洋洲普通人群慢性便秘的流行病学统计发现,欧洲普通人群便秘患病率平均为17.1%,中位数为16.6%,大洋洲人群患病率均数为15.3%。Higgins等统计北美普通人群的便秘患病率在12%~19%。目前文献所报道的亚洲人群的患病率较欧美等西方国家的患病率偏低。据统计,亚洲老年人的总体患病率为11.6%,韩国、新加坡普通人群患病率分别是3%~9%和4%~7%。国内一项对16 078名中国成人慢性便秘的流行病学调查显示,功能性便秘和便秘型肠易激综合征患病率分别是6%和1%。我国幅员辽阔,民族众多,各地文化和人口学特征有着明显不同,慢性便秘的患病率也存在一定的差异(表2-1)。

表2-1 我国关于慢性便秘的流性病学调查研究

研究作者	年份	地区	样本量	调查对象	诊断标准	患病率/%	男女患病率比值
Zhao	2007—2008	多地区	16 078	18~80岁	罗马Ⅱ	6(FC) 1(IBS-C)	1:2
熊礼守	2002	广东	3 931	18~80岁	罗马Ⅱ	4	1:1.2
刘世	1992	天津	2 030	≥15岁	排便<3次/周	4.43	1:2.8
李增金	1997	北京	1 434	>60岁	每周排便<3次	20.3	
Lu	2001	中国台湾	2 865	成年人	罗马Ⅱ	8.5(FC) 2.7(IBS)	1:1.9
尉秀清	2001	广州	2 892	18~91岁	罗马Ⅱ	3	1:1.6
郭晓峰	2002	北京	2 486	18~70岁	罗马Ⅱ	6.07	1:1.5
阚志超	2002—2003	天津	7 220	>18岁	排便频率超过3日1次,或1~3日1次伴硬粪	11.6	1:1.4
Cheng	2003	中国香港	3 282	18~80岁	罗马Ⅱ	14.3	1:1
吕农华	2003	南昌	3 745	10~91岁	罗马Ⅱ	3.3	1:1.8
刘智勇	2003	杭州	5 017	1~99岁	排便<2次/周和/或排便不畅	17.6	1:1.6
叶键星	2003—2004	中国香港	561	3~5岁	罗马Ⅱ	29.6	—

研究作者	年份	地区	样本量	调查对象	诊断标准	患病率/%	男女患病率比值
向国春	2004	重庆	1 042	>18 岁	罗马Ⅱ	3.19	1:1.6
李梅岭	2007	沧州	5 724	>13 岁	罗马Ⅲ	9.2	1:2
唐伟	2007	六安	3 709	>18 岁	罗马Ⅲ	3.75	1:1.3
Lee	2007	中国香港	368	3~5 岁	罗马Ⅱ	28.8	
刘巍	2007	北京	73 923	>18 岁	罗马Ⅲ	4.1	—
Chan	2008	中国香港	383	8~10 岁	每周排便<3 次	7.3	1:1.2
周立平	2010	益阳	2 075	10~18 岁	罗马Ⅲ	6.3	1:1.6
沈峰	2010	上海松江	7 648	19~97	罗马Ⅲ	2.8	1:1.32
左振魁	2011	郑州	6 102	2~92 岁	罗马Ⅲ	18.4	1:1.017
董艳艳	2013	济南	5 000	18~25	每周排便<3 次	5.34	1:2.0
纪文静	2018	北京、沈阳、济南、山西、武汉、成都、珠海	20 932	0~3 岁	周排便≤2 次	8.4	—

注:FC:功能性便秘;IBS-C:便秘型肠易激综合征。

（二）慢性便秘患者性别与患病率的关系

绝大多数的调查表明,女性慢性便秘的患病率高于男性。有荟萃分析显示,全球女性和男性慢性便秘患病率比值的平均值和中位数分别是 2.1 和 1.5。但也有少数学者持不同观点,认为性别差异与便秘的患病率无明显相关,针对我国多地区的流行病学调查显示男女功能性便秘患病率分别是 4% 和 8%;目前国内大部分相关研究均显示女性慢性便秘患病率高于男性。在便秘所表现的症状方面,女性出现排便费力、肛门直肠堵塞感和排便疼痛较男性更常见。造成慢性便秘患病率性别差异的机制尚不明确,可能的原因有很多,在社会文化方面,可能与女性更能意识到并愿意倾诉自己的症状有关,有调查发现 66% 的女性和 46% 的男性能意识到自己有便秘症状。而且女性比男性更可能参与调查研究,许多研究参与的男性数量偏少使得难以准确评估性别对患病率的影响。在生理机制方面,多数研究显示女性总的肠道传输时间较男性长,女性的激素在月经周期中不同的时期对肠道的功能影响有所改变,如黄体酮被认为可降低小肠和结肠的传输速率。另外,女性盆底肌及相应神经丛在分娩或妇科手术时可能会受到损害,这也是导致便秘发生的原因之一。

（三）慢性便秘患者年龄与患病率的关系

多数研究认为慢性便秘的患病率随着年龄的增加而升高,虽然目前各研究所采用的研究分类方法存在争议,但基于较大样本的研究数据显示 60 岁以后便秘的发生率明显上升,70 岁以后增长速度最快。国内多地区的研究亦显示 60~80 岁的个体患功能性便秘的可能性与 30~39 岁的个体相比存在明显差异。我国多项针对单个地区的研究亦显示,慢性便秘的患病率随年龄的增长而升高。也有少数研究显示年龄与便秘患病率无关或只有自述便秘的患病率与年龄有关,而年龄对肠道运动的频率没有影响。

（四）地域和人种对慢性便秘患病率的影响

因为定义便秘的标准不同和不同年龄对象的选取,国家或地域之间患病率的比较没有统计学意义。我国地域宽广,南北饮食及生活习惯等存在较大差异。国内单项研究显示,上海、北京、西安、武汉、广州的患病率分别是 7%、4%、6%、7% 和 6%,五个地区患病率差异显著。人种对便秘患病率的影响尚不明确,多数的研究报道便秘的患病率在非白种人中更高,这些研究显示黑种人发生便秘的风险性更高可能与他们自发性肠蠕动较少有关;其他研究则不同意这些观点,认为黑种人或西班牙裔与便秘的患病率无相关。亚洲人中黄种人居多,调查显示其慢性便秘的患病率低于西方国家,可能与亚洲人的基因及饮食习惯有关。有研究显示,米饭、豆类与便秘的发生呈负相关,而甜食、面包则与之呈正相关。

二、危险因素

除上述的女性、高龄为便秘的危险因素外,慢性便秘的发生还与其他因素有关。但是在已发表的文献中缺乏共识,只有社会经济地位和文化水平对便秘患病率的影响被多数研究认可。调查对象经济地位及文化程度的高低均与便秘的患病率成反比。如 Bytzer 等在对澳大利亚成年人的研究中,根据经济地位分层,发现最高阶层人群的患病率为 6.3%,而最低阶层的患病率为 10.2%;熊理守等在研究广东社区人群中发现,小学或文盲中慢性便秘的患病率为 5.8%,初中或高中为 3.8%,大专以上为 2.4%。经济地位和文化水平的不同对便秘的影响也有可能是由于不同阶层的饮食习惯和生活方式的差异所导致饮食方面,进食较少的纤维素食物、低热量饮食、液体摄入减少或饮用较多咖啡、茶叶会导致便秘发生可能性增加。多数研究认为吸烟和饮酒与便秘的患病率无明显相关。生活在人口稠密的社区可增加便秘发生的风险。另外,关于体重和便秘的关系也有较多的报道,较少的活动或体育运动可增加便秘的患病率,但在体重超标的情况下,体重指数(BMI)与便秘的患病率呈负相关,肥胖者便秘的患病率反而较低。有阳性便秘家族史的人群发生便秘的可能性较无家族史者明显升高,国内有研究显示可能与基因及生活环境有关。焦虑、抑郁及生活不良事件也是便秘的危险因素,我们可以说是焦虑和抑郁导致便秘,也可以说便秘个体更可能出现焦虑和抑郁,两者之间的因果关系尚无定论。除此之外,近期有腹部、肛周、盆底手术,妊娠,多种药物的使用(如抗胆碱能药物、阿片类镇痛药、钙剂、钙离子拮抗剂和 NSAIDs 等),合并代谢、内分泌、神经系统等其他疾病,终末期的患者及生活地点的改变等均是慢性便秘的危险因素。

三、慢性便秘患者的生活质量和疾病负担

虽然大多数慢性便秘为功能性疾病,一般不会威胁到生命或使患者身体衰弱,但仍对许多患者造成较大的困扰。因为便秘症状的存在明显降低了健康相关的生活质量,而且对患者个人及社会也是一项重大的经济负担。慢性便秘常伴随有腹痛、腹胀、恶心、呕吐、疲倦和头痛等症状,若持续进展,也可导致一系列并发症(如肛裂、直肠脱垂、粪便嵌顿、大便失禁及泌尿系统功能紊乱等),这些都在不同程度上影响患者的身心健康。一项大型的多国参与的研究发现,使用 SF-36 评分系统,慢性便秘患者的躯体维度得分(physical component scores,PCS)和心理维度得分(mental component scores,MCS)均明显低于对照组。熊理守等的研究也有相似的发现,与非慢性便秘人群比较,慢性便秘人群除情感职能外,在生理职能、社会功能、躯体疼痛、经历、一般状况、精神健康、健康变化等方面均有明显下降。同时,慢性便秘患者的工作能力和活动能力明显下降,旷工或旷课频率增多。在疾病负担方面,慢性便秘造成的经济损失包括直接和间接两个方面,直接经济损失是由患者就诊、检查、治疗和住院所发生的费用,而间接经济损失则是由患者工作生产力下降、旷工等原因造成的。据统计,美国每年有 250 万患者因便秘而就医,92 000 人次住院治疗,平均每位患者的花费达到 7 522 美元,有学者估算每年便秘患者使用泻药的花费为数千万美元。也有学者统计了 2003—2004 年的数据,估计 0~18 岁的儿童因便秘而产生的额外费用每年高达 39 亿美元。在 2006—2007 年伊朗平均每位患者因便秘的总费用为 146.84 美元,直接和间接费用分别为 128.68 美元和 18.16 美元。我国目前尚缺乏便秘经济费用的相关报道,但调查发现,在慢性便秘患者中只有少数患者到医院就诊,不少便秘者自行服用泻药。滥用泻剂造成泻剂依赖、泻剂结肠等副作用。也会增加医疗费用,造成医疗资源的浪费。

慢性便秘作为一种常见的疾病,其临床表现和病因多种多样,发病机制比较复杂,目前尚缺乏一个定义可全面而准确地概括慢性便秘的特征,其诊断可借鉴罗马Ⅲ功能性便秘的诊断标准。慢性便秘无论在西方国家还是我国,都有着较高的患病率,目前在全球范围内虽然开展了较多的流行病学研究,但因为诊

断标准的不统一，以及选取调查样本或研究方法不同，导致研究结果的差异较大，故难以对慢性便秘的流行病学作出准确评估。虽然现有流行病学资料显示我国慢性便秘的患病率低于西方国家，但随着人民生活水平的提高，生活节奏的变快，因慢性便秘而就诊的患者也越来越多。因为医疗资源的有限、慢性便秘病因和发病机制的复杂性，仍有较多患者被便秘症状所困扰。关于慢性便秘的定义和流行病学调查均有待进一步研究。

（王永兵）

第二节　大便失禁的流行病学

根据功能性胃肠病罗马Ⅳ标准，大便失禁（fecal incontinence，FI）是指反复发生不能控制的排便，症状持续至少 3 个月，包括被动型大便失禁（患者无意识的粪便外漏）、急迫型大便失禁（患者有意识但主观无法控制）和漏粪（紧随 1 次正常排便之后的粪便漏出）。大便失禁可造成巨大的身心痛苦和生活不便，甚至可致人格改变。多数患者羞于就诊，因此本病在临床上易被忽视，随着近年对大便失禁病因和发病机制认识的不断深入，本病的临床诊治亦出现了新的进展，逐渐成为医学界关注的热点。

一、流行病学

准确估计大便失禁患者的人数有困难，据调查仅有约 1/3 的患者主诉有大便失禁，因此有关大便失禁发病率的报道可能被低估了。有文献报道消化科就诊患者发病率为 26%，社区居民中发病率为 2%～3%，老年人中为 3%～17%，疗养院人群中为 46%～54%。尽管大便失禁可发生于各年龄组，但多随年龄变化而逐渐增加，且女性多于男性，约为 8∶1。美国一项大样本健康调查表明，年龄、女性、身体缺陷和较差的健康状况是大便失禁的重要危险因素。

Nelson 等试图确定在一般人群中大便失禁的流行情况及特点，共有 2 570 个家庭，近 7 000 人接受了调查，结果发现大便失禁的总发生率为 2.2%，其中 30% 为 65 岁以上的老年人，女性约占 2/3。在有大便失禁症状的人中，有 36% 为不自主地排成形粪便，54% 为排液态粪便不能自控，60% 为排气失禁。Varma 等人在凯撒医疗机构的大便失禁与生育相关风险研究（reproductive risks of incontinence study）中，随机选择了一组女性人群（平均年龄 56 岁）作为研究对象，得到了相似的结果。尽管早年有 24% 的患者自称有大便失禁的情况，但发作频率超过每周 1 次的只有 2.1%。Shamliyan 等回顾了 1990—2007 年的文献资料，从中筛选出关于社区老年男性的观察性研究 21 项、随机对照研究 4 项，分析显示大便失禁的总发病率为 5%，其主要相关因素为年龄>85 岁，同时也与肾脏疾病的患病相关。Goode 等调查了 1 000 名年龄在 65～106 岁的美国医保患者，大便失禁的发生率为 12.0%（男性为 12.4%，女性为 11.6%）。在该中心随后的一项研究中，Markland 等人在亚拉巴马州 3 个乡村和 2 个城镇地区进行了为期 4 年的调查，发现其大便失禁的发病率为 17%，频率不少于每月 1 次的占 6%。由于国人一般对此羞于启齿，病例搜集研究较为困难，所以此方面的研究较少，暂未有大宗发病率报道出现。

二、危险因素

除年龄、性别因素外，仍存在一些鲜为人知的危险因素造成大便失禁。在一项纳入了 271 对同卵双胞胎的研究中，Abramov 等分析了结直肠肛门困扰量表（colorectal anal distress inventory）的结果，发现以下变量与大便失禁相关：年龄>40 岁，绝经，经产数>2 次，以及存在压力性尿失禁。肥胖与大便失禁高度相关，剖宫产史与低发病率无明显相关，但研究中有剖宫产史的患者均没有出现大便失禁。

（一）伴随疾病与大便失禁相关

在近期一项系统性回顾中，Hagglund 等分析了 48 篇关于痴呆相关性尿和大便失禁的评估、处理和预防的文献。在 75～90 岁的老年人中大便失禁的患病率为 17%，而有两项研究报道痴呆患者中大便失禁的患病率分别为32%、34.8%,均高于已报道的正常老年人群中的患病率。一项研究显示大便失禁的相关因素有慢性腹泻、尿失禁、子宫切除手术史、亚健康状态、老年抑郁评分大于5分、独居、短暂性脑缺血发作及前列腺疾病症状。其他危险因素还包括肾脏疾病和前列腺手术或放疗史。认知障碍也与大便失禁相关。

（二）大便失禁与肥胖的相关性

Erekson等分析了519例因盆底肌功能紊乱就诊患者的BMI,发现其与大便失禁的发生高度相关,而与排便障碍性疾病无明显相关。从另一个角度看,在一个减肥手术研讨会中,对与会的256名女性(平均BMI 49.3kg/m^2)进行问卷调查,发现61%存在大便失禁的情况,Wexner评分中位数为7(1~20)分并且10分以上的占34%。肥胖、尿失禁、大便失禁三者互相关联。在366例年龄(53±10)岁、尿失禁发生频率在每周10次以上的女性患者中,55例(16%)同时有大便失禁。

总而言之,大便失禁与许多常见疾病相关,包括肾脏疾病、肺病、心血管疾病及肥胖。它还与肠道疾病,如腹泻、肠易激综合征以及痴呆相关。社会因素和心理状态也是重要因素。不同性别之间的发病相关因素也不尽相同。

（王永兵）

第三节　女性大便失禁的流行病学

尿失禁让人尴尬,而大便失禁就更加令人羞于启齿而且更加倾向于被隐瞒,尤其是女性患者。Leigh等估计不足一半的患病女性肯说出这个症状。女性患病率估计在1%~16%之间,它可以发生在任何年龄。由于女性大便失禁致病因素及危险因素有特殊性,在此单独介绍。

一、流行病学

美国2005—2010年对14 759名20岁及以上的社区人群(其中49%为女性)进行流行病学调查,显示大便失禁的患病率为8.39%,并且5年间保持稳定:2005—2006年为8.26%,2007—2008年为8.48%,2009—2010年为8.41%;随着年龄的增长患病率明显升高:20~29岁组患病率为2.91%,而70岁以上组患病率达16.16%。2012年美国的另一项研究对64 559名62~87岁的女性进行问卷调查,液体大便失禁患病率为7.9%,固体大便失禁患病率为6.5%,其中62~64岁组为9%,而85~87岁组为17%。2010年,对北京20~79岁之间3 058例女性进行的流行病学研究显示,大便失禁患病率为1.28%。中国台湾2013年对1 342名65岁以上老年女性进行大便失禁的问卷调查显示,9.3%的受访者存在大便失禁。2016年巴西的一项1 345名受访者的流行病学调查研究显示:70岁以上老人大便失禁的患病率为11.7%,女性高于男性,女性的大便失禁患病率为13.2%。

二、危险因素

肛门括约肌撕裂是导致肛门缺乏自禁功能的重要危险因素。肛门括约肌撕裂常常发生在阴道分娩过程中,即使实施了肛门括约肌修补术,因阴道分娩导致括约肌撕裂的女性发生大便失禁症状的概率仍有增加,可能与肛门括约肌撕裂后下部肛管压力和感觉下降有关。荷兰的一项针对妊娠分娩对女性大便失禁影响的研究结果证实:正常的妊娠和分娩不增加女性大便失禁发生的风险,产次、分娩方式、第二产程的时间、新生儿体重及会阴侧切术与产后大便失禁的发生无明确相关性,而胎吸和产钳阴道助产会增加产后女性大便失禁的发生风险,这可能与难产过程中的肛门括约肌潜在损伤相关。衰老是大便失禁发生的另一个重要危险因素。有关老年女性的一项研究表明,大便失禁与以往的分娩括约肌损伤的关系小于年龄增加的影响。一项对1 600名瑞典人的研究认为,大便失禁是很常见的现象,随年龄增长而增加;大于60岁女性中接近9%的人每周会发生不止一次的大便失禁。老年群体中(年龄大于70岁)女性大便失禁发生相关因素包括心脏病、中度抑郁症和尿失禁,营养不良是老年人大便失禁发生的共同危险因素。美国的研究显示,大便失禁的独立危险因素包括老年人、患有糖尿病、尿失禁、腹泻、多种慢性疾病,还提出吸烟者更易患有大便失禁。对北京女性的多因素分析显示,5个因素与大便失禁发病相关,分别为:年龄≥40岁、患尿失禁、自然分娩、家庭人均月收入<2 000元、经常感到疲劳。中国台湾的流行病学调查提出尿失禁、卒中、一过性缺血性疾病、痴呆、慢性肝炎、体重过轻以及生育次数多是大便失禁的显著危险因素。但是体重与大便失禁的关系尚有争议,美国及巴西的研究均显示体重过重的女性大便失禁的患病率升高。

(仝佳丽　孙智晶　朱兰)

第四节　女性尿失禁的流行病学

国际尿控协会(International Continence Society,ICS)对尿失禁(urinary incontinence,UI)的定义是一种可以得到客观证实、不自主的经尿道漏尿现象。尿失禁影响患者的生活质量,并由此给患者带来社会活动的不便和个人卫生方面的困扰。尿失禁主要分为压力性尿失禁(stress urinary incontinence,SUI)、急迫性尿失禁(urge urinary incontinence,UUI)、混合性尿失禁(mixed urinary incontinence,MUI)。

一、流行病学

挪威EPINCONT显示尿失禁患病率为25%。美国报道30~90岁女性和欧洲四国报道年龄≥18岁女性尿失禁患病率分别为45%和35%。日本对1 743名65岁以上社区老人入户调查研究表明,尿失禁患病率为10%。中国台湾1 581名20岁以上社区女性以问卷形式进行入户调查,发现尿失禁患病率为53.1%。中国医学科学院北京协和医院(简称为北京协和医院)女性盆底学课题组在2006年对中国成年女性尿失禁的流行病学研究结果显示,成年女性患病率是30.9%,说明在中国约有1/3的女性受尿失禁的影响。尿失禁患病率随年龄的增长而增加,从20~29岁的7.6%到≥90岁的64.8%。

SUI在尿失禁中最常见。西班牙20~64岁女性的问卷调查显示,各类型尿失禁患病率如下:SUI为33.4%,UUI为14%,MUI为47%;挪威EPINCONT大样本研究调查SUI、UUI和MUI患病率分别为50%、10%和40%;中国台湾女性入户调查显示SUI患病率为18%。在中国成年女性尿失禁的流行病学研究中,SUI、UUI和MUI患病率分别为18.9%、2.6%和9.4%。中国成年女性SUI在50岁年龄段为第一个患病高峰期,随着年龄的增长有下降趋势,到90岁以后再次上升;MUI患病率随年龄增长一直呈上升趋势,而且在80岁以后成为主要的类型;SUI、UUI及MUI构成比为61%、8%、31%,尿失禁类型构成特征与国外报道一致。

二、危险因素

多数研究认为尿失禁的发生与分娩、年龄以及肥胖有关。在中国成年女性SUI的研究中,分娩是中国成年女性SUI发病的独立影响因素。与未产妇相比,经阴道单产的患病风险是3.891倍,经阴道多产的患病风险是4.366倍,而剖宫产单产的风险是1.78倍。SUI在中青年较常见,约占50%,40~55岁是SUI的发病高峰,55~70岁较为平缓,70岁以后略有增长。多数肥胖与SUI关系的研究强调高BMI在SUI发生中扮演的角色。中国成年女性研究中未发现高BMI与SUI的联系,但腰围与SUI的发病关系密切,腰围≥80cm女性(腹型肥胖的标志)发生SUI风险是腰围<80cm女性的1.381倍。韩国女性的研究结果同样认为高腰围是SUI发病的危险因素。

关于便秘、饮酒、绝经、呼吸系统疾病、盆腔手术尤其全子宫切除手术史等,国外有报道为SUI发病的危险因素。在中国成年女性的研究中,便秘女性发生SUI的风险是无便秘女性的1.166倍;饮酒女性发生SUI的风险是不饮酒女性的1.305倍;有呼吸系统疾病史、妇科疾病史及盆腔手术史的女性发生SUI的风险分别是无此疾病史女性的1.342、1.218及1.278倍。另外,与月经规律的女性相比,围绝经期女性与绝经女性发生SUI的风险增高,分别是1.274和1.257倍。中国成年女性的研究还发现,有慢性盆腔痛女性发生 SUI 的风险是无慢性盆腔痛女性的 1.525 倍。但慢性盆腔痛究竟是 SUI 发病的危险因素还是 SUI 发生的结果,还需要进一步前瞻性的研究。

相对于 UI 的高患病率,其就诊率比较低。美国 UI 女性仅有 1/4、欧洲 UI 女性仅有 1/3 寻求医疗帮助。在日本患有 UI 的人群中,仅 3% 曾去医疗卫生机构就诊。在中国成年女性 UI 的研究中,UI 人群就诊率为 25%,而 5 年就诊率只有 8%。城市与农村的就诊率、5 年就诊率比较,差异均无显著性。众多研究分析认为:UI 就诊率低,除了因 UI 令他们羞于启齿外,主要原因是 UI 人群认为 UI 是机体老化和生育不可避免的结果。

(李志毅　朱兰)

第五节　盆腔器官脱垂的流行病学

盆腔器官脱垂(pelvic organ prolapse,POP)是由盆底支持结构损伤或者功能缺陷导致的一种疾病,包括直肠脱垂、阴道前后壁以及阴道顶端的脱垂。POP 严重影响女性身心健康,降低生活质量。随着人口老龄化的进展,盆腔器官脱垂的患病率逐渐增加,居肛肠疾病第六位。各年龄均可发病,小儿 1~3 岁高发,与性别无关,5 岁内常常自愈。成人男性 20~40 岁,女性 50~70 岁高发。多次妊娠女性、重体力劳动者多发,多为直肠全层脱垂和乙状结肠脱垂。文献报告,直肠脱垂发病率为 0.58%,男性多于女性,临床并不常见。POP 影响着每个年龄段的成人女性,但确切的患病率及发病危险因素尚不清楚。据估计 2050 年美国 POP 的患病率将高达 46%。女性一生中因 POP 而行手术治疗的概率为 20%。

一、流行病学

全球流行病学调查结果差异很大(3%~70%),主要是因为被调查对象(年龄、居住地区、种族)、调查方法(问卷、症状、医院诊断)、医疗条件的影响,经济水平等因素的影响,各国、各地区报道不一致。目前常用的调查包括脱垂症状的问卷调查和阴道检查。以脱垂症状进行的调查得出的患病率(3%~6%)明显低于阴道检查调查得出的患病率(10%~70%)。

美国国家健康与营养调查(the National Health and Nutrition Examination Survey,NHANES)的一项横断面研究显示,1 961 例 2~80 岁的女性中,POP 患病率为 2.9%。Berihun M. Zeleke 对 1 548 名 65~79 岁的澳大利亚老年女性进行分析,症状性盆腔器官脱垂的患病率为 6.8%。Swift 等对 1 004 名 18~83 岁女性进行每年的常规妇科体检中,采用 POP-Q(pelvic organ prolapse quantification)量化分期系统评定阴道壁膨出发生率:0 期=24%,Ⅰ期=38%,Ⅱ期=35%,Ⅲ期=2%。Gileard G. Maseng 调查坦桑尼亚地区 1 195 名女性,Ⅱ~Ⅳ 的盆腔器官脱垂的患病率高达 64.6%,但是只有 6.7% 的人群为重度的盆腔器官脱垂(脱垂最远端超过处女膜下 1cm)。大多数的Ⅱ度脱垂女性并没有盆底功能障碍的主诉。

二、危险因素

POP 发病的危险因素与妊娠及阴道分娩、年龄、慢性腹内压增加、绝经、雌激素水平低下、嗜烟、手术史等因素有关。其发生常常是多种危险因素综合作用的结果。

(一)年龄与 POP 的关系

年龄是最显著的危险因素之一,随着年龄的增加,不同程度的症状性盆腔器官脱垂的患病率逐渐增加。有研究表明,绝经后低雌激素水平是引起 POP 发病的常见原因之一,因此体内类固醇激素水平可能与盆底支持组织状态有关。有研究通过测定子宫骶韧带组织中雌孕激素受体表达发现,POP 女性雌孕激素受体严重减少。盆底肌肉筋膜和韧带中雌孕激素受体的存在,表明盆底组织是雌孕激素作用的靶器官。但是,雌孕激素受体的分布及其浓度与绝经、激素水平的关系,以及激素在 POP 发病中的具体作用机制有待进一步研究。

（二）妊娠与阴道分娩与 POP 的关系

妊娠期间盆底支持结构的生理改变尚不完全清楚,可能是因为妊娠期间盆腔结缔组织为适应妊娠而过度延伸和腹内压增加所致。初产妇随着妊娠的进展,POP 分期也逐渐增高,但是不能明确是否是真正的病理改变。一些妊娠女性还有肛提肌纤维断裂的现象。这些现象可能是妊娠相关的改变,也可能是妊娠期间肛提肌形态学的正常变异。

很多学者认为,阴道分娩是 POP 发生的一个重要危险因素。可能与直接损伤盆腔内筋膜支持结构和阴道壁,以及直接或间接破坏盆底肌肉和神经有关。经产妇发生 POP 概率随着产次的增加而增大,阴道分娩 4 次的女性的发病风险是 1 次分娩女性的 3.3 倍。盆底神经肌肉的过度延伸、损伤以及多产次与 POP 发生密切相关。其他的产科因素,包括巨大儿、产程延长、会阴侧切、肛门括约肌损伤、硬膜外麻醉、产钳助产,以及催产素的使用等都被认为可能会引起 POP。那么剖宫产能否起到保护作用呢? 有研究认为其仅具有部分保护性的作用,活跃期以后选择剖宫产对盆底支持组织的影响与阴道分娩相似。如果为了避免 POP 的发生而大量滥用选择性剖宫产,可能会带来新的与手术相关的潜在危险。

（三）慢性腹内压增加与 POP 的关系

引起慢性腹内压增加的因素有很多,如肥胖,长期便秘、慢性咳嗽等。肥胖与盆底障碍性疾病关系研究颇多。越来越多的流行病学调查结果显示肥胖人群的患病率明显高于正常人群。Hendrix 等通过对 27 342 名女性横断面研究结果提示:在控制了年龄、健康状况等混杂因素后,肥胖是子宫脱垂、阴道前后壁膨出的危险因素。长期便秘、慢性呼吸道疾病、肥胖以及长期负重等也和盆腔器官脱垂的发病相关。长期便秘可以引起慢性腹内压增高,而这类人群膳食纤维的摄入量往往是严重减少的。吸烟也被认为与 POP 的发生有关,但具体的作用机制尚未完全明了。可能与慢性增加的腹内压,抑或是烟草中某些有害的成分的作用有关。

（李志毅　朱兰）

第六节　性功能障碍的流行病学

性功能是生活质量必要且重要的组成部分。性功能障碍对生活质量、人际关系、家庭稳定、社会和谐都有着巨大的负面作用。随着社会的进步和医疗水平的提高,性功能障碍问题日益受到社会的重视。

一、男性性功能障碍流行病学

男性性功能包括性欲、阴茎勃起、性交、性高潮、射精等。性活动是一个全身性功能活动的过程:神经系统的调节、性激素分泌的调节、盆腔血管系统供血量增加的调节。其中前列腺充血、逼尿肌紧张性的调节,睾丸、精囊、射精管等器官的协同紧张性提高,是多种功能激活的表现。研究表明,年龄、糖尿病、冠心病、高血压、脑卒中、高脂血症、BMI 升高、前列腺体积增加、高同型半胱氨酸血症、吸烟、饮酒、居住环境、夫妻关系好坏等因素与性功能障碍相关。

男性性功能障碍大致包括 4 个方面:阴茎勃起功能障碍(erectile dysfunction,ED)、早泄、阴茎屈曲畸形以及阴茎异常勃起,其中以勃起功能障碍为最常见性功能障碍之一。

1. 阴茎勃起功能障碍(ED)　指在过去 3 个月阴茎不能勃起或勃起不坚导致性交不能正常进行的病理现象。

(1) 年龄因素与 ED 的关系:ED 与老龄化密切相关,发病率随年龄增大而上升。有研究报道,小于 30 岁、30~39 岁、40~49 岁、50~60 岁年龄组 ED 患病率分别为 38.4%、47.3%、41.7% 和 44.1%,而 70 岁以上则高达 86.13%。30~39 岁年龄段较小于 30 岁人群的 ED 发病率高,主要与工作压力增大、婚姻感情进入平淡期以及对自身健康状态的关注度较高等因素有关。

（2）健康状况及其他因素与 ED 的关系：ED 是许多慢性疾病的早期症状和危险信号。诱发 ED 的危险因素包括心血管疾病、糖尿病、盆底疾病，其中包括前列腺增生、前列腺炎、盆腔肿瘤、盆腔骨质等，与男性性功能密切相关。骨盆骨折常合并严重并发症，其中 ED 是最重要的并发症之一，发生率为 54%~62%。神经源性 ED 在外伤所引起的 ED 中占有十分重要的地位。尿道海绵体部、尿道膜部两侧以及耻骨联合后方的海绵体神经是最易受到损伤的部位，大部分神经源性 ED 均发生在这些地方。

手术、不良生活习惯、精神压力等亦是 ED 的危险因素。吸烟是 ED 的一个独立危险因素，有吸烟史的 ED 发生率是非吸烟者的 2 倍。长期在高温、久坐、长期站立、噪声、辐射下的工作环境中 ED 发病率高达 70.6%。已婚同居和高收入人群（月收入大于 5 000 元）ED 发病率较同组人群更低，可能是 ED 的保护性因素。

2. 早泄　2015 年欧洲男性性功能指南对早泄（prema-ture ejaculation，PE）有全新的定义（原发性和继发性）：①射精总是或是几乎是发生在阴茎插入阴道之前或者插入阴道后约 1 分钟内（原发性），或临床上射精潜伏时间显著而令人苦恼地减少，大约或者不足 1 分钟（继发性）。②在所有或者几乎所有的阴道插入后射精无法延迟/控制。③产生消极后果：如苦恼、烦恼、挫折感、避免性接触。PE 诊断四要素包括阴茎插入阴道内的射精潜伏期、射精控制力、苦恼和与射精功能障碍有关的人际交往困难。

PE 发病率占 18~65 岁男性的 30%~40%，不仅影响患者的生活，还影响患者的情绪，甚至导致心理疾病，但是只有很少的患者（9%）寻求治疗。正常情况下，阴茎背神经数量中位数为 3 支，而原发性 PE 患者的阴茎背神经数量中位数为 6 支，两者有明显差异。因此，原发性 PE 患者阴茎的感觉阈值比正常人明显降低，阴茎头的感觉比正常人过于敏感，以致在性交时对刺激的感受性过高，导致 PE。女性的精神心理状态在受到男性 PE 发病影响的同时，也在一定程度上通过影响男性在面对 PE 问题时采取的态度和措施，间接地减轻或加重 PE 症状。

PE 患者普遍存在心理障碍，并与多因素相关。PE 发生、发展、转归均与心理因素密切相关。有研究显示，23.4%~31.2% 的 PE 患者患有抑郁症、焦虑症。PE 患者的性伴侣亦承受极大的痛苦，对性生活的失望严重影响双方的亲密度，在性生活中配合度下降，甚至责备埋怨，加重了 PE 患者的负面心理影响。据调查，约 50% 的成年男性患 PE，70% 的成年男性有 PE 病史。美国 18~59 岁年龄段的男性中，PE 发病率约 21%，≥40 岁的男性发病率为 16%~29%；英国发病率约为 31%；东南亚约为 30.5%；中东约为 12.4%，显示出明显的地区差异性。国内报道，约 1/3 的已婚男性在不同时间、不同程度上患有 PE。对于这种地区差异性的原因，认为与许多因素如包皮环切术、宗教、文化背景等均有关系。糖尿病、慢性前列腺炎、精囊炎等可能诱发或加重 PE。PE 患者中前列腺炎发生率 46%，而前列腺炎患者中 PE 发生率约 47.5%，可能是前列腺慢性感染影响射精机制，导致射精提前。因此，PE 药物治疗前，常规检查前列腺有无炎症有重要意义。此外，大约有 50% 的甲亢患者自诉有 PE。

二、女性性功能障碍的流行病学

女性性功能障碍（female sex dysfunction，FSD）是指个体不能参与她所期望的性行为、在性行为过程中不能或难以得到满足，并造成人际关系紧张。PSD 是一种与年龄相关、渐进性发展的严重影响女性生活质量的常见和多发疾病，常常与社会心理因素密切相关，但不是其他精神障碍的一部分。FSD 可表现为性欲减退或缺失、性厌恶及性乐缺乏、生殖器反应丧失、性高潮功能障碍、非器质性阴道痉挛、非器质性性交痛和性欲亢进。

（一）FSD 的分类

1966 年 Masters 及 Johnson 首先提出女性性反应周期包括 4 个相连接的分期：性激动期、高潮期、极度兴奋期及衰退期。1979 年 Kaplan 提出女性性要求及 3 期模式，包括性欲、性唤起及性高潮。FSD 一般按照性反应周期来划分，如性欲障碍、性唤醒障碍、性高潮障碍和性交疼痛，其中以性欲障碍最为常见。

1. 性欲减退期　经常或反复出现对性的反应下降及缺乏性欲而导致个人痛苦，拒绝性伴侣的性接触。

2. 性唤起异常 经常或反复发生性刺激低落而导致个人的困扰。

3. 性高潮失常 在有足够的性刺激和性唤起的情况下,经常或反复出现的性高潮延迟或不能达到性高潮,从而造成个人痛苦。

4. 性交困难 反复或经常在性交时有生殖器疼痛。

5. 阴道痉挛 反复或经常在阴道外侧1/3处肌肉有不自主的痉挛,导致阴茎不能插入阴道,常由阴茎插入时疼痛引起或心理/情绪引起。

6. 其他性方面痛 反复或经常出现非性交引起的刺激导致的疼痛。性交痛可由一些病变引起,如阴道前庭炎、阴道萎缩或阴道炎症。因此,性交痛可由生理或心理因素引起,亦可由两者合并而发生。

(二)流行病学及危险因素

FSD 通常与年龄、教育、生理、情绪和健康状况不佳等因素有关,同时也受到各种假性老化生理因素的影响。老龄化、文化程度低、失业、慢性疾病、多胎生育和围绝经期是 FSD 发生的高危因素。

1. 年龄与 FSD 的关系 老化是 FSD 的首要危险因素,女性性功能状态随年龄的逐渐增加呈衰减趋势,但是具体开始减退的年龄尚不一致。普遍认为,女性年龄>40 岁容易发生阴道润滑和性高潮障碍,女性年龄>50 岁性交痛发生率增加。18~30 岁女性的 FSD 发生率为41%,31~45 岁女性的 FSD 发生率为53.1%,46~55 岁女性的 FSD 发生率为67.9%,围绝经期是其危险因素之一。不过,年龄偏小(18~39 岁)者也存在 FSD 高发情况。随着衰老和围绝经期的到来,血清雌激素和雄激素水平均下降,器官功能也逐渐减退(如盆底肌肉收缩力降低、神经传导速度减慢、血管弹性降低)、腺体分泌不足,性敏感度下降,主要表现为性欲缺乏、性活动频度减少、阴道润滑不足、性交痛和性高潮困难等。

2. 健康状况与 FSD 的关系 生殖器官、神经血管调节和激素维持是女性性反应的生理基础。整体健康状况不佳者 FSD 多发,例如糖尿病是最常见病因之一。动脉性高血压、慢性盆底疼痛、抗抑郁药等都可以在一定程度和一定时间范围内对性功能产生不良影响。乳腺切除术对患者的性功能具有显著地不良影响,而乳腺重建手术对性功能有显著改善,其可能原因是作为一种形体美,重建手术恢复了患者的自尊。

3. 其他因素与 FSD 的关系 长期大量吸烟和饮酒对性功能有一定的负面影响。研究发现,女性酒精中毒者30%~40%存在性兴奋困难。有调查显示,初中文化程度的女性发生 FSD 危险性是大学以上文化程度女性的2.9 倍。这可能与接受高等教育的女性更加注重性意识和性权利,更加能够勇于表达自己的诉求和不满有关。多子女是 FSD 主要危险因素。女性还会因为害怕妊娠而减少性交频度。口服避孕药及宫内节育器等避孕措施成为 FSD 的保护因素。妊娠期间是 FSD 高发期,达到70%左右,尤其是妊娠的后3个月,约50%的 FSD 可持续1年,包括性欲障碍,性高潮障碍,性交痛等。与自然分娩和剖宫产相比,阴道助产更容易引起 FSD;会阴侧切分娩的女性产后性欲、性高潮及性满意度明显降低,性交痛、阴道润滑差的发生率显著增高。亲密融洽的两性关系是女性性功能的保护因素。亚洲文化中对性比较传统和保守,并将性与生育紧密挂钩,因此中国女性的性欲障碍和性交痛的发生率远远高于西方的白人女性。

(陈卫国)

【参考文献】

[1] LINDBERG G,HAMID S S. World Gastroenterology Organisation global guideline:Constipation-a global perspective[J]. J Clin Gastroenterol,2011,45(6):483-487.

[2] 中华医学会消化病学分会. 慢性便秘的诊治指南[J]. 中华内科杂志,2004,43(1):76-77.

[3] 许红梅.婴儿和儿童便秘的评价和治疗[J].实用儿科临床杂志,2008,23(19):1548-1550.

[4] MUGIES M,BENNINGA M A. Epidemiology of constipation in children and adults:a systematic review[J]. Best Pract Res Clin Gastroenterol,2011,25(1):3-18.

[5] 沈峰,周惠清,陈光榆,等.上海市社区成年居民功能性便秘的流行病学调查[J].中华流行病学杂志,2012,33(3):

296-300.

[6] 纪文静,梁爱民,曲成毅.中国 7 城市婴幼儿常见胃肠道不适症状流行病学特征现况调查[J].中华流行病学杂志,
2018,39(9):1179-1183.

[7] MOHAGHEGH S H,SOORI H,KHOSHKROOD M B,et al. Direct and indirect medical costs of functionalconstipation:a popu-
lation-based study[J]. Int J Colorectal Dis,2011,26(4):515-522.

[8] TOWNSEND M K,MATTHEWS C A,WHITEHEAD W E,et al. Risk Factors for Fecal Incontinence in Older Women[J]. Am J
Gastroenterol,2013,108(1):113-119.

[9] NUNES J T,JESUS F A D,CASTRO R A,et al. The prevalence of fecal incontinence and associated risk factors in older adults
participating in the SABE study[J]. Neurourol Urodyn,2015,35(8):959-964.

[10] WU J M,VAUGHAN C P. Prevalence and trends of symptomatic pelvic floor disorders in U. S. women[J]. Obstet Gynecol,
2014,123(1):141-142.

[11] AKTER F,GARTOULLA P,OLDROYD J,et al. Prevalence of,and risk factors for,symptomatic pelvic organ prolapse in Rural
Bangladesh:a cross-sectional survey study[J]. Int Urogynecol J,2016,27(11):1753-1759.

[12] KINMAN C L,LEMIEUX C A,AGRAWAL A,et al. The relationship between age and pelvic organ prolapse bother[J]. Int Ur-
ogynecol J,2017,28(5):751-755.

[13] RAMALINGAM K,MONGA A. Obesity and pelvic floor dysfunction[J]. Best Pract Res Clin Obstet Gynaecol,2015,29(4):
541-547.

[14] GIRI A,HARTMANN K E,HELLWEGE J N,et al. Obesity and pelvic organ prolapse:a systematic review and meta-analysis of
observational studies[J]. Am J Obstet Gynecol,2017,217(1):11.

[15] 余向东,贺桂文,胡凤霞,等.不同方案治疗男性慢性盆底疼痛综合征对性功能影响的临床研究[J].中国性科学,
2018,27(1):17-20.

[16] 武程,钟伟,张鹏,等.慢性前类型炎/男性慢性盆底疼痛综合征与男女双方性功能障碍的关系[J].中国男科学杂志,
2013,27(6):23-26.

[17] 杨彬,祁玉霞,李宏军,等.男性不育患者中勃起功能状况的初步研究[J].生殖医学杂志,2016,25(9):799-804.

[18] 郭军,张春影,张国喜,等.PE 筛查与医患沟通——PE 诊治中国专家共识[J].中国男科学杂志,2016,30(6):57-60.

[19] 朱江,李颖毅,张辉,等.男性泌尿系统疾病患者性功能障碍调查[J].中国性科学,2016,25(5):23-25.

[20] 王浅浅,阮祥燕,田玄玄,等.298 例围绝经期女性性功能障碍患病率及患病类型调查[J].首都医科大学学报,2014,35
(4):397-401.

[21] 张骋姣,潘令仪,包家林,等.上海市年轻女性乳腺癌患者性功能障碍的横断面研究[J].中国性科学,2018,27(10):
141-147.

第三章

盆底外科解剖

第一节　会阴解剖

一、肛门三角

盆底的会阴区略呈菱形,广义会阴是指封闭小骨盆下口的所有软组织;前为耻骨联合下缘,后为尾骨尖,两侧界为坐骨结节、耻骨支、坐骨支和骶结节韧带。通过两侧坐骨结节的连线可将广义会阴分为前方的尿生殖三角和后方的肛门三角(anal triangle)。

尿生殖三角由尿生殖膈上筋膜、尿生殖膈下筋膜及其间的会阴深横肌和尿道膜部括约肌共同构成,男性有尿道通过,女性则有尿道、阴道通过。肛门三角是指以两坐骨结节为连线,向后至尾骨的三角形区域(图3-1),由盆膈上筋膜、盆膈下筋膜及其间的肛提肌和尾骨肌共同构成,只有直肠肛管穿过,习惯上亦称肛周,中间是肛门。在会阴区前方皮下有会阴浅筋膜和会阴体肌,如果切断,则肛门向后移位。其后方臀沟下,肛缘向后至尾骨之间,有肛尾韧带(anococcygeal ligament)(图3-2),起固定肛门的作用。

肛管后脓肿或肛瘘手术切开时,若切断肛尾韧带,可造成肛管向前移位,影响排便。故手术时尽量做放射状切口,以免损伤重要组织及皮肌纤维。肛门皮肤比较松弛而富有弹性,手术时容易牵起,因而切除

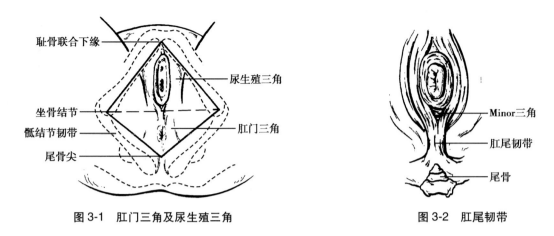

图 3-1 肛门三角及尿生殖三角　　　　　　　图 3-2 肛尾韧带

过多肛门皮肤易造成肛门狭窄。肛门部神经丰富,感觉敏锐,手术时疼痛明显。

二、会阴中心腱

狭义会阴指肛门与外生殖器之间的区域,即会阴中心腱(central tendon of perineum)或称会阴体,是介于阴道(或尿道)后壁与肛门前壁之间的楔状组织块。其上、下端分别有肛提肌和外括约肌的 8 字形交叉纤维,将肛管与阴道(或尿道)隔开。会阴体内有腱性组织,来自盆壁周边的盆底肌及筋膜-纤维组织,多数集结于会阴体,也是肛管外括约肌与尿生殖肌群附着处。会阴中心腱是通过上方的盆膈,前方的尿生殖膈以及后方的外括约肌,牢固地悬吊于骨盆出口周边的骨缘上,是盆底组织的中心枢纽,在巩固盆底、承托盆内脏器方面有重要作用(图 3-3)。

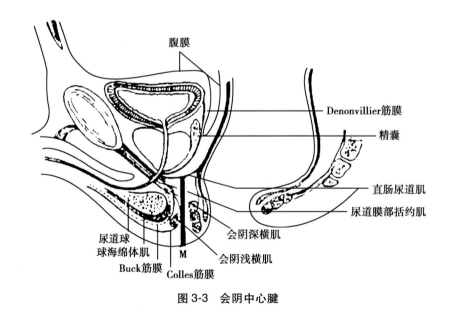

图 3-3 会阴中心腱

盆底形态特征突出了它的抗腹压能力及对内脏出口的括约肌机制。盆底结构和功能异常时,可出现会阴下降、直肠脱垂,大便失禁以及出口梗阻型便秘等综合征。

三、肛管

肛管(anal canal)是消化道末端,上端止于齿状线并与直肠相接,向下向后止于肛门缘,这一段狭窄管腔称肛管,成人肛管长 3~4cm,平均 2.5cm。外科常将肛管上界扩展到齿状线上 1.5cm 处,即肛管直肠环平面。我国成人肛管周长约 10cm,至少应保留 2/5,以免造成肛门狭窄、黏膜外翻、肠液外溢、肛门失禁等。

（一）肛管分类

有解剖肛管和外科肛管之分。前者是指齿状线到肛门缘的部分,又称皮肤肛管或固有肛管。临床较常用,前壁较后壁稍短,周围有外括约肌和肛提肌围绕。外科肛管是指肛门缘至肛管直肠环平面(肛直线)部分,又称肌性肛管或临床肛管。实际上,外科肛管=解剖肛管+直肠柱区(图3-4),此区被肛管内、外括约肌环绕,平时呈环状收缩封闭肛门。

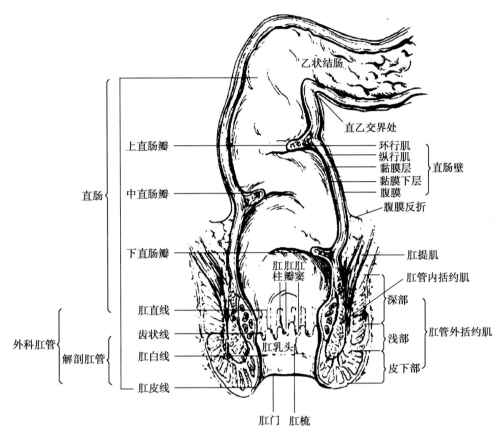

图 3-4　直肠与肛管冠状切面

（二）肛管分界

肛管内腔面有四条线:肛皮线、肛白线、齿状线及肛直线。还有三条带:皮带位于肛白线与肛皮线之间、痔带位于齿状线与肛白线之间、柱带位于肛直线与齿状线之间(图3-5)。肛皮线即肛门缘,是胃肠道最低的界线;肛白线是肛管中下部交界线,正对内括约肌下缘与外括约肌皮下部的交界处。指诊可触到一个明显的环形沟,此沟称为括约肌间沟即肛白线(图3-6)。临床上常用此沟来定位内外括约肌的分界;齿状线(dentate linea):在白线上方,距肛门缘2~3cm。在肛管皮肤与直肠黏膜的交界处,有一条锯齿状的

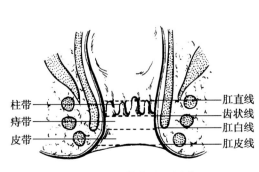

图 3-5　肛管内腔面划分

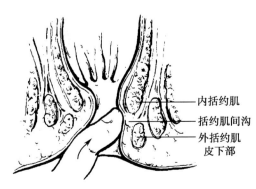

图 3-6　手指在肛管摸到括约肌间沟

环形线,称为齿状线。此线是内外胚层的移行区、交汇处,上下两方的上皮、血管、淋巴和神经的来源完全不同,分布着高度特化的感觉神经终末组织,是排便反射的诱发区,也是重要解剖学标志(图3-7,图3-8)。临床上,85%以上的肛肠病都发生在齿状线附近;肛直线是直肠柱上端水平线,是肛管与直肠壶腹部的分界线,又是肛提肌的附着处。

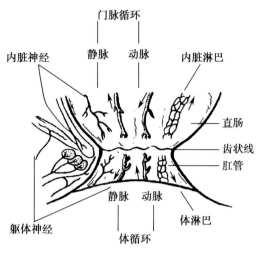

图3-7 齿状线上下的不同结构

(三)肛管皮肤

上部是移行上皮,下部是鳞状上皮,表面光滑色白,没有汗腺、皮脂腺和毛囊,即"三无"皮肤。手术切除后,会形成肛管皮肤缺损、黏膜外翻和肠液外溢。

(四)肛管毗邻

肛管两侧为坐骨肛门窝,其前方男性有尿道和前列腺,女性有阴道,后方有尾骨。肛管直肠周围在盆底被肌肉腱膜组织包绕,形成许多间隙,被疏松结缔组织填充。

(五)肛管形态结构

包括肛柱、肛瓣、肛窦、肛乳头、肛腺等(图3-9)。

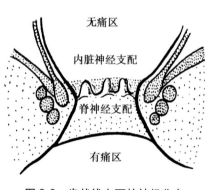

图3-8 齿状线上下的神经分布

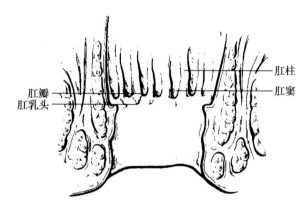

图3-9 肛柱、肛瓣、肛乳头、肛窦

1. 肛柱(anal columns) 直肠下端缩窄,肠腔内壁的黏膜折成隆起的纵行皱襞,皱襞突出部分叫肛柱,又称直肠柱(rectal columns),是括约肌收缩的结果。有8~10个,长1~2cm,宽0.3~0.6cm,儿童比较明显。

2. 肛瓣(anal valves) 两直肠柱底之间有半月形黏膜皱襞,叫肛瓣。有6~12个瓣,肛瓣是比较厚的角化上皮,它没有"瓣"的功能。

3. 肛窦(anal sinuses) 是肛瓣与两柱底之间形成的凹陷隐窝,又称肛隐窝(anal crypt)。肛瓣和肛窦数目与直肠柱相同,多位于后正中部,85%的肛窦炎发生在后部。

4. 肛乳头(nalpapilla) 解剖肛管与直肠下段黏膜移行区连接部位,是肛柱基底部,沿齿状线排列的三角形上皮突起,多为2~6个,基底部发红,尖端灰白色,大小不一,系纤维结缔组织。肛乳头肥大或肛门乳头瘤应积极治疗,手术时应一并切除。

5. 肛腺(anal ghind) 是连接肛窦下方的外分泌腺体。连接肛窦与肛腺的管状部分叫肛腺导管(图3-10)。一般约半数肛窦有肛腺。成人4~10个,新生儿可达50个。肛腺开口于窦底,平时分泌腺液储存在肛窦内,排便时可起润滑粪便的作用。95%的肛瘘均起源于肛腺感染。

6. 栉膜 齿状线与括约肌间沟之间的环形平滑区为栉膜区,亦称为梳状区。此区域内的肛管上皮组织及皮下结缔组织称为栉膜,亦称为肛梳,1.0~1.5cm(见图3-4)。栉膜带长3~8mm,平均厚约为2.68mm。慢性炎症刺激,栉膜带可发生纤维性缩窄硬化,称为肛门梳硬结。

7. 肛垫(anal cushion)　是直肠末端的唇状肉赘,在肛管内齿状线上方有宽 1.5~2.0cm 的环状区,为高度特化的血管性衬垫,称为肛垫。肛垫是由扩张的静脉窦、平滑肌(Treitz 肌)、弹性组织和结缔组织构成(图 3-11)。

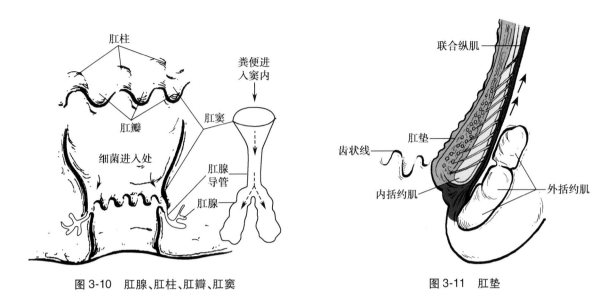

图 3-10　肛腺、肛柱、肛瓣、肛窦　　　　　　　图 3-11　肛垫

正常情况下肛垫疏松地附着在肛管肌壁上。当括约肌收缩时,它像一个环状气垫,协助括约肌维持肛管正常闭合,是肛门自制功能的重要部分。1975 年,Thomson 在他的硕士论文中首次提出肛垫的概念,并认为因肛垫内动、静脉吻合血管调节障碍和 Treitz 肌退行性变性,而导致肛垫肥大后脱出即成内痔。据此,国内外学者设计了保护肛垫手术,如硬化剂注射使痔静脉硬化萎缩,肛垫粘连固定于肌层,治愈内痔脱出。

（六）肛管神经

齿状线以下的肛管及其周围结构主要由阴部内神经分支支配。位于齿状线以下,其感觉纤维异常敏锐,称有痛区。主要分支有肛门神经、前括约肌神经、会阴神经和肛尾神经。在这组神经中,对肛门功能起主要作用的是肛门神经(图 3-12)。肛门神经起自阴部神经(S_2~S_4 后支组成),与肛门动脉伴行,通过坐骨肛门窝,分布于肛提肌、外括约肌以及肛管皮肤和肛周皮肤。

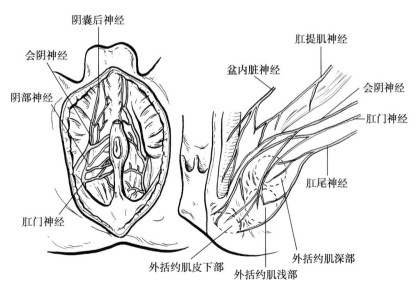

图 3-12　肛管的神经支配

肛管和肛周皮肤神经丰富,痛觉敏感,炎症或手术刺激肛周皮肤,可使外括约肌和肛提肌痉挛收缩,引起剧烈疼痛。肛门部手术应尽量减少皮肤和外括约肌损伤,以免术后疼痛。肛周浸润麻醉时,在肛管两侧

及后方要浸润完全。肛门神经是外括约肌的主要运动神经,损伤后会引起肛门失禁。

(陈进才　萧俊)

第二节 盆 腔 器 官

一、直肠

直肠(rectum)是结肠的末端,位于盆腔内固定在盆腔腹膜的结缔组织中。上端平第 3 骶椎与乙状结肠相接。沿骶椎腹面向下,直达尾骨尖,穿骨盆底后,下端止于齿状线与肛管相连。成人长 12~15cm。

(一)直肠的形态

直肠有两个弯曲,在矢状面上,沿着骶尾骨的前面下行形成向后突的弯曲,称直肠骶曲(sacral flexure of rectum),距肛门 7~9cm;下段绕尾骨尖向后下方在直肠颈,形成一突向前的弯曲,称为会阴曲(perineal flexure of rectum),距肛门 3~5cm(图 3-13)。骶曲和会阴曲在此与肛管形成一个 90°~100°的角称肛直角(ARA),此角度对排便起重要作用(图 3-14)。直肠上下端较狭窄,中间膨大,形成直肠壶腹(ampulla of rectum),是暂存粪便的部位。有 1/3 的人没有宽阔部而呈管状;直肠壁组织结构与结肠相同,由内向外分为黏膜层、黏膜下层、肌层、外膜(浆膜)层(图 3-15)。熟悉直肠各层结构是内痔注射术 PPH 术及 TST 术的应用基础。

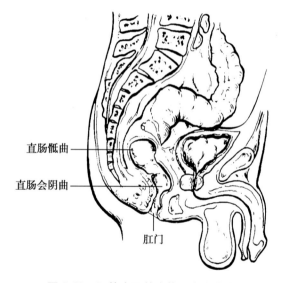

图 3-13　肛管直肠的大体形态和弯曲

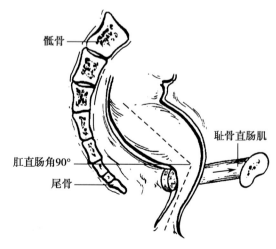

图 3-14　肛直肠角

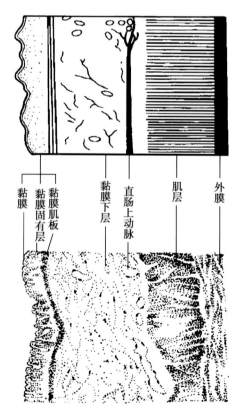

图 3-15　直肠壁的组织结构

（二）直肠的毗邻

直肠上前方有腹膜返折,男性有膀胱底、精囊和前列腺,女性有子宫。上后方为骶骨,直肠和骶骨之间有直肠深筋膜鞘,包括血管、神经和淋巴等,如直肠上动脉、骶前静脉丛、骶神经丛。直肠上两侧有输尿管,下前方在男性为前列腺,女性为子宫颈和阴道后壁,下后方有直肠后间隙,尾骨和耻骨直肠肌。在直肠与阴道之间有直肠阴道隔(septum rectovaginale)相隔。直肠的最末端被外括约肌深层及肛提肌围绕(图 3-16)。

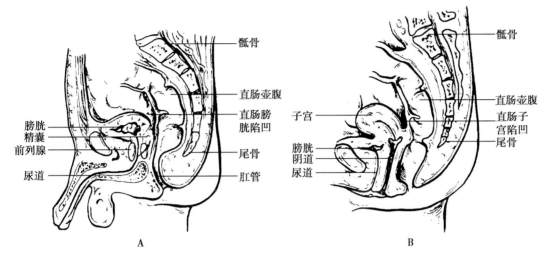

图 3-16　直肠的毗邻(骨盆和直肠矢状切面)
A. 男性;B. 女性。

（三）直肠系膜

解剖学上无直肠系膜这一概念,只是直肠癌外科提出的一个专门术语。是指直肠周围筋膜,包绕直肠后方及两侧呈半环状双层膜状结构,内含动脉、静脉、淋巴组织及大量的脂肪组织(图 3-17)。1982 年Heald 等提出的全直肠系膜切除(total mesorectal excision,TME),是指从第 3 骶椎前方至盆膈直肠后方及双侧包绕直肠的全部疏松结缔组织切除,使直肠癌根治术又上了一个新台阶。

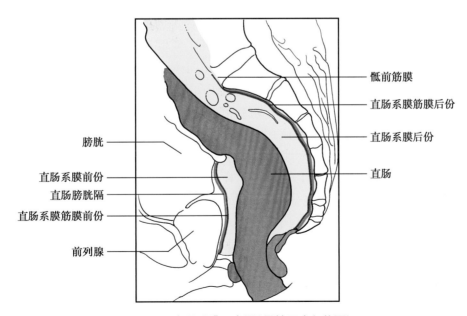

图 3-17　直肠系膜示意图(男性正中矢状面)

（四）直肠与腹膜的关系

直肠上 1/3 前和两侧有腹膜覆盖;中 1/3 仅在前有腹膜并返折成直肠膀胱陷窝(男性)或直肠子宫陷

窝(女性),即 Douglas 腔。下 1/3 全部位于腹膜外,使直肠在腹膜内外各占一半,直肠后面无腹膜覆盖。腹膜返折部距离肛缘约 9.6cm,与直肠腔中段直肠瓣平齐。

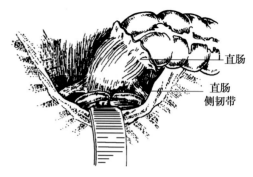

图 3-18　直肠侧韧带

(五) 直肠侧韧带

侧韧带(lateral ligament)是指连于直肠与盆侧壁之间的盆脏筋膜(图 3-18)。从外科角度看,直肠"侧韧带"为基底位于盆腔侧壁、顶端进入直肠的三角结构。但 Jones 等研究28 例尸体标本的盆腔中,并无直肠"侧韧带"结构。部分标本在直肠系膜与盆腔侧壁之间有不太坚固的结缔组织索带。索带距直肠肛管平面 0~10cm,中位高度 4cm;直肠下动脉及自主神经丛不参与该韧带组成。

(六) 直肠筋膜

直肠周围结缔组织主要由 Denonvilliers 筋膜、Waldeyer 筋膜及直肠侧韧带组成,具有支持、固定直肠作用。各韧带、筋膜间隙均有血管、神经和淋巴管通过。Denonvilliers 筋膜是腹膜融合形成的一层结缔组织膜,即腹膜会阴筋膜或称尿直肠膈(图 3-19)。盆腔的筋膜分为脏层和壁层,其中包绕直肠周围的脏层筋膜,称之为直肠深筋膜。在直肠后方的直肠深筋膜后面、骶尾骨的前面,紧贴骶骨的一层坚韧壁层筋膜称为 Waldeyer 筋膜,即骶前筋膜。

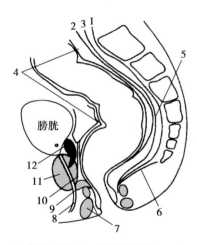

1. 直肠系膜;2. 直肠深筋膜;3. 腹下神经前筋膜;4. 壁层盆腔筋膜;5. 直肠骶骨韧带;6. 肛尾韧带;7. 肛门外括约肌;8. 尿道;9. 直肠尿道肌;10. Denonvilliers 筋膜;11. 前列腺;12. 精囊

图 3-19　直肠矢状面的筋膜分布

(七) 直肠动脉

肛管直肠血管来自直肠上动脉、直肠下动脉、骶中动脉和肛门动脉(图 3-20)。动脉间有丰富的吻合支。直肠上动脉和骶中动脉是单支,直肠下动脉和肛门动脉左右成对。

1. 直肠上动脉　来自肠系膜下动脉,是肠系膜下动脉的终末血管,是直肠血管最大、最主要的一支,在第 3 骶骨水平与直肠上端后面分为左右两支。循直肠两侧下行,穿过肌层到齿状线上方黏膜下层,分出数支在齿状线上方与直肠下动脉、肛门动脉吻合。齿状线上右前、右后和左侧有三个主要分支,传统观点认为是内痔的好发部位(图3-21)。直肠上动脉左、右支之间无肠壁外吻合,形成直肠乏血管区,是直肠低位前切除时肠瘘发生率高的原因。

2. 直肠下动脉　位于骨盆两侧,来自髂内动脉,在腹膜下向前内行,在骨盆直肠间隙内沿直肠侧韧带分布于直肠前壁肌肉,在黏膜下层与直肠上动脉、肛门动脉吻合。动脉管径一般很小(0.1~0.25cm),断裂后有 10% 的病例出血剧烈,故手术应予以结扎。

3. 肛门动脉　起自阴部内动脉,在会阴两侧,经坐骨直肠间隙外侧壁上的 Alcock 管至肛管,主要分布于肛提肌、内外括约肌和肛周皮肤,也分布于下段直肠。可分成向内、向上、向后三支(图 3-22)。坐骨直肠间隙脓肿手术时,常切断肛门动脉分支。

4. 骶中动脉　来自腹主动脉,由腹主动脉分叉部上方约 1cm 处的动脉后壁发出,沿第 4~5 腰椎和骶尾骨前面下行,紧靠骶骨沿直肠后面中线下行至尾骨。有细小分支到直肠,与直肠上、下动脉吻合。日本宫岐治男(1975)报道:直肠上动脉、直肠下动脉和肛门动脉的终末走向都集中在齿状线附近。直肠上动脉终末血管分支与齿状线上方的窦状动脉直接吻合。窦状静脉丛的血液成分主要是动脉血,窦状静脉淤血扩张是内痔发生的血管学基础(图 3-23)。

(八) 直肠静脉

肛管直肠静脉与动脉并行,以齿状线为界分为两个静脉丛:痔上静脉丛和痔下静脉丛,分别汇入门静

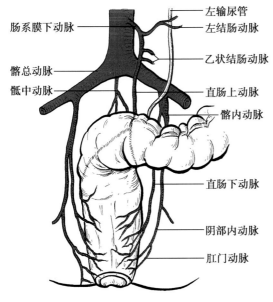

图 3-20 直肠肛管动脉供应

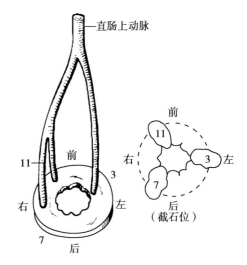

图 3-21 直肠上动脉在内痔区分布

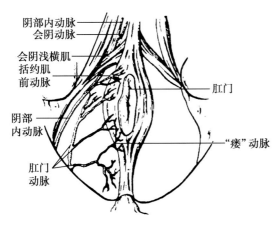

图 3-22 肛门动脉及其分支

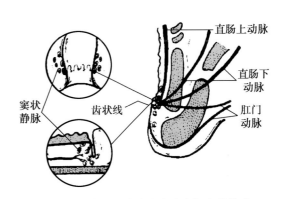

图 3-23 直肠下动脉终末分支与窦状静脉

脉和下腔静脉(图 3-24、图 3-25)。肛门白线附近有许多吻合支,使门静脉与体静脉相通。程序如下所示:①痔上静脉丛→直肠上静脉→肠系膜下静脉→脾静脉→门静脉;②痔下静脉丛→肛门静脉→阴部内静脉→髂内静脉→下腔静脉。

1. 痔内静脉丛　又称直肠上静脉丛。在齿状线上方,为窦状静脉丛,起于黏膜下层内微小静脉窦,汇集直肠黏膜的静脉,形成数支小静脉,至直肠中部穿过肌层,汇入直肠上静脉入门静脉。该静脉丛在右前、右后、左侧三处比较丰富,是内痔的原发部位,俗称母痔区。

2. 痔外静脉丛　又称直肠下静脉丛。在齿状线下方,肛门皮下组织内,沿外括约肌外缘形成边缘静脉干,汇集肛管静脉。由直肠下静脉丛发生的痔,称外痔。

(九) 直肠淋巴引流

肛管直肠的淋巴引流亦是以齿状线为界,分上、下两组(图 3-26)。在齿状线上方,起于直肠和肛管上部,流入腰淋巴结,属于上组;在齿状线下方起于肛管和肛

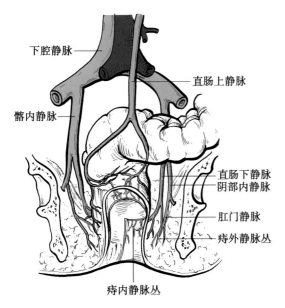

图 3-24 直肠肛管的静脉

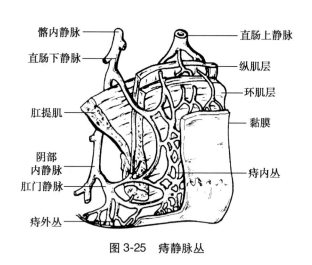

图 3-25 痔静脉丛

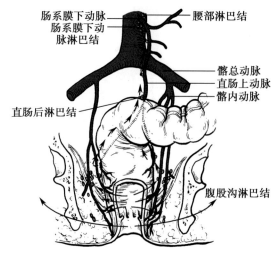

图 3-26 肛管直肠淋巴引流

门，流入腹股沟淋巴结，属于下组。

1. 上组在齿状线上，汇集直肠和肛管上部淋巴管，包括直肠黏膜、黏膜下层、肌层、浆膜下以及肠壁外淋巴网。经壁外淋巴网有向上、向两侧、向下三个引流方向：

（1）向上至直肠后淋巴结，再到乙状结肠系膜根部淋巴结，沿直肠上动脉到肠系膜下动脉旁淋巴结，最后到腰部淋巴结，这是直肠最主要的淋巴引流途径。

（2）向两侧在直肠侧韧带内经直肠下动脉旁淋巴结，引流到盆腔侧壁的髂内淋巴结。

（3）向下穿过肛提肌至坐骨直肠间隙，沿肛门动脉、阴部内动脉旁淋巴结到髂内淋巴结。

2. 下组齿状线下，汇集肛管下部、肛门和内外括约肌淋巴结。自皮下淋巴丛，互相交通。有两个引流方向：向周围穿过坐骨直肠间隙，沿闭孔动脉旁引流到髂内淋巴结；向下外经会阴及大腿内侧下注入腹股沟淋巴结，入髂外或髂总淋巴结。

淋巴回流是炎症蔓延、肿瘤转移的主要途径，上、下组淋巴的回流是完全不一样的。直肠炎症和肿瘤，多向内脏淋巴结蔓延和转移。肛门炎症和肿瘤，多向腹股沟淋巴结蔓延和转移。两组淋巴网有吻合支，彼此相通。故直肠癌有时可转移到腹股沟淋巴结。肛管直肠癌根治术，应考虑清除腹股沟淋巴结、盆内两侧髂内外血管周围淋巴结。

（十）直肠神经支配

直肠神经为自主神经。以齿状线为界，齿状线以上，由交感神经与副交感神经双重支配（图 3-27），称无痛区。

1. 交感神经主要来自骶前（上腹下）神经丛。位于骶前，腹主动脉分叉下方。在直肠深筋膜外形成左右两支，向下走行到直肠侧韧带两旁，与来自骶交感干的节后纤维和第 3~4 骶神经的副交感神经形成盆（下腹下）神经丛。

2. 副交感神经对直肠功能调节起主要作用，来自盆神经，有连接直肠壁便意感受器的副交感神经。直肠壁内的感受器在直肠上部较少，愈往下部愈多，直肠手术应予以注意。第 2~4 骶神经的副交感神经形成盆神经丛后分布于直肠、膀胱和海绵体，是支配排尿和阴茎勃起的主要神经，盆腔手术时要避免损伤。

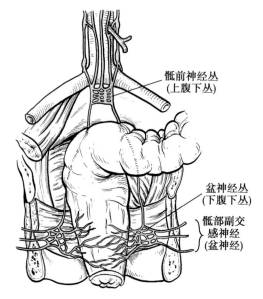

图 3-27 肠的神经支配

二、膀胱

膀胱(urinary bladder)是储尿的囊状器官,其位置、形状和大小因其盈虚而异。正常成人的膀胱容量为300~500ml,但随年龄和性别而有变化。

(一) 位置与形态

膀胱空虚时位于小骨盆腔内,耻骨联合及耻骨支的后方,呈锥体状,可分为尖、体、底、颈四部,各部之间无明显界线。充盈时则上升至耻骨联合上缘以上(图3-28)。儿童膀胱空虚时也达耻骨联合上缘以上,故耻骨骨折易损伤膀胱。

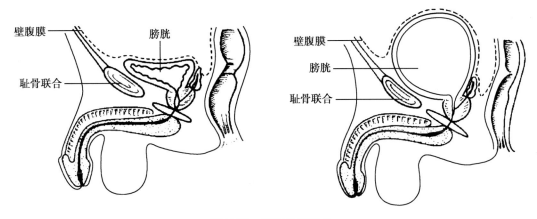

图3-28　膀胱位置变化

(二) 毗邻

膀胱的前面与耻骨联合和耻骨支接触,其间为耻骨后间隙,间隙内充填疏松结缔组织及脂肪,并有静脉丛。膀胱下外侧面与肛提肌、闭孔内肌及其筋膜相邻,其间充满结缔组织,称膀胱旁组织,其中有至膀胱的动脉、神经以及输尿管盆部穿行。膀胱上面和底的上部有腹膜覆盖,在男性膀胱底上部借腹膜返折形成的直肠膀胱陷凹与直肠隔开;在腹膜返折线以下膀胱底与输精管壶腹和精囊相邻。膀胱底下部,连同输精管壶腹、精囊和前列腺一起,与直肠之间有直肠膀胱膈(图3-29A)。在女性膀胱底后面有子宫颈及阴道前壁,其间隔以膀胱阴道膈(图3-29B)。男性膀胱上面与小肠襻相邻;女性则与子宫为邻。膀胱空虚时为腹膜外位器官,充盈时则成为腹膜间位器官,盖于其上面的腹膜返折线也随之上移,以致无腹膜覆盖的膀胱

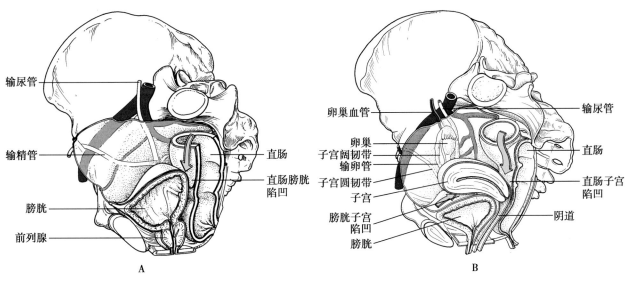

图3-29　盆部脏器与腹膜
A. 男性;B. 女性。

高出于耻骨联合上缘以上,而与腹前外侧壁相贴。男性膀胱颈与前列腺相邻,借尿道内口与尿道相通;女性膀胱颈直接与尿生殖膈接触,故尿道内口较男性低。

膀胱膨胀时,腹前外侧壁与膀胱之间的腹膜反折线移至耻骨联合以上,故沿耻骨上缘穿刺膀胱可不经腹膜腔。进行膀胱肿瘤切除或膀胱切开取石时,如先用无菌生理盐水充盈膀胱,在腹膜外进行耻骨联合上膀胱造口术,可不污染腹膜腔。经尿道插入膀胱镜至膀胱内进行镜检,可观察膀胱黏膜的情况,也可通过膀胱镜取活检组织或结石。

（三）血液供应、淋巴引流和神经支配

1. 动脉 ①膀胱上动脉发自脐动脉近侧段,分布于膀胱上、中部;②膀胱下动脉发自髂内动脉,分布于膀胱底、精囊及输尿管盆部下份等处(图3-30)。

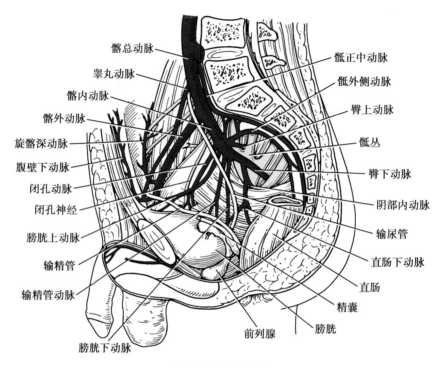

图 3-30 盆部动脉

2. 静脉 膀胱的静脉在膀胱和前列腺两侧形成膀胱静脉丛,汇入膀胱静脉,注入髂内静脉(图3-31)。

3. 淋巴引流 膀胱前部的淋巴注入髂内淋巴结;膀胱三角和膀胱后部的淋巴大部注入髂外淋巴结,少数沿膀胱血管注入髂内淋巴结(图3-31)。

4. 神经支配 膀胱的交感神经来自脊髓第11、12胸节和第1、2腰节,经盆丛至膀胱。副交感神经来自脊髓第2~4骶节的盆内脏神经,支配膀胱逼尿肌,抑制尿道内括约肌,与排尿有关。女性尿道阴道括约肌,由阴部神经(属躯体神经)支配。膀胱排尿反射通过盆内脏神经传入;膀胱痛觉随盆丛中交感神经纤维传入,而膀胱三角部位的痛觉则随盆内脏神经传入脊髓。

三、输尿管盆部

输尿管盆部在骨盆上口处,左侧输尿管越过左髂总动脉末段的前方,右侧输尿管越过右髂外动脉起始部的前方,入盆腔,沿盆侧壁,经髂内血管、腰骶干和骶髂关节前方,在脐动脉起始段和闭孔血管、神经的内侧,至坐骨棘附近,转向前内,走向膀胱底后外侧角处,向内下斜穿膀胱壁,开口于膀胱。输尿管到达膀胱底输尿管壁内部长约1.5cm,是输尿管最狭窄处,是常见的结石滞留部位。膀胱充盈时,压迫输尿管壁内部,可阻止尿液自膀胱向输尿管逆流。

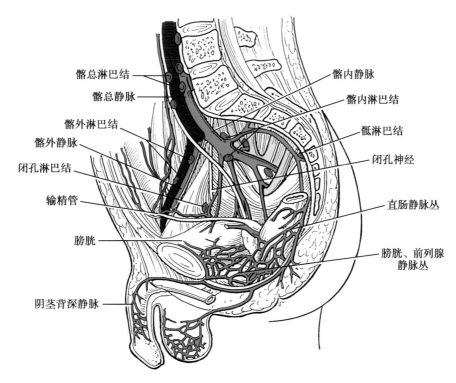

图 3-31　盆部静脉与淋巴结

男性输尿管经输精管后外方,输精管壶腹和精囊之间达膀胱底。女性输尿管由后外向前内,经子宫阔韧带基部至子宫颈外侧约 2cm 处,子宫动脉从外侧向内侧横越其前上方。子宫切除术中结扎子宫动脉时,切勿损伤输尿管(图 3-32)。

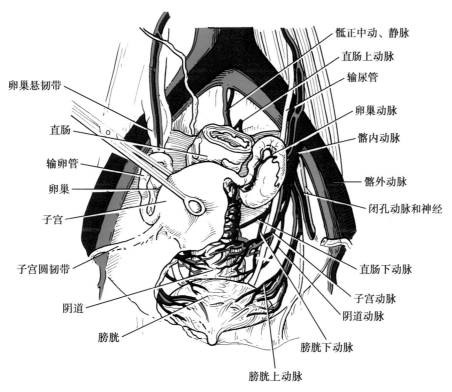

图 3-32　女性输尿管盆部与子宫动脉关系

输尿管盆部血液供应来源不同,接近膀胱处有来自膀胱下动脉的分支,在女性也有来自子宫动脉的分支。

四、尿道盆部

尿道是指从膀胱通向体外的管道。男性尿道细长,约18cm,途径前列腺部、膜部和阴茎海绵体部,在尿道膜部有尿道外括约肌;女性尿道粗而短,长约5cm,位于阴道前方,开口于阴道前庭,在穿过尿生殖膈时,有尿道阴道括约肌环绕。尿道外括约肌、尿道阴道括约肌均为横纹肌,受意识支配。

(一)前列腺部

为尿道穿过前列腺部分,管腔最宽,长约2.5cm。后壁上有一纵行隆起,称尿道嵴,嵴中部隆起的部分称精阜;精阜中央有一小凹陷,称前列腺小囊;两侧有一对细小的射精管口;精阜附近尿道黏膜上有许多前列腺排泄管开口。

(二)尿道膜部

为男性尿道穿越尿生殖膈部分,长约1.2cm,位于两层三角韧带之间,有尿道膜部括约肌环绕,为横纹肌,又称尿道外括约肌;膜部较固定、又薄弱,管腔狭窄,当骨盆骨折时易损伤。临床将尿道的前列腺部和膜部合成为后尿道,亦称尿道盆部(图3-33)。

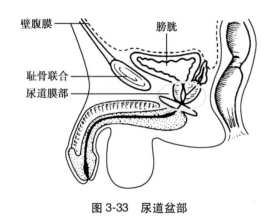

图 3-33 尿道盆部

尸体标本断层切片可见:尿生殖膈呈三层结构,分别为尿生殖膈上筋膜和尿生殖膈下筋膜,中间为会阴深横肌。男性尿生殖膈上筋膜紧邻前列腺尖部,下筋膜紧邻球海绵体;女性尿生殖膈较男性薄弱、较短,有尿道、阴道贯穿。男性前列腺尖部至球海绵体部,可见尿道括约肌肌束穿过尿生殖膈,女性标本切片中该结构显示较差。

(三)海绵体部

穿过尿道海绵体部分,长12~17cm,临床上称为前尿道。在尿生殖膈下面,男性尿道海绵体后端膨大部分为尿道球部,位于两侧阴茎脚之间,为尿道球腺开口处。阴茎头内的尿道扩大称尿道舟状窝。尿道的黏膜下层有许多黏液腺,称尿道腺,其排泄管开口于尿道黏膜。

男性尿道中有三个狭窄、三个扩大和两个弯曲。三个狭窄分别在尿道内口、膜部和尿道外口,临床上向尿道插入器械或导尿管时,操作应注意尿道损伤。尿道狭窄处亦为尿道结石易嵌顿处;三个扩大在前列腺部、尿道球部和尿道舟状窝;阴茎在松弛下垂时,尿道全长有两个弯曲:一个弯曲为耻骨下弯,位于耻骨联合下方2cm处,另一弯曲为耻骨前弯,位于耻骨联合前下方,在阴茎根与体之间。临床上利用这个特点,把阴茎上提,整个尿道只有一个凹向上的弯曲,以便器械或导尿管顺利插入膀胱。

(陈进才 李春雨)

第三节 女性内生殖器

一、子宫

(一)形态与结构

子宫是有腔壁厚的肌性器官,位于盆腔中线,为倒梨形的空腔厚壁脏器(图3-34)。长7~8cm,宽4~5cm,厚2~3cm,包括子宫体、子宫底和子宫颈三部分,上部呈球形,称为子宫底部,下部与宫颈相连,称为峡部或子宫下段。通常宫腔侧面观为狭窄的缝隙,正面观为倒三角形。宫颈呈短而宽的圆柱状,中心有狭

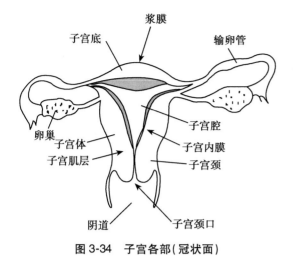

图 3-34 子宫各部（冠状面）

窄的管腔。由于子宫相对膀胱常处于前倾位置，宫颈下端相对阴道同样处于前倾位置，并突入阴道内，与阴道末端的穹隆相连。

（二）位置与毗邻

子宫位于膀胱与直肠之间，其前面隔膀胱子宫陷凹与膀胱上面相邻，子宫颈阴道上部的前方借膀胱阴道隔与膀胱底部相邻，子宫后面借直肠子宫陷凹及直肠阴道隔与直肠相邻。成人正常的子宫呈轻度前倾、前屈姿势。直立时，子宫体几乎与水平面平行，子宫底伏于膀胱的后上方，子宫颈保持在坐骨棘平面以上。

维持子宫正常位置的韧带包括子宫阔韧带（broad ligament of uterus）、子宫圆韧带（round ligament of uterus）、子宫主韧带（cardinal ligament of uterus）、宫骶韧带（sacrouterine ligament）和耻骨子宫颈韧带（pubocervical ligament）（图 3-35）。子宫阔韧带位于子宫两侧，由双层腹膜皱襞构成，于冠状位连接子宫及双侧盆壁，限制子宫向两侧移动。其内包裹卵巢、输卵管和子宫圆韧带及韧带内的血管、淋巴管、神经和大量疏松结缔组织，被称为子宫旁组织（parametrium）。子宫圆韧带呈圆索状，起自宫角，于阔韧带内弯向盆壁，向下经深环入腹股沟管，出浅环附着于大阴唇皮下，也有学者通过解剖学分析发现圆韧带可能终止于耻骨联合。圆韧带是维持子宫前倾的主要结构。子宫主韧带又称子宫颈横韧带，位于子宫阔韧带基底部，呈扇形连于子宫颈与盆侧壁之间。有固定宫颈，维持子宫在坐骨棘平面以上的作用。大部分子宫血管走行在主韧带内。宫骶韧带起自宫颈和宫体的两侧，向后经直肠两

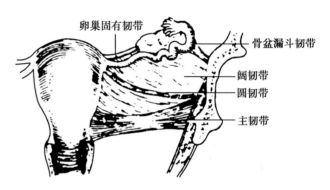

图 3-35 子宫韧带

侧，附着于骶骨前面，可维持子宫前屈，并维持阴道长度。耻骨子宫颈韧带连接子宫颈和阴道上部的前面，向前呈弓形绕过膀胱和尿道外侧，附着于耻骨盆面，韧带表面的腹膜为膀胱子宫襞，有限制子宫后倾后屈的作用。子宫动脉穿过主韧带，跨过位于宫颈外侧约 1.5cm 处的输尿管，之后，分别向上和向下沿宫体和宫颈走行。

（三）血供、淋巴与神经

子宫动脉起自髂内动脉的前干，沿盆侧壁向前内下方走行，进入子宫阔韧带基底部，在距子宫颈外侧约 2cm 处，横向越过输尿管盆部的前上方，在近宫颈内口水平抵达子宫，沿子宫两侧缘迂曲上行。宫体支与源自卵巢动脉的血管吻合，提供侧支循环。宫底和子宫体上部的多数淋巴管沿卵巢血管上行，注入髂总淋巴结或腰淋巴结。子宫底两侧的一部分淋巴管沿子宫圆韧带注入腹股沟浅淋巴结。子宫体下部、宫颈及阴道上 2/3 部分的淋巴管沿子宫血管注入髂内或髂外淋巴结，最终注入髂总淋巴结。盆内脏器的淋巴管之间均有直接或间接的吻合。子宫的神经来自盆丛分出的子宫阴道丛，随血管分布于子宫和阴道上部。

二、卵巢

胚胎期卵巢在腹后壁高位发育，在出生前降至髂内、外动脉分叉处的卵巢窝内，窝的前界为脐动脉，后界为髂内动脉和输尿管。卵巢的后缘游离，前缘中部血管神经出入处称卵巢门，并借卵巢系膜连于子宫阔韧带的后叶。卵巢下端借卵巢悬韧带（suspensory ligament of ovary）即骨盆漏斗韧带（infundibulopelvic ligament)连于盆侧壁,此韧带为隆起的腹膜皱襞,内有卵巢血管、淋巴管及卵巢神经丛等。卵巢通过卵巢固有韧带与子宫相连。

（梁择 孙智晶 朱兰）

三、输卵管

（一）形态与位置

输卵管(uterine tube,fallopian tube)为一对起自于双侧宫角的肌性管道,卵子和精子在其内结合并运送至宫内。输卵管位于子宫阔韧带上缘内,长 8~12cm,内侧与子宫角连通,外侧 1~1.5cm 游离成伞状。根据其形态可分为 4 部分(图 3-36):

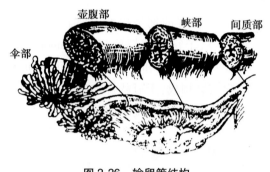

图 3-36 输卵管结构

1. 间质部(interstitial portion)潜行于子宫壁内,较短,管腔最窄,长约 1cm。

2. 峡部(isthmic portion)位于间质部外侧,长 2~3cm,管腔直径约 2mm。

3. 壶腹部(ampulla portion)在峡部外侧,长 5~8cm,管腔直径 6~8mm,受精常发生于此处。

4. 伞部(fimbrial portion)在输卵管的最外侧,长短不一,通常长 1~1.5cm,游离如伞状,开口于腹腔,管口处有许多指状突起,有拾取卵子的作用。

（二）组织结构

输卵管由 3 层构成:

1. 浆膜层由腹膜延伸而成。

2. 平滑肌层可分为表层、中层、深层 3 层,表层平滑肌纤维纵向排列;中层肌纤维环状排列,且平行于输卵管血管;深层平滑肌组织又叫固有层,在间质部分外侧 1cm 处呈螺旋状。平滑肌层的节律性收缩可使输卵管从远端到近端蠕动。

3. 黏膜层由单层柱状上皮覆盖。可分为纤毛细胞、无纤毛细胞、楔状细胞和未分化细胞。4 种细胞各具不同的功能:纤毛细胞的纤毛摆动可以帮助运送受精卵;无纤毛细胞又称分泌细胞,可分泌估计过碘酸希夫反应(PAS)阳性物质(如糖原或中性黏多糖);楔形细胞可能是纤毛细胞的前身;未分化细胞又称游走细胞,是上皮细胞的储备细胞。

输卵管肌肉收缩和输卵管上皮细胞的形成、分泌和纤毛的波动均受卵巢激素的影响,具有周期性变化。

（三）血供

输卵管的子宫部和输卵管峡由子宫动脉的输卵管支供血,输卵管壶腹与输卵管漏斗则由卵巢动脉的分支供应,彼此间有广泛的吻合。同样,一部分输卵管静脉汇入卵巢静脉,一部分汇入子宫静脉。

四、阴道

阴道是月经排出、发生性行为和胎儿娩出的通道。它位于真骨盆的中底部,上端环绕子宫颈,下端开口于阴道前庭,前壁长 7~9cm,上部借膀胱阴道隔与膀胱底、颈相邻,下部与尿道后壁直接相贴;后壁长 10~12cm,上部与直肠子宫陷凹相邻,中部借直肠阴道隔与直肠壶腹相邻,下部与肛管之间有会阴中心腱。子宫颈与阴道壁之间形成的环形腔隙,称阴道穹隆(fornix of vagina),按其位置分为前、后、左、右四部分。阴道后穹隆较深,是腹盆腔最低处,紧邻直肠子宫陷凹,当盆腹腔存在积液或积血时,可经此部位进行穿刺或引流。

阴道壁有纵向排列的褶皱及垂直于阴道褶皱的横向隆起,以增加阴道壁的弹性。阴道壁由弹性纤维、肌肉和黏膜组成。阴道黏膜为复层扁平上皮,没有腺体,可在性激素的作用下发生周期性变化,未成年女性或绝经后女性阴道黏膜薄,皱褶少,弹性差,抵抗力差,易感染。阴道肌层由两种平滑肌层组成,外纵层和内圆层,并由纤维组织膜覆盖,弹性纤维数量比平滑肌纤维多。阴道壁有大量静脉丛,损伤后容易出血或形成血肿。

（张紫寒　孙智晶　朱兰）

第四节　男性内生殖器

一、前列腺

前列腺(prostate)作为一个男性特有的性腺器官,在形态结构上为不成对的实质性腺体。从前列腺的形态观察上可见前列腺的大体形态似栗子,底朝上,与膀胱相贴,尖朝下,抵泌尿生殖膈,前面贴耻骨联合,后面依直肠。前列腺的重量约20g,底部直径约4.4cm,长约3.4cm,前后径约1.6cm(图3-37)。前列腺的表面有一层比较厚且致密的包膜,而该包膜主要是由平滑肌及结缔组织所构成,此包膜与围绕尿道前列腺的致密肌层相互连接形成一个连续的状态,也与前列腺的肌束相续。由此可见,实际上前列腺的包膜是由前列腺的周围组织凝缩而成,与前列腺本身密不可分。

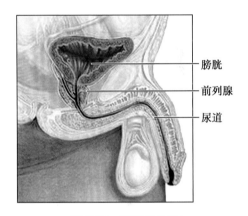

图3-37　前列腺位置

前列腺由腺组织和平滑肌构成,内有30~50个管状腺埋藏于肌肉组织中,形成15~30个排泄管开口在前列腺中间两侧的隐窝中,前列腺分泌的前列腺液即由此排出(图3-38)。如果把前列腺构成的尿道看作是一个纵行的管道,而射精管与排泄管则如同横排的细管道,二者形成非字形交叉结构,这种生理位置引发了许多与前列腺疾病有关的并发症。由于前列腺的大小以及功能在很大程度上依赖于雄激素的作用,小儿的前列腺腺体较小,且在性成熟期表现出迅速增长的趋势,而老年人的腺组织相比于年轻时呈现出了逐渐退化的趋势,腺内结缔组织增生形成前列腺增生,压迫尿道引起排尿困难。

在前列腺的左右两侧存在着许多的韧带和筋膜固定,从而决定了它位置隐蔽的特点。前列腺与输精管、精囊紧密相邻,射精管由上部进入前列腺,并开口于前列腺中间的隐窝之中。McNeal将前列腺分为四个区,前列腺的腺体部分可分为移行带、周围带及中央带(图3-39)。前列腺分为5叶,分别称作前叶、中叶、后叶和两侧叶(图3-40),其中前叶很小,位于左右两侧叶和尿道之间,后叶位于中叶和两侧叶的后面,在直肠指诊时摸到的即为此叶,其中间有一个生理中央沟,在直肠指诊时,常根据这个中央沟是否变浅或消失来判断前列腺是否增大。前列腺经常产生增生的部位主要是中叶和两个侧叶。

前列腺的血液供应主要通过3支动脉,分别是膀胱下动脉、阴部内动脉和直肠下动脉(图3-41)。其中,膀胱下动脉是前列腺的主要血液供应来源。膀胱下动脉在进入前列腺前又分为2支,即前列腺被膜动脉和尿道前列腺动脉。前列腺外腺组的血

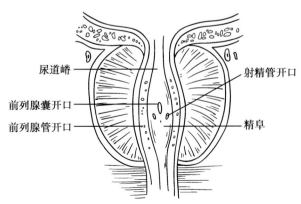

图3-38　前列腺解剖结构

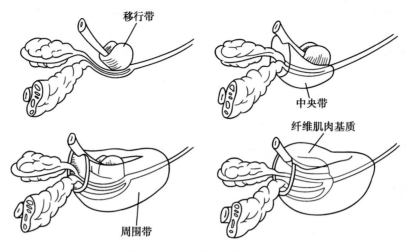

图 3-39 前列腺 McNeal 分区

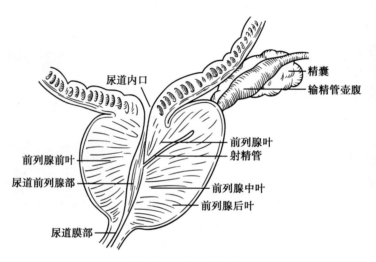

图 3-40 前列腺分叶

供,主要由前列腺被膜动脉承担;尿道周围的腺体组织和前列腺深部组织,由尿道前列腺动脉供给。前列腺的静脉丛汇入髂内静脉,前列腺静脉与骶骨、腰椎和髂翼的静脉有交通(图 3-42)。因此,前列腺癌有腰骶部和髂部浸润时,为早期转移表现。前列腺静脉还可通过直肠上静脉汇入肝门静脉,因此,前列腺癌可向肝内转移(图 3-43、图 3-44)。

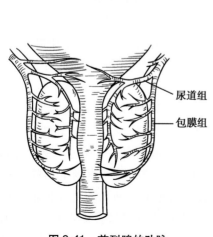

图 3-41 前列腺的动脉

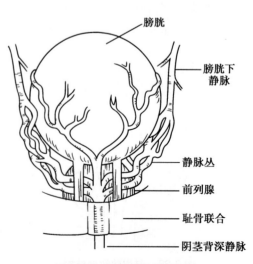

图 3-42 前列腺的静脉回流

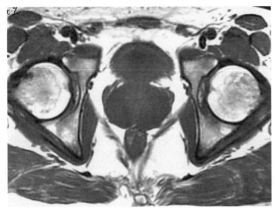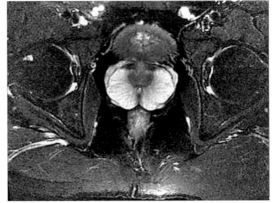

图 3-43　中央带及移行带 T_1、T_2 中等信号,外周带长 T_1、长 T_2 信号

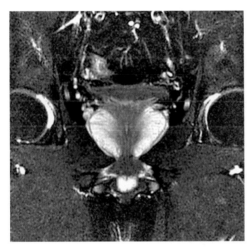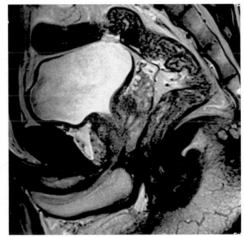

图 3-44　冠状位和矢状位 T_2WI:显示前列腺尖部及膀胱与前列腺的关系

二、精囊

精囊(seminal vesicle)又称为精囊腺,精囊作为男性生殖系统中最为重要的附属性腺,其分泌物占全部精浆量中的 60% 至 70% 之间,其中含有多种营养物质以及生物活性物质,包括多种氨基酸、纤维蛋白原、前列腺素以及枸橼酸等,有着营养和稀释精子的功能,能够在男性生殖过程中发挥非常重要的作用。另外,精囊的饱胀程度还能够与男性的性功能之间具有非常密切的相关性。精囊的功能状态在通常情况下能够受到多种因素的影响,包括神经调节因素、微量元素、一般激素水平等。

人类的精囊位于人体的膀胱与直肠中间,呈现为一对椭圆形的囊状小体,在解剖层面上可见其位于前列腺的上方,输精管壶腹部的外侧部位,左右各一,容积约 4ml,观察可见为一对盘曲的囊状结构,其出口端与输精管的壶腹交汇之处形成了射精管的起始部位。精囊上端游离、膨大部为精囊底;下端细小,为精囊的排泄管,与输精管壶腹末端汇合成射精管,穿过前列腺,开口于精阜。精囊与直肠之间有 Denovilliers 筋膜分隔,Denovilliers 筋膜前层与精囊及前列腺附着处极易分离,而后层与直肠前壁附着较紧。

精囊的主要构成成分为管状的腺泡,腺黏膜折叠形成了诸多的皱襞,该皱襞分为上皮以及固有层共两个层面。黏膜柱状或假复层柱状上皮,主要包括主细胞及基细胞在内的两种细胞,其中主细胞为呈现出柱状的功能细胞;细胞核为染色质丰富、核仁明显的圆形或者是椭圆形的核体;核上区具有发达的高尔基复合体伴随存在丰富的分泌颗粒,该分泌颗粒主要可分为大小两种类型,其中在大颗粒中含有着非常特殊的精囊分泌蛋白。不过目前关于基细胞的功能意义尚未清楚,可能是未分化的主上皮细胞;在基细胞之内粗面内质网及线粒体的分布比较稀少,且高尔基复合体并不发达,并未存在分泌的颗粒。在上皮的下方具有比较完整的基底膜,在固有层之内能够观察到丰富的毛细血管并同时存在着比较少量的胶原纤维。平滑肌层不够发达,且排列方向并不一致,在此期间观察到了神经末梢分布的情况。

精囊正常的生长以及功能状态的有效维持与机体内雄激素的水平是密不可分的。人血浆雄激素水平的异常升高能够明显的帮助提高精囊的分泌功能。精囊中含有 5α 还原酶,其临床作用在于能够将睾酮转化为双氢睾酮,后者具有更高的活性,同时其可作为调控精囊的一个重要的效应激素。雌激素本身作为雄激素的一种拮抗剂,对于精囊而言也能够发挥较强的负向调节作用。

三、输精管

输精管(ductus deferens)又称为附睾的直接延续,其主要作用是输送精子,左右各一条细长的管道,是附睾管的直接延续,长约50cm,管壁较厚,肌层比较发达,而管腔细小(图 3-45)。输精管的一端与附睾管相连接,另一端则是与精囊管相互汇合后形成射精管,并开口于后尿道。输精管于活体触摸时,呈圆索状,有一定的坚实度。输精管的行程较长,起于附睾尾端,沿睾丸后缘上行进入精索。在精索内,位于其他成分的后内侧,此段输精管位置表浅,输精管结扎手术常在此部进行。后经腹股沟管进入腹腔,立即弯向内下进入小骨盆腔。初沿盆侧壁行向后下,后经输尿管末端的前上方至膀胱底的后面。在此,两侧输精管逐渐接近,并膨大成输精管壶腹。输精管壶腹的下端变细与精囊的排泄管汇成射精管。射精管长约 2cm,穿入前列腺底,开口于尿道的前列腺部。

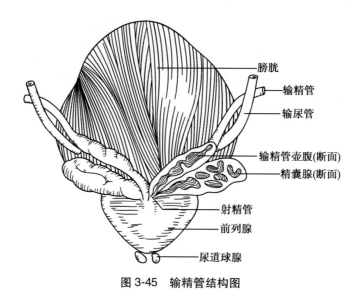

图 3-45　输精管结构图

膀胱
输精管
输尿管
输精管壶腹(断面)
精囊腺(断面)
射精管
前列腺
尿道球腺

输精管起自附睾的下端,经阴茎两侧向上行,穿腹下壁进入到腹腔,立即弯向内下方,到膀胱底部的后面,膨大形成输精管壶腹与精囊的排泄管汇合成射精管。按照其形成,能够分为四个部分:

1. 睾丸部　起自附睾尾,上升至附睾头处。
2. 精索部　至腹股沟管浅环(输精管结扎的常选部分)。
3. 腹股沟管部　位于腹股沟管内。
4. 盆部　最长,从腹股沟管深环至输精管壶腹。

四、精索

精索(spermatic cord)是由睾丸动脉、静脉、淋巴管、神经、睾提肌、输精管及其被覆的筋膜等组成。精索为睾丸、附睾、输精管提供血液供应、淋巴回流和神经支配的柔软圆索。如精索遭受外伤或手术离断,睾丸即会萎缩丧失功能。精索起自睾丸上端经由腹股沟外环、腹股沟管,于腹股沟内环处,输精管转向盆腔,而动脉、静脉、淋巴管、神经等继续在腹膜后上行,于腰部水平与相应的组织相连结。正因睾丸与内脏的这种密切联系,当睾丸、附睾外伤或病变时,可牵涉至腰腹部引起疼痛;而肾、输尿管或后腹膜组织病变时,亦可引起外阴或睾丸的反射性疼痛。

精索的外面另有被膜,由内向外共有三层:①精索内筋膜(或称总鞘膜)续于腹横筋膜;②提睾肌和提睾肌筋膜,来源于腹内斜肌、腹横肌最下分及它们的筋膜;③精索外筋膜,腹外斜肌腱膜的延续。三层被膜亦包裹睾丸与附睾。在腹股沟管内,精索各结构的分布是:输精管位于下方,输精管静脉及蔓状静脉丛位于前方,动脉位于诸静脉中间偏上方。蔓状静脉丛是由10~12条静脉组成,最终汇成睾丸静脉。精索静脉曲张较常见,93%的患者发生在左侧。一般认为这是由于左侧静脉较右侧长,并以直角注入左肾静脉,血液回流较困难所致,但也与静脉的毗邻和其他因素有关。

血管、淋巴和神经:由精索外动脉分布;精索外动脉的睾提肌动脉同阴部外动脉、输精管动脉、睾丸动脉和阴囊后动脉之间有吻合。静脉与主动脉伴行。伴随睾丸动脉的淋巴管汇入腰淋巴结;伴随输精管动脉的淋巴管汇入髂外淋巴结。神经有来自腹主动脉丛的精索上神经、来自上腹下丛的精索中神经和来自下腹下丛的精索下神经。感觉纤维随交感神经传入,经腹主动脉丛和腰交感干以及第11~12胸神经、第1腰神经后根入脊髓。

五、睾丸和附睾

(一) 睾丸

睾丸(testis)既是男性产生精子的生殖腺,又是分泌雄性激素的内分泌器官。睾丸功能的正常发挥有赖于其正常的解剖定位和下丘脑-垂体-性腺轴的反馈调控。睾丸的解剖异常会导致男性性征异常和性功能障碍,也会增加睾丸肿瘤的发生率。因此,掌握睾丸解剖和生理是临床上治疗睾丸疾病和了解睾丸病理现象的基础。

睾丸位于阴囊之内,左右各一,呈现出椭圆形,表面比较光滑,分内外侧面、前后缘以及上下极(图3-46)。前缘呈现出游离的状态,后缘附有系膜,血管、神经及淋巴管在此出入。睾丸的大小一般采用的是液体容积定量的方法来判断。由于不同的种族之间存在着差异,睾丸的大小也各不相同。在一般情况下,中国人群与美国人群的调查结果均表明,左侧睾丸相比于右侧睾丸而言要小1~2ml。睾丸的大小在临床测量工作中至关重要,原因是睾丸的大小能够用于判断男性生育功能是否成功,且与精液质量以及生育之间也具有密切的相关性。

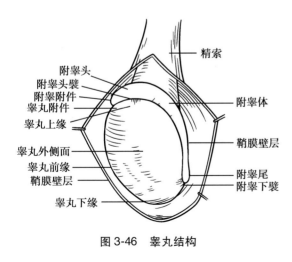

图3-46 睾丸结构

覆盖着睾丸的组织与腹壁的解剖层次之间具有密切的关系,其关系由表到里为:①阴囊皮肤与腹壁的皮肤形态、色泽各不相同,其薄而多皱褶;②肉膜是Scarpa筋膜的延续;③精索外筋膜:来自腹外斜肌腱膜;④提睾肌筋膜来自腹内斜肌及其筋膜;⑤精索内筋膜:来自腹内斜肌腱膜;⑥睾丸鞘膜为腹膜的鞘状突的残余。

睾丸鞘膜为腹膜鞘状突在妊娠第3个月时,腹膜通过腹股沟管向外下凸出,穿越腹壁而形成。在出生时,睾丸位于鞘状突之后下降进入阴囊。因而在睾丸表面有两层睾丸鞘膜包绕,即睾丸鞘膜壁层和脏层。睾丸鞘膜脏层与睾丸紧贴,通常在睾丸鞘膜脏层与壁层之间有少量液体。如果液体过多则形成睾丸鞘膜积液。在发育过程中,有时睾丸鞘膜与腹膜仍然沟通,则可形成所谓交通性睾丸鞘膜积液或发生腹股沟斜疝。

睾丸表面有坚厚的白膜,沿后缘伸入睾丸形成睾丸纵隔,并发出睾丸小隔将睾丸分成许多睾丸小叶。睾丸小叶内有精曲小管,可产生精子。小管之间的结缔组织中有分泌男性激素的间质细胞。精曲小管在接近睾丸纵隔时变直,成为精直小管,然后进入睾丸纵隔内会合成睾丸网。从睾丸网发出 12~15 条睾丸输出小管,进入附睾头(图 3-47)。

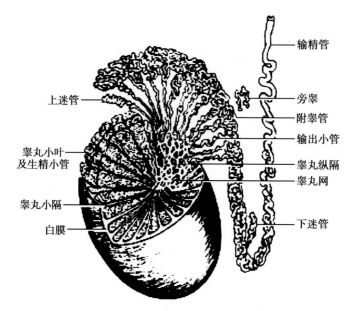

图 3-47 输精管解剖结构

睾丸的动脉血供包括了以下几个方面:睾丸动脉-睾丸内动脉、睾丸下动脉、头动脉(位于腹股沟管)、提睾动脉、提睾肌动脉、输精管动脉(图 3-48)。睾丸的静脉回流包括了蔓状静脉丛——2~3 支静脉(腹股沟管水平)——1 支静脉(精索内静脉)、阴部外静脉、提睾肌静脉、输精管静脉(图 3-49)。

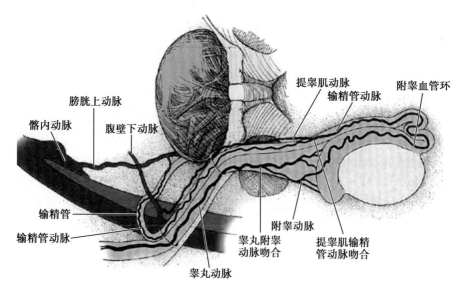

图 3-48 睾丸动脉血供解剖结构

男性外阴部下垂的囊状物,内有睾丸、附睾和精索等器官。阴囊壁层解剖:阴囊-皮肤、肉膜层、精索外筋膜、提睾肌筋膜与提睾肌、精索内筋膜、鞘膜(壁层、脏层)(图 3-50)。

(二) 附睾

附睾(epididymis)是一个由多数曲折、细小的管子所构成的器官,一面与输精管相互连接,另一面与睾

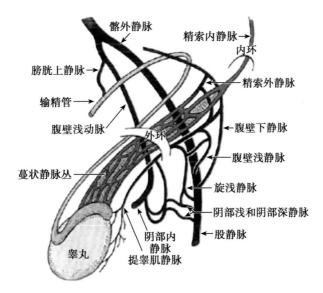

图 3-49　睾丸静脉回流解剖结构

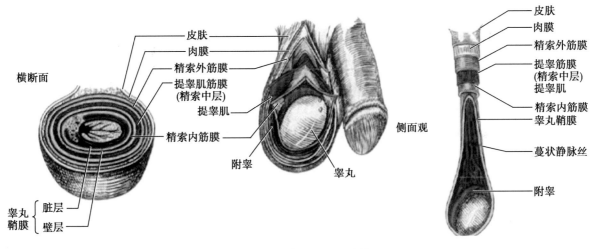

图 3-50　阴囊壁层解剖结构

丸的曲细精管相连接。当精子离开睾丸之后,就会进入到附睾中,继续生长成熟。附睾位于睾丸的上端及后缘,附睾管长 4~5cm,盘曲构成体部和尾部,助于精子的成熟。

附睾上端膨大而钝圆为头部,下端尖细为尾部、中间呈圆柱形为体部,附睾体的外侧面与睾丸间的纵形浆膜腔隙,称附睾窦。附睾外面有外层鞘膜,中层厚而坚韧的白膜和内层血管膜三层被膜包绕。附睾主要由附睾管及输出小管组成。附睾管为不规则的迂曲小管,始于睾丸网的输出小管;由上皮、固有膜和薄层环形肌组成,直径约 0.5mm,长 4~6cm,构成附睾体、尾部。附睾管的管腔整齐,上皮较厚属假复层柱状纤毛上皮,纤毛长但不运动(又称静止纤毛);附睾上皮由主细胞及基细胞组成。睾丸输出小管进入附睾后旋曲行走,扩张变大,形成附睾头部。输出小管上皮为单层柱状上皮,由高、低柱状细胞组成。这些小管再汇合成迂曲的附睾管。

(刘屹立　董理鸣)

第五节　盆底肌肉及腹膜韧带

一、盆底肌肉

（一）肛提肌

肛提肌(levator ani muscle)是盆底最大、最重要和抗压力最强的肌群,是封闭骨盆下口的主要肌肉,为一四边形薄扁肌,左右合成漏斗状。由耻骨直肠肌、耻骨尾骨肌、髂骨尾骨肌三部分组成(图3-51)。它有较好的弹跳力、较大的伸展性和较高的静息压。

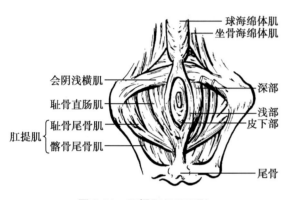

图3-51　肛提肌(下面观)

过去认为肛提肌由耻骨直肠肌、耻骨尾骨肌、髂骨尾骨肌三部分组成,是封闭骨盆下口的主要肌肉。近年来,有的学者提出,肛提肌主要是由耻骨尾骨肌和髂骨尾骨肌两部分组成。肛提肌左右各一,联合构成盆膈,是随意肌。上面盖以盆膈筋膜,使之与膀胱、直肠或子宫隔离;下面覆以肛门筋膜,并成为坐骨肛门窝的内侧壁;像一把倒置张开的伞,伞把相当于直肠,肛提肌像伞布呈扇形围绕骨盆下口。受第2~4骶神经的肛门神经及会阴神经的支配。其作用是两侧肛提肌联合组成盆膈,承托盆腔器官。收缩时可提高盆底,压迫直肠帮助排便。保持肛管直肠的生理角度,增强肛门的括约功能。

1. 耻骨尾骨肌　简称耻尾肌,是肛提肌中最大、最重要的肌肉,也是盆底肌重要肌肉之一,起自耻骨弓的后面和肛提肌腱弓的前面,呈扇形向后、向内、向下绕尿道,前列腺或阴道,止于直肠下段和骶骨下部。耻骨尾骨肌又分为提肌板、肛门悬带两部分(图3-52)。

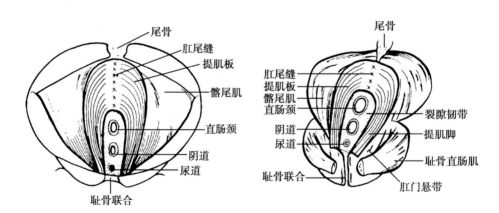

图3-52　提肌板和肛门悬带

（1）提肌板:又分内、外两部,其内部称提肌脚,提肌脚的内缘呈U形,围成提肌裂隙,并与裂隙内的直肠颈,借裂隙韧带相连。提肌脚的后方有肛尾缝(ACR),是左右肛提肌缝纤维的交叉线。因此,两侧肛提肌,不是分隔独立的存在,而是呈"二腹肌"样,可同时收缩,肛尾缝在排便过程中起重要作用,因肛尾缝如同"宽紧带"一样。提肌脚收缩时变窄拉长,使提肌裂隙扩大,拉紧裂隙韧带,间接地开放直肠颈内口,使直肠膨大部内的粪便进入直肠颈内。

（2）肛门悬带:又称肛管悬带,因提肌板在提肌裂隙的周缘急转而下形成垂直方向的"肌轴",故称肛门悬带。肛门悬带包绕直肠颈和解剖肛管,下端穿外括约肌皮下部,附着于肛周皮肤。提肌板收缩时肛门悬带相应地向外上方回缩,向上提并扩大直肠颈和解剖肛管。外括约肌皮下部,也被拉至内括约肌下端的外侧,肛门便张开,以利排便。

2. 髂骨尾骨肌 简称髂尾肌,起自髂骨内下方,闭孔内肌筋膜及坐骨棘。内侧和盆筋膜腱弓的后部,作扇形展开。其前部肌束,在肛尾缝处与对侧相连;中部肌束附着于肛门和尾骨之间的肌束,附着于髂骨下端。其向下、向后与对侧联合,组成盆膈的前部。

肛提肌主要由肛提肌神经支配,1~3支,起源于S₂~S₄前支,由后向前走行于肛提肌上面,在髂尾肌与耻骨肌的移行部分支穿入肌内。

(二) 耻骨直肠肌

耻骨直肠肌和肛提肌在结构上有区别,在功能上具有独特性,与肛肠疾病具有重要意义,所以,耻骨直肠肌从肛提肌分出来,成为独立的肌肉。

耻骨直肠肌是维持肛门自制的关键性肌肉,是肛门括约肌群中最重要的组成部分。其位于耻骨尾骨肌内侧面,联合纵肌的外侧,外括约肌深部上缘。它起自耻骨下支的背面,其肌纤维向后绕直肠中段两侧,在直肠后方会合。在外科肛管直肠交界处,与外括约肌深部,形成一个U形悬带,向前上方牵拉形成肛直肠角(图3-53),对括约肛门有重要作用。

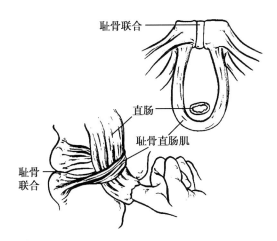

图3-53 耻骨直肠肌的形态

(三) 尾骨肌

尾骨肌位于肛提肌后方,与骶棘韧带一样为三角形,并紧贴骶棘韧带的上面,构成盆膈后方的一小部分。起自坐骨棘内面,向后止于尾骨前面和骶骨下部的外侧缘。尾骨肌与骶棘韧带成表里关系,其发育情况及抵止极不恒定,有的发育较好,有的较差,甚至以少量肌纤维混入骶棘韧带内。第3~4骶神经腹侧支发出1~2细支经尾骨肌的盆面分布于该肌。

(四) 肛门内括约肌

肛门内括约肌(internal anal sphincter,IAS)是直肠环肌延续到肛管部增厚变宽而成,为不随意肌,属于平滑肌,肌束为椭圆形。上起自肛管直肠环水平,下止括约肌间沟上方,长约3cm,厚约0.5cm,环绕外科肛管上2/3周,其下缘距肛缘为1.0cm,受自主神经支配,肌内无神经节。只给很少能量就能维持长时间的收缩状态而不疲劳。

它又具有直肠环肌容易痉挛的特性,任何病理原因都能引起长时间的痉挛,长期痉挛就会发生内括约肌失弛缓症,导致出口梗阻型便秘,手术时切除部分内括约肌,才能治愈。内括约肌主要是参与排便反射、无括约肛门的功能,手术时切断不会引起排便失禁,且能因松解而消除内括约肌痉挛引起的术后剧痛。病理切片可鉴别,内括约肌是平滑肌,外括约肌皮下部是横纹肌。肉眼观察内括约肌为珠白色,后者为淡红色。

(五) 肛门外括约肌

肛门外括约肌(external anal sphincter,EAS)被直肠纵肌和肛提肌纤维穿过分为皮下部、浅部和深部3部分(图3-54)。其属于横纹肌,为随意肌。围绕外科肛管一周,实际上三者之间的绝对分界线并不是非常清楚。受第2~4骶神经的肛门神经及会阴神经支配。其作用是在静止时呈持续性收缩,闭合肛管,防止外物进入,在排便时肌肉松弛,使肛管扩张,协助排便或随意控制,切断粪便,终止排便。

1. 皮下部 宽0.3~0.7cm,厚0.3~1.0cm。为环形肌束,位于肛管下方皮下,肛管内括约肌的下方。前方肌纤维附着于会阴中心腱,后方纤维附着于肛尾韧带。此肌被肛门皱皮肌纤维(联合纵肌分支纤维)贯穿,紧密地将外括约肌皮下部分隔成3~4小块肌肉。皱皮肌纤维止于肛缘皮下,此肌前部分纤维交叉

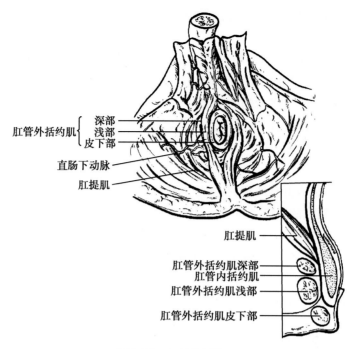

肛管外括约肌 { 深部 / 浅部 / 皮下部

直肠下动脉

肛提肌

肛提肌

肛管外括约肌深部
肛管内括约肌
肛管外括约肌浅部

肛管外括约肌皮下部

图 3-54　肛门外括约肌

与外括约肌浅部连接,后方较游离,无肌性和骨性连接。此肌束上缘与内括约肌下缘相邻,形成括约肌间沟,直肠指诊可摸到。外痔手术切开皮肤时,可见白色纵行致密纤维即皱皮肌,再切开皱皮肌纤维显露出外括约肌皮下部内缘,向上剥离,才能顺利地剥离出外痔血管丛,可减少手术中出血,肛瘘手术切断外括约肌皮下部,不会影响肛门括约肌的功能。

2. 浅部　宽 0.8~1.5cm,厚 0.5~1.5cm。在皮下部与深部之间,直肠纵肌纤维使两者分开。位于外括约肌皮下部上方,内括约肌外侧,呈梭形围绕外科肛管中部,为椭圆形肌束。前方肌束与会阴浅横肌连接,止于会阴体;后方两股肌束止于尾骨,并参与构成肛尾韧带。外括约肌浅部与深部被联合纵肌分支纤维贯穿,手术时不易分清。需根据切开的宽度和深度判断外括约肌浅部是否切开。如同时切开两侧外括约肌浅部,虽不会致完全肛门失禁,但可产生肛门松弛。

3. 深部　宽 0.4~1.0cm,厚 0.5~1.0cm。位于浅部的外上方为环形肌束,环绕内括约肌及直肠纵肌层外部,其后部肌束的上缘与耻骨直肠肌后部接触密切。手术时切断双侧外括约肌深部,则会导致肛门失禁。前方肌束与会阴深横肌连接,止于两侧坐骨结节。

4. 三肌襻系统　1980 年埃及学者 Shafik 根据肌束方向、附着点和神经支配不同,将肛门外括约肌分为三个 U 形肌襻(图 3-55),即尖顶襻、中间襻、基底襻,基本上得到学术界的公认。

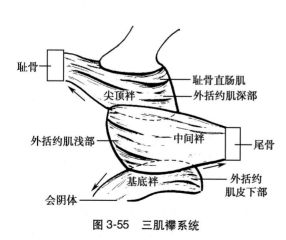

耻骨

耻骨直肠肌
外括约肌深部

尖顶襻

外括约肌浅部

中间襻

尾骨

基底襻

外括约肌皮下部

会阴体

图 3-55　三肌襻系统

（1）尖顶襻:为外括约肌深部与耻骨直肠肌融合而成,绕过肛管上部的后面,向前止于耻骨联合,由肛门神经(痔下神经)支配。

（2）中间襻:即外括约肌浅部,绕过肛管中部的前面,向后止于与尾骨尖,由第 4 骶神经的会阴支支配。

（3）基底襻:即外括约肌皮下部,绕过肛管下部的后侧面,向前止于近中线的肛门皮肤,支配神经为肛门神经。

三肌襻的重要生理作用表现在闭合肛管、蠕动性排便和单襻节制三个方面。

1）闭合肛管:由于三个肌襻肌束方向的明显不

同,收缩时三个肌襻各以相反的方向压缩和闭合直肠颈和固有肛管。

2）蠕动性排便:由于三个肌襻各自的支配神经不同,故可以交替收缩,向下推移粪便,将粪便推出体外,如果要中断排便,则肛门外括约肌三肌襻可以产生逆行蠕动。

3）单襻节制:由于肛门外括约肌的三个肌襻各自有其独立的附着点、肌束方向和支配神经,并且分别包在各自的筋膜鞘内,任何一个肌襻均能独立地执行括约功能,除非三个肌襻全部破坏,只要保留一个肌襻,就不会出现大便失禁,故有人提出了"单襻节制学说"。如果能够将三肌襻加以分离,单独切断其中任何一襻,对肛门自制功能并无严重影响。但有人对三肌襻学说持否定态度。

（六）联合纵肌

联合纵肌是肌性纤维组织,其中含有平滑肌、横纹肌和弹力纤维。平滑肌纤维来自直肠壁外层纵肌,横纹肌纤维来自耻骨直肠肌。联合纵肌呈纵行位于内、外括约肌间隙,成人长 2~3cm,宽0.2cm。联合纵肌分出:内侧分支纤维、下行分支纤维和外侧分支纤维。以网状肌性结缔组织纤维,将外科肛管各部分连接成一个整体功能性器官(图 3-56)。

联合纵肌及其分支纤维的作用是参与和辅助外科肛管的功能:

（1）固定肛管:由于联合纵肌分布在内、外括约肌之间,把内外括约肌、耻骨直肠肌和肛提肌

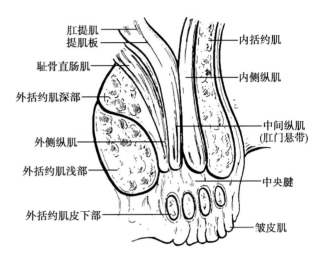

图 3-56　联合纵肌及肌间隙

联合箍紧在一起,并将其向上外方牵拉,所以联合纵肌就成了肛管固定的重要肌束(图 3-57)。如联合纵肌松弛或断裂,就会引起肛管外翻和黏膜脱垂。所以,有人将联合纵肌称为肛管的"骨架"。

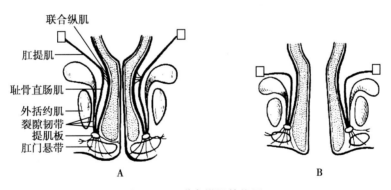

图 3-57　联合纵肌的作用
A. 未排便时;B. 排便时。

（2）协调排便:联合纵肌把内、外括约肌和肛提肌连接在一起,形成排便的控制肌群。这里联合纵肌有着协调排便的重要作用。虽然它本身对排便自控作用较小,但内、外括约肌的排便反射动作都是依赖联合纵肌完成的。所以,联合纵肌在排便过程中起着统一动作、协调各部的作用,可以说是肛门肌群的枢纽。

（3）疏导作用:联合纵肌分隔各肌间后在肌间形成了间隙和隔膜,这就有利于肌群的收缩和舒张运动,但也给肛周感染提供了蔓延的途径。联合纵肌之间共有四个括约肌间间隙,最内侧间隙借内括约肌的肌纤维与黏膜下间隙交通。最外侧间隙借外括约肌中间襻内经过的纤维与坐骨直肠间隙交通。内层与中间层之间的间隙向上与骨盆直肠间隙直接交通。外层与中间层之间的间隙向外上方与坐骨直肠间隙的上部交通。所有括约肌间间隙向下均汇总于中央间隙。括约肌间隙是感染沿直肠和固有肛管蔓延的主要途径。

（七）肛管直肠环

肛管直肠环(anorectal ring)是由肛管外括约肌浅部、深部、肛管内括约肌、耻骨直肠肌、联合纵肌环绕肛管直肠连接处所形成的肌环(图3-58)。肛管直肠环在临床检查、手术治疗上十分重要。此环后侧较前方发达，前部比后部稍低。指诊时，此环后侧及两侧有U形绳索感。维持肛门的自制功能，控制排便。平时，肛管直肠环处于收缩状态，排便时松弛，便后又收缩回去。手术时切断外括约肌浅部，又切断肛管直肠管环，可引起完全性肛门失禁(干便、稀便和气体均不能控制)。所以，手术治疗高位肛瘘，主管道穿过肛管直肠环上方时，采用橡皮筋挂线术可避免肛门失禁的后遗症。

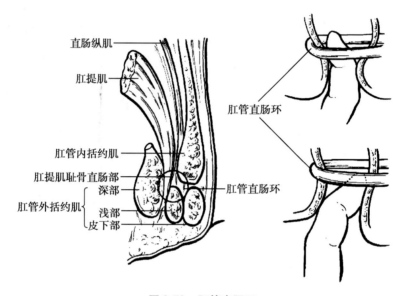

直肠纵肌
肛提肌
肛管内括约肌
肛提肌耻骨直肠部
肛管外括约肌 { 深部 浅部 皮下部 }
肛管直肠环
肛管直肠环

图3-58 肛管直肠环

二、盆底腹膜韧带及腹膜陷凹

1. 腹膜韧带

（1）直肠侧韧带："侧韧带(lateral ligament)"通常是指连于直肠与盆侧壁之间的盆脏筋膜。1908年Miles在论文中作为临床用语提出"侧韧带"一词，而不是解剖学用语。并记载"从直肠侧壁向前外伸延，其先端到达膀胱颈部，宽2~3cm，包含直肠中动脉。不用结扎血管，钳夹切断结扎可到达肛提肌"。研究表明，直肠系膜平面并无任何重要结构穿过，有时可见比较疏松的结缔组织索带，并不代表直肠"侧韧带"，而且经常缺如。另有学者认为，由于所有神经血管均为脂肪和纤维组织包绕，将直肠系膜向外侧牵拉时，直肠下动静脉、骶神经即构成所谓"直肠侧韧带"，如果没有手术分离过程的人为因素，人体中实际上并不存在此结构。而Rutegard等不同意此种说法，认为双侧的直肠"侧韧带"是存在的，其中均有神经、脂肪及纤维组织等。

（2）直肠膀胱韧带：或称底生殖襞，自直肠或骶骨至膀胱两侧，左右对称，其中含有结缔组织和平滑肌。

（3）子宫阔韧带：在子宫的两侧，呈额状位，分前后两层，其内侧缘附于子宫，并移行为子宫前、后面的腹膜；外侧缘连于小骨盆侧壁，移行为盆壁的腹膜；下缘附于盆底；上缘游离，其内包有输卵管。阔韧带前层覆盖子宫圆韧带，后层包被卵巢，两层之间有血管、淋巴管、神经和结缔组织等，可限制子宫向侧方移位。

（4）子宫主韧带：子宫主韧带位于子宫两侧，由子宫阔韧带基部返折出的纤维结缔组织和平滑肌纤维构成，沿阴道穹侧部向后外延伸至盆侧壁，下方与盆膈上筋膜相续。它可防止子宫向侧方移位，是固定子宫颈的主要韧带。

（5）子宫圆韧带：位于子宫阔韧带内，由纤维结缔组织和平滑肌纤维构成，呈圆索状，长 12~14cm，有维持子宫位置前倾的作用。

（6）子宫骶骨韧带：自直肠两侧或骶骨至子宫颈两侧，相当于男性直肠膀胱襞。

（7）耻骨前列腺韧带：位于男性耻骨体后面，在耻骨体与前列腺鞘和膀胱颈之间，为盆筋膜腱弓前端的延伸部分，由坚硬的结缔组织束构成。

（8）耻骨膀胱韧带：位于女性耻骨体后面，在耻骨体与膀胱颈和尿道之间，居正中线两侧，膀胱空虚时特别明显。

2. 腹膜陷凹

（1）直肠子宫陷凹：又称 Douglas 腔，最深。此陷凹自直肠 Kohlrausch 皱襞至阴道后穹隆，陷凹底约距肛门 5~8cm，故可经直肠或阴道触及。在子宫后面，子宫浆膜层沿子宫壁向下，至子宫颈后方及阴道后穹隆，再折向直肠，形成直肠子宫陷凹。位于女性盆腔直肠和子宫、阴道之间，两侧界为直肠子宫襞。是盆腔内位置最深、最低的腹膜凹陷。当有腹水、血液或脓液时，临床上可作阴道后穹隆穿刺，吸出内容物，以协助诊断。

（2）直肠膀胱陷凹：男性的膀胱与直肠相邻，腹膜由直肠移至膀胱后，两者之间有一凹陷，叫直肠膀胱陷凹。陷凹的最低点，约距肛门 8~9cm，直肠指诊时可以抵达，但陷凹的深度因人而异。

（3）膀胱子宫陷凹：在膀胱和子宫之间。因腹膜位置较高，致使膀胱底部、子宫颈和一小部分子宫前壁均无腹膜覆盖。覆盖在膀胱上之腹膜非常疏松有利于膀胱充盈时膨胀。膀胱空虚时此凹不明显，膀胱充满尿液时此凹明显。此凹在盆腔位置较低，腹腔有积液时可先流入此凹，故在临床诊断中有重要意义。

（李春雨）

第六节　盆底筋膜及筋膜间隙

一、盆底筋膜

1. 盆膈上筋膜较强，覆盖于肛提肌上面，环绕于盆腔器官通过盆膈处，并与这些器官的筋膜袖及出口肌肉相融合，构成对盆内脏出口的重要支持结构。从耻骨联合后面至坐骨棘之间的连线上，筋膜显著增厚形成肛提肌腱弓，或称盆筋膜腱弓。

2. 盆膈下筋膜较薄，覆盖于肛提肌下面，环绕肛管形成肛周筋膜。在尿生殖膈上方，筋膜后折，至坐骨直肠间隙的前隐窝，附着于耻骨坐骨支的内侧缘，与闭孔肌膜相融合。向下与向下内移行于尿道括约肌和肛门括约肌的筋膜。

3. Denonvilliers 筋膜是腹膜融合形成的一层结缔组织膜，即腹膜会阴筋膜或称尿直肠隔（见图 3-19）。1836 年法国学者 Denonvilliers 首次描述在直肠与精囊之间有一层肉膜样的膜，故称 Denonvilliers 筋膜，它是盆脏筋膜的增厚部分。Denonvilliers 筋膜很容易辨认，它下起自会阴筋膜（perinesal aponeurosis），向上与直肠子宫陷凹处的腹膜相连，然后向侧方与环绕血管和腹下丛结缔组织融合，该筋膜分两层，较厚的前叶附着在前列腺及精囊表面，后叶与直肠间有一层薄的疏松结缔组织。Moriya 认为，在直肠癌外科中应将该筋膜切除。一些关于减少泌尿生殖功能损伤的研究认为，有些外科医师没有辨认出 Denonvilliers 筋膜的前叶，而是在其两叶之间进行解剖。女性的 Denonvilliers 筋膜较薄，不分层，向下呈楔状，形成直肠-阴道三角。Ricc 则认为，Denonvilliers 筋膜在女性中并不存在。仅在直肠阴道之间由盆内筋膜及肛提肌部分中线交叉纤维组成的松散的网状组织，楔状组织并不明显。因此，正确理解辨认 Denonvilliers 筋膜对于完成直肠癌根治手术有非常重要的意义。女性的 Denonvilliers 筋膜位于直肠与阴道之间，称直肠阴道隔，较薄，不分层，向下行呈楔状，形成直肠阴道三角。

4. Waldeyer 筋膜　盆腔的筋膜分为脏层和壁层两层，其中包绕直肠周围的脏层筋膜，称之为直肠深筋膜。在直肠后方的直肠深筋膜后面、骶尾骨的前面，紧贴骶骨的一层坚韧的壁层筋膜称之为 Waldeyer 筋膜,即骶前筋膜。位于下部骶骨表面到直肠肛管交界部、无血管的非常强韧的结缔组织,是盆腔筋膜壁层增厚的部分。周围腹膜外直肠的后面借结缔组织与骶尾骨前面疏松结合,易钝性分离。该筋膜上方与骶骨附着紧密,但可用手指剥离;因骶中动脉和骶前静脉丛位于筋膜深面,剥离时可撕破这些血管引起难以控制的出血。Waldeyer 筋膜与直肠筋膜囊结合较松,该筋膜的下方变薄,再向下向前至肛-直结合部与直肠深筋膜连接,在骶骨前面横行切断此筋膜,直肠方可游离,不至于在手术时自骶前将此筋膜分离过高,而损伤骶部副交感神经导致长期尿潴留。

二、筋膜间隙

1. 骨盆直肠间隙　在直肠两侧与骨盆之间,左右各一。位于肛提肌之上方直肠两侧。上为盆腔腹膜,下为肛提肌,前面在女性以阔韧带为界,在男性以膀胱和前列腺为界,后面是直肠侧韧带。由于该间隙位置高,处于自主神经支配区,痛觉不敏感,所以感染化脓后,症状比较隐蔽,常常不易被发现,容易误诊。必须行直肠指诊,可触到波动性肿块而确诊。脓液可通过括约肌间隙至中央间隙,进而至坐骨肛管间隙发生脓肿。左右间隙无交通。

2. 直肠后间隙　直肠后间隙又称骶前间隙。位于上部直肠深筋膜与骶前筋膜之间,上为腹膜反折部,下为肛提肌,前为直肠,后为骶前筋膜。间隙内含有骶神经丛,交感神经支及骶中与痔中血管等。其上方开放,脓液可向腹膜后扩散。此间隙与两侧骨盆直肠间隙相通、与直肠侧韧带相邻。脓液可向骨盆直肠间隙蔓延,形成高位蹄铁形脓肿。

3. 直肠黏膜下间隙　位于齿状线上的直肠黏膜下层与直肠环肌之间。间隙内有痔静脉丛、毛细淋巴丛和痔上动脉终末支等。直肠黏膜脱垂点状注射硬化剂在此间隙内,可使痔静脉丛硬化萎缩,使黏膜与肌层粘连固定。感染后可形成黏膜下脓肿,发生脓肿时症状不明显,指诊可触到突向肠腔有波动的肿块。

4. 坐骨直肠间隙　亦称坐骨直肠窝。位于直肠与坐骨结节之间,左右各一。上为肛提肌、下为肛管皮下间隙,内侧为肛门括约肌,外侧为闭孔内肌,前侧为会阴浅横肌,后侧为臀大肌。左右间隙在肛门后方与肛管后深间隙有交通。发生脓肿时可向肛管后深间隙蔓延,形成 C 形脓肿,此间隙最大,可容纳 60ml 脓液,若超过 90ml,提示已蔓延至对侧形成蹄铁形脓肿,或提示向上穿破肛提肌进入骨盆直肠间隙形成哑铃形脓肿。

5. 肛管后间隙　位于肛门及肛管后方,以肛尾韧带为界将此间隙分为深、浅两个间隙,与两侧坐骨直肠间隙相通。

6. 括约肌间隙　位于联合纵肌的内、外括约肌之间。所有括约肌间隙向下均汇总于中央间隙。括约肌间隙是感染沿肛管扩散的重要途径。

有 4 个间隙,纵行,位于联合纵肌 3 层之间。

(1) 内侧纵肌内侧隙:位于内侧纵肌与内括约肌之间,该间隙借穿内括约肌的纤维与肛直肠黏膜下间隙交通。

(2) 中间纵肌内侧隙:位于中间纵肌与内侧纵肌之间,该间隙向上与盆骨直肠间隙直接交通,是盆骨直肠间隙感染蔓延的主要途径。

(3) 中间纵肌外侧隙:位于中间纵肌与外侧纵肌之间,该间隙向外上方与坐骨直肠间隙的上部交通。

(4) 外侧纵肌外侧隙:位于外侧纵肌与外括约肌浅部之间,该间隙借穿外括约肌浅部的纤维与坐骨直肠间隙交通。

7. 中央间隙　位于联合纵肌下端与外括约肌皮下部之间,环绕肛管上部一周。该间隙向外通坐骨直肠间隙,向内通黏膜下间隙,向上通括约肌间隙。Shafik(1979)提出中央间隙感染的新概念(图 3-59),即肛周脓肿和肛瘘形成的第一阶段是在中央间隙内先形成中央脓肿,脓肿继沿中央腱各纤维隔蔓延各处,形成不同部位的肛周脓肿或肛瘘,向下至皮下间隙形成皮下脓肿,向内形成瘘管入肛管,向外至坐骨直肠间隙引起坐骨直肠窝脓肿,向上经括约肌间隙形成括约肌间脓肿,脓液可沿此间隙上达骨盆直肠间隙,引起骨盆直肠间隙脓

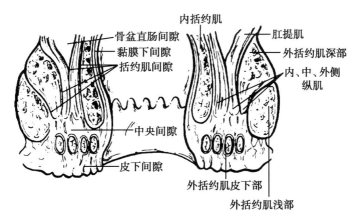

图 3-59 中央间隙与括约肌间隙

肿。在临床上,中央脓肿常易被误诊为皮下脓肿。故中央间隙与肛周感染的蔓延方向有重要关系。

(李春雨)

第七节 盆底的血管、淋巴管和神经

一、盆底的动脉

1. 髂总动脉(common iliac artery) 腹主动脉在第 4 腰椎水平分为左、右髂总动脉,循腰大肌内侧行向外下,至骶髂关节前方分为髂内、外动脉。

2. 髂外动脉(external iliac artery) 沿腰大肌内侧缘下行,经腹股沟韧带中点深面至股前部,移行为股动脉。右侧输尿管跨过髂外血管起始部的前方入骨盆腔;睾丸血管及生殖股神经行于其外侧;输精管则在绕过腹壁下血管后,越髂外血管末端的前方入盆腔。在女性,卵巢血管和子宫圆韧带跨过其前方。髂外动脉在靠近腹股沟韧带处,发出旋髂深动脉和腹壁下动脉(图 3-60)。

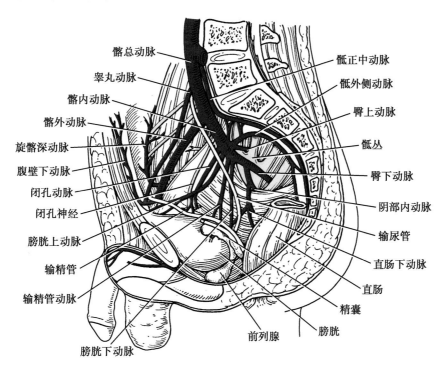

图 3-60 盆部的动脉

3. 髂内动脉(internal iliac artery) 长约4cm,向下越过骨盆上口入盆腔,沿盆后外侧壁下行,至梨状肌上缘处分成前、后两干,前干分为壁支和脏支,后干则全属壁支。

(1) 髂内动脉前干壁支有:①闭孔动脉:沿盆侧壁行向前下,穿闭膜管至股部,有同名静脉、神经和淋巴管伴行。闭孔动脉则发自腹壁下动脉,位于腔隙(陷窝)韧带深面,有嵌顿性股疝时,如切开腔隙韧带,应警惕异常闭孔动脉损伤。②臀下动脉:经梨状肌下孔出盆腔至臀部。前干脏支有:脐动脉:出生后远侧段闭锁,形成脐内侧韧带,近侧段仍然畅通,自此段发出膀胱上动脉,有时可有数支。膀胱下动脉:可有1~2支,或缺如。还有子宫动脉和直肠下动脉。阴部内动脉穿梨状肌下孔,出盆腔进入臀部,再经坐骨小孔入会阴(见图3-60)。

(2) 髂内动脉后干分支,有髂腰动脉、骶外侧动脉和臀上动脉,其中臀上动脉经梨状肌上孔出盆腔至臀部。

4. 骶正中动脉(median sacral artery) 在腹主动脉分杈处后壁发起,跨第4、5腰椎体前面下行入盆腔,在骶骨前面的骶前筋膜后下行,分支与骶外侧动脉吻合,并常发支至直肠壁。

二、盆底的静脉

髂内静脉(internal iliac vein)由盆腔内静脉会聚而成,在骶髂关节前方与髂外静脉汇合成髂总静脉(图3-61)。髂内静脉的属支分为脏支和壁支。壁支与同名动脉伴行,收集动脉分布区的静脉血;脏支起自盆内脏器周围的静脉丛。男性的前列腺静脉丛包埋于前列腺鞘的前份和两侧,膀胱静脉丛位于膀胱下部周围;女性子宫静脉丛和阴道静脉丛位于子宫和阴道的两侧,各自汇合成干注入髂内静脉。卵巢静脉丛位于卵巢周围和输卵管附近的子宫阔韧带内,该丛汇集为卵巢静脉,伴随同名动脉上行,左、右侧分别注入左肾静脉和下腔静脉。

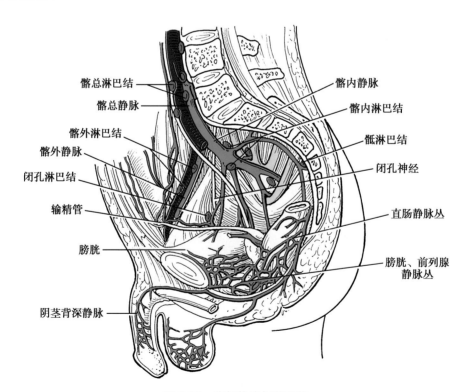

图3-61 盆部静脉与淋巴结

直肠静脉丛可分为内、外两部分:内静脉丛位于黏膜下层;外静脉丛位于肌层的外面。直肠静脉丛的上部主要汇入直肠上静脉,经肠系膜下静脉注入肝门静脉;直肠静脉丛的下部主要经直肠下静脉和肛静脉回流入髂内静脉。内、外静脉丛之间有广泛的吻合,为肝门静脉系和腔静脉系之间的交通之一。

骶前静脉丛位于骶骨前方与骶前筋膜之间,是椎外静脉丛的最低部分,收纳骶骨血液,两侧连接与骶外侧动脉伴行的骶外侧静脉,血液经骶外侧静脉回流至髂内静脉。手术中一旦损伤出血很难控制。

盆腔内静脉丛的腔内无瓣膜,各丛之间的吻合丰富,有利于血液的回流。骶静脉丛可经椎内外静脉丛与颅内静脉交通。某些盆腔的肿瘤(如前列腺癌、卵巢癌)可经此路径,而不经肺循环扩散至颅内。

三、盆底的淋巴引流

盆部主要淋巴结群(见图 3-61):

1. 髂外淋巴结(external iliac lymph node) 沿髂外动脉排列,经腹股沟浅、深淋巴结的输出管,收纳下肢和脐以下腹前壁的淋巴,还直接接受膀胱、前列腺和子宫的淋巴。

2. 髂内淋巴结(internal iliac lymph node) 沿髂内动脉及其分支排列,收纳盆内所有脏器、会阴深部结构、臀部和股后部的淋巴。

3. 骶淋巴结(Sacral lymph node) 沿骶正中动脉和骶外侧动脉排列,收纳盆后壁、直肠、子宫颈和前列腺的淋巴。

上述三组淋巴结的输出管注入髂总淋巴结(common iliac lymph node)。此群淋巴结沿髂总动脉排列,其输出管注入左、右腰淋巴结。

四、盆底神经支配

行经盆部的闭孔神经沿盆侧壁经闭膜管至股部。腰骶干和第 1~4 骶神经前支组成骶丛(sacral plexus),位于梨状肌前面,其分支经梨状肌上、下孔出盆,分布于臀部、会阴及下肢;第 4、5 骶神经前支和尾神经合成尾丛(coccygeal plexus),位于尾骨肌上面,主要发出肛尾神经,穿骶结节韧带后,分布于邻近的皮肤(图 3-62)。

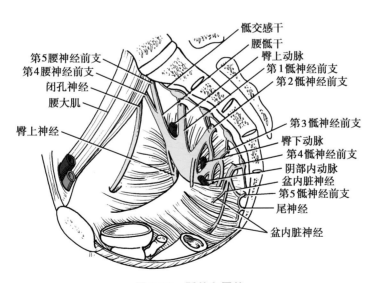

图 3-62 骶丛和尾丛

盆部的内脏神经有:①由腰交感干延续而来的骶交感干(sacral sympathetic trunk),沿骶前孔内侧下降,在尾骨前方,两侧骶交感干连接于单一的奇神经节(ganglion impar),其节后纤维加入盆丛或随骶尾神经分布于下肢及会阴部的血管、汗腺和竖毛肌;②盆内脏神经(pelvic splanchnic nerve)(又称盆神经)有 3支,由第 2~4 骶神经前支中的副交感神经节前纤维组成,节后纤维加入盆丛;③腹主动脉丛向下延续的上腹下丛(superior hypogastric plexus)(又称骶前神经),向下发出左、右腹下神经,行至第 3 骶椎高度,与盆内脏神经和骶神经节的节后纤维共同组成左、右下腹下丛(inferior hypogastric plexus)(又称盆丛 pelvic plexus)(图 3-63、图 3-64)。盆丛位于直肠、精囊和前列腺(女性为子宫颈和阴道穹)的两侧,其纤维随髂内动

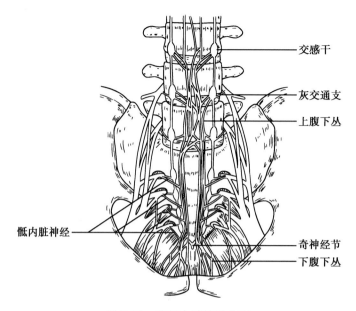

图 3-63　盆部内脏神经分支

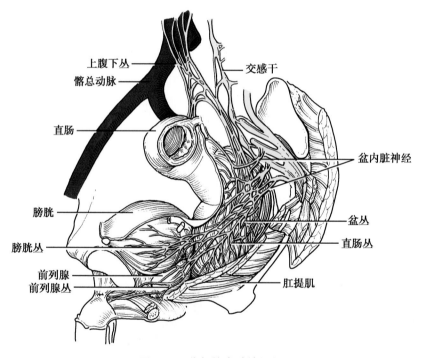

图 3-64　盆部的内脏神经丛

脉的分支到达盆内脏器。

（陈进才）

【参考文献】

［1］张东铭,马永江.肛肠外科解剖的某些新概念[J].国外医学·外科学分册,1981,4(2):213-216.

［2］WILLIAMS P L.格氏解剖学[M].杨琳,高英茂,主译.38版.沈阳:辽宁教育出版社,1999:1011.

［3］世界卫生组织.世界卫生组织男性不育标准化检查与诊疗手册[M].北京:人民卫生出版社,2007:58-62.

［4］吴宏飞.精道外科学[M].南京:东南大学出版社,2008:10-11.

［5］HAN C H,LIANG Q,DONG B Z,et al. The transurethral seminal vesiculoscopy in the diagnosis and treatment of the seminal vesicle disease[J]. Cell Biochem Biophys,2013,66(3):851-853.

［6］SOUSA A P,AMARAL A,BAPTISM M,et al. Not all sperm are equal:functional mitochondria characterize a subpopulation of human sperm with better fertilization potential［J］. PLoS One,2011,6(3):1811-1812.

［7］朱广远,张治国,张文达,等.精囊精道解剖学特点及在临床内镜手术中的指导意义［J］.中华男科学杂志,2018,24(9):110-111.

［8］董秉政,梁清,郝林,等.精囊镜技术在精囊疾病中的应用［J］.中国内镜杂志,2012,18(8):864-866.

［9］白双勇,王剑松,赵庆华.超重及肥胖男性不育患者精子早期凋亡研究［J］.中国男科学杂志,2015,29(3):90-91.

［10］高春芳.现代结直肠手术学［M］.济南:山东科学技术出版社,2004:26.

［11］喻德洪.现代肛肠外科学［M］.北京:人民军医出版社,1997:6-8.

［12］李春雨.肛肠病学［M］.北京:高等教育出版社,2013:18-24.

［13］李春雨,汪建平.肛肠外科手术技巧［M］.北京:人民卫生出版社,2013:10-15.

［14］李春雨,汪建平.肛肠外科手术学［M］.北京:人民卫生出版社,2015:45-49.

［15］张有生,李春雨.实用肛肠外科学［M］.北京:人民军医出版社,2009:25-30.

［16］张东铭.肛肠外科解剖生理学［M］.西安:陕西科技出版社,1989:52-53.

［17］朱兰.女性盆底学［M］.北京:人民卫生出版社,2008:8-10.

［18］安阿玥.肛肠病学［M］.北京:人民卫生出版社,1998:8-10.

［19］GAO Z,YE Y,ZHANG W,et al. An anatomical,histopathological,and molecular biological function study of the fascias posterior to the interperitoneal colon and its associated mesocolon:their relevance to colonic surgery［J］. Anat,2013,223(2):123.

［20］KAISER M,ORTEGA AE. Anorectal anatomy［J］. Surg Clin North Am,2002,82:1125-1138.

［21］STELZNER S,HOLM T,MORAN B J,et al. Deep pelvic anatomy revisited for a description of crucial steps in extralevator abdominoperineal excision for rectal cancer［J］. Dis Colon Rectum,2011,54(8):947-957.

［22］ALAN J,LOUIS R,ANDREW C.坎贝尔-沃尔什泌尿外科学［M］.9 版.郭应禄,周利群,译.北京:北京大学医学出版社,2009:2802-2803.

［23］CORMAN M L.结肠与直肠外科学［M］.5 版.杜如昱,王杉,汪建平,译.北京:人民卫生出版社,2009:18-20.

［24］Corcos J,Sehick E.神经源性膀胱［M］.何舜发,王平,译.北京:人民军医出版社,2011:221-226.

［25］汪建平.中华结直肠肛门外科学［M］.北京:人民卫生出版社,2014:40-42.

［26］崔慧先,李瑞锡.局部解剖学［M］.9 版.北京:人民卫生出版社,2018.

［27］柏树令,应大君,丁文龙.系统解剖学［M］.8 版.北京:人民卫生出版社,2013.

［28］郭应禄,胡礼泉.男科学［M］.北京:人民卫生出版社,2004.

第四章

盆腔器官生理

第一节　肛门直肠生理

直肠肛管来源于内、中、外三个胚层，穿过盆底开口于体外，是人类消化道的唯一出口，从而构成了肛管直肠解剖、生理功能的特殊性和复杂性。如肛门直肠部位既有内脏神经支配，又有脊神经支配。血供来源、血液和淋巴回流方向均不同，甚至组成肛管直肠环的肌肉来源也不同，了解肛管直肠的解剖和生理，对于肛管直肠疾病的发生、发展和病理改变，特别是肛管直肠疾病的诊断与治疗具有十分重要的意义。

一、直肠的生理功能

直肠长 12~15cm，是典型的肠道平滑肌，其主要功能为储存大便，并感受扩张。结肠内容物进入直肠依赖于乙状结肠的运动，还有粪团容量、性质、成分以及进入的速度。大多数正常人直肠为空虚状态，大便位于乙状结肠中，只是间断地进入直肠，该过程的运动模式尚不十分清楚。有人曾假定有某一特殊运动模式或在直肠与乙状结肠交界处存在有括约肌，但这一想法自相矛盾，被公认的解释是由于直肠与乙状结肠间的生理弯曲和直肠的空虚状态使得该部位呈现"扁平阀"效益。

直肠的运动形式有：

1. 直肠的张力性收缩　静息状态下，直肠有张力性收缩。直肠大多数时候呈空虚状态，此时有一种低张的腔内静息压，该压力值较低，一般在 0.49~2.45kPa（5~25cmH$_2$O，1cmH$_2$O＝0.098kPa），且大部分时间较为平稳。直肠的张力性收缩可使直肠保持一定的压力，阻碍大便进入直肠，从而使直肠保持空虚状态。

2. 直肠的时相性收缩　对正常人做连续直肠检测，可观察到以下几种类型的时相性收缩：①孤立性长时相收缩：于 10~20 秒内压力轻度上升到 15mmHg 左右，这类收缩主要出现在清醒状态下；②丛集性收缩：进餐后，直肠肌以 5~6 次/min 的频率周期性收缩，持续 1~2 分钟，其间隔时间为 20~30 分钟；③强力时相性收缩：强力时相性收缩发生频率为每 90 分钟一次（与 MMC 周期相同），此时直肠有 2 次/min 的强力收缩，持续时间为 3~10 秒，又称为直肠复合运动（rectal motor complex，RMC）。睡眠过程中，这种收缩出现更为规则和频繁。

3. 直肠容纳（rectal accomodation）　直肠的充盈可以引起直肠收缩，然后直肠压很快恢复到扩张前的水平,称之为容纳性反应(accommodation response),即直肠壶腹舒张性放松来容纳肠内容物。直肠通常能容纳300ml内容物而不引起直肠压的升高。这种容受性和被扩张性可以用直肠的顺应性(compliance)来表示。直肠压力-容量曲线通常呈反S形,平稳段的斜率常用来表示直肠的顺应性(dv/dp)。随着扩张容量的增加,直肠收缩的幅度和时间延长,同时平稳段的压力也会升高。最终当扩张容量超过直肠的容受性,平稳段的压力将急剧升高,感觉到气体的存在(排气的感觉)或感到便意。这种感觉和容受性在直肠快速间歇扩张和连续缓慢扩张的时候可以产生不同的压力-容量曲线。直肠的这种容受性在低位脊髓损伤的患者中减弱或消失,提示这是一种脊髓反射。

大便进入直肠时各部位肠管运动是协调的,否则排便会被延迟,这一过程由直肠顺应性的改变来完成。直肠可以松弛,且较乙状结肠弹性更大,正常情况下直肠可耐受400ml的水或空气的扩张。直肠缺血症、溃疡性结肠炎、多发性息肉、先天性巨结肠、肛门发育不良及接受手术切除治疗的患者,其直顺应性下降,进而导致排便次数增加和大便失禁。直肠顺应性过高则可导致慢性便秘,这见于以下情况:①直肠收缩无力;②粪块过大,排便疼痛;③对直肠扩张感觉障碍。直肠可感受50ml容积的丸状物刺激,有学者猜测其感受部位可能存在于耻骨直肠肌,当感受障碍时可发生便秘。

抑便机制对于正常量(每天100mg)的大便抑制作用最强。正常人也可抑制液性大便的排出,但某些情况下(如腹泻),一定数量的液体大便诱发乙状结肠时相性运动,可通过抑便机制产生焦虑感和大便失禁感。

二、肛门的生理功能

肛管起自直肠下端,管径骤然变细,向后向下穿经盆膈,终止于肛门(anus)。肛门是肠道末端的出口,平时紧闭呈一前后纵裂,排便时扩张呈圆形,直径2~3cm。肛门部的皮肤呈黑色,皮内有行囊、汗腺及皮脂腺,常因肌肉收缩,形成许多放射形的皱襞。齿线至齿线以上0.9cm之间成为齿线区,是单层柱状上皮与复层扁平上皮之间的过渡区,齿线区的柱状上皮内有分泌性的嗜银细胞,它的分泌与神经支配相关,目前认为肛门的关闭与嗜银细胞的分泌物使传递兴奋消失有关。并且齿线区是排便生理的重要区域,是排便运动的诱发区。当粪便到达肛管后,刺激齿线区通过感觉神经传到大脑,产生便意。如齿线区破坏,便意感消失,会产生大便滞留或失禁。

肛门重要的生理功能与肛门括约肌密切相关,肛门括约肌有肛门内、外括约肌和耻骨直肠肌组成。肛门内括约肌为平滑肌,在静息状态下肛门内括约肌呈最大张力性收缩状态,其活动主要由松弛反射完成。成人肛管静息压力为60~77mmHg,其中肛门内括约肌占50%~70%,主要对液体大便和气体产生正性阻碍作用。肛门外括约肌的皮下部、浅部和深部不依附于任何骨组织,以括约肛门为主要作用。静息状态下,肛门外括约肌处于最小收缩状态,睡眠时也不会发生松弛,其活动主要由收缩反射完成。其收缩压占肛门静息压的25%~50%。耻骨直肠肌一端连于耻骨前面,另一端包绕直肠与肛门交界处,正常情况下,耻骨直肠肌收缩与肛门外括约肌同步,耻骨直肠肌保持肛管和直肠间的角度正常约92°,即肛直角(ARA),排便时ARA变钝为137°。

三、排便功能

排便是一种反射性运动,当粪便进入直肠时,使直肠膨胀刺激耻骨直肠肌内的牵张感受器,发出的冲动由骶神经或盆神经、腹下神经传导至延髓中的排便中枢,排便中枢再发出冲动沿盆神经的副交感纤维发射至效应器,引起降结肠、乙状结肠和直肠收缩,肛门内外括约肌松弛,肛直角伸直,将粪便排出体外。

正常情况下,当直肠内粪便达100ml左右或直肠内压力达2.8kPa时,便可产生便意。便意持续时间短暂,直到直肠继续充盈到一定程度,会再次出现便意。直肠测压时使用初始感觉容量、持续感觉容量和最大耐受量来表述直肠感觉功能。直肠压力的高低与肛管直肠功能和排便功能有关。

直肠肛门可延缓排便、鉴别粪便排出物的物理性质,以及在睡眠状态下控制排便,这些能力称为直肠肛门的排便节制功能。

正常时排便动作受大脑皮质支配,受意识随意控制。但若经常抑制便意,会使直肠的初始感觉阈值增高,敏感性降低,加之粪便在大肠内储存太久,会变干变硬,产生排便困难,严重时会引起慢性便秘。

（王永兵）

第二节 阴道子宫生理

现代盆底结构解剖学从垂直方向将盆底结构分为前盆腔、中盆腔和后盆腔。前盆腔包括阴道前壁、膀胱、尿道;中盆腔包括阴道顶部、子宫;后盆腔包括阴道后壁、直肠。

一、阴道生理

阴道是一个具有皱褶的中空纤维肌性管道,其形状由其周围的支持组织所决定。由于这些支持组织多附着于阴道侧缘,故阴道腔形成一个横向的狭缝,导致阴道前后壁相互紧贴。因此除了被子宫颈处拉开的管腔之外,阴道壁通常处于闭合状态。阴道下段由于在肛提肌之间穿过尿生殖裂隙,所以呈紧闭状态,而阴道上段较为宽阔。由于肛提肌连接于阴道下 1/3 和上 2/3 交界处,形成向前的牵张力,因此阴道向前弯曲成角约 120°,即女性站立位时,阴道上 2/3 几乎是水平位的,而下 1/3 几乎是垂直的。宫颈位于近阴道前壁处,所以阴道前壁要比后壁短大约 3cm。宫颈前方和后方所形成的陷凹分别称为阴道前穹隆和后穹隆。沿阴道侧缘的皱褶,也就是阴道前后壁在两侧汇合处,称为阴道外侧沟。

根据阴道与周围脏器的关系可将阴道分为三段:阴道下 1/3 段,前方与尿道紧贴,后方是会阴体,两侧通过"Luschka"纤维与肛提肌相连;中 1/3 段,前方是膀胱颈和膀胱三角,后方是直肠,两侧是肛提肌;上 1/3 段,前方与膀胱和子宫相邻,后方是直肠子宫陷凹,两侧是由附着于骶骨、尾骨和外侧骨盆壁的结缔组织所支撑的,这些结构被称为"子宫主骶韧带复合体"。

组织学上,阴道壁由四层(黏膜层、黏膜下层、肌层和外膜层)构成。阴道壁内表面的黏膜层由未角化的复层扁平鳞状上皮构成,其下方是致密的、真皮样的黏膜下层。这两层组织类似于皮肤的表皮和真皮组织。黏膜下层不含腺体,但有小血管穿过。阴道肌层和黏膜下层紧贴,肌层外是外膜层,外膜是围绕阴道和邻近盆底器官的内脏盆筋膜的延伸,外膜的作用在于允许这些器官独立的膨胀和收缩。手术时切开阴道壁,可看到肌层和外膜层是紧贴在一起的,手术者常将这两层混合组织统称为"阴道筋膜"。在阴道下 1/3 段,尿道与前阴道相融合,二者之间没有明显的外膜层;在会阴体处,阴道肌层和会阴体的结缔组织也发生融合。

二、子宫生理

子宫位于膀胱与直肠之间。其位置可随膀胱与直肠的充盈程度或体位而有变化。直立时,子宫体几乎与水平面平行,子宫底伏于膀胱的后上方,子宫颈保持在坐骨棘平面以上。成人正常的子宫呈轻度前倾、前屈姿势,前倾即子宫轴与阴道轴之间呈向前开放的角度,前屈为子宫体与子宫颈之间的弯曲。子宫的正常位置主要依靠子宫诸韧带、盆膈、尿生殖膈及会阴中心腱等结构维持,这些结构受损或松弛时,可以引起子宫脱垂。子宫可分为底、体、峡、颈四部,其上端钝圆隆起,位于两侧输卵管子宫口以上的部分为底;体的下部与颈之间的狭窄部分为峡,子宫峡随妊娠期逐渐扩展,临产时明显形成子宫下段,产科常在此处进行剖腹取胎。正常成年未孕女性子宫呈前倾前屈位,子宫的固定装置主要是盆膈和阴道的承托和韧带的牵引固定。子宫底和子宫体上部的多数淋巴管,沿卵巢血管上行,注入腰淋巴结和髂总淋巴结。子宫底两侧的一部分淋巴管,沿子宫圆韧带注入腹股沟浅淋巴结。子宫体下部及子宫颈的淋巴管,沿子宫血管注入髂内淋巴结或髂外淋巴结,一部分淋巴管向后沿骶子宫韧带注入骶淋巴结。盆内脏器的淋巴管之间均有直接或间接的吻合,因此,如患子宫癌时,可有广泛转移。子宫的韧带包括:①子宫阔韧带:位于子宫两侧,为呈冠状位的双层腹膜皱襞。上缘游离,包裹输卵管,其外侧端移行于卵巢悬韧带。下缘和外侧缘与盆底和盆侧壁的腹膜较行,内侧缘与子宫前、后面的腹膜相续。子宫阔韧带的作用是限制子宫向两侧移动。②子宫圆韧带:维持子宫前倾的主要结构。③子宫主韧带:子宫主韧带是固定子宫颈,使其维持在坐骨棘平面以上的重要结构,损伤或牵拉造成该韧带松弛后,容易引起子宫脱垂。④宫骶韧带:该韧带的作用是向后上方牵引子宫颈,防止子宫前移,使子宫维持前屈姿势。⑤耻骨子宫颈韧带:耻骨子宫韧带的作用是限制子宫后倾后屈。

（夏志军　胡清）

第三节　卵 巢 生 理

卵巢位于子宫底的后外侧,与盆腔侧壁相接。当妊娠时,由于子宫的移动,其位置也有极大的改变。胎儿娩出后,卵巢一般不再回到其原来位置。卵巢的移动性较大,其位置多受大肠充盈程度的影响。

卵巢是女性的性腺,产生卵子并排卵和产生性激素是其两大最重要的功能。

从青春期开始到绝经前,卵巢的形态和功能上发生周期性变化成为卵巢周期,主要包括卵泡的发育及成熟、排卵、黄体形成及退化。

卵巢合成的激素均甾体激素,主要有雌激素、孕激素和少量的雄激素。除此之外卵巢还分泌一些多肽激素和生长因子。

（夏志军　胡清）

第四节　膀胱尿道生理

膀胱和尿道构成下尿路,其主要功能是储尿和排尿。膀胱和尿道特有的结构和功能是支撑人体储尿和排尿机制的基础。膀胱和尿道主要有两项功能:①膀胱压力维持在较低水平、尿道压力维持在较高水平的状态下储存尿液并防止尿液的漏出。②周期性地排出尿液。由于在储尿和排尿方面具有双重功能,控制排尿的许多神经通路表现为周期性的或开关式的活动模式。储尿和排尿过程包含了周围自主神经、躯体神经和中枢神经系统的协调。

膀胱的神经支配主要由下腹下丛的交感神经和盆神经的副交感神经形成的膀胱丛来支配。副交感神经起自 $S_{2~4}$ 脊髓节,经盆内脏神经至膀胱,可兴奋膀胱逼尿肌,抑制膀胱括约肌,使膀胱颈松弛、膀胱排空。交感神经起自 $T_{11~12}$ 脊髓节段和 $L_{1~2}$ 脊髓节段,经上腹下丛到达膀胱,抑制逼尿肌,使膀胱松弛并兴奋膀胱括约肌,使膀胱颈收缩而储尿。尿道膜部括约肌(尿道外括约肌)为骨骼肌,由阴部神经支配,可使尿道外括约肌收缩,控制排尿或使会阴各肌肉收缩,辅助控制排尿。

膀胱平滑肌又称为逼尿肌,膀胱壁内的逼尿肌细胞是典型的平滑肌细胞。平滑肌细胞排列呈肌束状,肌束大小各异。肌束的排列无明显层次和方向。膀胱内逼尿肌细胞的排列方向和之间的相互作用极为重要,决定膀胱壁的功能,同时决定膀胱的形态和其内的压力。

膀胱壁内含有相当数量的基质成分,约占膀胱干重的1/3。膀胱壁基质包括胶原、弹性纤维和糖原蛋白类物质。膀胱壁的被动机械特征取决于基质的黏弹性和逼尿肌的松弛程度。胶原和弹性纤维与膀胱的顺应性有关。基质内主要的细胞为纤维细胞。膀胱需要丰富的血液供应,膀胱壁内血管丛主要行走在肌束之间的结缔组织中,并不断发出分支进入附近肌束。膀胱黏膜下毛细血管丛与尿路上皮屏障的维持有关,其作用是防止尿液渗入逼尿肌内,同时在上皮运输功能和尿路上皮的代谢中也起着重要作用。膀胱黏膜上皮细胞形成连续性的黏膜层,细胞之间紧密连接,同时还存在细胞表面蛋白、离子泵、蛋白糖类物质和糖蛋白,所以这些成分的功能都参与维持组织渗透压,防止尿液渗入组织间隙的作用。

（卫中庆　韶云鹏）

第五节　前列腺生理

前列腺是男性生殖系统的附属腺,为不成对的实质性腺体,纵径3cm,横径4cm,前后径2cm,重约20g。上端宽大,下端尖细,其形状和大小均似稍扁的栗子。McNeal 于1968—1981 年间研究提出,根据腺性组织于非腺性组织分为周缘区、中央区(周缘区和中央区合称前列腺区)、移行区和尿道周围组织以及前纤维肌肉基质区。其中前四者属于腺性组织,而前纤维肌肉基质区最大,位于前列腺腹侧,约占1/3体积,属于非腺性组织。

支配前列腺的丰富神经纤维来自盆腔神经丛。它们由来自 $T_{11} \sim L_1$ 两节段的交感神经纤维和 $S_{2\sim4}$ 节段的副交感神经纤维构成。其中神经分布最丰富的部位是前列腺括约肌部,其次是前列腺前纤维肌肉基质区,神经分布最差的部位是周缘区。与阴茎勃起功能有关的神经(海绵体神经)和供应前列腺的血管伴行,形成神经血管束,在膀胱颈、前列腺后外侧直肠前面的血管鞘内通过,它不仅与阴茎勃起功能有关,还发出分支支配位于前列腺前面和两侧面的后尿道横纹括约肌,参与后尿道对尿液的控制。交感神经兴奋时可使尿道内括约肌和前列腺前括约肌收缩,抑制排尿。副交感神经兴奋时逼尿肌收缩及尿道内括约肌和前列腺前括约肌舒张,促使排尿。

前列腺的腺泡腔较大,腺上皮常形成许多乳头或皱襞伸入腺腔,故腺腔很不规则。腺上皮类型不一,有单层立方、单层柱状、假复层柱状,其变化与雄激素的水平有关。腺泡细胞的胞质内有丰富的粗面内质网,核上区有发达的高尔基复合体,顶部含大量分泌颗粒。上皮细胞有较强的酸性磷酸酶活性,腺腔内常有圆形或卵圆形的前列腺凝固体,直径0.2~2mm。凝固体是由分泌物浓缩而成,可发生钙化,其切面呈同心圆的板层状。这种结构随年龄而增多。

前列腺分泌物是精液的主要成分,为无色浑浊液,呈弱酸性(pH＝6.5),富含蛋白水解酶,纤维蛋白溶酶,有液化精液的作用;还含高浓度的锌、柠檬酸和酸性磷酸酶,后二者是检测前列腺功能和法医鉴定精液的敏感指标。前列腺的分泌活动受睾酮调节。

前列腺液是前列腺的分泌物。前列腺液的分泌受雄激素的控制,是精液中精浆成分之一,占射出精液量的1/10~1/3。在射精顺序中,前列腺液是精液的前导成分之一。前列腺液中蛋白质的含量很少,主要含有高浓度的锌离子、酸性磷酸酶、蛋白水解酶、纤维蛋白酶、精胺、脂族多肽等。其中蛋白水解酶和纤维蛋白酶有促进精液液化的作用。

(卫中庆　韶云鹏)

【参考文献】

[1] 张东铭.关于肛肠解剖学中几个问题的探讨[J].解放军医学杂志,1980;5(6):335.

[2] 马宁,李宝恒,庄蓉蓉,等.第三届泛亚妇科泌尿与盆底重建外科进展和诊治规范化研讨会纪要[J].中华妇产科杂志,2011,46(2):159-160.

[3] 张靖霄,刘冬梅,李惠敏.女性盆底解剖及重建研究进展[J].临床合理用药,2011,4(1):124-125.

[4] 王怀经,张绍祥.局部解剖学[M].北京:人民卫生出版社,2010:222-227.

[5] HILL W G. Control of urinary drainage and voiding[J]. Clin J Am Soc Nephrol,2014,10(3):480-492.

[6] GAJEWSKI J B,ROSIER P F W M,RAHNAMA I S. Do we assess urethral function adequately in LUTD and NLUTD? ICI-RS 2015[J]. Neurourol Urodyn,2017,36(4):935-942.

[7] KEASLER E,ISAACSON A J. Changes in Prostatic Artery Angiography with Balloon Occlusion[J]. J Vasc Interv Radiol,2017,28(9):1276-1278.

[8] LIU T T,THOMAS S,MCLEAN D T,et al. Prostate enlargement and altered urinary function are part of the aging process[J]. Aging(Albany NY),2019,11(9):2653-2669.

第五章

盆腔器官功能测定

第一节　肛门直肠功能测定

一、球囊逼出试验

球囊逼出试验(balloon expulsion test)是检查直肠排便功能的一项辅助检查,其对判断盆底肌功能和直肠感觉功能有重要意义。

1. 原理　球囊体积的变化对直肠内排便感受器产生刺激,从而影响球囊排出时间。试验注入球囊的液体容量小,球囊排出时间会相应延长,注入液体加大,球囊排出时间就会相应缩短。

2. 检查方法　受试者在检查开始前尽可能排空粪便,必要时可行灌肠将直肠内粪便排空。检查时受试者尽量穿宽松衣服,并保持肛门周围清洁。检查人员在检查前要对受试者的病史进行了解,检查前要准备好37℃温水,并将球囊导管在37℃温水预热,准备好检查所需物品及排便设施。检查应该安静、舒适的环境中进行,首先请受试者侧卧于检查床上,检查人员首先检查球囊导管是否完整无破损,然后用液体石蜡充分润滑后,将球囊置入肛门5~10cm(约在直肠壶腹水平),固定导管,向球囊内缓慢注入50ml温水,注水时间要大于10秒。在注水的过程中,询问患者有无便意感,刚开始引起便意时,记录注入的水量(直肠感觉阈值)。注水完毕后夹闭导管,嘱受试者采用侧卧位或习惯的排便姿势作排便动作将球囊排出,不要对球囊做任何牵拉以免影响检查结果,记下排出球囊所需的时间。若受试者无法排出50ml的球囊,可再注入50ml温水增大球囊体积,直至200ml,也可以向球囊内注入空气代替温水,进行上述检查。

3. 正常参考值和临床意义　直肠感觉阈值正常值为(46±8)ml,凡阈值增高者应考虑慢传输型便秘和先天性巨结肠。直肠感觉阈值降低者要除外直肠炎症。直肠、肛管排空能力正常的人均在或在规定时间内排出球囊，5分钟将球囊排出为球囊逼出试验阴性，表明出口功能正常;排出时间超过5分钟甚至排不出为球囊逼出试验阳性，患者可能存在出口梗阻，需要考虑耻骨直肠肌痉挛、直肠脱垂、直肠前突、会阴下降综合征等。当肛门括约肌受损时，扩约功能下降或功能丧失，球囊可自行滑出肛门，或轻微的增加腹压后即可将球囊排出。大便失禁患者球囊逼出时间明显缩短，部分患者仅为2秒左右。

球囊逼出试验做出口梗阻型便秘的初筛检查，具有方法简便、易行的优点，但其尚不能判断引起出口梗阻的病因，还需要结合排粪造影和其他检查进一步诊断。

二、肛门直肠压力测定

肛门直肠压力测定(anorectal manometry,ARM)是通过测压的方法，了解并量化评估肛门直肠维持自制和排便功能，对诊断功能性排便障碍、大便失禁和先天性巨结肠等有重要临床意义，并为研究某些肛门直肠疾病和排便异常提供病理生理依据。该检查与性别、年龄有关，由于国内检查设备及操作方法尚缺乏统一规范，不同研究所得结果可比性较差。

1. 检查方法　目前普遍应用的是气液压毛细管灌注系统(pneumohydraulic capillary infusion system)，该系统由氮气筒、灌注水容器(500~1 000ml)、钢制毛细管(内径为0.2mm、长度61cm)、压力传感器、测压导管和生理记录仪组成。氮气筒与水容器上方相通，调节水容器压力至15kPa(777mmHg)并产生稳定的灌注速度(0.5ml/min)。该系统顺应性小，灌注速度低，测定结果准确，使用方便。灌注法测压导管由数根单腔导管黏合而成。临床常用的多由8根聚乙烯管(内径0.8~1.6mm)黏合成测压集合管。可相邻侧孔的空间方位相差45°，相距0.5cm错列式排列，可记录到各方位压力水平。测压导管的长度20cm，最前端有一个气囊。

2. 测定步骤　患者取左侧屈膝卧位，进行肛门指诊。插管用硅油润滑导管，按正确方向插管(带有蓝色标志线的侧孔对向受试者的背部后正中线)。插管15cm，描记静息时直肠压力曲线，并以此为基线。肛门括约肌静息压采用定点牵拉法(每次0.5cm)，每间隔20秒牵拉1次至高压带，记录初始达到高压带至顺次牵拉至离开高压带的位置，描记每个侧孔高压带的长度，将最高点压力作为最大静息压。将导管远端侧孔置于直肠(气囊位于直肠内)，其余部分放置于高压带部分。嘱受试者用最大力量尽快收缩肛门并保持一定时间，共3次，间隔2分钟(充分休息)，记录到达压力最高点的时限及缩肛持续的时限。嘱受试者做用力排便(力排)动作，共3次，间隔2分钟，观察直肠压力上升和括约肌松弛情况。按每次10ml梯度将气囊内充气(1~2秒完成充气)，然后排出(3~5秒排出气体)。顺序为10ml、20ml、30ml、40ml、50ml，记录受试者感觉，同时观察肛门直肠抑制反射(rectoanal inhibitory reflex,RAIR)，表现为直肠扩张1~3秒后肛管压力一过性下降后逐渐恢复至基线水平。感觉阈值以上操作气囊充气50ml后，不再抽气。此后，每隔30秒向气囊内缓慢充气20ml。期间记录受试者初始阈值、便意感阈值和最大耐受阈值，超过300ml过则停止充气。

3. 检测指标及正常参考值

(1) 括约肌静息压(resting sphincter pressure):即静息状态下括约肌最大压力与直肠内压力之差。通常健康人肛管平均静息压力为50~70mmHg，女性和老年人压力略偏低。肛管最大静息压是由肛门内括约肌(internal anal sphincter muscles,IAS)、肛门外括约肌(external anal sphincter muscles,EAS)及肛周痔静脉丛(hemorrhoids plexus)共同作用形成。IAS为平滑肌，肛门静息压55%~60%是由其持续收缩组成，可以阻止稀便和肠腔内气体在非排便状态下从直肠肛门外逸。EAS为横纹肌，具有括约肌功能，主动收缩时可使肛管压力增加2~3倍，其收缩强度随腹压增加而增加。EAS对粪便的节制也起一定作用。当直肠扩张一定程度时EAS收缩可被抑制，若此收缩缺乏即可能出现大便失禁。耻骨直肠肌牵拉肛门直肠交界形成一定角度。肛管不同方向及部位的压力并不一致。

平滑肌或骨骼肌痉挛均可引起肛门括约肌静息压升高，含服硝酸甘油后痉挛平滑肌可舒张。无症状的健康人括约肌静息压升高无明确临床意义。多数肛裂患者括约肌压力升高但也有部分压力不高甚至偏低,有研究建议若压力升高可行括约肌切开术,但压力偏低者则不推荐手术治疗。部分肛门直肠疼痛患者存在括约肌静息压升高,生物反馈治疗疼痛缓解后压力也可恢复正常。

括约肌静息压力降低对于大便失禁意义较大,但也有患者括约肌静息压力非常低但无大便失禁发生。溃疡性结肠炎患者括约肌静息压力过低是行全结肠切除储袋重建手术相对禁忌证。

(2)肛管高压带的长度(high pressure zone length):肛管高压带是指肛管内压力为最大静息压50%以上的肛管长度,与年龄无关,男性通常长于女性。即平均值女性2~3cm,男性2.5~3.5cm。肛管缩短见于术后或创伤后患者,但意义尚不明确。

(3)肛管最大收缩压(maximal squeeze pressure):用力紧缩肛门时括约肌最大压力与直肠内压之差,主要来自肛门外括约肌和耻骨直肠肌收缩,通常可达100~180mmHg,最长持续45~50秒,随后有一定的不应期。在需要抑制排便时人体可主动收缩肛门外括约肌,直肠扩张、负压增加及改变体位时也会出现反射性收缩。

部分慢性盆腔痛患者最大收缩压升高,而大便失禁患者低于正常。肛门外括约肌失神经支配时不会明显萎缩,故肛管内超声及肌电图可鉴别肌源性或神经源性损伤。肛门外括约肌持续收缩有Ⅰ型及Ⅱ型纤维决定,与年龄相关,若持续时间小于10秒提示强直纤维(tonic fiber)数目减少,即使收缩压力正常也可能出现大便失禁。

在正常情况下,力排时耻骨直肠肌和肛门括约肌松弛,括约肌基础静息压松弛率应≥20%。如力排时括约肌松弛率<20%、不松弛,甚至反而升高,提示存在不协调性排便。

(4)力排时直肠内压:排便过程包括腹压增加、直肠内压升高、会阴下降和肛门松弛、粪便排出。肛门直肠测压和肌电图均可检测排便时肛门松弛情况,评估是否存在排便不协调,两种方法一致性较好。在测压检查时嘱患者做力排动作,间隔30秒后重复该动作。

通常在力排时直肠内压升高≥45mmHg,方可推进直肠内粪便并克服肛管残余压将粪便排出。当直肠内压力<45mmHg,提示直肠推进力不足。结合排便时直肠内压力升高和肛门括约肌松弛情况,可以判断功能性排便障碍的类型。但部分无便秘的正常人或肛裂患者也可出现括约肌松弛障碍,故该表现不特异。

(5)肛门直肠抑制反射(RAIR):肛门直肠抑制反射是指直肠小幅扩张可引起肛门外括约肌一过性收缩后伴肛门内括约肌舒张,待测压时表现为直肠扩张1~3秒后肛管压力一过性下降后逐渐恢复至基线水平,其下降幅度和持续时间与直肠扩张充气量有关,与扩张时间无关,可用于检测肌间神经丛的完整性。检查时向气囊快速充气,通常20~40ml即可引出,缺乏该反射的患者充气至250ml时仍无反应。若患者结肠扩张明显可能需要大容量气囊,气囊内压检测可能有帮助。

多种疾病可出现RAIR异常。先天性巨结肠(Hirschsprung's disease)患者缺乏RAIR。若存在RAIR则可除外该病。但肛门内括约肌本身异常、肛门外括约肌持续强直收缩以及直肠缺血、神经系统病变、马尾受损等其他疾病引起肛门内括约肌松弛不充分也可能出现该反射消失。美洲锥虫病(Chagas disease)是由克氏锥虫引起的一种热带寄生虫病,该病破坏肠神经系统肌间神经丛神经元,慢性期可出现巨食管和巨结肠改变,肛门内括约肌松弛缺如,间或可观察到直肠收缩。系统性硬化患者肛门外括约肌收缩正常,但缺乏肛门内括约肌舒张。

(6)咳嗽反射(cough reflex):即腹腔压力增高时肛门外括约肌反射性收缩防止粪便外溢,该反射中枢位于骶丛。检查时嘱患者咳嗽,可观察到括约肌压力升高。咳嗽时肛管内压力高于腹腔,且括约肌收缩持续时间长于腹腔压力达峰时间。

若肛门收缩正常但咳嗽反射异常提示脊髓骶丛或阴部神经丛损伤,患者可能有压力性大便失禁。若脊髓损伤部位在骶丛以上则该反射存在,但患者肛门收缩压力降低甚至不能自主收缩。无症状受试者该反射异常多为假阳性或亚临床改变,无明确意义。

(7)直肠顺应性(rectal compliance):顺应性是指单位时间内压力容积变化(顺应性=$\Delta V/\Delta P$)。直肠顺应性是在外界条件不允许排便时直肠对其内容物增加的一种适应,以保持较低的直肠内压力。正常时两者非线性关系,即使容量明显增加时压力也变化轻微;可通过球囊扩张或恒压气检测,测压时观察到直肠内压力升高随后下降至稳态。注意事项:①检查时取侧卧位或仰卧位可减少腹内压的影响;②每次增加压力维持数秒钟使直肠达到稳态;③顺应性可影响直肠容积(例如巨结肠患者直肠顺应性明显增大),反之如直肠肌肉强直收缩、容积减小时顺应性下降,应用甘油灌肠剂可增加直肠顺应性;④正常的直肠顺应性依靠完整的肠神经系统和肠道肌肉,某些疾病如溃疡性结肠炎、缺血性肠病、先天性巨结肠和放射性肠炎等可出现顺应性下降,大便失禁可能与顺应性下降相关。计算公式:

$$直肠顺应性(ml/mmHg) = \Delta V/\Delta P = (V_2 - V_1)/(P_2 - P_1)$$

V_1:最初感觉阈值;V_2:最大容积;P_1:达到 V_1 直肠内压力;P_2:达到 V_2 时直肠内压力。

直肠最大顺应性=最大容积/对应直肠内压力(V_2/P_2),正常值 30~60ml/kPa。

(8) 直肠感觉功能(sensory threshold):直肠感觉功能可通过球囊扩张实验评估,检查时将球囊置入直肠后以 10ml/s 速度充气,刚出现直肠胀满感并迅速消失即达最初感觉阈值(正常值 10~30ml)。然后继续充气至患者不能耐受时即达到最大耐受量(maximal tolerable volume)并停止充气。期间若排便感觉持续15 秒以上则达到便意感(desire to defecate,DD)。如果充气至 350ml 患者仍无不适或无便意亦终止检查。持续便意感阈值>150ml 表明敏感性降低,<80ml 表明敏感性增高。直肠最大耐受量>350ml 表明敏感性降低,<200ml 表明敏感性增高。部分便秘患者肛门直肠感觉阈值增高,感觉阈值下降存在大便失禁或肠易激综合征(irritable bowel syndrome,IBS)可能。

4. 临床意义　肛门直肠压力测定能够了解肛门内括约肌和盆底肌功能状态以及直肠的感觉功能和顺应性。各种原因导致肛门括约肌和盆底肌功能障碍、损伤,直肠顺应性下降和感觉异常均可引起肛门直肠运动感觉功能障碍,包括功能性排便障碍、先天性巨结肠、盆底综合征、大便失禁、直肠脱垂等,可表现为便秘、大便失禁和肛门直肠疼痛。

(王永兵)

第二节　盆底肌功能测定

正常女性盆底功能包括人体静态和动态时的功能,由盆底组织维持盆腔器官处于正常解剖位置并协调完成其生理功能。当盆底组织解剖或功能受损时,如妊娠、分娩、肥胖、衰老、盆腔手术及放射治疗等,会导致盆腔器官位置异常或功能异常,最终导致女性盆底功能障碍性疾病的发生。

盆底整体支持功能取决于盆底肌肉的肌力、静息状态的张力和盆底筋膜的完整性。盆底肌肉属骨骼肌,骨骼肌由骨骼肌纤维组成,分为快肌纤维和慢肌纤维,快肌纤维亦称为Ⅱ类肌纤维,慢肌纤维亦称为Ⅰ类肌纤维。静息状态时主要是慢肌纤维(Ⅰ类肌纤维)在持续收缩,维持盆底器官在正常解剖位置;其产生的张力受盆底神经控制,并受激素水平的影响。盆底支持功能异常,临床表现为盆腔器官脱垂为主。动态盆底功能动态盆底功能包括控尿、控便、性功能及盆底组织与盆腔器官协调功能等。人体在运动状态下,盆底肌肉的收缩支持功能和括约功能显得尤为重要。运动状态下,腹腔向盆底组织传导的压力增加,这时盆底骨骼肌快肌纤维(Ⅱ类肌纤维)开始收缩,使会阴部向心性运动和盆底器官的向上运动,对抗腹腔增加的压力。这种收缩包括随意收缩和反射性收缩,两种收缩不仅维持对盆底器官的支持,而且关闭尿道、肛门和阴道,避免尿液或粪便的溢出。盆底动态功能异常,临床主要表现为尿失禁、粪失禁及性功能障碍等。

盆底功能评估是了解盆底功能的方法,也是制订盆底康复治疗方案的依据,目前常用的盆底肌测定方法如下。

一、手法检测

检查者可以触摸耻骨直肠肌,位于处女膜内沿骨盆侧壁大约 4 点和 8 点的位置。检查者可以感知基础肌张力,收缩时是否肌张力增加,还可以感知收缩强度、持续时间和对称性。还应进行直肠阴道三合诊检查来评价肛门括约肌复合体的基础肌张力和收缩时的肌张力。

二、盆底神经肌肉治疗仪检测

1. 盆底肌肌力检测 盆底肌肌力检测采用肌肉收缩时间或次数计算,Ⅰ类肌纤维肌力分为6个级别,即0、Ⅰ、Ⅱ、Ⅲ、Ⅳ和Ⅴ级,当患者阴道肌肉收缩持续达到其最大值的40%时,持续0秒肌力为0级,持续1秒肌力为Ⅰ级,持续2秒肌力为Ⅱ级,持续3秒肌力为Ⅲ级,持续4秒肌力为Ⅳ级,持续5秒或>5秒肌力为Ⅴ级,Ⅴ级为正常;Ⅱ类肌纤维为患者以最大力和最快速度收缩和放松阴道,能达到规定最大收缩力1次为Ⅰ级,2次为Ⅱ级,3次为Ⅲ级,4次为Ⅳ级,5次为Ⅴ级,Ⅴ级为正常。由于盆底肌肉收缩产生的动作是为了维持某一动作或张力,或完成产生快速压力,所以在收缩能力下降到一定值时,盆底肌肉Ⅰ类和Ⅱ类肌纤维无法在必须的时间内完成相应的收缩功能,表示肌肉收缩的电生理指标肌力开始下降。盆底肌力是非常有价值的盆底基础电生理指标,各种诱因造成FPFD时均会出现上述指标的改变,通过治疗诱因和增加盆底电生理功能,可以使其恢复正常,故盆底肌肌力也可作为预防和治疗的评价指标之一。

2. 盆底肌肌电检测 肌电检测的是肌肉微弱电信号的集合,肌肉早期的功能障碍表现为肌电信号的异常,故盆底肌肌电可作为FPFD早期筛查的指标。盆底肌肌电评估通过放置在阴道内的肌电探头,采集盆底肌肉运动电位,用来了解肌纤维的募集功能,检测到的肌电位值和参与盆底收缩肌纤维的数量呈正比。盆底肌肉最大肌电位正常不低于20μV,肌电位下降代表参与盆底收缩运动的肌纤维数量减少,盆底肌肉做功能力下降。同时通过盆底肌肉收缩曲线图可以得到参与运动肌纤维类型及肌力曲线,当患者运用最大肌电压40%~60%的力量收缩时,参与运动的是Ⅰ类肌纤维,其收缩维持秒数代表Ⅰ类肌纤维肌力;运用最大肌电位60%~100%的力量收缩时,参与运动的是Ⅱ类肌纤维,能在规定时间内连续完成的次数代表Ⅱ类肌纤维肌力。通过该收缩曲线下降的面积比还可以得到参与盆底收缩的肌纤维疲劳度,当疲劳度下降时,提示盆底肌肉做功的维持能力会下降。同时放置阴道肌电探头和腹部表面电极,还可以同时检测盆底肌肉和腹部肌肉收缩的曲线图,判断盆腹部肌肉收缩的协调性,正常情况下,盆底肌肉收缩腹部肌肉应该处于放松状态。

3. 盆底肌压力检测 压力在物理学中是指垂直作用在物体表面的力。阴道是一个空腔器官,盆底肌肉收缩时会对阴道腔隙产生一定的压力,盆底肌压力功能评估即通过在阴道内放置含有一定体积的气囊,了解盆底肌肉在静息及收缩状态下所产生的压力。盆底肌静息压力正常值应在10cmH$_2$O以上,盆底肌肉收缩时产生的压力值称为阴道动态压力,正常值范围80~150cmH$_2$O。静息压力与动态压力的差值与盆底肌肉收缩的力量成正比。盆底肌压力反映盆底肌肉的做功能力及盆底肌与盆腔器官间的动态协调功能。盆底肌肉收缩产生的压力曲线图同样可以反映肌纤维的类型、肌力及疲劳度。

4. 盆底肌张力检测 张力是指弹性物体拉长时产生的应力。盆底肌肉和周围筋膜结缔组织本身存在一定的张力,可维持盆腔器官及尿道的位置,即使在人体保持静止的状态下,这种张力也存在,称为静态张力。当人体运动时腹压增加,对盆底的压迫增加,盆底肌肉及周围筋膜结缔组织张力需进一步增加来对抗压迫,此时的张力称为动态张力,动态张力会随腹压增加而增加,两者保持平衡,运动时盆腔器官才不会下移,尿道保持关闭状态。盆底肌张力功能评估通过放置在阴道内的电子张力计检测,主要检测指标包括静态张力、动态张力、肌伸张反射及盆底肌肉收缩闭合力。盆底Ⅰ类肌纤维及其周围韧带和结缔组织在无负重状态时形成静态张力,正常值为221~295g/cm^2;在静态张力的基础上,由盆底Ⅱ类肌纤维反射性收缩形成动态张力,正常值为:卵泡期>450g/cm^2,排卵期>600g/cm^2;如检测得到的张力数值低于正常范围,诊断盆底肌肉肌张力低下,在静息状态或运动状态下,盆腔器官可能出现下移,尿道活动度过大,可能产生盆腔器官脱垂或尿失禁。正常Ⅰ类肌纤维与Ⅱ类肌纤维的曲线转折点出现在5°,如Ⅱ类肌纤维反射性收缩的转折点后移,则诊断肌伸张反射延迟,提示Ⅱ类肌纤维不能及时参与盆底肌肉收缩,不能及时有效关闭尿道或阴道。盆底肌肉收缩闭合力,也就是盆底肌肉收缩时阴道的关闭度,该指标表示盆底肌主动收缩能力,主要体现Ⅱ类肌纤维收缩能力。

总之,正常的盆底肌功能取决于盆底组织的完整、盆腔器官位置、盆腹腔组织及器官的协调,任何因素导致盆底组织及器官的损害,都将影响盆底功能。对盆底功能进行综合测定,有利于早期诊断女性盆底功能障碍性疾病,制订个性化的盆底康复治疗方案。

(夏志军 胡清)

第三节 卵巢功能测定

卵巢作为女性重要的性腺组织,在内分泌调节、维持女性性特征、生殖等方面发挥极其重要的作用。卵巢内卵泡库大小和卵泡质量决定了卵巢功能的优劣。卵巢储备功能下降(diminished ovarian reserved, DOR)的根本原因在于卵巢内可募集的卵泡数目减少及卵泡质量下降。充分恰当地评估卵巢储备功能可以辅助诊断卵巢早衰、预测围绝经期女性的绝经时间,对其临床症状进行干预;对于不孕女性,充分评估卵巢储备功能可以评价受孕潜力、评价不孕的治疗预后及体外受精预后。

女性生育力随年龄增长逐渐降低,女性自32岁开始生育力降低,37岁以后生育力迅速下降。发生机制与卵子质量下降、卵泡刺激素值升高和抗苗勒激素及抑制素B的降低有关。目前一般认为,35岁后卵巢功能下降,生殖潜能亦明显下降。

目前测定卵巢储备功能的方法主要有基础激素水平、细胞因子、超声检查、刺激试验等。

一、基础激素水平

1. 卵泡刺激素(FSH) 女性生殖功能是通过下丘脑-垂体-卵巢轴之间激素的正负反馈机制调节的,卵巢功能减退时,卵巢内卵泡数目减少,卵泡早期抑制素、AMH水平下降导致血FSH水平在一定程度内逐渐升高。国内将基础FSH>10IU/L作为卵巢储备功能下降的指标,而国外将基础FSH>10~15IU/L作为卵巢储备功能下降的指标。优点:简单、经济,目前应用最广泛。局限性:抽血检查时间需月经2~3天,FSH升高是相对较晚的指标,目前尚无统一的诊断标准。

2. 卵泡刺激素/黄体生成素比值(FSH/LH) 正常卵巢可分泌抑制素,能抑制FSH分泌;当卵巢功能衰退时,抑制素的分泌减少,从而解除了其对FSH的抑制,使FSH水平显著升高,导致FSH/LH值上升;另外卵巢内雌激素分泌减少,对垂体的负反馈作用消失,FSH/LH进一步升高。因此卵巢储备能力降低时可首先表现为FSH/LH值升高。

3. 基础雌二醇(E2) 基础E2由窦卵泡产生,其值升高是卵巢储备功能下降的标志。其原因在于卵巢功能下降早期时,卵巢内卵泡数目减少,抑制素水平下降导致血FSH水平在一定程度内逐渐升高,可刺激卵巢颗粒细胞产生相对较多E2,而高水平E2反馈抑制了FSH分泌,因此往往表现为E2升高,FSH在正常范围。而在卵巢功能耗竭阶段,卵巢对升高的FSH无反应,从而表现为FSH>40IU/L,而E2持续低水平。故认为基础E2水平联合基础FSH水平可提高评估准确性。早卵泡期E2提示卵巢储备功能下降的标准值目前尚无统一的推荐,国内多采用>60pg/ml,而国外文献多采用>80pg/ml。E2不可单独作为评价卵巢功能的检测指标。

二、细胞因子

1. 抑制素B(inhibin B) 抑制素是转移生长因子β超家族的成员,由α和β两个亚单位构成,包括抑制素A和抑制素B,通过内分泌、旁分泌和自分泌作用调节生殖功能。抑制素B由小窦状卵泡产生,卵巢内基础小窦状卵泡数量与基础抑制素B值呈正相关。抑制素B作为颗粒细胞的分泌产物对卵泡的发育起着重要作用,其血清中的浓度反映了卵泡数量和质量,故可通过对它的监测来了解卵巢的储备功能。

2. 抗苗勒激素(AMH) AMH由窦前卵泡和小窦卵泡的颗粒细胞分泌,随着卵泡的增大,AMH表达逐渐减少,当卵泡>8mm 时,AMH 几乎不表达。近年对 AMH 的研究受到极大关注,认为 AMH 可抑制卵泡的生长,防止卵泡过快过早消耗,保存卵巢的储备功能,是评价卵巢储备功能的可靠指标。在女性的整个月经期及妊娠期内,血清 AMH 水平相对稳定,不受内源性或外源性激素的干扰,无操作者测量的误差干扰,方便快捷,可以更早更好的评估卵巢储备功能,而且 AMH 也是特异性和敏感性最高的指标。近年来研究认为其联合 AMH 与基础 FSH/E2、窦卵泡计数能更有效地评估卵巢储备功能。

三、超声检测

1. 窦卵泡数量(AFC) 窦卵泡是成熟卵泡的前体,AFC 是经阴道超声计数早卵泡期双侧卵巢窦卵泡数之和,B 超影像上窦卵泡一般表现为直径<10mm 的卵泡。由于在窦卵泡期前,卵泡的生长发育不依赖于 Gn 的刺激,窦卵泡为抑制素(inhibin,INH)的主要来源,窦卵泡减少先导致抑制素下降,然后才表现FSH 上升,因此在基础 FSH 正常的患者,窦卵泡数量是一个预测卵巢反应性及 IVF 结局的良好指标。目前多数研究推荐双卵巢 AFC<5 个为 DOR,特异性高(73%~100%),可很好地预测卵巢低反应、妊娠结局;敏感性较低(9%~73%),且对超声科设备及医师的要求较高,结果的判读有时不够准确。

2. 卵巢体积(ovarian volume,OV) 阴道超声测量卵巢三个平面直径后根据公式(卵巢体积=$D1×D2×D3×0.52$)可以得出 OV。卵巢体积在评价卵巢储备功能上的可靠性有限,其与卵泡数量及获卵数相关,而与妊娠结局无关。测量卵巢体积需要除外卵巢病理性囊肿。大量研究证明卵巢体积<3ml,预示卵巢低反应及不良妊娠结局。

四、外源性刺激试验检测

1. 克罗米芬(CC)刺激试验 CC 是一种雌激素受体拮抗剂,与下丘脑-垂体的雌激素受体结合后,负反馈引起 FSH 短暂升高,LH 增幅>FSH 增幅;卵巢抑制素的抑制效应可抑制 FSH 升高;卵巢储备低下时,颗粒细胞产生抑制素减少,不足以抑制 CC 促 FSH 分泌的作用,FSH 出现明显升高;众多学者认为 CC 刺激试验是卵巢反应性的最佳独立预测指标。

月经周期第 3 天测定 FSH,第 5~9 天口服 CC 100mg/d,第 10 天测定 FSH 值,与第 3 天 FSH 做对比。FSH>10mU/ml,CC 刺激试验异常;FSH 水平升高超过均值 2SD 以上或>26mU/ml,提示卵巢储备功能低下。

2. GnRH 兴奋试验 静脉注射 GnRH 100μg,注射前、注射后 30~60 分钟,测定 FSH、LH。结果判读:正常反应:LH、FSH 上升,高峰值均可比基础值升高 2~3 倍;高度反应:LH 升高倍数大于 5 倍(PCOS);延迟反应:高峰出现时间后延(下丘脑型闭经);无反应:高峰值达不到正常上限(垂体功能减退)。此方法使用药物价格昂贵,因此临床应用较少,不作为常规检查。

总之,卵巢储备功能的检测方法有很多,上述任何一项检测并不是绝对的敏感和特异,临床医师应依据患者的病情、经济及实验室条件,综合为患者提供合理的建议和选择适当的检测方法。寻找简便、经济、敏感、特异的卵巢储备功能的测定方法仍是今后研究的目标。

(夏志军 胡清)

第四节 膀胱功能测定

一、尿流动力学检查

尿流动力学检查主要依据流体力学和电生理学的基本原理和方法,其作用是对尿路各部压力、流率及生物电活动进行有效的检测,被认为是研究尿路排送尿液、贮存以及排出尿液的功能和机制最有效的方法。此外,还能够对排尿功能障碍性疾病的病理生理学变化进行检查。

1. 检查方法　在做尿流动力学检查时,需经尿道置入膀胱测压管。单纯的尿流率测定仅需患者按要求憋尿后完成一次排尿即可。接受全套尿流动力学检查时,患者需接受膀胱及肛门测压管的置入。怀疑有泌尿方面的神经系统病变,如脊髓损伤、脊髓手术患者,可能需要在肛周贴上电极片,方可获得所有信息。

2. 检测指标

(1) 尿流率测定:包括自由尿流率测定、平均尿流率测定以及最大尿流率测定等。

(2) 各种压力值测定:膀胱压力测定、腹内压力测定、逼尿肌压力测定以及最大流速率测定等。

(3) 肌电图测定。

(4) 影响尿流动力学因素测定。

3. 临床意义　通过有效的尿流动力学检查能够用于帮助判断膀胱储尿和排尿的功能,以及尿道的控尿功能。比如对于某些前列腺增生患者而言,已经开始出现膀胱逼尿肌收缩力减弱,医师就可以根据检测结果对患者及时进行手术,解除膀胱出口梗阻,挽救残存的膀胱收缩功能,否则就可能出现膀胱功能不可逆的损害。

总之,尿流动力学检查过程基本无创、方便、快捷,确诊病情后,医师可以及时制订针对性的治疗方案。

二、膀胱容量与压力测定

膀胱容量以及压力方面测定可作为神经源性膀胱处理的第一步。其中膀胱容量主要是指排尿量、剩余尿量以及漏出量的总和,也等同于滴入的盐水量与同期膀胱内尿液生成量的总和。

1. 检查方法

(1) 指通过利用外置测压管与膀胱内压力相同来对膀胱内压力进行测定;

(2) 主要是指灌注盐水量与同期尿液生成量来对膀胱的容量进行判断。

2. 临床意义

(1) 对膀胱功能及状态有一定的了解,包括了解是否存在高张性、低张性、大膀胱或者是小膀胱等;

(2) 判断膀胱是否安全;

(3) 对膀胱的安全容量进行判断;

(4) 为导尿计划提供合理的依据;

(5) 合理指导临床用药;

(6) 指导相关的膀胱护理工作;

(7) 判断排尿过程中逼尿肌与尿道括约肌的功能状态,并对其相互之间的协调性进行有效的判断。

3. 注意事项　在进行膀胱的容量及压力进行测定时需要注意以下几点内容:标尺悬挂的高度;尿管要充分润滑;蘸取液状石蜡,避免强行插管,引起膀胱的过度痉挛及尿道出血,导致测定结果的偏差;让0.9%氯化钠注射液滴入膀胱,滴入速度10ml/min,如有膀胱痉挛,可见压力表内 H_2O 柱波动并迅速上升,此时酌情减慢滴速。

(刘屹立　董理鸣)

第五节　前列腺功能测定

一、前列腺液检测

通过按摩前列腺的方法获取到前列腺液,在正常的情况下能够观察到前列腺液呈现为稀薄的乳白色液体。在镜下检查可见很多的卵磷脂小体,每个高倍视野白细胞数在 10 个以下,偶尔见到精子。在发生前列腺炎症时,在每个高倍视野下可见 10 个以上的白细胞或者是出现脓细胞,卵磷脂小体的数目也明显减少,偶尔能够观察到滴虫。另外,对于前列腺液还可以进行细菌方面的培养。不过对于怀疑存在前列腺炎症或者是前列腺癌的患者,则不宜做前列腺按摩。

二、膀胱镜检查

膀胱镜能够直接观察到尿道(包括前列腺)及膀胱内的情况,可以通过利用输尿管插管、造影等方法,进一步了解肾脏以及输尿管的情况。通过膀胱镜能够观察到膀胱内是否存在着结石、炎症、肿瘤、异物、血尿、乳糜尿等,同时还能够进行活检、取异物、电灼或者是电凝止血等诊疗操作手段。近年来,随着医疗技术的不断进步,可曲式软性膀胱镜问世,能够更加方面、灵活以及全面地对前列腺及膀胱功能进行诊断及测量,减少了检查时容易对患者带来的不适感。

三、膀胱造影及尿道造影检查

膀胱造影及尿道造影的操作方法是通过将导管插入到膀胱之后,向其中注入 100～200ml 的 3%～6% 的碘化钠溶液,从而完成对膀胱的检查,在应用于前列腺功能的诊断中具有重要的意义。气体对于前列腺肥大等疾病的检查具有非常好的效果,同时也可通过使用碘剂与气体形成双重的对比。将尿管插入到前尿道之内,或者是使用注射器直接抵住尿道口,向其中注入 12.5%碘化钠或者 15%～25% 的泛影葡胺,以完成对前列腺功能的测定。

四、超声检查

超声图像作为人体脏器及组织学结构中的声像图像,这种图像通常与解剖结构及病理改变之间具有密切的相关性,并且具有一定的规律性。但目前的超声图像并不能够有效反应组织学以及细胞病理学特征。因此,在诊断测定工作当中,必须将超声图像与解剖、病理以及临床知识相互结合,从而进行分析诊断,方可得出正确的结论。

(刘屹立　董理鸣)

第六节　精囊功能测定

一、精浆果糖检测

精囊在通常情况下能够分泌出大量的果糖,为精子的代谢提供营养,供给精子能量,从而为精子的活动,维持精子的活动力以及其他的能量代谢提供主要的能量。在目前我国的临床工作当中,几乎全部的实验室内均借助精浆果糖作为评价精囊功能的指标。精浆果糖的浓度高低通常能够与活动精子的密度之间呈现出明显的负相关性。分析出现此结果的原因,男性在完成射精过程之后,精浆果糖也不断被正在活动的精子所消耗,这就导致了其浓度水平不断降低。同时也就解释了为什么无精症或者是少精症患者的精浆果糖浓度要比正常或者是多精症患者高。除非排除精子数目对于果糖的影响,否则直接采用精浆果糖浓度来对精囊的分泌功能进行评价并不恰当。曾有研究者提出,通过计算矫正果糖浓度来排除这种影响,所谓矫正果糖浓度主要是指精浆果糖浓度与精子数目对数值的乘积。的确,经过临床研究结果发现,低雄激素水平或者是精囊阻塞的患者,矫正果糖的浓度也较低,这也就说明了矫正果糖浓度具有一定的测定意义。相比于单纯的测定精浆果糖浓度相比,可作为一个较好的指标对精囊的功能进行评价。

二、其他分泌物检测

精囊还能够分泌出其他不同种的分泌物,包括了蛋白 C 抑制物、MHS-5 等,通过对这些物质进行测定也能够用于评价精囊的功能。其中 MHS-5 作为一种特异的精子包被蛋白,通常能够在精液液化的过程中,被具有丝氨酸蛋白酶活性的 PSA 分解成小片段。通过采用免疫学组化的方法对 MHS-5 抗原进行测定,能够用于对弱精症或者是精囊发育不全的诊断。

三、影像学评估

精囊是一种富含平滑肌的囊性结构,随着精囊分泌物的不断增多,精囊内的压力值呈现出升高的趋势,精囊会变得更加的饱胀,行 MRI 这种影像学的检查则能够显示出精囊的轮廓以及外观的形态,从而对精囊的宽度进行明确的测定。因此,能够通过对精囊内的压力进行测定,或者是通过 MRI 的成像,对精囊的功能状态进行评价。另外,经直肠超声检查(TRUS)也能够用于对精囊发育不全的情况进行诊断,操作简便、价格低廉、能够重复多次的使用,同时有较高的敏感性,不容易对机体造成创伤,在临床工作中的应用更加广泛。

(刘屹立　董理鸣)

【参考文献】

[1] RATUAPLI S K,BHARUCHA A E,NOELTING J,et al. Phenotypic identification and classification of functional defecatory disorders using high-resolution anorectal manometry[J]. Gastroenterology,2013,144:314-322.

[2] GIORGIO V,BORRELLI O,SMITH V V,et al. High-resolution colonic manometry accurately predicts colonic neuromuscular pathological phenotype in pediatric slow transit constipation[J]. Neurogastroenterol Motil,2013,25(1):70-79.

[3] 夏志军.女性泌尿盆底疾病临床诊治[M].北京:人民卫生出版社,2016:375-385.

[4] 朱兰,郎景和.女性盆底学[M].北京:人民卫生出版社,2008:199-201.

[5] 叶碧绿.卵巢储备功能的生物学指标[J].生殖医学杂志,2015,24(9):687-691.

[6] KATHERINE E. WHAT IS NORMAL OVARIAN RESERVE? [J]. Semin Reprod Med,2013,31:427-436.

[7] 韩莹,张云山.卵巢储备功能检测的研究进展[J].实用医学杂志,2015,31(4):523-525.

[8] KRISTENSEN S L,RAMLAU-HANSEN C H,ANDERSEN C Y,et al. Theassociation between circulating levels of antimüllerian hormone and follicle number,androgens,and menstrual cycle characteristics in young women[J]. Fertil Steril,2012,97(3):779-785.

[9] 陈丽华,高凤霞,孙爱军.卵巢储备功能评价的研究进展[J].生殖医学杂志,2014,23(4):330-333.

[10] 石汉振,彭桉平,钟金柳,等.男性不育症患者精子凋亡率分析[J].国际检验医学杂志,2014,35(4):392-393.

[11] 郑九嘉,楼哲丰,郑蔚虹,等.线粒体呼吸功能与精子和活力、核 DNA 损伤的相关性分析[J].中国细胞生物学学报,2012,34(1):34-40.

[12] 廖良功,李彦锋,朱通,等.精道内镜技术诊治顽固性血精216例临床分析[J].临床泌尿外科杂志,2017,32(1):26-31.

[13] 靳风烁,李彦锋.血精与射精管梗阻的精囊镜诊治技术[J].临床泌尿外科杂志,2015,30(1):1-5.

[14] HEIDENREICH A,AUS G,BOLLA M,et al. EAU guidelines on prostate cancer[J]. Eur Urol,2008,53(1):68-80.

[15] HIRASAWA Y,IDE H,YASUMIZU Y,et al. Comparison of transurethral enucleation with bipolar and transurethral resection in saline for managing benign prostatic hyperplasia[J]. BJU Int,2012,110(11):864-869.

第六章

盆底疾病检查方法

第一节 盆底疾病检查体位

体位是指患者休息或适应医疗需要而采取的一种身体姿势。适宜的体位对治疗疾病,减轻症状,进行各种检查,预防并发症,减少疲劳等有良好作用。常用体位有以下几种。

一、仰卧位

仰卧位是腹部检查和手术最常用的体位,亦适用于头、颌面、颈、胸、四肢等部位手术。根据病情及诊疗需要,可分为去枕仰卧位、屈膝仰卧位和中凹卧位三种。常见的仰卧位是患者头部放于枕上,两臂置于身体两侧,两腿自然伸直。多为休息及睡眠的一种体位。

二、半卧位

半卧位是在术后生命体征平稳的情况下摇高床头,术后 2 小时摇高 20°～30°,在 2～6 小时逐步摇高至 45°。在采取半卧位的同时也可将床脚适当摇高,这样可以防止患者重心下移而下滑,以稳定半卧体位,在患者颈部垫一软枕可以缓解颈肩部肌肉的紧张度使患者感到舒适。早期半卧位能适当协助患者改变卧位方式,能避免肌群、韧带、肌腱的过分牵拉伸长,防止累积性损伤而引起的腰酸背痛。

三、侧卧位

侧卧位是检查和治疗常用的体位,对患者和检查者都比较方便,特别适合于病重、年老体弱、下肢活动不便、纤维结肠镜检查者或女性患者。一般取左侧卧位,臀部靠近床边,两腿向腹部屈曲,左腿稍伸,头部略前曲,身体呈卷曲状,使臀部充分突出暴露肛门。这种体位适用于检查、换药和简单手术,患者颇为舒适。

四、截石位

截石位是妇科检查、泌尿外科检查及肛门疾病手术最常用的体位。患者仰卧于手术台边缘,双腿抬起分开放于支架上,臀部移至手术台,使肛门和臀部充分突出和暴露。有人主张为了达到充分暴露的目的,将双脚固定于支腿架上,再将支架向左右加宽,这样不仅暴露好,而且术者和助手操作更方便。这种体位特别适用于妇科检查、泌尿外科检查及肛门直肠手术,一般不作为肛门直肠检查体位。

五、膝胸位

膝胸位是肛门疾病检查和换药最常用的体位。患者双膝跪于检查床上,肘关节和胸部紧贴着床,头部着床并转向一侧,腰部放松,抬高臀部。这种体位适用于直肠指诊、肛门镜、乙状结肠检查、男科指诊检查及肛门疾病术后换药。但长时间检查,患者不能耐受,故病重和年老或体弱者不宜使用,最好改用其他体位。

六、折刀位(倒置位)

折刀位适用于骶尾部手术、肛门部手术及肛门直肠检查,但上下台不方便。患者俯卧于手术台上,髋关节弯曲于床端,两大腿下垂,两膝跪在横板上,降低床头,使臀部垫高,头部位置较低。用宽胶布贴在肛门两侧,另一端固定在手术床边,将臀部向两侧拉开,充分暴露肛门。

七、俯卧位

俯卧位患者俯卧于手术台上,将枕头或其他物品垫在髂前上方,使臀部垫高,两腿下垂分开,头部和双下肢较低,肛门暴露充分。双手放在颌下,或双臂放于头前。用两条宽胶布贴在肛门两侧,另一端固定在手术床边,将臀部向两侧拉开,从而更加充分暴露肛门。这种体位适用于体弱或手术时间较长者。

八、弯腰扶椅位(站立躬身位)

弯腰扶椅位患者向前弯腰,双手扶于椅凳上,暴露臀部,医者双手将患者臀部向左右分开,这种体位适合于肛门周围疾病普查,不需特殊设备,简单易行,但暴露不充分。

(聂敏　李春雨)

第二节　盆底疾病指诊检查

一、直肠指诊检查

直肠指诊是临床常用的一种既简便易行而又有效的检查方法,是肛肠外科医师的"指眼"。许多盆底疾病仅靠指诊即可早期发现,特别是对发现早期直肠癌有重要价值。约80%的直肠癌可在指诊时被发现。

1. 检查方法　术者戴好手套,外涂凡士林油(附着力大于凝聚力可弥散整个指头,滑润效果最好,而液状石蜡的特性是凝聚力大于附着力,涂后凝聚成油珠状而未散开,故滑润效果较差)。指腹紧贴肛口轻轻按摩后,示指向后滑入肛内,切不可突然将示指直插入内,使括约肌受到刺激而产生痉挛疼痛。在男性可扪及前列腺及膀胱,在女性可扪及子宫颈(图6-1)。也可用双合诊法,即一指在直肠内,一指在肛门周围或阴道内,检查有无肿块、异物、阴道直肠瘘。先做指诊便于肛镜插入,是镜检前的必要步骤。有效指诊"十八字口诀":示指全部插入,顺逆往返两周,膝蹲两种体位。

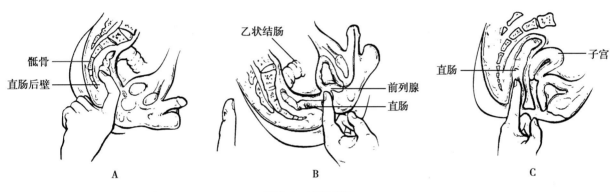

图 6-1　直肠指诊
A. 直肠后壁;B. 前列腺;C. 子宫。

2. 注意事项

(1) 注意了解肛管收缩力强弱、有无狭窄、肛括约肌是否紧张,作为是否松解括约肌的依据。

(2) 如有肿块,应区别肿块性质、大小,如肿物较小,活动范围大,多为直肠息肉,可一并结扎;如肿块较硬,呈菜花样,基底固定,手套带血及黏液,多为直肠癌,应暂停手术,进一步做病理检查,确诊后行直肠癌切除术。

(3) 直肠前壁有无向前突出,如为直肠前突可在阴道内见到指头活动,一并手术治疗。前列腺是否肥大,以便调整术后排尿。

(4) 如有肛裂和直肠高位脓肿、肛门紧缩,插入时剧痛,则应停止指诊,麻醉下再检查。

二、妇科双合诊检查

妇科双合诊检查是盆腔检查中最重要的一项检查。检查者一手的两指或一指放入阴道,另一手在腹部配合检查。目的在于检查阴道、宫颈、宫体、输卵管、卵巢及宫旁结缔组织以及骨盆腔内壁有无异常。检查阴道通畅度、深度、弹性、有无畸形、瘢痕、肿块及阴道穹窿情况,再扪触宫颈大小、形状、硬度及外口情况,有无接触性出血。随后检查子宫体,检查子宫的位置、大小、形状、软硬度、活动度及有无压痛。正常子宫位置一般是前倾略前屈。正常输卵管难以扪清,卵巢有时可触及,压之有酸胀感。注意附件有无增厚、压痛或肿块,以及与子宫的关系。

三、男科指诊检查

男科指诊检查前列腺和精囊,注意前列腺大小、质地硬度、有无触痛和压痛,表面是否光滑、可否扪及结节、双侧叶是否对称、中央沟是否存在等。

（李春雨）

第三节　盆底疾病内镜检查

一、肛肠疾病的内镜检查

（一）肛门镜检查

肛门镜是诊断痔、肛窦炎和肛管其他病变的最佳方法,也是诊断和治疗距肛缘7cm以内肛肠疾病的重要工具,操作简单,方便易行(图6-2)。

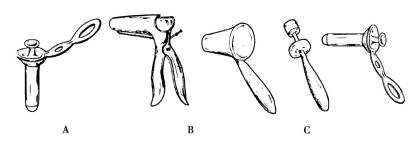

图6-2　肛门镜种类
A.筒式肛门镜;B.二叶式肛门镜;C.喇叭式肛门镜。

1. 适应证　①不明原因的便血、腹泻等肛肠疾病;②肛门直肠手术显露术野或术后复查;③肛管直肠病变处活检。

2. 禁忌证　肛门狭窄、肛裂或女性月经期者。

3. 检查方法　检查前应先作直肠指诊,然后右手持肛门镜并用拇指顶住芯子,肛门镜尖端涂上润滑剂,用左手拇指、示指将两臀拉开,显露肛门口,用肛门镜头部按摩肛缘,使括约肌放松。再朝脐部方向缓慢插入,当通过肛管后改向骶凹进入直肠壶腹部将芯子取出,注意芯子上有无血渍及黏液,灯光对准直肠腔若直肠内有分泌物,可用镊子夹上棉花球擦净,然后再详细检查;查看黏膜颜色,有无下垂、水肿、肥厚、糜烂和溃疡出血等。查看有无肿瘤和息肉。缓慢退镜到齿状线检查有无内痔、肛窦炎、肛乳头肥大及肛瘘内口,确定病变部位、性状、大小、数目和颜色,作为手术的根据。这是因为麻醉后括约肌松弛、下移,病变组织也随之变形和移位而不准确。所有肛门镜长度都不超过8cm,插入时都在腹膜反折部以下,不会引起肠穿孔。

经肛门镜活检或手术时,术者左手固定肛镜,右手操作活检钳取活组织,如有出血,用长钳蘸止血粉按压创面数分钟即可停止,再留察,如无出血方可离开。如在肛门镜下注射或射钉时要固定好肛门镜,再注射或射钉。用斜口式喇叭镜如需转动时,将芯子插入后再转动到另一痔体。以免斜口损伤肛管直肠黏膜。

（二）直肠镜检查

直肠镜检查可以准确诊断内痔、外痔、混合痔、直肠肿瘤、炎症等距肛缘15cm以内肛肠疾病。

1. 适应证　①原因不明的便血、黏液便、脓血便。②大便次数增多或减少或大便形状改变者。③慢性腹泻、习惯性便秘或大便习惯不规则者。④原因不明的肛门部、会阴部或骶尾部疼痛。⑤肛门、直肠内疑有肿块或需取组织标本做病理性检查。

2. 禁忌证　肛门狭窄、慢性感染、肛管疼痛或女性月经期者。

3. 检查前准备　不需要特殊的肠道准备或检查前 20 分钟磷酸钠盐灌肠液 133ml 灌肠。

4. 检查方法　检查前作直肠指诊,将一次性塑料制光学直肠镜缓慢插入肛门,进入直肠壶腹部,取出芯子,接通冷光源,安接肛肠镜适配器,利用手柄探针上的旋钮调整方向及清晰度,在内镜直视下采集病例(图像),可清晰观察肛管直肠有无病变(如肿瘤和息肉)及钳取组织、异物等。缓慢退镜到齿状线检查有无内痔、肛窦炎、肛乳头肥大及肛瘘内口,确定病变部位、性状、大小、数目和颜色,作为手术的根据。操作口诀:前、后、左、右、前,插入直肠。

5. 注意事项

(1) 检查结束后,嘱患者安静休息 30 分钟,观察无不适反应后离开医院。

(2) 检查后当天进少渣饮食,禁食辛辣刺激食物。

(3) 若取活检者,注意观察患者有无下腹痛、便血等情况发生,症状明显者,可行肛管排气或纱布压迫止血,严重者留院继续观察。

(4) 如发现剧烈下腹痛、面色苍白、心率增快、血压下降、大便次数增多呈黑色,提示并发肠出血、肠穿孔可能,应及时报告医师,协助处理。

(5) 若转动方向或重新进入直肠镜时,一定将芯子插入后再转动另一方向,否则镜口损伤直肠黏膜,引起出血或穿孔。

(6) 做好内镜的消毒处理,妥善保管,避免交叉感染。

(三) 肠镜检查

肠镜检查是目前诊断和鉴别盆底疾病最有效的方法之一,是经肛门将肠镜沿肠腔逆行插入回盲部,退镜观察大肠黏膜病变的检查方法。可分为普通肠镜、无痛肠镜和特殊肠镜检查三种。

1. 普通肠镜检查

(1) 适应证:①有便血或暗红色血便,考虑病变位置在结肠或直肠时。②反复交替出现腹泻、便秘和大便带脓血时,排便习惯有改变或排便困难时。③不明原因的腹痛、贫血或身体消瘦时。④气钡灌肠或胃肠造影发现异常,需进一步检查结肠或明确病变性质时。⑤已发现结肠病变,考虑经结肠镜治疗时。⑥大肠息肉或肿瘤术后复查。⑦假性结肠梗阻需经纤维镜解除梗阻。⑧肠套叠、肠扭转,需明确诊断及复位。⑨对大肠癌高发区、老年人、有大肠肿瘤家族史者进行普查时。⑩高度怀疑血吸虫病,而多次大便检查均为阴性者。

(2) 禁忌证:严重心肺功能不全,严重高血压、脑供血不足、冠状动脉硬化、明显心律失常。急性消化道大出血、肠道积血或积血过多妨碍观察时。腹膜炎和中毒性急性消化道炎症,疑似肠穿孔。近期胃肠道或盆腔作大手术及放射治疗时。肠道狭窄,不能勉强进镜。精神病患者或不能配合者。女性妊娠及月经期。

(3) 检查前准备

1) 心理准备:向患者详细讲解检查目的、方法、注意事项,消除顾虑和紧张情绪,取其配合。

2) 饮食准备:嘱患者检查前 1 天进流质饮食,检查当日禁食或饮少量糖水。

3) 肠道准备:做好肠道准备是检查肠镜的关键,目前肠道准备方法很多。常用的有 6 种:①甘露醇法:20%甘露醇 250ml 加温开水至 750~1 000ml,检查前 4 小时口服,服药后注意水及电解质情况,但息肉电切时禁用,以防产生气体爆炸。②硫酸镁(立美舒)法:硫酸镁是传统的肠道准备清洁剂,因其服用水量少,可随时增加饮水量,患者依从性好,价格便宜,临床应用较多。检查当天早晨 4 点 30 分服硫酸镁粉一包(50g)加温开水 200ml,再喝开水 1 500ml(约一热水瓶),腹泻数次后便出清水样便即可。③磷酸钠盐口服溶液法:本品用于肠道准备时服药一般分 2 次,每次服药 45ml。第一次服药时间在检查前一天晚上 7 点,用法采用稀释方案,将 750ml 以上温凉开水稀释后服用。第二次服药时间在检查当天早晨 7 点(或在操作或检查前至少 3 个小时),或遵医嘱,用法同第一次。④聚乙二醇电解质法:A 剂:聚乙二醇 4000 13.125g;B 剂:碳酸氢钠 0.178 5g,氯化钠 0.350 7g,氯化钾 0.046 6g。取本品 A、B 两剂各一包,同溶于

125ml 温水中成溶液。每次 250ml,每隔 10~15 分钟服用一次,直到排出水样清便。一般口服 2 500~3 000ml。⑤番泻叶法:术前一天进半流质,下午 3~4 点用开水冲泡番泻叶 3~6g 代茶饮,或临睡前服蓖麻油 30ml。⑥大肠水疗法:清洁肠道,效果良好。

（4）检查方法

1）双人操作法:检查一般由术者和助手共同来完成。术者主施肠镜操作,指挥助手缓慢进镜身及实施操作方法。

患者取左侧卧位,双下肢屈曲。术者先做直肠指诊,护士将肠镜前端涂些润滑剂,嘱患者张口呼吸,放松肛肠括约肌,右手握住肠镜弯曲部用示指将镜头压入肛门,缓慢插入直肠。根据情况可摄像或取活组织行细胞学等检查。若进镜困难,找不到肠腔,嘱患者适当变换体位,避免强行进境,发生肠穿孔。检查结束退镜时,应尽量抽气以减轻腹胀。其原则是少充气、细找腔、钩拉取直、解圈防襻、变换体位、循腔进镜、退镜观察。

2）单人操作法:单人操作法是单人操作,不是单手操作。检查医师的基本检查姿势自立于检查台的左侧,面向监视器,左手握住结肠镜手柄,右手握住离肛门口 20~30cm 处的镜身。

术者单人进行操作,左手把持操作部,控制上下角度、送气、吸引操作钮,同时右手插入及旋转镜身,主司旋镜。右手不能离开握住的镜身,司进退镜,辅助旋镜。单人操作因术者协调性、感知性、灵活性优于双人操作,从而有节省人力资源、患者痛苦少、成功率高、漏诊率低、穿孔等并发症少等优点。

（5）注意事项:有腹水及出血性疾病检查时,应谨慎操作;需行息肉切除者应查出凝血时间及血小板;曾做过盆腔手术或盆腔炎患者检查应十分小心;月经期间最好不检查,以免产生疼痛;溃疡性结肠炎及痢疾急性期,不要勉强向纵深插入;进镜一定要在直视下进行;少注气,因注气过多会引起腹胀、腹痛。

（6）常见并发症:主要有虚脱、低血糖、心律失常、肠绞痛、肠穿孔、肠出血、黏膜撕裂、气体爆炸等。

2. 无痛肠镜检查　无痛肠镜又称镇静清醒肠镜,是在患者无知觉的情况下进行肠镜检查和治疗。实质是在检查前通过静脉给患者注射一种起效快、有效时间短、作用确切的麻醉药物引起中枢抑制,使患者在数秒钟内入睡,完成全部检查后即刻苏醒,从而消除恐惧感和不适感,使内镜检查与治疗操作得以顺利进行。检查和治疗后恢复也快,患者一般只需要短时间感觉身体没有异常即可回家。

3. 特殊肠镜检查

（1）放大内镜:放大内镜是通过在普通电子内镜基础上增加变焦镜头,使黏膜组织光学放大 100~150 倍的消化内镜检查方法。通过放大内镜可以更好地观察肠道黏膜微血管及毛细血管等微细结构改变和消化道黏膜表面腺管开口,有利于判断黏膜病变的病理学性质,明确病变浸润范围及提高活检准确性。还可与色素染色、电子染色、高分辨率等技术结合,提高诊断效率。

（2）超声内镜:超声内镜是将内镜和超声相结合的消化道检查技术,将微型高频超声探头安置在内镜顶端,当内镜插入体腔后,在内镜直接观察消化道黏膜病变的同时,可利用内镜下的超声行实时扫描。可以获得胃肠道的层次结构的组织学特征及周围邻近脏器的超声图像,从而进一步提高了内镜和超声的诊断水平。

（3）色素内镜:色素内镜又称染色内镜,是指将试剂或色素配置成一定浓度的溶液对消化道黏膜进行染色,通过内镜进行观察、诊断,使得病变黏膜与正常黏膜颜色的对比更加明显,从而帮助辨认病变的方法。染色途径主要有两种:在内镜下直接喷洒的称直接法;经口服色素后,再进行内镜观察的称间接法。普通内镜不易识别的消化黏膜及某些表面的性状,借助染色的作用,使之变得容易识别。对普通内镜观察不到的黏膜的形态,也能通过染色的作用,使之能在内镜下用肉眼直接观察和诊断。

（4）胶囊内镜:胶囊内镜是一项新型的技术,采用微小型的摄像机,随着微型摄像机的吞入,可捕捉到胃肠道黏膜影像,通过高频发射并接收,下载到电脑进行成像和分析。可模拟产生三维图像,镜头也可由外部控制调节焦距,以获得清晰图像。另外,胶囊内部有一个喷药仓和一个取活检仓,均可由外部控制分别打开其阀门,进行对病灶的喷药或伸出微型钛金属针取活检。目前,胶囊内镜主要应用于检测小肠病变。

(四) 肛肠疾病常用图形

1. 肛门直肠示意图(图 6-3)

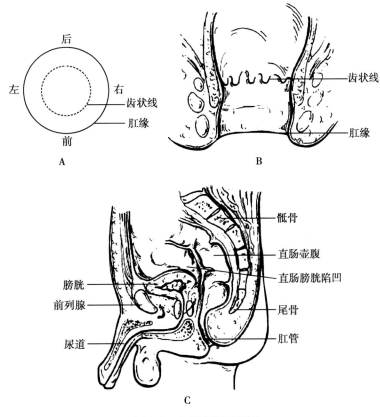

图 6-3 肛门直肠示意图
A. 横断面;B. 额断面;C. 矢状面。

(1) 横断图:内外两圆,内为虚线表示齿状线;外为实线表示肛缘。

(2) 额断图:肛门直肠的额断面。

(3) 矢状图:肛门直肠的矢状面。

2. 肛肠疾病常用的表示符号(图 6-4)

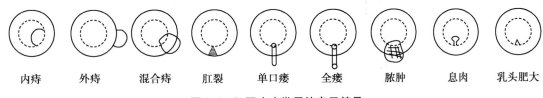

内痔　外痔　混合痔　肛裂　单口瘘　全瘘　脓肿　息肉　乳头肥大

图 6-4 肛肠疾病常用的表示符号

3. 肛门直肠手术绘图标定法

(1) 方位标定法:即把肛门直肠,分八个方位,前、后、左、右、左前、左后、右前、右后位。原发性内痔多在右前、右后、左位;肛裂及痔哨多在前、后正中位;血栓外痔多在左、右两侧位;环形皮痔多见于经产妇。此法具有表面定位及深部解剖意义,不受体位变换的限制,简便实用,容易记忆,比较常用(图 6-5)。

(2) 时钟标定法:把肛门直肠按时钟 12 小时划分 12 个部位,不固定,不论截石位或胸肘位,12 时位在上,6 时位在下。故必须同时标出体位。否则容易混淆,颠倒而弄错。此法仅有表面定位没有深部解剖意义,容易记错,不用为好(图 6-6)。

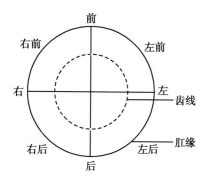

图6-5　肛门直肠方位标定法(截石位)

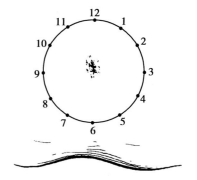

图6-6　肛门直肠时钟标定法(截石位)

（李春雨　路瑶）

二、宫颈及阴道疾病的内镜检查

宫颈及阴道的病变主要包括上皮内瘤变、阴道腺病、宫颈及阴道恶性肿瘤等,这些疾病均可采用阴道镜检查或阴道镜下多点活检进行检查诊断。

阴道镜检查是将充分暴露的阴道和宫颈进行光学放大,直接观察这些部位的血管形态和上皮结构,以发现与癌变有关的异性上皮、异型血管,对可疑部位行定位活检,以提高宫颈疾病的准确率,是检查阴道病变及宫颈病变的一个良好诊断方法,也可应用于外阴疾病皮肤的病变观察。

1. 适应证

（1）宫颈疾病的适应证

1）细胞学异常：①不能明确意义的不典型鳞状细胞(ASCUS)伴高危型HPV感染。②低级别鳞状上皮内病变(LSIL)伴或不伴高危型HPV感染。③高级别鳞状上皮内病变(HSIL)伴或不伴高危型HPV感染。④细胞学可疑癌细胞结果。⑤不同程度的腺细胞异常。

2）与宫颈癌相关的其他宫颈病变,如尖锐湿疣。

3）细胞学检查无异常,但肉眼可疑病变。

4）临床可疑,接触性出血。

5）持续的高危型HPV感染。

6）宫颈锥切术前确定切除范围。

（2）阴道壁疾病的适应证

1）子宫切除术后阴道残端细胞学检查结果异常。

2）看似成功的子宫颈肿瘤治疗后子宫颈或阴道残端细胞学结果异常。

3）任何通过子宫颈阴道镜或子宫颈管取样检查不能解释的子宫颈细胞学结果异常。

4）任何可触及或原因不明的肉眼可见的阴道病变。

5）所有患有子宫颈、外阴、肛周或肛门HPV感染的女性。

6）对处于免疫抑制状态患者子宫颈肿瘤的确诊。

7）对所有在胎儿期曾有己烯雌酚暴露病史女性的监测。

8）任何异常的、不明原因及顽固性阴道分泌物增多或阴道出血。

9）所有不明原因的阴部疼痛和/或性交痛。

10）与细胞学、组织学及阴道镜印象无关的子宫颈锥形切除手术前。

2. 检查方法

（1）宫颈检查方法

1）直接观察：①放置阴道窥器：将窥器放进阴道,至中段时轻轻张开窥器,见到子宫颈后再张大窥器,使宫颈阴道完全暴露,保持自然状态,避免过度张开,使宫颈口外翻,容易产生错觉。②借助阴道镜光源,先用肉眼观察宫颈大小形状;然后将光源对准子宫颈,观察宫口分泌物,必要时做细胞培养。同时观察阴道色泽、有无肿物、破溃等。③以生理盐水棉球洗净宫颈及阴道穹隆,仔细观察宫颈、阴道各区有无异常;宫颈的红色区、糜烂、血管及白斑等。

2)上药后观察:用2%~3%或5%醋酸溶液涂抹宫颈,20~30秒后,立即见宫颈清晰度增加,镜下所见:①柱状上皮遇醋酸后,变成葡萄状水肿隆起,而鳞状上皮无此反应,有时可见腺孔处有分泌物溢出。有宫颈息肉或糜烂时,正常的鳞状上皮被柱状上皮所替代称异位上皮。②某些不正常区域如结构不良的白色区域也会出现,血管因收缩而变得不清晰,这些区域都是角化或角化不全的现象。③用去甲肾上腺素涂抹宫颈,正常的分化良好的区域微血管收缩,而癌性上皮的微血管对药物的反应不良,此时反而较为清晰。④3%~5%的硝酸银可使溃疡的肉芽组织表面形成白膜,而癌性组织则无此反应。⑤用复方碘溶液试验,正常鳞状上皮内丰富的糖原与碘结合而呈深棕色,角化上皮或鳞癌上皮内糖原少,色淡或不上色,异位的柱状上皮亦然。

(2)阴道壁检查方法:采用阴道镜检查宫颈后,在取出阴道窥器时进行粗略的阴道壁评估是较易实施的。然而,当存在需要用阴道镜全面评估阴道的指征时,则需要仔细检查全部的阴道上皮,对阴道壁进行评估。

1)置入阴道窥器前,快速查视处女膜环、周围黏膜、大小阴唇、前庭腺开口和尿道口。如发现异常,应进行更详尽的检查。

2)向阴道内置入中号阴道拉钩或大号窥器,只有在阴道萎缩或窄小时使用小号窥器,查视宫颈和阴道穹隆,如有异常分泌物,应收集分泌物进行分析及培养,然后评估宫颈(如前所述)。

3)检查完宫颈,进行阴道壁检查,如分泌物较多,可用盐水棉球或大棉签去除分泌物。查视阴道壁,完成对阴道壁血管变化的初始评估。

4)用2%~3%或5%醋酸溶液涂抹阴道壁,阴道上皮的醋酸白反应比宫颈出现延迟3~5分钟。首先评估阴道穹隆部位,可以用棉签按压宫颈帮助充分暴露穹隆。

5)检查完穹隆后,通过阴道镜检查阴道中段和近端侧壁,这时要重新涂醋酸。检查完侧壁后,松开窥器并轻轻旋转90°,以暴露阴道前后壁。阴道壁存在明显异型改变时,经常发现病变位于窥器前后叶所遮挡的阴道前后壁。检查期间,必要时重新使用醋酸。

6)在将窥器以标准前后位重新放回到阴道之前,要在阴道前后壁做复方碘溶液试验,检查有无未着色的黄色区域。然后,将窥器转回到标准前后位,再对阴道两侧壁做复方碘溶液试验,并进行观察。

3. 结果判断

(1)异型上皮有以下几种

1)白斑:由于上皮角化增生程度快慢不一而分为单纯性白斑与真性白斑两种。单纯性白斑为浅层的鳞状上皮角化或角化不全所形成,真性白斑则表现为表层上皮增生突起,表面粗糙不平,无血管可见;或细胞透明度改变呈白色斑块,界限清晰、病理学检查为非典型增生。

2)白斑基底:真性白斑受机械性刺激(冲洗、擦伤、性交)而致表层细胞脱落,呈现基底组织稍有凹陷,内有密集之乳头,乳头状顶端可见小点状卷曲之微血管;乳头基底色泽略黄,呈玻璃状,涂醋酸溶液,血管反应不佳,无收缩,碘试验阴性。

3)镶嵌性白斑:指白斑区内有细小的多边形血管网,将增生的上皮分隔成不规则之块状,外形如红线镶嵌的大理石,这是由于上皮增长亢进,乳头间距增大,其间的血管间距亦增宽,一般表面平坦,如呈不规则突出,将血管推向四周,表示细胞增生迅速,有癌变倾向。

4)乳头状基底:如白斑基底内的乳头增生迅速,明显突起,高出周边界限,乳头内血管扩张,镜下可见乳头突起呈红黄色,血管比较密集,呈逗点或螺旋状,用紫外光源或绿色滤色镜,血管图像更清晰,用去甲肾上腺素试验时,因血管分化不良,收缩功能差,血管图像仍可清晰见到,病理学检查为非典型增生或早期癌。

（2）异型血管：阴道镜下发现不典型上皮和血管，常较细胞学涂片出现异常早，经醋酸涂后图像比较清晰，在绿色滤色镜下观察，可见到清晰的血管图像，再用0.5%去甲肾上腺素试验，越是非典型增生或是宫颈癌，血管收缩功能越差，图像更为明显。分为以下几种血管图像：①原始鳞状上皮上的发夹状血管分化良好；②移行区（或转化区）表面血管呈树枝状分支，管径粗大，走向整齐，分化良好；③白斑区域内的血管网，可能癌变；④血管排列混乱或扩大，有多种不同形态，如螺旋形、逗点形、线球形等；⑤对于阴道镜检查结果异常的部位，行相应的活检，病理检查是诊断的金标准。

（夏志军 胡清）

三、子宫疾病的内镜检查

（一）子宫内膜疾病

子宫内膜疾病的内镜检查多采用宫腔镜检查。宫腔镜检查是应用膨宫介质扩张宫腔的光导玻璃纤维内镜直视观察宫颈管、宫颈内口、宫内膜及输卵管开口的生理与病理变化。

1. 适应证　子宫内膜息肉、子宫黏膜下肌瘤、部分凸向宫腔的肌壁间肌瘤、宫腔粘连、子宫内膜结核、与妊娠相关的疾病（如滋养细胞疾病、瘢痕妊娠、胎盘胎膜残留等）、宫内异物、子宫畸形（纵隔子宫、双角子宫等）、子宫内膜不典型增生、子宫内膜癌及子宫不规则流血等疾病。

2. 禁忌证　急性和亚急性生殖器炎症；活动性子宫出血；月经期和孕期；宫颈浸润癌；子宫腔过于狭小；严重内科疾病。

3. 结果判断

（1）正常宫腔镜像膨宫良好时，子宫底展平，有时可见宫底略向内凸起，以致两侧宫角显得较深。子宫内膜镜像随月经周期而有所变化。

1）增殖期：内膜平整光滑、红黄色；增生中晚期，内膜可有局限性波浪状隆起，或似息肉状；有时可清楚见血管走行；输卵管口易见，较少有分泌物遮盖。

2）分泌期：内膜增厚，不光滑，表面息肉状、波浪状、绒状，常伴黏液漂浮；血管走行不易见；输卵管口不易见。

3）绝经后：内膜菲薄、光滑、平整，可见点状或散片状瘀斑。

4）子宫颈管：内膜红黄色，光滑，有皱嵴纵行。

5）输卵管口：多呈光亮圆窝或瞳孔状，或黑洞、褐斑状，与手术选择时间及膨宫效果有关。

6）其他镜像：常可见到飘浮的黏液、黏膜碎片、出血及气泡。

（2）异常宫腔镜像

1）宫腔内异物：如断裂或残留的节育器、胎儿碎骨，部分可被黏膜及黏液覆盖。

2）宫腔粘连：各种形式的宫腔粘连。

3）畸形子宫：如鞍状、双角及纵隔子宫等。

4）出血：点、片状瘀斑或出血。

5）萎缩及纤维化：苍白，光滑，血管少，或有瘀斑。

6）肥厚：不平，水肿，增厚，分泌物多。

7）息肉：光滑，软，色白或与内膜同色，单发或多发，有蒂或无蒂。

8）肌瘤：色白，表面有血管。

（二）子宫体疾病的内镜检查

子宫体疾病的内镜检查多采用腹腔镜检查。腹腔镜检查是在密闭的盆、腹腔内进行检查的内镜操作，将接有冷光源照明的腹腔镜经腹壁插入腹腔，连接摄像系统，将盆、腹腔内脏器显示于监视屏幕上。

1. 适应证　子宫内膜异位症、子宫腺肌病或合并盆腔黏连;子宫肌瘤(肌壁间、浆膜下型等);计划生育并发症的诊断,如异位的节育器、吸宫术等造成的子宫穿孔输卵管疾病;不孕不育明确输卵管是否通畅、输卵管造影不通需明确诊断;输卵管异位妊娠;盆腔包块性质不明。

2. 禁忌证　各种阴道炎;重度宫颈糜烂;急性盆腔炎;检查前体温超过 37.5℃;有心血管疾病者;有疝气者。

3. 结果判断

(1) 正常影像:正常子宫为前后略扁的倒置梨形,表面光滑无结节,育龄期长 7~8cm,宽 4~5cm,位于盆腔中央。输卵管为一对细长而弯曲的肌性管道,位于阔韧带上缘内,外端游离呈伞状,长 8~14cm。育龄期卵巢约 4cm×3cm×1cm 大小,呈灰白色。

(2) 异常影像

1) 子宫腺肌症:子宫均匀性增大,呈球形;或病灶呈局限性生长形成结节或团块,称为子宫腺肌瘤,与周围肌层无明显界限。

2) 子宫肌瘤:子宫多增大,形态不规则,表面单个或多个结节状凸起,质地较硬易剥离。

3) 子宫内膜异位症:盆腹腔内可见紫色或黑色结节,周围纤维组织增生,可形成囊肿或粘连,重则呈紫褐色实性结节或包块;宫骶韧带增粗或结节样改变,子宫后壁与直肠前壁粘连,直肠子宫陷凹消失。

(夏志军　胡清)

四、输卵管疾病的内镜检查

输卵管疾病的内镜检查主要包括输卵管造影、输卵管镜检查及腹腔镜检查等,既可单独使用,又可两种技术相互结合使用,以提高输卵管疾病的检出率及疾病诊断的准确率。

(一) 子宫输卵管造影(hysterosalpingography, HSG)

子宫输卵管造影通过导管向宫腔及输卵管注入造影剂,行 X 线透视及摄片,根据造影剂在输卵管及盆腔内的显影情况了解输卵管是否通畅、阻塞障碍及宫腔形态。

1. 适应证　了解输卵管是否通畅及形态、阻塞部位;了解宫腔形态,如有无宫腔粘连、子宫内膜息肉或子宫黏膜下肌瘤等;内生殖器结核非活动期等。

2. 禁忌证　全身重要脏器有严重疾病患者,包括循环、呼吸、泌尿、血液系统等;体温超过 37.5℃;对碘过敏;生殖器官感染,盆腔有急性、亚急性炎症者;不规则子宫出血;妊娠期、产褥期、经期。

3. 结果判断

(1) 输卵管结核:输卵管形态不规则、僵直呈串珠状,有时可见钙化点。
(2) 输卵管积水:输卵管远端呈气囊状扩张。
(3) 输卵管不通:24 小时后盆腔 X 线摄片未见盆腔内散在造影剂。
(4) 输卵管发育异常:输卵管长度过长或过短、异常扩张的输卵管、憩室等。

(二) 输卵管镜(falloposcopy)

输卵管镜是用于检查输卵管腔的显微内镜,其经过宫腔镜、腹腔镜的引导,或单独进入输卵管内,可检查输卵管管腔是否通畅,有无狭窄粘连梗阻充血积液息憩室子宫内膜异位病灶等,评价输卵管的功能,能纠正传统输卵管通畅性检查的假阳性和假阴性结果,还可以对病变进行活检,并同时疏通输卵管,能够兼顾诊断与治疗。输卵管镜检查可以明确输卵管性不孕的原因,病变严重时需及时选择体外受精胚胎移植,而病变较轻时保守性手术治疗可以显著提高不孕症患者的自然受孕率。适应证包括:①引起不孕的输卵管疾病输卵管狭窄、粘连、梗阻、充血、积液、息肉、憩室、子宫内膜异位病灶等。②输卵管病变输卵管异位妊娠、输卵管肿瘤(输卵管良性肿瘤、原发输卵管癌等)、输卵管结核等。

(三) 腹腔镜检查

可以通过腹腔镜技术在镜头直视下观察输卵管形态,与周围组织是否粘连及输卵管相关病变(如输卵管积水、输卵管炎症、输卵管良恶性病变等)。目前腹腔镜下输卵管检查多配合子宫输卵管造影或输卵管镜检查,诊断输卵管相关疾病,提高诊断的特异性和准确性。

(夏志军 胡清)

五、膀胱尿道镜检查

膀胱尿道镜是内镜的一种。标准的膀胱尿道镜由外鞘、固定器和镜管组成。可在膀胱及尿道内进行全面的检查,用活检钳取活体组织病理学检查标本;通过插管镜经双侧输尿管口插入输尿管做逆行肾盂造影或收集肾盂尿送检。膀胱镜检查有硬镜和软镜,两者各有其优点。

1. 适应证

(1) 血尿:①可查清血尿的来源。在直视下能窥察出血是来自膀胱内的病变还是来自上尿路,后者可通过观察由输尿管口喷射尿液之色泽改变而确定。②可查明血尿的原因。若为膀胱内出血,则不但能明视出血的部位,同时常可弄清出血的原因。即使血尿来自上尿路,通过肾盂尿检查及逆行肾盂造影,可给临床诊断提供客观的资料。

(2) 泌尿系感染:凡有尿路感染(包括特异性和非特异性感染)的患者,经抗感染治疗无效;或虽经治愈而仍有复发者,均为进行全部膀胱镜检查的对象。

(3) 排尿异常和排尿功能障碍:对患有持续性尿急、尿频或尿痛等排尿异常的成人或儿童患者,尤其在药物难以见效的情况下,膀胱镜检查尤为重要。从膀胱镜像的表现(如炎症、溃疡、结石,或异物、畸形等)结合逆行肾盂造影的结果(形态的改变或破坏性病变的出现),可为诊断提供极为可贵的线索。

(4) 膀胱疾病:如膀胱内有出血点或乳头状瘤,可通过膀胱镜用电灼器治疗;膀胱内结石可用碎石器来碎后冲洗出来;膀胱内小异物和病变组织可用异物钳或活组织钳取出;输尿管口狭窄,可通过膀胱镜用剪开器剪开(或用扩张器进行扩张)。

2. 禁忌证

(1) 尿道、膀胱处于急性炎症期不宜进行检查,因可导致炎症扩散,而且膀胱的急性炎症充血,还可使病变分辨不清。

(2) 膀胱容量过小,在 60ml 以下者,说明病变严重,患者多不能耐受这一检查,也容易导致膀胱破裂。

(3) 包茎、尿道狭窄、尿道内结石嵌顿等,无法插入膀胱镜者。

(4) 骨关节畸形不能采取截石体位者。

(5) 女性月经期或妊娠 3 个月以上。

(6) 肾功能严重减退而有尿毒症征象、高血压而且心脏功能不佳者。

3. 检查前准备

(1) 患者准备:①向患者做好手术解释工作,取得患者的配合,并签署知情同意书。②术前一天备皮,用肥皂水洗净外阴(男性包括阴茎、包皮及阴囊,女性包括大阴唇、小阴唇及尿道口周围皱褶处)。③术晨禁食,术前嘱患者排尿。④膀胱镜检查一般取截石位。

(2) 器械准备:取出消毒好的内镜和各种器械,用无菌盐水洗净内镜上的消毒溶液。检查内镜目镜和物镜是否清晰,调节镜灯高度,在镜鞘外面涂以灭菌甘油以利滑润。

4. 检查方法 常规消毒铺单后,并予以患者局部浸润麻醉,生效后插入膀胱尿道镜。男性患者在插膀胱尿道镜前,探查尿道是否正常或有无狭窄,然后换用窥镜慢慢沿尿道前壁推至尿道膜部,遇有阻力时,可稍待片刻,等尿道括约肌松弛即能顺利进入膀胱。插入时切忌使用暴力,以免损伤尿道,形成假道。女性患者容易插入,但应注意内镜不得插入过深,以免损伤膀胱。如所用为凹型镜鞘,需将膀胱镜旋转180°。插管窥镜插入膀胱后,将镜芯抽出,测定残余尿量。如尿液浑浊(严重血尿、脓尿或乳糜尿),应反复冲洗至回液清晰后,换入检查窥镜。将生理盐水灌入膀胱,使其逐渐充盈,以不引起患者有膀胱胀感为度(一般约为 300ml)。将内镜缓慢向外抽出,看到膀胱颈缘为止。在膀胱颈缘的两下角处将内镜推入 2~3cm,即可看到输尿管间嵴。在 5 点到 7 点的方位、输尿管间嵴的两端,可找到两侧输尿管口,如细心观察,可见管口有蠕动排尿、排血或排乳糜现象。最后,应系统、全面、由深至浅地检查全部膀胱,以免遗漏。膀胱内操作动作必须轻柔,检查时间不应超过 30 分钟。

5. 并发症

(1) 发热:多见于检查前已有泌尿系统感染且检查不顺利者,尿道插入困难者偶有发热。

(2) 血尿:血尿一般不重,多饮水后可自愈。

(3) 尿道损伤:多见于尿道狭窄及前列腺增生,为避免尿道损伤,检查前应明确检查目的,遇有阻力时,不能盲目用暴力插入。

(4) 膀胱损伤:发生于膀胱容量明显缩小者。

6. 注意事项

(1) 操作要细致轻柔。若用新洁尔灭消毒,则应先用清水冲洗,切忌用肥皂水清洗后即用苯扎溴铵。

(2) 注射碘剂行造影术前,应先做碘过敏试验,并注意观察有无过敏反应。

(3) 充水时必须注意水温、勿过冷或过热。

(4) 术后卧床休息半天或 1 天,并鼓励多饮水。

(5) 注意观察病情,如发热、剧烈疼痛或尿道大量流血,应立即给予处理,必要时留置导尿管,并给予抗生素,控制感染。

(6) 注意患者的保暖及心理安慰。

(卫中庆　韶云鹏)

六、精囊镜检查

近年来,精囊镜技术不断发展成熟,已成为部分医院泌尿男科常规检查和治疗方法。

1. 适应证

(1) 复发或顽固性血精:复发或顽固性血精是精囊镜检查的指征,检查不仅可以了解血精的原因,并且在某些情况下可以直接镜下治疗。

(2) 精囊结石:精囊镜技术可以通过自然的远端精道、射精管至精囊,直接对结石进行处理。

(3) 精囊囊肿:应用精囊镜下钬激光切开射精管口并扩张射精管来治疗精囊囊肿,疗效较好,这种通过自然精道的微创治疗方法有待进一步确认长期疗效。

(4) 射精管梗阻:经尿道精囊镜下扩张射精管治疗梗阻性无精症是一种新的微创治疗方法,其安全性较经尿道射精管切开术(TURED)明显提高,并发症减少。

2. 禁忌证

(1) 尿道、膀胱处于急性炎症期不宜进行检查,因可导致炎症扩散,而且膀胱的急性炎症充血,还可使病变分辨不清。

(2) 膀胱容量过小,在 60ml 以下者,说明病变严重,患者多不能耐受这一检查,也容易导致膀胱破裂。

(3) 包茎、尿道狭窄、尿道内结石嵌顿等,无法插入输尿管镜者。

(4) 骨关节畸形不能采取截石体位者。

(5) 肾功能严重减退而有尿毒症征象、高血压而且心脏功能不佳者。

3. 检查前准备

(1) 患者准备:向患者做好手术解释工作,取得患者的配合,并签署知情同意书;术前一天备皮,用肥皂水洗净阴茎、包皮及阴囊;术晨禁食,术前嘱患者排尿;精囊镜检查一般取截石位。

(2) 器械准备:目前精囊镜一般采用 F6~7.3 输尿管硬镜。取出消毒好的内镜和各种器械,用无菌盐水洗净内镜上的消毒溶液。检查内镜目镜和物镜是否清晰,调节镜灯高度,在镜鞘外面涂以灭菌甘油以利滑润。液体石蜡在盐水中会形成油珠,使视野不清,影响检查,不可使用,预先将输尿管导管插入输尿管插管窥镜备用。

4. 检查方法　常规消毒铺单后,插入输尿管镜,常规先行尿道膀胱镜检,然后退镜至后尿道,找到精阜开口将输尿管镜置入精阜腔中,在斑马导丝的帮助下找到双侧射精管口,通过射精管口进入精囊,观察双侧输精管壶腹及精囊的内部结构,精阜腔开口位于精阜中央,一般可以寻及,但长期血精患者精阜表面多粗糙、炎症反应较重,导致精阜腔开口梗阻或狭窄,精阜腔开口识别不清,易导致操作失败。在这种情况下可采用超滑或斑马导丝轻柔试探,不可暴力,一旦损伤精阜表面结构更不易寻及其开口。遇到开口狭窄的患者,可直接用镜身扩张开口,起到治疗作用。对于中老年患者,若上述方法仍不能找到精阜腔开口,可考虑换用电切镜在相应部位切除部分精阜来寻找开口,但要掌握好深度,以免损伤直肠。射精管开口通常位于精阜腔约5点和7点的位置,左右基本对称。大部分患者射精管开口被一层半透明薄膜状物覆盖,进镜后可予以低压冲水使薄膜轻度凸出呈现半透明,用导丝穿刺薄膜有轻微的落空感可确定射精管开口位置。精囊排泄管与输精管壶腹在前列腺的后上方汇合形成左右对称的射精管,长 1~2cm。精囊镜通过射精管开口进入精囊后,可以清楚地观察到精囊内壁存在很多皱襞,有大量的小房小梁,可看到乳白色的精浆样物质;在精囊的内上方,可辨认出输精管壶腹,有时可见精液向外喷出。精囊内有时可见多房样结构,且相互贯通,镜检时需注意仔细检查,以免遗漏。射精管梗阻或老年患者精囊中的皱襞组织会相对平坦,小房小梁减少或消失,精囊腔变小。血精患者可见血性精浆样物质,术中可用生理盐水反复冲洗将血性物质冲洗干净,抗生素盐水冲洗精囊腔。对于精囊结石,可采用异物钳夹取直接取出或钬激光碎石后冲洗出结石。有息肉患者可先取活检后用激光切除息肉。

5. 并发症　①直肠损伤与前列腺损伤是精囊镜检查最严重的并发症,导致并发症的主要原因就是射精管口位置寻找不准确,镜身向下用力穿破尿道,损伤直肠;而镜身向前向上则易损伤前列腺,引发前列腺出血。②冲洗液压力过大可造成逆行感染致附睾炎。③射精管口、尿道外括约肌损伤可致逆行射精、尿失禁。预防并发症的最根本方法是尽可能熟悉解剖,操作轻柔、控制冲洗液压力和速度,准确寻找到射精管开口,可以避免并发症的出现。

(卫中庆　韶云鹏)

第四节　盆底疾病动力学检查

一、肛门直肠压力测定

详见第五章第一节。

二、排粪造影检查

排粪造影是通过向患者直肠内注入造影剂,对患者"排便"时肛管直肠进行动、静态结合观察的检查方法。其目的是通过再现受检者生理状态下的排便过程,发现排便功能障碍受检者排便时的直肠、肛管形态学及其他病理性改变。此法最先由 Broden(1968)用于小儿巨结肠和直肠脱垂的研究。我国于20世纪80年代中期由卢任华等开展临床应用研究,并制订了相应的标准。经过多年大量的病历总结和研究发现,仿真排粪造影克服了传统液钡排粪造影时受检者的腹泻感,显著提高了出口梗阻型排便障碍疾病的检出率和符合率,可广泛推广。

1. 检查机制　向直肠注入造影剂,观察静坐、提肛、力排,排空后直肠肛管形态及黏膜像变化,借以了解排粪过程中直肠肛管等排便出口处有无功能和器质性病变。

2. 适应证　不明原因的排便困难、排便费力、排不尽感等引起的慢性便秘。

3. 禁忌证　妊娠女性,肠梗阻、急性消化道出血、穿孔、冠心病、昏迷、精神失常、癫痫、幼儿及不配合的患者。

4.检查前准备

（1）肠道准备:检查前用清水灌肠2次,每次1000ml以清除积粪。清除积粪对显示肠黏膜有利。

（2）药物准备:现在主要应用固体仿粪造影剂:硫酸钡（Ⅰ）型干混悬剂200g,加入300g玉米淀粉或麦麸粉（经高压消毒后碾碎筛滤后可显著减少过敏反应）等混合均匀,加入200ml约90℃热水,不断搅动直至形成光滑稠厚的糊状造影剂,将其灌入300ml宽头不锈钢灌肠器内,冷却变硬,近似于固态。通过粗肛管注入直肠内进行造影。固体仿粪造影剂有可塑性,其黏稠度与正常粪便相似,有利于观察排粪生理过程,但不能很好地涂布黏膜,不利于黏膜病变的诊断。液体造影剂的引入,可以使直肠至结肠回盲部全部显影,不但可以清晰地显示黏膜充分弥补了固体仿粪造影剂的不足,并且可以从宏观上观察结肠,有利于横结肠下降、乙状结肠冗长等影响排便的因素的检出,从而使排粪造影的诊断更加全面完整。

（3）设备准备

1）专用坐桶:①坐桶的密度:桶壁要求与臀部组织的透X线性相近,否则拍摄的X线片中盆底组织结构与盆腔中的结构由于厚度相差太大而不能同时显示（盆底肛管部分太黑,曝光过度而不能分辨;或者盆腔部分肠管太白,曝光不足而显示不清）,从而大部分测量无法进行;桶身须能升降旋转以便从不同角度观察和完成不同高度患者的拍摄,能够解决排出物的收集和卫生等问题。国内应用的主要是卢仁华研制的DS-Ⅰ型坐桶。②坐桶的高度:国外是固定的,有的高达1m以上,有的则很低,不能适应不同身高者的检查,影响人体标志的显示。选用可升降的坐桶,能适应身高140～190cm者检查备用。③投照方向:DS-Ⅰ型装置能依需要转至任何角度投照,患者臀部不需要离开坐桶。能提供更多影像信息。拓宽检查应用范围。④排出物的收集及卫生问题:采用一次性塑料袋套好坐桶上口,排出物易收集,不易外溅,能消除患者紧张情绪,即使患者有安全感,又卫生。

2）拍照设备:对排粪造影用机器的要求:X线管焦点0.6～1.2mm,电压90～115kV,胶片25cm×30cm。在透视下选择性点片,有条件的用数字X线机,能录像更佳。

5.检查方法　将配好的硫酸钡悬液盛入灌肠筒内,上接导管和消毒肛管,肛管端涂润滑油,放出少量钡剂,观察流出通畅情况。然后将灌筒挂在输液架上,高度距台面1m,对比剂的温度控制在36.9～37.9℃左右基本与直肠温度相同。患者取屈膝左侧卧位,将肛管慢慢插入直肠,深度约10cm,在灌注的同时用搅拌棒不断搅动硫酸钡悬液以防硫酸钡沉淀,灌注完毕拔管。通过粗肛管将宽头不锈钢灌肠器内仿真造影剂,注入直肠内进行造影。

患者坐在排粪桶上,调整高度使左右股骨重合,显示耻骨联合,即在躯干与下肢（大腿）成钝角的情况下,分别摄取静坐、提肛（肛门禁闭上提）、力排（肛门开大）时的直肠侧位相力排包括开始用力时（初排）充盈相和最大用力充盈相以及初排黏膜相最大用力黏膜相。注意照片要包括耻骨联合、骶尾骨和肛门。另外,还需加摄立位腹平片位以显示受检者全结肠形态、走行、迂曲返折情况以及直肠与小肠、乙状结肠的关系。查前一定要解释清楚,以取得患者的充分理解配合;查中要仔细,以摄取优质照片。否则,会得假阴性结果。另外,还需尊重患者的排便习惯姿势。

（1）静坐:显示受检者有便意时直肠、肛管影像（图6-7）。

（2）提肛:显示受检者耻骨直肠肌收缩功能情况,此时肛直角变小（肛直角为肛管轴线与直肠轴线夹角）应小于90°（图6-8）。

（3）力排前期:显示受检者肛管、直肠壶腹部开放情况,此时肛管开放（肛门内、外括约肌松弛）,直肠壶腹部膨隆（耻骨直肠肌松弛）,肛直角变大（应大于90度）（图6-9）。

（4）力排后期:显示受检者直肠内容物大量排出过程中及排空后直肠黏膜情况（图6-10）。

（5）力排黏膜像:由于直肠内容物已排空,可良好显示患者做力排动作时直肠黏膜松弛情况（图6-11）。

（6）静坐黏膜像:显示受检者在直肠内容物排空后直肠、肛管情况（图6-12）。

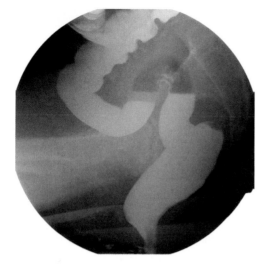

图 6-7　静坐相

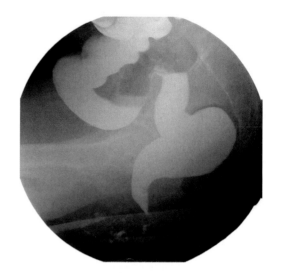

图 6-8　提肛相

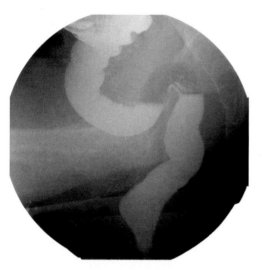

图 6-9　力排前期

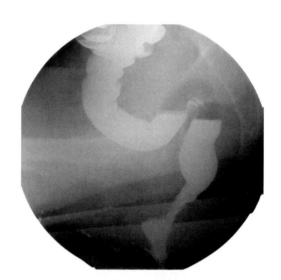

图 6-10　力排后期

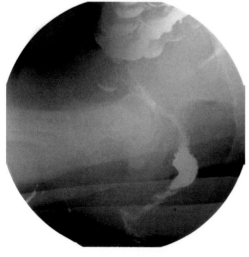

图 6-11　力排黏膜相

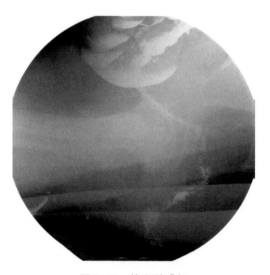

图 6-12　静坐黏膜相

（7）立位腹部平片：显示受检者全结肠形态、走行、迂曲返折情况（图6-13）。

某些排便障碍人群由于横结肠悬韧带发育不良导致横结肠下降（甚者可达盆腔），肝（脾）曲结肠处可形成气栓，阻碍结肠内粪便的正常下行排出。

6. 测量

（1）测量用具：测量用具为特制含角度仪、具有相同放大（缩小）比例的测量尺。该测量尺是根据坐桶后部中线壁内垂直矢状方向嵌放的暗比例尺在靶片距为100cm时所摄照片的放大（大点片）、缩小（100mm缩影片）率而制成的25cm×10cm的薄透明胶片。其放大、缩小率应与盆腔中线器官在照片上的放大、缩小率一致。用该尺的角度仪量肛直角，用放大、缩小尺分别测量大点片和缩影片上所示的各长度距离，如肛上距、乙（小）耻距、肛管长度、骶直间距、直肠前突的深度长

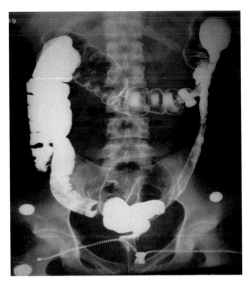

图6-13 立位腹部平片

度、直肠内套叠的深度、厚度和套叠肛门距以及其他需测量的指标。该尺是经纬线互相垂直的坐标式的，测量时只需定点，无须划线和换算即可得出实际数值，既快、又准、用途广，使排粪造影诊断达到计量化标准，使临床治疗和疗效观察判定有计量依据，把排粪造影诊断提高到功能、形态学和计量相结合的水平。

（2）测量项目（图6-14）

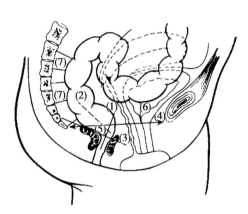

（1）肛管轴线；（2）直肠轴线；（3）近似直肠轴线；（4）耻尾线；（5）肛上距；（6）乙耻距；（7）骶直间距

图6-14 排粪造影测量项目示意图

1）肛直角（anorectal angle，ARA）：国外ARA是肛管轴线与直肠轴线或近似直肠轴线的夹角。肛直角反映盆底肌群主要是耻骨直肠肌的活动情况，静坐和提肛时，因耻骨直肠肌处于收缩状态，故ARA小；提肛时最小；力排时该肌放松而ARA增大。肛直角对诊断盆底痉挛综合征（SPFS）、耻骨直肠肌肥厚症（PRMH）和肛周瘢痕等有价值，对肛直肠成形（直肠癌根治术加臀大肌或股薄肌成形或括约肌间成形）术后的功能判定有价值。对其他则价值不大。

2）耻尾线、肛上距〔the distance between the anorectal junction（the upper part of anal and the pubococcygeal line），DUAC〕：耻尾线（pubococcygeal line，PCL）为耻骨联合下缘至尾骨尖的连线，基本相当于盆底的解剖位置。肛管上部即肛管直肠接合部，正常平静时刚巧位于耻尾线下缘1cm左右。肛上距为肛管上部至耻尾线的垂直距离。该点在耻尾线以上是负值，以下为正值。

3）乙耻距（the distance between the sigmoid colon and the pubococcygeal line，DSPC）和小耻距：乙耻距和小耻距即耻尾线乙状结肠距和耻尾线小肠距，分别为充钡的乙状结肠或小肠最下曲的下缘与耻尾线的垂直距离。同肛上距一样也是上为负下为正。

4）肛管长度（the distance of the anal canal，ACL）：肛管长度为肛管上部中点至肛门的距离。

5）骶直间距（the distance between the sacrum and the rectum，DSR）：它为充钡的直肠后缘至骶骨前缘的距离，分别测量骶2、3、4、骶尾韧带和尾骨尖五个位置。

6）骶骨及骶尾骨曲率：分别作第一骶椎至第五骶椎间和第一骶椎至尾骨尖间的连线，然后分别在骶

骨曲度距各线最高处作一垂线,其各自的长度即为其曲率。

7. 正常参考值

(1) 肛直角(ARA):静坐:(101.9±16.4)°(62°~55°);力排:(120.2±16.7)°(70°~173°)。力排与静坐差:(18.3±16.5)°(19°~66°)。正常人肛直角力排较静坐增大,提肛时最小。

(2) 肛上距(DUAC):男性静坐:(11.7±9.1)mm,力排:(23±13.6)mm。女性静坐:(15.0±10.0)mm,力排:(32.8±13.3)mm。正常人肛上距力排比静坐明显增大,女性明显大于男性,而且年龄愈大,经产妇产次愈多肛上距愈大。结合国外的一些报道和本组的统计,中国人肛上距的正常参考值为≤30mm;经产妇放宽至≤35mm。超过即为会阴下降(perineumdescending,PD)。

(3) 乙耻距和小耻距:正常力排时应为负值。否则,即为内脏下垂(splanchnoptosis,SP)。

(4) 肛管长度:平均值为(37.03±6)mm。男性(37.67±5.47)mm,女性(34.33±4.19)mm。正常人力排男性>女性。

(5) 骶直间距:正常为<10mm。>20mm 应考虑为异常,但应全面结合确定其临床意义。如为均匀增宽,则可能无甚重要性。

(6) 骶骨及骶尾曲率:骶骨曲率为 18mm 左右,骶尾曲率为 34mm 左右。

排粪造影正常所见,排出顺畅,往往 10 秒左右大部分排出。力排与静坐比较:肛直角增大,应>90°;肛上距增大,但不应>30mm(经产妇不>35mm);肛管开大;直肠大部或近于全排空,显示粗细均匀 1~2mm 的黏膜皱襞;耻骨直肠肌压迹消失;乙(小)耻距增大,但仍为负值(表6-1)。

表 6-1 排粪造影测量数据正常参考值

测量项目	正常参考值	测量项目	正常参考值
肛直角		耻骨直肠肌长度	
静态	70°~140°	静态	14~16cm
力排	110°~180°	力排	15~18cm
提肛	75°~80°	提肛	12~15cm
肛上距	<3~4cm	直肠前突	<3cm,排空造影剂

8. 临床意义

(1) 诊断功能性出口梗阻:功能性出口梗阻往往是多种异常并存,如直肠前突伴黏膜病变。实践证明治疗时应兼顾,否则,疗效不佳。因此,做出全面、完整的诊断并分清主次特别重要。现将几种常见功能性出口梗阻的排粪造影表现分述如下:

1) 直肠前壁黏膜脱垂:直肠前壁黏膜脱垂(anterior mucosal prolapse,AMP)是增粗而松弛的直肠黏膜脱垂于肛管上部前方,造影时该部呈凹陷状,而直肠肛管结合部的后缘光滑连续。

2) 直肠内套叠:直肠内套叠(internal rectal instussusception,IRI)又称直肠隐性脱垂(concealed procidentia)。它有两种情况,即直肠内黏膜套叠和直肠内全层套叠。前者为增粗而松弛的直肠黏膜脱垂,在直肠内形成厚约 3mm 的环状套叠(图6-15)。如环状套叠环的厚度>5mm 者则应考虑为全层套叠(图6-16)。依 IRI 的发生部位,可分直肠近段、远段套叠和直肠套入肛管 3 种情况。有的 IRI 与 AMP 并存(图6-17),或由AMP 发展成 IRI。直肠内套叠的分度:Shorvon 等将直肠黏膜脱

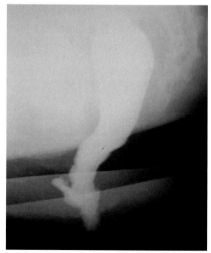

图 6-15 厚约 3mm 直肠内套叠

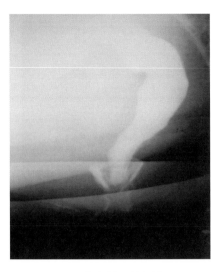

图 6-16　环状套叠环的厚度>5mm

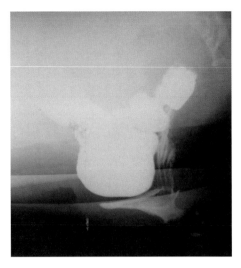

图 6-17　IRI 与 AMP 并存

垂和套叠分 7 级：直肠近段黏膜皱襞厚度≤3mm，仅涉及一侧壁者为Ⅰ级；涉及环壁(一圈)者为Ⅱ级；>3mm 者涉及一侧壁者为Ⅲ级；涉及环壁者为Ⅳ级；环状皱襞套入肛管内口为Ⅴ级；皱襞大部套入肛管者为Ⅵ级；脱垂至肛门外者为Ⅶ级。

3) 直肠外脱垂：直肠外脱垂(external rectal prolapse，ERP)也称直肠脱垂、完全性直肠脱垂，即脱垂于肛门外，形成大小不等、长度和形态不一的肛门外脱垂块物(图 6-18、图 6-19)。

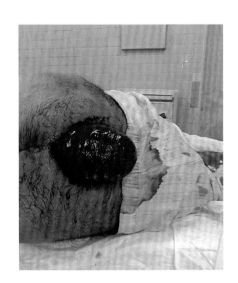

图 6-18　直肠外脱垂(嵌顿)

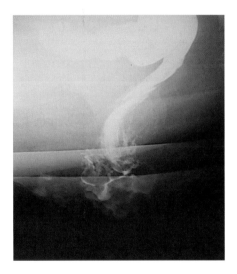

图 6-19　直肠外脱垂(排粪造影)

4) 直肠膨出：直肠膨出(rectocele，RC)或称直肠前突，它为直肠壶腹部远端呈囊袋状突向前方(阴道)>6mm 者。患者多见于女性，尤其是经产妇的常见病，患者有排便不净感。但也可见于个别直肠前壁结构有异常(前列腺切除术后等)的男性。检查中 RC 的长度先后可变，深度不变。

直肠前突的测量：RC 的测量包括深度和长度。用角度仪 90°处对准前突突出的顶点，再后退至突出的起始部(相当于肛管直肠交界处前上方)顺着角度仪的弧线划一虚弧线，用以模拟正常直肠远端的前缘，该弧线即为 RC 的长度，即 RC 所涉及的直肠壁的纵向距离；然后由突出的顶点向长度弧线的最突出点作一连线，该连线即为 RC 的深度。

直肠前突的分度：依据膨出程度可分为轻度(小于 2cm)、中度(小于 4cm)、重度(大于 4cm)(图 6-20)

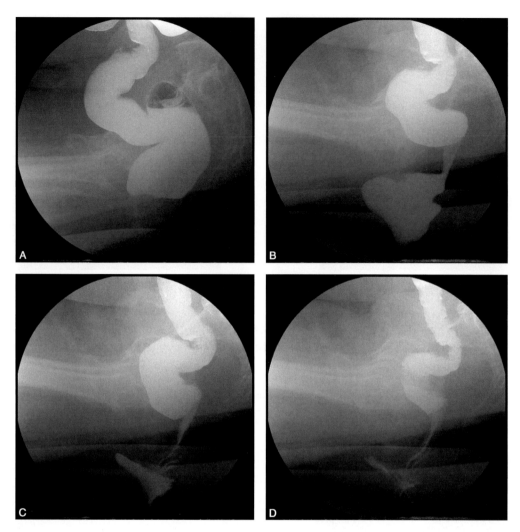

图 6-20　直肠前突
A.静坐相;B.力排前期;C.力排后期;D.力排黏膜相。

这样以深度为准的分度法,经临床实践是可行的。

5)耻骨直肠肌失弛缓症:又称盆底痉挛综合征(spastic pelvic floor syndrome,SPFS),为力排时盆底肌肉收缩而不松弛的功能性疾病。力排时肛直角不增大,仍保持在 90°左右或更小(图 6-21),且多出现耻骨直肠肌痉挛压迹(PRMI),即可诊断 SPFS。PRMI 的深度和长度的测量方法:画一直肠壶腹远段后缘向前上凹入起点至肛管上部压迹缘处的连线,该线即为其长度;PRMI 顶部至该线的垂直距离即为深度。本症常合并其他异常,如合并 RC 时 100%出现鹅征(goose sign),即将力排片竖摆显示:前突为鹅头,肛管为鹅嘴,痉挛变细的直肠远段似鹅颈,直肠近段和乙状结肠为鹅身尾,宛如一正在游泳中的鹅。鹅征对 SPFS+RC 有确诊价值。

盆底痉挛综合征的分度:笔者依肛直角的变化程度及 PRMI 的有无等将 SPFS 分为四度,对评价其罹患程度有一定参考价值。Ⅰ度:肛直角静坐正常、力排<90°;Ⅱ度:肛直角静坐、力排均<90°;Ⅲ度:肛直角大部<90°,力排<90°伴 PRMI 及 PD;Ⅳ度:静坐、力排肛直角均<90°,并伴 PRMI 及 PD。

6)内脏下垂:盆腔器官如小肠、乙状结肠和子宫等的下缘下垂在耻骨线以下者即为内脏下垂(splanchnoptosis,SP)。见于力排时。这时乙耻距、小耻距均为正值。

7)盆底疝:盆底疝(pelvic floor hernia,PFH)的名称很多,如直肠子宫陷凹疝、阴道疝、肠疝、乙状结肠疝、直肠生殖陷凹内疝、直肠前陷凹滑动性内疝等。有学者认为,由于该疝发生于盆底,不管所见疝的内容物如何均可称为盆底疝。疝的内容多为乙状结肠和小肠,可有附件及大网膜。疝囊的深浅不一,有的可达

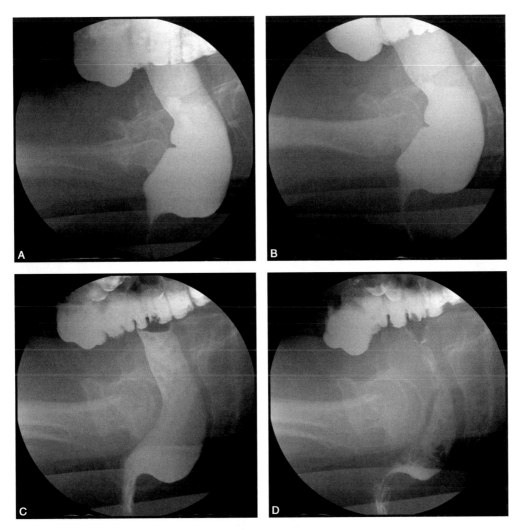

图 6-21 耻骨直肠肌失弛缓症
A. 静坐相；B. 提肛；C. 力排前期；D. 力排后期。

会阴皮下，引起排便障碍和会阴下坠感。临床上诊断困难。排粪造影可显示疝的内容（乙状结肠、小肠）、疝囊的深达部位，是目前最简便可靠、最好的诊断方法。

目前排粪造影多依疝的内容而分为小肠疝（enterocele，EC）和乙状结肠疝（sigmoidocele，SC）（图 6-22）。力排时小肠和/或乙状结肠疝入直肠子宫窝内或直肠膀胱窝内，即成为 EC 和/或 SC。有的乙状结肠和/或小肠疝至会阴下皮下形成会阴疝（perineal，hernia，PH）。

对盆底疝的分度：Jorge 以疝囊内乙状结肠襻的最低点为准，把 SC 分为三度：Ⅰ度位于耻尾线以上；Ⅱ度位于耻尾线与坐尾线之间；Ⅲ度位于坐尾线以下。

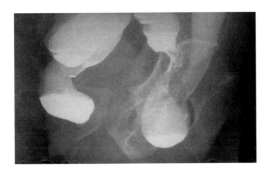

图 6-22 乙状结肠疝

8）骶直分离：骶直分离（sacruin rectal separate，SRS）为力排时第三骶椎水平处骶直间距>20mm，且直肠近端向前下移位，并折屈成角，部分小肠位于骶直间，直肠亦可有左右折屈而影响排便。上述表现主要是多数患者直肠有系膜及盆底结构松弛所致。

9）会阴下降：会阴下降（perineum descending，PD）为力排时肛上距≥31mm，经产妇≥36mm 者。

（2）诊断直肠附近器质性病变

1）直肠癌、畸胎瘤、子宫肌瘤、直肠其他肿瘤、子宫内膜异位症等，对直肠有影响者均可引起便秘而行排粪造影检查，均可见相应表现。需要高度警惕的是：不典型或不明显的直肠癌与上述功能性出口梗阻的一些表现并存时，不要遗漏直肠癌。

2）肛门部手术、会阴部外伤、产伤、骶尾骨骨折等，均可致肛管和直肠部瘢痕形成而引起便秘（图6-23）。普通钡灌肠和排粪造影静坐时往往见不到任何异常，通过力排正、侧位观可见瘢痕所致的肛管直肠部狭窄、偏歪和排出困难。如力排片狭窄、偏歪、假憩室形成等瘢痕所致的影像，不管有无其他异常，应注意有无骶尾骨陈旧骨折、半脱位等。

3）对某些肛周脓肿、肛瘘患者排粪造影可以显示脓肿、瘘管的部位、数目、深度、大小、形态和走向。

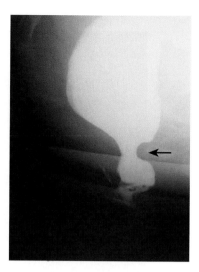

图6-23　手术后瘢痕

4）粪石嵌塞也可致排便障碍，排粪造影可见到相应的表现（图6-24）。

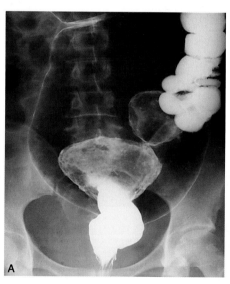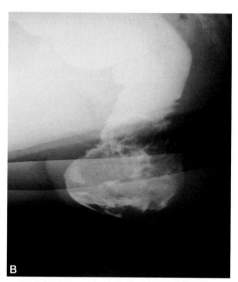

图6-24　粪石嵌塞
A.静坐；B.力排。

在临床实践中排粪造影的临床可重复性差，检查结果易受多种因素干扰，例如日常的排便姿势是坐姿还是蹲姿、心理因素、坐桶的高度、对比剂的温度等，部分患者对检查室的环境甚至医师的性别都比较敏感。排粪造影需要患者较高的配合度，检查前和患者解释沟通检查流程，并应主动采取一些必要的措施消除患者的紧张情绪，对顺利、准确完成检查十分必要，为临床医师选择治疗方法提供准确的影像学依据。

（黄铭　路瑶）

三、结肠传输试验

结肠传输试验是目前诊断结肠慢传输型便秘的重要方法。20世纪90年代我国学者开始进行消化道动力时间（digestive tract transmission time）的影像学研究，在口服硫酸钡糊状物的基础上开发了三种不同型态的柔性示踪剂（soft mark），既大幅减少了此项检查的系统误差，又避免了硫酸钡糊可能带来的消化道梗阻，真正开拓了现代意义上的结肠传输试验检查。

1. 检查机制　正常成人结肠顺行推进速度约为每小时 8cm,逆行速度约为每小时 3cm,每小时净推进距离约 5cm。结肠推进速度可受诸多因素影响。如进餐后进行速度可高达每小时 14cm,但逆行速度不变;而一些便秘者其净推进速度可慢至每小时 1cm。不透光标志物追踪法,就是通过口服不透 X 线的标志物,使其混合于肠内容物中,在比较接近生理的条件下,摄片观察结肠运动情况。尽管结肠运输时间反映的是结肠壁神经肌肉功能状态,但一次口服 20 粒不透光标志物后不是 20 粒同时到达盲肠,标志物在结肠内的运动不是集团式推进,这是因为标志物从口到盲肠的运行时间受进餐时间、食物成分、胃排空功能及小肠运输功能等因素影响,只能了解结肠运动总体轮廓,不能完全反映结肠各段的功能状态。为保证结果的准确可靠,标志物不能过重、应与食糜或粪便比重相似,且显示清楚,不吸收、无毒、无刺激。

2. 检查方法　受试者自检查前 3 天起,禁服泻剂及其他影响消化道功能的药物,按一定标准给予饮食(每日含 14g 左右纤维),保持正常生活习惯不作特殊改变。因检查期间,不能用泻药,也不能灌肠,对已有多日未能排便,估计难以继续坚持完成检查者,待便后再按要求准备。因黄体期肠道转运变慢,故育龄女性应避开黄体期检查。检查日早餐后,吞服装有 20 粒不透 X 线标志物的胶囊 1 粒,于服药后 24 小时、48 小时和 72 小时各拍摄腹部平片 1 张,计算标志物的排出率及其分布。读片法从胸椎棘突至第 5 腰椎棘突作连线,再从第 5 腰椎棘突向骨盆出口两侧作切线,将大肠分为右侧结肠区、左侧结肠区、直肠乙状结肠区 3 个区域,通过这 3 个区域来描述标志物位置。标志物影易与脊柱、髂骨重叠,须仔细寻找,有时结肠、肝、脾曲位置较高,未能全部显示在 X 线片上,应予注意。

标志物:为不透 X 线的柔性硅胶颗粒。

3. 正常参考值　根据结肠慢传输诊断标准,口服标志物 72 小时,随粪便排出率如大于 80%,则结肠传输正常。如小于 80%,则结肠慢传输。依据标志物滞留部位,确定具体哪段结肠传输缓慢(升结肠、横结肠、降结肠、乙状结肠、直肠)。

4. 临床意义　结肠传输试验是诊断结肠慢传输型(结肠无力型)便秘的首选检查方法,可鉴别结肠慢传输型和出口梗阻型便秘。前者不能手术,后者应根据排粪造影结果选择适宜的手术方式。除标志物通过时间延长外,根据标志物分布特点便秘可分 4 型。①结肠慢传输型:标志物弥漫性分布于全结肠。②出口梗阻型:标志物聚集在直肠乙状结肠交界处。此型多见,常见于巨结肠、直肠感觉功能下降及盆底失弛缓综合征。③左结肠缓慢型:标志物聚集在左结肠乙状结肠区,可能为左结肠推进无力或继发于出口梗阻。④右结肠缓慢型,标志物聚集于右结肠,此型少见。

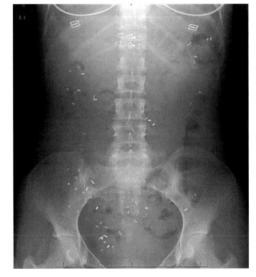

图 6-25　口服 M1 胶囊 72 小时

5. 注意事项　口服造影胶囊前尽量排便一次;吞服胶囊,防止标志物散落或个别标志物滞留口腔内而影响诊断结果;停止一切便秘治疗以剔除药物影响;提前 3 天停服泻药,服胶囊后禁止服泻药、洗肠等;饮食保持原来习惯,自然排便,禁止任何形式助排(图 6-25)。

(黄铭　路瑶)

四、盆底肌电图检查

肌电图(EMG)是通过检测肌肉自主或诱发的生物电活动,借以了解神经肌肉系统功能的一种方法。通常的概念是研究横纹肌的生物电活动,也是神经电生理检查的重要内容,许多论著常使用肌电图作为神经电生理的代名词。

　　盆底神经受到自主神经和自律神经系统控制,盆底肌电图检查(pelvic floor electromyography)涉及泌尿科、肛肠科、妇产科、男科和腰骶脊柱外科,这些学科在应用肌电图检查技术时有一定的共同点,但是不同的学科又有其特殊之处。

　　对肛门和尿道括约肌进行神经生理学评估的目的是帮助定位导致尿失禁、便失禁和排空障碍神经病理学的部位。虽然临床神经学检查可以充分确定病变是否涉及肌肉或神经对肌肉的控制,但临床监测和治疗计划往往需要用神经生理学手段对病变进行定量评估。

　　1. 适应证　肛门括约肌肌电图在评估泌尿、肛肠和性功能障碍患者中可能有临床应用价值。临床有膀胱排空困难,会阴感觉丧失和下肢神经学征象时,需要进行肌电图检查,对于怀疑马尾神经病变的患者,双侧肌电图对异常的诊断要比单侧检查敏感得多,有助于确认可疑的诊断,但是并不能作为排除神经病损的根据。

　　2. 禁忌证　肛门括约肌肌电图的禁忌证与肢体或头颈部肌电图的禁忌证相似。正在进行抗凝治疗的患者和皮肤广泛感染的人可能被禁止使用,因为感染有从皮肤传播到肌肉的危险。其他风险可能存在,取决于具体的医疗条件(如水肿、出血、烧伤)或手术部位。

　　3. 分类及临床意义

　　(1) 括约肌肌电图:肛门括约肌肌电图主要用来评价括约肌功能,可以使用同心针电极或表面电极。针电极包括同心针电极和单极针电极,同心针电极可以记录盆底每个刺激点所引起不同运动单位兴奋数目,从而了解神经损伤后的修复情况。还可以记录肛门外括约肌和耻骨直肠肌的动作电位。表面电极包括:预置耦合剂的粘贴式表面电极、海绵肛门塞电极。使用表面电极记录盆底肌电图在尿流动力学检查膀胱充盈和排尿过程中的盆底肌行为,因为盆底活动是神经通路完整性的证明。但是表面电极只能记录肌群的电活动,受到其他肌肉的信号影响,不能准确地记录某块肌肉的动作电位。所以不能用于记录尿道括约肌、肛门括约肌和球海绵体肌电图(图6-26、图6-27)。

　　肛门括约肌肌电图在评估泌尿、肛肠和脊髓功能障碍患者中可能有临床应用价值。尤其是对临床疑似耻骨直肠肌痉挛时的肌电图检查。对于病史和临床检查提示有中枢或周围骶神经病变的患者应该考虑进行肌电图检查。

　　1) 使用针电极可以了解尿道括约肌最准确的信息,但更多应用表面电极,表面电极肌电图可以很好地记录和显示泌尿系括约肌自发电位的活动机制和盆底的整体活动。膀胱充盈过程中肌电活动减弱或静息则提示尿道闭合机制不全。正常情况下,自发排尿时肌电图活性应该降低,否则提示尿道功能可能会过度活跃。排尿时肌电活动增加可能是腹部受压,排尿过程中括约肌肌电图的出现和减弱提示为功能性梗阻(逼尿肌-括约肌协同失调)。表面肌电图技术在评价盆底训练治疗效果时也有价值,在生物反馈治疗时也多采用表面肌电图。临床有膀胱排空困难,会阴感觉丧失和下肢神经学征象时,需要进行肌电图检查,对于怀疑马尾神经病变的患者,双侧肌电图对异常的诊断要比单侧检查敏感得多,有助于确认可疑的诊断,但是并不能作为排除神经病损的根据。

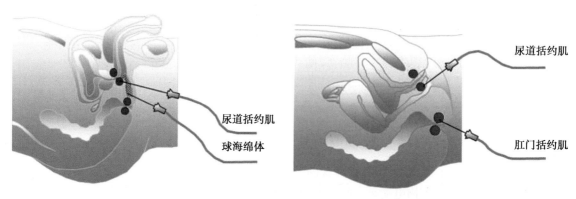

图6-26　使用同心针电极记录尿道括约肌、肛门括约肌和球海绵体肌电图

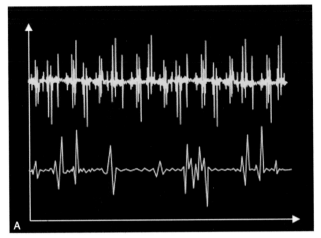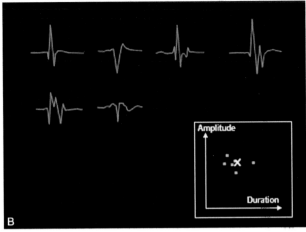

图 6-27 括约肌肌电图和运动单位电位

2）定量肛门括约肌肌电图在女性中可能有更大的价值,对她们来说,骶反射测试用处不大。在产后大便失禁的女性中,EAS 肌电图也被证明是异常的,有失神经或神经再支配的迹象。肌电可能被用来鉴别有盆底紊乱危险者。

3）肛门外括约肌肌电图也可用于多系统萎缩(multisystem atrophy,MSA)患者的评估。MSA 患者脊髓内侧细胞柱和 Onuf 核有退行性改变,因而支配尿道和肛门括约肌功能受损。EAS 的异常肌电图强烈提示为一种不典型的帕金森综合征。MSA 患者的运动动作电位平均持续时间通常比健康对照者长。特发性帕金森病患者无明显括约肌肌电异常。因此,这些异常可用于鉴别 MSA 与特发性帕金森病发病后的最初 5 年。路易体痴呆症、单纯自主神经功能衰竭、进行性核上性麻痹和 3 型脊髓小脑共济失调,这些疾病也发现类似的括约肌肌电异常。括约肌肌电图和相关的骶神经自主神经检查是自主神经疾病的诊断工具,反映了骶髓在 MSA 中的重要参与。

（2）阴部神经终末电位潜伏期(pudendal terminal motor latency time,PNTML):是阴部神经传导研究的一个内容,还包括阴部神经刺激(pudendal nerve stimulation,PNS)和阴部神经传导测试(pudendal nerve conduction test,PNCT)。

使用一次性电极测量,经直肠电刺激阴部神经运动神经元,观察刺激后至肛门外括约肌产生收缩的时间以检测阴部神经功能,需要分别刺激和测量两侧的阴部神经,以 3 次最佳的平均反应时间为两侧运动潜伏期。该反射不经过大脑,正常 2ms(图 6-28、图 6-29)。

通过获取刺激神经某一点与记录肛门括约肌信号之间的潜伏期,提供一种复合肌肉动作电位,并评估神经通过阴部神经末端的传导。阴部神经后支由 Alcock 管发出,支配肛门括约肌复合体的神经肌肉结构。如女性经产道生产使阴部神经过度拉伸,其远端运动潜伏期从正常值 1.8ms 增加到 2.4ms(病理值)以上。在分娩后 3 个月,90% 的患者恢复到正常值,其余 10% 保持在 2.4ms。然而,阴部神经运动终末潜伏期(PNMTL)测量的是速度最快的纤维(也是最大的),而不是最小的纤维(即 C 和 a-δ 无髓纤维)的速度,这些纤维也可能受到损伤。

临床应用 PNMTL 研究阴部神经病变是否由以下病因造成:大便失禁,会阴下降综合征,尿失禁-间接评价会阴神经功能异常(会阴神经为阴部神经的一个分支,支配尿道周围横纹肌),肛门括约肌重建术前后(如经阴道分娩术后损伤),或直肠脱垂修补术术前、术后评价,对长期慢性便秘及排便困难者,在直肠切除术前,预测有无术后发生大便失禁的可能。该类患者盆底肌肉反复收缩与力排,可能会导致阴部神经损伤。

（3）骶反射(sacral reflexes):是指盆底肌肉对(电)刺激泌尿-生殖-肛门区域的感觉神经产生的可记录的电生理反应。骶反射电生理学检测目的是评估骶段(S$_2$~S$_3$)脊髓反射弧的完整性,同时评估骶髓运动神经元的兴奋水平(图 6-30、图 6-31)。

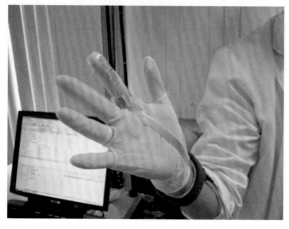
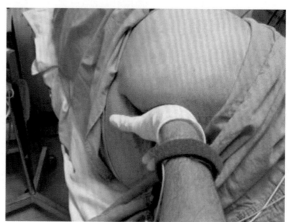

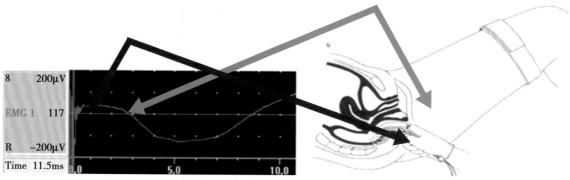

图 6-28 在肛门括约肌记录第一个反应波

肌电图响应潜伏时间(2±0.2)ms

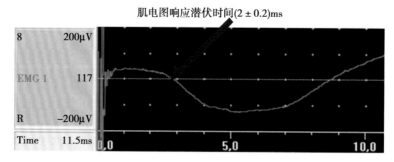

图 6-29 肌电图响应潜伏时间

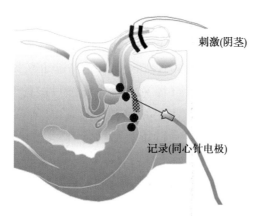

图 6-30 男性:刺激阴茎,在球海绵体或肛门括约肌记录,在刺激和记录部位之间测量潜伏期

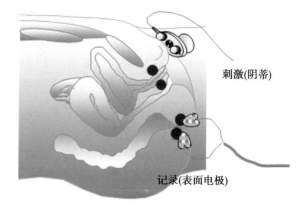

图 6-31 女性:刺激阴蒂,在肛门括约肌记录,在刺激和记录部位之间测量潜伏期

　　骶反射弧由起源于膀胱和尿道的传入支沿内脏自主神经传入 $T_{10} \sim L_2$ 脊髓和起源于 $S_2 \sim S_4$ 腹侧神经根到阴部神经及其末端分支会阴神经的传出支组成。在刺激膀胱壁或尿道时,会引起盆底肌肉收缩。尿道-肛门反射、膀胱-肛门反射和阴蒂-肛门反射是神经生理学测量的结果。骶反射异常可见于周围神经病变、马尾和脊髓髓质病变、盆腔丛和阴部神经异常。

(李玉玮)

五、尿流动力学检查

　　尿动力学(urodynamics)检查是根据流体力学原理,采用电生理学方法及传感器技术,来研究贮尿和排尿的生理过程及其功能障碍的一门学科。包括对膀胱、尿道及其附属结构(膀胱颈及尿道括约肌等)和毗邻结构(如盆底肌)功能评估等一系列检测内容。

　　尿流动力学检查主要包括尿流率测定,膀胱测压,压力流率测定,尿道括约肌肌电图,影像尿流动力学检查,尿道压力分布测定,漏尿点压测定等。

(一) 尿流率测定

　　1. 适应证　尿流率测定是一种简单的无创检查方法。可用于下尿路功能障碍患者的初筛,疗效评价,也可与其他尿流动力学检查项目同步联合测定,如压力-流率测定、压力-流率-尿道括约肌肌电测定等。

　　2. 观察指标　尿流率主要观察指标包括:最大尿流率(Qmax)、平均尿流率(Qave)、排尿量(Vv)、排尿时间(Vt)、尿流时间及曲线形态(图 6-32)。

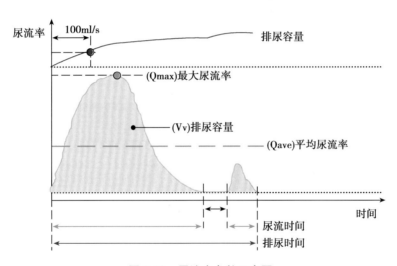

图 6-32　尿流率参数示意图

　　报告形式推荐使用最大尿流率(Qmax)结合排尿量(Vv)及残余尿量(PRV)的形式来报告尿流率测定结果,形式为:排尿功能=最大尿流率/排尿量/残余尿量(VOID=Qmax/Vv/PRV),其中 Qmax 精确到 1ml/s,容量精确到 10ml。

　　Qmax 是最有价值的报告值,在报告时可用使用列线图来纠正尿量、年龄、性别等因素对 Qmax 的影响,所用的列线图种类应在报告中注明。典型的正常的尿流率曲线为一光滑的钟形曲线,通常最大尿流率位于曲线前三分之一处。在不同的临床状态下,尿流曲线的上升支和下降支并不对称,逼尿肌功能减退时,尿流曲线上升阶段延长,而当存在梗阻性病理改变时,尿流曲线下降阶段延长。此外,腹压协助排尿或者尿道括约肌舒张功能不全,导致曲线看上去为锯齿状改变。

　　3. 注意事项　建议记录排尿日记 3 天以上,以了解患者平常排尿状况;排尿量在 150~400ml 时测得结果较可靠,故检查前应嘱受检者适量饮水以获得满意的尿量;采用转盘式尿流率计,尿线落点应尽量集中在容器侧壁。称重式尿流率计则应在每次检测完成后倒掉集尿杯内液体。尿流率曲线持续时间小于2

秒正负方向的变化应为伪像,需要人为校正,方法是以平均跨度超过2秒的光滑曲线加以校正(图6-33);建议排尿后通过即刻导尿或B超进行残余尿测定,有助于评估膀胱排空功能。

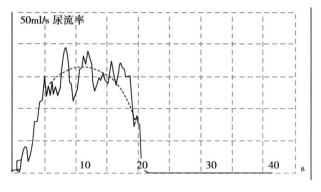

图 6-33 尿流率校正曲线

(二) 膀胱测压与压力流率测定

1. **适应证** 膀胱测压用于评估受检者储尿期膀胱的功能容量、感觉功能、顺应性、稳定性等。可用于膀胱功能障碍性疾病的诊断、鉴别诊断、病因分析、治疗方法的选择以及疗效评估。对上尿路影响的评估来说,膀胱压力是重要内容。压力流率测定是同步测定排尿期逼尿肌压力和尿流率,并分析两者之间的相关性以确定尿道阻力的方法。

2. **检查方法** 膀胱测压和压力流率测定时,通过一条双腔或者三腔导管灌注常温的生理盐水来使膀胱充盈。双腔或者三腔导管,用于测定膀胱压(Pves)和进行膀胱灌注。直肠内插入气囊导管,用于测定腹压(Pabd)。逼尿肌的活动度通过计算逼尿肌压(Pdet)来进行评价,逼尿肌压为膀胱压和腹压的差值(图6-34)。

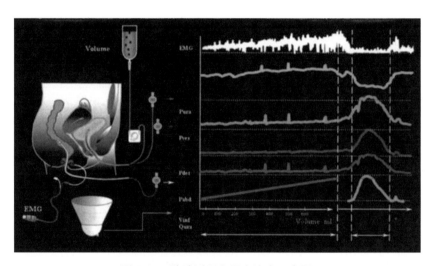

图 6-34 膀胱测压和压力流率示意图

3. **观察指标** 膀胱测压观察指标包括:膀胱压(Pves)、腹压(Pabd)、逼尿肌压(Pdet)、初尿意容量(FD)、正常尿意容量(ND)、急迫尿意容量(UD)、膀胱最大容量(MCC)、顺应性(ml/H₂O)。若受检者怀疑存在逼尿肌活动过度,但检查中未发现,可采用诱发试验,如咳嗽、Valsalva动作、快速灌注等。若检查过程中发现尿道外口有漏尿现象,应予标记,记为漏点压力。同步压力流率观察指标:最大尿流率(Qmax)、逼尿肌开口压力(Pdet-open)、膀胱开口压力(Pves-open)、最大尿流率时逼尿肌压力(Pdet-Qmax)、最大逼尿肌压力(Pdet-max)。

(三) 尿道括约肌肌电图

1. **适应证** 同步括约肌肌电图测定用于确定受检者是否存在尿道肌肉神经支配异常,通常以肛门括约肌综合肌电活动间接反映尿道括约肌收缩活动情况。常与膀胱压力及压力-流率同步进行。

2. **检查方法** 外括约肌的躯体神经自骶髓2~4节段发出,并经阴部神经来支配相应靶器官。在静息状态下,这些括约肌通常不产生电位变化。在膀胱充盈过程中,肌电图活动逐渐增强,排尿之前达到最高。在整个排尿过程中,逼尿肌的自主收缩与外括约肌完全松弛是持续协同存在的。排尿结束后,肌电图活动恢复。在任何咳嗽、运动等突然引起腹压增加的情况下,都可以使肌电图活动增强。这项神经生理活动可以通过两个置于会阴区域的表面电极或者刺入尿道括约肌的针状电极而进行。

3. 观察指标　分别观察在储尿期和排尿期括约肌活动情况,如储尿末期括约肌电位发放频率未见增加,波幅减小,表明括约肌收缩力减弱;而排尿期括约肌肌电不消失甚至加强,则表明逼尿肌-括约肌功能失调。注意排除排尿期由于腹压增加造成的肌电活动增加伪像。

(四) 影像尿流动力学检查

1. 适应证　影像尿流动力学检查是指在膀胱测压(充盈期和排尿期)显示和记录尿流动力学参数的同时显示和摄录 X 线透视或 B 超的下尿路动态变化图形。主要用于复杂的排尿功能障碍病因判断。如前列腺术后排尿困难及梗阻伴尿失禁、神经源性排尿功能障碍、下尿路梗阻伴肾积水、女性排尿困难、可控尿流改道术后复查。

2. 检查方法　材料及技术参数设置同压力-流率测定;灌注介质:行 X 线尿流动力学检查时推荐使用稀释的 15%泛影葡胺盐水(在 400ml 生理盐水中加入 100ml 76%的泛影葡胺);膀胱测压管及腹压管置管技术及指标,括约肌肌电测定,充盈期膀胱测压及压力-流率测定等注意事项同压力-流率测定。

3. 观察指标　膀胱压、腹压、尿流率、尿道括约肌肌电图、膀胱尿道形态,有尿失禁受检者需观察腹压漏尿点压力(abdominal leak point pressures, ALPP)、逼尿肌漏尿点压力(detrusor leak point pressures, DLPP)、膀胱输尿管反流情况。充盈期应了解膀胱的稳定性,膀胱感觉,膀胱顺应性和膀胱容量。排尿期了解逼尿肌有无反射,收缩力大小和最大尿流率逼尿肌压。排尿期膀胱出口是否存在梗阻,是否存在逼尿肌括约肌协同功能失调(DSD)。同步透视影像可判断梗阻的解剖水平,但不是诊断梗阻的依据。判断有无上尿路反流。

(五) 尿道压力分布测定

1. 适应证　尿道压力描记可用于评价尿道控制尿液能力,分为静态尿道压力测定(rest urethral pressure profile, RUPP)、应力性尿道压力测定(stress urethral pressure profile, SUPP)。RUPP 主要用于反映储尿期女性近端尿道和男性后尿道的尿液控制能力,可为各种近端尿道和膀胱颈梗阻的诊断及梗阻定位提供参考,如良性前列腺增生、器质性及功能性膀胱颈梗阻、逼尿肌尿道括约肌协同失调等;也可用于尿道功能的药理学神经支配、排尿生理等试验研究。SUPP 则主要用于评估女性压力性尿失禁患者应力状态下尿道的尿控能力。由于测量结果变异较大,目前仅作为参考指标用于临床分析。

2. 观察指标　RUPP 主要观察指标为最大尿道关闭压、功能尿道长度。此外男性还可获得前列腺长、膀胱颈压、精阜压等参数。女性可获得控制带长度等参数。SUPP 主要观察指标为尿道闭合压、压力传导率。

(六) 漏尿点压测定

1. 适应证　漏尿点压主要包括:腹压漏尿点压(ALPP)及逼尿肌漏尿点压(DLPP)。

ALPP 又称为应力性漏尿点压(stress leak point pressures, SLPP),为患者进行各种增加腹腔压力的动作过程中出现尿液漏出时的膀胱腔内压(腹压与逼尿肌压的总和),其实质是测量造成漏尿所需的腹腔压力的最小值。用于评价压力性尿失禁(stress urinary incontinence, SUI)患者的控尿功能,代表和定量反映尿道固有括约肌功能的完整性,并为 SUI 的诊断与分类提供标准。

DLPP 是在无逼尿肌自主收缩及腹压增高的前提下,膀胱充盈过程中出现漏尿时的逼尿肌压力。在膀胱充盈过程中,因膀胱顺应性下降,膀胱腔内压力随着充盈量的增加超过尿道阻力时产生漏尿,此时记录的逼尿肌压力即为 DLPP。主要用于评估因膀胱顺应性下降导致上尿路损害的风险。

按增加腹压的不同动作方式,ALPP 测定又可分为以下两类:Valsalva 漏尿点压力测定和咳嗽诱导漏尿点测定(cough-induced leak point pressures, CLPP)。

2. 检查方法

(1) VLPP 操作方法:采用仰卧位安放腹压测压管及 F6 膀胱测压管,排空膀胱。妥善固定测压管后,患者改为坐位或站位,两腿稍分开以便观察尿液漏出情况。按前述方法进行体外置零。分别连接液体灌注系统、膀胱压力传感器和腹腔压力传感器。采取中速膀胱内灌注（50～70ml/min），在膀胱容量达到200ml 或达到1/2膀胱功能容量时停止膀胱灌注。嘱患者做 Valsalva 动作，直到可见尿道口有尿液漏出。记录尿液开始漏出时刻的膀胱内压力即为 VLPP。若膀胱内压大于130cmH$_2$O 尚未见尿液漏出，可嘱受检者做咳嗽动作。

（2）CLPP 的操作方法：膀胱充盈至300ml 时，嘱患者以逐渐增高的力量咳嗽直至漏尿被检出。其间共进行3组咳嗽，每组咳嗽间隔15～20秒，以3组咳嗽中出现漏尿的膀胱内压最低值以及3组咳嗽中未出现漏尿的腹压最高值的平均值为 CLPP 值。

（3）DLPP 操作方法：采用仰卧位安放腹腔测压管及 F6 膀胱测压管，排空膀胱。妥善固定测压管后，受检者两腿稍分开以便观察尿液漏出情况。按前述方法进行体外置零。分别连接液体灌注系统、膀胱压力传感器和腹腔压力传感器。采取低速膀胱内灌注（10～20ml/min），检查过程中患者保持安静，避免一切用力的动作，避免一切抑制排尿的努力，也不要作排尿的努力。行持续膀胱灌注，直至出现尿液外溢，标记此时的逼尿肌压力，即为 DLPP 值。

3. 观察指标　在正常情况下，由于尿道固有括约肌控尿功能正常，即使腹压增加也不会发生漏尿。VLPP 是一个连续参数，一般认为其参考值范围为：①VLPP<60cmH$_2$O：提示尿道固有括约肌关闭功能受损；②VLPP>90cmH$_2$O：可以排除尿道固有括约肌关闭功能受损，即可以除外Ⅲ型压力性尿失禁，提示压力性尿失禁与尿道过度下移有关；③VLPP 介于60～90cmH$_2$O 之间：提示尿道括约肌关闭功能受损和尿道过度下移同时存在；④若膀胱压大于150cmH$_2$O 仍未见尿液漏出，提示尿失禁有其他因素存在。

DLPP≥40cmH$_2$O 为造成上尿路损害的临界压力。在无逼尿肌自主收缩及腹压改变的前提下，灌注过程中逼尿肌压达到40cmH$_2$O 时的膀胱容量为相对安全容量。相对安全膀胱容量越小，意味着膀胱内低压状态的时间越短，上尿路扩张发生越早，扩张程度也越严重。

尿流动力学检查包括许多实验检查，既可以反应下尿路储尿功能，又可以反应排尿功能。然而，尿流动力学检查的意义还应当包括其他盆底疾病，如排便不畅、慢性盆底疼痛的评价。

（陈正森　卫中庆）

第五节　盆底疾病超声检查

一、肛管直肠疾病超声检查

（一）肛管直肠超声检查方法

随着超声显像技术的发展，经直肠超声检查具有较高的组织分辨率，能清楚显示肛管直肠层次结构及其周围的组织，且能实时动态观察，具有无创、无辐射、性价比高等优势，因此逐渐成为肛管直肠疾病的主要检查手段之一。

1. 适应证　肛管直肠相关良性疾病：肛周脓肿，肛瘘，直肠阴道瘘、藏毛窦等；肛管直肠的肿瘤性病变：肛管癌、直肠癌、直肠间质瘤、直肠神经内分泌肿瘤、骶尾部囊肿、畸胎瘤等肿瘤的术前评估及术后随访；肛管直肠功能障碍性疾病：直肠前突、直肠脱垂以及肛门括约肌的损伤评估等。

2. 禁忌证　肛管直肠狭窄致探头无法进入；患者因剧烈疼痛无法耐受或配合；直肠内有异物未取出。

3. 仪器与设备　肛管直肠超声检查最常用的探头有四种：高频线阵探头、凸阵探头、经直肠双平面探头以及经直肠 3D 成像探头，可配备上述探头的超声诊断仪均可用于直肠超声检查。

4. 检查前准备

（1）患者准备：嘱患者检查前一天进流质食物，检查前1～2小时予以清洁灌肠，以清除肛管及直肠内容物。

（2）检查者准备：了解被检查患者的现病史及既往史，询问既往有关检查资料，尤其是复习其他相关影像学资料，并向患者做好解释工作，说明检查目的消除患者紧张情绪，以得到患者的配合。

（3）其他准备：直肠腔内探头涂耦合剂后使用避孕套保护，必要时可使用无菌耦合剂保留灌肠（经肛门灌入无菌耦合剂50~100ml），以充盈直肠，有助于获得清晰直肠肛管影像。

5. 检查方法

（1）检查者在将探头置入直肠前需首先进行肛门指检，以了解肛管及直肠的走行方向，肠腔有无狭窄及内容物，同时对病变的位置、质地、活动度及范围等进行初步了解和判断。检查前充分的直肠指检，有助于经直肠超声检查的进行和诊断。

（2）对于怀疑肛周良性病变的患者，需首先使用高频线阵探头经体表扫查了解肛管及周围软组织内有无病变及其范围，然后再使用经直肠腔内探头从腔内对病变进行观察和分析。在经直肠腔内探头置入时，嘱患者深呼吸，缓慢旋转推进送入探头，由浅至深按照顺时针或逆时针方向旋转探头，以二维灰阶超声观察肛管直肠及其周围组织的形态结构，使用彩色多普勒观察病变的血流灌注情况，从而对病变的位置、范围及性质做出判断，并存储图像。在检查过程中可以根据病变的实际情况选择不同类型的探头及频率，如病变位置较高可以选择双平面探头的端扫探头，有助于显示更高、更深或更大的直肠病变。若同时配备有3D成像探头则可启动三维扫查程序，获得并存储观察区域的3D容积影像，并在相应软件上进行进一步图像分析。检查过程中需多个探头互相配合进行全面扫查，才能获得最佳的图像及准确的病变信息，做出明确的诊断。

（3）检查结束后需缓慢退出探头，并清洁探头。

（二）肛管直肠疾病超声表现

1. 先天性肛门直肠畸形 使用高频线阵探头于会阴部扫查，可追踪到直肠盲端，直肠盲端与肛门隐窝之间为软组织回声充填，其上直肠下段扩张，内充满肠内容物，偶可见少量气体回声。超声检查需要为临床评估测量直肠盲端与肛门隐窝皮肤之间的距离，有时肠内容物移动不明显，直肠盲端较难显示，抬高患儿臀部，可见内容物向低处移动，同时可见少量气体回声向上移动，此时可更清楚地显示直肠盲端的位置，使得测量更准确。患儿哭闹腹内压有改变时，直肠盲端可随呼吸上下移动，此时应待直肠盲端图像移至与皮肤最近位置时，或改变探头方向使呈冠状切面扫查并测量与肛门皮肤之间的最短距离。当患儿合并瘘时，可通过尿道、阴道及瘘口注入生理盐水或稀释的超声造影剂，以便于发现瘘管的位置、大小与走行。

2. 骶前囊肿 超声检查可以较准确判断病变的位置并显示其与相邻肠壁的关系。典型的骶前囊肿在二维超声上表现为直肠后方囊性暗区，内回声尚均匀，包膜完整，形态规则，圆形或类圆形，与周围组织界限清晰，囊内可见光点浮动，后方回声增强。囊肿较大时可见子宫及膀胱被推向前方。骶前囊肿合并感染时显示为骶尾部混杂回声团块。彩色多普勒显示肿块内部未见明显血流信号，周围可见少许血流信号（图6-35、图6-36）。

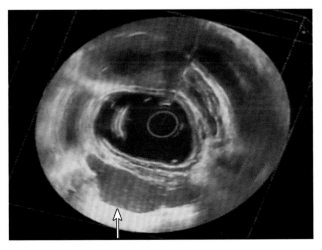

图 6-35 骶前囊肿：经直肠3D探头显示直肠后方囊性病灶，内回声均匀，边界清（箭头）

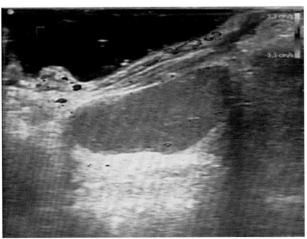

图 6-36 骶前囊肿：彩色多普勒显示病灶内未见明确血流信号

3. 骶尾部畸胎瘤 骶尾部畸胎瘤声像图上分为四种类型:

(1) 单房性囊肿:表现为骶尾部单个圆形或类圆形的囊性包块,边界清晰,内部回声均匀。彩色多普勒显示包块内部无明显血流信号。

(2) 多房性囊肿:表现为骶尾部多个囊性包块,边界欠清,部分囊壁节段性增厚,彩色多普勒显示囊壁上可见点条状血流信号。

(3) 囊实混合型:骶尾部包块呈囊实性,其内可见杂乱混合回声,可见点状或簇状强回声斑。(图6-37、图6-38)。

(4) 实性包块型:骶尾部肿块呈实性低回声,边界欠清,内回声杂乱,可见簇状强回声钙化,实性部分可见血流信号。

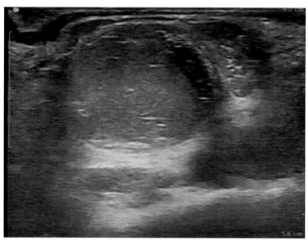

图6-37 骶尾部畸胎瘤(囊实混合型):经直肠超声显示直肠后方囊实性病灶,内回声欠均匀,可见点条状强回声

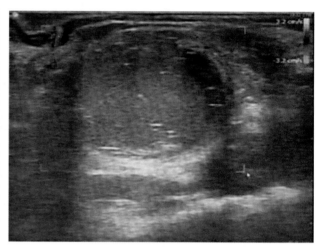

图6-38 骶尾部畸胎瘤(囊实混合型):彩色多普勒显示病灶内为佳明确血流信号

4. 肛周脓肿 根据肛周脓肿病理过程不同,表现如下:

(1) 脓肿形成前期(炎症期):肛周形成实性低回声病灶,边界欠清,内部回声不均匀,可见少许液性暗区,CDFI显示较丰富血流信号(图6-39)。

(2) 脓肿形成期:呈囊性混合回声病灶,边界清晰,内部可见较多液化坏死区及少许破棉絮状回声,彩色多普勒显示病灶周边丰富的血流信号,内部无血流信号(图6-40、图6-41)。

(3) 慢性期:少数病灶肉芽组织及纤维瘢痕逐渐形成而愈合,呈片状或不规则低回声区,边界欠清,血流信号稀少。

根据病变部位及深度、范围,参照 Eisenhammer 等将肛周脓肿分为五型:①皮下或皮内脓肿:肛周软组织内,呈无回声或混合回声区。②黏膜下脓肿或黏膜皮肤脓肿:位于直肠黏膜层下或自肛周的皮下组织向深部蔓延至直肠黏膜下,呈低回声、无回声或混合回声区。③低位肌间脓肿或高位肌间脓肿:脓肿位于离肛门2cm 范围内肛门周围肌间组织间隙内者为低位肌间脓肿;距离肛门2~5cm 区域内者为高位肌

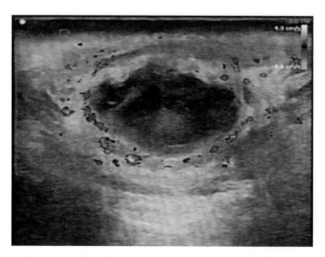

图6-39 肛周脓肿:经肛周体表高频扫查可见肛周软组织内一低回声病灶,内见少量液性暗区

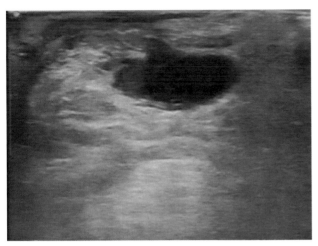

图 6-40　肛周脓肿:直肠腔内超声可见外括约肌外侧一混合回声病灶,内可见较多液化

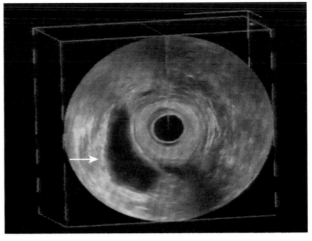

图 6-41　肛周脓肿三维重建更直观、全面地显示脓肿范围(箭头)

间脓肿。④坐骨直肠间隙脓肿或骨盆直肠间隙脓肿:脓肿位于坐骨直肠间隙或骨盆间隙内,呈低回声、无回声或混合回声区。⑤肛瘘形成:脓肿破溃,形成一条带状结构与黏膜和/或皮肤相通,可内口和/或外口。声像图为条带状无回声区、低回声或混合回声区,当含有气体时可形成多重反射。彩色多普勒可见病灶区血流信号丰富。

5. 肛瘘　主要观察内容为病变部位、内部回声、边缘及边界、形态、范围、有无瘘管、瘘管数目、分支及位置、内口及外口位置、瘘管走行及与括约肌关系(图 6-42 ~ 图 6-45)。

(1) 瘘管:肛周软组织内带状单条或多条低或无回声管道样回声,长短不一,少数管腔内可见密集光点回声或气体多重反射,部分探头加压可见内容物蠕动。彩色多普勒管道周边可见少许血流信号,管道内无血流信号。

(2) 内口:沿瘘管动态扫查,可见瘘管延续方向肛管局部黏膜连续性中断或凹陷或隆起。部分内口周围可见不规则片状低-无回声区,范围不一,部分可呈马蹄形环绕肛管,内部可见密集光点回声,为内口周围脓肿。彩色多普勒周边可见少许血流信号。

(3) 外口:沿瘘管动态扫查,瘘管延续方向可见肛周局部皮肤连续性中断。肛周软组织水肿、增厚,部分可伴有肛周脓肿形成。

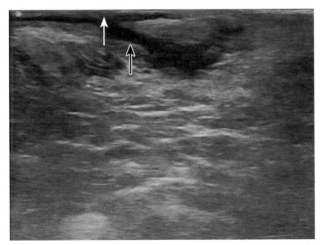

图 6-42　经括约肌型肛瘘:经直肠超声显示经肛管外括约肌带状低回声瘘管(黑色箭头)及内口(白色箭头)

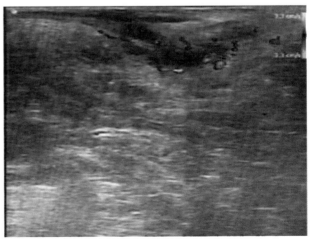

图 6-43　经括约肌型肛瘘:彩色多普勒显示病灶内血流信号稍丰富

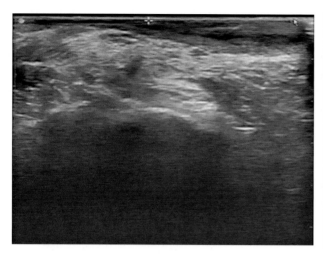

图 6-44 括约肌间型肛瘘:经直肠超声显示肛管括约肌间带状低回声瘘管及内口

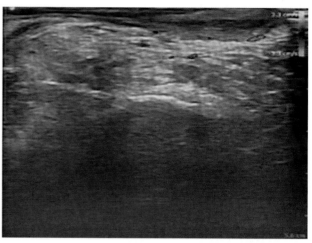

图 6-45 括约肌间型肛瘘:彩色多普勒显示病灶内少量血流信号

不同超声扫查方式各有优劣,需要多种方式相结合,才能对肛瘘做出较完整的诊断。一般采取先体表再腔内、先低频再高频的检查顺序。经体表扫查,可以灵活地观察瘘管走行及外口,但因扫查切面与肛管纵轴平行、探头难以有效贴合肛门、气体干扰等不易显示内口。经直肠腔内超声对部分高位肛瘘外口的观察有限,但有利于直观地显示内口。

6. 直肠阴道瘘(rectovaginal fistula,RVF) 主要观察内容为瘘口距离肛缘和阴道口的距离、瘘管的数目、瘘口的直径大小、是否合并直肠阴道隔和会阴体的活动性炎症或脓肿、肛门括约肌的完整性等。瘘管常位于直肠前壁截石位 12 点左右,表现为管道状低回声,部分内可见强回声肠内容物(图 6-46)。在耦合剂保留灌肠后经直肠扫查,可见耦合剂通过瘘管进入阴道,能更清楚的显示瘘管位置。

7. 骶前藏毛窦(coccygeal pilonidal sinus) 检查内容为测定病灶的位置、范围、内部回声和血流分布及病灶的毗邻关系。如发现范围广、位置深的病灶行经直肠超声探查,观察在肛周有无脓肿、瘘口和瘘管。超声表现:骶尾部病变处可见一片状或管道状低回声区,无包膜,边界不清晰,低回声内可见线状强回声为其特点。CDFI 低回声内部及周边血流信号多少和分布情况因病灶活动情况而异,活动期低回声内部及周边可见短棒状或条状血流信号,相对静止期则未见血流信号(图 6-47、图 6-48)。

8. 直肠间质瘤 良性直肠间质瘤超声表现为直肠壁内低回声团块,形态规则,分界清楚,多呈球形,

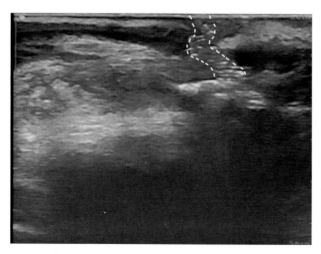

图 6-46 直肠阴道瘘:直肠壁截石位 12 点距离肛缘约 47mm 见一窄带与阴道相通,可见内容物通过(虚线示瘘管)

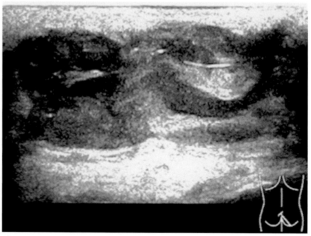

图 6-47 藏毛窦:活动期的骶前藏毛窦

也可呈分叶状,肠壁黏膜层、浆膜层较光滑,多向腔内凸起,较大的肿瘤常向腔外突出,周围有肌层组织包绕,形成假包膜,彩色多普勒超声肿块内可见点条状血流信号。恶性间质瘤多呈分叶状,内部回声不均,直肠壁连续性差,黏膜表面多不规则或伴中央浅溃疡甚至大而深的溃疡。肿瘤内可有大小不等、形态不一的液性暗区,为肿瘤内出血、坏死、囊性变所致。彩色多普勒超声表现为肿块内可见较丰富点条状血流信号,较易测及动脉血流频谱(图6-49)。

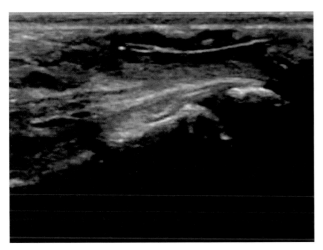

图6-48 藏毛窦:静止期的骶前藏毛窦

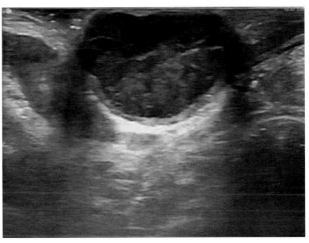

图6-49 直肠间质瘤:经直肠超声显示直肠壁固有肌层内低回声团块,内回声欠均匀,边界尚清

9. 直肠神经内分泌肿瘤 经直肠超声具有较高的分辨率,能很好地显示直肠壁的5层结构,并且能够清晰显示较小的病灶。直肠神经内分泌肿瘤体积较小时多表现为位于黏膜下层的低回声实性结节,呈圆形或类圆形,内部回声均匀边界清,直肠肌层回声连续完整;肿瘤体积较大时,黏膜下层高回声中断,与肌层延续,肠周系膜可见肿大淋巴结回声。CDFI:肿物内部血流信号较丰富(图6-50)。

10. 直肠癌 直肠癌的超声表现因分期不同而异。超声分期标准与国际规范的TNM分期一致,前面加"u"代表超声分期。

(1) uT1期直肠癌:超声表现为肠壁局限性增厚,病变呈低回声,局限于黏膜层及黏膜下层,肠壁固有肌层的低回声带连续性好,彩色多普勒可显示病灶处较丰富血流信号(图6-51)。

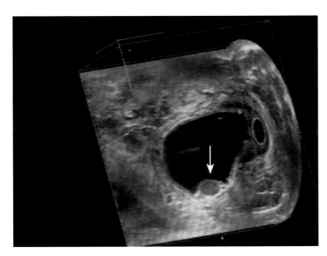

图6-50 直肠神经内分泌肿瘤:经直肠3D探头显示直肠黏膜下层肿物,向肠腔内突起,内回声均匀,边界清(白色箭头)

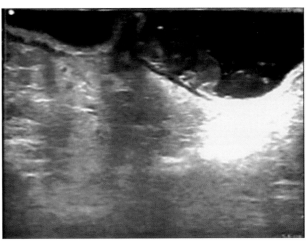

图6-51 直肠癌:经直肠超声显示直肠黏膜及黏膜下层局限性增厚,固有肌层尚完整连续

（2）uT2 期直肠癌：超声表现为肠壁不规则增厚，局部累及固有肌层，固有肌层低回声带连续性中断，但未突破固有肌层，与肠周脂肪组织分界清晰。彩色多普勒可显示病变内部较丰富血流信号（图 6-52）。

（3）uT3 期直肠癌：超声表现为肠壁明显不规则增厚，层次不清，病变范围可累及肠管全周造成局部管腔狭窄，部分肿物表面可出现深大的"火山口"样凹陷。肿瘤浸润深度较深，局部突破固有肌层，侵犯固有肌层外的肠周脂肪组织。彩色多普勒可显示肿瘤内不规则丰富血流信号（图 6-53）。

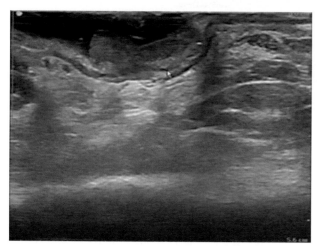

图 6-52　直肠癌：经直肠超声显示直肠壁局限性增厚，累及固有肌层

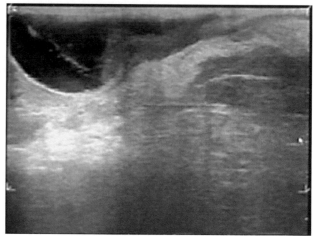

图 6-53　直肠癌：经直肠超声显示直肠壁局限性增厚，局部突破固有肌层，侵犯周围脂肪组织

（4）uT4 期直肠癌：肿瘤进一步进展可穿透直肠周围组织间隙，侵犯邻近器官（前列腺、精囊、阴道、子宫、膀胱等）或腹膜。超声表现为直肠肿物与周围脏器分界不清，严重时，受累脏器正常结构消失（图 6-54、图 6-55）。

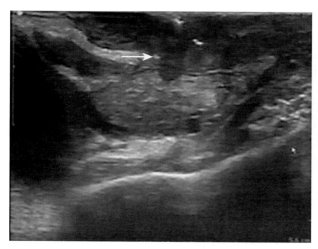

图 6-54　经直肠超声显示直肠壁局限性增厚，局部突破固有肌层

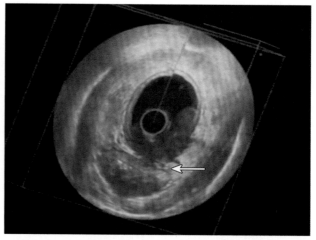

图 6-55　经直肠超声显示直肠壁局限性增厚，局部突破固有肌层，累及前方前列腺（白色箭头）

11. 肛管癌　经直肠超声检查可以清晰显示肿块及其与肛管内外括约肌及耻骨直肠肌的关系，经体表高频超声有助于肛周肿块及腹股沟淋巴结的探查。声像图上表现为局限性向腔内或肛管周围间隙隆起的实性低回声肿块，形态不规则，边界不清，内部回声均匀或不均匀，可伴有液化坏死的无回声区。当肿块侵犯至直肠时，直肠壁正常结构破坏或消失，肠壁出现局限性不规则增厚。CDFI 可见肿块内部及周边丰富血流信号。当发生淋巴结转移时，盆腔内和/或腹股沟区可探及单个或多发肿大淋巴结（图 6-56）。

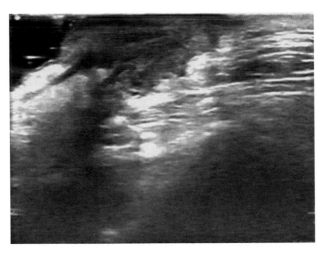

图 6-56 经直肠超声显示肛管壁局限性增厚,累及肛提肌及外括约肌

(刘广健 刘小银 王怡敏)

二、子宫及附件疾病超声检查

(一)子宫附件超声检查方法

1. **经腹部超声检查** 检查前适度充盈膀胱,可推开肠管减少肠气干扰,形成检查女性生殖系统的良好声窗。被检查者取仰卧位,腹壁表面涂耦合剂,用 3~5MHz 凸阵探头横切、纵切、斜切分别观察子宫附件及盆腔其他脏器情况。经腹部超声检查的优点是扫查范围广,能全面了解腹盆腔器官情况,不足之处是患者憋尿需要时间和耐心,而且因探头频率低分辨率较差,对于宫腔及其他细微结构观察不满意,必要时加做经阴道或经直肠超声。

2. **经阴道超声检查** 检查前患者需排空膀胱,检查时取膀胱截石位。检查医师需戴一次性检查手套,清洁消毒外阴,将探头套一次性隔离套,将探头置于阴道内观察子宫附件及盆腔情况。经阴道超声检查,因探头频率高,空间分辨率好,且探头可接近检查目标,对细微结构观察较清晰,且患者不需要憋尿,应用广泛。但是因探头穿透力和观察视野有限,必要时需要结合经腹部超声检查;对于未婚、无性生活史、生殖器畸形不能置入探头、盆腔急性炎症以及大量出血的患者需慎用此检查。

3. **经直肠超声检查** 对于经腹部超声观察效果不满意,且患者不适合经阴道超声检查者,可以用此方法检查盆腔情况。检查前准备及检查方法基本同经阴道超声检查。

4. **彩色多普勒** 在使用二维灰阶超声充分观察子宫附件基础上,对于发现的异常结构或病变进行彩色多普勒显像,可以观察病变内部血供情况,并可以测定病变供血血管的各项血流动力学指标,有助于病变的定性诊断。

5. **三维或四维超声** 部分配备有容积成像探头的设备可对子宫附件进行三维容积数据采集,并对容积数据进行三维或四维重建,有助于观察二维超声不能显示的冠状切面信息,并通过相互垂直 X、Y、Z 轴平面上的调节,对感兴趣结构做立体的全面分析,对子宫畸形、内膜息肉、黏膜下肌瘤有较高的诊断价值(图 6-57),与超声造影结合可进行子宫输卵管造影,评价输卵管通畅性。

6. **超声造影** 针对妇科局灶性病变进行超声造影检查,需经外周静脉注射(肘静脉)造影剂,启动超声造影成像模式,可实时动态观察病变的血供状况,对于子宫附件局灶性病变的定性诊断具有一定价值。超声造影剂亦可经宫腔插管注射,在三维或四维超声造影模式下,可有效判断子宫畸形及输卵管通畅性(图 6-58)等。

(二)正常子宫附件超声表现

1. **青春期前子宫卵巢** 子宫狭长,体积小(图 6-59),子宫和宫颈长轴比例小于 1,内膜极薄,子宫长径

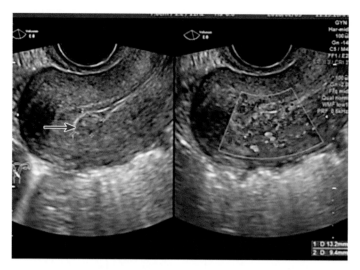

图 6-57　经阴道二维超声显示子宫黏膜下肌瘤（箭头）

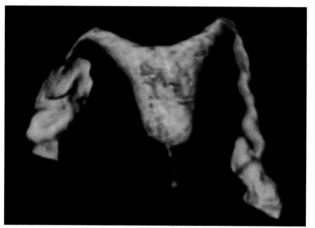

图 6-58　经阴道四维输卵管超声造影显示子宫形态正常，双侧输卵管通畅

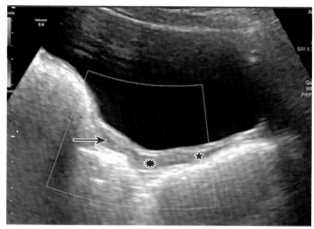

图 6-59　经腹部超声显示婴幼儿型子宫（箭头为子宫，✳为宫颈，★为阴道）

<2.0cm，宽<1.5cm，厚<1.0cm，内膜线状，显示模糊；宫颈长径<2.0cm。卵巢容积<0.4cm^2。

2. 育龄期子宫卵巢　①月经期，内膜呈等-稍高回声，回声不均，厚 3~6mm；②增殖期：随着卵泡逐渐长大，内膜逐渐增厚，接近排卵前后内膜功能层为稍低回声而双侧基底层及管腔闭合线为三条高回声线，形成"三线征"（图6-60），内膜厚达约10mm；③分泌期：亦称黄体期，排卵后内膜功能层回声逐渐增强，内膜逐渐增厚，形成均匀高回声，内膜厚度达到13mm。

育龄期女性宫颈长径可达到3cm；子宫与宫颈比例约2∶1，宫颈中央高回声闭合线，宫颈实质回声较子宫肌层回声稍高，经阴道超声下可清晰辨认子宫下段及宫颈分界。

卵巢容积逐渐增大至>1.2cm^2，最大切面约为4cm×3cm×1cm，月经期可见<5mm窦卵泡回声，生育期女性的卵巢每月发育一批卵泡，经过募集、选择，最后常只有一个优势卵泡成熟并排出卵子。

3. 绝经后子宫卵巢　绝经后子宫卵巢及宫

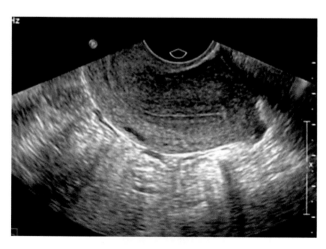

图 6-60　经阴道超声显示增殖期内膜呈"三线征"

颈体积均随着绝经时间延长而缩小。内膜薄呈线状,厚度<5mm。绝经后卵巢内窦卵泡数减少。

(三) 子宫先天性畸形超声表现

1. 子宫发育不全或缺失

1) 先天性无子宫:盆腔内未见子宫回声,无月经,阴道可显示。

2) 始基子宫:双侧副中肾管融合不久即停止发育,如蚕豆大小,无月经。超声观察仅见小的肌性回声结构,无内膜回声(图 6-61)。

3) 幼稚子宫:子宫于青春期前停止发育,可有内膜发育不良,临床表现为月经少,痛经,闭经及不孕。超声显示子宫体与颈长径之比约 1:1。

2. 单角子宫

1) 单角子宫:显示子宫偏一侧,呈"羊角"状(图 6-62),二维冠状切面显示困难容易漏诊,三维超声成像可清晰显示。

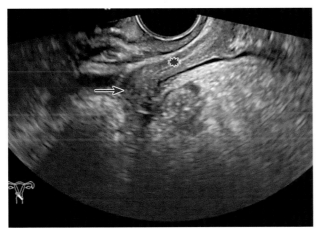

图 6-61 18 岁女性无月经,经直肠超声显示子宫(箭头)小,无内膜(✳示宫颈)

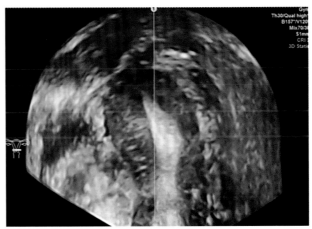

图 6-62 经阴道三维重建显示子宫呈"单角"

2) 残角子宫有/无合并内膜:残角子宫合并内膜者可显示内膜回声,部分发育较好的残角宫腔与另一侧单角子宫宫腔相连(图 6-63)。

3. 双子宫 因两侧米勒管完全未融合,两侧子宫独立发育,可一侧较小或者正常;宫颈及阴道可分开或有纵隔,可表现为月经过多、痛经、早产、流产或性交痛等。超声表现为两个子宫回声,宫颈可为一个或者两个(图 6-64)。

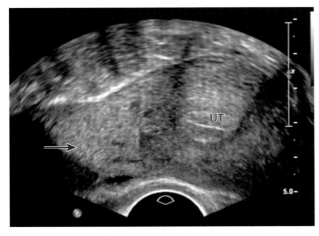

图 6-63 经阴道超声横切面显示单角子宫(UT)一侧的残角(箭头)子宫

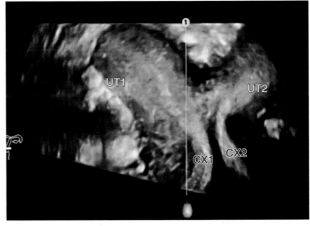

图 6-64 经阴道三维超声重建显示两个子宫(UT1,UT2)分别与一个宫颈(CX1,CX2)连接,两个子宫发育不对称

4. 双角子宫 因两侧米勒管未完全融合,子宫底部浆膜层凹陷,超声检查需多切面扫查,两侧子宫横切时浆膜层至内膜分开,尤其是横断面扫查可观察到融合部位,经阴道三维超声可清楚对子宫外形及宫腔,判断更准确(图6-65)。

5. 纵隔子宫 双侧米勒管融合后吸收不全,根据隔的程度分为完全性或部分性,可导致早产、流产、流产不全或产后组织物残留。超声表现为子宫外形正常,即浆膜层形态正常,宫腔被隔分为 Y 或 V 形(图6-66)。

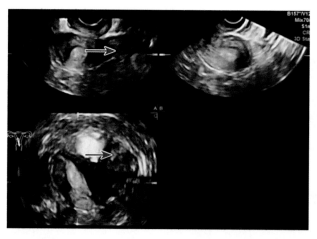

图6-65 经阴道三维超声显示双角子宫并左侧子宫(箭头)发育不良

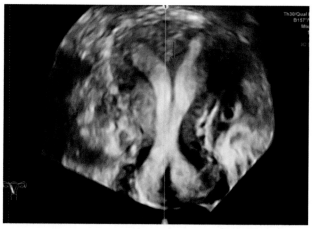

图6-66 经阴道三维超声显示完全性纵隔子宫及宫颈纵隔(箭头示低回声为纵隔)

6. 弓状子宫 子宫腔形态正常,子宫底部浆膜层及肌层稍凹陷向宫腔内突出。

7. 己烯雌酚(DES)相关性子宫异常 因胎儿在体内受母体急速影响引起子宫肌层收缩带样发育异常。

(四)子宫疾病的超声表现

1. 子宫腺肌病 子宫腺肌病首选的检查方法是超声,二维超声表现:子宫增大,子宫可以呈弥漫型、非对称型(图6-67)、不规则增大。子宫肌层局限性或弥漫性回声不均,回声增高,可伴有少许声衰减或呈栅栏样衰减。病灶局限于前壁或后壁者子宫内膜可向后移或前移;病灶局限于局部子宫肌层者,病灶与周围正常肌层边界欠清晰。个别病例病灶可有出血,肌层可见局灶性、形态不一、大小不一的小囊,内呈云雾状回声。

子宫腺肌病彩色多普勒超声表现:子宫肌层血流常增多,但当肌层出现声衰减时,血流显示欠佳。在病灶处常可见星点状、条状血流信号(图6-68)。

2. 子宫肌瘤 子宫肌瘤常规检查手段为超声,二维超声表现:子宫增大,当肌瘤较大或数目较多时子宫形态常失常。瘤体可使子宫肌层回声改变,常呈低回声,瘤体与正常肌层往往有清晰的边界,瘤体较大时后方可有回声衰减。浆膜下肌瘤如带蒂浆膜下肌瘤、阔韧带肌瘤亦使子宫形态明显改变,阔韧带肌瘤应与卵巢肿瘤相鉴别。黏膜下肌瘤超声可见子宫内膜变形或局部缺损并见低回声结节突向宫腔,若为带蒂黏膜下肌瘤,瘤体可突入宫颈管而出现宫颈管实性占位声像(图6-69)。瘤体内部回声取决于结缔组织纤维含量及有无变性。

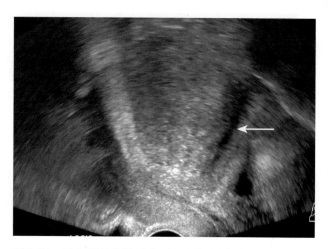

图6-67 子宫腺肌病非对称型(后壁型)声像,白色箭头所指处为病灶

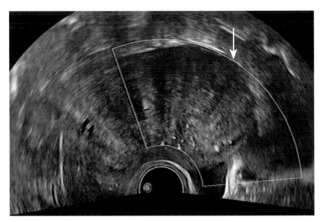

图 6-68 子宫腺肌病非对称型(前壁型)血流分布,白色箭头所指处为病灶

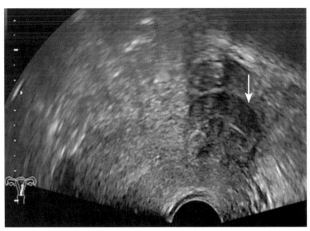

图 6-69 宫颈肌瘤声像,白色箭头所指处为病灶

变性肌瘤声像:玻璃样变:最常见,瘤体声像无特异性,可表现为瘤内不均匀回声减低。囊性变(图 6-70):瘤体内可见不均回声、大小不等的无回声区。红色样变:多见于妊娠期或产褥期患者,瘤体增大,内部回声偏低,呈细花纹状,无明显衰减,图像缺乏特异性,诊断往往需结合病史。钙化:脂肪变性被认为是肌瘤钙化前的常见表现,故归为钙化中,脂肪样变性瘤体内呈均质团状高回声,出现钙化时瘤体内见斑块状强回声或环状强回声,后方伴声影。

子宫肌瘤彩色多普勒超声表现:瘤体周围可见环状或半环状血流信号(图 6-71),并见分支状进入瘤体内部,借此可鉴别浆膜下肌瘤与附件肿瘤,并判断黏膜下肌瘤的附着处。但当瘤体较大出现声衰减时往往会出现瘤体无血流的假象,可经腹部及阴道超声联合扫查。当瘤体发生变性时,瘤体的彩色多普勒超声表现可根据变性性质不同而异。当瘤体发生囊性变、脂肪样变性、钙化时,瘤体血流信号可明显减少,血流频谱呈高阻力型,瘤体发生钙化时瘤体周边及内部可无明显血流信号。当瘤体发生肉瘤变时,瘤体内可见丰富血流信号,阻力下降,RI 可低于 0.4。

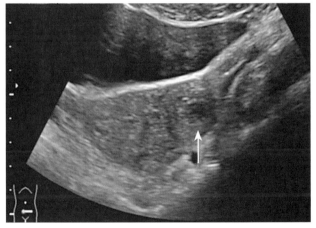

图 6-70 子宫肌瘤囊性变声像(经腹部扫查)

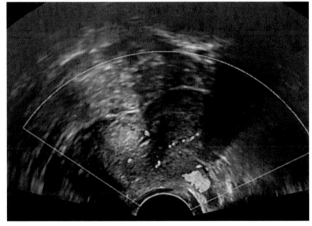

图 6-71 子宫肌瘤血流分布

3. 子宫内膜息肉 超声是子宫内膜息肉首选辅助检查,三维超声、超声造影可提高子宫内膜息肉的检出率。子宫内膜息肉二维超声表现:一般单发息肉表现为宫腔内滴水状不均匀低回声或高回声团(图 6-72),当息肉发生囊性变时,内可见无回声区;多发息肉可见子宫内膜不均质增厚,内见不规则高回声团,与正常内膜边界模糊。必须注意:子宫内膜厚度可影响子宫内膜息肉观察,此外子宫内膜息肉与内膜息肉样增生较难鉴别,在月经干净后尽快进行超声检查可易于诊断及鉴别。

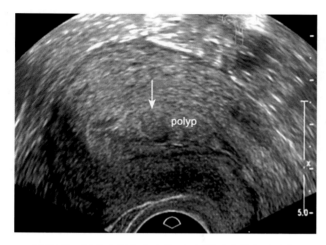

图 6-72　子宫内膜息肉声像,白色箭头所指处为病灶

子宫内膜息肉彩色多普勒超声表现:少数病例可于子宫内膜息肉蒂部见点状或短条状血流信号,RI>0.4。三维超声、超声造影可见内膜突出的丘状结节。

4. 宫内节育器　了解宫内节育器位置常用方法为超声或 X 线检查,超声为首选检查方法。宫内节育器因其形状、质地不同二维超声表现亦有所不同。金属圆环或宫形环在二维超声扫查子宫纵切面时表现为宫腔内两个分离强回声,在其后方见彗星尾征。T 形环在二维超声扫查子宫纵切面时表现为宫腔内串珠状或宫腔内线状强回声。二维扫查子宫冠状切面可显示节育器形状。节育器材质若为塑料,表现为宫腔内强回声,后方不伴彗星尾征(图 6-73)。

当节育器不在宫腔内或下移至宫颈内口或以下者考虑宫内节育器移位。宫内节育器下移:节育器下缘可达宫颈内口或以下,上缘距宫底浆膜层大于 2cm 时即可诊断。

宫内节育器嵌顿:宫内节育器部分或全部节育器嵌入子宫肌层内。二维超声见节育器偏离宫腔中心,嵌入肌层或接近浆膜层。当发现宫内节育器嵌顿时可行三维超声成像,有助于制订手术方案。

宫内节育器外移:宫内节育器穿透肌层及浆膜层而外移时,二维超声见子宫内未见节育器强回声,在宫旁、子宫直肠陷窝或腹腔内见节育器声像。

带器妊娠:节育器过大、过小可使宫内节育器下移,患者因节育器失效而带器妊娠(图 6-74),妊娠囊一般位于节育器上方或侧方。能否继续妊娠,节育器与妊娠囊位置关系至关重要,一般妊娠囊位于节育器以外时,对妊娠影响不大,否则可导致流产。

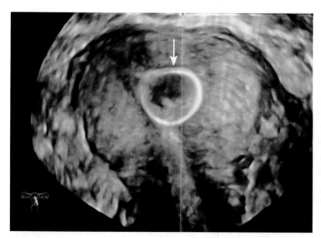

图 6-73　宫内节育环三维成像,白色箭头所指处为圆形节育环

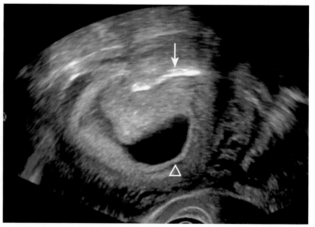

图 6-74　带器妊娠声像,白色箭头所指处为节育环,白色三角形所标识处为孕囊

5. 宫颈癌　早期宫颈癌因病灶小,宫颈结构无明显改变,超声检查诊断意义并不大。但对于部分内生型宫颈癌,经阴道超声并结合彩色多普勒超声可为临床医师提供宫颈管病变的早期诊断信息。对于宫颈癌病灶较大者,经阴道超声有助于判断病变范围。外生型宫颈癌二维超声表现:宫颈增大且外口可见不规则低回声灶;内生型宫颈癌二维超声表现:宫颈增大,宫颈管消失且宫颈呈不均质实性低回声(图 6-75)。若宫颈癌累及宫体,子宫下段肌层回声可能出现不均使子宫肌层与内膜难以辨认。

宫颈癌彩色多普勒超声表现:宫颈癌病灶内可见丰富分支状、条状血流信号,RI 小于 0.4(图 6-76)。

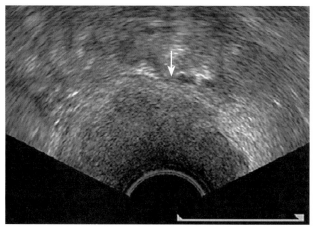

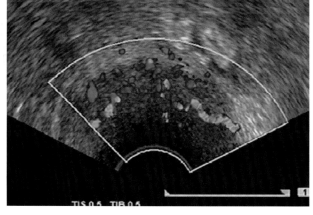

图 6-75 宫颈癌声像,白色箭头所指处为病灶

图 6-76 宫颈癌血流分布

6. 子宫内膜癌 超声为子宫内膜癌首选的筛查方法,特别是经阴道超声可以了解癌灶的大小、位置、癌灶血供、癌灶是否浸润肌层以及浸润深度,还可以了解附件及宫颈是否侵犯。子宫内膜癌的二维超声表现:早期患者超声仅表现为子宫内膜轻度增厚,但随病情进展,子宫内膜逐渐增厚,绝经前女性子宫内膜厚度大于 12mm、绝经后女性子宫内膜厚度大于 5mm,内膜局灶性或弥漫性混合回声团,病灶可呈低回声、高回声或混合性回声。当累及肌层时,病灶处内膜与肌层分界不清,肌层局部回声欠均匀。当病灶累及宫颈时,宫颈管结构不清,回声混杂,可出现宫腔积液。若出现宫外转移时,子宫可增大、变形、与周围组织边界不清,宫旁可见混合性肿块,肿块回声与卵巢腺癌相似。

子宫内膜癌彩色多普勒超声表现:子宫内膜内或基底层可见条状、短棒状丰富血流信号;癌灶侵犯肌层时,肌层局部血流信号丰富,可检测到低阻力型动脉血流频谱,RI 小于 0.4。

7. 子宫肉瘤 子宫肉瘤可以选择经阴道彩色多普勒超声,但超声对子宫肉瘤术前诊断率很低。子宫肉瘤二维超声的表现为瘤体在短期内可迅速增大,与肌层的边界欠清、瘤体内部呈紊乱低回声或无回声,后方回声可增强(图 6-77)。若为子宫内膜间质肉瘤,宫腔可见实性结节,结节回声不均匀,边界部分欠清,若有坏死时可见不规则无回声区。若肿瘤侵犯宫旁组织,子宫轮廓不清晰,宫旁见实性肿块;若有转移,宫外可见不均质团块状回声。

子宫肉瘤彩色多普勒超声表现:病灶内可见丰富血流信号、周边无环绕血管,可见高速低阻频谱(图 6-78)。

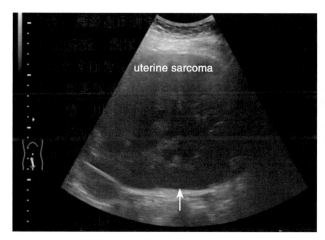

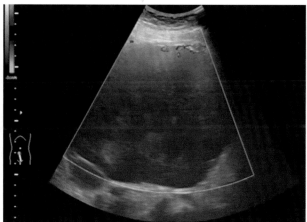

图 6-77 子宫肉瘤声像,白色箭头所指处为病灶

图 6-78 子宫肉瘤多普勒超声

8. 恶性滋养细胞疾病 恶性滋养细胞疾病包括:妊娠滋养细胞肿瘤(gestational trophoblastic disease, GTN)、胎盘部位滋养细胞肿瘤(placental site trophoblastic tumor, PSTT)、上皮样滋养细胞肿瘤(epithelial

trophoblastic tumor,ETT)、非妊娠性绒癌。PSTT、ETT、非妊娠性绒癌临床上少见、罕见,故在此不赘述。GTN 子宫内病变二维超声一般表现为宫内回声混杂,子宫肌层增厚,肌壁蜂窝状液性暗区,边界欠清,浆膜下可见液性暗区环绕子宫,呈管道状(图 6-79)。若出现宫旁病变,宫旁血管可呈蜂窝状或管道状液性暗区,若宫旁组织出血坏死时,可在宫侧壁形成不规则低回声包块。双侧卵巢可出现黄素化囊肿,超声表现为卵巢无回声区。

GTN 彩色多普勒超声表现:宫内病灶区域可见特征性的大片五彩镶嵌彩色血流信号,且能测到极低阻力动脉性频谱或动静脉瘘性频谱或大量静脉性频谱。如果组织出现坏死,则可见病灶内无血流信号。

（五）卵巢病变的超声表现

1. 卵巢瘤样病变

（1）滤泡囊肿:卵巢滤泡囊肿呈圆形或椭圆形的无回声区,边界清晰,囊壁光滑且菲薄,常为单发性,突向卵巢表面,偶尔多发性,直径为 3~8cm,偶尔可以发生囊腔内出血。彩色多普勒超声检测囊壁及囊内均无血流信号(图 6-80)。

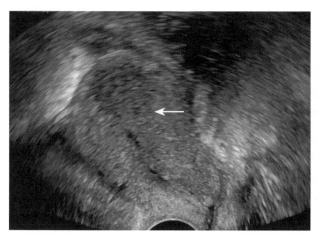

图 6-79 妊娠滋养细胞肿瘤声像,白色箭头所指处为病灶

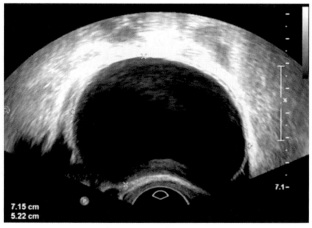

图 6-80 卵巢滤泡囊肿

（2）黄体血肿

1）黄体早期:黄体囊腔内出血较多时,表现为卵巢内圆形或椭圆形的囊性灶,囊壁较厚,内壁粗糙,囊内充满细密点状回声或杂乱不均质低回声,回声表现多样化。

2）黄体中期:血液凝固,逐渐吸收,囊壁变薄而规则,囊内回声减低,囊腔内可见呈"网样"分布的带状回声,呈细网或粗网状回声。

3）黄体晚期:血肿逐渐吸收变小,囊腔萎缩,增厚的囊壁可使病灶表现为类实性稍高回声结节,因其回声与周围卵巢组织回声接近而不易分辨,需靠彩色多普勒超声显示其周围环状血流判断;当血液完全吸收后,形成黄体囊肿,囊壁光滑,囊内呈无回声,与其他卵巢囊肿难以区别(图 6-81)。

彩色多普勒超声表现:黄体血肿或黄体囊肿周边可见环状、半环状血流信号,这一特征性的声像改变对诊断黄体血肿及囊肿很有意义。黄体早期或妊娠期黄体血流流速较高,舒张期

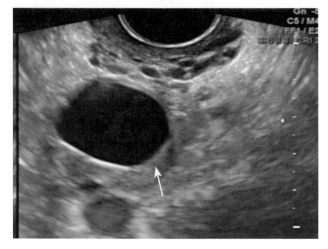

图 6-81 黄体血肿声像(黄体晚期),白色箭头所指处为病灶

成分丰富,血流阻力低,RI 值在 0.5 左右(图 6-82)。

(3) 多囊卵巢综合征(polycystic ovary syndrome,PCOS):子宫稍小于正常,内膜较薄,与正常月经周期的内膜改变不相符;双侧卵巢轮廓清晰,均匀性增大,卵巢体积>10cm³,卵巢三径之和大于子宫三径之和的 1/4;卵巢包膜较厚,回声增强,包膜下可见大小相近的小囊呈车轮状排列,单切面小囊总数常超过 10 个,直径不超过 1cm,卵巢中央髓质成分多,回声较高(图 6-83)。采用经阴道三维超声,可以做体积的扫描检测,并且可将卵巢内卵泡大小和数量全部显示出来。

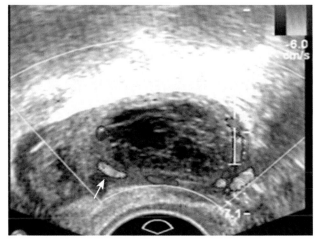

图 6-82　黄体血肿血流分布,白色箭头所指处为病灶血流

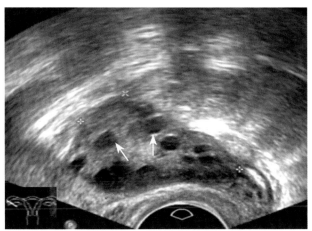

图 6-83　卵巢多囊样改变声像,白色箭头所指处为卵巢小囊

彩色多普勒超声表现:PCOS 患者卵巢间质内常可见纵行血流,可记录到中等阻力卵巢动脉血流频谱;与正常女性卵巢间质相比,血流明显丰富,PI 及 RI 均下降。

(4) 卵巢过度刺激综合征(ovarian Hyper-stimulation Syndrome,OHSS):二维声像表现为卵巢明显增大,卵巢内因含大量大小不等的卵泡和黄素化囊肿,呈多房性囊肿样改变。囊壁菲薄,囊腔形态因相互挤压而不规则,囊内多为液性无回声,少量囊内可见极低回声分布在囊下半部,囊腔大小一般在 2~6cm(图 6-84)。盆腹腔内可见液性暗区,严重时胸腔内也可见液性暗区。

彩色多普勒超声表现:卵巢内多房状的分隔上有条状分支状血管分布。

(5) 卵巢子宫内膜异位症:卵巢巧克力囊肿较小时,经阴道二维超声扫查可在囊肿外侧见到含卵泡的正常卵巢组织,借此判断囊肿来源于卵巢,但囊肿较大时,则难以见到正常卵巢组织。巧克力囊肿呈圆

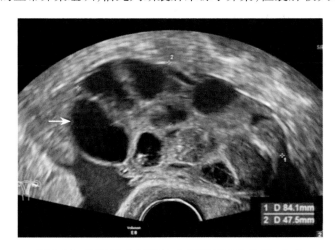

图 6-84　卵巢过度刺激综合征卵巢改变声像,白色箭头所指处为卵巢囊肿样改变

形或椭圆形,可以是单发或多发,囊壁外缘较清晰,但内壁毛糙,囊肿内回声根据月经周期、病程长短不同而有一定特征性的改变。①无回声或稀疏低回声:常见于病程不长及月经前,囊肿壁薄,内壁尚光滑,囊内无回声,透声好,或回声稀少,均匀分布,与单纯性囊肿不易区别。②均匀云雾状低回声:囊壁薄、内壁光滑,囊内回声较多,呈均匀的云雾状低回声,为典型的巧克力囊肿表现(图 6-85)。此类回声常为月经期或月经刚结束时,囊内巧克力样液体稍稠。③不均混合回声:囊壁厚薄不均,内壁毛糙,囊实相间的杂乱回声,后壁界限常较模糊,实性部分形态不规则。此类型病程较长,高回声团为局部稠

厚囊液所致。④实性为主不均回声：囊壁较厚且厚薄不均因与子宫粘连,内壁更粗糙,囊壁上常黏附有片块状、沉积状密集高回声,高低回声区界限较清,有时囊内可见粗细不等的分隔。此类型病程较长,常为囊内反复出血、血块机化、纤维素沉积等造成的组织细胞局部堆积所致。

彩色多普勒超声表现：巧克力囊肿囊壁上无法探及明显血流信号或可探及少量血流信号,囊内均无血流信号(图6-86)。

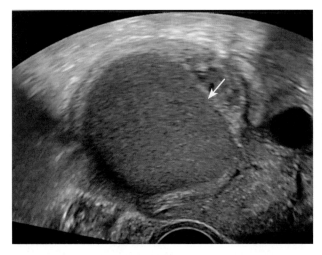

图6-85 卵巢子宫内膜异位症声像(均匀云雾状低回声),白色箭头所指处为病灶

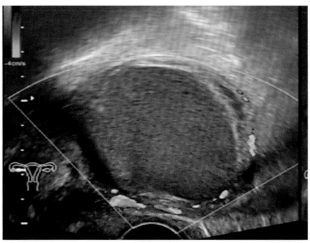

图6-86 卵巢子宫内膜异位症血流分布

2. 卵巢良性肿瘤

(1)卵巢囊腺瘤

二维超声表现：单房或少房性囊腺瘤肿块边界清晰,囊壁薄而完整,厚度均匀,内壁光滑(图6-87),多房性囊腺瘤囊内有纤细分隔回声,隔光滑而均匀;乳头状囊腺瘤在囊内壁上突出乳头,乳头较小时仅表现为囊肿壁局部增厚,内壁不平滑呈结节状或不规则状;浆液性囊腺瘤囊内无回声或稀疏点状回声,黏液性者囊内大多有云雾状或稀疏低回声。

彩色多普勒超声表现：肿瘤内的囊性部分无血流信号,囊壁、囊内间隔及乳头上可见细条状血流信号,当分隔较多,血流较丰富时,血流频谱与恶性肿瘤肿瘤相似,需注意交界性囊腺瘤可能(图6-88)。

(2)成熟畸胎瘤：超声诊断良性囊性畸胎瘤的超声所见常可分为以下几种类型。

1)类囊型：多为圆形或椭圆形,囊壁较厚,多为单房,内为密集而反光强的光点,有时在内壁处可见一

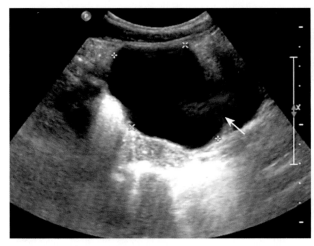

图6-87 单房性卵巢囊腺瘤声像,白色箭头所指为病灶

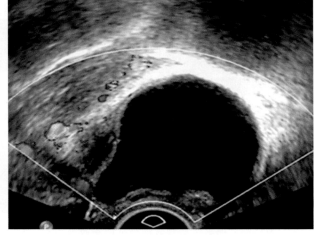

图6-88 卵巢囊腺瘤血流分布

薄层液性区。离体标本见囊内为脂样物质,偶有少量毛发。

2）类实质型:囊内充满均质点状回声,很难找到无回声暗区,边缘清楚光滑,可见散在星点状血流信号(图6-89)。离体标本见囊内为油脂类物质及毛发。

3）囊内面团征:囊内出现一个或数个反光强的光团,多为圆形,也有不规则光块,可粘贴于内壁,光团后方无回声,团块内未见血流信号,囊壁可见星点状散在血流信号(图6-90,图6-91)。离体标本见囊内为脂质颗粒粘在一起的团块。

4）囊内发团征:囊内可见一圆形光团,其上方为月牙形反光强的回声,其后方衰减并伴明显声影。离体标本见囊内为强回声团为脂质物团块包裹大量毛发、牙齿及骨组织构成。

5）囊内脂液分层征:上层为反光强、密集光点回声,此为一层脂类物;下层常为清亮液,有时亦可见液内漂浮少量光点,两层之间为脂液分层平面,较大的囊肿其液平面可随体位变动而变化。离体标本见囊内上方为黏稠的脂类物及毛发漂浮,下方为黏稠样液体(图6-92)。

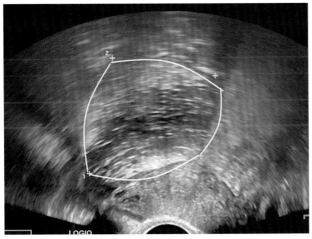

图6-89　卵巢成熟畸胎瘤声像(类实质型),白色线条所示区域为病灶

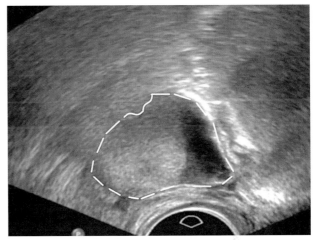

图6-90　卵巢成熟畸胎瘤声像(囊内面团征),白色线条所示区域为病灶

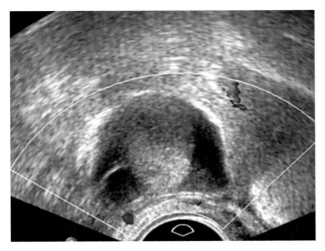

图6-91　卵巢成熟畸胎瘤血流分布

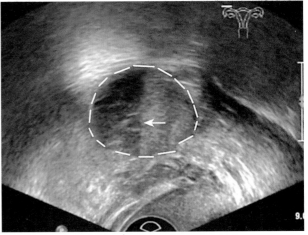

图6-92　卵巢成熟畸胎瘤声像(囊内脂液分层征),白色线条所示区域为病灶,白色箭头所指处为脂液分层边界

6）复杂型:囊内结构复杂,可有光点,脂液分层,强光团,发团征及面团征等。离体标本见囊内为牙齿、骨组织、钙化物、毛发及油脂样物质等。

（3）卵巢泡膜细胞瘤:为圆形实性肿块,边界及轮廓清晰,内为密集均匀稍低回声,由于透声性良好,后方回声轻度增强,与巧克力囊肿的云雾状回声型极为相似,但没有囊壁结构;部分瘤体表现为实性不均质低回声,内见少许边界较清晰的液性暗区。

彩色多普勒超声表现:在肿瘤内部可显示出散在分布的较微弱的血流信号,记录到低速、中等阻力血流频谱,Rl 在 0.40~0.50。

(4) 卵巢纤维瘤:肿物为圆形或椭圆形实性肿块,边界及轮廓清晰,无包膜回声,内部回声似肌瘤,为不均质实性稍高回声,后方伴栅栏样衰减,后方边界显示不清,常难与带蒂浆膜下肌瘤或阔韧带肌瘤鉴别(图 6-93)。

彩色多普勒超声表现:在肿块的近场部分可探及少量血流信号,其后部分因声衰减,常无法探及血流信号(图 6-94)。

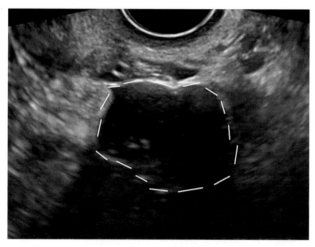

图 6-93　卵巢纤维瘤声像,白色线条所示区域为病灶

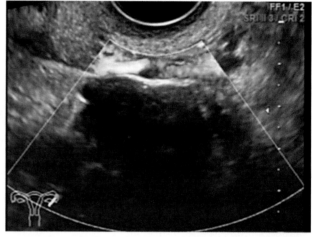

图 6-94　卵巢纤维瘤血流分布

(5) 移行细胞瘤(transitional cell tumors):又称勃伦纳瘤(Brenner tumor),典型的二维超声表现为实性肿块,瘤体内部回声均匀或可见少量液性暗区;部分肿瘤因声衰减而内部回声无法显示,伴扇形声影;当肿瘤与其他囊性卵巢肿瘤并存时,声像图较复杂,可以在囊肿内或囊壁上找到瘤体(图 6-95)。

彩色多普勒超声表现:在瘤表面和瘤体内均无明显血流信号。

3. 卵巢恶性肿瘤

(1) 浆液性囊腺癌和黏液性囊腺癌:二维声像上难以区别浆液性和黏液性囊腺癌,均表现为囊实性肿块,内部回声杂乱,有囊性为主、实性为主以及囊实混合性回声。囊性为主的肿块囊壁较厚而不均,有粗细不均的分隔,囊液常呈无回声,有囊内出血时呈不均质低回声,实性为主则囊内壁实性块状突起,中部可见大小不等的囊性区,乳头向外生长时肿块边界难辨(图 6-96)。彩色多普勒超声表现为肿块边缘、间隔上和中央实性区可见到丰富血流信号,可记录到低或极低阻力频谱,RI≤0.40 边缘则有较高速血流,最大流速常大于 30cm/s。

(2) 未成熟畸胎瘤:二维声像大多数表现为囊实性肿块,早期声像图上可表现为囊内实性部分均质或不均质高回声,边缘粗糙或平滑、边界清,可伴后方声衰减;晚期肿块内大部分为

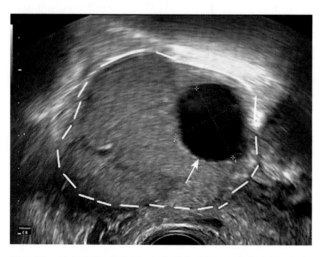

图 6-95　移行细胞瘤声像,白色线条所示区域为病灶,白色箭头所指处为肿瘤旁囊肿

实性、小部分为液性成分,实性部分可均质或不均质。彩色多普勒超声表现为瘤内实性区可显示较丰富的血流信号,可记录到低阻力血流,RI≤0.40,而成熟畸胎瘤内多无血流信号。

（3）无性细胞瘤:二维声像表现为肿瘤形状较规则,边界较清晰,内为实质性不均质稍低回声,无声衰减,瘤体中部可见树枝状稍高回声分隔,将实性肿瘤组织分隔成小叶状低回声区。彩色多普勒超声显示瘤内血管主要分布于稍高回声的分隔上,血流频谱呈高速低阻力型。

（4）卵巢转移性癌:双侧卵巢均受累,肿块呈实性不均质稍高回声,有时伴衰减,无明显包膜,边界清楚,呈肾形,部分内见液性暗区;彩色多普勒超声显示瘤内血流信号较丰富（图6-97）。

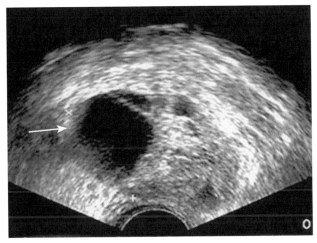

图6-96 卵巢恶性肿瘤声像,白色箭头所指处为病灶

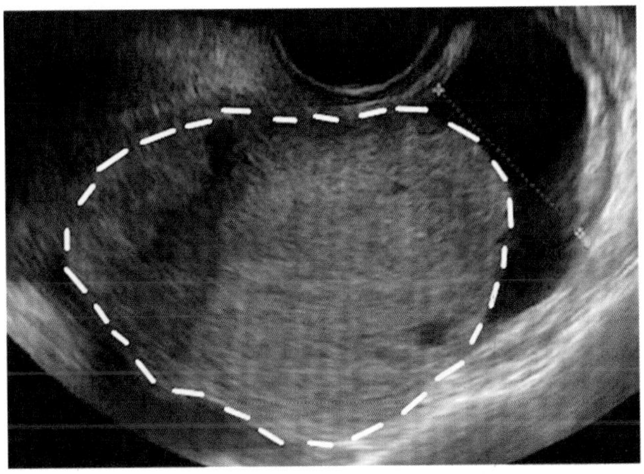

图6-97 卵巢转移性癌声像,白色线条所示区域为病灶

（六）输卵管疾病的超声表现

1. 急、慢性盆腔炎

（1）单纯性卵巢输卵管炎:超声表现为卵巢旁不规则肠管状低回声区,卵巢可增大并回声不均匀,卵巢内血流信号丰富,往往可测得中-高阻力型动脉频谱。

（2）输卵管卵巢脓肿:超声变现为输卵管呈长条形、腊肠型或管道状囊性肿块,囊壁厚度均匀,内为不均质低回声或云雾状回声（图6-98）。卵巢脓肿则表现为卵巢内见圆形或椭圆形囊性灶,壁厚,内见不均匀云雾状回声,其边缘可见正常卵巢结构,但边界欠清。

（3）盆腔积脓:当脓液积聚于子宫旁组织或子宫直肠窝时局部可出现不规则云雾状低回声区,子宫浆膜面可增厚,轮廓不清,卵巢边界模糊,当脓肿病灶广泛时,子宫附件周围可见形态不规则云雾状低回声区（图6-99）。

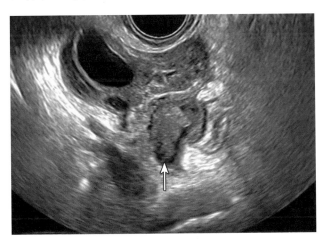

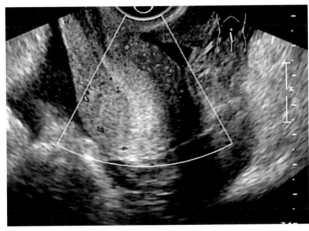

图6-98 输卵管脓肿声像,白色箭头所指处为病灶

图6-99 盆腔积脓彩色多普勒超声表现

（4）输卵管积水:输卵管积水往往表现为宫旁腊肠型或弯曲管道状或盲袋状囊性灶,边界清晰,内为液性暗区。囊性灶边缘可见点状血流信号(图6-100)。

（5）卵巢输卵管积液:卵巢输卵管积液超声表现与输卵管积水相似,但子宫旁可见肿块呈多房状囊性灶,形状不规则,边界不清,囊内见分隔,内可见无回声区。

（6）慢性盆腔炎其他超声改变:PID慢性期常有盆腔粘连、积液,常可表现为宫旁或子宫后方不规则或多角形液性暗区,液性暗区内见细带状回声,卵巢被液性暗区包绕或液性暗区内见输卵管伞端飘浮(图6-101)。

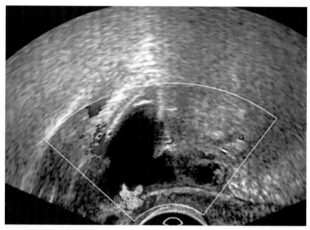

图6-100 输卵管积水彩色多普勒超声表现

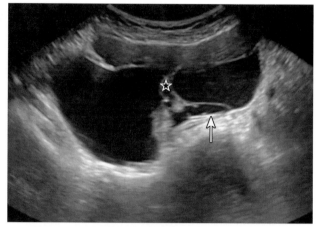

图6-101 盆腔包裹性积液声像,白色箭头所指处为病灶,☆所标识处为病灶内分隔

2. 原发性输卵管癌 超声常见表现为宫旁见不规则肿物,呈混合性回声,多为腊肠形、圆形,壁厚,内见不均质低回声,甚至囊壁可见乳头状结构。子宫可见宫腔线分离、宫腔积液。彩色多普勒超声显示宫旁肿块囊壁或使之部分见散在血流信号,呈低阻力型,RI小于0.4。

（七）术后相关超声表现

1. 子宫切除术后血肿、盆腔积液、积脓、肿瘤复发(图6-102)。

2. 子宫、双侧附件切除及双侧淋巴结清扫术后,双侧髂动脉旁淋巴管囊肿(图6-103)。

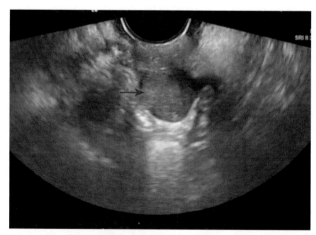

图6-102 已婚已育32岁女性子宫肉瘤行子宫全切术后,经阴道超声显示残端实性肿块(箭头),临床证实为复发灶

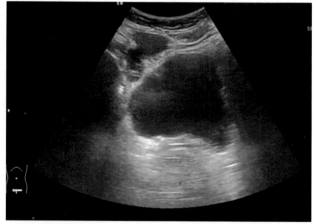

图6-103 宫颈癌术后,双侧髂血管旁囊肿

（刘广健 余俊丽 陈瑶 邵丹琪）

三、膀胱疾病超声检查

(一)膀胱疾病超声检查方法

1. 仪器与探头 用于检查膀胱的探头种类较多,大致可分为经腹部及经腔内检查两类,其中腔内探头包括经直肠、经阴道和经尿道检查探头。

(1)经腹壁探头:经腹壁探头包括凸阵和线阵探头。其中凸阵探头具有视野广、穿透力好的优点,临床使用最为广泛;线阵探头主要用于高分辨率观察膀胱前壁及近场病变。

(2)经腔内检查探头

1)经直肠及经阴道腔内探头:纵断面扫查可以清晰显示膀胱颈部、三角区和后尿道病变,但对膀胱侧壁及顶部的病变显示欠清晰。

2)经尿道膀胱腔内探头:检查时探头经尿道放入膀胱腔内进行检查,可进行三维重建,并且可结合膀胱镜进行检查,弥补了膀胱镜仅能观察黏膜表面的不足,具有判断肿块的浸润深度及分期的优势。

2. 检查前准备

(1)经腹壁检查:受检者检查前需适量充盈膀胱。

(2)经直肠或阴道检查:经直肠检查前需排净粪便,必要时清洁灌肠,适度充盈膀胱。与子宫附件检查不同,经阴道检查膀胱病变前,亦需要适度充盈膀胱。

(3)经尿道检查:与膀胱镜检查的操作步骤类似。检查前应了解患者有无尿道狭窄、膀胱挛缩和急性感染等禁忌证。

3. 检查方法

(1)经腹壁检查:受检者取仰卧位,暴露耻骨上区域,探头置于耻骨联合上方,首先横向扫查向上至脐部,再行纵向扫查,从膀胱一侧扫描至另一侧。必要时可取侧卧位,进一步观察膀胱内病变的移动性。检查后,根据需求可排空小便再次检查。

(2)经直肠或阴道检查:根据仪器类型和患者状况,可取截石位、膝胸位或左侧卧位。首先在探头表面涂耦合剂,并用探头套保护探头,保护套外再次涂耦合剂后置入肛门或阴道,行纵向或横向扫查。横向扫查探头由深至浅,纵向扫查探头顺时针或逆时针方向缓慢旋转,分别获得膀胱横断或纵断切面图。

(3)经尿道检查:受检者取截石位,麻醉,消毒会阴部并铺无菌洞巾(与膀胱镜检查要求相同)。膀胱镜检查后,插入超声探头,膀胱充水后做360°扫查,自外向里,全面观察膀胱壁结构。

(二)正常膀胱超声表现

膀胱的形状、大小和位置均随尿液充盈的程度而变化,膀胱适当充盈时,纵断面呈边缘圆钝的类三角形,横断面呈圆形或椭圆形。正中纵断面见膀胱颈部及尿道内口。向两侧移动探头,可见膀胱后侧壁内的输尿管膀胱段,横断面可显示膀胱三角区输尿管开口呈略隆起的小乳头状回声。膀胱内尿液为无回声区。膀胱壁回声连续性完整,厚度均匀一致,随充盈程度而变化,正常厚度<4mm(图6-104)。

(三)常见膀胱疾病的超声表现

1. 膀胱结石 膀胱腔内单个或多个强回声团,后方伴声影,随体位改变而移动(图6-105)。结石的大小从粟粒状至占据整个膀胱不等。较大且致密的结石后方形成明显的声影,声影会影响结石后方膀胱壁的观察,必要时可变动体位观察。较小结石或密度较低的结石,伴随的声影可不明显或较弱,但结石都具有随体位改变而变动的特点。彩色多普勒超声可显示结石伴随的闪烁伪像,对诊断较小的结石有一定帮助。

2. 膀胱炎 轻症膀胱炎声像图无明显异常。炎症较重者,膀胱体积减小,膀胱壁增厚,黏膜表面不光滑。膀胱内可见结石或碎屑样回声,尿液透声不良,呈浮动光点样回声;气肿性膀胱炎可在膀胱壁内见到强回声气体,后方伴多重反射伪像或模糊声影。膀胱腔内也常能见到气体;腺性膀胱炎和囊性膀胱炎,表现为膀胱壁明显增厚,黏膜不光滑,表面可见囊状或实性乳头样肿块。与恶性乳头样隆起性病变的鉴别较

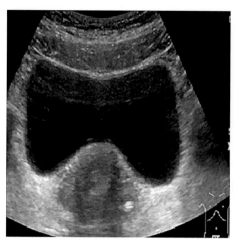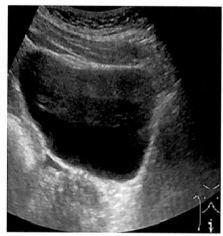

图 6-104 正常膀胱声像图
左图为横切面,右图为纵切面

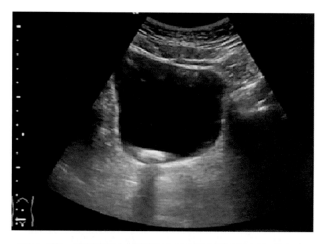

图 6-105 膀胱结石:膀胱腔内显示弧形强回声伴后方声影,结石会随体位改变而向重力方向移动

难,需要膀胱镜及活检协助明确诊断;间质性膀胱炎多表现为膀胱容积减小,膀胱壁增厚,易合并肾积水及输尿管扩张;膀胱逼尿肌无反射引起的神经性膀胱炎,多表现为膀胱容量增大,壁光滑、变薄,膀胱顶向上延伸,甚至达脐水平。膀胱逼尿肌高反射引起的神经性膀胱炎,多表现为膀胱壁增厚,合并肌小梁增生。

3. 膀胱结核 早期声像图无明显异常。晚期表现为膀胱壁增厚,黏膜不光整,回声增强,有时可见钙化斑。结核病变严重,广泛纤维化时,形成挛缩性膀胱。尿液无回声区内可见漂浮的点样及片样回声。但声像图表现对膀胱结核诊断均欠缺特异性。

4. 膀胱憩室 膀胱壁周围囊状无回声区,呈圆形或椭圆形,通常发生在膀胱后壁及两侧壁,通过宽度不等的憩室颈与膀胱壁相通,排尿后憩室可缩小(图 6-106)。

5. 常见膀胱肿瘤 膀胱肿瘤好发于膀胱三角区、侧壁及后壁。70%为表浅型,30%为浸润型。超声检查膀胱肿瘤的检出率高,但对于直径<0.5cm 的小肿瘤易漏诊。

(1)上皮性膀胱肿瘤:彩色多普勒可在肿瘤基底部探及丰富血流信号,脉冲多普勒可探及肿瘤血管多为高速低阻的动脉血流。超声造影可显示肿瘤的微循环灌注,对于血流检测敏感性明显高于彩色多普勒(图 6-107)。

(2)膀胱淋巴瘤:超声表现为广泛性膀胱壁增厚,黏膜层连续完整,如果肿物较大,表面可形成溃疡。

(3)膀胱转移瘤:超声诊断膀胱肿瘤是临床首选的一种无创检查方法,相比膀胱镜检查,超声不受肉眼血尿和尿道狭窄等因素的限制,是膀胱镜检查的良好补充。

6. 膀胱脱垂和功能评估 盆底超声检查最初(现在仍然是)用于对膀胱颈部移动度及膀胱颈部汇流情况的评估,对于女性尿失禁患者这两个指标非常重要。通常需在静息状态和功能状态下(咳嗽、Valsalva法、最大盆底收缩),采取经会阴部正中矢状切面扫查评估。

逼尿肌厚度:正常值不超过 5mm,异常值高于 5mm。排尿后膀胱残余尿量:排尿后膀胱残余尿量不应超过 30ml。

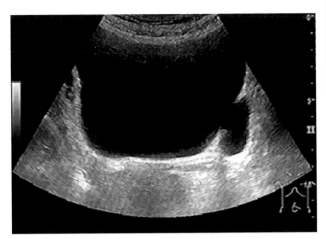

图 6-106　膀胱憩室:膀胱左侧壁见囊性无回声区,与膀胱壁相通

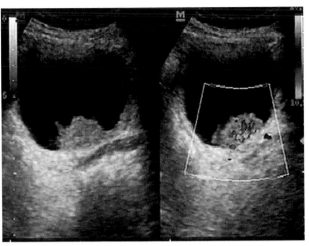

图 6-107　膀胱三角区可见宽基底菜花状稍低回声团块,CDFI 可见丰富血流信号,患处膀胱壁层次紊乱,回声减低,病理符合膀胱乳头状癌

膀胱与耻骨之间的距离(BSD):膀胱颈与耻骨联合下缘的垂直距离。通常在 20~30mm 之间(存在个体差异),用于评估尿道和膀胱颈的位置及活动度。

膀胱后角(RVA):由近端尿道和膀胱三角区而成的夹角。

尿道倾斜角(UTA):上段尿道轴与人体纵轴线所成,正常一般不超过 30°。

膀胱颈移动度:在静息时和最大力排时分别测量膀胱颈的位置,两者差值代表膀胱下降的程度。检查时膀胱是否充盈、患者的体位以及是否留置尿管等都会影响测量结果,且有时患者很难达到有效的力排动作,因此目前关于其正常参考值并没有明确的定义,通常认为移动度大于 25mm 具有临床意义。

尿道旋转角:静息状态和 Valsalva 时尿道倾斜角的变化值,正常一般不超过 45°。

使用体检的方法对膀胱脱垂症进行分级有较大的局限性,而影像学检查可以观察到许多体检难以发现的解剖问题,并可对两型不同功能意义的膀胱脱垂症进行区分判断:一型为膀胱尿道脱垂,表现为超常尿流速率及尿流动力学异常的张力性失禁;另一型为具有正常膀胱后角的膀胱脱垂症,主要表现为脏器脱垂,但张力性尿失禁的可能性小。

超声对膀胱脱垂症评估:

轻度:膀胱颈最低点评估位于耻骨联合下缘以下 1cm 内;

中度:膀胱颈最低点位于耻骨联合下缘以下 1~2cm;

重度:膀胱颈最低点位于耻骨联合下缘 2cm 以下。

(刘广健　程文捷　蒋清凌)

四、前列腺和精囊疾病超声检查

(一) 检查方法

1. 经腹壁检查　被检查者膀胱适度充盈,取仰卧位,3.5~5MHz 凸阵式或线阵式探头置于耻骨联合上区进行检查。

2. 经直肠检查　被检查者检查当天排便或灌肠,取左侧卧位或截石位,将套有保护套的直肠腔内探头经肛门缓慢插入直肠 4~6cm 进行检查(图 6-108)。

3. 经会阴检查　声像图质量较差,不作为常规检查方法,仅用于某些特殊的患者,如直肠 Miles 术后、膀胱 Bricker 术后等。被检查者取左侧卧位或截石位,3.5~5MHz 凸阵式探头置于会阴部耻骨联合下方进行检查。

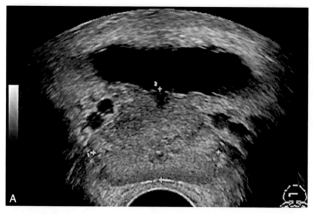
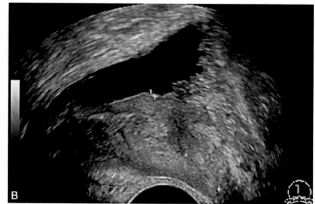

图 6-108 端扫式探头经直肠扫查正常前列腺
A. 为横切面;B. 为纵切面。

(二) 前列腺疾病的超声表现

1. 良性前列腺增生症 超声检查已被公认为良性前列腺增生症(benign prostatic hyperplasia,BPH)的主要及首选影像诊断方法,可为临床提供 BPH 的诊断依据、评估前列腺增生程度,以及有无并发症存在。BPH 的声像图特征包括前列腺及并发症两方面。

(1) 前列腺声像图特征:体积增大,以前后径增大最为重要。形态变圆、饱满,可向膀胱突出(图6-109)。内外腺体比例失调,内腺瘤样增大,外腺受压变薄,两者分界清晰。前列腺内出现增生结节,多位于移行区,多呈等或偏低回声,血流信号多分布于周边,呈环状血流。常伴有前列腺囊肿和前列腺结石,前者表现为内腺的无回声区,后者表现为内外腺交界处的强回声斑点,多呈弧形排列。

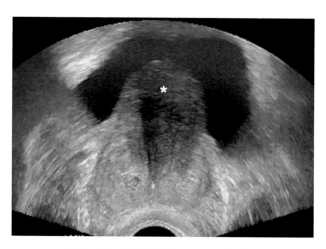

图 6-109 前列腺增生,明显突向膀胱

(2) BPH 并发症声像图特征:膀胱:膀胱壁增厚、不光滑;膀胱小梁小房增生;膀胱憩室、膀胱结石形成;膀胱残余尿增多,甚至尿潴留。肾脏、输尿管:双肾盂轻度积水;双侧输尿管扩张。

2. 前列腺癌 经直肠超声(transrectal ultrasonography,TRUS)在前列腺癌检出方面的作用主要有准确测量前列腺体积、发现可疑病灶、引导前列腺穿刺活检等。常规超声诊断前列腺癌的敏感性和特异性分别是 44% ~ 90%、30% ~ 74%。TRUS 具有实时性,并能清晰显示前列腺各区带位置,实现准确引导穿刺活检。

前列腺癌的声像图特征有:

(1) 典型的前列腺癌病灶呈外周区内的低回声结节(图 6-110A);部分肿瘤可表现为等回声;少数病灶表现为高回声。彩色多普勒显示病变局部血流信号增加(图 6-110B),但并非特异性。

(2) 前列腺形态不规则,包膜局部膨隆变薄,外周区回声不均匀,呈结节状或片状低回声,内外腺分界不清。侵犯周围脂肪组织时,前列腺包膜不完整,回声中断。

(3) 邻近器官受累时表现为膀胱颈部回声不规则增厚,隆起;精囊周围和精囊本身回声异常,失去两侧对称性。

(4) 超声造影特征:局灶性高增强,或快速增强,或前列腺内出现不对称的血管,并且快速消退。

(5) 前列腺癌通常组织质地较硬(彩图 6-110C),弹性成像可用于判断组织硬度,辅助鉴别前列腺癌

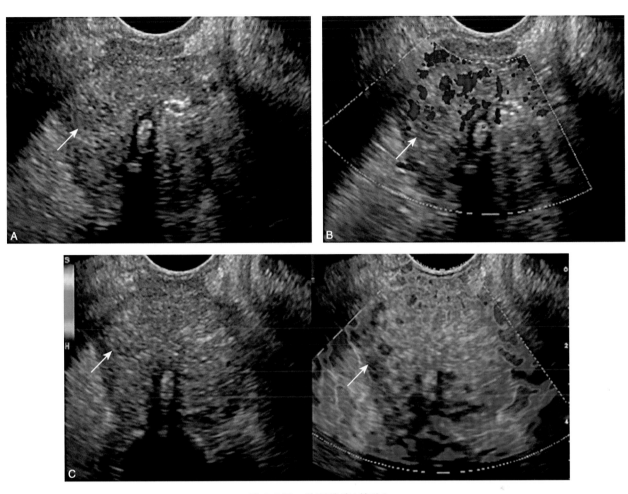

图 6-110　前列腺癌（箭头）

A. 前列腺右侧叶周缘区低回声结节；B. 结节内见较丰富血流信号；C. 结节质地偏硬（红色代表质软，蓝色代表质硬）。

以及引导穿刺活检。

3. 前列腺炎　前列腺炎分为急性前列腺炎和慢性前列腺炎。

（1）急性前列腺炎的超声表现：前列腺增大，形态饱满；前列腺周边毛糙，但包膜尚完整、清晰；实质回声普遍减弱而不均匀，可见散在分布的低回声区，其后方回声稍增强。形成前列腺脓肿时可见无回声区，透声较差，探头加压无回声区内有液体流动征象；彩色多普勒显示病变区或脓肿周围以至整个前列腺内血供丰富。

（2）慢性前列腺炎的超声表现：前列腺大小正常或轻度增大，两侧基本对称；前列腺包膜完整，但不光滑，可有轻度起伏不平，但一般无明显隆起；内部回声呈弥漫性增强，分布不均匀；常伴有钙化、结石引起的强回声。声像图可分为局限性（似高回声结节）和弥漫性（不规则回声）两种，应与前列腺癌鉴别；对邻近器官组织无明显压迫或侵犯现象。

与 BPH 和前列腺癌相比，前列腺炎缺乏典型的声像图特征，其诊断主要依据临床症状及实验室检查，而 TRUS 则主要作为一种辅助诊断及疗效随访的手段。当急性前列腺炎伴脓肿形成时，TRUS 可用于判断脓肿的有无及范围，并且引导脓腔穿刺抽液或置管引流。当慢性前列腺炎合并可疑结节需要排除前列腺癌可能时，TRUS 可用于引导穿刺活检以获得病理诊断。

4. 超声引导下前列腺活检　TRUS 引导前列腺穿刺活检是目前公认的前列腺癌确诊最佳方法，具有实时监控、安全简便、合格标本获得率高等优点。前列腺活检包括系统活检及病变目标活检。系统活检包括 6 针、8 针、12 针及 5 区 13 针。病变目标活检是在 TRUS 引导下，对可疑病变处取 2~4 条组织。穿刺方法包括经直肠穿刺及经会阴穿刺两种，各有优缺点：经直肠穿刺方便快捷，不需要麻醉，但需要肠道准备，术后并发症多,需要留院观察;经会阴穿刺理论上取材阳性率更高,并且不需要肠道准备,术后不需要留院观察,并发症少,但需要术前麻醉,操作较烦琐。

（1）适应证:直肠指检扪及前列腺结节,可疑前列腺癌者;影像学检查发现前列腺结节,不能排除前列腺癌者;血清前列腺特异性抗原(PSA)相关指标异常升高者;为确定前列腺癌的 Gleason 分级和前列腺癌的病理类型,作为治疗方案的选择依据。

（2）重复穿刺的适应证:前次穿刺阴性,PSA 仍持续升高;前一次穿刺病理提示高级别上皮内瘤变(HGPIN)、小腺体不典型增生(ASAP)、可疑癌变;用于观察前列腺癌雄激素治疗疗效。

（3）禁忌证:有严重出血倾向或严重肝、肾、心血管疾病;穿刺局部有急性感染;肛门闭锁、狭窄或有严重痔疮不能进行 TRUS 检查;糖尿病患者应控制血糖后实施。

（4）术前准备:术前 3 天停用抗凝药,凝血功能正常者方可进行穿刺活检;穿刺当天排空大便,经直肠穿刺者穿刺前晚加做清洁灌肠或口服泻药等肠道准备;经直肠穿刺者术前 1 天口服广谱抗生素,如甲硝唑、盐酸环丙沙星等;经会阴穿刺者无须服用抗生素。

（5）经直肠穿刺活检步骤:患者取左侧卧位,直肠指检确认直肠内无肿物或粪便;肛周皮肤消毒,不需麻醉;端扫式直肠探头套上灭菌保护套,装上穿刺架,表面涂抹无菌润滑剂,缓慢置入直肠,扫查前列腺确定穿刺路线;活检枪经穿刺架进入直肠,达到穿刺目标后发动活检枪取材活检;多点穿刺所得标本必须编号标记,分别放入标本瓶,并注明活检部位送检。

（6）经会阴穿刺活检步骤:患者取截石位,臀部垫高,托起阴囊并用胶布固定,直肠指检确认直肠内无肿物或粪便;会阴部皮肤消毒,建议加做骶麻及会阴部局部浸润麻醉以减轻患者痛苦;经直肠双平面或三平面探头套上灭菌保护套,装上穿刺架,表面涂抹无菌润滑剂,缓慢置入直肠,扫查前列腺确定穿刺路线;必要时加做前列腺尖部的局部浸润麻醉以减轻患者痛苦;活检枪经穿刺架刺入会阴部皮肤,达到穿刺目标后发动活检枪取材活检;多点穿刺所得标本必须编号标记,分别放入标本瓶,并注明活检部位送检。拔针后,穿刺局部会阴皮肤敷以纱布。

（7）注意事项:经直肠穿刺术后住院留观 1~2 天,预防性口服抗生素 3 天,鼓励患者多饮水、排尿。密切注意有无便血、血尿、发热、腹痛等症状,及时予以对症处理。经会阴穿刺术后不需住院,不必口服抗生素,鼓励患者多饮水、排尿,会阴部皮肤勿水洗或坐浴,术后第 2 天可取下纱布。

（8）并发症及处理:出血是最常见的并发症,包括血尿及便血。术后嘱患者多饮水、排尿。出血量较大者建议应用止血药物对症处理。直肠活动性出血者可经直肠用探头按压穿刺点、直肠塞纱止血或直肠镜局部注射止血药、出血点电凝止血。感染一般多见于经直肠穿刺,建议术前及术后均口服抗生素,并且术后鼓励患者多饮水、勤排尿。疼痛不适一般可自行减轻,严重者予以镇痛处理。

（三）精囊疾病超声表现

1. 急性精囊炎　超声表现为精囊轮廓明显增大,前后径>1.5cm,张力增加呈近似椭圆形,囊壁模糊不清,囊内回声减低。彩色多普勒囊壁血流信号明显增多。

2. 慢性精囊炎　超声表现为精囊增大程度较急性精囊炎轻,囊壁僵直、增厚,黏膜皱褶回声增强、粗糙,囊内点状回声增多(图 6-111)。彩色多普勒囊壁可见散在分布的点状血流信号。

3. 精囊结石　精囊细小沙砾样结石超声表现为精囊内多个细小高回声,无声影;中等大小结石表现为数毫米大小不等的强回声,伴或不伴有声影;大结石表现为强回声伴有明显声影,随体位改变而移动或移动不明显。精囊大小和精囊壁回声如常。

4. 精囊囊肿、射精管囊肿与苗勒管囊肿　TRUS 是首选的探查及鉴别诊断方法,图像清晰,分辨率高。三者的鉴别主要从所处部位、形态、囊液中是否找到精子等方面进行。

（1）精囊囊肿:超声表现为精囊囊肿呈类圆形,位于直肠与膀胱之间,偏左或偏右,其下部与前列腺相连,上部向后远离尿道(图 6-112),有时可见与射精管相接。囊壁薄、光滑,囊内为无回声,有时可见囊内精子呈细密点状回声随体位改变呈流动状态。

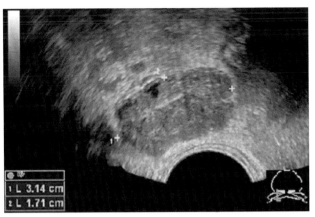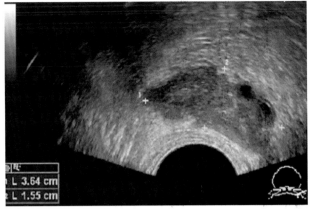

图 6-111　双侧慢性精囊炎

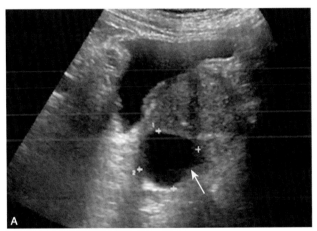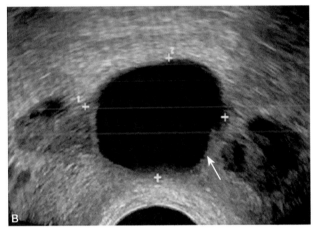

图 6-112　精囊囊肿(箭头)

A.经腹壁扫查显示前列腺偏右侧囊肿;B.经直肠扫查显示囊肿位于右侧精囊。

（2）射精管囊肿:超声表现为射精管囊肿位于前列腺内。在前列腺横切面上呈圆形,位居中线;在前列腺纵切面上呈水滴状,尖端指向精阜,另一端指向左侧或右侧精囊,其上端远离尿道(图 6-113)。囊内为无回声,若有稠厚精液或感染,可呈低回声。

（3）苗勒管囊肿:超声表现为苗勒管囊肿位于前列腺中线,其上端贴近尿道后方,大的囊肿甚至向膀胱腔凸出。囊肿横切呈圆形,纵切呈水滴状。囊液不含精子,囊内呈无回声。

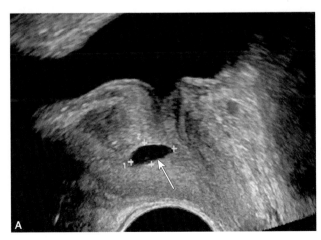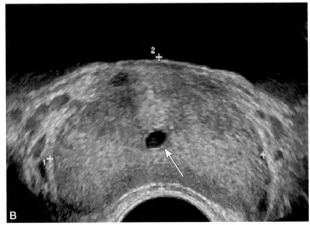

图 6-113　射精管囊肿(箭头)

A.经直肠纵切面扫查呈水滴状;B.经直肠横切面扫查呈圆形。

5. 精囊肿瘤

（1）精囊转移性恶性肿瘤：超声表现为精囊增大，形态不规则。精囊与邻近脏器（前列腺、膀胱或直肠等）之间的间隙消失。一侧或两侧精囊内见低回声肿物，与原发灶（前列腺癌、膀胱癌或直肠癌等）相连。超声检查可同时发现前列腺、膀胱或直肠的肿物。

（2）原发性精囊腺癌：超声表现为大多为单侧，精囊内见低回声肿物。黏液腺癌可见内部有无回声区或不规则高回声团。肿瘤可侵犯或转移至周围的组织脏器，造成肿瘤来源的鉴别困难，此时应采取超声引导下组织活检结合免疫组化做出鉴别。

（刘广健　覃斯　张文静）

五、睾丸和附睾疾病超声检查

（一）检查方法

1. 患者检查前一般无须特殊准备，适当充盈膀胱有利于盆腔内隐睾的探查。

2. 患者受检时取仰卧位，充分暴露外阴部，对于精索静脉曲张、疝等检查目的，需增加站立位检查。

3. 彩色多普勒超声诊断仪配备 7.5~10.0MHz 的高频线阵探头，检查时将仪器切换至小器官或阴囊检查条件。阴囊显著肿大患者检查时，需结合 3.5~5.0MHz 凸阵探头检查。

4. 检查时首先用灰阶超声完整地观察阴囊壁、睾丸、附睾、附件、鞘膜腔及精索的形态和内部回声，并测量睾丸、副睾的大小。检查时应进行多切面和双侧对照。然后启动彩色多普勒观察睾丸、附睾血供情况，对于精索静脉曲张评估时，需嘱患者做 Valsalva 动作充分观察精索静脉血流方向和速度的变化。

（二）阴囊及睾丸正常超声表现

1. 阴囊壁　正常阴囊壁呈中等回声，厚 2~3mm。阴囊壁的厚度与环境温度和患者体温有关。环境温度低，阴囊收缩，阴囊壁增厚，反之环境温度高或发热患者阴囊下垂时变薄。

2. 睾丸和附睾　睾丸呈卵圆形。儿童睾丸内部回声呈低回声（图 6-114），青春期和青春发育后的睾丸内部回声呈均匀中等回声（图 6-115）。白膜环绕睾丸实质的周边，呈线条状高回声。附睾头位于睾丸上极上方，呈三角形或半月形，长度为 5~12mm，回声与睾丸相近。附睾体呈长条形，紧贴睾丸后外侧。附睾尾在睾丸下极的下方，呈中等回声的弯钩状结构。正常情况下，睾丸旁可见到少量液体。

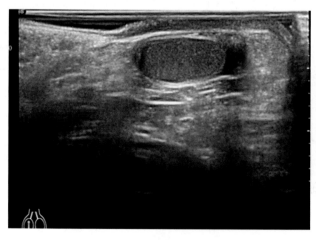

图 6-114　2 岁儿童睾丸二维声像图

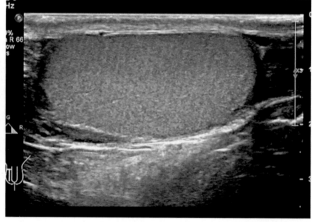

图 6-115　成人正常睾丸长轴二维声像图显示睾丸实质呈明暗相间条纹

睾丸内血流可用彩色多普勒显示，呈 1~2 条条状或点状彩色血流信号（彩图 6-116）。能量多普勒对睾丸内低速血流显示更为敏感。睾丸实质内的动脉阻力指数平均为 0.62（范围为 0.48~0.75）。儿童睾丸内难以显示彩色血流信号，青春期前的男孩也常测不到频谱参数。

3. 精索静脉　正常的精索静脉在超声图像上表现为精索内的数条稍弯曲的管道结构，内径<1.8mm，

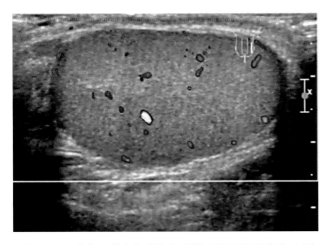

图 6-116 成人正常睾丸彩色多普勒血流图显示睾丸实质内点条状彩色血流信号

位于较粗的输精管和睾丸动脉附近。深呼吸时可用彩色多普勒显示低流速血流,但无反流。

4. 阴囊纵隔 阴囊纵隔位于两侧睾丸之间,在阴囊横切面声像图上,呈条状中等回声,把睾丸分隔在左、右两侧,其厚度为 2~4mm。

（三）阴囊疾病超声表现

1. 急性附睾炎(acute epididymitis) 声像图多表现为附睾肿大,通常以附睾尾肿大为明显,呈低回声或混合回声。多数患者伴有间接征象,如鞘膜积液或积脓和阴囊壁增厚。急性附睾炎进展直接累及同侧睾丸,形成附睾-睾丸炎时,表现为睾丸局部或全部受累,体积增大,回声不均匀。急性附睾炎和急性附睾-睾丸炎的彩色多普勒超声表现为病变部位血流信号增多(图 6-117),呈低阻频谱。

2. 睾丸扭转(testicular torsion) 睾丸扭转可分为完全扭转和不完全扭转,后者多见。睾丸完全扭转时,实质回声低于健侧,分布不均。由于扭转精索内的动脉与静脉血流同时中断,睾丸体积无明显增大。睾丸不完全扭转时早期仅静脉血液回流受阻,睾丸淤血肿大,实质回声不均匀。晚期睾丸缺血坏死,实质内出现小片状低回声区,或条状低回声,呈放射状分布。精索末段扭曲、增粗,呈线团样高回声,并可见到"线团"嵌入"睾丸门"而形成的镶嵌征(图 6-118)。附睾肿大,回声不均匀。阴囊壁增厚,回声不均匀。睾丸鞘膜腔少量积液。彩色及频谱多普勒:睾丸完全扭转时睾丸及扭曲的精索内不能探及血流信号。睾丸不完全扭转早期,肿大的睾丸内血流信号明显减少,扭曲的精索内血管走向不连续,睾丸动脉及其分支的血流阻力指数明显增高;晚期则睾丸内血流信号消失。

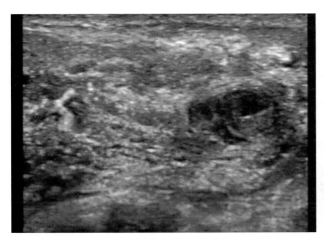

图 6-117 急性附睾炎二维声像图:附睾尾肿大

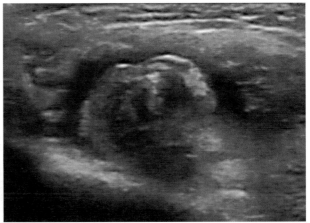

图 6-118 扭转处精索横切图(漩涡征)二维声像图:精索呈线团样高回声

3. 阴囊外伤(scrotal trauma)

（1）睾丸钝挫伤:睾丸形态尚正常,体积正常或轻度增大,包膜回声连续,损伤区多呈不均匀低回声,边界欠清晰。

（2）睾丸破碎:损伤侧阴囊内回声杂乱,睾丸附睾形态结构显示不清,或呈含有不规则无回声区的混合回声团。彩色多普勒可见睾丸损伤区血流信号减少,其周围睾丸实质血流信号增多。

（3）阴囊挫伤:挫伤区阴囊壁肿胀增厚,回声不均,血流信号增多。阴囊壁内血肿表现为含有细点状回声的不规则液性区。睾丸鞘膜腔积液内含有细点状或絮状物回声时提示出血。

（4）附睾损伤：附睾局部或整个肿大，回声不均匀。损伤严重者附睾轮廓结构显示不清。

4. 睾丸恶性肿瘤　原发性睾丸恶性肿瘤以单发多见，表现为患侧睾丸体积明显增大，肿瘤较大时可占据大部分睾丸，肿瘤侵及包膜时，睾丸包膜回声不连续。精原细胞瘤多表现实性低回声，肿瘤境界清楚（图6-119）。畸胎瘤则可呈多房性囊性团块，囊腔内含有细点状回声及团状强回声，境界清楚。胚胎癌、卵黄囊瘤，以实性为主，肿瘤内部回声不均匀，可含有少量无回声区，境界清楚或不清楚。大多数睾丸肿瘤血供丰富，血管分布不规则。继发性恶性睾丸肿瘤多为双侧睾丸同时受累，睾丸不同程度肿大，实质内出现多发低回声小结节，或散在斑片状低回声，境界清楚或不清楚。

5. 睾丸良性肿瘤

（1）表皮样瘤：表现为睾丸内圆形或椭圆形结节，境界清楚，典型病变内呈洋葱样改变，无血流信号显示（图6-120）。

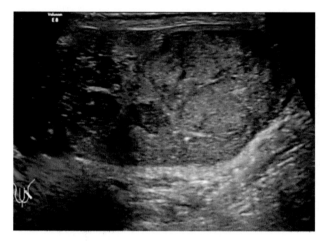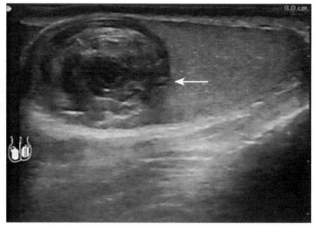

图6-119　睾丸精原细胞瘤二维声像图：肿瘤几乎占据整个睾丸　　　图6-120　睾丸表皮样瘤二维声像图：洋葱样改变（箭头）

（2）间质性肿瘤：肿瘤呈圆形或椭圆形结节，内部多呈高回声，分布较均匀，边界清楚，瘤内可有少量血流信号。

6. 睾丸、附睾结核（tuberculosis of the epididymis）

（1）附睾结核：附睾形态不规则，尾部或头部肿大，或弥漫性肿大，病灶多呈不均匀低回声，境界不清晰。

（2）睾丸结核：睾丸体积正常或增大，局部包膜不完整，睾丸实质内可见低回声病灶，呈单发块状或散在结节状分布。急性期病灶以不均匀低回声为主，血供丰富。慢性期，病灶多呈等至高回声，分布不均，有少量血流信号显示，也可见到斑点状钙化（图6-121）。脓肿形成病灶内出现液性区，含有可漂浮的细点状回声。阴囊壁结核阴囊壁局部增厚，回声不均匀，或可见到无回声区。伴有鞘膜腔积脓。

7. 隐睾症（cryptorchism）　阴囊内未见睾丸显示，于同侧腹股沟或腹膜后探及睾丸，体积明显小于同龄人，形态多呈椭圆形，内部呈均匀低回声（图6-122）。隐睾合并急性炎症或扭转时，睾丸体积较前增大，回声不均，隐睾所在部位触痛明显。隐睾恶变时，睾丸体积增大，实质内可见低回声团块，境界清楚或不清楚，有时整个隐睾为团块所占据。彩色多普勒难以显示腹

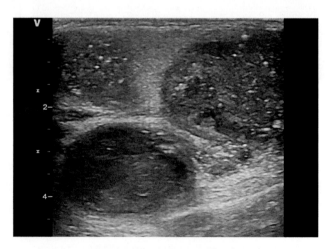

图6-121　右侧阴囊纵切显示右侧睾丸内数个不均匀低回声团，内见多发斑点状钙化

膜后隐睾及体积较小的隐睾内部血流信号。隐睾合并急性炎症时,血供明显增多,而扭转时则无血流信号显示。隐睾恶变时,肿块内多可见到丰富的血流信号。

8. 睾丸附睾囊肿

(1) 睾丸单纯性囊肿:睾丸单纯性囊肿声像图为睾丸实质内圆形或卵圆形无回声区,伴有后方回声增强。囊肿内部多为纯净无回声,偶有囊内陈旧性出血时,可见细小飘动性回声。

(2) 睾丸内精液囊肿:睾丸内精液囊肿声像图也表现为睾丸实质内圆形或卵圆形无回声囊肿,与睾丸单纯性囊肿不同的是,囊的位置必定位于睾丸纵隔旁,而不像单纯性囊肿出现的位置不固定,其次是其精液囊肿边界不如单纯性囊肿光滑整齐。

(3) 附睾单纯性囊肿:也称附睾囊肿,声像图表现为附睾内圆形或椭圆形的薄壁无回声囊肿,伴后方回声增强,单个或多个从数毫米到2cm不等(图6-123)。

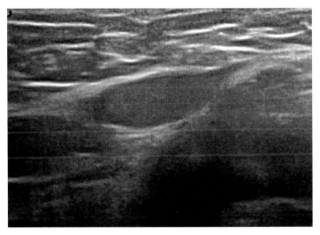

图6-122 隐睾位于左侧腹股沟区,呈椭圆形

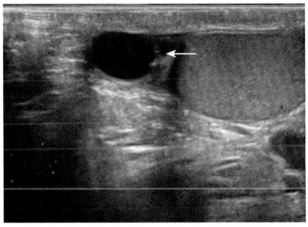

图6-123 附睾单纯性囊肿:薄壁无回声囊肿(箭头),囊液澄清,伴后方回声增强,无血流信号

9. 精索静脉曲张(varicoceles) 二维超声可见蔓状静脉丛扩张,以站立位明显,最大内径超过2.0mm。严重曲张者,静脉走向盘曲、杂乱,内径最大可超过4.0mm,并可伴精索外静脉的扩张、睾丸缩小、睾丸鞘膜积液等(图6-124)。彩色多普勒Valsalva试验时,扩张的蔓状静脉丛内出现反向血流,脉冲多普勒检测,反流时间>1秒。Valsalva试验时,如伴有精索外静脉回流增多,提示蔓状静脉丛与精索外静脉之间交通支开放。

10. 鞘膜积液 其特征为积液区呈梨形,即精索部窄而睾丸鞘膜部宽(图6-125)。

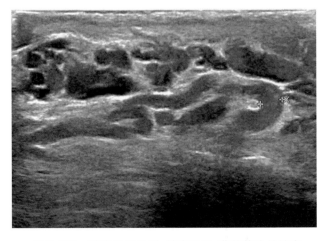

图6-124 精索静脉曲张:精索纵切,蔓状静脉丛扩张

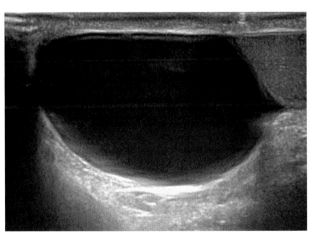

图6-125 右侧精索睾丸鞘膜积液

(刘广健 梁焯华)

第六节 盆底疾病影像学检查

盆底具有复杂精细的解剖结构及生理功能,涉及多系统、多机制的协同作用,当某一系统或某一器官的功能失调时往往引发其他部位的功能异常,从而导致盆底疾病发生。盆底的影像学检查方法多样,主要包括 X 线检查、计算机断层扫描(CT)检查及磁共振成像(MRI)检查,应根据患者的病变特点进行个体化选择。

排粪造影(defecography)通常指将模拟的粪便(如钡糊)灌入直肠乙状结肠内,在患者坐在特制的马桶上进行排便动作,在符合生理状态下对肛直部及盆底肌进行静态和动态影像学观察的一种检查方法。目前常用的是 X 线排粪造影,临床上主要用于诊断直肠内脱垂、直肠前突、会阴下降综合征、盆底痉挛综合征及小肠或乙状结肠疝、会阴疝等排便障碍性疾病。

随着影像技术的发展,尤其是近年来 MRI 技术的进展,MRI 作为评价盆底的影像检查手段逐渐得到了大家的认可。通过应用静态的 T_2 加权序列,盆底形态在细微解剖方面可以得到清晰辨认。另外,通过应用多阵列线圈和快速半傅立叶 T_2 加权成像、平衡稳态自由进动(bSSFP)或者梯度回波等快速扫描序列获取患者静息、力排和强忍相的矢状位图像,可以记录动态的排便过程。

一、X 线检查

盆底的 X 线检查包括 X 线平片和 X 线排粪造影,其中 X 线平片对于盆底疾病的诊断价值相当有限,其主要应用于诸如盆腔肠管穿孔、输尿管下段或膀胱结石等盆腔急症的筛查。X 线排粪造影可对盆底功能性疾病做出影像学诊断,其原理是利用 X 线透视功能让患者模拟排便动作,从而直观显示肛管直肠部的器质性病变和功能性异常。X 线排粪造影是一种比传统的钡灌肠、内镜检查更敏感可靠的方法,能为临床诊断和治疗肛肠疾病,特别是便秘提供可靠的依据。尤其采用了数字胃肠机以后,图像更为丰富、更为清晰、测量更为准确,使排粪造影又有新进展,疾病诊断率显著提高。

二、计算机断层扫描(CT)检查

CT 检查包括常规螺旋 CT 检查和 CT 排粪造影检查。其中 CT 排粪造影由于具有扫描时间较长、辐射剂量过大以及软组织分辨率不及 MRI 等不足,因此应用较少。常规螺旋 CT 检查主要用于盆底器质性疾病的诊断,对盆底功能性疾病的诊断价值相当有限。

三、磁共振成像(MRI)检查

MRI 检查主要包括常规 MR 检查、腔内 MRI 及动态 MR 排粪造影(magnetic resonance defecography,MRD)检查。

目前 MRD 是全面评价盆底功能障碍性疾病(pelvic floor dysfunction disease,PFDD)盆腔器官和盆底结构病变的最佳的影像检查手段。MRD 包含两个部分,分别为磁共振盆底静态扫描序列和动态排粪造影序列。MRD 足够的空间和时间分辨率可显示排便过程盆底细微的形态学和功能状态的改变。静态盆底矢状位、肛管冠状位和肛管轴位高分辨图像能显示盆底及肛管精细解剖数据,正中矢状位静息、提肛和力排可完整地显示排便时肛管开放、盆腔器官位置变化、肛直角变化、肛提肌功能以及会阴下降程度等,可定量评估排便情况及盆底功能。动态 MRD 检查除了能够清晰显示盆底结构外,还能模拟人体排便过程,从而对盆底功能性疾病做出精确诊断。下面重点介绍动态 MRD 检查。

在动态 MRD 检查时,患者需要排空直肠或进行清洁灌肠,这样一方面可以减少对检查设备的污染,另一方面亦可以避免患者因害怕排出肠内容物而产生的紧张情绪,有助于检查的顺利进行。患者在检查前 1 小时应排空膀胱,以便于检查时膀胱处于适度充盈的状态,这样可以有助于发现膀胱和阴道前壁脱垂等疾病。检查前对患者说明详尽的检查流程是非常必要的。此外,检查医师应教会患者在静息、提肛、强忍和力排等四个时相做出正确的动作,在检查过程中还要通过麦克风指导患者配合各时相的动作。

静态高分辨序列冠状位、矢状位和轴位不仅能详细显示前盆腔的膀胱和尿道、中盆腔的子宫和阴道,以及后盆腔肛管和直肠,还可以观察到阴道直肠窝、后方骶骨前间隙以及双侧坐骨直肠窝,同时可充分显示肠壁和尿道黏膜、分层等结构,提供详细的解剖信息,可全面评估盆底结构。

与 X 线排粪造影相比,动态 MRD 具有极高的软组织分辨率极高,可准确定义解剖标志而不需对盆腔内脏器、器官(如阴道和膀胱)进行标记,无电离辐射危害,能够全面客观地评价各种盆底疾病。利用 MR 的软组织及空间分辨率高的优势,可充分显示排粪造影过程中盆底解剖结构细微的形态学变化。可精确定量、直观分析排粪造影前后肛直角、肛提肌上空间结构的变化及肠疝、会阴下降程度和器官脱垂等许多疾病状况。研究表明,动态 MRD 比 X 线排粪造影更精确、更真实、更能全面了解盆底功能性疾病。

常见盆底疾病影像学表现:

(一)肛瘘及肛周脓肿

肛瘘及肛周脓肿的影像学检查方法包括 X 线及 CT 瘘管造影、超声检查、MRI 检查,目前国内外公认应用最广泛、诊断价值最高的影像学检查方法为 MRI 检查。

MRI 因其多参数、多序列、多方位成像、无辐射和软组织分辨力高等优点,可以清楚地显示肛管及肛周解剖结构,明确病变的部位、累及范围、侵犯程度以及强化方式等,为指导临床诊断与治疗后评价提供有价值的信息。MRI 已经成为肛管和肛周病变首选的检查方法。MRI 不仅能够准确进行肛瘘分型,还可以识别出在其他检查中容易被遗漏的病变,对手术治疗及患者最终预后均有显著的效果和意义。典型的瘘管在 MRI 上表现为条索状长 T_1 稍长 T_2 信号,压脂像和 DWI 上表现为高或稍高信号,增强扫描呈明显强化(图 6-126)。肛周脓肿则表现为片状或类圆形,长 T_1 稍长 T_2 信号,压脂像和 DWI 上表现为高或稍高信号,增强扫描呈明显边缘强化,其内部脓液无强化(图 6-127,图 6-128)。

(二)功能性疾病

1. 直肠前膨出　MRD 不但可以评估直肠膨出的大小、部位和排空程度,而且能够检测伴随的其他常见盆底疾病,如排便协调失常、直肠套叠和肠疝等等。在正中矢状位力排相图像上,根据膨出的深度将直肠膨出分为轻度(<2cm)、中度(2~4cm)、重度(>4cm)。直肠前膨出深径 2cm 以内的女性人群中有 20% 没有症状,因此,只有前膨出大于 2cm 才应该认为异常。

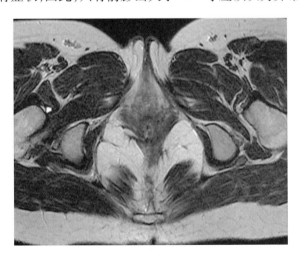

图 6-126　肛瘘 MRI:T_2WI 横断位图像示肛管右侧份瘘管及内口

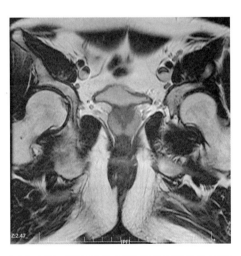

图 6-127　肛周脓肿 MRI:T_2WI 冠状位示肛管下段左侧份稍高信号瘘管,沿肛门内外括约肌间隙下行

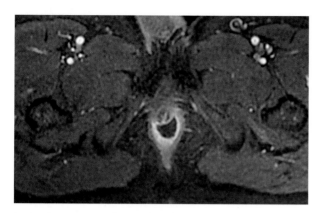

图 6-128 MRI 增强扫描横断位示肛管后方脓肿,呈明显边缘强化

2. 直肠内套叠 MRD 可以检查出黏膜套叠和全层套叠的不同。黏膜套叠和全层套叠的鉴别是有临床意义的,因为这两种不同形式的套叠所需的治疗方案是不同的,尤其当需要进行手术时,MRD 可以提供更多的有用信息。正如前面所述,仰卧位 MRD 很可能使套叠漏诊,因此,建议在 MRD 对套叠诊断不明确时,应再进行传统 X 线排粪造影检查。

3. 盆底松弛(盆底下降)、会阴下降综合征 尽管盆底下降有时在静息相上已经可以显示,但通常在强忍和力排过程中出现最大限度地下降。盆底下降简单的判断方法是测量直肠(ARJ)、阴道穹隆(或者子宫切除后残留的任何宫颈部分)和膀胱的下降,它们分别代表了不同的盆腔间室与 PCL 的关系。盆底的下降程度定义为前间室(膀胱基部)、中间室(阴道穹隆)和后间室(ARJ)最低点与 PCL 的最大距离。轻度的直肠下降是指 ARJ 低于 PCL 但距离小于 3cm,中度是指直肠下降距离为 3~6cm,重度是指直肠下降距离大于 6cm。

4. 直肠脱垂 MRD 检查是为了检测并发症和制订手术计划。

5. 排便协调功能失常 应用传统或者 MRD 的功能成像被认为是确诊排便协调功能失常的一项有用的检查方法。传统排粪造影检查已经清楚显示不同结构的影像表现,这些表现在 MRD 上也得到了印证,主要影像表现是明显的耻骨直肠肌压迹、肛门狭窄、排便时间延长、盆底下降受限和 ARA 增大失常。但这些影像学表现的临床意义仍存有争议。此外,排粪造影可以排除直肠器质性病变,而且能够评估直肠排空的程度。

(三) 恶性肿瘤性疾病

1. 直肠癌 MRI 检查在判断肿瘤浸润深度、肿瘤有无血管侵犯方面优于 CT 检查,对于合理规范的治疗方案的制订具有重要意义,目前国内外普遍推荐 MRI 检查作为直肠癌诊断及术后复查的首选影像学检查方法(图 6-129 ~ 图 6-131)。

2. 膀胱癌 MRI 在膀胱癌的诊断和分期方面均优于 CT 检查。肿块在 T_1WI 上呈较低信号,与膀胱壁的中等信号形成对比,此外,T_1WI 还有助于检查扩散至邻近脂肪的肿瘤、淋巴结和骨转移的情况,甚至可以评价周围组织器官受侵犯的程度。肿块在 T_2WI 上为稍高信号,在极高信号的尿液衬托下更易

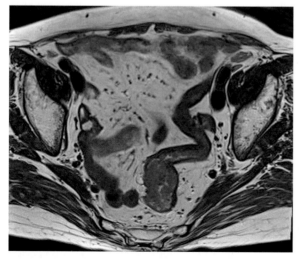

图 6-129 上段直肠癌,T_2WI 横断位见直肠上段腔内稍高信号肿块

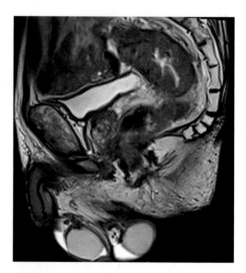

图 6-130 中上段直肠癌,T_2WI 矢状位见直肠中上段稍高信号肿块

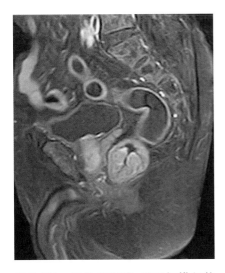

图6-131 低位直肠癌,增强扫描矢状位见直肠下段较明显强化肿块

于显示。动态增强扫描在显示肿瘤浸润深度方面的准确性高于非增强 MRI 或 CT 检查。对造影剂过敏或肾功能不全的患者可行 MR 尿路造影(MRU)检查,有助于了解上尿路的情况。

3. 前列腺癌 MRI 检查对于前列腺癌的诊断明显优于其他影像学检查方法。癌肿在 T_2WI 序列上具有特征性的改变,表现为高信号的前列腺外周带内出现低信号影,伴外周带与中央带界限消失或模糊时,应考虑前列腺癌的可能。MRI 在显示前列腺薄膜的完整性、周围组织及器官侵犯程度、骨转移及淋巴结转移方面均具有较高的价值。此外,磁共振波谱学检查(MRS)在前列腺癌的诊断中也具有一定的价值。

4. 子宫内膜癌 子宫内膜癌在 T_1WI 与子宫肌层信号类似,在 T_2WI 上呈中高信号,低于正常子宫内膜信号。增强扫描肿块呈不均匀强化。CT 和 MRI 对淋巴结转移的诊断价值相当。MRI 对宫颈受累和肌层浸润深度的预测准确率优于 CT 检查。

5. 宫颈癌 首选盆腔 MRI 检查以评估肿瘤范围以及肿瘤与宫颈内口的距离。宫颈癌在 MRI 上表现为宫颈管增宽,正常分层消失,宫颈增大形成不规则肿块,平扫呈稍长 T_2 信号,内部坏死呈低信号,增强扫描肿块早期强化,间质缓慢强化。

6. 卵巢癌 MRI 检查囊性成分表现为长 T_1 长 T_2 信号,分隔及壁结节呈软组织样信号,增强扫描囊壁及实性成分可见强化,囊性成分无强化。肿瘤囊壁一般较厚、间隔不规整。由于卵巢癌大部分为囊性成分,其内液体的成分不同,MRI 各序列的信号可不同。

(四)骶前肿瘤

1. 皮样囊肿和表皮样瘤 CT 及 MRI 上均表现为囊性密度/信号,二者鉴别相对困难。有时候囊肿与皮肤相连,形成肛门后上方的酒窝征。约30%的囊肿会出现感染。囊肿一旦出现感染就容易误诊为肛周脓肿、藏毛窦及肛瘘等。囊肿一般无临床症状,体积较大时对周围组织器官可见产生压迫,进而引起相关临床症状。

2. 脊索瘤 CT 或 MR 可发现肿瘤引起的周围骨质破坏(图6-132)。

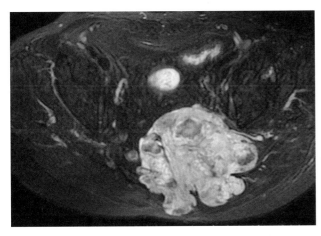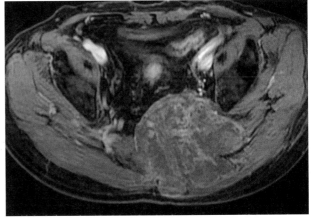

图6-132 骶尾部脊索瘤,呈混杂稍长 T_2 信号,增强扫描不均匀强化

3. 炎性病灶 CT 或 MR 可表现为骶前条片影,边缘模糊,增强扫描可见强化。

4. 神经源性肿瘤 MRI 影像(图6-133)。

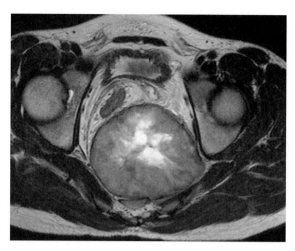

图 6-133　骶前神经鞘瘤,T_2WI 横断位可见病灶内囊变

（周智洋）

四、膀胱、尿道 X 线造影检查

膀胱、尿道 X 线造影检查是应用造影剂从尿道注入尿道和膀胱,使得尿道和膀胱显影,从而观察其形态、位置以及与周围器官组织关系。主要步骤包括逆行性尿道造影、膀胱造影及排泄性尿道造影。

1. 适应证　后尿道瓣膜,尿道狭窄,膀胱输尿管反流,神经源性膀胱,压力性尿失禁,直肠尿道瘘、膀胱憩室、尿道憩室、膀胱出口梗阻等。

2. 检查方法　患者仰卧于 X 线机床上,常规消毒铺单,将导尿管插入尿道前端,将龟头捏紧。或将注射器乳头直接插入尿道外口,并紧靠尿道外口,阻止造影剂外溢。然后使患者向任何一侧倾斜 45°卧,近床侧腿弯曲,对侧腿伸直。将阴茎拉直与身体长轴垂直。对好球管在造影剂将注射完毕时曝光。用 X 线机床,先摄全尿路正位片,透视下监控,动态观察尿路形态,排尿时摄片。压力性尿失禁患者嘱咐患者加腹压,透视观察并摄片。灌注至最大膀胱容量,抽出导尿管,改立位斜位。令患者用力快速排尿,在排尿速度最大时曝光。

3. 注意事项

（1）急性尿路感染者忌用,因造影可加重感染,待感染控制 3 天后方可进行造影检查。

（2）必须在排尿过程中摄片,排尿时摄片能正确显示泌尿系病变,尤其是下尿路解剖。

（3）选择正确的体位。

（4）选择合适的造影剂:常用造影剂有泛影葡胺稀释液及碘化钠稀释液。

（5）对于有膀胱输尿管反流及残余尿较多患者,检查后留置尿管可以减少感染的概率。

4. 观察指标

（1）压力性尿失禁:Valsalva 动作见典型膀胱颈和尿道近端漏斗化改变,膀胱颈及近端尿道旋转下移、膀胱尿道后角变钝或消失,可合并膀胱后壁膨出。

（2）逼尿肌和尿道外括约肌协同失调:在膀胱尿道造影上,可以观察到在排尿时,膀胱颈部开放良好,外括约肌处尿道充盈缺损。

（3）神经源性膀胱:复杂性排尿功能障碍的患者,可以观察到是否存在膀胱形态的异常,膀胱输尿管反流等形态学的改变。排尿期尿道是否存在梗阻,尤其是功能性梗阻。

（4）后尿道瓣膜:排尿性膀胱尿道造影显示前列腺尿道扩张、延长,呈漏斗形态,瓣膜阴影,膀胱颈肥厚,膀胱扩大,小梁或假憩室显影,部分合并膀胱输尿管反流。

（5）尿道狭窄:狭窄段以上尿道扩张,结合顺行及逆行尿道造影,可显示狭窄段,长短不一,如为外伤所致,狭窄段欠光整,呈锯齿状。

（6）膀胱输尿管反流:排尿性膀胱尿道造影可确诊膀胱输尿管反流,并对反流进行分度。造影显示输尿管扩张、扭曲,肾盂扩大,肾实质变薄。

（7）尿道憩室:尿道憩室在 X 线造影中多为圆形、卵圆形或不规则的囊状造影剂充盈,憩室可直接连于尿道上,也可形成颈和尿道相通。

（陈正森 卫中庆）

五、尿流动力学检查

尿流动力学检查(video-urodyna-mics study, VUDS)是指膀胱测压和压力-流率测量时同步在 X 线或者 B 超下显示下尿路的动态变化图形。

1. 适应证 神经源性膀胱尿道功能障碍;前列腺手术术后排尿困难及尿失禁;男、女性压力性尿失禁;混合性尿失禁;女性排尿困难;可控性尿流改道;青年患者长期尿频尿急症状。

2. 检查方法 先行自由尿流率检测,要求排尿量>150ml,使用便携超声仪测定残余尿量。使用影像尿流动力仪、影像检查床进行 VUD 检查(包括自由尿流率测定、膀胱充盈期、排尿期功能测定、同步影像显示等)。患者平卧位,消毒后经尿道插入双腔测压管,经肛门置入腹压测压管。遵循国际尿控协会(ICS)尿流动力学技术规范进行质量控制,按照 ICS 规定的大气压下耻骨联合平面压力调零标准对体外传感器进行调零;再将灌注和测压管道系统的远端与测压导管进行连接,嘱患者咳嗽以检查压力传导的准确性。膀胱灌注 20%~30% 的泛影葡胺 0.9%氯化钠溶液,以 20~50ml/min 速度灌注,记录膀胱初始感觉、顺应性、稳定性和容量,观察有无逼尿肌不稳定;达到患者排尿状态时,嘱患者排尿。在同步储尿期、排尿期、静息期和应力期拍摄膀胱尿道实时影像,观察膀胱和尿道实时形态及位置变化、有无输尿管反流等。

3. 观察指标

（1）相关尿流动力学检查指标。

（2）膀胱形态:膀胱小房小梁、圣诞树样膀胱、膀胱憩室、膀胱脱垂等影像学特征均可被观察到。膀胱小房小梁通常见于逼尿肌过度活动患者,这是逼尿肌过度手术拮抗膀胱出口梗阻导致。

（3）膀胱输尿管反流程度、位置、类型。

（4）膀胱底部在咳嗽、用力或者其他刺激性运动时的动态变化。

（5）膀胱颈的完整性、位置和功能:膀胱颈位置低于耻骨联合水平上三分之一时,提示缺乏盆底支撑。膀胱颈过度移动是压力性尿失禁的原因之一。

（6）膀胱颈开放情况:排空时膀胱颈将充分打开。如果膀胱颈持续关闭,即便很高的逼尿肌压也会由于膀胱颈舒张不佳导致膀胱排空失败。

（7）尿道形状:膀胱颈到尿道外口的形态。由于尿道狭窄,良性前列腺增生,逼尿肌括约肌协同失调导致尿道狭窄。

（8）尿道憩室或者尿道局部扩张。

（9）排尿后的残余尿。

（陈正森 卫中庆）

第七节　盆底疾病病理学检查

用以检查机体器官、组织或细胞中的病理形态学改变的方法称为病理学检查。为探讨器官、组织或细胞所发生的疾病过程,病理医师可采用某种病理形态学检查的方法,观察病变形态变化,探讨病变产生的原因、发病机制、病变的发生发展过程,最后做出病理诊断。

一、肛门直肠肿瘤的病理学表现

（一）肛门直肠上皮性肿瘤的病理学表现

1. 良性上皮性肿瘤 这一部位最常见的良性上皮性肿瘤是腺瘤。

（1）大体所见：单发或多发，广基或带有细蒂。腺瘤大小不等，小者为单隐窝病变，大者直径可达十余厘米。微小腺瘤类似于正常黏膜。典型的腺瘤为小球形，蒂长短不等，部分腺瘤呈细小乳头状，质软，易碎。

（2）组织学特点：分为管状腺瘤、绒毛状腺瘤、绒毛状-管状腺瘤，锯齿状腺瘤等。腺瘤恶变与腺瘤大小无关，主要与有无伴发高级别上皮内瘤变有关。高级别上皮内瘤变，指细胞失去柱状形态，细胞变圆，排列紊乱，极向消失，细胞核出现在整个上皮层。具有腺癌形态学特点的病变如果局限在上皮或仅浸润黏膜固有层，但未突破黏膜肌进入黏膜下层，肿瘤无转移的危险性。低级别上皮内瘤变指复层化的异型上皮呈柱状，核卵圆形，细胞核上浮不超过整个上皮层高度的 3/4，包括轻度异型增生和中度异型增生。

2. 恶性上皮性肿瘤

（1）大体所见：分为隆起型、溃疡型及浸润型。隆起型即肿瘤突向肠腔形成明显肿块；溃疡型即形成深达肌层甚至全层的溃疡；浸润型即肿瘤向肠壁弥漫浸润性生长，肠壁增厚僵硬。

（2）组织学类型：分为腺癌（高分化、中分化、低分化），黏液腺癌，印戒细胞癌，鳞状细胞癌，腺鳞癌，髓样癌，未分化癌等。

（3）直肠系膜完整性：中低位直肠癌根治标本需要检查直肠系膜的完整性，这是评价全直肠系膜切除手术效果的重要指标之一，主要是通过对切除标本仔细观察、进行评估（图 6-134）。

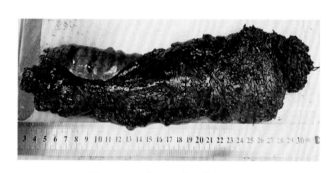

图 6-134 直肠系膜完整性评估

（4）环周切缘（CRM）：整个直肠肿瘤和直肠系膜沿横断面连续做大切片，观察其整个周边切缘是否有肿瘤侵犯。若肿瘤浸润最深处距环周切缘的距离小于 1mm 即为阳性。此评估包括淋巴结内的肿瘤或原发肿瘤的直接浸润，如果 CRM 的阳性仅仅是由淋巴结内的肿瘤造成，应该在病理报告中特别注明。对接受新辅助治疗的患者而言，阳性 CRM 更是术后局部复发的预测指标。部分研究结果显示，相对于原发肿瘤的直接浸润，继发于淋巴结转移的阳性 CRM 带来的局部复发率较低。

（二）肛门直肠神经内分泌肿瘤的病理学表现

（1）大体所见：呈结节状、息肉状、溃疡型病变。早期为黏膜固有层深部的灰黄色小结节并逐渐向黏膜下层甚至肌层发展，表现为扁圆形结节，边界清，质偏硬，表面光滑。病变进一步发展，表现为广基息肉样隆起，切面呈淡黄色或深棕色结节，黏膜可出现脐状溃疡。当直径大于 2cm 时多呈菜花样或溃疡型。

（2）组织学特点：神经内分泌肿瘤 G1、G2、G3 组织学特征为肿瘤细胞较小，大小较一致，圆形或卵圆形，胞质淡染或嗜酸性，核圆或卵圆形，核染色质粉染，核仁不明显，核分裂象罕见，排列呈实性小巢状、结节状或岛屿状构型，梁状或条带状构型，小管状或菊形团样构型，或者几种结构共存。肿瘤无坏死，间质内可见丰富的毛细血管。神经内分泌癌分大细胞型和小细胞型，大细胞型肿瘤细胞大，核大，核仁明显，核分裂象易见，伴多灶性坏死，肿瘤细胞胞质丰富，淡染及嗜酸性，弥漫及巢状分布。小细胞型肿瘤细胞小，核小，核仁不明显，核分裂象易见，弥漫分布，伴广泛坏死。

（三）肛门直肠非上皮性肿瘤的病理学表现

1. 淋巴造血肿瘤

（1）大体所见：胃肠道是结外淋巴瘤最常见的原发部位，几乎均为非霍奇金淋巴瘤。肉眼所见与结直肠癌无法鉴别。其中套细胞淋巴瘤可以表现为胃肠道多发性息肉样隆起灶。

（2）组织学特点：最常见是 B 细胞淋巴瘤，弥漫性大 B 细胞淋巴瘤最多见，依次为套细胞淋巴瘤、滤泡性淋巴瘤、Burkitt 淋巴瘤，黏膜相关淋巴组织结外边缘区淋巴瘤在结直肠罕见。T 细胞淋巴瘤有肠病相关性 T 细胞淋巴瘤、结外 NK/T 细胞淋巴瘤鼻型、间变性大细胞淋巴瘤、非特异性外周 T 细胞淋巴瘤。更为少见的是髓系肉瘤及白血病累及肠道。

2. 间叶性肿瘤

（1）大体所见：直肠最常见的间叶性肿瘤是胃肠道间质瘤（GIST），位于黏膜下层、肌壁间、浆膜层。肿瘤直径为 0.1~40.0cm 不等，单发，偶尔多发。

（2）组织学特点：肿瘤无包膜，呈膨胀性生长，最主要的组织学表现为肿瘤由梭形细胞和上皮样细胞所组成，两种成分可以某一种成分为主，也可以混合存在。大多数 GIST 以梭形细胞为主。梭形细胞和上皮样细胞有时出现一些形态学上的变异，如核端空泡，透明样细胞或印戒样细胞等。肿瘤细胞的排列方式表现为束状、编织状，也有漩涡状、巢状或者弥漫性分布。

（3）危险度评估：由于其生物学行为难于预测，对其良、恶性判断标准一直存在争议，根据以往的良、恶性判断标准确定为良性的 GIST 随访 10 年后却发生了转移。因此有学者认为 GIST 没有绝对良性，宜以肿瘤潜在发生复发或转移的危险程度分级来取代良性或恶性 GIST 这种称谓。Fletcher 等依据肿瘤大小和核分裂计数将局限性 GIST 分为 4 级危险度，并认为，之所以采用危险度分级，是因为不存在"绝对良性的GIST"。

其他间叶性肿瘤不常见，如平滑肌源性肿瘤、炎性肌纤维母细胞瘤、神经源性肿瘤、纤维瘤病、脂肪性肿瘤、颗粒细胞瘤（图 6-135）、孤立性纤维性肿瘤等。

（四）肛门直肠非肿瘤性疾病病理学表现

1. 孤立性直肠溃疡综合征（SRUS）　溃疡较浅，一般不会深达黏膜下层，常伴有缺血性肠炎改变，伴伪膜形成，黏膜及隐窝增生显著呈绒毛状外观，镜下表现为隐窝拉长、扩张、大小不等，固有层内纤维及平滑肌增生，易被误诊为腺瘤或高分化腺癌（图 6-136）。若表面见较多黏液湖，内见有再生修复的腺体易被误诊为黏液腺癌。

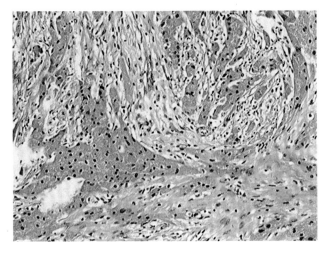

图 6-135　颗粒细胞瘤

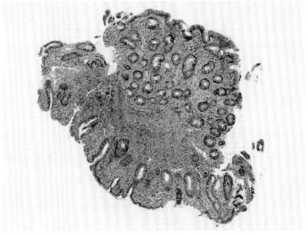

图 6-136　孤立性直肠溃疡综合征

2. 深在性囊性直肠炎　黏膜异位到黏膜下层，可以合并孤立性直肠溃疡综合征，镜下表现为隐窝被增生的平滑肌和纤维组织包绕。内镜检查黏膜可呈结节状隆起。显微镜下黏膜下层或固有肌层可见黏液囊肿，囊肿披覆类似于直肠黏膜的立方或柱状上皮，部分仅见黏液湖，伴陈旧性出血及异物巨细胞反应（图 6-137）。囊肿内的黏液可发生钙化及骨化。披覆的上皮细胞一般无异型性。

3. 直肠子宫内膜异位症 临床及内镜易误诊为直肠癌,在活检或切除标本中于肠壁中见到子宫内膜腺体和/或子宫内膜间质即可做出明确诊断(图 6-138)。

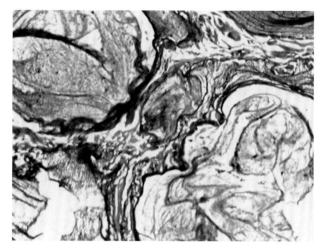

图 6-137 深在性囊性结肠炎

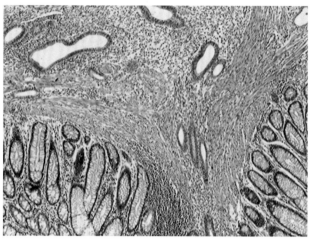

图 6-138 直肠子宫内膜异位症

二、女性生殖系统肿瘤的病理学表现

(一) 外阴及阴道肿瘤性病变的病理学表现

1. 鳞状细胞癌 鳞状细胞癌是阴道癌最常见的类型,半数病例为溃疡型,1/3 为外生型,其余为环型和缩窄型。病变大小可从无法检查至>10cm。肉眼观可为息肉状、带蒂、质硬、溃疡或蕈伞状,可见于外阴及阴道任何部位。显微镜下,阴道鳞状细胞癌的组织学表现与其他部位鳞状细胞癌相同,大多数病例为中分化非角化型,少数肿瘤细胞为梭形,称为梭形细胞癌。

2. 阴道上皮内肿瘤 VAIN 的组织病理学表现与 CIN 类似,值得注意的是,许多 VAIN3 级病变伴有角化亢进。

3. 其他上皮性肿瘤 基底细胞癌、Merkel 细胞癌、Paget 病等亦可发生于外阴及阴道。

4. 间叶性肿瘤和瘤样病变 外阴和阴道部位的软组织病变可分为两大类:①特异性肿瘤,包括深部血管黏液瘤、血管肌纤维母细胞瘤、细胞性血管纤维瘤、纤维上皮性息肉等;②常发生于女性生殖道,但也可发生于其他部位的肿瘤,包括肌源性肿瘤、血管源性肿瘤、淋巴造血系统肿瘤等。

(二) 子宫颈肿瘤性病变的病理学表现

1. 上皮性病变

(1) 宫颈上皮内肿瘤(CIN):CIN 是宫颈鳞状细胞癌的癌前病变。以往将 CIN 分为 3 个级别,CIN1、CIN2 和 CIN3。目前常规按 2/3 分级系统将 CIN 分为低级别 CIN(对应 CIN1 和 CIN2)和高级别 CIN(对应 CIN3)。

1) CIN1:上皮上 2/3 有成熟现象,表浅层细胞异型性不等,可能有病毒感染的细胞学表现(挖空细胞)。上皮全层有细胞核异型性,但异型性小。核分裂象不多,见于基底 1/3。异常核分裂象罕见。

2) CIN2:上皮上 1/2 有成熟现象,上层和下层的细胞核异型性均明显。核分裂象一般局限于上皮下 2/3。可见异常核分裂象。

3) CIN3:上皮无成熟现象(如表面角化)或只有表浅 1/3 有成熟现象,上皮大部分或全层细胞异型性明显。核分裂象多见,并且出现于上皮各层,常见异常核分裂象(图 6-139)。

(2) 微小浸润性鳞状细胞癌:在有下述特点的高级别 CIN 提示早期浸润的可能性大,包括:①弥漫性 CIN3;②宫颈隐窝腺体广泛性、膨胀性、深部受累;③腺腔内有坏死,有上皮内鳞状细胞成熟现象。

(3) 鳞状细胞癌

1) 大体所见:鳞状细胞癌可以外生性生长为主,呈乳头状或息肉状突出于宫颈表面;也可以内生性生

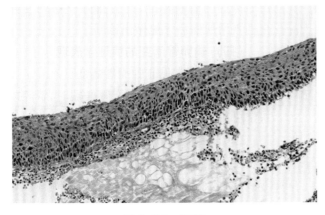

图 6-139　CIN3

长为主,浸润周围组织。

2）组织学特点:肿瘤细胞条带大多相互吻合呈网状向间质浸润,肿瘤细胞排列呈不规则岛状,一般为多角形或有尖角,有时为圆形。肿瘤较小时,浸润灶表面和边缘常可见 CIN 病变,有时浸润灶和 CIN 累及腺体区分困难。如果只有表现为 CIN2 或 CIN3 级的鳞状上皮,但未见下方间质时,不能除外浸润癌。鳞状细胞癌可分为角化型、非角化型、基底细胞样、疣状、湿疣状、乳头状、淋巴上皮瘤样等亚型。

（4）腺癌:常包括黏液腺癌(宫颈型、肠型、印戒细胞型、微小偏离型、绒毛腺型)子宫内膜样腺癌、透明细胞腺癌、浆液性癌及中肾管型腺癌。其中宫颈管型黏液腺癌占宫颈腺癌的 70%,肿瘤细胞类似宫颈管上皮细胞,大多数高分化或中分化。腺体结构复杂,乳头可突入腺腔或突出表面,有时表现为筛状结构。

（5）其他:少见癌和神经内分泌肿瘤:包括腺鳞癌、腺样囊性癌、腺样基底细胞癌、神经内分泌肿瘤及未分化癌等。

2. 间叶性肿瘤和瘤样病变

（1）良性间叶性肿瘤:平滑肌瘤最常见,宫颈神经鞘瘤亦见报道。

（2）恶性间叶性肿瘤:罕见,曾有平滑肌肉瘤、子宫内膜间质肉瘤(低度恶性)、未分化肉瘤、葡萄状肉瘤、腺泡状软组织肉瘤、血管肉瘤及恶性外周神经鞘瘤等病例的报道。

（三）子宫体肿瘤性病变的病理学表现

1. 子宫体良性肿瘤或瘤样病变的病理学表现

（1）瘤样病变:子宫内膜息肉最常见,是子宫内膜表面良性结节状的突起,由子宫内膜腺体和具有至少灶状纤维化和厚壁血管的间质组成。组织学上具有纤维性间质的有蒂或广基的病变,间质中见特征性厚壁、弯曲、扩张的血管。息肉由于其独特的间质和血管特点而不同于息肉样增生。息肉中可以出现非典型增生和恶性肿瘤,包括子宫内膜样腺癌及其他类型肿瘤如浆液性癌、肉瘤等。

（2）间叶性肿瘤:典型的平滑肌瘤为球形、质韧肿物,常多发。切面白色到深棕色,具有漩涡状、编织状结构。黏膜下平滑肌瘤使覆盖的子宫内膜变形,随着肌瘤增大,可能突入子宫腔并导致出血。显微镜下,多数平滑肌瘤由容易识别具有平滑肌特征的一致的、纺锤形细胞组成,这些细胞呈漩涡状排列或吻合成束。多数平滑肌瘤较周围肌层更富于细胞。

2. 子宫体恶性肿瘤的病理学表现

（1）上皮来源性肿瘤:子宫内膜癌组织学类型包括子宫内膜样腺癌、黏液性腺癌、浆液性癌、透明细胞腺癌、混合细胞腺癌等。子宫内膜癌通常起源于子宫体,但也有一些病例起源于子宫下段。典型的子宫内膜癌呈外生性,表面粗糙,肿瘤表面常形成溃疡,其下为白色、或软或硬的肿瘤组织向子宫肌层浸润生长。晚期患者肿瘤可以浸润子宫浆膜层或向宫颈扩展。子宫内膜癌除了少数罕见病例以外都是腺癌,其中最常见的是子宫内膜样型(图 6-140)。子宫内膜样腺癌的特征是至少要出现一些腺或绒毛腺型结构。腺体由单层或假复层柱状细胞被覆,并以其长轴垂直排列于基底膜上,肿瘤细胞核轻度增大并具有一定的极向。当腺体减少并被实性巢或成片细胞取代时,称为低分化(高级别)子宫内膜样腺癌。高级别肿瘤更常见深肌层浸润和淋巴结转移,预后差。

（2）间叶源性肿瘤:最常见平滑肌肉瘤,典型者,细胞核为纺锤形,通常两端圆形,染色深带有粗染色质并且核仁明显。肿瘤细胞坏死明显但不一定出现。分裂象指数通常超过 15 个/10HPF。平滑肌肉瘤偶尔可以出现破骨细胞样的巨细胞。对小于 30 岁的女性作出平滑肌肉瘤的诊断应该慎重,需要严格按照平

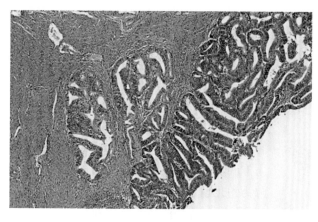

图 6-140 子宫内膜样腺癌

滑肌肉瘤的诊断标准,并且排除一系列变异型良性平滑肌瘤后才能做出诊断。

（四）输卵管病变的病理学表现

1. 输卵管常见非肿瘤性病变

（1）输卵管妊娠:输卵管妊娠时,管腔内血块中可见绒毛及滋养叶细胞。

（2）输卵管系膜囊肿:是一种常见的囊肿,以蒂附着于输卵管伞端。管壁薄如纸,内容物为清亮液体。大多数囊内壁被覆输卵管柱状上皮,有时突向囊腔呈乳头状,外被覆一层薄的平滑肌。

（3）输卵管内膜异位症:指间皮转化为具有纤毛细胞和分泌细胞的输卵管上皮,可有砂砾体。子宫内膜异位症有时也可见于输卵管上皮,但输卵管内膜异位症无子宫内膜间质,因此不同于子宫内膜异位症。输卵管内膜异位亦可发生在腹膜、子宫浆膜和附件。

2. 输卵管常见肿瘤病变

（1）恶性上皮性肿瘤

1）大体所见:输卵管异常扩张或结节状增粗,类似积水或积血,局部有明显肿物。位于输卵管远端的肿瘤可穿透伞端。多切面观察,腺癌一般质软、灰红色、绒毛状或息肉状。

2）组织学特点:各种类型卵巢癌均可发生于输卵管,包括有浆液性癌、黏液性腺癌、子宫内膜样腺癌、透明细胞腺癌等。其中最常见的是浆液性癌,且大多数输卵管浆液性癌为高度恶性浸润性癌。

（2）其他肿瘤:腺样瘤是最常见的输卵管良性肿瘤,患者多为中老年女性,一般偶然发现。典型病变表现为灰色、白色或黄色结节,大小 1~2cm,位于输卵管浆膜下。肿瘤可以很大,甚至导致输卵管管腔移位,少数病例为双侧性。肿瘤起源于间皮,由扁平或立方形细胞形成腺样结构。

（五）卵巢病变的病理学表现

1. 囊肿、间质增生和其他非肿瘤性病变在外科手术切除的卵巢标本中,非肿瘤性囊肿非常常见。如果从外表评估卵巢,切除卵巢当持慎重态度。因为卵巢正常时就是一个部分呈囊性的结构,且这些囊性结构发展为癌的危险性是极低的,应避免过度治疗。

2. 表面上皮性肿瘤按细胞类型分类可分为浆液性、黏液性、子宫内膜样等。

（1）浆液性肿瘤

1）大体所见:浆液性肿瘤约占所有卵巢肿瘤的 1/4。多发于成人,30%~50% 累及双侧。大体上,分化较好的肿瘤呈囊性肿物,通常为单房,含有清亮或黏性的液体。常可见乳头状结构,多数突向腔内,但有时可发生在外表面。较恶性的肿瘤倾向于实性或浸润性,并伴坏死和出血。

2）组织学特点:分化较好的肿瘤内可见立方形或柱状细胞衬覆于囊肿壁和乳头。这些肿瘤中存在一系列增生性改变,一端为良性浆液性囊性腺瘤,有囊肿和乳头（如果肿瘤存在此结构,则称为浆液性乳头状囊腺瘤）,表面衬覆单层细胞,无非典型性。无结构紊乱或浸润;另一端为浆液性癌（图 6-141）,其特征为胞核的显著异型性,分裂象多见,层次增多,腺体排列紊乱,树枝状分支的乳头结构和间质浸润。有些肿瘤

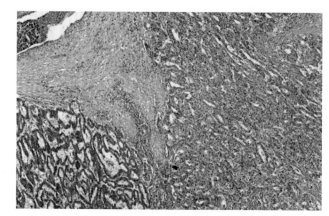

图 6-141 卵巢高级别浆液性癌

介于良、恶性肿瘤之间,缺乏明确的间质浸润,这些称为交界性肿瘤,约占浆液性肿瘤的15%,将其与明显的浸润性肿瘤区分开来非常重要,因为交界性肿瘤的预后非常好。

（2）黏液性肿瘤

1）大体所见:黏液性肿瘤较浆液性肿瘤少见,只有10%~20%累及双侧。类似于浆液性肿瘤,可分为良性(黏液性囊腺瘤)、交界性和恶性(黏液性腺癌和囊腺癌)。大体上,肿瘤体积大,囊性或部分呈囊性,常为多房。囊内容物为黏稠的胶冻样物质。

2）组织学特点:卵巢黏液性肿瘤可分为两个主要类型。最常见的类型是肠型,另一类型是宫颈管型或Muller型。恶性黏液性肿瘤的特征是细胞的显著非典型性,细胞层次增多,腺体和乳头结构复杂(出芽、搭桥或实性巢结构)和间质浸润。

（3）子宫内膜样肿瘤:子宫内膜样腺癌占所有原发性卵巢癌的10%~25%。

1）大体特点:大体上,子宫内膜样腺癌呈囊性或实性肿物,囊内容为血性,而不是浆液性或黏液性。乳头状结构通常不明显。

2）组织学特点:类似普通型子宫内膜样腺癌。多数分化良好,伴或不伴有乳头结构。半数肿瘤可见鳞状上皮化生。与浆液性肿瘤不同,砂砾体很少见。大约有10%的子宫内膜样腺癌伴有间质细胞黄素化。

3. 生殖细胞肿瘤原始生殖细胞肿瘤、两胚层或三胚层畸胎瘤、胚胎性癌、多胚瘤、非妊娠绒毛膜癌等。

（1）原始生殖细胞肿瘤:指非畸胎瘤性含有恶性生殖细胞成分的肿瘤。分为无性细胞瘤、混合性生殖细胞瘤、胚胎性癌、多胚瘤、非妊娠性绒毛膜癌、卵黄囊瘤等。

（2）两胚层或三胚层畸胎瘤:指由2个或3个原始胚层(外胚层、内胚层和中间胚层)构成的肿瘤。分为未成熟型畸胎瘤和成熟型畸胎瘤。

4. 性索间质肿瘤颗粒细胞瘤、卵泡膜瘤-纤维瘤组肿瘤等。

5. 其他肿瘤如淋巴瘤、肉瘤等亦可发生于卵巢组织内。

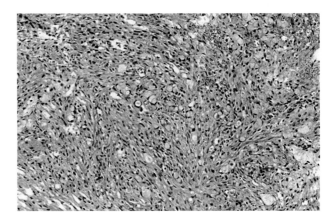

图6-142　卵巢转移性印戒细胞癌

6. 卵巢继发性肿瘤,特别是胃肠道腺癌卵巢转移最常见(图6-142)。

三、泌尿系统及男性生殖系统肿瘤的病理学表现

（一）膀胱良性肿瘤的病理学表现

1. 上皮来源性肿瘤

（1）尿路上皮乳头状瘤及内翻性乳头状瘤:尿路上皮乳头状瘤是指具有纤细纤维血管轴心并被覆正常尿路上皮的乳头状瘤。在一些病例中,乳头偶尔可有分支,但无乳头的相互融合,间质可有水肿或散在的炎症细胞浸润。尿路上皮无不典型改变,表层上皮(伞细胞)明显,核分裂象罕见,即使存在,也位于底层,无病理性核分裂象。病变体积很小,偶尔伴发内翻性生长方式。乳头状瘤很少广泛累及黏膜,如果出现,则称弥漫性乳头状瘤病。内翻性乳头状瘤是指一种呈内生性生长方式的良性肿瘤,由正常至轻微不典型的细胞组成,其病变特征是肿瘤表面光滑,被覆正常尿路上皮,随机分布的内生性上皮巢可从上皮表层反折至固有层,但不会累及膀胱肌层,肿瘤基底界限清楚,相同大小的尿路上皮条索可以相互吻合。

（2）其他上皮来源肿瘤

1）腺上皮来源性肿瘤:常见绒毛状腺瘤,这是一种与结直肠绒毛状腺瘤组织学类似的膀胱肿瘤,可以是单纯的绒毛状腺瘤,也可是绒毛状管状腺瘤,常与腺性/囊性膀胱炎合并发生。应与分化较好的结肠癌

累及膀胱相鉴别。膀胱绒毛状腺瘤可以发展成浸润性腺癌。

2) 鳞状上皮来源性肿瘤:常见尖锐湿疣及鳞状上皮乳头状瘤。镜下可见挖空细胞,免疫组化可显示乳头状瘤病毒抗原阳性。鳞状上皮乳头状瘤结构上与尖锐湿疣相似,但是上皮细胞无尖锐湿疣的特异改变,HPV-DNA 阴性,提示两者无相关性。

2. 间叶来源性肿瘤

(1) 副神经节瘤:一种起源于膀胱壁副神经节细胞的肿瘤,此肿瘤罕见。显微镜下,肿瘤排列成不连续的巢状,细胞巢之间有明显的血管网分隔。瘤细胞圆形,胞质透亮、嗜酸或嗜碱性,细胞核卵圆形,常见散在分布的大细胞核或奇异核,分裂象罕见或缺乏。

(2) 孤立性纤维性肿瘤:位于膀胱壁,大多数为良性,少见恶性。

（二）膀胱恶性肿瘤的病理学表现

1. 上皮来源性肿瘤

(1) 非浸润性恶性肿瘤:包括低度恶性潜能的乳头状尿路上皮肿瘤、非浸润性乳头状尿路上皮癌(低级别、高级别)、尿路上皮原位癌。

(2) 浸润性恶性肿瘤:肿瘤的生长方式可以是外生性生长,或浸润性生长,或两种方式均有的复合性生长。肿瘤侵及间质分两个阶段:一为浸润至黏膜下层,另一为浸润至肌层。确定黏膜下层的浸润有时很困难,甚至带有主观性,不过这一浸润的有无并不太重要。相反,肌层浸润的判定却很重要,因为直接关系到治疗和预后。发生于膀胱的浸润性癌最常见的组织学类型是尿路上皮癌,可呈多种组织结构,常见腺性化生。其他组织学类型包括鳞状细胞癌、疣状鳞状细胞癌、脐尿管癌、腺癌、透明细胞腺癌、小细胞癌等。

2. 间叶来源性肿瘤 发生于膀胱的恶性间叶源性肿瘤最常见为横纹肌肉瘤,也可见平滑肌肉瘤、血管肉瘤、骨肉瘤、恶性纤维组织细胞瘤等。其他转移性恶性肿瘤亦可发生。

（三）前列腺癌

1. 腺泡腺癌

(1) 大体所见:肉眼可识别的癌呈实性、坚硬,可分为灰白到橙黄的各种颜色,橙黄色者表明其细胞质内脂质含量高。

(2) 组织学特点:正常的前列腺腺体在低倍镜下呈分叶结构,小叶之间为纤维平滑肌性间隔,腺腔结构呈不规则梅花状,腔内常可见同心圆结构的淀粉样小体,而前列腺癌完全缺乏这种组织结构,大部分的前列腺癌都以小腺泡结构为主,呈圆形、卵圆形,缺乏腔内乳头(图 6-143)。分化差的前列腺癌可形成实性、巢状、片状甚至条索状结构。高倍镜下,癌细胞异型性小,最主要的特点是明显增大的核仁。基底细胞消失是诊断前列腺癌重要指标之一,但并非特异性指标,应与其他形态特征综合分析。

2. 导管腺癌 导管腺癌是前列腺腺癌的一种亚型,由大的、被覆假复层高柱状上皮细胞的腺体构成。

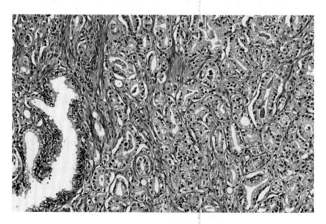

图 6-143 前列腺腺泡腺癌

(1) 大体所见:发生于中心区的导管腺癌表现为精阜周围突向尿道的外生性息肉或乳头状肿物。外周区导管腺癌的典型表现是灰白、质硬、结节,与腺泡腺癌相似。

(2) 组织学特点:导管腺癌的镜下特点是肿瘤细胞呈高柱状,细胞质丰富,嗜双染性。细胞呈单层或假复层排列,与子宫内膜癌相似。导管腺癌的细细胞质常呈嗜双染性,有时细胞质透亮。某些病例可见许多核分裂象,细胞呈显著的非典型性。另外一些病例,细胞仅有轻度非典型性,难以诊断(尤其在活检穿刺标本中）。位于外周区的导管腺癌常可见筛状型、腺型及实性型混合存在,此特征与腺泡腺癌相似。

（黄艳　赵严冬）

【参考文献】

[1] 李春雨.肛肠病学[M].北京:高等教育出版社,2013:38.

[2] 聂敏,李春雨.肛肠外科护理[M].北京:人民卫生出版社,2018:81-82.

[3] 李春雨,汪建平.肛肠外科手术学[M].北京:人民卫生出版社,2015:98-99.

[4] 李春雨,张有生.实用肛门手术学[M].沈阳:辽宁科学技术出版社,2005:64-65.

[5] 王香兰.直肠癌手术体位存在的问题及改进措施[J].护理实践与研究,2014,11(11):85-86.

[6] MAYEAUX EJ,THOMAS J,COX T.现代阴道镜学[M].3版.魏丽惠,赵昀,译.北京:北京大学医学出版社,2016.

[7] DALMORO F,ZATTONI F. Lighting from the urethral cystoscope side:A novel technique to safely manage bowel division during intracorporeal robotic urinary diversion[J]. Int J Urol,2016,23(4):344-345.

[8] TANTIPHLACHIVA K,ATTALURI A,VALESTIN J. Translumbar and transsacral motor-evoked potentials:a novel test for spino-anorectal neuropathy in spinal cord injury[J]. Am J Gastroenterol,2011,106:907-914.

[9] 刘小银,刘广健,周智洋,等.经直肠超声与体部线圈磁共振检查对直肠癌T分期的比较研究[J].中国医学影像技术,2015,31(3):420-424.

[10] JEMAL A,BRAY F,CENTER M M,et al. Global cancer statistics[J]. CA Cancer J Clin,2011,61(2):69-90.

[11] 郭万学,周永昌.超声医学[M].6版.北京:人民军医出版社,2011:487.

[12] 吴孟超,吴在德.黄家驷外科学[M].7版.北京:人民卫生出版社,2008:1492.

[13] 子宫肌瘤的诊治中国专家共识专家组.子宫肌瘤的诊治中国专家共识[J].中华妇产科杂志,2017,52(12):793-800.

[14] 曹泽毅.中华妇产科学[M].3版.北京:人民卫生出版社,2016:2326-2392.

[15] DIERICKX I,VALENTIN L,VAN HOLSBEKE C,et al. Imaging in gynecological disease clinical and ultrasound features of Brenner tumors of the ovary[J]. Ultrasound Obstet Gynecol,2012,40(6):706-713.

[16] 吴阶平.吴阶平泌尿外科学[M].2版.济南:山东科学技术出版社,2018:267-272.

[17] Santoro GA.盆底疾病:影像学及多学科临床实践[M].丁曙晴,王建六,陈忠,译.北京:人民卫生出版社,2013:152-153,352-358.

[18] BANDARKAR A N,BLASK A R. Testicular torsion with preserved flow:key sonographic features and value-added approach to diagnosis[J]. Pediatric Radiol,2018,48(5):735-744.

[19] 周智洋.重视复杂性肛瘘的影像学诊断[J].中华胃肠外科杂志,2015,18(12):1193-1196.

[20] KLOPPEL G,SCHERUBL H. Neuroendocrine neoplasms of the appendix and colorectum[J]. Paheologe,2011,32(4):314-320.

[21] ITO S,KITAGAWA T,MAETANI I,et al. A small cell neuroendocrine carcinoma of the rectum diagnosed by colorectal endoscopic submucosal dissection[J]. J Gastrointestin Liver,2012,21(2):128.

[22] CROSBY J A,CATTON C N,DAVIS A,et al. Malignant gastrointestinal stromal tumors of the small intestine:a review of 50 cases from a prospective database[J]. Ann Surg Oncol,2001,8(1):50-59.

第七章

盆底手术麻醉

　　了解盆底的局部组织解剖以及重要脏器的神经支配对麻醉及镇痛具有重要意义。盆腔为真骨盆形成的内腔，前以耻骨和耻骨联合为界，后以骶、尾骨的前面为界，两侧以髋骨的内面为界。盆腔容纳有泌尿、生殖和消化三大系统的部分器官，前方为膀胱、输尿管和尿道，后方为直肠，两者之间为内生殖器，男性有前列腺、精囊及输精管，女性有卵巢、输卵管、子宫及阴道（图 7-1）。

　　盆部的神经一部分来自低位胸段及腰骶神经，另一部分来自内脏神经。盆内脏神经由 $S_{2\sim4}$ 神经的前支构成，其节后纤维分布于直肠、盆腔器官及外阴等（图 7-2）。直肠和盆腔器官由交感神经和副交感神经共同支配。前列腺、膀胱的交感神经来自 $T_{11}\sim L_2$ 节段，副交感神经来自 $S_{2\sim4}$ 脊神经。输尿管下段交感神经来自 $T_{10}\sim L_2$，副交感神经来自骶神经。子宫、卵巢的交感神经源于 $T_{10}\sim L_2$ 脊神经节段，子宫颈的感觉神经由 $S_{2\sim4}$ 神经支配。直肠的交感神经来自 $T_{9\sim11}$ 脊神经节段，副交感神经来自 $S_{2\sim4}$ 脊神经。它们的感觉神经支配主要来自胸腰段和骶部神经，当阻滞平面达 $T_8\sim S_4$ 时，交感神经和副交感神经可同时被阻滞，即可消除盆腔器官的牵拉反应。掌握各器官的神经分布，即可熟练运用区域麻醉技术来实施麻醉，如骶尾神经阻滞可提供肛肠科手术良好的镇痛麻醉。但是盆部受多重神经支配，阻滞不完善时，手术牵拉等刺激仍可引起剧烈疼痛、呼吸心跳加速甚至更严重不良后果。

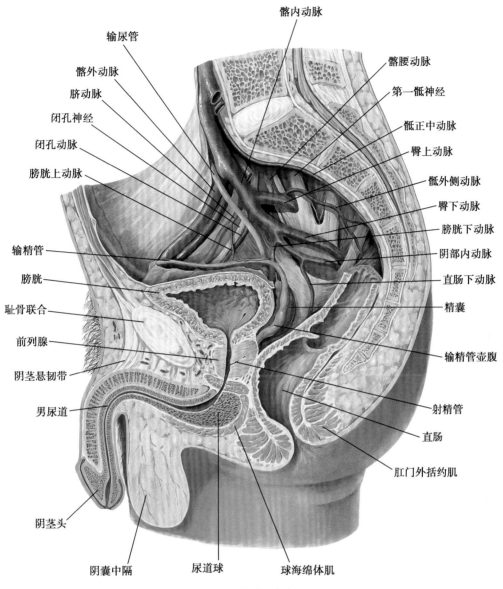

输尿管
髂内动脉
髂外动脉
脐动脉
髂腰动脉
闭孔神经
第一骶神经
闭孔动脉
骶正中动脉
膀胱上动脉
臀上动脉
骶外侧动脉
臀下动脉
输精管
膀胱下动脉
膀胱
阴部内动脉
耻骨联合
直肠下动脉
前列腺
精囊
阴茎悬韧带
输精管壶腹
男尿道
射精管
直肠
阴茎头
肛门外括约肌
阴囊中隔
尿道球
球海绵体肌

图 7-1　盆底局部解剖

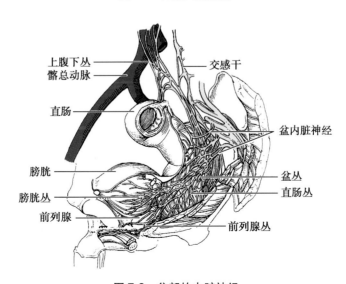

上腹下丛
交感干
髂总动脉
直肠
盆内脏神经
膀胱
盆丛
膀胱丛
直肠丛
前列腺
前列腺丛

图 7-2　盆部的内脏神经

147

第一节　麻醉前评估和准备

盆底手术多为涉及盆腔器官的器质性疾病,以肿瘤居多,经腹手术为主要途径。随着内镜技术的发展,内镜手术已经部分取代经腹手术,其麻醉管理也有自己的特点。

盆底手术中涉及泌尿生殖系统的患者年龄跨度大,以中老年患者居多。老年患者全身各个系统功能储备下降,常伴高血压、冠心病、糖尿病或慢性阻塞性肺炎等疾病,手术麻醉风险增加,围手术期并发症的发生率也较高。除一般检查外,还应该着重检查心血管系统、呼吸系统及中枢神经系统。积极控制血压、纠正心律失常、改善呼吸功能,提高患者对手术和麻醉的耐受性。子宫、膀胱肿瘤患者常因慢性失血而有严重贫血,术前应予以纠正。前列腺全切术、膀胱全切术和宫颈癌根治术等因手术时间长、出血多、创伤大,术中可行急性等容血液稀释,还须做好大量输血输液准备及大量失血后输血并发症的防治。

盆腔内肠道的主要生理功能包括吸收、代谢、排泄,同时参与机体的免疫功能。这类患者常伴有内环境紊乱,主要原因有摄入不足、液体潴留于腹腔结构以及体液丢失。因此良好的术前准备,如水、电解质紊乱纠正和肠道准备等是降低术后并发症的重要条件。肛肠疾病因其解剖特点和私密性,患者在诊治过程中可能存在一定的心理障碍。适当的心理疏导可消除患者的顾虑,增强他们战胜疾病的信心,使其能够积极配合手术。对于一些慢性消耗性疾病如恶性肿瘤,易引起营养不良、贫血、低蛋白血症和电解质紊乱,术前应尽量调整以减少术后并发症。

对于盆腔急诊手术的患者,麻醉医师应尽量短时间内对病情做出全面估计,选择合适的麻醉方法和麻醉药物,降低术后并发症。此类患者均可视为饱胃状态,麻醉前宜采取有效的预防措施,如予以抗酸药物、胃肠减压等,及使用快速诱导或者清醒插管技术,以降低误吸风险。还应及时补充血容量、控制感染和治疗休克。

盆底手术选择椎管内麻醉时,术前应排除区域麻醉的禁忌证,如中枢神经系统病变、全身或穿刺部位的感染以及脊柱外伤等。对于巨大肿瘤患者,腹内压明显增加,脊麻的阻滞平面不易掌控,一旦腹压骤降,血流动力学易产生剧烈波动,故应合理选择麻醉方式。同时,腹内压力增加也是手术麻醉中反流误吸的一个危险因素,可引起急性呼吸道梗阻、吸入性肺炎和肺不张等严重后果,术前宜进行胃肠减压。

腔镜手术时,因人工气腹和特殊体位会对患者心血管和呼吸系统造成影响。截石位时患者易出现肺不张和低氧血症,静脉回流的增加还可诱发充血性心力衰竭。术前应仔细检查,对并存疾病进行治疗,以调整到最佳的状态。

掌握患者疾病的特点和身体状况,对患者重要器官功能进行评估,对患者耐受麻醉和手术的能力做出正确判断,才能选择合适的麻醉方式和用药,保证患者围手术期的安全。

第二节　麻醉常用药物

一、麻醉前用药

麻醉前用药可缓解患者紧张、焦虑情绪,减少呼吸道分泌物,提高麻醉和手术的安全性。预防性止吐药物及超前镇痛药物的使用可降低术后并发症,改善患者的舒适度。

1. 镇静催眠药　咪达唑仑、地西泮等具有镇静催眠、抗焦虑等作用。手术前夜予以口服地西泮2.5～5mg,术前予以0.5～1.0μg/kg静脉注射可缓解患者紧张情绪。咪达唑仑还具有顺行性遗忘作用,可有效消除术中知晓。但是咪达唑仑具有一定的呼吸抑制作用,给药后应注意监测呼吸情况,及时给予辅助呼吸,同时年老、体弱患者应适当减量,以避免术后谵妄的发生。右美托咪定具有抗交感、镇静和镇痛作用,术前予以0.5～1.0μg/kg,还可使麻醉诱导过程平稳,减少插管反应。该类药物不宜用量过大,以使患者能够配合麻醉操作及阻滞平面的调节。

2. 抗胆碱药　盐酸戊乙奎醚、东莨菪碱等可抑制腺体分泌、解除平滑肌痉挛和迷走神经兴奋作用,但同时也会引起患者口干、眼干等不适。一般用法为术前半小时,成人给予长托宁 0.5～1mg 静注,东莨菪碱 0.4～0.6mg 肌内注射。

3. 镇痛药　吗啡、哌替啶具有镇痛和一定镇静作用,可与局麻药产生协同作用,减轻局麻药毒性。成人肌内注射吗啡 0.1mg/kg,哌替啶 1mg/kg。除非患者术前疼痛剧烈,麻醉前可不使用吗啡或哌替啶等镇痛药。

二、常用局麻药

局麻药根据作用时间长短可分为短效(如普鲁卡因)、中效(如利多卡因)和长效局麻药(如布比卡因、罗哌卡因)。局麻药直接作用于细胞膜上的电压依赖性钠离子通道,抑制钠离子内流,降低动作电位的上升速度从而使其达不到阈电位。局麻药的选择还应综合考虑局麻药的理化特性、患者的身体状况以及手术持续时间等多种因素。添加辅助用药,如肾上腺素还可延长局麻药作用时间和减轻全身毒性反应。目前临床常用的局麻药如下。

1. 普鲁卡因(procaine)　短效但较为安全的酯类局麻药,适用于小手术。用于蛛网膜下隙阻滞麻醉时,浓度为 3.0%～5.0%。其起效时间为 2～4 分钟,可持续时间为 40～90 分钟。

2. 利多卡因(lidocaine)　中效酰胺类局麻药,具有弥散广、穿透力强的特点,因此麻醉平面不易控制。用于蛛网膜下隙阻滞时,浓度为 2.0%～3.0%。其起效时间为 3～5 分钟,可持续时间为 60～150 分钟。利多卡因可用于多种麻醉方法,表面麻醉时成人一次限量为 100mg,神经阻滞和局部浸润麻醉时限量为 400mg。

3. 布比卡因(bupivacaine)　长效酰胺类局麻药,目前最常用于蛛网膜下隙阻滞,一般不用于表面麻醉。常用浓度为 0.5%～0.75%,如布比卡因 2ml 加 10%葡萄糖溶液 1ml,配成重比重溶液。其起效时间为 4～8 分钟,调节平面时不可操之过急,持续时间长达 130～230 分钟。与其他局麻药相比,布比卡因具有心脏毒性,使用时需加以注意,且不超过一次限量 150mg。

4. 罗哌卡因(ropivacaine)　长效酰胺类局麻药,具有心脏毒性小,阻滞作用强的特点,还可产生感觉与运动阻滞分离的效果。其常用浓度为 0.25%～0.75%,成人一次限量为 200mg。罗哌卡因起效时间和维持时间均与布比卡因相似。

三、常用全麻药

麻醉药物通过吸入、静脉或者肌内注射的方式进入患者体内,对中枢神经系统产生抑制作用,使患者意识消失、反射抑制和感觉丧失的方法称为全身麻醉。因此全身麻醉又分为吸入全身麻醉、静脉全身麻醉和静吸复合全身麻醉。吸入麻醉药经蒸发器进入人体后代谢少,大部分以原形经肺呼吸排出人体,因此吸入麻醉安全且容易控制。静脉麻醉药物进入人体后依赖于肝肾代谢,为达到理想的麻醉效果还需复合使用镇痛药和肌松药。以下简单介绍常用的几种麻醉药物:

1. 静脉麻醉药

(1)丙泊酚(propofol):丙泊酚又名异丙酚,是目前临床应用最广泛的静脉麻醉药,具有镇静、催眠和轻微镇痛作用,无肌肉松弛作用。它是一种起效迅速的短效静脉麻醉药,起效时间为 30～40 秒,单次静脉注射后,快速代谢和清除,维持时间仅为 3～10 分钟,重复注射或连续静脉输注在体内无蓄积。丙泊酚是通过激活 GABA 受体抑制中枢系统发挥镇静催眠作用的,还具有较强的心血管抑制作用和一定程度的呼吸抑制作用。通过扩张外周血管和抑制心肌收缩引起血压下降,年老体弱及循环血容量不足者更为显著。快速输注或者剂量较大时可引起短暂性呼吸暂停。它能降低脑血流,降低颅内压和脑细胞代谢率,因此常用于神经外科手术的麻醉。此外,丙泊酚诱导时可出现静脉刺激性疼痛,可联合应用利多卡因静脉封闭或者预先给予麻醉性镇痛药来减轻疼痛。

丙泊酚常用于全身麻醉诱导、维持和重症监护患者辅助通气治疗时的镇静。健康成人患者诱导剂量为 1.5~2.5mg/kg，年老体弱及循环功能不稳定者需减量，避免循环功能抑制。而小儿因表观分布容积较大，诱导时可适当加量。成人维持剂量为每小时 4~12mg/kg，持续输注后停药，代谢迅速且无蓄积，因此较少发生术后恶心呕吐。此外，丙泊酚也广泛应用于门诊小手术和内镜检查等。对丙泊酚或其赋形剂过敏者、妊娠与哺乳期女性及 3 岁以下小儿等禁用。

（2）依托咪酯（etomidate）：一种非巴比妥类药物，是目前对循环功能影响最小的静脉麻醉药，且有轻度扩张冠状动脉的作用，较适用于循环功能较差患者的诱导。依托咪酯常用诱导剂量为 0.1~0.4mg/kg，年老体弱者应减量，且可用于全身麻醉的维持。常见副作用为注射后肌阵挛，术后恶心呕吐的发生率较丙泊酚高。偶见单次应用后肾上腺皮质功能抑制，因此肾上腺皮质功能不全、免疫功能低下的患者应避免使用。

（3）氯胺酮（ketamine）：是目前所有静脉麻醉药中唯一具有较强镇痛作用的药物，还有深度镇静功能。氯胺酮脂溶性较强，能迅速通过血-脑屏障，故注射后 1 分钟内即可出现意识消失，持续时间为 15~20分钟。氯胺酮具有心肌抑制作用和交感神经兴奋作用。正常情况下以兴奋作用为主，表现为心率加快和血压升高，但对于心血管功能低下及儿茶酚胺耗竭的患者，应用后可呈现循环功能抑制作用。氯胺酮对呼吸影响较轻，只有与麻醉性镇痛药合用或者注射速度过快、剂量过大时才会出现明显的呼吸抑制甚至呼吸暂停，应注意监测和及时采取补救措施。氯胺酮会增加脑部血流、颅内压及脑组织代谢率，因此禁用于颅内手术的麻醉。氯胺酮麻醉时会造成唾液和支气管分泌物增多，影响机械通气，应注意吸引，术前也可应用抗胆碱药加以预防。氯胺酮麻醉后精神副作用发生率较高，主要表现为术后谵妄、狂躁甚至惊厥，且成人多于儿童，因此目前较多应用于小儿手术的麻醉或者复合麻醉。肌内注射 4~6mg/kg 常用于小儿小手术的麻醉，可维持 30 分钟左右，术中可根据具体情况追加 1/3~1/2。也可单次静脉注射 1~2mg/kg 氯胺酮后实施手术，维持时间为 10~15 分钟，术中可按需追加 1/2，还可辅以中枢性镇痛药以减少精神副作用。

（4）右美托咪定（dexmedetomidine）：是一种选择性 α2-肾上腺素受体激动剂，具有抗交感、镇静及镇痛作用，还具有一定的利尿作用。因抑制了交感神经活性而引起血压、心率下降，对呼吸影响较小，还具有重要脏器功能保护作用。目前多用于全身麻醉的手术患者气管插管和机械通气时的镇静。麻醉诱导前输注右美托咪定 0.5~1μg/kg，10~15 分钟内输注完可使诱导过程平稳，减轻插管反应。输注过快时可因外周缩血管作用而出现一过性高血压及心动过缓。全麻期间持续泵入右美托咪定每小时 0.2~0.4μg/kg，可使术中血流动力学平稳且术后苏醒也较为平稳。手术结束前 40~60 分钟应停止给药，否则易造成患者苏醒延迟。

2. 吸入麻醉药

（1）七氟烷（sevoflurane）：是一种麻醉性能较强的吸入性麻醉药，七氟烷的 MAC 值随着年龄的增加而减少，50 岁以上患者其 MAC 低于 1.0%，因此使用剂量应进行个体化调整。七氟烷在血液中溶解度低，起效迅速，停止吸入后苏醒快速，有芳香气味，因而可用于小儿麻醉诱导。成人吸入 5% 的七氟烷 2 分钟通常可达到外科麻醉效果，儿童则需要 7% 的浓度吸入 2 分钟。七氟烷用于维持外科水平麻醉的浓度为0.5%~3%。七氟烷在体内代谢、分解少，大部分以原形从肺经呼吸排出。

七氟烷的独特优势在于对呼吸道刺激小，具有扩张支气管、减轻支气管痉挛、降低气道反应性的作用。在吸入浓度较高时，可明显抑制气道刺激引起的反应。七氟烷对心血管系统有抑制作用，可减弱心肌收缩能力，同时可增加儿茶酚胺的分泌。此外还可舒张外周血管及脑血管，引起颅内压升高，快速提高吸入浓度时更为明显。对于有颅内压升高危险的患者应慎用七氟烷，并联合应用降低颅内压的方法，如过度换气。和其他吸入麻醉药一样，七氟烷也有一定的肌肉松弛作用，还可明显加强非去极化肌松药的作用，两者合用时肌松药可适当减量。七氟烷最易发生的副作用是恶心呕吐和低血压，儿童还容易发生躁动不安。心动过缓也常发生，偶尔还有嗜睡、寒战、喉痉挛、低体温发生，极少数可出现恶性高热的严重副作用，因此已知或怀疑有恶性高热遗传病史的患者应禁用。

（2）地氟烷（desflurane）：为一种麻醉性能较强的吸入性麻醉药，成人 MAC 在纯氧中为 7.2% 左右，在目前的吸入麻醉药中最小，因此其最为突出的优点是可控性好。由于组织溶解度小，地氟烷能更快地排出体外。与七氟烷相比，应用地氟烷的患者术后苏醒更平稳迅速，气道保护性反射恢复更快，气管导管拔除时间也更短。地氟烷在体内几乎无代谢产物，因而对肝肾功能的要求极低。但是诱导过程中呼吸道副作用发生率较高，所以常用于术中麻醉的维持而较少应用于麻醉诱导。静脉诱导后，地氟烷可以以 0.5 ~ 1MAC 的剂量开始给药，一般 2.5% ~ 8.5% 的地氟烷可维持外科手术水平的麻醉。与七氟烷不同，随着地氟烷浓度的增加也可引起患者血压出现剂量依赖性下降，但当地氟烷浓度超过 1.5MAC 时会激动交感神经，引起心率增快及血压升高，应与麻醉深度不够引起的心率增快鉴别。此外对于不希望出现心率增快的患者，如患有冠状动脉疾病的患者等，地氟烷应该与其他药物联合应用。地氟烷具有扩张脑血管作用，其在神经外科手术中使用剂量应该为 0.8MAC 或者更低。

第三节　麻醉方式的选择

一、盆底手术常用麻醉方式

盆底手术患者年龄跨度大、病情轻重不一，麻醉方式的选择需综合评估患者全身状况、重要脏器损害程度、手术部位和时间长短，还需考虑麻醉设备条件以及麻醉医师技术的熟练程度。

1. 局部麻醉　是将局麻药注射到手术部位周围组织，阻断支配该部位的神经丛、神经节或神经末梢传导功能而产生麻醉作用。局麻方法有局部浸润麻醉、区域阻滞麻醉等。该方法较为安全、对机体生理影响小、并发症少，但其阻滞不易完善，肌松效果不满意，因此使用上有局限。

2. 椎管内麻醉

（1）蛛网膜下隙阻滞（spinal block）：又称为腰麻或脊麻，是将局麻药注入蛛网膜下隙，直接作用于脊神经前根、后根及脊髓，产生阻滞作用。其阻滞顺序为：自主神经、感觉神经、运动神经和本体感觉神经。一般交感神经阻滞平面较感觉消失平面高 2~4 高节段，且运动神经阻滞平面较感觉消失平面低 1~4 个节段。腰麻穿刺部位常选择 $L_{2~3}$ 或者 $L_{3~4}$ 棘突间隙。腰麻阻滞交感神经使小动脉及静脉扩张，血压下降，老年、血容量不足患者尤甚。静脉压下降，右房压下降，反射性引起心率减慢，同时心排血量也相应减少。低位腰麻时对呼吸系统影响不大，由于交感神经阻滞，胃肠蠕动增加、膀胱平滑肌松弛，可出现恶心呕吐及尿潴留，必要时需留置导尿管。腰麻具有操作简单、起效迅速、阻滞完善和肌松效果好的优点，适用盆底、肛门及会阴部手术。对于时间较短的手术，单次给药即可满足需求。而对于时间较长的手术，也可采取连续腰麻阻滞技术，再根据手术需要调节局麻药的剂量和麻醉时间。鞍区麻醉是麻醉平面最低的一种蛛网膜下腔阻滞麻醉，只阻滞肛门、会阴部的神经传导，因而多应用于肛门会阴部手术。需注意的是盆腔巨大肿瘤、大量腹水等腹内压明显增高患者，腹压一旦下降易引起血压剧烈波动，应禁用腰麻。

（2）硬膜外阻滞（epidural block）：硬膜外阻滞麻醉是将局麻药注入硬膜外间隙，阻滞脊神经根部产生麻醉作用。穿刺部位位于腰部各棘突间隙者，又称为低位硬膜外阻滞，是盆腔、肛门及会阴部手术较常用的麻醉方法。交感神经节段性阻滞引起阻力血管及容量血管扩张，血压下降，局麻药吸收入血后作用于 β 受体引起心率下降。低位硬膜外阻滞对呼吸基本无影响。痛觉阻滞完善，肌松效果满意，可控性好，对呼吸、循环、肝、肾功能影响小为硬膜外阻滞的优点。其不足之处在于无法完全消除内脏牵拉反应，必要时需联合神经丛局麻封闭。连续硬膜外阻滞可根据手术范围和时间分次给药，更可使麻醉时间延长、并发症明显减少，并且便于术后硬膜外镇痛。骶管阻滞是一种特殊的硬膜外阻滞麻醉，是将局麻药经骶裂孔注入骶管腔内，阻滞骶神经而产生麻醉作用。除肛门、肛管部手术外，亦可用于会阴部手术。骶管阻滞同样有上述硬膜外阻滞优点，因成人脊髓在 L_1 下缘或 L_2 上缘即形成马尾神经，骶管阻滞更为安全。骶管阻滞多为单次给药,偶尔会出现骶神经根阻滞不全的现象。提高操作技巧及避开解剖变异有利于提高骶管麻醉的成功率。

(3)腰硬联合麻醉:已广泛应用于经腹盆腔手术,其保留了腰麻起效迅速、镇痛与肌松完善的优点,又便于调节麻醉平面、延长麻醉时间和进行术后硬膜外镇痛。但同时也兼具了两者的并发症,且需要专门的穿刺针,对操作技术要求也高。联合麻醉实施时还应注意兼顾硬膜外置管与麻醉平面的调控。

3. 全身麻醉 全身麻醉是指麻醉药经过静脉、吸入或者肌内注射等方法进入患者体内,使中枢神经系统受到抑制,患者意识消失而无疼痛感觉的状态。全身麻醉是复杂、疑难手术及各种大型手术最常用的麻醉方法,包括静脉麻醉、吸入麻醉和静吸复合全身麻醉。

三种方法因使用麻醉药物理化性质上的差异而各有其特点,可控性较强,也较为安全舒适。全身麻醉适用于各种盆底手术,尤其适用于手术困难以及年老体弱、病情危重或者有椎管内麻醉禁忌证的患者。全凭静脉麻醉广泛适用于宫腔镜检查、宫颈锥切术、取环术、膀胱镜检查、经尿道膀胱肿瘤切除术等小手术。对于切口范围较大、术中需摆放特殊体位、肠梗阻伴有休克等患者,气管内插管全麻则更为安全。对于操作复杂或者手术冗长的盆底手术如膀胱全切术、回肠代膀胱术,也可采用全身麻醉联合硬膜外阻滞技术。麻醉诱导及维持过程中应注意做好措施预防反流误吸的发生,并积极抗休克治疗,保证重要器官的灌注。

二、盆底手术麻醉方式的选择

1. 妇科小手术 妇科人流、取环、宫腔镜等手术区域麻醉下即可进行,必要时也可行静脉全身麻醉。

2. 经腹妇科手术 子宫肌瘤核、异位妊娠,多为年轻、合并症少的患者,椎管内麻醉基本能完成开腹手术。子宫及双附件切除术一般可选择椎管内麻醉,如患者身体状态不佳、合并其他器官疾病、预计手术困难、术中预计出血多、需做淋巴结清扫或肿瘤广泛腹腔转移者宜选择全身麻醉。对于巨大卵巢肿瘤患者,膈肌上抬,通气受限,腹腔静脉受压造成硬膜外间隙血管丛扩张,穿刺过程中血管损伤的风险增加。当肿瘤移除时,腹压骤减会引起血流动力学波动,应选用全身麻醉。涉及术中体位头低脚高的手术,可能需要控制气道时也应选择全身麻醉。

3. 经阴道的妇科手术 该类手术常用截石位,体位对呼吸及循环有一定影响,可选择椎管内麻醉或者全身麻醉。一般情况下,T_{10} 平面阻滞即可满足需要,而阴式子宫切除术则要求阻滞平面达到 $T_4 \sim T_6$。

4. 经腹泌尿外科手术 膀胱、前列腺手术可选择椎管内麻醉。其中,椎管内麻醉后交感神经阻滞引起的胃肠蠕动增加不利于肠代膀胱手术操作。有研究显示,硬膜外麻醉在减少出血量、减少术后疼痛及加速胃肠道功能恢复方面要优于全身麻醉。对手术复杂、耗时较长、创伤大、出血多的手术,如膀胱全切术、回肠代膀胱手术、根治性前列腺切除术等,全身麻醉有利于控制性降压的实施、减少异体输血,还可使术野清晰。根治性膀胱切除术中通常需要切除邻近器官或者尿道的改建,此时全身麻醉复合椎管内麻醉既方便实施控制性降压还能减少麻醉药用量和提供满意的术后镇痛。

5. 经尿道泌尿外科手术 膀胱镜检查、经尿道膀胱肿物切除(TURB)、经尿道前列腺切除(TURP)等手术,可选择椎管内麻醉或者全身麻醉。前列腺和膀胱颈的感觉神经大部分来源于 S_2、S_3 神经根,膀胱的感觉神经来源于 $T_{11} \sim L_2$ 神经根。椎管内麻醉时,阻滞平面达 T_{10} 即可为 TURP 及 TURB 提供满意的手术条件,而过高的麻醉平面会影响患者对前列腺包膜穿孔后疼痛的感知,甚至影响呼吸功能。与全身麻醉相比,椎管内麻醉术后胃肠功能恢复更早、住院时间缩短,但却无法消除闭孔肌反射引起的大腿外旋内收反应。闭孔反射可造成膀胱穿孔、大出血等严重并发症,腰麻基础上行闭孔神经阻滞可安全有效地完成经尿道膀胱肿瘤电切术。经尿道前列腺切除术应用椎管内麻醉时不易掩盖 TURP 综合征及膀胱穿孔等并发症,且能减少深静脉血栓的形成。鞍区麻醉和骶管麻醉也可用于前列腺手术,蛛网膜下腔阻滞麻醉出现满意麻醉平面的时间比连续硬膜外麻醉短,因此更受欢迎。当需要呼吸及循环支持和存在椎管内麻醉禁忌等情况,全身麻醉则是很好的选择,还能提高患者的舒适度。然而,目前尚无确切资料证明全身麻醉和椎管内麻醉在患者预后方面存在差异。

6. 痔、瘘切除手术 肛肠疾病中痔和肛瘘较为常见,由于肛管解剖的特殊性,齿状线上的黏膜受交感副交感神经支配,无疼痛感,而齿状线下黏膜则是受脊神经支配,对痛觉较敏感。当局部麻醉效果无法满足手术要求时,椎管内麻醉可供选择。其中低位硬膜外阻滞不需强调体位变化,在减少术后尿潴留、术后头痛及局麻药中毒反应等并发症上优于低位蛛网膜下腔阻滞和骶管麻醉。

7. 肛门及会阴部手术 尿道、阴囊、睾丸、会阴部手术等:手术范围小、时间短,腰麻是常用麻醉方法。也可使用连续硬膜外麻醉,交感神经阻滞可使肠管收缩,术野显露较好,但却无法完全消除内脏牵拉反射。

8. 直肠癌根治术 手术要求截石位且常采用经腹会阴联合切口,手术刺激较大,可采用双管法实施连续硬膜外阻滞麻醉。于 $T_{12} \sim L_1$、腰$_{3 \sim 4}$ 间隙穿刺,分别向头端和尾端置管,使麻醉平面达 $T_6 \sim S_4$,方可满足手术要求。实际生活中,直肠癌多发于老年患者,常伴有身体功能减退或合并多种基础疾病,为使术中平稳,可选择全身麻醉或全身麻醉复合硬膜外麻醉。基于术中应激反应和血流动力学的研究分析,硬膜外麻醉的神经阻断作用协同全身麻醉产生了更好的麻醉效果,因而全麻复合硬膜外麻醉也更受青睐。

9. 特殊手术

(1) 腹腔镜手术:目前气管插管全麻、硬膜外阻滞麻醉、腰硬联合麻醉及硬膜外复合全身麻醉是目前腹腔镜手术较常使用的麻醉方式。椎管内麻醉适用于简单的腹腔镜手术,但仍需辅以静脉镇静以减轻患者的紧张情绪及腹内压升高引起的不适,麻醉平面也相对较高。二氧化碳气体的充入,胸、腹腔内压力的升高,长时间的头低脚高位及内脏牵拉操作较多等多种原因使得控制呼吸的全身麻醉成为腹腔镜手术最安全的麻醉选择。有研究表明,与硬膜外阻滞麻醉相比,全身麻醉的患者在形成气腹后血压、心率及呼吸末二氧化碳变化幅度小,且术毕时上述指标恢复速度也较快。随着喉罩使用的日益增多,妇科、泌尿外科的小手术中静脉全身麻醉结合喉罩实施气道管理提高了患者的舒适度。

(2) 急诊手术:急诊手术患者中多数为饱胃患者。饱胃、肠梗阻为反流误吸的危险因素,进行全麻诱导时可酌情选择清醒表面麻醉气管插管。若是存在伴有严重脱水、电解质紊乱、酸碱失衡、血压下降、心率增快的休克患者采用全身麻醉则更为安全。妇科急腹症的患者大都伴有不同程度的失血,甚至失血性休克。对于此类患者应尽可能避免椎管内麻醉带来的循环紊乱,并且应用心血管抑制作用较轻的药物进行全身麻醉。

(3) 机器人手术:机器人手术已经成功被用于泌尿、妇科及胃肠手术,如根治性前列腺切除术、根治性膀胱切除术、子宫肌瘤切除术等。机器人手术中,一旦手术器械进入患者体内,必须保证患者的体位保持不变,直至器械从患者体腔内取出。患者的任何体动都将造成灾难性的后果,因而使用肌松药的全身麻醉成为机器人手术麻醉的唯一选择。

(谭文斐)

【参考文献】

[1] 邓小明,姚尚龙.现代麻醉学[M].4版.北京:人民卫生出版社,2014:1357-1495.

[2] 池畔,李国新.腹腔镜结直肠肿瘤手术学[M].北京:人民卫生出版社,2013:11.

[3] Miller R D.米勒麻醉学[M].7版.邓小明,曾因明,主译.北京:北京大学医学出版社,2011:2119-2421.

[4] 喻田,王国林.麻醉药理学[M].4版.北京:人民卫生出版社,2016:45-112.

第八章

盆底手术术后镇痛

随着科学技术的发展,在治疗疾病的过程中,我们追求的已经不再局限于解除病痛和保障安全,而是提供患者生理、心理各方面更舒适的体验。加速康复外科(ERAS)的探索与实践显示减少应激是其核心,而疼痛则是围手术期重要的应激因素之一。术后疼痛是急性疼痛的一种,疼痛刺激会使患者循环、呼吸、内分泌、凝血及胃肠道等多个系统功能出现异常,若镇痛不佳,会影响患者术后恢复,甚至发展成为慢性疼痛。盆底手术的疼痛不仅有手术切口的疼痛,还有组织损伤引起的炎性痛以及内脏痛。疼痛影响患者活动可引起的多种并发症,因而盆底手术术后镇痛更显重要。

术后镇痛方式包括全身应用镇痛药和局部神经阻滞。全身应用镇痛药以非甾体抗炎药和阿片类镇痛药为主,给药途径也多种多样,如口服、肌内注射、静脉注射等。随着患者自控镇痛(patient-controlled analgesia,PCA)技术的发展,全身麻醉性镇痛药和局部神经阻滞均可采用PCA技术给药。轻度疼痛的患者应用一种镇痛药即可满足要求,中重度疼痛的患者往往需要两种以上的药物和方法进行镇痛,以达到镇痛效果和副作用的最优化。近年来围手术期镇痛理念逐渐改变,多模式镇痛应用越来越广泛。联合使用作用机制不同的镇痛药物和镇痛方法,可使作用机制互补,镇痛效果相加或协同,同时用药剂量减少,副作用降低,从而使镇痛最优化。以下介绍盆底手术常用镇痛药物及镇痛方法。

第一节　盆底手术的镇痛药物

一、非甾体抗炎药

非甾体抗炎药(NSAIDs)是经典的镇痛药,通过抑制环氧化酶,减少炎性介质前列腺素的合成,发挥抗炎、抗风湿、退热和抗凝等作用。当组织损伤或者产生炎症时,局部产生和释放致痛物质、痛觉感受器致敏。NSAIDs通过抑制前列腺素的合成和直接作用于痛觉感受器,抑制组织致痛物质的形成和释放,从而产生镇痛作用。同时也需警惕抑制环氧化酶带来的药物副作用,包括胃肠道出血、肾功能障碍及潜在的心血管疾病风险等。这类药物包括阿司匹林、对乙酰氨基酚、氟比洛芬酯、布洛芬、吲哚美辛、美洛昔康、塞来昔布、帕瑞昔布等。NSAIDs多用于中度以下的疼痛治疗,一般用作局部镇痛不充分时的补充,或停用PCA后,残留痛的镇痛。与阿片类药物作为多模式镇痛的一部分时,可明显减少阿片类药物的使用并减轻恶心、呕吐等副作用。

二、阿片类镇痛药

又称作麻醉性镇痛药,通过作用于阿片类受体,引起膜电位超极化,使神经递质如乙酰胆碱、去甲肾上腺素、多巴胺以及 P 物质等释放减少,从而阻断神经冲动的传导、传递而产生镇痛等多种效应。阿片受体分布广泛,在脑室、丘脑内侧、中脑、脑干、边缘系统、蓝斑核及脊髓中都有分布,且至少存在 μ、κ、δ、σ 四种阿片受体。μ 受体激动可产生镇静、镇痛、抑制肠蠕动、抑制呼吸效应,κ 受体激动还能产生缩瞳、致幻作用,δ 则在激动后调节 μ 受体活性。恶心、呕吐、尿潴留、便秘等为阿片类药物常见的副作用。根据镇痛强度阿片类药物可分为弱阿片类药和强阿片类药。弱阿片类药物包括可待因、曲马多,主要用于轻中度疼痛的治疗。强阿片类药物包括吗啡、芬太尼、哌替啶、舒芬太尼等,多用于中重度疼痛的治疗。因其理化性质差异,阿片类药物给药途径丰富多样,除常见口服、静脉、肌内注射及 PCA 给药外,还有经鼻腔黏膜、经皮给药等方法。

三、长效局部镇痛药

复方盐酸利多卡因注射液(克泽普)　详见第三十二章第三节。

第二节　盆底手术的镇痛方式

一、全身给药

1. 口服给药　口服给药适用于神志清醒患者的非胃肠道手术或者术后胃肠道功能恢复较好患者的术后轻中度疼痛的治疗。也可用于术后急性疼痛得到控制后的延续用药,或者作为多模式镇痛的一部分。口服给药无创、方便,但其起效较慢,且肝肠循环的首过效应及与胃肠道受体结合可引起生物利用度下降。口服给药禁用于吞咽功能障碍和肠梗阻患者,术后中度恶心呕吐和便秘者慎用。

常用药物中,与非选择性 NSAIDs 药相比,选择性 COX-2 抑制剂的药物相关性副作用有不同程度的减轻,但也可能加重心肌缺血。老年患者、原有心脑血管、凝血障碍疾病的患者,以及服用皮质激素或血管紧张素转换酶抑制剂者应慎重使用。对乙酰氨基酚可单独应用,常用剂量为每 6 小时口服 $6 \sim 10\,\text{mg/kg}$,每日最大剂量不超过 $100\,\text{mg/kg}$,联合用药或复方制剂时日剂量不超过 2g,否则可引起严重肝损伤及急性肾小管坏死。与其他 NSAIDs 药物或阿片类药物联合时可发挥相加或协同作用。常用口服 NSAIDs 剂量见表 8-1。

表 8-1　常用口服 NSAIDs 剂量

药物	每日最大剂量/mg	每次剂量/mg	给药方式/(次/d)
布洛芬	$2\,400 \sim 3\,600$	$400 \sim 600$	$1 \sim 2$
美洛昔康	$7.5 \sim 15$	$7.5 \sim 15$	1
塞来昔布	$200 \sim 400$	$100 \sim 200$	$1 \sim 2$
双氯芬酸	$75 \sim 150$	$25 \sim 50$	$2 \sim 3$
氯诺昔康	24	8	3

常用口服阿片类药物有氢可酮、羟考酮、曲马多,适用于轻中度疼痛,镇痛时间大致为 $3 \sim 4$ 小时。口服阿片类药物副作用有恶心呕吐、便秘,长期服用还会产生耐受性和依赖性。

2. 肌内注射　较口服给药起效快,但会带来明显不适感,药物吸收波动大,易出现镇痛不完全的情况,副作用发生率高。主要药物为哌替啶、吗啡、曲马多、地佐辛等阿片类药物,部分非甾体类药物也可肌内注射给药。

3. 静脉给药　可单次或间断静脉注射,还可患者自控给药。前者常用药物为阿片类药,因其个体差异较大,需及时调整用药剂量方可达到满意镇痛效果。值得推荐的是,对于泌尿生殖及肛门部位手术患者的内脏痛,羟考酮可能优于其他阿片类药物。氟比洛芬酯、帕瑞昔布等非甾体类药静脉注射也常用于临时镇痛。常用注射 NSAIDs 用法见表 8-2。

表 8-2 注射 NSAIDs 用法

药物	用法及用量	维持时间/小时
氟比洛芬酯	50mg 每次,3~4 次/d,日剂量不超过 200mg	8
帕瑞昔布	首次剂量 40mg,以后每 40mg/12h,连续用药不超过 3 日	12
酮咯酸	首次剂量 30mg,以后每 15~30mg/6h,最大量 120mg/d,连续用药不超过 2 日	4~6
氯诺昔康	8mg/次,2~3 次/d,日剂量不超过 24mg	3~6

在轻度疼痛时,口服给药或者间断静脉予以长效镇痛药即可达到满意镇痛效果,而对于手术造成的中重度疼痛,静脉 PCA 则显示出明显的优势。特殊的给药方式使得镇痛药物血药浓度波动小,镇痛效果持续、平稳,也能克服因药代动力学和药效动力学的个体差异,做到按需给药,并降低药物副作用。PCIA 一般以强效阿片类药物为主,配合 NSAIDs、止吐药等以减少阿片类用量和副作用。有研究表明氟比洛芬酯与芬太尼进行 PCIA 时,镇痛效果相似,还能降低炎症因子水平,一定程度上改善机体的免疫力。常用 PCIA 药物的推荐方案见表 8-3。

表 8-3 常用 PCIA 药物的推荐方案

药物	负荷量	单次注射剂量	锁定时间	持续输注
吗啡	1~3mg	1~2mg	10~15min	0~1mg/h
芬太尼	10~30μg	10~30μg	5~10min	0~10μg/h
舒芬太尼	1~3μg	2~4μg	5~10min	1~2μg/h
羟考酮	1~3mg	1~2mg	5~10min	0~1mg/h

二、局部给药

1. 局部浸润 局部浸润不需要全身给药,简单易行,能减少全身用药产生的副作用,减少儿茶酚胺类的释放,从而为伤口愈合提供更好的血液灌注和氧供。局部浸润常用长效局麻药,如罗哌卡因和布比卡因。布比卡因常用浓度为 0.25% 或 0.5%,考虑到布比卡因心脏毒性较大且较难复苏,因此应用受限。罗哌卡因心脏毒性较小,且低浓度用于术后镇痛时表现出感觉神经与运动神经阻滞分离的特点,因此应用广泛。罗哌卡因用于局部浸润时,可单次注射或持续切口浸润镇痛。单次局部浸润镇痛时,可注射于皮下、筋膜下及腹膜,常用浓度为 0.125%、0.25%、0.375%、0.5% 及 0.75% 等。肛周手术后,切口予以 0.25% ~ 0.5% 罗哌卡因 30~40ml 可有效提供镇痛。盆底手术涉及开腹时,腹直肌来源的疼痛限制呼吸功能,腹直肌浸润镇痛及局部切口浸润可有效降低 VAS 评分、提高术后肺功能。研究表明,妇科开腹手术中持续切口局部浸润镇痛与硬膜外镇痛取得了基本一致的镇痛效果。

2. 神经阻滞 神经阻滞即在神经组织附近注射药物阻断神经传导,常用于术后镇痛。在经腹或经腹腔镜的盆底手术中,双侧腹横肌平面阻滞(TAP)可有效减少术后疼痛、提高舒适度且安全有效。腹横肌平面阻滞时,将局麻药注入腹内斜肌与腹横肌之间的血管神经层,可有效阻滞腹壁前侧 $T_6 ~ L_1$ 的痛觉。超声引导下进行定位准确,更加保证了药效。局麻药中常用罗哌卡因,浓度为 0.25% ~ 0.4%,0.5ml/kg。长效局麻药中加入小剂量右美托咪定、硫酸镁、地佐辛等药物时,可显著提升镇痛效果,延长镇痛时间。除常用局麻药可用于神经阻滞之外,亚甲蓝通过使无髓鞘的神经纤维着色以及改变神经末梢酸碱平衡膜电位,从而阻断神经兴奋的传导,产生镇痛作用。肛周痛觉神经敏感,亚甲蓝对于可逆性神经损伤产生的镇痛时间可达 2~4 周。亚甲蓝常与长效局麻药配伍使用以减轻亚甲蓝引起的烧灼感,且浓度不可过大,否则可产生毒性反应。除 TAP 阻滞外,髂腹股沟/髂腹下神经阻滞也显示出令人满意的镇痛效果。

3. 椎管内镇痛 椎管内镇痛传统药物主要有局麻药和阿片类药物,可单独或者联合应用。局麻药用于硬膜外镇痛时,其作用位点不明确,可能包括脊神经根、背根神经节或者脊髓。单独使用时镇痛效果不及阿片类药物,且易发生感觉阻滞减退和镇痛不全。阿片类药物通过作用于脊髓阿片受体或通过脑脊液和血液循环作用于脑干及全身阿片受体而发挥镇痛作用。应用阿片类药物进行镇痛时,其并发症主要包括恶心呕吐、尿潴留、皮肤瘙痒及呼吸抑制等,且蛛网膜下腔给药时发生率较硬膜外给药高。

(1) 蛛网膜下腔镇痛:蛛网膜下腔单次注射阿片类药物可作为单一性或辅助性镇痛,其镇痛特点取决于阿片类药物脂溶性。亲脂性阿片类药物(如芬太尼与舒芬太尼)可快速入血并分布于脑干,因而起效快(5~10 分钟)、作用时间相对较短(2~4 小时)、镇痛节段也较窄,还可产生镇静和呼吸抑制。亲水性阿片类药物(如吗啡)不易透过脊膜,主要滞留在脑脊液中,因而起效慢(30~60 分钟)、作用时间长(6 小时以上)并具有较宽的镇痛节段,药物的头向移动也可引起延迟性呼吸抑制。实际应用过程中则根据患者和手术情况个体化选择用药与剂量。单次用量芬太尼为 5~25μg,舒芬太尼为 2~10μg,吗啡则为 100~300μg。蛛网膜下腔还可置管持续给药镇痛,但因其对药物、穿刺设备及无菌操作要求高,头痛发生率高,且一旦感染后果严重,因而临床使用受限。在实际应用过程中,对有呼吸抑制易感因素的患者,如高龄、应用吗啡、用量较大的患者应警惕使用。

(2) 硬膜外镇痛:单纯使用局麻药行硬膜外镇痛时,局麻药的分离阻滞作用有限,镇痛效果良好时运动功能和血压易受影响,运动功能保持良好时镇痛不全。长时间大量局麻药进行硬膜外镇痛还会产生快速抗药反应,致无法提供持续敏感和长时间的镇痛,所以常与阿片类药物联合使用减少局麻药的用量、避免耐药性,抑或配合使用全身镇痛药。局麻药阻断了外周伤害刺激传入神经,因而止疼效果确切,有效减少了因手术引起的应激反应。在膀胱、前列腺手术中,表现为膀胱痉挛次数减少,由痉挛导致的各种症状也明显减少。另外,交感神经节前纤维的阻断,则使支配胃肠道的迷走神经相对兴奋,从而加快胃肠功能的恢复。进行硬膜外镇痛时,局麻药以长效局麻药为主,如罗哌卡因、布比卡因等。

单独使用阿片类药物行硬膜外镇痛时,亲脂性药物入血在分布的作用过程与静脉注射阿片类药物相比并无优势,因而不推荐。亲水性阿片类则可弥散至脑脊液作用于脊髓,镇痛特点同蛛网膜下腔给药。

当联合应用局麻药和阿片类药物时,可改善运动性镇痛,减轻感觉阻滞,减少两者的用药量及其副作用。为取得良好的镇痛效果,常采取硬膜外置管持续输注药物,如自控硬膜外镇痛(PCEA)。在可能引起重度疼痛的妇科肿瘤等开腹手术,单纯应用胸段硬膜外镇痛并不能达到理想的镇痛效果,还需联合应用全身性阿片类药物。硬膜外镇痛药物主要为长效局麻药和小剂量阿片类药物,因而由阿片类药物所引起的副作用也明显减少。常用 PCEA 药物配方及用量见表 8-4。

表 8-4 常用自控硬膜外镇痛药物配方及用量

配方	罗哌卡因 0.15%~0.25%,布比卡因 0.1%~0.2%,左旋布比卡因 0.1%~0.2%,吗啡 20~40μg/ml,芬太尼 2~4μg/ml,舒芬太尼 0.4~0.8μg/ml
用量	首次剂量 6~10ml,维持剂量 4~6ml/h,锁定时间 20~30 分钟,最大剂量 12ml/h

三、多模式镇痛

随着 ERAS 的提出,有效的术后镇痛显得尤为重要。术后镇痛效果的影响因素有很多,包括患者本身情况、手术情况以及镇痛药物、方式的选择,多模式镇痛应运而生。多模式镇痛是指联合使用作用机制不同的镇痛药物或者镇痛方法,由于作用机制不同而互补,镇痛作用相同或协同,同时每种药物的剂量减少,副作用相应降低,从而达到最大的效应/副作用比。镇痛药物的联合应用包括阿片类药物、对乙酰氨基酚、非甾体抗炎药之间的两两联用,阿片类于局麻药联用于 PCEA,以及氯胺酮、加巴喷丁、右美托咪定、可乐定等与阿片类的联合应用。镇痛方法的联合指局部麻醉药切口浸润、神经阻滞或椎管内镇痛与全身性镇痛药的联合应用。

ERAS 指南指出胸段硬膜外镇痛时开腹盆部手术术后镇痛的基础方案,术中若涉及会阴神经时通常还需联合腰段硬膜外镇痛。当手术涉及范围广、创伤大,以及出现镇痛不足时还需辅以全身性阿片类药物。盆底手术常用硬膜外穿刺位点为 $T_8 \sim T_{11}$。作为基础方案的辅助镇痛方式包括腹横肌平面阻滞、手术切口局麻药浸润还有持续输注利多卡因。前两者均可减少全身性阿片类药物和硬膜外镇痛药物用量,但却无法减轻内脏痛。后者除改善术后镇痛效果还具有抗炎和减轻痛觉超敏作用。辅助镇痛药物联合如上所述,值得一提的是在妇科手术中,围手术期应用加巴喷丁也显示出良好的术后镇痛效果,并能显著降低术后慢性疼痛的发生率。

多模式镇痛方案中,对于经腹手术等重度疼痛推荐:①PCEA 配合 NSAIDs 药物或阿片类药物。②对乙酰氨基酚+NSAIDs 药物和局麻药切口浸润或腹横肌平面阻滞。对子宫切除等中度疼痛推荐:①腹横肌平面阻滞配合对乙酰氨基酚或 NSAIDs 药物。②NSAIDs 药物与阿片类药物联合行 PCIA。而对于腔镜手术、肛肠手术等轻度疼痛推荐:①局麻药切口浸润+阿片类药物+对乙酰氨基酚或 NSAIDs 药物。②对乙酰氨基酚+NSAIDs 药物。在实际应用中,还需根据患者情况、手术特点、疼痛特点等选择个体化的多模式镇痛以达到加速患者术后康复的目的。

(谭文斐)

【参考文献】

[1] 李春雨,汪建平.肛肠外科手术学[M].北京:人民卫生出版社,2015:178-179.

[2] 张正雄.阿片类药物用于术后硬膜外镇痛的研究进展[J].中国药物与临床,2017,17(4):544-545.

[3] 阴俊,张锦.局麻药切口局部浸润镇痛的临床应用进展[J].实用药物与临床,2017,20(6):724-728.

[4] 郭建桃,林函.B超引导下不同浓度罗哌卡因腹横肌平面阻滞应用于老年腹腔镜直肠癌根治术术后镇痛效果的观察[J].中华全科医学,2017,15(11):1971-1974.

[5] 申乐,黄宇光.规范化术后多模式镇痛治疗对加速腹盆部手术后康复的意义[J].中国医学科学院学报,2016,38(4):458-463.

[6] 郭光文,王序.人体解剖彩色图谱[M].2版.北京:人民卫生出版社,2008.

[7] 张绍祥,张雅芳.局部解剖学[M].3版.北京:人民卫生出版社,2015.

第九章

盆底疾病围手术期处理

围手术期是围绕手术的一个全过程,从患者决定接受手术治疗开始,到手术治疗直至基本康复,包含手术前、手术中及手术后的一段时间。妥善的围手术期处理,有助于提高手术效果,预防手术并发症,减少手术患者身心损害。

随着生命科学和临床外科的飞速发展,在外科领域出现了一种新的外科模式,称为快速康复外科(fast track surgery,FTS)或加速康复外科(enhanced recovery after surgery,ERAS),它将麻醉学、疼痛控制、营养学及外科手术方式等方面的新技术与传统术后护理方法在围手术期改进、结合,降低了术后应激反应、并发症发生率及病死率,缩短了住院时间和减少了住院费用。中华医学会外科学分会、中华医学会麻醉学分会在《中国实用外科杂志》2018 年第 1 期中,刊登了《加速康复科中国专家共识及路径管理指南(2018 版)》一文,详细阐述了 ERAS 的具体操作和规范。

第一节　盆底疾病的术前准备

一、一般术前准备

术前准备是手术治疗的重要环节,也是关系到手术成败的重要条件之一,必须认真对待。包括患者心理教育和提高手术耐受力的准备。其中许多举措,直到今天仍然有实际意义,需要临床医护人员认真贯彻。

1. 病史及检查　其目的在于明确诊断,确定手术适应证和禁忌证。

2. 心理准备　患者往往对手术顾虑较多,特别是盆底疾病,术后涉及大小便排泄,盆底感觉灵敏,疼痛、下坠等感觉较为明显,远期的功能恢复,甚至性功能减退、全身激素水平紊乱等,均会导致患者情绪紧张,焦虑不安。充分的术前教育,包括疾病的相关知识、手术治疗的必要性、预后以及术后可能出现的问题及解决方法等,可以明显减轻患者的焦虑和恐惧,缓解术后疼痛,使其更好地配合治疗,加速术后恢复。

3. 饮食与营养　传统的术前准备,为了预防麻醉意外的发生,常常需要饮食控制。尤其是胃肠道手术,为了方便术中吻合,降低术后胃肠道负担,禁食时间更长。常规结直肠手术者,术前1~2天流质饮食,12小时禁食,4小时禁饮。

较大的手术需要重视患者术前营养状况。某些疾病对人体能量的消耗会造成患者的蛋白质及维生素的缺乏。蛋白质的缺乏,会降低机体应激能力,耐受失血休克的能力削弱。蛋白质缺乏还会引起组织水肿,影响伤口愈合。维生素缺乏可以引起营养代谢异常,从而发生愈合不良、凝血功能障碍等情况,增加手术的危险性。所以,营养不良的患者应尽可能在术前给予补充。传统的术前准备多通过输血和补液纠正患者贫血、水电解质、酸碱平衡失调。

4. 手术区皮肤黏膜准备　常规术前准备,除了术区清洁外,强调术区毛发的清理,防止有毛发影响手术或夹杂创口影响愈合。经肛门手术需要术前灌肠,清理粪便,有助于排空肠道、暴露手术部位、预防术中肠内容物污染手术区域造成术后感染,及术后因肠麻痹影响排便排气致腹胀、肛门坠胀。阴道手术之前要注意阴道的清洗和消毒。

二、肠道准备

由于结肠内容物有大量的细菌,肠道微生态环境中生存着100万亿微生物,包括细菌、真菌、病毒、原虫等,主要为细菌,有100余种,称为肠道菌群。所以,肛肠手术后感染机会较多。有人报告即使严格无菌操作仍有40%的创口有细菌生长。通常的肠道准备有机械性和抗生素药物的准备。

1. 机械性肠道准备　主要通过灌肠、大肠水疗等逆行肠道清洗和口服泻药等顺行肠道清洗。一般而言,良性疾病、较轻微的疾病,多采取灌肠准备。恶性和较大的手术需要口服泻药准备。如遇到肠梗阻患者,需要根据具体情况决定是否机械性肠道准备。

2. 抗菌药物的应用　为了抑制肠道细菌,减少术后感染概率,传统的肠道准备根据结肠细菌的特点,选择针对厌氧菌的喹诺酮类和抗需氧菌的有氨基苷类。

三、特殊患者的准备

对于术前有合并症的特殊患者,术前应正确评估其危险性,认真做好手术前的治疗工作减少手术及术后的危险性。

1. 心功能不全　心力衰竭患者手术的危险性极大,除非急症抢救手术,其他手术必须在心力衰竭控制一段时间,最好是3~4周后才可施行手术。急性心肌梗死患者对手术的耐受力甚差,6个月内最好不施行择期手术,6个月以上者,只要没有心绞痛的发作,在严密心脏监护下可以施行手术。

频发性室性早搏术前应用胺碘酮。阵发性心动过速要查明原因,应用普萘洛尔将心率控制在正常范围。快速房颤应用药物减慢心率,长期应用药物治疗的房颤,患者已经适应,只要心功能相对正常不予特殊治疗。心动过缓患者要行阿托品试验,根据试验情况决定手术,对于房室传导阻滞患者,Ⅱ度传导阻滞可用增快心率药纠正,Ⅲ度传导阻滞须安放心脏起搏器。大面积心肌缺血者,应用能量合剂、极化液改善心肌供血,近期患心肌梗死患者或严重心肌缺血者,应行心内介入、冠状动脉造影以了解和处理心肌缺血,必要时安装冠状动脉支架。患者多伴有高血压,应同时给予降压疗法。

2. 高血压　在未使用降压药物的情况下,非同日3次测量诊室血压,收缩压≥140mmHg和/或舒张压≥90mmHg。患者既往有高血压史,目前正在使用降压药物,血压虽然低于140/90mmHg,仍应诊断为高血压。高血压的病理生理基础是动脉调节衰竭。其危险性在于麻醉和手术中,血压常发生较大幅度的波动,特别是在麻醉诱导及气管插管时血压可骤然升高,诱发高血压患者产生严重或致命并发症,如脑血管意外,心力衰竭,大出血等。因高血压的发病原因不同对机体各重要器官的影响亦不同。

高血压患者术前准备的要点:①注意休息、戒烟、调节饮食,纠正电解质紊乱等一般措施。②重点是降压治疗,原则是尽早开始、药物降压、必要时多种联合。③血压已控制者,可减量而不停药。④将血压控制在160/100mmHg以下,降压幅度不超过25%为宜。

3. 呼吸功能不全　呼吸功能不全的主要表现是稍加运动后就发生呼吸困难。哮喘和肺气肿是两个常见而且严重的慢性病。凡有呼吸功能不全的患者，无论手术大小均应做肺功能检查。即使是肺功能较好的患者，如出现发绀，也提示有呼吸道阻塞或肺气肿的存在。肺功能不良者，手术并发症和死亡率都高，不宜手术，须改善肺功能后择期手术。凡是肺功能不全，同时并发感染者，必须采取积极措施，控制感染，否则不能施行择期手术。

手术前准备应注意以下几点：①吸烟的患者必须停止吸烟 1~2 周。②预防和控制肺部感染：根据痰培养和药敏调整抗生素应用，在痰培养结果未出来前，可经验性用药，一般选用抗革兰氏阴性杆菌药物，如 β-内酰胺酶抑制剂、碳青霉烯类等。③雾化吸入扩张支气管、消炎和祛痰：选用沙丁胺醇、异丙托溴铵、氨溴索，三者联合雾化；使用茶碱类如多索茶碱等。④经常发作哮喘的患者，术前 5~7 天使用沙美特罗替卡松。⑤呼吸功能锻炼：包括深呼吸，胸式呼吸，鼓励患者术前适应胸式呼吸，避免腹式呼吸造成肺泡萎陷等并发症。少数患者使用无创呼吸机进行无创正压通气适应性训练。⑥麻醉前给药量要少，以避免呼吸抑制和咳痰困难。镇痛选择哌替啶，而尽量少用吗啡，后者具有支气管解痉作用。阿托品也要适量，以免增加痰的黏稠度。

4. 糖尿病　糖尿病是临床上常见的代谢紊乱疾病之一，虽不是手术的禁忌证，但患者对手术的耐受性差，危险性较大。糖尿病对手术的不利影响主要是创口愈合不良和易感染。术前应详细询问病史，测定尿糖、血糖及酮体等，以了解病情的严重程度。同时也需要了解患者应用胰岛素的剂量，如每日剂量超过 40U 者，术前必须适当处理。

糖尿病患者手术前应做好下列准备：①血糖和尿糖需调整并保持在最佳水平，尿查无酮体，对尿糖控制不够理想的应重新调整。②术前复查血糖及尿糖，以核查病情，调整糖尿病用药剂量。③对口服降糖药或长效胰岛素者，手术前 2~3 天改用正规胰岛素。已使用正规胰岛素的患者在手术当日晨将胰岛素日需总量的半量皮下注入，并开始 10% 葡萄糖液输入，或在静脉输液时按比例 3~5g 糖：1U 胰岛素输入葡萄糖和胰岛素。④行较大手术时，术中、术后一般不宜停用胰岛素和葡萄糖。

四、加速康复外科与术前准备

1. 术前宣教　针对不同患者，采取多种形式，包括面对面交流，书面（卡片、展板、宣传册）或多媒体方式，告知患者围手术期各项相关事宜，包括：①告知患者麻醉和手术过程，减轻患者对麻醉和手术的恐惧和焦虑。②告知患者 ERAS 方案的目的和主要项目，鼓励患者术后早期进食、术后早期活动、宣传疼痛控制及呼吸理疗等相关知识，增加方案施行的依从性。③告知患者预设的出院标准。④告知患者随访时间安排和再入院途径。

2. 术前戒烟、戒酒　吸烟会增加术后并发症发生率和病死率，由于降低了组织氧合能力，促使伤口感染、肺部并发症及血栓栓塞的发生等。大型手术前，至少戒烟 2 周，方能达到减少术后并发症的效果。戒酒可缩短住院时间，降低并发症发生率和病死率，改善预后。戒酒时间越长对器官功能改善越明显，一般戒酒 2 周以上即可明显改善血小板功能，缩短出血时间，因此推荐术前戒酒 4 周。

3. 术前访视与评估　术前应全面筛查患者基础情况，包括营养状态、心肺功能及慢性疾病，必要时需相关科室会诊，术前纠正功能不良，术前尽可能将患者调整至最佳状态，以降低围手术期并发症的发生率；评估手术指征与麻醉、手术的风险及耐受性，针对伴随疾患及可能的并发症制订相应预案。初步评估患者是否具备进入 ERAS 相关路径的基础和条件。

术前麻醉访视，麻醉科医师在详细询问患者基本病史（包括伴随疾病、手术史、过敏史等）时，应根据美国麻醉医师协会（ASA）分级、气道及脊柱解剖进行基本评估。以改良心脏风险指数（revised cardiac risk index，RCRI）评价围手术期严重心脏并发症的风险，包括：①缺血性心脏病史；②充血性心力衰竭史；③脑血管病史；④需要胰岛素治疗的糖尿病；⑤慢性肾脏疾病（血肌酐>176.8μmol/L）；⑥胸腹腔及大血管手术史。对于合并肝脏疾病及黄疸患者，关注凝血功能、白蛋白和血胆红素水平等指标，以指导麻醉方案的设计和管理。

采用代谢当量(metabolic equivalent,MET)评级可预测术后心血管事件发生率,当代谢当量<4MET 时提示心功能差,术后心血管事件发生率高。心功能好的患者,即使有稳定型缺血性心脏病或其他危险因素,其预后也较好。

4. 术前营养支持治疗　术前应采用营养风险评分 2002(nutritional risk screening 2002,NRS2002)进行全面的营养风险评估。当合并下述任一情况时应视为存在严重营养风险:①6 个月内体重下降>10%;②疼痛数字评分法(NRS)评分>5 分;③BMI<18.5kg/m²;④血清白蛋白<30g/L。发现严重营养风险者,首选肠内营养进行支持治疗,其次考虑肠外营养。对营养状态良好者,术前营养支持治疗没有必要性。术前营养支持治疗时间一般为 7~10 天,严重营养风险患者需要延长营养支持时间,以改善患者营养状况,降低术后并发症发生率(表 9-1)。

表 9-1　营养风险筛查表

营养状态削弱程度		疾病严重程度(即应激代谢程度)	
未受损评分(0)	正常营养状态	应激代谢评分(0)	正常营养需求
轻度评分(1)	3 个月内体重下降>5%或入院前 1 周进食量为正常需求量的 50%~75%	轻度评分(1)	如髋部骨折、慢性疾病(肝硬化等)出现新的并发症、慢性阻塞性肺病、长期血液透析、肝硬化、糖尿病或肿瘤(慢性病患者因发生并发症住院,身体虚弱,但能规律下床活动;许多患者蛋白需求增加量可通过日常饮食或其他方式补充)
中度评分(2)	2 个月内体重下降>5%,或 BMI 为 18.5~20.5kg/m² 并全身营养状态受损或入院前 1 周进食量占正常需求量的百分比为≥25%且<50%	中度评分(2)	如大的外科手术、脑卒中、重度肺炎或恶性血液病(患者因病卧床,以下患者蛋白需求量增加,如较大的腹部外科手术、严重感染患者;尽管许多患者需人工喂养辅助,但仍可满足需求)
重度评分(3)	1 个月内体重下降>5%(≈3 个月内体重下降>15%),或 BMI<18.5kg/m² 并全身营养状态受损或入院前 1 周进食量占正常需求量的百分比为≥0 且<25%重度	重度评分(3)	如严重的头部损伤、骨髓移植、急性生理学及慢性健康状况评分(APACHE)>10 分的危重患者(需辅助呼吸、正性肌力药物的危重患者蛋白需求量大量增加,大部分患者无法通过人工喂养满足,蛋白质分解和氮损失显著增加)

计算总分的步骤:
(1) 根据营养状态削弱程度(选择最差的数值作为评分基础)和疾病严重程度(应激代谢会增加营养需求)进行评分;
(2) 将 2 项评分相加即得总分;
(3) 如果患者年龄≥70 岁,应在总分基础上再加 1 分作为校正;
(4) 如果年龄校正后的评分≥3 分,应行营养支持治疗。

术前应对所有患者进行全面的营养风险筛查,针对营养风险评分≥3 分的患者可行营养支持治疗,首选肠内营养支持治疗。

5. 术前肠道准备　较之传统术前肠道准备,多个领域的 ERAS 方案均不建议术前行肠道准备。有研究结果显示,术前机械性肠道准备可致脱水及电解质失衡。不推荐常规机械性肠道准备,以减少患者液体及电解质的丢失。研究显示,不做肠道准备并不会增加吻合口漏及感染的发生率。术前机械性肠道准备仅适用于需要术中结肠镜检查或有严重便秘的患者。针对左半结肠及直肠手术,根据情况可选择性进行短程的肠道准备。

6. 术前禁食、禁饮　传统观点认为,术前禁食、禁饮可降低术后吸入性肺炎的发生率。有研究结果表明:禁食过夜可引起胰岛素抵抗和术后不适。有 Meta 分析结果表明:与传统的术前禁食相比,减少术前禁食可减少术前饥饿、口渴和焦虑,有助于减少术后胰岛素抵抗,缓解分解代谢,甚至可以缩短术后住院时间。术前 2 小时进流质食物并未增加并发症发生率。除合并胃排空延迟、胃肠蠕动异常和急诊手术等患者外,目前提倡禁饮时间延后至术前 2 小时,之前可口服不包括含酒精类的清饮料;禁食时间延后至术前 6 小时,可进食淀粉类固体食物、乳制品,如为油炸、脂肪及肉类食物则禁食时间更长。术前推荐口服含碳水化合物的饮品,通常是在术前 10 小时予患者饮用 12.5% 的碳水化合物饮品 800ml,术前 2 小时饮用 ≤400ml。

7. 术前麻醉用药　麻醉前焦虑会增加术后疼痛管理难度,因此,传统术前常规使用抗焦虑药物。但并无证据表明麻醉前使用抗焦虑药物能使术后疼痛减轻,反而使麻醉复苏困难或复苏后处于嗜睡状态。因此 ERAS 认为术前不应常规给予长效镇静和阿片类药物,如果必须,可谨慎给予短效镇静药物,以减轻硬膜外或蛛网膜下腔麻醉操作时患者的焦虑。老年患者术前应慎用抗胆碱药物及苯二氮䓬类药物,以降低术后谵妄的风险。

8. 预防性抗菌药物使用　有充分的研究证据支持术前预防性使用抗菌药物,认为其可降低手术部位感染发生率。主张切开皮肤前 0.5~1.0 小时或麻醉开始时给予抗菌药物,推荐静脉给药,且抗菌药物有效覆盖时间应包括整个手术过程。如手术时间>3 小时或超过所用抗菌药物半衰期的 2 倍,或成年患者术中出血量>1 000ml,术中应追加单次剂量。抗菌药物可根据国家卫健委指南选择,但预防性使用有别于治疗性使用。总体来说,预防性使用的抗菌药物应覆盖所有可能的病原菌,包括需氧菌和厌氧菌。

第二节　盆底疾病的术中处理

针对术中处理注意事项,根据疾病和手术的不同,有所区别。但是一些共性注意事项是需要注意的。

一、无菌原则

无菌技术是指在执行医疗护理操作的过程中,防止一切微生物侵入机体或传播给他人和保持无菌物品及无菌区域不被污染的操作技术和管理方法。盆底手术中有些是污染手术,也有感染手术,但无论何种手术,均要注意无菌操作,预防医源性感染发生。在行肠道手术时,还要注意保护术区,防止创面的污染。

二、微创原则

各种手术,都是在破坏正常组织的基础上,治疗疾病。因此任何手术在操作过程中,必须遵循微创原则。微创原则指手术操作过程中对组织轻柔爱护,最大限度地保存器官组织及其功能,促进伤口的愈合。事实上微创原则贯穿于手术操作的整个过程中,包括:严格的无菌操作;对组织轻柔爱护,用细线结扎组织;准确彻底迅速止血,减少失血;仔细解剖避免组织器官不必要的损伤;手术切口尽可能沿体表的皮纹走向,适应局部解剖和生理特点,尽可能少的影响局部的功能和美观等。要达到微创效果,术者除了对所治疗疾病必须深刻了解、对手术区域的局部解剖熟悉外,还必须做到以下几点:

1. 选择适当的手术切口　手术切口的选择应能充分显露术野,便于手术操作,在切开时减少组织损伤,尽可能按 Langer 线的分布切开皮肤,以便于切口的愈合,最大限度地恢复功能和外观。在保证能较好完成手术治疗的前提下,可适当缩小切口。

2. 精细分离组织　现代的手术更加重视在解剖结构间隙进行分离,可以有效减少出血、避免副损伤。同时还要求尽可能避免打开不必要的组织层面。分离解剖神经、血管时,应使用无齿镊或无损伤血管钳,避免使用压榨性钳或有齿镊,以防损伤神经和血管。手术显露过程中要轻柔,避免使用暴力或粗鲁的动作牵拉压迫,导致组织挫伤、失活。

3. 注意切口保护　手术中避免术后切口感染最有效方法的是保护切口,防止污染。除了遵循无菌原则外,切口处皮肤使用切口贴,打开切口后,用盐水纱布保护切口两缘,对于避免腹腔内感染病灶污染切口有一定的帮助。关闭切口前,用等渗生理盐水冲洗掉其中的细菌、脂肪碎片、血凝块等,也是预防感染的重要手段。

4. 迅速彻底止血　术中迅速彻底止血,能减少失血量,保持术野清晰,减少手术后出血并发症的发生。不彻底的止血和异物残留是切口感染的重要原因。创口局部积聚的血液、血清,是细菌良好的培养基,伤口中残留异物显然将导致创口的延期愈合。另外,结扎残端亦是一种异物。因此,在可能的情况下,结扎的线越细,结扎的组织越少,由此产生的异物就越小,就越有利于创口的愈合。

5. 分层缝合组织　应按解剖结构逐层缝合创口,避免脂肪或肌肉夹在中间,影响愈合。缝合后不能留有无效腔,否则血液或体液积聚在里面,有利于细菌生长,导致切口感染。此外,皮肤缝合时两边要对合整齐,打结时应避免过紧,防止造成组织坏死。

6. 减少不必要损伤　能够用简单手术治愈的疾病,不可采用复杂的手术治疗;能用小手术治好的疾病,不可作大范围的手术。

总之,微创是外科操作的基本要求,也是手术治疗的重要原则。近年来,随着外科医师对微创重要性的认识逐渐加深及现代影像系统的发展,以腹腔镜(laparoscopy)技术为代表的微创外科技术(minimally invasive surgery)得到广泛普及。

三、无瘤原则

无瘤原则是指应用各种措施防止手术操作过程中离散的癌细胞直接种植或播散。不恰当的外科操作可以导致癌细胞的医源性播散,因此,肿瘤外科必须遵循无瘤原则。

手术进行过程中的无瘤原则包括:

1. 不接触的隔离技术(no-touch isolation technique)　活检后应更换所有的消毒巾、敷料、手套和器械,然后再行根治手术;切口充分,便于显露和操作;用纱垫保护切口边缘、创面和正常脏器;对伴有溃疡的癌瘤,表面应覆以塑料薄膜;手术中术者的手套不直接接触肿瘤;手术中遇到肿瘤破裂,须彻底吸除干净,用纱布垫紧密遮盖或包裹,并更换手套和手术器械;若不慎切入肿瘤,应用电凝烧灼切面,隔离术野,并扩大切除范围;肠襻切开之前,应先用纱布条结扎肿瘤远、近端肠管。

2. 严格遵循不切割原则和整块切除的根治原则　禁止将肿瘤分块切除,切线应与瘤边界有一定的距离,正常组织切缘距肿瘤边缘一般不少于3cm。肌纤维肉瘤切除时要求将受累肌群从肌肉起点至肌肉止点处完整切除。

3. 手术操作顺序

(1) 探查由远至近:对内脏肿瘤探查应从远隔部位的器官组织开始,最后探查肿瘤及其转移灶,手术操作应从肿瘤的四周向中央解剖。

(2) 先结扎肿瘤的出、入血管,再分离肿瘤周围组织:手术中的牵拉、挤压或分离等操作都有可能使肿瘤细胞进入血液循环,导致肿瘤细胞的血行播散,因此,显露肿瘤后应尽早结扎肿瘤的出、入血管,然后再进行手术操作,可减少癌细胞血行播散的机会。

(3) 先处理远处淋巴结,再处理邻近淋巴结,减少癌细胞因手术挤压沿淋巴管向更远的淋巴结转移。

4. 尽量锐性分离　少用钝性分离,钝性分离清扫彻底性差,且因挤压易引起肿瘤播散,应避免或少用,尽量使用刀、剪等锐性分离。另外,手术时采用电刀切割,不仅可以减少出血,而且可以使小血管及淋巴管被封闭,且高频电刀有杀灭癌细胞的功能,因而可以减少血行播散及局部种植。

5. 术中化疗药等的应用　术中可用氟尿嘧啶等抗癌药物,冲洗创面和手术器械;标本切除后,腹腔用蒸馏水冲洗。肠吻合之前应用5-Fu冲洗两端肠腔,可使结肠癌的局部复发率由10%降低到2%。

四、加速康复外科与术中处理

1. 麻醉用药　全麻或联合硬膜外麻醉可以满足手术需求。为保证术后患者快速苏醒,首选短效镇静、镇痛及肌松药为全麻用药首选。在全麻时,可适当予以切口区域的局麻,减少中枢疼痛打击,降低术后痛阈。

2. 术中血容量维持　提倡以目标导向液体治疗(goal-directed fluid therapy,GDFT),尽量减少机体体液量的改变,避免输液过度和不足。辅助使用血管收缩药物,维持术中血压不低于术前基线血压20%。

3. 术中预防低体温　避免术中低体温能降低切口感染、心脏并发症、出血和输血等发生率。此外,术中低体温会影响药理及药代动力学,影响麻醉复苏。因此,术中应积极避免低体温发生,保持体温≥36℃。术中应积极预防低体温:每30分钟监测并记录体温;采取必要措施维持体温≥36℃。

4. 术中入路和切口选择　手术入路和切口以能良好显露术野为准,开放手术或腹腔镜手术都适用。手术入路和切口的选择以能良好显露术野和便于精确完成手术操作为准。

5. 鼻胃管和导尿管　不常规推荐放置鼻胃管,可降低术后肺不张及肺炎的发生。如放置,也应在患者麻醉清醒前拔出。尿管留置不超过24小时。

6. 手术区引流管放置　术野放置引流管对引流少量漏、避免瘘继发感染有益,但并不能降低吻合口瘘和其他并发症的发生。不推荐常规放置腹腔引流管。仅对于有吻合口瘘高危因素时,如血运不良、张力过高、吻合口污染、吻合不满意时,才放置。

第三节　盆底疾病的术后处理

术后处理实际上是手术的延续,适当的手术后处理可以减少或杜绝手术后并发症和续发症的发生,支持手术获得预期的结果。手术后处理是从麻醉复苏开始的。这对于全麻手术患者至关重要,条件完善的手术室设有麻醉恢复室,送入麻醉恢复室的患者在心肺功能监护装置不间断的监控下和细微的恢复期床旁护理,可以最终保证手术后患者的安全,没有麻醉恢复室的单位对任何手术后患者都应由手术者或主要助手亲自护至病房,并应向病房负责护理的人员,告知手术经过,交待麻醉复苏情况。

手术后处理应该贯穿在手术后患者住院的全过程,直至患者出院。

一、一般术后处理

1. 休息　一般手术后患者在力所能及的情况下鼓励早期下床活动,若较大或体质较弱的患者最好术后卧床休息1~3天。椎管内麻醉患者术后应平卧6小时左右方可下床活动,在痔脱线期应避免剧烈活动。

2. 饮食　一般肛门部手术,术后饮食如常,术后当日对饮水略加限制以减少排尿困难,鼓励患者多吃富含纤维素饮食,如蔬菜水果、粗粮等,以利于粪便的排出。如果肛门有缝合的手术,一般无渣饮食3~5天,防止过早排便导致污染。腹部手术后,一般在24~48小时内禁食,待排气恢复肠蠕动,腹部不胀后,可以进流质,5~6天进半流质,7~9天恢复普通饮食。

3. 排便　一般肛门部手术,术后24小时内控制排便,以后每日排便,保持大便通畅。为保持大便通畅可以给予液体石蜡20ml或麻仁丸口服。对有排便困难者或粪便嵌塞者,可以给予开塞露或温盐水洗肠治疗。腹部手术在患者恢复排气排便,无腹痛后,保持大便通畅,不建议灌肠和水疗,可以适当服用缓泻剂,以及乳果糖、聚乙二醇电解质等。

4. 镇痛　由于肛门直肠部位神经丰富,对痛觉敏感性强,加之患者精神紧张,术后常引起不同程度的疼痛。一般术后可给予镇痛片1~2片,若患者疼痛剧烈可给予哌替啶50~100mg肌内注射。必要时间隔3、6小时重复给药。目前大多数肛肠科医师在术后创缘周围皮下注射亚甲蓝,使末梢神经脱髓鞘,从而达到长效镇痛的目的。腹部手术多采用术后镇痛泵镇痛。

5. 坐浴　肛门部手术后第一天便可以坐浴。坐浴是一种方法简便和疗效好的方法。坐浴的目的是将伤口内的分泌物清洗干净,减少对伤口的刺激,另是对伤口血液循环的改善,促进伤口的愈合。坐浴可用一般40℃左右温开水或添加某些药物,过去常用1∶1 000的高锰酸钾液,但高锰酸钾可导致肛门部皮肤瘙痒及色泽改变,目前多用中药制剂代替。妇科手术后可用洁尔阴等进行引导清洗。

二、伤口处理

根据伤口部位和性质做出相应的处理。

1. 缝合伤口　一期愈合的伤口,为防止感染,皮肤伤口可以每日用安尔碘消毒,会阴部伤口用聚维酮碘消毒,然后更换无菌纱布。缝合伤口有时有缝合针眼感染,可拆除部分缝线,改用消毒蝶形胶布固定,如有伤口感染,须拆除缝线按开放伤口处理。一期缝合者7日左右拆线,老年体弱者可延迟拆线时间。

2. 开放伤口　肛门部手术常留开放伤口,虽常有污染,因引流通畅,不常发生严重感染。但在伤口的愈合过程中,由于伤口的收缩和肉芽组织的增生,引起伤口的不同变化。按伤口的不同阶段,不同情况,分别给予不同处理。

(1) 术后创口污染不严重者,清洗后用水纱条引流,外敷盖无菌纱布即可。

(2) 创面肉芽组织新鲜,无水肿,分泌物不多的可以用油纱条换药。

(3) 较大的肛瘘,伤口较深的采用盐水、甲硝唑液或1%过氧化氢冲洗,清除深部的坏死组织,检查有无残腔,引流通畅,更换纱条引流换药。

(4) 对于肉芽组织过度生长,水肿的伤口可以用6%高渗盐水湿敷,或用些有收敛作用的药物如枯矾散,必要时给予修剪。

(5) 对于肉芽组织不新鲜,生长较慢的伤口,可用紫草油纱布或喷散生肌散。如久创不愈的伤口应做涂片查找抗酸杆菌,必要时做病理检查除外结核。如为结核性伤口可加用抗结核药物。

(6) 经常检查伤口愈合情况,避免假愈合。

(7) 瘢痕过重的伤口,可外用肝素乳膏,促进瘢痕软化。

三、加速康复外科与术后处理

1. 术后镇痛　详见第八章第二节。

2. 药物调控炎症反应　术后各种并发症发生的主要机制之一是人体对手术本身应激造成的炎症反应。因此,通过药物调控降低机体炎症性反应,可降低并发症和器官功能失常发生风险。抗炎药物有糖皮质激素、水解酶抑制剂、NSAIDs等。糖皮质激素是经典的抑制炎症反应、减轻应激反应的药物。从这点而言,围手术期应用糖皮质激素有助于减轻手术应激和疲劳从而促进恢复;然而,也会增加切口愈合不良、应激性溃疡、高血糖、感染等风险,临床应采取谨慎态度。乌司他丁注射液作为广谱水解酶抑制剂,能抑制多种炎症介质的释放,如TNF、IL-1、IL-6等,达到减轻炎症反应的效果;同时能够增加肝细胞溶酶体膜稳定性,防止肝脏脂质过氧化,减轻肝脏缺血再灌注损伤,目前已被推荐用于肝切除术围手术期管理,可有效发挥对抗过度炎症反应、保护肝脏及全身其他器官的作用。

3. 预防性抗血栓栓塞　恶性肿瘤的大手术,增加了深静脉血栓形成和肺动脉栓塞风险。预防性抗凝是降低这一严重并发症的有效手段。预防性抗血栓形成措施包括基础预防、机械预防和药物预防。基础预防即早期活动;机械预防常用措施是间歇性空气加压(intermittent pneumatic compression,IPC);药物预防有普通肝素、低分子肝素(low molecular weight heparin,LMWH)、阿司匹林等。LMWH比IPC机械抗凝效果更佳。在排除出血风险的情况下,建议使用LMWH至术后可活动为止;对恶性肿瘤患者建议使用LMWH 4周。对于接受硬膜外麻醉患者,为减少硬膜外血肿形成,硬膜外导管留置时间和去除时间应和LMWH使用错开12小时。术后根据Caprini评分,选择相应预防性抗凝措施:Caprini评分≥3分,建议使用LMWH;若有大出血风险,建议给予IPC,出血风险降低后,再给予药物预防。

4. 目标导向性静脉补液　对于围手术期患者,既应避免因低血容量导致的组织灌注不足和器官功能损害,也应注意容量负荷过多所致的组织水肿和心脏负荷增加。针对不同患者的个性化目标导向性补液治疗(goal directed fluid therapy,GDFT)可维持患者合适的循环容量和组织氧供,达到加快术后康复的目的。有研究结果显示:GDFT 比传统补液方式更有效,降低了并发症发生率和病死率。GDFT 的临床参考指标很多,实施过程中,需要连续、动态监测,维持血压下降幅度≤正常值的 20%,心率加快幅度≤正常值的 20%,CVP 为 4~12mmHg,尿量维持在>0.5ml/(kg·h),血乳酸≤2mmol/L,中心静脉血氧饱和度(ScvO₂)>65%,每搏出量变异度≤13%。由于大部分患者可早期进食,故可以在术后第 2~4 天停止静脉补液。

5. 术后早期进食和营养支持治疗　术后早期拔除胃管、早期进食及营养支持治疗都能促进患者胃肠功能恢复及全身营养状态提升,这在外科许多领域中都已得到证实。因此,建议拔除胃管后当天开始进流质食物,逐渐由半流质、软食等过渡到正常饮食。对于营养不良患者推荐口服营养制剂,有利于患者恢复。

6. 术后刺激肠功能恢复　尚无高级别证据支持某种特定刺激肠功能恢复的药物。但有研究结果支持多模式肠道刺激方案,如口服硫酸镁或比沙可啶等。嚼口香糖等也可促进胃肠蠕动。此外,术后口服缓泻剂可促进胃肠蠕动,建议可使用乳果糖等药物。

7. 早期活动　早期活动指有目标地合理规划的活动。长期卧床会增加肺部感染、栓塞等并发症发生率。早期活动促进肌肉骨骼系统、呼吸系统等多系统功能恢复,可预防肺部感染、压疮和深静脉血栓形成,同时促进胃肠功能恢复。早期活动目标的达成有赖于术前宣传教育、施行多模式镇痛和早期拔除引流管。因此,进行合理规划的早期活动安全有益。

(郑建勇　张波)

【参考文献】

[1] 丁义江.盆底疾病的诊治进展[J].中国普外基础与临床杂志,2010,17(2):109-111.

[2] 杨丽,熊明霞,袁芳.怎样正确实施肛肠手术术前灌肠[J].医药前沿,2014,2(2):350-350.

[3] 孙英贤.中国医师协会关于我国高血压诊断标准及降压目标科学声明[J].中国实用内科杂志,2018,38(4):90-92.

[4] 陈凛,陈亚进,董海龙,等.加速康复外科中国专家共识及路径管理指南(2018 版)[J].中国实用外科杂志,2018,38(1):1-20.

[5] FUJITANI K,TSUJINAKA T,FUJITA J,et al. Prospective randomized trial of preoperative enteral immunonutrition followed by elective total gastrectomy for gastric cancer[J]. Br J Surg,2012,99(5):621-629.

第十章

盆底疾病手术并发症及处理

第一节　肛肠疾病手术并发症及处理

肛肠疾病手术常见的并发症较多,常见的有术后疼痛、出血、尿潴留、粪嵌塞、水肿、吻合口瘘、术后肠梗阻、肛门坠胀、延迟愈合、发热、感染等。出现术后并发症对患者生活质量均会造成不同程度的影响,下面就其主要成因、预防、处理进行概述,以便工作中更好地避免及处理并发症。

一、疼痛

1. 病因　疼痛是肛肠疾病术后最常见的并发症,也是最明显的并发症,疼痛的原因有以下几点:手术过程中对局部组织的损伤和刺激;术后创面的暴露,神经受外界的刺激;术后局部的炎症、水肿及局部感染;肛内填塞过多的引流条;排便及大便干燥对局部的刺激、摩擦;术后括约肌痉挛性疼痛,常为跳痛或针扎样痛感;患者对手术恐惧心理,对疼痛极度敏感。

2. 预防措施　增强手术无菌观念;选择微创、无痛疗法治疗;预防组织水肿;保持大便通畅;换药仔细、手法轻柔、敷料松软;稳定患者情绪,树立治疗的信心。

3. 处理方法　镇痛药物运用及镇痛泵的应用:详见第八章盆底手术术后镇痛;术毕于创面周围以长效麻醉药注射(亚甲蓝、薄荷脑等);局部熏洗、热敷;针灸:取长强、承山、足三里等穴,强刺激;耳穴:取肛门、直肠下段、痔核点、尿道、牙痛点,频按;理疗:微波、红外线、频谱;控制排便次数和软硬度,每天1~2次。

二、出血

1. 病因　肛肠疾病术后出血也是肛肠科常见的并发症之一,出血原因很多,出血有常见的少量出血,如大便带血、滴血、便纸带血、术面少量的渗血以及大出血,少量的出血可以不予特殊处理,大出血需要适当的处理,尽一切可能找到出血点给予缝扎止血。痔疮术后大出血主要有以下三大类:

（1）术者因素:结扎线松脱,多在术后数小时或当天;组织、血管坏死:硬化注射、枯痔疗法等;创面处理不当,活动性出血点未充分结扎,或创面填塞不紧;解剖不熟悉或操作不当造成撕裂伤。

（2）患者因素:血液系统疾病,如血小板减少、凝血因子缺乏、血友病等;高血压患者血压控制不佳,血管脆性增加;不遵医嘱,术后当日排便或脱线期过度活动。

（3）药物因素:长期服用阿司匹林、氯吡格雷、吲哚美辛等药物,从而抑制血小板凝集作用。

2. 预防　术前详细了解病史,切实掌握患者的身体状况,特别对凝血功能障碍,高血压的患者,认真做好预防,在术后痔核脱落期的5~14天,若有出血迹象,应当使用止血药物3~5天;术中认真仔细、规范操作;术后加强护理,严格用药,让患者保持大便通畅,避免剧烈活动,正常实施检查和换药。在进行指检、肛门镜检及扩肛或换药时,避免用力过猛而损伤正常组织,避免过早强拉结扎线造成组织撕伤。

3. 处理

（1）术后的少量出血,注意观察,可不予处理,同时要保持大便的通畅,控制活动。

（2）大量出血时,对患者生命体征的监测,如心率、血压、脉搏、呼吸等,至少30分钟一次。补充血容量,血压稳定情况下扩容,如平衡液、高渗葡萄糖等;血红蛋白低于70g/L时考虑临床输血。维持生命体征同时应立即在局麻下或骶麻下,清除肠腔内的积血,然后在肛门镜下找出出血点,缝扎止血。

（3）局部压迫止血:对于出血点不明确且广泛者,采用肾上腺素、止血粉、云南白药等逐层纱条压迫,或肛管填塞,或气囊压迫,或局部冷冻等。

（4）灌肠法:对于继发性出血,出血量相对较少和出血速度较慢的情况下,采用稀释的去甲肾上腺素保留灌肠止血。

（5）如为内痔结扎后出血,可在出血部位上方的痔动脉区及周围黏膜下注射硬化剂。

（6）止血药的运用:PAMBA、维生素 K_1、维生素 K_4、卡巴克络、酚磺乙胺、血凝酶等。

三、尿潴留

尿潴留是肛肠疾病手术后常见的并发症之一,男性多于女性。

1. 病因　麻醉作用;术后疼痛,肛门神经与泌尿系统神经同起自第4骶神经,两者神经纤维相混合,因此,术后疼痛可刺激尿道口 β 受体感受器,引起反射性尿道括约肌痉挛,导致排尿困难;前列腺肥大、尿道狭窄、异物刺激(引流条及敷料填塞过多);有泌尿系统疾病,膀胱炎、尿道炎等;精神过于紧张,环境条件改变等;术后输入过多的液体。

2. 预防　术前做好患者思想工作,解除紧张情绪;术前排空膀胱;限制液体量;选择有效的麻醉;手术操作尽量避免损伤过多的组织;术后肛管引流条填塞适中。

3. 处理　熏蒸坐浴或者小腹部热敷,有缓解尿道、膀胱括约肌痉挛的作用;用流水声刺激排尿;针灸治疗,取中极、关元、气海、水道、三阴交等穴;指压脐下4横指正中线处2分钟,病进行按摩;以上处理无效时导尿治疗(注意无菌操作)。

四、粪便嵌塞

肛肠疾病术后患者便意减弱,或因疼痛恐惧排便,容易导致粪便嵌塞。

1. 病因　术后疼痛,患者恐惧排便而抑制排便,粪便长时间蓄积,水分被吸收而干结;老年体弱,肠功能异常或结肠传输功能低下;术后用解热镇痛药物出汗过多;术前曾有钡灌肠检查的,钡剂未完全排出者;术前有习惯性便秘的。

2. 预防　术后患者要适当活动,多食含纤维素多的蔬菜、水果等食物;增强肠道蠕动;术前可以适当地给予润肠通便药物。

3. 处理　口服润肠通便药物,每日保持大便1次左右;开塞露注入肛内;清洁灌肠;必要时手法将粪团压碎排出。

五、伤口水肿

水肿是肛肠疾病局部血液、淋巴循环障碍,血管壁渗透性增高,水分在组织间隙滞留过多所致,炎性渗出增多导致炎性水肿。

1. 病因　麻醉效果不满意,括约肌不能松弛,血液及淋巴回流;手术不当;术后大便干结、排便不畅、困难、频繁、过久等,使肛管静脉回流障碍;局部炎症反应。

2. 预防　掌握正确的手术方法和手术技巧;尽可能将静脉团剥离彻底;保持术后的大便通畅;术后每日尽可能进行熏蒸坐浴及换药,防止感染。

3. 处理　中药祛毒汤或苦参汤进行熏洗坐浴,每次10~15分钟不等,每日2次,也可以用硫酸镁进行肛周热敷,后外涂痔疮膏,促进水肿消退;较大、不能消退的可以局部切除。

六、吻合口瘘

直肠术后吻合口瘘定义为:结肠-直肠吻合口处、直肠-肛管吻合口处肠壁完整性的缺失造成肠腔内外空间的相通。它是直肠术后常见的并发症,亦是术后常见致死原因之一。

1. 病因　全身营养不良,合并贫血、低蛋白血症;维生素缺乏影响肠壁黏膜愈合;特别是糖尿病对肠壁愈合影响极大;以及糖皮质激素及抗癌药物的长期应用;吻合口血供不佳缝合过密;直肠癌全系膜切除术(TME)致吻合口血运差等;吻合口张力高勉强行Dixon术等;吻合除组织过多脂肪组织或肠壁黏膜内翻或者外翻过多影响愈合。

2. 处理　加强围手术期治疗纠正贫血、低蛋白血症,增强体质;重视糖尿病等基础疾病的治疗;术中充分游离乙状结肠必要时游离脾区,减轻吻合口张力;提高手术技巧,缩短手术时间,吻合口处理妥当,血运良好,必要时行预防性回结肠造口;术中测漏,术后减压。

3. 处理　一般治疗原则包括:禁食、胃肠减压,维持水和电解质、酸碱平衡;充分有效的引流,根据瘘的位置放置引流管,保持通畅,可进行局部冲洗及吸引;低位肠瘘可行横结肠或末端回肠造口粪便转流术;敏感抗生素应用,二、三代头孢菌素联用甲硝唑;全身营养支持治疗,根据实际情况选取肠内或者肠外营养;对症治疗。

七、肠梗阻

肛肠疾病术后因机械或炎症等刺激而引起的局部里急后重、憋胀不适、便意感强烈等表现,称为肛门坠胀。

1. 病因　机械刺激手术结扎组织过多,或术后换药因操作或填塞引流条、药物等异物的刺激,或术后局部组织的痉挛或粪便嵌塞所致;炎症刺激术后创面局部发生充血水肿,或引流不畅,或假性愈合继发感染等原因;PPH手术中切除组织过多,或吻合口过低。术后吻合钉脱落不全,局部刺激引起。

2. 处理 术中操作应轻柔,结扎的组织尽量少,以免术后局部组织的瘢痕过多;换药时填塞的引流条不宜过多,尽量不用刺激性较大的药物;术后注意保持大便通畅,便后坐浴以保持创面清洁,减少粪便残渣对创面的刺激;术后控制活动;忌食辛辣刺激食物,避免腹泻及便秘的发生。

八、发热

肛肠疾病术后2~3天患者体温在37.0~38.5℃,多为手术创伤的刺激或局部组织吸收热,一般可自行消退,无须特殊处理。如果体温超过38.5℃,需要查找原因。

1. 病因 手术损伤,坏死组织吸收,毒素刺激及继发感染;吸收热;合并其他疾病,如感冒、尿路感染、结核以及贫血等。

2. 预防 严格的无菌操作和熟练的手术操作;抗生素的合理应用;术后保持引流通畅,防止感染;术前完善相关的检查。

3. 处理 体温在37.5℃左右的可以不予处理,可自行消退;体温38.0℃左右的可以口服柴胡或物理降温。经过降温处理后,如果体温不降,应该考虑其他因素,比如感染或合并其他疾病,需进一步抗生素或相关疾病的治疗。

九、感染

肛肠疾病术后第4~5天体温已逐渐下降,恢复正常,如第5~6天体温升高而又无其他明显原因时,应考虑术后感染可能。

1. 病因 易感性,体弱老年患者、营养不良等;创口处理不当,留有无效腔、血肿或引流不畅;无菌观念不强,消毒不严;手术时间过程长,组织暴露过久,手术操作不当或结扎过多。

2. 预防 手术严格无菌操作,减少组织损伤;保持局部引流通畅;对老年体弱患者应提高其免疫力,增强抵抗感染因素。

3. 处理 局部肿疼,可熏蒸坐浴对症治疗;已成脓应切开引流;控制炎症,选择合理的抗生素。

十、延迟愈合

1. 病因 全身性疾病:如贫血、营养不良、肺结核、慢性肠炎、糖尿病、维生素缺乏症等;创面感染,或创面大,上皮缺损严重,瘢痕增殖,血液循环不良;伤口有异物残留,如结扎线、线头等;水肿性肉芽过度增生;换药不当,或假性愈合;患者清洗伤口过勤,水温过高;排便次数增加。

2. 预防 严格掌握手术适应证,如有全身性疾病,治愈后才可施行手术;规范操作技术,避免创面感染;改进术式,减少创伤;仔细观察,认真换药,发现异物及时清除;发现假性愈合及时切开;不应频繁更换外用药物;清洗伤口,局部坐浴熏洗不宜过勤,不宜用力擦洗;坐浴时间不宜过久,一般不超过15分钟;坐浴水温应保持在35~40℃之间,防止烫伤;控制排便次数,每日不超过2次,软硬适宜。

3. 处理 加强营养,补充足量维生素,积极治疗全身性疾病;预防和控制创面感染,创面大而深者可用过氧化氢清洗,甲硝唑、庆大霉素等湿敷;或用提脓祛腐药如九一丹、八二丹换药;必要时加用有效抗生素;尽可能保留上皮组织,创面过大时可考虑植皮术或脂肪填塞术等;及时发现并清除异物。水肿性肉芽过度增生时,可用高渗盐水湿敷,或直接修剪。假性愈合或桥形愈合,应及时切开。

(廖秀军)

第二节 妇科疾病手术并发症及处理

妇科盆底手术可能出现的并发症很多,按术中并发症与术后并发症分类,分为术中并发症包括出血与损伤;术后并发症包括网片暴露与网片侵蚀、复发、疼痛、新发尿失禁、性交疼痛或不适,也可按一般并发症与网片相关并发症分类,一般并发症包括出血与血肿、感染、脏器和神经损伤、深静脉血栓形成等;网片并发症包括网片暴露与网片侵蚀、网片挛缩、术后疼痛、术后泌尿系症状。部分并发症术前、术中、术后均有预防及处理办法,有些并发症也只能在术后出现后对症处理。

一、一般并发症

(一) 感染

1. 病因 经阴道进行的手术;患者年龄及合并症;网片植入及种类。

2. 预防及处理

(1) 术前:术前应进行充分的阴道准备,使用广谱抗生素预防感染的发生。

(2) 术中:术中消毒阴道,术区严格彻底消毒以及注意无菌操作。术中尽量减少出血、避免血肿形成继发感染。术中要避免任何永久性的缝线穿透阴道黏膜。如果需要使用网片,建议最好使用Ⅰ型网片,Ⅰ型网片为孔径>75μm 的单股编织大孔的聚丙烯补片,利于巨噬细胞、成纤维细胞和血管穿过,可以减少感染和促进组织生长。如果患者施行的术式为阴道部分闭合术,术中应适度保留一定宽度的双侧通道,以充分引流,减少闭合术后感染的发生。

(3) 术后:若网片感染需取出网片,全身应用抗生素治疗,并根据细菌培养结果调整抗生素使用。

(二) 出血及血肿

1. 病因 不熟悉解剖结构导致解剖层次分离不清;盆底血管解剖变异;不适当的止血方式;采用穿刺器放置网片手术中并发出血;经闭孔的网片植入手术出血分离的创面较大;阴道前壁修补术出血过多是因为阴道组织分离太薄或过度分离耻骨后及坐骨棘侧方等;阴道后壁修补术中,过度分离尾骨肌上方或坐骨棘侧方,损伤了臀下血管、髂内静脉丛及阴部内血管。

2. 预防及处理

(1) 术前:提高手术技巧,充分熟悉盆底解剖结构,对每个穿刺路径非常熟悉,掌握操作要点。口服阿司匹林患者应停药2周以上,以减少出血和血肿形成。

(2) 术中:主要是避免穿刺损伤和分离损伤,穿刺时谨慎选择穿刺口路径,第一穿刺口要取在闭孔窝的内上缘,因贴近闭孔外缘则有损伤闭孔动静脉的风险,第三穿刺点要在坐骨棘内侧2~3cm 处穿出,以避免损伤坐骨棘附近的阴部内血管和神经。双下肢取屈曲外展位,这样闭孔血管才能上移,减少损伤机会。良好运用水分离的方法,避免分离及穿刺损伤,分离阴道壁时勿过度分离耻骨后和坐骨棘侧方,以免损伤血管造成较大量的出血。如果术中出现小静脉出血可采取局部压迫,一般阴道填塞消毒纱布压迫48~72小时。对于较大量的出血或是动脉损伤出血,可行髂内动脉栓塞并局部压迫止血。对于耻骨后间隙出血也可试用膀胱充盈压迫法。

(3) 术后:对于形成局部血肿的患者,可行血肿切开引流术;术后可适当给予止血药物;术后出现隐形血肿,可导致血红蛋白降低,持续性发热或有脓性分泌物经阴道流出,行抗感染合并中药及理疗治疗,严重者于阴道顶端撑开约1cm 的开口行局部引流。对于严重出血保守治疗无效,或局部形成血肿较大影响功能者,则需手术止血。

(三) 脏器和神经损伤

1. 病因 视野及操作空间有限下的盲穿有损伤脏器和神经的可能;解剖结构不清及手术技能不足造成的手术分离不到位或层次偏差及穿刺针穿刺路径不正确;盆腔粘连;膀胱及直肠解剖位置变异;穿刺时邻近器官分离不充分或没有充分遮挡,穿刺方向不正确。

2. 预防及处理 术前术者应充分明确盆底的解剖,了解各个手术步骤与正常解剖的关系,以免在穿刺过程中直接损伤膀胱、直肠、血管和神经。

(1) 尿道损伤

1) 术中:分离阴道尿道间隙时要注意层次正确,避免损伤尿道,可在分离过程中用金属导尿管指示尿道,也可留置尿管做标识。在行第一穿刺路径时,示指或阴道拉钩在阴道内挡开尿道,暴露穿刺空间,穿刺针紧贴耻骨降支穿出。如术中发生损伤,可行尿道镜或膀胱镜检查,了解损伤部位和大小,损伤较大,可用4-0 可吸收线间断缝合尿道。

2)术后:留置 16 号以上尿管长期开放,建议保留 7~10 天。

（2）膀胱损伤

1）术中:分离阴道前壁与膀胱间隙时,应分清解剖层次,避免损伤膀胱。进行第一穿刺点穿刺时,充分分离膀胱,选取正确的穿刺方向。进行第二穿刺点穿刺时,充分分离膀胱或充分遮挡开膀胱。术中在分离和穿刺过程中,要注意有无清亮液体流出,分离和穿刺完成后,要及时导尿,是否有血尿发生,手术结束前,行膀胱镜检查等。一般由穿刺针造成的膀胱损伤可退出穿刺针重新穿刺,膀胱破口可不用缝合,只需保留尿管开放 1 周,可自行愈合。如在分离过程中有较大的膀胱破口,则需缝合修补,可用 2-0 或 3-0 可吸收线间断缝合膀胱壁,术后保留尿管开放 7~10 天。如损伤为膀胱三角区,需泌尿外科医师专科修补,注意输尿管口损伤和缝合损伤,必要时留置输尿管支架;如输尿管损伤,则需输尿管镜检查观察喷尿情况,必要时留置支架和膀胱镜下处置。

2）术后:如果为术后发现膀胱损伤,则需要根据术后时间,瘘孔大小和部位决定是否行二次手术修补。膀胱损伤可以酌情进行修补并保留尿管 1 周以上,如损伤严重不建议使用合成网片或在覆盖膀胱损伤表面的合成网片表面加盖生物补片;神经损伤,可予神经营养药物,观察患者恢复情况。

（3）直肠损伤

1）术中:直肠阴道间隙注入生理盐水可减少分离时发生直肠损伤机会。穿刺时,若直肠肛提肌间隙游离不足,或直肠推开不充分均可导致损伤。穿刺时可用示指在阴道内推开直肠或用拉钩拉开直肠。穿刺后须常规进行肛门检查,如发现损伤宜立即修补。

2）术后:修补术后患者须禁食水 14 天,每日保持肛门及直肠的清洁,每日需扩肛,以免直肠集气膨胀。若术后出现阴道直肠瘘,则须二次手术修补或造瘘。

（四）深静脉血栓形成

1. 病因 年龄>60 岁;手术时间>45 分钟;术后卧床时间>72 小时;膀胱截石位;存在心肺等合并症（如心肌梗死、1 个月内心衰或肺炎、肺功能异常、下肢水肿、静脉曲张等）。

2. 预防及处理 对于没有出血高度风险的患者如术中出血不多,手术结束时没有明显的渗血等也可采用低分子肝素抗凝,则在术后 12 小时开始预防性应用抗凝药物如低分子肝素 0.4mg,2 次/d,连用 2~3天。同时鼓励适当活动,下肢按摩及穿着双下肢抗血栓梯度加压式弹力袜等。必要时可以使用下肢加压按摩器 2~3 天。如果发现下肢血栓形成,要及时行溶栓治疗,并适当制动,避免血栓脱落,必要时放置下腔静脉滤网。

二、网片相关并发症

（一）网片暴露(exposure)与网片侵蚀(extrusion)

食品药物管理局近期重新定义人造网片为高危材料。网片暴露与网片侵蚀的确切定义尚不统一,国际泌尿妇科学会(International Urogynecological Association,IUGA)和国际尿控协会(International Continence Society,ICS)于 2011 年制定并发表女性盆底修补手术植入材料相关并发症的标准化术语及分类系统,定义网片暴露是指修补植入材料显露在外,如通过分离的阴道上皮可见阴道网片突出,多发生于手术后近期;网片侵蚀是指修补植入材料从体内器官或组织中逐渐排出,网片向内可侵蚀到膀胱、尿道或肠管,发生概率极低,但危害甚大,多发生于手术远期。据报道,网片暴露的发生概率在 3%~15%。

网片暴露和网片侵蚀最常见于阴道壁,患者可出现阴道流血、排液,局部感染,缺血坏死等症状,如发生于其他部位和器官,则会出现其他相应临床表现。罕见情况下网片也可以暴露或侵蚀排异至膀胱,另有罕见情况如腹腔镜阴道骶骨固定术后便血,经直肠镜检查发现网片侵蚀于直肠。50%以上的网片暴露都没有明显的临床症状,最多是出现阴道排液,有时会出现带血的分泌物。

1. 病因 与患者本身的相关因素:雌激素缺乏;生殖道萎缩严重;既往手术瘢痕;年轻、性生活活跃;合并糖尿病;使用甾体类药物和吸烟患者。与网片的相关因素:编织方式;材料表面的化学涂覆物;网片折叠。与手术有关的相关因素:网片未放置于阴道全层下方;术后感染;血肿形成;阴道壁黏膜分离过薄或阴道壁切口过大,修剪过度致张力过大。但也有相关研究表明网片的侵蚀与是否绝经、绝经年限、孕产次、体重指数、有无糖尿病、手术持续时间、术中出血量、术后最高体温等均无相关性,网片的侵蚀仅与年龄相关,高发年龄为双峰型,分别为 47~55 岁及 63 岁以上。

2. 预防及处理

(1)术前:明确诊断缺损部位,选择合适的网片,选择正确的手术方式是预防网片暴露与侵蚀发生的根本措施。术前如果有阴道炎症,建议先对症治疗,待炎症好转后再行手术治疗;对于有合并症的患者,如糖尿病、便秘、慢性咳嗽等疾病,应积极治疗;对于绝经后患者、老年患者随着雌激素的减少致阴道黏膜薄,围手术期阴道局部应用雌激素软膏 2 周以上,增加局部抵抗力。

(2)术中:总体来讲,对于术中切口,阴道壁,网片等处理都是为了减轻张力。在切口方面,可以缩短切口长度,避免阴道壁"T"字切口,缝合时采用可吸收线连续非锁边缝合进行无张力地缝合切口。对于阴道壁的修复与修剪中应注意保证分离的阴道壁组织要有足够的厚度,不要使分离的阴道壁组织过薄和组织缺血,不要修剪多余的阴道壁组织,以免影响阴道壁组织的修复,造成网片暴露。在植入网片时,应充分铺平网片后固定,以避免网片折叠,也有利于减少网片暴露,在选择网片上建议使用单股大孔网片。部分学者认为保留子宫也能降低网片暴露和网片侵蚀的发生率,但有待更多临床数据支持。

(3)术后:术后预防感染、避免过早性生活,采用雌激素软膏,以促进切口愈合,多用于老年女性。有研究比较术后未使用雌激素软膏的患者网片暴露的发生率高于术后使用的患者,但差异尚无统计学意义。如果已经出现网片的侵蚀与暴露,保守治疗可应用于网片暴露直径小于 2cm 且无阴道出血、性交痛等症状,可通过局部涂抹雌激素软膏、应用抗生素进行治疗。手术治疗应针对大面积网片侵蚀,其直径大于 2cm 或有阴道出血、周围脏器损伤、性交痛等症状或保守治疗效果不佳者。如果术后发生膀胱内侵蚀需要膀胱镜下手术切除侵蚀网片或开腹手术去除网片,术中尽量取出全部暴露的网片,并行缝合,以防瘘管形成。

(二)网片挛缩

网片挛缩是盆腔器官脱垂患者植入有固定网片的术后严重的并发症,一般发生在术后 4~52 个月。在运动时有严重的阴道疼痛和性交痛及阴道异常分泌物,也可因继发的阴道壁局部张力过大,产生排尿疼痛、排便疼痛、性交疼痛等症状。阴道检查时在阴道黏膜下方收缩的网片部分有触痛、固定吊带部位压痛、阴道僵硬、阴道缩短和侵蚀。

1. 病因 网片周围组织瘢痕形成及收缩造成,研究报道术后网片平均缩小 25%~40%;与网片的材质、患者的体质等相关。

2. 预防及处理

(1)术前:临床医师应进一步了解网片挛缩相关的作用机制。

(2)术中:选择挛缩性小及面积相对合适的网片进行手术,并充分估计网片挛缩及折叠可能。如果条件允许,尽量采用Ⅰ型补片,因为聚丙烯密度小、异物反应轻、组织相容性好,从而减轻网片挛缩。

(3)术后:对于有疼痛症状的网片挛缩患者,可先采取保守治疗如应用镇痛药物、局部使用激素或注射抗炎药物等。如症状仍然严重需手术取出收缩的网片、松解网片和固定的吊带或剪开连接网片的吊带降低张力。

(三)术后疼痛

1. 病因 网片植入部位、瘢痕结节、粘连、张力过大、挛缩、感染;血肿形成压迫神经、穿刺损伤神经、肌肉等;其他合并症如骨质疏松、骨病、骨代谢疾病、脊柱及神经来源疾病。

2. 预防及处理　一过性腿痛、臀部疼痛及阴部疼痛一般不需要处理,多自行缓解,可给予患者心理安慰和口服镇痛药物治疗,少数患者疼痛持续,可行保守治疗如理疗、生物反馈治疗、坐浴、运动锻炼等。对于保守治疗疼痛不缓解、与运动相关的疼痛的患者行手术松解网片较保守治疗可能取得更为满意的效果;若持续不缓解,必要时需要二次手术去除网片。如出现术后直肠的压力或不适,通常在6~8周后消失。症状严重时,可行物理治疗及局部阻滞麻醉。

（四）性生活障碍

1. 病因　网片缺乏弹性;网片植入过紧;网片挛缩;网片侵蚀;网片的植入位置不当;网片植入过长;网片折叠皱褶等情况;盆腔内永久性缝合;慢性盆腔疼痛史;雌激素水平下降所致的阴道黏膜菲薄;阴道壁修剪过多。

2. 预防及处理

（1）术前:术前充分准备,阴道清洗和局部使用雌激素软膏2周以上,增加黏膜血供和厚度,提高清洁度。性生活质量评估和对性生活的预期愿望评估,尤其对于<60岁的脱垂患者十分重要。对于性生活活跃期的女性,在选择术式及手术入径,网片植入及心理耐受程度都需详细评估。

（2）术中:分离全层阴道壁,正确分离阴道膀胱间隙和阴道直肠间隙,减少出血,保证足够的阴道黏膜厚度,可防止术后网片暴露。网片要展平,尽量避免皱褶,同时全盆底重建术网片张力不能过大,手术结束后,要使网片充分伸展,可减少术后网片挛缩和阴道僵硬的发生。国内文献报道阴道前壁的分离从前穹隆子宫切除的横切口向上潜行分离,不作正中全长切开,顶端黏膜保留2~3cm不切开,后壁仅做4cm左右的纵切口,这样就减少了阴道创面。随访发现多数患者术后阴道前壁和顶部十分柔软,术后性生活满意率高。

（3）术后:对于顽固性性交不适的患者,检查网片是否放置过紧,是否存在感染,网片暴露等问题并及时给予处理显得至关重要。术后网片挛缩能导致严重的阴道疼痛和性交痛。松解网片和固定的吊带,88%的患者疼痛缓解。

（五）泌尿系症状

1. 病因　尿道解剖学结构改变;尿道解剖学梗阻;术后感染;网片排异。

2. 预防及处理

（1）术前:术前评估行术前尿流动力学检查及充分评估膀胱功能,排除隐匿性尿潴留以及对术后尿路感染、严重尿潴留、压力性尿失禁、膀胱过度活动症等有所预测或预防,也有助于排除部分不适合进行盆底手术的患者。

（2）术中:有学者认为术中放置网片的位置要松紧得当,尽量减轻张力,网片顶端位于膀胱颈下0.5cm为宜。

（3）术后:部分患者因术后疼痛或神经血管损伤或尿道水肿导致短暂性尿潴留,短暂尿潴留可行保守治疗后如留置尿管治疗合并物理疗法,常于7天内好转。如1周后仍有尿潴留,可以通过理疗和尿道内置扩宫棒达到松解吊带的目的来解决排尿困难,如4周后仍然尿潴留,需考虑是否因网片紧靠膀胱颈而导致出口梗阻所致,则需行二次手术,可在局麻下经原切口行简单的吊带松解术、吊带部分离断术或完全离断术。尿潴留者应注意并发泌尿系感染,对于有症状的尿路感染应积极处理。

三、其他并发症

1. 新发尿失禁

（1）病因:新发尿失禁多发生在患者既往存在耻骨尿道韧带松弛或已受损的患者中。患有盆底功能障碍的患者多合并盆底多点的肌腱损伤及薄弱。故患有盆腔器官脱垂需要进行手术矫正的患者许多合并有耻骨尿道韧带的松弛。术前因患者阴道前壁及膀胱脱垂至阴道外,尿道与膀胱形成折角,掩盖了压力性尿失禁的症状。在全盆底重建术后,当膀胱恢复到正常位置后,由于耻骨尿道韧带松弛导致的压力性尿失禁症状重新出现。

患者术前无明显的压力性尿失禁症状或术前症状较轻,术后却出现了较为明显的压力性尿失禁症状或症状加重。

(2)预防及处理

1)术前:若术前诊断为轻度压力性尿失禁或隐匿性尿失禁,可完善术前交待,待全盆底重建术半年后观察尿失禁症状,再行进一步治疗。术前综合评估,详细的病史询问,尽量减少二次手术。

2)术后:如果患者术后出现了压力性尿失禁,根据压力性尿失禁的症状及患者的一般状况,充分评估后决定下一步治疗方案。

2. 新发的膀胱过度活动(OAB)及排空障碍 2007 年,由中华医学会泌尿外科分会颁布的《膀胱过度活动症诊断治疗指南》中,OAB 被定义为"一种以尿急症为特征的症候群,常伴有尿频和夜尿症状,可伴或不伴急迫性尿失禁"。尿失禁与 OAB 密切相关,其中急迫性尿失禁和混合性尿失禁属于 OAB。

(1)病因:术后感染;术后异物反应;尿道解剖学梗阻。

(2)预防及处理:对症处理、膀胱训练、生物反馈电刺激治疗及口服 M-胆碱受体阻滞剂的治疗。

3. 复发

(1)病因:诊断不准确,手术适应证及术式选择不恰当;手术技术不娴熟包括解剖不到位、分离不清楚、穿刺部位不到位、网片固定、宫颈处理不到位;与网片相关的因素有网片放置的位置不适合或继发位置改变、网片折叠或排异、选择错误;合并长期增加腹压的慢性病如慢性支气管炎、哮喘、便秘等且无法治愈及术后便秘、过劳,隐性疝的存在。

(2)预防及处理

1)术前:对于术前充分的评估,严格选择手术适应证及禁忌证,选择合适的术式,围手术期的护理及掌握手术方法。

2)术后:根据复发的部位决定解决方式,包括再手术途径,阴式、开腹或腹腔镜等,原则上能阴式手术不选择其他途径,能简单修补不做复杂性操作,尽量避免再次应用替代材料加以固定。

4. 排便异常

(1)病因:与术者的手术技巧有关,往往后盆腔网片放置过紧会影响排便功能。

(2)预防及处理:

1)术中:手术时一定要保证网片处于无张力状态。

2)术后:轻症可注意饮食及排便习惯,大多可自行缓解,症状严重者需要再次手术调整网片。

(王秀琪 孙智晶 朱兰)

第三节 膀胱疾病手术并发症及处理

膀胱疾病的手术可以分为膀胱腔内手术、膀胱切除手术和膀胱重建手术。经尿道膀胱肿瘤切除术和根治性膀胱切除术是最有代表性的膀胱手术。本节就经尿道膀胱肿瘤切除术和根治性膀胱切除术这两类手术的并发症及其预防、处理展开讨论。

一、进行性出血

1. 病因 多发生于术中膀胱侧韧带游离不够充分,膀胱上、中动脉结扎不牢靠,膀胱静脉丛或阴茎背深静脉处理不当等。以及术前凝血功能障碍、术后膀胱痉挛等也会导致术后进行性出血。

2. 预防 术前完善凝血功能检查,停用相关药物,积极处理至正常,再手术;术中应充分游离膀胱侧韧带,妥善结扎膀胱相关动脉及阴茎背血管神经复合体,手术结束前仔细检查有无活动性出血;术后立即给予抗胆碱类药物或麻醉泵,预防膀胱痉挛。

3. 处理　发现术后进行性出血后,需膀胱持续冲洗,抽吸残留血块,保持导尿管引流通畅,根据出血量,必要时输血。如出血进行性加重,需再次电切镜下止血。

二、膀胱穿孔

1. 病因　多发生在术中膀胱过度充盈或者电切襻伸出过长,未顺着膀胱壁弧度进行切割。在切除膀胱侧壁下方肿瘤时,如出现闭孔神经反射,也增加膀胱穿孔的风险。

2. 预防　术中需调整灌洗与流出速度,避免膀胱过度充盈,电切时顺着膀胱外形轮廓进行。

3. 处理　膀胱穿孔分为腹膜外和腹膜内穿孔。小的穿孔一般无须特殊处理,留置导尿管引流,并应用抗生素多可自愈;较大的腹膜外穿孔在留置导尿管时,视病情经皮穿刺引流。腹膜内的膀胱穿孔在留置导尿管引流的同时,如果合并肠管损伤或腹膜刺激征进行性加重,则需要腹部探查修补手术。

三、泌尿生殖系统炎症

1. 病因　上尿路、下尿路感染以及附睾炎、前列腺炎等,尿流改道后,尿路整体缩短,体外或肠管内原有菌群可通过输尿管逆行感染;术后留置导尿管逆行感染引起。

2. 预防　术中操作,尽量抗反流吻合,术后定期生理盐水冲洗肠管,清除黏液及沉淀物,因过多黏液及沉淀物会阻塞导尿管,尿液蓄积引起感染;术后应鼓励患者多饮水,术后尽早拔除导尿管。

3. 处理　治疗上以应用有效抗生素为主,同时留取尿液进行细菌培养和药敏试验。

四、尿道狭窄

容易发生在尿道舟状窝、尿道球部与膜部连接处,尿道外口也可能出现狭窄。术前尿道外口本身狭窄可行尿道外口切开,术中选择合适口径的电切镜鞘,可降低术后尿道狭窄发生率。

五、直肠损伤与直肠瘘

1. 病因　术中在分离膀胱、精囊、前列腺与直肠时,未能在狄氏筋膜间隙进行分离,或者膀胱前列腺背侧粘连明显,强行分离牵拉所致;在分离直肠与前列腺尖部时,未紧贴前列腺分离,也可能引起直肠损伤。

2. 预防及处理　原则上应根据以上直肠损伤可能存在的原因来预防直肠损伤。发生直肠损伤后,如术前已做肠道准备、组织活性正常且没有接受过放射治疗者,可用丝线至少缝合两层直肠裂口;若术前接受过放疗,应做暂时性乙状结肠造口以确保愈合。术后发生直肠瘘后需行近端结肠造口,待瘘口愈合后再行关闭结肠造瘘口。

六、闭孔神经损伤

表现为术后单侧或双侧下肢运动障碍,肌力下降,感觉障碍,肌肉萎缩等。

1. 病因　主要是清扫盆腔淋巴结时,误伤或结扎闭孔神经引起。

2. 预防及处理　预防闭孔神经损伤应做到:充分解剖暴露,保护闭孔神经;避免粗暴操作及盲目电凝止血。术中如发现闭孔神经完全离断则要行神经吻合术。烧灼伤或部分损伤,闭孔神经损伤能很快修复(大腿其他肌肉功能代偿,或存在副闭孔神经)。

七、性功能障碍

1. 病因　多因术中损伤海绵体神经血管束所致。

2. 预防及处理　在肿瘤控制良好下,术中尽量保留单侧或双侧阴部神经血管束;术后早期恢复性生活,适当、长期应用西地那非等药物;必要时行阴茎假体植入术。女性患者主要表现为术后阴道狭窄,造成性交困难,多见于术中阴道前壁切除过多所致。术后阴道狭窄的患者可通过口服雌激素或阴道重建术来改善性生活。

八、伤口感染

是术后最常见的并发症,感染菌群以肠道厌氧菌为主,多见于原位新膀胱术和回肠膀胱术。预防措施包括术前肠道准备充分,预防性应用抗生素,注意术中无菌操作。出现伤口感染后需早期留取分泌物或脓液培养,伤口定期清创换药,应用广谱抗生素。

九、尿瘘

1. 病因　主要原因是肠道与输尿管吻合时缝合欠佳或有张力,输尿管末端缺血或吻合口感染等。患者基础营养状况较差时更易发生。

2. 预防及处理　提高手术技巧,避免过度剥离输尿管壁外营养血管,缝合后检查吻合口情况,预防应用抗生素,加强患者围手术期营养支持。一旦出现尿瘘,应充分引流,争取早日愈合,必要时行肾造瘘,待局部情况好转后再行输尿管肠道吻合术。

十、盆腔脓肿

由于盆腔局部引流不畅,积血、积液过多,合并感染所致。患者可出现术后反复发热、下腹不适甚至肠道刺激症状。处理上除了充分引流和抗感染治疗,加强支持治疗;难以控制者需手术清创。

十一、吻合口狭窄

输尿管肠道吻合口及输尿管皮肤造口在手术后易出现狭窄,主要原因是吻合口缺血、尿瘘、感染、放疗等引起。在保证黏膜下隧道足够宽或将两输尿管并腔后与末端回肠端端吻合也可减少并发症。狭窄一旦出现,早期可留置输尿管单J管或双J管;狭窄无改善时应手术切除狭窄段重新吻合。

十二、电解质异常

主要发生于回肠膀胱术和原位新膀胱术后,由于肠道吸收尿液中的代谢废物的结果,表现为疲劳、恶心、体重减轻、口渴及嗜睡,严重电解质异常者有可能死亡。预防上应着重于养成定时排尿习惯,及时排空肠管内尿液,避免憋尿。治疗可通过口服小苏打片以及 Cl-转运阻滞剂氯丙嗪与烟酸。

十三、其他并发症

位于输尿管附近的肿瘤在电切术后可能会出现输尿管开口梗阻甚至肾积水的可能,在处理输尿管附近的肿瘤术中尽量使用电切,减少电凝予以预防。当手术时间过久,大量的灌洗液可通过开放的静脉被吸收入体内,引起容量超负荷、电解质紊乱,甚至溶血、急性肾功能衰竭的可能。处理包括早期诊断并给予利尿剂,限制液体入量以及氧气吸入,必要时行血液透析。除此以外,膀胱根治性切除术由于清扫淋巴结,尚有术后淋巴漏的可能;回肠膀胱术及原位新膀胱术后尚有肠梗阻、新膀胱内结石发生。

(陈卫国)

第四节　前列腺疾病手术并发症及处理

需要外科手术的前列腺疾病主要包括良性前列腺增生(BPH)和前列腺恶性肿瘤,其次是前列腺囊肿、前列腺脓肿和前列腺损伤等。对于前列腺疾病的手术并发症,需要正确认识,积极处理,提高预防能力。

一、良性前列腺增生术后并发症预防及处理

（一）术后出血

包括术后当日出血和继发性出血。

1. 病因　术后当日出血主要原因包括术中止血不完善、术中发生前列腺包膜穿孔和术后静脉窦出血过多形成血凝块堵塞导尿管引起；全切后前列腺组织残留、膀胱颈部缝扎不理想或黏膜退缩、导尿管气囊压迫不牢靠、膀胱反复痉挛等；患者有凝血功能障碍也会加重出血；术后继发性出血主要是由前列腺术后焦痂创面较大、焦痂脱落以及剧烈咳嗽、大便，骑自行车等不适当活动引起。

2. 预防　术前积极纠正凝血功能障碍；术中应该彻底止血，避免损伤前列腺包膜，清除膀胱内血凝块，术后确定导尿管气囊大小以及压迫颈口有效；以及短期内避免负重及增加腹压的动作。术后保持导尿管引流通畅，及时冲洗，抽吸血块；使用膀胱解痉剂来缓解膀胱痉挛。

3. 处理　术后当日出血轻微时，可牵拉导尿管压迫止血，同时抽吸干净膀胱内血块；出血明显，甚至出现失血性休克的表现时，在补充血容量的同时，急诊手术处理。术后出现继发性出血，在急诊处理的同时，留置三腔导尿管持续冲洗，反复抽吸膀胱内血块，并且预防性应用抗生素。如出现难以控制的出血，或大量血凝块堵塞导尿管，可以考虑髂内静脉栓塞或再次手术。

（二）经尿道电切综合征（TURS）

发病机制是术中冲洗液被快速、大量吸收，导致血容量过多、渗透压降低以及稀释性低钠血症等。TURS 以预防为主，术中操作精细，避免前列腺静脉窦被切开以及包膜穿孔，低压冲洗，缩短手术时间等。一旦出现 TUR 时，立即静脉注射呋塞米以及高渗氯化钠溶液，酌情应用洋地黄类药物抗心力衰竭，有脑水肿症状时应行脱水治疗，静脉给予糖皮质激素。

（三）附睾炎

表现为术后 1~4 周内出现附睾肿痛，严重者高热。主要原因是细菌经射精管及输精管逆行感染附睾。预防应用抗生素以避免附睾炎的发生。附睾炎的治疗，以有效抗生素治疗为主，同时抬起阴囊；反复发作时可考虑手术切除附睾。

（四）尿失禁

1. 病因　包括压力性尿失禁和急迫性尿失禁，主要是由于术中损伤尿道外括约肌或刺激膀胱所致。耻骨上与耻骨后前列腺摘除术后，近端尿道括约肌遭到不同程度的破坏，术后的排尿控制主要靠远端尿道括约肌与膀胱内压间的平衡，如术中损伤远端尿道括约肌，术后即发生尿失禁。

2. 预防　术前需完善膀胱功能评估，术中避免损伤远端尿道括约肌；术中辨别尿道外括约肌，手术精细化，是预防和减少术后尿失禁的主要措施。

3. 处理　首先，通过尿流动力学及膀胱镜检查以明确病因；急迫性尿失禁者，推荐抗胆碱能类药物；轻度压力性尿失禁者，盆底肌训练联合盆底生物反馈等物理治疗；重度或完全尿失禁，推荐人工括约肌。

（五）尿道狭窄

1. 病因　为晚期常见的并发症，包括前尿道狭窄及膀胱颈挛缩。前尿道狭窄多见于尿道外口本身较小，术中镜鞘损伤或长时间压迫缺血，以及术后长时间牵引导尿管所致。

2. 预防及处理　选用合适口径的电切镜鞘，先尿扩后再插入，不暴力插入镜鞘，术后避免导尿管长时间留置等。膀胱颈挛缩多由于膀胱颈部电切过深，损伤内括约肌，术后瘢痕狭窄；一旦发生，必要时再次经尿道膀胱颈切开术。

（六）性功能障碍

表现为逆行射精、不射精或性欲低下等病变。逆行射精是由于射精时尿道内括约肌及膀胱颈关闭不严，精液进入膀胱，不能排出体外，因此术中尽量保留膀胱颈部。不射精多系精阜射精管损伤造成，因此前列腺尖部切除时避免损伤精阜。术后性欲低下可能与手术引起的精神创伤有关，也可能与前列腺尖部两

侧神经血管束热损伤有关。

（七）下肢血栓形成或栓塞

同本章妇科疾病手术并发症相关内容。

（八）排尿困难

1. 病因　原因包括长期下尿路梗阻致逼尿肌失代偿或神经源性膀胱，术后膀胱颈水肿或狭窄，前列腺组织残留，以及尿道活瓣或狭窄等。

2. 预防及处理　包括术前完善尿流动力学检查，排除膀胱收缩功能异常；术中彻底剜除前列腺腺体；术后导尿管牵引适度，避免过度牵拉。术后排尿困难证实有残留腺体，可再次手术予以切除；如为尿道狭窄，可试行尿道扩张，必要时尿道成形术。

（九）尿道直肠瘘

多是由于前列腺包膜与腺体粘连明显，术中暴力操作损伤前列腺包膜与直肠，术后局部感染所致。因此，术中剥离时应紧贴增生的腺体，避免强行剜除，手术结束前检查有无直肠损伤。术后尿道直肠瘘的治疗，目前以肠道改道或局部修补手术为主。

（十）耻骨后间隙感染和耻骨炎症

与术后引流不畅或继发感染有关。术中彻底止血，引流管放置位置确切，引流通畅，加强抗感染等措施，可以大大减少发生率。一旦出现，在有效抗感染基础上，加强支持治疗，调整引流管，积极处理隐匿感染病灶等。

二、前列腺癌术后并发症预防及处理

（一）延迟出血

是指手术后再次大量出血，需要立即输血来维持血压。

1. 病因　术中背深静脉复合体和前列腺静脉丛处理不当是导致术后延迟出血的常见原因。

2. 预防及处理　术中明确解剖层次，操作轻柔，暴露前列腺尖部时避免过度牵拉，切断阴茎背血管神经复合体前先行缝扎，手术结束时检查复合体缝扎线是否松动脱落，前列腺侧韧带仔细结扎，是主要预防措施。延迟出血的处理方式包括保守治疗和手术探查止血。据报道，保守治疗引起日后膀胱颈挛缩和尿失禁的概率极大。因此，对于根治术后延迟出血，在输血的同时，手术探查，清除血肿，彻底止血。

（二）尿失禁

1. 病因　根治术后尿失禁通常继发于切断背静脉复合体时尿道膜部括约肌受损；其次是膀胱尿道吻合时缝线太粗、缝合太深，损伤尿道括约肌或所支配血管神经束；膀胱颈口太大也会影响尿控功能。

2. 预防及处理　尿失禁不可避免，但通过提高手术技巧，可以减少发生率：分离前列腺尖部时，尽量使用剪刀，避免超声刀等的热损伤；无张力吻合膀胱颈口与尿道近端，必要时将膀胱从腹膜游离；重建膀胱颈口，有利于与尿道吻合。轻度或间歇性尿失禁可以指导患者做盆底肌训练，同时辅以药物（丙咪嗪或 αI 肾上腺素能受体激动剂）。术后在膀胱颈周围黏膜下层注射胶原蛋白对尿控功能恢复有一定作用。严重尿失禁时可以植入人工括约肌。

（三）尿道狭窄与尿漏

尿道狭窄包括膀胱颈挛缩及吻合口狭窄，表现为尿线细、排尿等待或排尿困难。

1. 病因　吻合口狭窄发生的原因有膀胱颈口-尿道吻合时有张力、黏膜对合差、尿外渗、血肿、感染等，或术后导尿管过度牵引，引起膀胱颈部坏死，瘢痕修复。

2. 预防及处理　吻合口缝线打结时，将膀胱颈靠近尿道能减少膀胱颈挛缩发生；术后适当牵引，避免导尿管气囊过度压迫吻合口。膀胱颈挛缩早期可以尿道扩张，其次是尿道支架植入术。对于尿道扩张无效患者，可以行膀胱颈部切开或膀胱颈部重建术。尿瘘一般无须特殊处理，保证盆腔引流管和导尿管引流通畅，一般可以自愈。

（四）勃起功能障碍

根治术后勃起功能障碍发生的主要原因是勃起相关神经与血管受损。神经血管束损伤可导致海绵体平滑肌氧合作用下降，从而引起勃起功能减退或丧失，甚至造成海绵体纤维化和静脉关闭障碍。此外，患者年龄、术前性功能状况也是术后勃起功能恢复的影响因素。对于术后有性要求患者，术中应行保留双侧或单侧性神经的根治术，如筋膜内前列腺根治性切除术。术后早期、长期、小剂量应用5型磷酸二酯酶抑制剂，有助于阴茎海绵体平滑肌功能恢复。

（五）血栓形成或栓塞

同本章第二节相关内容。

（六）直肠损伤与尿道直肠瘘

是根治术后比较少见的并发症，主要表现为肛门漏尿、排尿减少。

1. 病因 多发生于术中游离前列腺与直肠时，未能在狄氏筋膜间隙进行分离；在分离直肠与前列腺尖部时，未紧贴前列腺分离，引起直肠损伤，术中未能及时发现修补，术后局部感染所导致。

2. 预防及处理 正确判断膀胱颈后壁的位置，紧贴前列腺后面打开狄氏间隙，可以避免损伤直肠；局部粘连明显时，避免强行分离，损伤直肠；避免盲目使用超声刀或Ligasure电凝止血，造成局部组织热损伤。术中一旦发现直肠损伤，应及时行直肠Ⅰ期缝合。将大网膜由腹膜拉出来铺到膀胱颈尿道吻合口与直肠破洞之间，可减少尿道直肠瘘的发生率。术后拔出导尿管时发现尿道直肠瘘口，可行膀胱穿刺造瘘；保守治疗无效时，可考虑行手术修补瘘口。

（七）少见并发症

如淋巴囊肿、切口疝等。腹腔镜下或机器人辅助腹腔镜下前列腺癌根治术还可能出现术后沿切口种植转移的可能性。

（陈卫国）

【参考文献】

[1] KANG C Y,HALABI W J,CHAUDHRY O O,et al. Risk Factors for Anastomotic Leakage After Anterior Resection for Rectal Cancer[J]. JAMA Surg,2013,148:65-71.

[2] 贺必梅,潘飞鹏.椎管内麻醉患者术后尿潴留相关因素的研究[J].实用医学杂志,2014,30(18):2970-2972.

[3] 何裕隆.直肠癌根治术后营养相关并发症与干预[J].中华普外科手术学杂志(电子版),2014,8(2):36-39.

[4] 许超,池畔.结直肠癌根治术后肠梗阻的影响因素分析[J].中华胃肠外科杂志,2014,17(4):361-364.

[5] HAYLEN B T. An International Urogynecological Association(IUGA)/International Continence Society(ICS)joint terminology and classification of the complications related directly to the insertion of prostheses(meshes,implants,tapes)& grafts in female pelvic floor surgery[J]. Int Urogynecol J,2011,22(1):3-15.

[6] HUANG W C,LIN T Y,LAU H H. Outcome of transvaginal pelvic reconstructive surgery with Prolift after a median of 2 years' follow-up[J]. Int Urogynecol J,2011,2(22):197-203.

[7] SOUDERS C P. The Truth Behind Transvaginal Mesh Litigation:Devices,Timelines,and Provider Characteristics[J]. Female Pelvic Med Reconstr Surg,2018,24(1):21-25.

[8] ALVAREZ J,CVACH K,DWYER P. Complications in pelvic floor surgery[J]. Minerva Ginecologica,2013,65(1):53-67.

[9] FERRY P,SEDILLE L,RONCHEAU V. Rectal mesh exposure after laparoscopic sacrocolpopexy[J]. J Minim Invasive Gynecol,2014,21(2):311-313.

[10] 丁岩,李晓红.盆底重建术并发症的准确描述及防治[J].国际妇产科学杂志,2014,41(2):93-97.

[11] 王志启,王建六.新辅助材料应用于盆底重建手术的常见并发症及围手术期处理[J].中国实用妇科与产科杂志,2014,30(11):864-866.

[12] 杨欣,王建六.应重视盆底重建手术并发症的防治[J].中国妇产科临床杂志,2011,12(2):81-83.

[13] 尹一童,夏志军.全盆底重建术并发症预防及处理[J].中国实用妇科与产科杂志,2015,31(4):292-295.

[14] 吴阶平.吴阶平泌尿外科学[M].济南:山东科学技术出版社,2012:2055-2080.

［15］那彦群,叶章群,孙颖浩,等.中国泌尿外科疾病诊疗指南[M].北京:人民卫生出版社,2014:36-45.

［16］李向东,刘卓炜,周芳坚,等.患者年龄、性别及尿流改道方式对根治性膀胱切除术后并发症的影响[J].中华医学杂志,2012,92(32):2280-2282.

［17］曾蜀雄,张振声,宋瑞祥,等.腹腔镜下与开放式根治性膀胱切除术后早期并发症的对比研究[J].中华泌尿外科杂志,2015,36(5):333-336.

［18］黄建林,邱敏,马潞林,等.腹腔镜下根治性膀胱切除术围手术期并发症分析[J].北京大学学报(医学版),2011,43(4):544-547.

［19］GAKIS G,EFSTATHIOU J,LERNER S P,et al. ICUD-EAU International Consultation on Bladder Cancer 2012:Radical cystectomy and bladder preservation for muscle-invasive urothelial carcinoma of the bladder[J]. Eur Urol,2013,63(1):45-57.

［20］那彦群,叶章群,孙颖浩,等.中国泌尿外科疾病诊疗指南[M].北京:人民卫生出版社,2014:68-69.

［21］王营,宋鲁杰,张炯,等.前列腺切除术后膀胱颈部挛缩的诊断与治疗[J].临床泌尿外科杂志,2018,33(3):185-188.

［22］FICARRA V,NOVARA G,ROSEN R C,et al. Systematic review and meta-analysis of studies reporting urinary continence recovery after robot-assisted radical prostatectomy[J]. Eur Urol,2012,62(3):405-417.

［23］ROBERTS W B,TSENG K,WALSH P C,et al. Critical appraisal of management of rectal injury during radical prostatectomy[J]. Urology,2010,76(5):1088-1091.

［24］SONG W,PARK J H,JEON H G,et al. Comparison of oncologic outcomes and complications according to surgical approach to radical prostatectomy:special focus on the perineal approach[J]. Clin Genitourin Cancer,2017,15(4):e645-e652.

［25］CORNU J N,AHYAI S,BACHMANN A,et al. A Systematic Review and Meta-analysis of Functional Outcomes and Complications Following Transurethral Procedures for Lower Urinary Tract Symptoms Resulting from Benign Prostatic Obstruction:An Update[J]. Eur Uro,2015,67(6):1066-1096.

第十一章

盆底疾病的护理

护理工作是整个医疗工作的重要组成部分,在患者的治疗和康复过程中有不可替代的作用,护理工作的质量直接关系到患者的医疗安全、治疗效果和身体康复。盆底疾病的护理有其自身的特点,做好护理工作将会为患者的治疗和恢复提供良好的帮助,关系到能否协调医师、护士、患者三者的关系,直接影响着医疗质量。

第一节　盆底疾病的饮食护理

盆底疾病发病原因复杂,治疗时间长。饮食治疗作为盆底疾病治疗之基石。患者饮食一般由蛋白质与脂肪、维生素与微量元素、纤维素与碳水化合物等多种营养所构成。应根据患者的身高、体重、生活习惯、运动量制订个性化的饮食计划,并加强治疗过程中的护理。通过合理的饮食治疗和精心的护理,配合药物、手术等综合治疗,明显改善治疗效果,从而提高其生活质量。由此可见,合理的饮食调护是极其重要的。

一、饮食的种类

饮食一般分为流食、半流食、软食、普食四种。

1. 流食　适用于病势严重的高热、急性传染病、消化道疾病或手术后患者。此种膳食为液体或糊状无渣饮食,便于消化、吞咽,宜少量多餐,每 2 小时 1 次,1 日 6 餐。膳食品种可选用藕粉、麦片、豆浆、冲碎蛋花、杏仁茶、麦乳精、米汤、肉汤、果汁等。

2. 半流食 适用于高热、体弱及消化道疾病如腹泻、消化不良等的患者。半流食品可选用稀粥、面片、挂面、馄饨、豆腐脑、蛋花汤、蒸蛋等。主副食中可加嫩菜叶、菜泥、肉末、肉泥等,一日五餐,维持人体正常营养需要量。忌食蒸饭、烙饼、馒头、包子、油腻食品、含粗纤维食物及刺激性强的调味品。

3. 软食 适用于低热、消化不良、老年人、消化咀嚼不良的幼童或疾病恢复期的患者。此种膳食须采用易消化、易咀嚼、细软、无刺激、含纤维素少的食品,一日三餐为宜。可选用软米饭、面条、面片、发糕、包子、馄饨、蛋类(非油炸)及豆制品等;忌辛辣和生冷食品。软食可能丢失一定的营养成分,故须补充一些果汁、菜汁等。

4. 普食 适用于膳食不必受限制,消化功能正常,疾病处于恢复期的患者。可进一般饮食,一日三餐,除特殊禁忌外,要少食辛辣刺激食物,少用油腻食物。

二、饮食护理要点

1. 患者饮食是由医师根据病情而决定的,一定要按照医嘱的饮食严格执行,不能随意变动。要多巡视,多检查,发现不符合者及时纠正,以免因饮食不当影响病情。对于少数民族患者,要注意民族习惯。

2. 合理平衡饮食,增加膳食纤维。饮食中必须有适量的纤维素、多食富含植物纤维的饮食。实验证明,在食物中每天添加 30 g 膳食纤维,半个月后通便效果明显。蔬菜、水果中含有丰富的粗纤维,嘱患者多饮水,多进食新鲜蔬菜、水果,多吃粗粮,少吃辛辣刺激性食物,忌烟酒。

3. 根据患者的个体情况制订合理的饮食处方,注意三餐合理分配,定时定量,少食多餐。

4. 开饭前半小时应停止不必要的护理,对于卧床患者根据需要送大小便器,协助洗手、老弱患者坐起,床上置小桌方便就餐。撤走一切污物,整理病室,使病室清洁整齐,空气新鲜,温度适宜,气氛和谐,餐前不要对患者谈论病情或不愉快的事情,以免影响食欲。有条件者最好在进餐时播放轻松愉快的音乐,使患者心情舒畅,增进食欲,帮助消化。

5. 开饭时按医嘱严格执行饮食宜忌,巡视病房,发现不符合医嘱膳食,及时纠正,以免饮食不当而影响治疗。患者家属或亲友送来的食物,医护人员应注意检查,对于不宜进的食物应劝其退回,并耐心讲明利害关系,以取得他们的配合。

6. 患者使用之餐具应清洁整齐,食物应注意色、香、味,并注意观察患者进食情况,鼓励患者按规定吃饱吃好。对重患者要帮助进餐,必要时喂食。餐后可饮少量开水,并注意口腔清洁卫生。

7. 规劝患者自觉戒掉不良的嗜好,合理膳食,以维护身体健康。

8. 饮食要注意卫生,要有节制,要定时定量,以防传染病发生。病愈初期不要暴饮暴食,以免因饮食不慎导致疾病复发。

9. 养成良好生活习惯。适当增加运动量,促进肠蠕动,切忌久站、久坐、久蹲。

10. 要做好有关饮食调理的卫生知识宣传,使患者养成良好的饮食习惯,有利于身体健康。

总之,盆底疾病患者饮食治疗原则是控制食物总热量,强调成分比例,辅以足量的维生素、膳食纤维、无机盐和微量元素等,注意饮食宜清淡易消化、富含膳食纤维、营养之品,维持多样化,配合合理的餐次分配,忌食辛辣、油腻、炙煿及易产生肠胀气或能引起过敏的食物,嘱患者多吃蔬菜、水果及粗粮等多渣饮食,以保持大便通畅。

(聂敏)

第二节 盆底疾病的心理护理

现代医学模式为生物-心理-社会医学模式。心理因素在疾病的发生、发展、治疗和预后方面有极大的影响力,在护理工作中不可忽视。盆底疾病因其患病部位及治疗方式的特殊性,常常要承受着更加严重及复杂的心理压力。

一、心理特征

盆底疾病患者的心理特征包括：

1. 恐惧　担心疾病的复杂以及治疗的预后效果不佳、术后复发。
2. 焦虑　讳疾忌医,长期病痛的折磨导致寝食难安,精神紧张。
3. 自卑　担心受到医护人员的歧视及周围人群的冷漠和嘲讽。
4. 害羞　疾病涉及隐私部位,尤其农村患者不愿就诊和沟通咨询。
5. 知识缺乏　不了解盆底疾病相关知识,盲目治疗导致不良后果。
6. 忧郁多疑　担心夫妻感情和家庭破裂。

二、心理护理评估

1. 一般评估　患者年龄、性别、种族、文化程度、职业、婚姻状况、生育史、疾病史、手术史、用药史。疾病史应作为重点评估内容。如导致子宫脱垂的妇科盆底疾病患者,应了解有无产程过长、阴道助产及盆底组织撕裂病史;了解产褥期活动情况;询问有无慢性咳嗽、便秘等;评估患者是否伴有其他器官的下垂,是否有营养不良等,间接了解患者的既往心理活动。还要根据年龄了解患者是否有该年龄段常见病或者多发病史,评估年老患者身体器官退化状况,询问饮食习惯和民族信仰,评估其对手术的影响,询问有无月经来潮,要避免经期手术。还需要询问既往治疗方法和效果,了解患者目前需要解决的主要问题。

2. 心理评估　临床心理评估是指有计划系统地收集资料,运用多种手段从各方面获取信息,评估患者对所患盆底疾病产生的感受。评估患者对疾病本身、治疗方式,尤其是手术方式,术后生活质量、预后的反应等。

3. 社会评估　评估社会(家庭或家属)对盆底疾病患者的态度、看法、支持方式和强度,术后是否与周围正常人群交往,术后患者生活能否自理,生活质量有无下降。重点评估患者在家庭中的角色功能是否因疾病改变而焦虑不安、抑郁等。也应该了解患者丈夫或家属的年龄、职业、文化程度等一般情况,针对性地对其进行健康教育,从多方面获得有利于疾病治疗的积极因素。

三、心理护理措施

盆底疾病因其学科范畴不同,其心理护理亦不同,可具体分为肛肠外科、泌尿外科、妇科心理护理。

(一) 肛肠外科盆底疾病的心理护理

肛肠疾病由于发病部位特殊性,使很多患者有害羞、紧张、怕痛的心理,尤其是女性患者。在检查前向患者及家属说明检查的目的和必要性,介绍检查方法,解除顾虑,取得合作。手术是肛肠疾病较为彻底的治疗方法,凡需手术的患者对手术都存在恐惧的心理,害怕疼痛,担心手术效果,是否会造成肛门失禁,自己的隐私会不会被泄露,担心手术效果和术后治愈情况等问题。由于疾病的折磨,尤其是患有恶性肿瘤的患者,表现为悲观、绝望,常以激进狭隘的情绪代替理智,失去对疾病治疗的信心,甚至产生轻生的念头。因此,做好肛肠外科病盆底疾病的心理护理非常重要。

1. 恐惧害怕　患者术前担心手术效果、术后切口疼痛、害怕出现并发症,不敢面对现实,极力否认恶性疾病的诊断,认为诊断报告有错误等,术后与术前不同,恐惧的范围更窄、更具体,主要担心术后治疗效果及生活质量。

护理措施:向患者讲解疾病相关知识与手术原理,术后注意事项及成功病例讲解,使患者安心等待手术,术后安心修养。对肿瘤患者医护人员必须有和蔼可亲的态度,巧妙的语言,让患者感到亲切和信赖。医护人员的语言、表情、态度、行为等是影响和改善患者情绪的主要因素。对于失去理智的患者,要多予理解和关照,并注意保护患者。

2. 害羞紧张　肛肠疾病由于发病部位特殊性,使很多患者有害羞、紧张、怕痛的心理,尤其是女性患者。

护理措施:对这样的患者,护士应做好耐心解释工作,消除紧张、恐惧等不良情绪,使患者情绪稳定,增强战胜疾病的信心。

3. 焦虑烦躁　与疾病疼痛相关,总是担心术后疼痛程度、排便会加重疼痛等。

护理措施:指导患者家属给予适度的关怀,并分散其注意力,适当看电视、听音乐、看报纸等。向患者解释疼痛的发生机制和过程,使其有充分的心理准备。可以遵医嘱给予适当的镇痛剂,并注意观察用药后效果。护理人员应多开展心理健康讲座,制作心理健康宣传栏,开展心理卫生学习,提供心理咨询等社会支持。向家属解释心理因素与疼痛的密切关系,告知家属的体谅和心理支持对患者的重要性,鼓励家属陪同患者积极参与治疗过程,多陪伴、支持患者,多与患者进行交流,帮助患者共同战胜心理问题、战胜疾病。

4. 悲观绝望　由于疾病的折磨,尤其是患有恶性肿瘤的患者,表现为忧郁,对治疗失去信心,常以激进狭隘的情绪代替理智。这时,护理的主要目的就在于唤起患者的希望和战胜疾病的信念。护理过程中要用坚定的表情、不容置疑的语言取得患者的信赖。再以患者微小的病情改善事实,来帮助患者排除不良的心理状态。当患者萌发希望之后,要进一步鼓励患者承担力所能及的生活事项,鼓励他们敢于驾驭生活。

(二) 泌尿外科盆底疾病的心理护理

泌尿外科盆底疾病在临床上以压力性尿失禁(SUI)和性功能障碍最具有代表性。

1. 压力性尿失禁患者的心理护理　SUI 主要表现为排尿自控能力丧失而尿液不自主自尿道溢出,影响患者日常生活和社会活动,使患者产生不同程度的负面情绪,不利于疾病的康复,通常见于咳嗽、喷嚏、大笑等可使腹压增高情况后。SUI 常见于 40 岁以上女性,不仅给患者日常生活带来诸多不便,且对身体和心理造成严重影响。SUI 患者存在严重的心理负担,常有自卑感,害怕自身因漏尿产生异味而被他人歧视,因而不敢参加社交活动,容易产生孤独感,进而有烦躁、沮丧、自卑等负面情绪。

护理措施:①建立 SUI 特定病房,尽可能将 SUI 患者分配至同一病房。②为患者营造清洁、卫生、安静、温馨的病房环境,控制病房内人员流动,避免除家属外的其他人员出入,以减少或降低患者烦躁、紧张等不良情绪。③对患者认知情况进行评估,护理过程中合理选择宣传手册、影像学资料及专业课堂等手段进行认知行为疗法,并由护理人员对 SUI 的相关内容对患者进行认知护理,通过了解患者对 SUI 的认知与心理的信念,并通过诚恳、和蔼的态度对其进行纠正,改变患者对 SUI 及生活态度的看法,缓解甚至消除其心理问题、建立正确的认知模式。④护理人员通过亲和、平等的态度与患者进行交流,使患者充分感受护理人员全心全意为其服务的态度,建立彼此的信任。采用亲情式交流方式了解并倾听患者内心想法,并对患者问题进行及时解答。⑤通过 SUI 成功案例建立患者治疗信心,缓解或消除患者尴尬、羞耻、紧张等不良情绪,提高患者从医行为和顺从性。

2. 性功能障碍患者的心理护理　男性面临生活重压,经常感到心神俱疲,因而进行性生活时常感力不从心,心中留下阴影,阴影越来越重,发展到最后变成对性生活的恐惧,最终导致真正的性生活障碍。与之而来的自卑感会压抑激情,甚至在内心深处产生抵触情绪,由此影响夫妻双方性生活和谐,进而导致性功能障碍。部分患者因精神负担过重或身边发生重大变故致使心情过分忧郁、沮丧,体力和脑力劳动过度,也会因其性功能障碍。

护理措施:①建立融洽的医患关系,患者常常碍于自尊对该病难以启齿,因此与患者交流时尽量选择私密的诊室以维护患者的隐私。②为患者创造一个轻松友好的氛围,及时疏导患者的焦躁紧张情绪,应多次探望患者,通过谈心的方式多交流增强彼此信任感,逐步使患者放下心中的包袱。③给予患者正确引导,使患者摆脱对性功能的错误认识。④让妻子了解疾病相关知识,不要把夫妻之间的感情只维系在性生活上,应互相安慰、嘱其不要对患者有嫌弃心理,更要避免言语上的刺激和打击,让他们配合共同做好患者的心理疏通工作更好地配合治疗。

（三）妇科盆底疾病的心理护理

妇科盆底疾病以子宫脱垂和慢性盆底痛表现最为突出。妇科盆底疾病所引起的长期腰骶部酸痛和子宫脱出使患者行动不便，影响患者的工作和生活，严重者性生活也受到影响，患者常出现恐惧、焦虑、自卑、忧郁多疑等。心理护理与家庭支持尤为重要。

1. 子宫脱垂患者的心理护理　部分患者文化程度较低，对疾病和手术的认识较少，担心手术医师技术不佳，所患疾病性质不明，术后不能顺利康复、影响日常工作和生活，特别是对外貌特征和性生活造成明显影响，表现出烦躁不安、多动多问、担心等。部分患者个性较强、脾气暴躁、害羞偏见，或病史较长、家庭经济拮据，认为术后再无月经、失去正常女人的生理特征和性生活、自己会过早衰老、与同龄人相差甚远，表现出对疾病诊疗和未来生活失去信心，产生悲观失望的情绪，消极对待手术和治疗，甚至会产生自暴自弃、无颜见人、走向极端的不良念头。

护理措施：①向家属和患者讲解与疾病有关的知识，简要介绍麻醉方式和手术过程，可能出现的不适反应和处理对策。②告知手术的必要性和优点，如手术较简便、创伤小、恢复快，术中术后几乎无痛，不会遗留明显的后遗症，借此逐渐打消患者的恐惧心理，稳定情绪、缓解压力，使其主动配合医护人员的诊疗活动。③将睡眠相关知识宣教于患者，提升患者对睡眠的总体认知度，消除失眠恐惧感，纠正关于睡眠的错误观念。④为患者营造一个舒适、优质的睡眠环境。⑤了解患者心理状态与病情，与家属合作给予患者关心与支持，消除患者不良情绪。⑥医护人员需对患者开展全面的指导性护理，如饮食、休息、运动等，使患者保持乐观、积极的心理状态，有助于病情康复。

2. 慢性盆底痛患者的心理护理　慢性盆底痛是指在没有明确的病理改变的情况下，持续或反复发作的盆底区疼痛，伴有肛直肠、尿生殖器官以及妇科功能异常的症状，但没有这些器官疾患构成疼痛的原因，经剖腹检查或腹腔镜检查中没有发现病理生理学改变的患者可诊断为慢性盆底痛综合征（CPPS）。CPPS不但是患者躯体的消极状态，对患者的心理健康也存在负面效应，约67%的CPPS患者有不同程度的心理障碍，其中抑郁和焦虑者高达40%~60%。

长期病痛折磨，不比肿瘤痛苦，却也长期存在，影响着日常工作、生活和学习。患者因感到自身对疾病无能为力而产生无助感，因疼痛失去其应承担的社会角色而产生内疚，因家属的冷漠产生寂寞和孤独，这些心理因素都可加重疼痛。

护理措施：①建立良好的护患关系，首先给患者提供舒适、安全、和谐、可畅所欲言的环境，注意语言和行为举止，同情、关心、理解患者。②根据患者不同的年龄、性别、文化程度、民族信仰等采取患者易于接受的方式与患者进行沟通，尊重患者，保护患者的隐私，充分取得患者的信任，鼓励患者说出隐藏于内心的不安与痛苦，耐心倾听和解答患者的询问，鼓励其进行合理的宣泄。③给予社会心理支持，患者不仅是患者，更是社会人，其心理问题是内、外因素共同作用的结果，因此不能仅依靠治疗，更需要家庭、社会的共同参与。④护理人员应多开展心理健康讲座，制作心理健康宣传栏，开展心理卫生学习，提供心理咨询等社会支持。⑤向家属解释心理因素与疼痛的密切关系，告知家属的体谅和心理支持对患者的重要性，鼓励家属陪同患者积极参与治疗过程，多陪伴、支持患者，多与患者进行交流，帮助患者共同战胜心理问题，战胜疾病。⑥心理干预联合电刺激生物反馈疗法治疗，有利于改善患者临床症状，缓解疼痛。心理干预，在治疗前，治疗师应帮助患者了解盆底障碍性疾病的临床表现与发生、发展、治疗和预后，让患者对自己的疾病情况有所了解，在一定程度上能降低由于未知而对疾病产生的恐惧心理。在治疗中，应为患者安排放松训练，如腹式呼吸、意向引导等。医护人员同时对患者家属进行宣教，使患者家属明白心理因素对疼痛的影响，取得患者家属的支持与配合，解除患者的隐忧，达到更好的治疗效果。

护士应加强与患者沟通与交流，建立相互信任的护患关系，鼓励患者说出自身想法，明确其所处的心理状态，给予适当的解释和安慰；满足其合理需要，提供有关术后康复、疾病方面的知识，帮助患者缓解术后不适;帮助患者建立疾病康复的信心,告知其配合治疗与护理的要点;鼓励患者加强生活自理能力,指导患者正确面对疾病和预后。

(何帅 聂敏)

第三节 肛肠外科疾病围手术期的护理

一、肛门疾病围手术期的护理

(一) 术前评估

1. 健康史和相关因素 了解患者有无长期饮酒的习惯,有无喜食刺激性食物或低纤维素饮食的习惯;有无长期便秘、腹泻史,长期站立、坐位或腹压增高等因素,或有痔疮药物治疗、手术史;有无糖尿病、血液疾病史;了解患者有无肛隐窝炎、肛周感染、营养不良等情况促进痔的形成;有无家族性息肉、家族中有无大肠癌或其他肿瘤患者;既往是否有溃疡性结肠炎、克罗恩病、腺瘤病史、手术治疗史及用药情况。

2. 身体状况 注意观察患者的生命体征、神志、尿量、皮肤弹性等;排便时有无疼痛及排便困难,大便是否带鲜血或便后滴血、喷血、有无黏液、有无脓血、便血量、发作次数等;排便时有无肿物脱出,脱出物形状、颜色,便后能否还纳。是否带血,是否伴有疼痛等;注意患者的营养状况,有无消瘦、头晕、眼花、乏力等贫血的体征;肛周局部有无红肿、硬结、肿块,肿块大小、范围、质地,皮肤破溃后有无脓液排出的情况等;有无持续高热、恶心、头痛等,会阴和直肠坠胀感,排便不尽感,有无二便困难;直肠指诊肛门有无疼痛、指套退出有无血迹、直肠内有无肿块等;了解辅助检查情况:红细胞计数、白细胞计数、血红蛋白和血细胞比容等数值的变化,X 线、B 超、CT、MRI 等影像学检查的结果。

3. 心理-社会状况、疾病认知 了解患者及家属对疾病相关知识的认知程度,评估患者及家属对所患疾病及站立方法的认知,对手术的接受程度,对传统手术或微创手术知识及手术前配合知识的了解和掌握程度;患者和家属对接受手术及手术可能导致的并发症带来的自我形象紊乱和生理功能改变以及对疾病的恐惧、焦虑程度和心理承受能力;家庭对患者手术及并发症进一步治疗的经济承受能力。

(二) 术后评估

1. 手术情况 了解麻醉方式、手术方式,手术过程是否顺利,术中有无出血、出血部位、出血量,有无输血及输血量,术中有无脓汁及其数量。

2. 病情评估 观察患者神志和生命体征变化,生命体征是否平稳,定期进行血常规、血生化等监测,切口敷料是否渗血,出血量多少,引流是否通畅,引流液的颜色、性质和引流量,切口愈合情况,大便是否通畅,有无便秘或腹泻等情况。

3. 切口情况 切口渗出、愈合情况,有无肛缘水肿、切口感染,引流是否通畅,有无假性愈合。及时发现出血、切口感染、吻合口出血、吻合口瘘等并发症的发生。

4. 康复状况 注意保持伤口引流通畅,防止假性闭合。注意观察挂线橡皮筋松紧度,术后 15 天定期紧线,使其脱落。评估患者有无发生再次发作、肛瘘、肛门失禁等并发症。

5. 肛门直肠功能 有无肛门狭窄、肛门失禁,包括排便次数,控便能力等。

6. 心理-社会状况 患者对手术后康复知识的了解程度。评估患者有无焦虑、失眠,家庭支持系统等。

(三) 术前护理

1. 合理饮食 嘱患者多饮水,多进食新鲜蔬菜、水果,多吃粗粮等粗纤维食物,少吃辛辣刺激性食物,忌烟酒。养成良好生活习惯。适当增加运动量,促进肠蠕动,切忌久站、久坐、久蹲。

2. 热水坐浴 便后及时清洗,保持局部清洁舒适。必要时用 1∶5 000 高锰酸钾溶液或痔疾洗液熏洗坐浴,控制温度在 43~46℃,每日 2 次,每次 20~30 分钟。经常性的热水坐浴不仅可以保持局部清洁,还可以促进血液循环,减缓炎症,缓解括约肌痉挛所致疼痛。

3. 痔块还纳　痔块脱出时应及时还纳,嵌顿性痔应尽早行手法复位,防止水肿、坏死;不能复位并有水肿及感染者用1∶5 000高锰酸钾温开水坐浴,局部涂痔疮膏,用手法再将其还纳,嘱其卧床休息。注意动作轻柔,避免损伤。

4. 应用抗生素　急性炎症期,遵医嘱给予抗生素。有条件时穿刺抽取脓液,并根据药敏试验结果合理选择抗生素,控制感染。

5. 纠正贫血　缓解患者的紧张情绪,指导患者进少渣食物,术前排空大便,必要时灌肠,做好会阴部备皮及药敏试验,贫血患者应及时纠正。贫血体弱者,协助完成术前检查,防止排便或坐浴时晕倒受伤。

6. 肠道准备　手术前一般不需要限制饮食,或进少渣饮食。手术当日禁食,术晨2小时磷酸钠盐灌肠液(辉力)133ml或甘油灌肠剂110ml,肛内注入,以清除积粪,清洁肠道,并应在术前排空小便。

(四) 术后护理

1. 饮食的护理　术后当日应禁食或给无渣流食,次日半流食,以后逐渐恢复普食。术后1周左右可进食带皮肉类食物,增加胶原蛋白的摄入,促进创面愈合。

2. 体位与活动　术后6小时内尽量卧床休息,减少活动。6小时后可适当下床活动,排尿、散步等,逐渐延长活动时间,并指导患者进行轻体力活动。术后7~15日应避免剧烈活动,保持成形软便,以防痔核或吻合钉脱落而造成继发性大出血。

3. 疼痛的护理　因肛周末梢神经丰富,痛觉十分敏感,或因括约肌痉挛、排便时粪便对创面的刺激、敷料堵塞过多导致大多数肛肠术后患者创面剧烈疼痛。疼痛轻微者可不予处理,但疼痛剧烈者应给予处理。指导患者采取各种有效镇痛措施,如分散注意力、听音乐等,必要时遵医嘱予镇痛药物治疗。

4. 局部坐浴　术后每次排便或换药前均用1∶5 000高锰酸钾溶液或痔疾洗液熏洗坐浴,控制温度在43~46℃,每日2次,每次20~30分钟,坐浴后用凡士林油纱覆盖及再用纱垫盖好并固定。

5. 保持大便通畅　术后早期患者有肛门下坠感或便意,告知其是敷料压迫刺激所致;术后3日内尽量避免解大便,促进切口愈合,可于术后48小时内口服阿片酊以减少肠蠕动,控制排便。术后第2日应多吃新鲜蔬菜和水果,保持大便通畅。如有便秘,可口服液体石蜡或润肠通便药物,宜用缓泻剂,忌用峻下剂或灌肠。避免久站、久坐、久蹲。

6. 切开挂线的护理

(1) 皮肤护理:保持肛门皮肤清洁,嘱患者局部皮肤瘙痒时不可搔抓,避免皮肤损伤感染。

(2) 挂线橡皮筋护理:嘱患者术后7~15日至门诊收紧橡皮筋,直到橡皮筋脱落。脱落后局部创面可外敷中药生肌散,以促进创面愈合。

7. 肛门收缩训练　具体做法:戴手套,示指涂液状石蜡,轻轻插入患者肛内,嘱患者收缩会阴、肛门肌肉,感觉肛门收缩强劲有力为正确有效的收缩,嘱患者每次持续30秒以上。患者掌握正确方法后,每日上午、中午、下午、睡前各锻炼1次,每次连续缩肛100下,每下30秒以上,术后早期锻炼次数依据患者耐受情况而定,要坚持,不可间断,至术后3个月。

8. 并发症的观察与护理

(1) 尿潴留:因手术、麻醉刺激、疼痛等原因造成术后尿潴留。若术后8小时仍未排尿且感下腹胀痛、隆起时,可行诱导、热敷或针刺帮助排尿。对膀胱平滑肌收缩无力者,肌内注射新斯的明1mg(1支),增强膀胱平滑肌收缩,促进排尿。必要时导尿。

(2) 创面出血:术后7~15日为痔核脱落期,因结扎痔核脱落、吻合钉脱落、切口感染、用力排便等导致创面出血。如患者出现恶心、呕吐、头昏、眼花、心慌、出冷汗、面色苍白等并伴肛门坠胀感和急迫排便感进行性加重,敷料渗血较多,应及时通知医师给予相应处理。

(3) 切口感染:直肠肛管部位由于易受粪便、尿液等的污染,术后易发生切口感染。应注意术前改善全身营养状况;术后2日内控制好排便;保持肛门周围皮肤清洁,便后用1∶5 000高锰酸钾液坐浴;切口定时换药,充分引流。

（4）肛门狭窄：术后观察患者有无排便困难及大便变细，以排除肛门狭窄。术后 15 日左右应行直肠指诊如有肛门狭窄，定期扩肛。

（聂敏 何帅）

二、结直肠疾病围手术期的护理

结直肠疾病是以手术治疗为主配合其他综合措施诊治的疾病，做好围手术期的护理是手术成功的关键。随着结直肠外科手术治疗范围的扩大及治疗手段的深入，手术操作越来越复杂和精细，对围手术期护理工作的要求越来越高。此外，随着快速康复的发展以及患者对护理服务需求的提高，传统的术前准备和术后护理已经不能满足现代外科护理的发展。因此，系统和完善的围手术期护理在整个结直肠外科工作中占有十分重要的地位。

（一）术前评估

1. 健康史和相关因素 了解既往是否有溃疡性结肠炎、克罗恩病、肠息肉和肿瘤等，询问是否有家族类似病史。了解排便情况，排便习惯有无改变，颜色、性状是否有异常。观察患者全身营养状况，注意低热、黄疸、腹水、水肿、腹部包块和淋巴结肿大等肿瘤侵犯和转移的伴随症状；关注各种检查结果，包括大便潜血、胃肠肿瘤标志物、电子结肠镜、钡灌肠、X 线、B 超、CT 检查、肛门和直肠指检、淋巴结活检等；评估患者的心理状况，评估患者、家属对疾病和手术的认识。

2. 心理-社会和家庭支持 ①疾病认知：患者和家属对疾病的认知程度，对手术的接受程度，对结肠造口知识及手术前配合知识的了解和掌握程度。②心理承受程度：患者和家属对接受手术及手术可能导致的并发症、结肠造口带来的自我形象紊乱和生理功能改变的恐惧、焦虑程度和心理承受能力。③经济情况：家庭对患者手术及进一步治疗的经济承受能力。

3. 系统评估

（1）营养状况：体重、进食、贫血、低蛋白血症甚至恶病质的表现等。

（2）专科疾病症状及体征：有无便秘、腹泻、便秘与腹泻交替、血便、里急后重等排便形态改变；腹部有无肿块、肿块大小、活动度和压痛程度；腹痛的部位、性质、持续时间和疼痛评分，有无腹膜刺激征，有无寒战、高热。

（3）消化道症状：恶心、呕吐、食欲不振、消瘦、乏力、无呕血和黑便等。

（二）术后评估

1. 手术情况 了解手术方式和麻醉类型，术中出血、输血、输液以及留置引流管情况等，以判断手术创伤大小及对机体的影响。

2. 身体情况 从以下几方面对身体状况进行评估：

（1）生命体征：评估患者回到病室时的神志、体温、脉搏、呼吸和血压。

（2）切口情况：了解切口部位及敷料包扎情况，有无渗血、渗液。

（3）引流管：了解引流管种类、数量、位置及作用，引流是否通畅，引流液量、性状和颜色等。

（4）肢体功能：了解术后肢体感知觉恢复情况及四肢活动度。

（5）体液平衡：评估术后患者尿量、各种引流的丢失量、失血量及术后补液量和种类等。

（6）营养状态：评估术后患者每日摄入营养素的种类、量和途径，了解术后体重变化。

（7）术后不适和并发症：了解有无切口疼痛、恶心、呕吐、腹胀、呃逆、尿潴留等术后不适，评估不适的种类和程度；评估有无术后出血、感染、切口裂开、深静脉血栓形成等并发症及危险因素。

（8）辅助检查：了解血、尿常规、生化检查、血气分析等结果，尤其注意尿比重、血清电解质水平、血清清蛋白及血清转铁蛋白的变化。

3. 肠造口术后评估 肠造口患者手术后早期，护理人员除了需要密切观察患者的生命体征、引流管、伤口情况外，还需要观察和评估造口的功能及周围皮肤的情况。

（1）肠造口的观察和评估

1）造口的类型:手术方式不同,造口的类别随之变化,所以术后要根据手术记录确认造口的类型(结肠造口、回肠造口、泌尿造口等)。

2）造口的模式:造口的模式根据造口的形成结构来描述,例如单腔造口、襻式造口、双口式造口、分离造口等。

3）造口的位置和高度:记录造口的位置可用右上腹、右下腹、左上腹、左下腹、伤口正中或脐部等术语来描述。造口高度可记录为平坦、回缩、突出或脱垂等。

4）造口的形状和大小:造口的形状可记录为圆形、椭圆形或不规则形。造口的大小可用尺子或造口量度板测量造口的基底部而决定。圆形造口测量直径,椭圆形造口则测量最宽和最窄点,不规则可用图形来表示。造口底板的裁剪应根据造口情况而定。

5）造口的血运:肠造口的血运是根据造口的颜色来判断的。造口实际上是正常肠黏膜,所以正常造口的颜色就像嘴唇的颜色一样,呈牛肉红或粉红色,表面平滑湿润。如果造口颜色苍白,患者可能是贫血;造口暗红或淡紫色可能是术后早期缺血的表现;若外观局部或完全变黑,表示肠管发生了缺血坏死。检查时从造口插入润滑的玻璃试管,从玻璃试管外用手电照射,透过光线检查肠腔是否有坏死。水肿是术后正常现象,造口常变得肿胀、发亮或呈半透明状态。

（2）造口周围皮肤的观察和评估:观察造口与皮肤黏膜缝合处的缝线是否松脱而导致出血或分离,是否有感染或皮肤对缝线材料敏感;造口周围皮肤是否有红斑、损伤、皮疹或水疱。正常的造口,周围皮肤是健康和完整的,与相邻的皮肤表面没有区别。

（3）造口功能恢复的评估与记录

1）回肠造口:回肠造口一般在术后即可开始排泄,最初流出物黏稠、绿色和有光泽。但这种情况不能证实肠功能恢复,因为最初排出的可能是远端小肠储存的液体。一旦肠蠕动恢复,造口可能进入高排出状态,每日排出量超过1 000ml并保持每日在1 500~2 000ml之间。此期要特别注意监测患者的水电解质情况。之后,随着近端小肠对液体吸收增加和肠"适应",造口出量逐渐减少并且大便呈轻到中度褐色、牙膏样。排出量从最初的每24小时500~1 500ml降到500~800ml。

2）结肠造口:结肠造口起初的排出量依结肠造口所在位置而定。远端结肠的造口比近端结肠的造口排出量黏稠且量少。①横结肠造口:横结肠造口常常在手术后3~4日开始排泄。进食后排出物从糊状到柔软。横结肠造口位于上腹部,一般是襻式造口,支架管通常停留5~7日。②乙状结肠造口:乙状结肠造口恢复肠蠕动的时间较慢,一般在术后4~5日才恢复功能。如果术后5日仍然没有排气排便,要密切观察。可示指扩张造口,停留5~10分钟或用导尿管轻轻插入造口,并注入液状石蜡或开塞露10~20ml。一旦正常功能恢复,乙状结肠造口通常排出柔软成形大便。大便性质与手术前相同。

3）泌尿造口:泌尿造口术后即会有尿液流出,在最初2~3日,尿液呈淡红色,之后会恢复正常黄色。造口同时会伴有黏液排出,这是由于肠道黏膜的杯状细胞分泌黏液所致。

肠造口排便量和黏稠度受肠道的切除长度、近端肠道的情况、药物的使用和饮食因素等影响。随着时间的推移,肠道吸收逐渐增加,排出量减少,大便性质变得更黏稠。

（三）术前护理

1. 心理护理 向患者、家属讲解手术方式和手术的必要性,让患者、家属知道手术治疗可能带来的身体改变,并引导患者、家属正确面对术后可能出现的问题,争取家人的支持与鼓励。需要进行造口手术的患者,可利用肠道、泌尿解剖图向患者和家属讲解肠道、泌尿的解剖和生理,目前患病的情况,使之明确造口手术的重要性,增强其重返社会健康地生活和工作的信心。

2. 饮食护理 详见第九章。

3. 胃肠道准备 详见第九章。

4. 皮肤准备 详见第九章。

5. **呼吸功能训练** 呼吸训练有助于使肺最大限度地扩张,改善术前肺功能,并保证麻醉后达到理想的血氧饱和度,预防肺部术后并发症。术前呼吸训练方法有深呼吸法、进行有效咳嗽练习以及吹气球练习。

6. **其他准备**

(1) 若肿瘤侵犯子宫阴道,术前三天阴道冲洗,每日2次。

(2) 对于需要行造口或可能有造口的手术,建议术前1天进行造口定位。定位的好处:皮肤平坦,便于粘贴造口袋,延长造口袋的使用寿命,减少刺激性皮炎的发生;减少造口术后的并发症:造口凹陷、脱垂、造口旁疝等;造口位置隐秘、舒适,有利于提高造口人的生活质量。

(四) 术后护理

手术损伤可导致患者防御能力下降,术后切口疼痛、禁食及应激反应等均可加重患者的生理、心理负担,不仅可能影响创伤愈合和康复过程,而且可能导致多种并发症的发生。手术后的护理重点是防止并发症,减少痛苦与不适,尽快恢复生理功能,促进康复。

1. **一般护理**

(1) 安置患者:与麻醉医师和手术室护士做好床旁交接,搬运术后患者应谨慎,动作轻稳,步调一致,尽量减少震动;随时注意切口情况,避免增加切口张力,不宜压迫手术部位。注意保护好输液肢体,保护好固定引流管,勿使其牵拉或滑脱。注意保暖,同时加床栏以防患者坠床。

(2) 术后体位与活动:根据麻醉或手术的性质、部位,按医嘱安置手术后体位。全麻未清醒者,为防舌后坠和误吸,一般取平卧位,头偏向一侧;腰麻、硬膜外麻醉,术后需去枕平卧6小时,避免脑脊液从蛛网膜下腔针眼处漏出,致脑脊液压力降低引起头痛。患者清醒后一般可采取斜坡卧位,患者清醒后取半卧位或中凹卧位,以减少腹壁张力,便于引流,同时也利于呼吸。术后1~2天即可自主活动。有些医院要求腹会阴联合直肠癌根治术(Miles)后需低坡卧位或平卧3~5天,预防肠内容物坠入盆腔,发生肠梗阻或肠坏死。

(3) 病情观察:对大手术、全麻及危重患者,必须密切观察生命体征,每15~30分钟测量一次脉搏、呼吸、血压及瞳孔和神志,直至病情稳定,随后可改为每小时测量1次或遵医嘱定时测量,并做好记录。有条件者可使用床旁心电监护仪连续测量。如果手术中有大量血液、体液丢失,在术后早期应监测中心静脉压及24小时出入量。如行造口手术患者,观察造口血运情况,造口黏膜有无出血、缺血坏死等。

2. **饮食护理** 同本章第一节。

3. **引流管护理** 区分各引流管放置的部位和作用,并做好标记、妥善固定。保持引流通畅,若引流液黏稠,可通过负压吸引防止堵塞。观察并记录引流液的量、性状和颜色,如有异常及时通知医师。熟悉各类引流管的拔管指征,并进行宣教。

4. **切口护理** 观察切口有无渗血、渗液,切口及周围皮肤有无发红及切口愈合情况,及时发现切口感染、切口裂开等异常。保持切口敷料的清洁干燥,妥善固定敷料,防止松脱。

5. **造口护理** 如果患者能自我护理造口,他的自尊就能得以维持,也是患者康复后再投入社会生活的关键。医务人员应鼓励患者掌握造口的护理方法。术后第0~1日,由护士观察和评估造口及造口周围皮肤情况,为患者清洗造口及粘贴造口袋,指导患者家属观看换袋过程。术后第3~4日,鼓励患者观看和触摸自己的造口。术后第2~3日,指导患者参与换袋过程:如何清洗和测量造口大小,裁剪和粘贴造口袋的技巧,向患者介绍造口袋的种类、特性、价格,指导患者试用合适和喜爱的造口袋;1周后拆除造口缝线和襻式造口支架管。术后第5~7日,评估患者的换袋技能,并及时给予纠正。为患者选择合适的造口用品,并指导如何储存造口用品和清洗两件式造口袋。

6. **术后不适的护理**

(1) 切口疼痛:评估和了解疼痛的程度,可采用疼痛分级评分法、数字疼痛评分法,视觉模拟疼痛评分法等;观察患者疼痛的时间、部位、性质和规律;鼓励患者表达疼痛的感受,简单解释切口疼痛的规律;遵医嘱给予镇静、镇痛药;大手术后1~2日内,可持续使用患者自控镇痛泵进行镇痛;尽可能满足患者对舒适的需要,如协助变换体位,减少压迫等;指导患者运用正确的非药物镇痛方法,减轻机体对疼痛的敏感性,如分散注意力等。

(2)发热:监测体温及伴随症状。及时检查切口部位有无红、肿、热、痛或波动感。遵医嘱应用退热药或物理降温。结合病史进行胸部X线片、B超、CT、切口分泌物涂片和培养、血培养、尿液检查等,寻找病因并针对性治疗。

(3)恶心、呕吐:呕吐时,头偏向一侧,及时清除呕吐物。行针刺治疗或遵医嘱给予止吐药物、镇静药物及解痉药物。持续性呕吐者,应查明原因并处理。

(4)腹胀:胃肠减压、肛管排气或高渗溶液低压灌肠等。协助患者多翻身、下床活动,温水沐足并行足底按摩。遵医嘱使用行气通便贴或吴茱萸热奄包热敷等。若是因腹腔内感染,或机械性肠梗阻导致的腹胀非手术治疗不能改善者,做好再次手术的准备。

(5)尿潴留:稳定患者情绪,采用诱导排尿法,如变换体位、下腹部热敷或听流水声等;遵医嘱采用药物、针刺治疗;上述措施无效时在无菌操作下导尿,一次放尿不超过1 000ml,尿潴留时间过长或导尿时尿量超过500ml者,留置导尿管1~2日。

(6)呃逆:术后早期发生者,压迫眶上缘,抽吸胃内积气、积液。遵医嘱给予镇静或解痉药物。上腹部手术后出现顽固性呃逆者,要警惕吻合口瘘或十二指肠残端瘘,膈下积液或感染的可能,应做超声检查可明确病因。一旦明确,配合医师处理。未查明原因且一般治疗无效时,协助医师行颈部膈神经封闭治疗。

7. 术后常见并发症的观察和护理

(1)出血:严密观察患者生命体征、造口、手术切口,若造口袋内有较多血液或切口敷料被血液渗湿、应拆除造口袋或打开敷料检查,以明确出血状况和原因;注意观察引流液的颜色、性状和量的变化;未放置引流管者,可通过密切的临床观察,评估有无低血容量性休克的早期表现,如烦躁、心率增快、尿量少、中心静脉压低于5cmH$_2$O等,特别是在输入足够的液体和血液后,休克征象仍未改善或加重,或好转后又恶化,都提示有术后出血;腹部手术后腹腔内出血,早期临床表现不明显,只有通过密切的临床观察,必要时行腹腔穿刺,才能明确诊断;少量出血时,一般经更换切口敷料、加压包扎或全身使用止血剂即可止血;出血量大时,应加快输液速度,遵医嘱输血或血浆,做好再次手术的准备。

(2)切口裂开:对年老体弱、营养状况差、估计切口愈合不良的患者,术前加强营养支持;对估计发生并发症可能性大的患者,在逐层缝合腹壁切口的基础上,加用全层腹壁减张缝线,术后用腹带适当加压包扎切口,减轻局部张力,延迟拆线时间;及时处理和消除慢性腹内压增高的因素;一旦发生腹部切口全层裂开,立即平卧,稳定患者情绪,告知患者勿咳嗽和进食、进饮;用无菌生理盐水纱布覆盖切口,用腹带轻轻包扎,与主管医师联系,立即送往手术室重新缝合;凡肠管脱出者,切勿将其直接回纳腹腔,以免引起腹腔感染。

(3)切口感染:术前做好皮肤区域的清洁;术中严格遵守无菌技术原则、严密止血、防止残留无效腔、血肿或异物等;保持伤口的清洁和敷料的干燥;加强营养支持,增强患者抗感染能力;术后密切观察手术切口情况:若术后3~4日,切口疼痛加重,切口局部有红肿、热痛或波动感等,或伴有体温升高、脉率加快和白细胞计数升高,可高度怀疑切口感染。予拆除部分缝线、取切口分泌物培养,清理切口后,放置美盐、藻酸盐或银离子敷料引流,定期更换敷料。若渗出液较多,亦可采用封闭式负压引流技术处理创面。若伤口渗出液颜色为绿色,敷料见有粪渣,及时报告主管医师,并告诉患者暂时停止进食,保持创口的有效引流,做好周围皮肤的保护。

(4)肺部感染:保持病室适宜的温度(18~22℃)、湿度(50%~60%),维持每日液体量在2 000~3 000ml;术后卧床期间鼓励换患者每小时重复做深呼吸5~10次,协助其翻身、叩背、促进气管内分泌物排出;教会患者保护切口和进行有效咳嗽、咳痰的方法,即用手按住季肋部或切口两侧以限制咳嗽时胸部或腹部活动幅度,保护手术切口并减轻因咳嗽震动引起的切口疼痛,在数次短暂的轻微咳嗽后,再深吸气用力咳嗽,并作间断深呼吸;协助患者取半坐卧位,病情许可尽早下床活动;痰液黏稠者予以雾化吸入;遵医嘱正确使用抗生素及祛痰药物。

(5)尿路感染:术前训练床上排尿;指导患者术后自主排尿;出现尿潴留及时处理,若残余尿量在500ml以上时,留置导尿管,并严格遵守无菌原则;鼓励患者多饮水,保持尿量在1 500ml/d以上;观察尿液并及时送检,根据尿培养及药敏试验结果选用有效抗生素控制感染。

(6)深静脉血栓形成:加强预防,鼓励患者早期下床活动,卧床期间进行肌体的主动和被动运动;按摩下肢比目鱼肌和腓肠肌,促进血液循环;年老体弱、血液循环功能欠佳的患者,禁止从下肢静脉输液。对于血液处于高凝状态者,可预防性口服小剂量阿司匹林或复方丹参片;疑似深静脉血栓形成,则严禁从患侧肢体输液,禁止局部按摩,以防血栓脱落;抬高患肢、制动,局部50%硫酸镁湿热敷,配合理疗和全身性抗生素治疗;遵医嘱输入低分子右旋糖酐和复方丹参溶液,以降低血液黏滞度,改善微循环;血栓形成3日内,遵医嘱使用溶栓剂和抗凝剂治疗。

8. 造口常见并发症及处理

(1)造口出血:清洁造口黏膜时动作轻柔,选用柔软的纸巾或棉布沾湿清洗,造口底盘裁剪内圈光滑,以免损伤肠造口黏膜;少量出血一般会自行停止,或用棉球或纱布稍加压迫;若出血量多:可用0.1%肾上腺素湿纱布、藻酸钙盐敷料轻轻压迫或拆开黏膜皮肤缝线,寻找出血点加以钳扎,彻底止血。若是皮下脂肪出血,可去除皮肤缝线并敷料填塞,少数情况下需在手术室查找出血点并控制出血。

(2)肠造口缺血坏死:肠造口黏膜正常外观为牛肉红色或粉红色,表面平滑且潮湿,用手电筒侧照呈现透光状。外观造口黏膜局部或完全呈现暗红色时,可能会逐渐恢复正常,如无改善则会变黑紫色,最后导致组织坏死。当肠造口外观变紫时,应立即报告医师并密切观察肠造口黏膜变化。检查时以小手电筒斜侧照肠造口黏膜,观察黏膜有无呈红色、有无透光。用手指按压肠造口黏膜,放开时观察有无恢复红色现象,有必要时以可取一小透明试管润滑后插进瘘口,光照以观察腔内黏膜颜色。如在短时间增变为黑色时,则需及时施行肠造口重整术。若部分肠黏膜变紫色时,有可能是肠造口边缘缝线绑扎太紧,此时则将变紫部分区域缝线拆1~2针后,用生理盐水纱布清洗干净、擦干,拆线裂缝处撒少许水胶体粉剂、再用防漏膏均匀涂抹,最后贴贴透明造口袋,继续密切观察肠造口黏膜的变化。

(3)造口与皮肤黏膜分离:评估肠造口黏膜缝合处与皮肤分离深浅情况。一些看似小的分离部位,其下可能存在较大的脓腔,此时可通过蕈头导管予生理盐水冲洗引流。先用无菌生理盐水、将肠造口黏膜缝合分离处彻底冲洗干净、用纱布擦干。勿使用棉棒擦干,以免在操作过程中棉棒伤及已分裂的组织。采用银离子敷料或亲水性纤维敷料填塞,再用油纱覆盖,以减少粪水渗入伤口,粘贴两件式造口袋或伤口引流袋,分离处伤口每日换药1~2次。

(4)刺激性皮炎:在腰部两侧较易出现皮肤皱褶缝隙,造口袋粘贴困难,所以术前肠造口定位应避开此位置,使患者自我照顾问题降到最低,加强患者自我照顾的能力,进而提升其生活质量,使其早日重返原本的生活方式。临床上倘若紧急开刀,常无法如术前定位考虑周全,因此术后在教导患者或家属粘贴造口袋时,要特别注意患者的坐位、平躺、侧卧、弯腰等姿势,教授他们如何评估腹部不平整的地方,针对腹部凹陷不平之处,利用可裁剪的造口底盘,条状猪油膏或者防漏膏填补凹陷处,防止患者在姿势改变时发生渗漏。造口周围皮肤浸润破损也和患者本身的造口状况有关,造口缩陷患者,易造成造口用具粘贴困难,应指导患者选用合适的造口用具,如能垫高底盘的环、凸面造口底盘配合腰带、腹带、防漏膏、防漏条的使用。粘贴造口底盘时,应以造口量具测量肠造口的口径大小及直径,要大于肠造口口径1~2mm,若底盘裁剪过小,易影响患者肠造口的血运及伸缩空间,造口易缩陷于造口底盘下,稀水样便易经底盘渗入皮肤;若底盘裁剪过大,常发生在患者的肠造口是椭圆形状,底盘却裁剪成圆形,虽造口底盘不易有渗漏,但排泄物会持续侵蚀裸露的皮肤,造成患者周围皮肤浸润、疼痛。故根据造口的形状和大小裁剪造口底盘,合理使用防漏膏、防漏条填补肠造口周边皮肤空隙,能进行地保护造口周围皮肤。

（五）出院指导

1. 休息与活动　保持充足的睡眠,活动量从小到大,一般出院后 2~4 周可从事一般性工作和活动,术后 3~6 个月内避免重体力劳动和抬举重物。生活规律,保持心情舒畅。鼓励患者参加相关的健康教育讲座,鼓励造口者参加造口联谊会,学习交流彼此的经验和体会,早日回归社会。

2. 康复和锻炼　告知患者康复锻炼的知识,指导术后康复锻炼的具体方法。避免增加腹内压的动作:如剧烈咳嗽、用力排便等。

3. 饮食与营养　恢复期合理摄入均衡饮食,避免辛辣刺激食物。根据患者的情况调整饮食,胃切除手术患者恢复期宜少食多餐,易消化的软食为主;结直肠癌保肛手术的患者应多吃新鲜的蔬菜、水果,多饮水,避免高脂肪饮食;行肠造口者则需控制进食过多粗纤维食物及过稀、可致胀气的食物。

4. 用药指导　需继续治疗者,遵医嘱按时、按量服药,定期复查肝、肾功能。

5. 切口处理　切口拆线后用无菌纱布覆盖 1~2 日,以保护局部皮肤,伤口愈合后可正常洗澡。Miles 术后拔除骶前引流管后,会阴部伤口未愈合前,指导患者每日两次用 1∶5 000 的高锰酸钾溶液或痔疮洗液坐浴。若带开放性伤口出院者,将门诊换药时间及次数向患者及家属交代清楚。

6. 复诊与随访

（1）告知患者恢复期可能出现的症状,有异常立即返院检查。一般手术后 1~3 个月门诊复查 1 次,以评估和了解康复过程及切口愈合情况。

（2）行肠造口手术的患者,建议出院后 1 周、2 周、1 个月、3 个月复诊。复诊内容主要是帮助肠造口者解决在家时所遇到的困难与问题以及健全生活所需的因人而异的护理知识和技巧。造口者复诊时最好多备一副造口袋,以便医师或造口治疗师检查后换上新袋。

（叶新梅）

第四节　妇科疾病围手术期的护理

一、妇科疾病围手术期常规护理

（一）护理评估

1. 关注患者的月经史、婚育史。

2. 妇科检查及宫颈部位病变检查、阴道检查情况。

3. 采取的麻醉和手术方式。

4. 辅助检查　尿 HCG 定性、白带常规+细菌唾液酸梅检测、支原体、衣原体检测、液基薄层细胞检测（TCT）、人乳头瘤病毒（HPV）基因分型检测、经阴道彩色多普勒超声等。

（二）术前护理

1. 心理护理　同本章第二节。

2. 术前准备

（1）术前 3 天监测生命体征,观察患者有无发热、呼吸道感染、月经来潮等异常变化。

（2）对有营养缺乏风险的患者进行营养评估,根据营养缺乏风险程度采取相对应的干预措施,指导患者高蛋白、高维生素、高热量饮食易消化饮食、口服营养蛋白粉、对于年老、体弱、进食困难的患者,采取肠外补充等,增强患者体质。

（3）皮肤准备:术前沐浴、剪指甲、去指甲油等,根据手术方式进行相对应的皮肤部位备皮,腹部手术备皮:上至剑突下、下至两大腿上 1/3,包括会阴部;外阴、阴道手术备皮:上至耻骨联合上 10cm、下至会阴部、肛门周围、腹股沟及大腿内侧上 1/3,腹腔镜手术尤其应注意脐部清洁。

（4）宫颈及阴道准备:术前 3 天行阴道抹洗每天 2 次,手术日晨用 0.1%聚维酮碘溶液、Ⅲ型安尔碘溶液或苯扎氯铵溶液消毒宫颈及阴道。

（5）肠道准备：根据手术方式决定饮食要求，腹部手术术前3天低渣饮食，术前1天流质，术前晚按医嘱口服复方聚乙二醇电解质散137.12g加温水2 000ml。

（三）术后护理

1. 根据麻醉方式采取不同的卧位 如硬膜外麻醉，平卧6~8小时，可不去枕；全麻者去枕平卧，头偏向一侧，专人看守至清醒，防止坠床或吸入呕吐物而发生窒息。

2. 病情观察 监测生命体征和伤口情况，保持伤口敷料的清洁干燥，有潮湿、渗血、渗液，及时更换，观察腹痛和阴道出血情况。

3. 引流管护理 了解患者留置管道的类型和作用，妥当固定：用清水或酒精纱布擦干便于观察大腿内侧中上1/3处，完全待干后用3M加固胶带取合适大小剪成工字型，采用高举平台法交叉固定牢固防止管道脱落，贴好管道标签标识保持通畅和无菌，避免压迫或扭曲，观察引流管颜色、性状及量，如有异常及时报告医师，做好记录及交接班。

4. 做好静脉血栓的预防 鼓励患者早期下床活动；卧床期间进行肌体的主动和被动运动；按摩下肢比目鱼肌和腓肠肌，协助患者行踝泵、旋转、屈膝运动；年老体弱、血液循环功能欠佳的患者，禁止从下肢静脉输液。对于血液处于高凝状态者，可预防性口服小剂量阿司匹林或复方丹参片。

（四）并发症的观察及护理

腹胀、切口感染、尿潴留并发症护理方法同本章结直肠疾病围手术期的护理内容。

（五）出院指导

1. 嘱患者出院后保持心情舒畅，环境安静、整洁、舒适、通风。

2. 注意休息，适量活动，避免重体力劳动及增加腹压活动。

3. 手术后1个月内多进食低脂肪、高热量、高维生素饮食，多饮水。

4. 注意保持会阴部清洁干燥，按医嘱来院复查，如出现阴道流血、异常分泌物时及时就诊。

二、外阴癌患者的护理

外阴癌是外阴的恶性肿瘤，包括许多不同组织结构的肿瘤，约占女性生殖道恶性肿瘤的5%。其中以原发性鳞状上皮癌为主，继发性恶性肿瘤少见。最常发生在大阴唇，其次是小阴唇、阴道前庭及阴蒂等处。常见于60岁以上的女性。

（一）护理评估

1. 全面身体状况评估。外阴癌一般发生在60岁以上老年人。多数有长期外阴瘙痒、外阴营养不良或溃疡、白色病变，对于年龄偏大的患者应注意是否伴有慢性高血压、冠心病、糖尿病等内科疾病。

2. 患者的饮食、睡眠、排泄史，对手术的认知程度及心理反应、自理能力等。

3. 妇科检查及阴道检查，查阅血尿常规、血型、出凝血时间、生化组合、肝功能、白带常规、B超、胸片、心电图报告结果等。

（二）术前护理

1. 建立良好的护患关系，耐心倾听患者主诉，为患者家属讲解患者目前的心理状态，提高家属对患者行为及心理的理解，鼓励患者家属多陪伴患者，树立战胜疾病的信心，做好健康教育，帮助患者及家属了解相关疾病知识。

2. 术前准备协助做好各项检查排除手术和麻醉的禁忌证，积极调整血糖、血压、营养，提高其手术耐受力。

3. 术前需充分训练，重点加强床上翻身、肢体活动、咳嗽、咳痰、卧床大小便、胸式呼吸等方面训练。

4. 外阴癌平均发病年龄较大，容易发生压疮，对有高危因素的患者应积极做好预防措施。为了清洁手术区域，术前1天备皮，在接触癌肿周围皮肤时，动作轻柔，避免皮肤损伤。如外阴肿瘤破溃，除局部治疗还应另加抗生素控制感染。

5. 饮食护理　同本章第一节。

6. 术前 3 天行阴道抹洗,每天 2 次,手术日晨用 0.1%聚维酮碘溶液、Ⅲ型安尔碘溶液或苯扎氯氨溶液消毒宫颈及阴道。

（三）术后护理

1. 术后患者平卧位,双下肢外展屈膝,膝下垫软枕以利静脉血和淋巴液回流,减轻切口张力,减轻切口疼痛,卧床时间长者注意翻身,皮肤护理。

2. 疼痛护理　麻醉作用消失后,患者感到伤口疼痛,术后 24 小时最明显,会阴部神经末梢丰富,对疼痛更为敏感,应遵医嘱及时准确给足量镇痛药或留置麻醉泵。

3. 伤口护理　外阴切除手术伤口加压包扎 24 小时,因创面分泌物较多,应及时更换敷料,双侧腹股沟及会阴部切口放置引流管,注意观察伤口敷料情况和引流物的量、性状,皮肤有无红、肿、热、痛等感染征象以及皮肤温度、颜色等移植皮瓣的愈合情况,按医嘱可给予红外线伤口照射,每日 2 次,促进伤口愈合。

4. 尿管引流管的观察与护理　用清水或酒精纱布擦干便于观察大腿内侧中上 1/3 处,完全待干后用 3M 加固胶带取合适尺寸剪成工字型,采用高举平台法交叉固定,防止尿管脱落,贴好尿管及引流管标签标识,保持尿管及引流管通畅,观察尿液及引流液的颜色、性状及数量,如有异常及时报告医师,做好记录及交接班。每日用 0.1%聚维酮碘溶液、Ⅲ型安尔碘溶液或苯扎氯氨溶液会阴抹洗消毒 2 次,期间嘱患者多喝水以冲洗膀胱作用。

5. 大小便护理　加压包扎取下后,尽量保持外阴部干燥,大小便后及时用温水冲洗外阴及肛门,术后 5 日可于睡前口服食液状石蜡 30ml,每日 1 次,连服 3 日,使大便软化易于排出,避免用力排便引起伤口出血。

（四）出院指导

1. 因手术切除大量组织及阴道下段,指导患者进行双腿合拢、分开、前屈、后伸、外展、内收等功能锻炼,指导患者外阴肌肉锻炼,以提高性兴奋及性功能。

2. 嘱患者避免增加腹压的动作,如蹲、负重、用力大便等,以免增加切口局部张力,影响伤口愈合,避免重体力劳动。

3. 保持外阴清洁干燥,勤换内衣裤。

4. 鼓励患者进食易消化、高维生素、高蛋白饮食,加强营养,促进机体康复。

5. 外阴癌根治术后 3 个月需复诊,全面检查术后恢复情况。

6. 如出现伤口红肿、渗液,及时回院换药。

三、宫颈癌患者的护理

宫颈癌是指发生在子宫阴道部及宫颈管的恶性肿瘤,它好发于子宫颈口鳞状上皮和柱状上皮交界处,最常见的是鳞癌,其次为腺癌,鳞腺癌和透明细胞癌等较少见,是女性常见的恶性肿瘤之一。

（一）护理评估

1. 了解患者的婚育史、宫颈炎病史、有无痛经或接触性阴道出血及出血量多少、有无月经来潮。是否伴有慢性高血压、冠心病、糖尿病等内科疾病。

2. 关注妇科及阴道检查情况,血尿常规、出凝血时间、白带常规、病理报告结果。

3. 关注患者的饮食、营养、排泄、睡眠情况,对手术的认知程度及心理反应、自理能力等。

（二）术前护理

1. 心理护理　由于子宫的特殊性,宫颈癌手术会使患者的生殖器官被切除,丧失生育能力。绝大多数宫颈癌患者在围手术期会产生不同程度的恐惧、焦虑、抑郁,甚至绝望等不良的心理反应,担心手术预后,且焦虑随手术时间的邻近而增加,焦虑的来源为手术是否顺利、是否有生命危险、疼痛及术后能否进行正常的性生活和工作等,这些不良心理状态严重影响患者的身心健康及生存质量。

(1) 合理运用语言和非语言交流技巧,建立相互信任的治疗关系,是实行心理护理的前提,也是心理护理成功的关键。

(2) 护士借助与患者的沟通交流,鼓励患者进行情感宣泄,进而消除抑郁、焦虑情绪,使其能以一个较佳的心理状况应对手术治疗。

(3) 告知患者与其他妇科肿瘤相比,宫颈癌因具有明确的致病因素,若能及早发现及时治疗,患者的5年生存率可达93.4%,经治愈后平均有25~30年寿命。

2. 术前准备

(1) 医护人员要根据患者的检查结果,进行全面评估,对患者的身体状况与手术耐受能力进行评估。

(2) 肠道准备同本章结直肠疾病围手术期的护理内容。

(3) 常规备皮,保证患者的会阴及脐部的清洁卫生。

(三) 术后护理

1. 全麻术后患者清醒、血压稳定,可垫枕头或改半卧位,保持呼吸道通畅,术后24小时应鼓励患者做深呼吸及有效咳嗽给予氧气吸入,以保证足够的氧气吸入。

2. 监测患者的血压、呼吸、体温、心率,维持水、电解质和酸碱平衡,观察患者的面色、双下肢皮肤的颜色和温度,及早发现深静脉血栓风险。

3. 腹部切口使用腹带,必要时使用沙袋加压腹部,控制腹压,减少创面的渗血、渗液。

4. 病情稳定,术后当天协助患者在床上活动四肢,术后第1天离床活动。

5. 准确记录24小时的出入量,观察患者的尿液和引流液的量、颜色、性质,如果患者出现异常情况,及时处理。

6. 加强盆底功能训练指导。

(1) 教会患者掌握盆底肌肉收缩的力度:让患者平躺于病床上,全身放松,下肢展开30°。护士先清洗患者外阴后,右手戴手套,示指和中指涂上润滑油后放置于患者阴道内,嘱患者收缩肛门。这时护士手指周围感觉到压力包绕,即为盆底肌肉收缩的力度。

(2) 嘱患者以后用同一力度自行进行盆底肌肉收缩训练,此方法还适用于患者站立、坐位、平躺时进行训练,在平躺时要求患者在不收缩的空隙时配合膀胱逼尿肌的收缩和加上一定的腹压使尿液排出,以达到收缩时排尿停止,放松时尿液排出的目的。

7. 化疗的护理 患者化疗期间会产生一定副作用,包含恶心、呕吐、消瘦、脱发等,护理人员需要向患者介绍成功案例,说明治疗后康复效果及所面对的问题,多与患者沟通、交流,缓解患者恐惧、焦虑等负面情绪。在化疗治疗过程中,多鼓励患者,营造良好的治疗氛围与环境,使患者保持良好心态,积极接受治疗与护理。

(四) 出院指导

1. 术后2个月内禁止盆浴和性生活。

2. 继续进行盆底肌训练。

3. 定期复查,按医嘱化疗。

4. 如出现排尿困难或失禁现象,及时回院就诊。

四、子宫脱垂患者的护理

子宫脱垂是指子宫从正常位置沿阴道下降,宫颈外口达坐骨棘水平以下,甚至子宫全部脱出于阴道口以外,常合并有阴道前壁和/或后壁膨出。阴道前后壁又与膀胱、直肠相邻,因此子宫脱垂还可同时伴有膀胱、尿道和直肠膨出。子宫脱垂与支持子宫的各韧带松弛及骨盆底托力减弱有关,因此多见于多产、分娩损伤、腹内压增加和体力劳动的女性,发病率为1%~4%。

（一）护理评估

1. 了解患者起病原因、分娩情况、有无慢性咳嗽、长期便秘、是否长期站立或从事重体力劳动等。

2. 评估患者有无疼痛、异物脱出感、下坠感及腰骶部疼痛，外阴脱出物平卧时能否还纳，是否有溃疡等。

3. 评估患者大小便是否有异常情况。

4. 辅助检查及专科检查，如压力试验、尿流动力学检查，子宫下降程度、膀胱、尿道和直肠膨出情况。

（二）术前护理

1. 心理护理 同本章第二节内容。

2. 术前准备

（1）观察患者有无咳嗽、发热等异常变化，及时处理增加腹压的疾病。

（2）胃肠道准备：同本章结直肠疾病围手术期的护理内容。

（3）宫颈及阴道准备：术前3天行阴道抹洗，每日2次，手术日晨用0.1%聚维酮碘溶液、Ⅲ型安尔碘溶液或苯扎氯氨溶液消毒宫颈及阴道。

（三）术后护理

1. 了解手术和麻醉方式、术中出血、输液、是否在阴道内放置纱布压迫止血，如有应在术后12~24小时取出，核对数量及观察阴道出血情况。

2. 保持尿管通畅，观察尿液颜色、性状及量，如有异常及时报告医师，做好记录及交接班。尿管一般留置72小时，每日用0.1%聚维酮碘溶液、Ⅲ型安尔碘溶液或苯扎氯氨溶液会阴抹洗消毒2次，期间嘱患者多喝水以冲洗膀胱作用，拔除尿管后4~6小时内注意患者能否自行排尿，当日下午测残余尿，如大于100ml应重新留置尿管。

3. 病情稳定，尽早下床活动，并逐渐增加活动量。

4. 术后6小时可进流质少渣饮食，肛门排气后进半流质饮食过渡到普食。术后早期避免豆类、牛奶等易产气食物，保持大便通畅。

（四）出院指导

1. 手术后1~2周，阴道可有少量粉褐色分泌物，此为阴道残端肠线溶化所致，为正常现象。若为血性分泌物，量如月经，并伴有发热，或阴道流血超2周，应及时到医院就诊。

2. 加强营养，选择富含蛋白质、维生素、纤维素的饮食，多喝水及进食处纤维饮食，保持大便通畅，预防便秘及咳嗽增加腹内压造成复发。

3. 宫脱垂患者术后半年内避免重体力劳动，指导患者每日进行缩肛运动，锻炼盆底肌肉，避免久蹲、久站等增加腹内压的动作，防止复发。

4. 3个月内禁止盆浴及性生活，以免影响阴道残端的愈合，完全愈合后方可恢复性生活。

（邹其姝 叶新梅）

第五节 泌尿外科疾病围手术期的护理

一、前列腺增生患者的护理

良性前列腺增生简称前列腺增生，是一种中老年男性常见疾病，多在50岁后出现症状。老龄和有功能的睾丸是其发病的两个重要因素。

（一）护理评估

1. 了解患者的年龄、生活习惯、烟酒嗜好、饮水习惯、排尿习惯、睡眠情况、饮食和营养状况等；有无并发尿潴留、尿失禁、腹股沟疝、内痔或脱肛等；有无高血压、糖尿病、脑血管疾病等；有无使用治疗前列腺增生的药物及抗凝药。

2. 身体状况 IPSS 评分,了解排尿困难程度、夜尿次数;有无血尿、泌尿系感染;有无肾积水及程度,肾功能;有无腹股沟疝、内痔、脱肛;有无心血管疾病;专科检查:血清前列腺特异性抗原(PSA)、前列腺大小、残余尿量、尿流率,必要时记录排尿日记及尿流动力学检查。排便习惯,如果有便秘需要术前予以改善。评估患者的跌倒风险,避免夜尿及服用前列腺增生药物期间发生跌倒。

3. 心理-社会状况 患者是否有焦虑、紧张,患者及家属是否知晓治疗方案和预后。

(二) 术前护理

1. 术前准备协助做好术前检查;术前备皮、配血。

2. 术前晚常规禁食、禁水、肠道准备。

3. 评估患者的营养状况、静脉血栓风险,必要时从术前开始干预。

(三) 术后护理

1. 病情观察 观察患者神志、生命体征、心功能、尿量、尿液颜色和性状。

2. 饮食 同本章第一节。

3. 膀胱冲洗的护理 术后予生理盐水持续冲洗膀胱,防止血凝块堵塞尿管,冲洗速度、持续时间根据尿色情况而定。保持引流通畅、控制冲洗液温度,以预防膀胱痉挛。确保引流通畅,若尿管堵塞,可采取挤捏尿管、调整导管位置等方法,必要时用灌洗空针吸取生理盐水反复冲洗;观察、记录引流液的颜色及有无血凝块。

4. 尿管护理 将导尿管固定在大腿内侧,保持尿管引流通畅,多饮水,预防尿路感染。如尿管引流不通畅,继续膀胱冲洗可以导致膀胱腔及前列腺窝过度扩张,加重出血,甚至膀胱破裂。

5. 并发症的观察与护理

(1) 出血主要与电切部位渗血、静脉窦开放、凝血功能障碍等有关。表现为冲洗液变红,或伴有血块;出血量大时会出现低血容量表现。对于非凝血功能障碍造成的出血,用气囊尿管牵拉压迫前列腺窝止血,同时持续膀胱冲洗或配合间断人工冲洗,避免血块形成堵塞尿管。对于凝血功能障碍的出血,根据不同原因给予止血药物治疗或输血。预防出血措施为术后逐渐离床活动,保持大便通畅以免用力排便时腹压增高引起出血,术后短期禁止灌肠或肛管排气,以免造成前列腺窝出血。

(2) 前列腺电切综合征(TURS):切除前列腺组织时静脉窦开放,导致大量冲洗液被吸收,血容量急剧增加,出现稀释性低钠血症。表现为循环系统和神经系统的功能异常,如烦躁不安、血压下降、脉搏缓慢等,严重者出现肺水肿、脑水肿、心力衰竭等。一旦出现,立即吸氧,给予利尿剂、脱水剂,减慢输液速度;必要时给予镇静药;静脉滴注高浓度的盐水纠正低钠,注意保护患者安全,避免坠床、意外拔管等。

(3) 膀胱颈痉挛主要与术后逼尿肌不稳定、导管刺激、尿管堵塞、冲洗液温度低等因素有关。表现为尿道烧灼感、疼痛、强烈的便意或尿意感,常伴有尿道口血液或尿液溢出,引流液多为血性加深,冲洗液逆流。如不及时处理,会加重出血。调整冲洗液温度、保持引流通畅;按需给予解痉镇痛。

(4) 尿失禁与尿道括约肌功能受损、膀胱逼尿肌不稳定或者尿道瘢痕形成等有关。可根据不同原因,指导患者做盆底肌锻炼、膀胱训练、药物治疗、尿道扩张或者是间歇导尿。

(5) 尿道狭窄属远期并发症,与尿道瘢痕形成有关。定期监测残余尿量、尿流率,必要时行尿道扩张术或者尿道狭窄切除术。

(四) 出院指导

1. 生活指导 根据患者心功能、肾功能指导适当饮水;饮食清淡,多食纤维素含量多的食物,保持大便通畅,以免用力排便使腹压增加而造成出血;对于非手术治疗者避免诱发急性尿潴留的因素:如久坐、受凉、过度劳累、饮酒、便秘等。

2. 活动指导 1~2个月内避免重体力劳动;避免剧烈运动和骑跨动作,如跑步、骑自行车、久坐;避免性生活。

3. 自我观察 若出现尿频、血尿、排尿困难、阴囊肿大、疼痛、发热应及时就诊。

4. 定期复查 定期行泌尿系 B 超、尿流率及残余尿量。

二、膀胱癌患者的护理

膀胱癌是泌尿系统中最常见的恶性肿瘤,高发于 50~70 岁年龄的患者,男女之比为 4:1。

（一）护理评估

1. 患者的年龄、性别、居住地、生活习惯、吸烟史,是否从事橡胶、印刷、塑料、皮具、燃料等行业;既往有无膀胱炎、血吸虫病、宫颈癌等病史;有无泌尿系肿瘤的家族史。

2. 身体状况 评估患者的排尿情况、血尿程度、有无消瘦、疼痛、肾功能;影像学检查。

3. 心理-社会状况 患者对病情是否知晓,对手术方式、尿流改道、手术并发症的认知程度与接受情况。

（二）术前护理

1. 心理护理 同本章第二节。

2. 造口定位 协助做好泌尿造口的定位,做好皮肤准备。

3. 饮食与营养 对患者进行营养风险筛查,做针对性的饮食指导。必要时可给予静脉营养支持。

4. 肠道准备 同本章结直肠疾病围手术期的护理内容。

（三）术后护理

1. 病情观察 密切观察生命体征,根据患者情况调节补液速度,维持水、电解质平衡。

2. 引流管的护理 膀胱全切-肠代膀胱术后留置的引流管较多,各引流管道应标识清晰,妥善固定,防止扭曲,避免滑脱,保持引流通畅,指导活动时先将管道放置妥当;严密观察引流液的颜色、性质、量。①输尿管支架管:用于支撑输尿管、引流尿液,因管腔较小,应经常挤捏以防堵塞,一般术后 10~14 天可拔除。②代膀胱造瘘管:用于引流尿液及肠代膀胱黏液,使代膀胱处于低压状态,促进愈合,同时还可用于代膀胱的冲洗。③尿管:原位新膀胱术后常规留置尿管,目的是引流尿液及肠代膀胱黏液、代膀胱冲洗及训练代膀胱的容量。经常挤压,避免血块与黏液堵塞。④盆腔引流管:用于引流盆腔的积血积液,通过该引流液的性质和量,可以观察有无出血、尿瘘或者淋巴瘘。

3. 代膀胱冲洗 代膀胱多使用结肠或回肠来代替,会产生较多的肠黏液,引起管道堵塞,因此术后第 1 天开始每日行代膀胱冲洗 1~2 次,如有管道堵塞,随时增加冲洗次数。冲洗液可选用生理盐水,每次用注射器或灌洗空针抽取约 30ml,不超过 50ml 从代膀胱造瘘管或尿管注入,低压缓慢冲洗并回抽,如此反复多次至冲洗液澄清为止。

4. 泌尿造口护理 术后密切观察造口黏膜的血运情况,用清水清洗造口及造口周围皮肤,并选择合适的造口袋。

5. 并发症的观察和护理

（1）腹胀:患者术后可出现不同程度的腹胀,术后早期腹胀多数由于气腹、全麻后肠麻痹或者低血钾引起,少数可由尿液外渗引起;术后一周后出现的腹胀则多见于肠梗阻。护理措施为取半坐卧位、必要时给予腹带固定,减轻腹壁张力;术后吸氧可减轻气腹后不适;早期下床活动、艾灸、针灸、穴位注射、咀嚼口香糖等可以促进胃肠蠕动。

（2）电解质紊乱（高氯性酸中毒）:代膀胱术后患者,代膀胱吸收了尿液中的 Cl^-,导致细胞内 HCO_3^- 减少,而出现酸中毒。表现为乏力、纳差、恶心、呕吐,抽血可见 HCO_3^- 低于正常值,Cl^- 高于正常值。护理措施为保持尿管引流通畅,减少残余尿量,必要时给予口服或者静脉输注碳酸氢钠。

（3）尿瘘:尿瘘可发生在输尿管与新膀胱吻合口、贮尿囊、新膀胱与后尿道吻合口。尿瘘一旦发生,主要表现为盆腔引流管引出尿液、伤口渗出尿液、尿管或代膀胱造瘘管引流液减少,患者出现腹痛、腹胀或伴有发热。护理措施为取半坐卧位,保持各引流管通畅,遵医嘱使用抗生素,必要时手术治疗。

（4）排尿异常：原位新膀胱术后患者容易出现排尿异常，表现为尿失禁、排尿困难或者尿潴留。①尿失禁：拔尿管前加强新膀胱贮尿功能训练，拔尿管后指导盆底肌收缩训练，改善控尿能力；夜间定时排尿，避免膀胱过度充盈而发生充盈性尿失禁。②排尿困难、尿潴留：嘱多喝水，增加膀胱冲洗次数，减少黏液堵塞；排尿时轻压下腹部或蹲位排尿，利用腹压协助排尿；残余尿超过代膀胱容量的 1/3 应行间歇自助导尿。

（5）代膀胱尿道吻合口狭窄：早期可表现为残余尿量逐渐增多，严重时出现排尿费力、尿潴留或者充盈性尿失禁，一旦发现有新膀胱尿道吻合口狭窄应尽早行尿道扩张术，必要时手术治疗。

（6）泌尿系感染：输尿管反流、黏液过多、残余尿增多都容易引起泌尿系感染。①表现：尿频、尿急、尿痛，腰痛，体温升高，实验室检查示血和尿中白细胞计数升高。②护理措施：多喝水，达到自然冲洗的作用；膀胱冲洗，减少黏液堵塞；定时排尿并使用腹压协助排尿，减少残余尿；残余尿多时行间歇自助导尿，降低膀胱内压，减少输尿管反流。

（7）膀胱结石：反复感染、黏液刺激容易导致结石产生，表现为尿频、尿急、尿痛或伴有血尿、膀胱区不适，护理措施同泌尿系感染，一旦发现结石形成应尽早手术治疗。

6. 膀胱灌注化疗的护理　主要用于保留膀胱的患者，将药物溶于 30~50ml 生理盐水或注射用水中，经导尿管注入膀胱，再用 10ml 生理盐水或注射用水冲洗导尿管内残留药液后夹闭或拔出尿管。药液按需要说明在膀胱内保留 0.5~2 小时，灌注前 2 小时禁饮水，灌注后多喝水，减少药物对尿道黏膜的刺激。灌注后第一次排尿，需在指定的专用厕所，排尿后冲厕所两次，减少化疗药物对环境的污染。在药物配制及灌注过程中需做好职业防护。

（四）出院指导

1. 自我护理　①非可控膀胱术后患者应学会清洗造口，熟练更换造口袋，睡觉时调整造口袋方向，并接引流袋置于床边，避免尿液浸渍造口周围皮肤引起皮炎。②可控膀胱术后患者自我导尿时，应注意清洁双手，尽量使用一次性导尿管。

2. 原位新膀胱训练　原位新膀胱术后患者要坚持进行膀胱训练，包括：①贮尿功能：拔尿管前先夹闭导尿管，定时开放，初起每 15~20 分钟放尿 1 次，逐渐延长至 1~2 小时，若能达到贮尿 150~200ml 最为理想。②排尿功能：定时排尿，一般每 2~3 小时一次，夜间须调闹钟叫起排尿，排尿时可用手轻压下腹部膀胱区或蹲位，利用腹压协助排尿。③控尿功能：行盆底肌收缩训练。

3. 定期复查　保留膀胱术后，定期行膀胱灌注化疗，定期进行膀胱镜检查。代膀胱术后定期行膀胱冲洗，根据黏液的情况来增减膀胱冲洗的次数；代膀胱术后定期复查电解质、残余尿量、泌尿系超声；终身随访。

三、前列腺癌患者的护理

前列腺癌是老年男性生殖系统中较常见的恶性肿瘤，多发于 50 岁以上。

（一）护理评估

1. 了解患者的年龄、生活习惯、烟酒嗜好、饮食习惯、营养状态、排尿习惯、睡眠情况等；有无高血压、糖尿病、脑血管疾病等；有无服用阿司匹林等抗凝药。

2. 身体状况　排尿情况、是否有膀胱刺激症状；有无疼痛；专科检查：直肠指检、PSA 值、前列腺穿刺活检病理结果、尿流率、B 超、CT、MRI、骨扫描。

3. 心理-社会状况　患者是否对疾病知情，是否有焦虑、恐惧，患者及家属是否担心疾病的预后以及是否了解该病的治疗方法。

（二）术前护理

协助做好术前检查；营养状态较差者，给予营养支持；遵医嘱做好肠道准备；术前备皮、配血、术前晚常规禁食水；血栓风险筛查。

（三）术后护理

1. 病情观察　观察患者生命体征,尿量、尿色、引流液性状。

2. 管道护理　妥善固定尿管,缝合固定或蝶形胶布外固定;保持尿管引流通畅,有血块堵塞时及时冲洗,以免引起尿瘘。拔尿管前行尿道造影,观察吻合口愈合情况。腹腔引流管保持通畅,观察引流液性状,有无尿液、淋巴漏或是粪状物。

3. 并发症的观察与护理

（1）尿道膀胱吻合口瘘:指尿液从尿道膀胱吻合口漏入腹腔。膀胱颈与后尿道吻合口愈合不良的主要原因有导尿管引流不通畅、营养状况差、合并糖尿病。表现为术后腹腔引流液持续清亮量增多,伴有腹胀腹痛,尿管引流液减少。给予半坐卧位,保持腹腔引流管、尿管通畅,增加营养,控制血糖。

（2）直肠损伤:直肠损伤是较严重的并发症,可造成肠瘘、尿道直肠瘘、盆腔感染。术前需常规肠道准备。术后予半坐卧位、观察腹部情况、观察有无发热、尿液及引流液性状、保持管道引流通畅。观察伤口引流管是否有肠液样引流液,或者是尿袋是否有肠液样引流液或者是气体引出。发现直肠损伤,及时行修补术。

（3）尿失禁:主要与手术切除前列腺使尿道括约肌损伤、尿道长度缩短、尿道阻力下降、逼尿肌不稳定等有关。术后常见,可为暂时性或永久性,大部分患者在一年内可改善。如果是压力性尿失禁应指导患者行盆底肌训练及电刺激、生物反馈治疗等,注意合理饮水、保持会阴部皮肤清洁干燥。如果是急迫性尿失禁,排除感染的情况下,可以考虑药物治疗。如果是因为充溢性尿失禁,可以考虑间歇性导尿。

（4）勃起功能障碍:术后常见,由于手术造成的神经与血管损伤引起勃起功能的减退或丧失。可予口服药物治疗、尿道内及海绵体内药物治疗或负压勃起装置（VED）康复治疗。

（5）尿道膀胱吻合口狭窄:与留置尿管的时间及尿路感染或者局部瘢痕形成有关。表现为术后出现排尿困难,尿频,残余尿量增加。可定期行尿道扩张或者尿道狭窄切除术。

（四）出院指导

1. 活动指导　注意休息、劳逸结合,3个月内避免剧烈活动如负重、骑车,以免发生继发性出血;失禁患者保持会阴部清洁干燥,如使用尿套,夜间使用尿垫。

2. 饮食指导　避免进食高脂肪饮食,特别是动物脂肪、红色肉类;多进食蔬菜、水果、豆类、谷物等含纤维素高的食物。蔬菜、水果中富含维生素C、维生素D、维生素E是保护因子,番茄红素对预防前列腺癌有积极作用。保持大便通畅,忌食辛辣刺激性食物,戒烟酒,多饮水,每日饮水量1 500~2 000ml。

3. 康复锻炼　每日规律进行盆底肌锻炼,必要时做生物反馈治疗。盆底肌锻炼需持之以恒才可维持理想效果,一般锻炼3~4周大小便控制能力开始有所改善;若要有明显改善,有时需要3~6个月。盆底肌锻炼可在坐位、站立位、卧位进行,具体方法如下:

（1）缓慢收缩法:首先放松大腿、臀部和腹部肌肉;集中注意力,慢慢向上收紧和提升包围着尿道和肛门的肌肉,像忍着放屁一样;尽可能把盆底肌肉收紧,维持收缩至10秒,然后慢慢放松,休息10秒,然后再重复运动;每组运动包括收缩和放松盆底肌肉。每天做5~10组,共50~100次。

（2）快速收缩法:感到尿急时做快速收缩,可减轻尿急的感觉;收缩1秒,放松1秒,循环10次。

4. 定期复查　术后定期复查血PSA、骨扫描。药物治疗者定期复查PSA、前列腺B超、血常规、肝功能等。

5. 自我观察　注意有无腰痛、骨关节疼痛,观察排尿情况,注意有无血尿、排尿困难或发热等现象,若出现上述情况应及时就诊。

（栗霞　叶新梅）

四、失禁相关性皮炎患者的护理

失禁相关性皮炎(incontinenceassociated dermatitis,IAD)是指暴露于尿液或粪便所造成的皮肤损伤,是一种发生在大小便失禁患者身上的接触性刺激性皮炎。任何年龄均可发生,发生的部位多集中在会阴部、骶尾部、臀部、腹股沟、男性的阴囊、女性的阴唇、大腿的内侧及后部。可表现为皮肤表面的红斑、浸渍、水肿,可伴有严重渗出所引起的大疱、糜烂或皮肤的二次感染。

（一）护理评估

1. 确定需要进行失禁相关性皮炎危险评估的患者。

（1）存在引起皮炎的危险因素:组织耐受性、会阴部环境、如厕能力受损或改变。

（2）尿失禁或大便失禁或大小便联合失禁的患者。

（3）皮肤无红斑或局部温度不高于周围皮肤,但可表现出以往罹患失禁相关性皮炎或已愈合压疮所留下的痕迹或颜色改变。

（4）无法自我照顾及沟通者。

（5）24 小时内出现 3 次以上无法控制水样便的排泄患者。

2. 使用会阴部皮肤状况评估量表(perineal assessment tool,PAT)评估患者发生 IAD 的风险(表 11-1)。

PAT 由刺激物强度、刺激物持续时间、会阴部皮肤状况及相关影响因素四部分组成。评分标准采用 Likert3 点计分法,各子量表有 1 分(最差)到 3 分(最佳),总共 4~12 分,分数越高表示发生失禁性皮炎危险性越高。总分在 4~6 分之间属于低危险群;7~12 分属高危险群。

表 11-1　会阴部皮肤状况评估量表

分值	3	2	1
刺激物强度			
刺激物类型及强度	有/无尿液的水样便	有/无尿液的软便	有/无尿液的成形粪便
刺激持续时间			
暴露于刺激物的时间	至少每 2 小时更换 1 次收集垫	至少每 4 小时更换 1 次收集垫	至少每 8 小时更换 1 次收集垫
会阴部皮肤情况			
皮肤完整性	皮肤暴露或受损伴有/不伴有皮炎	皮肤红斑或皮炎伴有/不伴有念珠菌感染	皮肤清洁、完整
相关因素			
低蛋白、抗生素、管饲饮食等	3 个或以上	2 个	0~1 个

3. 皮肤评估内容

（1）评估时间:所有大、小便失禁的患者应每天至少进行一次皮肤评估,或根据失禁的发生频率及患者的 IAD 危险因素进行调整。

（2）评估部位:会阴、生殖器周围、臀部、臀部皱褶、大腿、下背、下腹和皮肤褶皱。

（3）评估内容:评估皮肤有无颜色、温度、硬度改变,有无浸渍、红斑、水疱、丘疹、脓疱、溃烂、剥脱、真菌或细菌性皮肤感染的迹象,有无烧灼、疼痛、瘙痒或刺痛感。

（二）护理措施

识别和确定失禁的原因,治疗引起失禁的原因,使用器械/设备减少皮肤暴露于尿液或粪便,从而最大限度消除皮肤与尿液和/或粪便的接触。

1. 大便失禁的护理

（1）饮食和药物治疗是大便失禁患者的一线治疗方法。督促患者使用排便日记,自我评估;告知避免咖啡因、糖替代品、乳糖和其他膳食成分;补充摄入膳食纤维改变粪便质地,但对于括约肌缺损患者,会增加粪便量和粪便所含液体量,加重失禁。

（2）肠道护理:使用栓剂或灌肠来排空直肠,减少直肠粪便量,有助于减少失禁的发生,特别有助于原发性便秘伴充溢性便失禁的患者,或因为使用止泻药物导致的继发性便秘患者。

（3）生物反馈:生物反馈治疗应作为括约肌保留部分自主收缩患者的基本治疗。

（4）手术治疗:因明显解剖缺陷,如直肠阴道瘘、直肠脱垂或痔脱垂、肛瘘或泄殖腔样畸形,手术修复应作为大便失禁治疗的重要部分。

2. 尿失禁的护理

（1）压力性尿失禁:盆底肌肉训练对于治疗成年女性压力性和混合性尿失禁是有效的,且应作为一线治疗方法。

（2）急迫性尿失禁:美国泌尿学会、欧洲泌尿学会、国际尿失禁咨询委员会、英国国家卫生与临床优化研究所等组织均认为给予患者生活方式干预是目前急迫性尿失禁的一线治疗方法。生活方式干预包括改变生活方式,如控制液体的摄入量、减少含咖啡因和碳酸饮料摄入、减肥、戒烟等;进行膀胱训练,定时排尿,延迟排尿等。

（3）充溢性尿失禁:对症治疗方法为间歇性导尿。

（4）功能性尿失禁:护理干预方式首选行为治疗,饮食管理和如厕训练:根据排尿和失禁的情况,训练患者膀胱有排尿感觉时,定时如厕。

（三）正确选择失禁性皮肤护理用具

1. 粪便收集用具　造口袋(图 11-1)适用于水样便及糊状大便失禁患者。可收集效果较好,无须频繁更换,减少排泄物对肛周皮肤的刺激和腐蚀,同时也减少了多次清洁和反复擦拭对皮肤带来的刺激和损害,造口袋底板含水胶体皮肤保护剂有利于皮肤保护。

2. 粪便引流用具　大便失禁护理套件(图 11-2)适用于肠道不受控制或控制不良,且排出物为液体或半液体的粪便的患者。大便失禁管理套件可减少粪便与皮肤的接触,从而减少粪便中的消化酶、胆盐等对皮肤的刺激,减少了肛周皮肤的损伤。

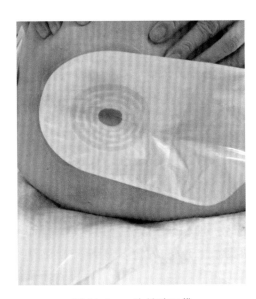

图 11-1　一次性造口袋

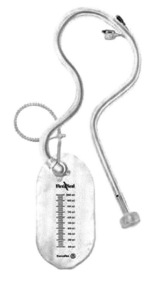

图 11-2　粪便失禁护理套件

3. 自制粪便引流用具　一次性双气囊大便收集器适用于肠道不受控制或控制不良,且排出物为液体或半液体粪便的患者。其护理费用低,减轻护理工作量。

一次性双气囊大便收集器包括肛管、一次性引流袋、伞状气囊、肛周气囊以及冲洗管。肛管的尺寸按照直肠平均的长度选择 9cm,内径 29～30mm,下方接一次性引流袋,肛管与引流袋均采用医院级软质硅胶管组成,肛管引流大便,引流袋收集大便。伞状气囊压力为肛管静息压 4.0～9.3kPa,长度为直肠内括约肌的长度 2～4mm,内径选择 30mm,因此通过伞状气囊充气口向伞状气囊充 50ml 气体,每 2 小时充气放气一次以保证直肠括约肌的收缩功能。肛周气囊经肛周气囊充气口注入 25~30ml 气体,可防止粪便漏出并起到固定肛管的作用。肛管上开有通孔,通孔的直径为 1.5~2mm,冲洗管采用注射器,通过利用生理盐水或温开水来回抽排,可以有效将糊状便转化为稀水样,然后进行引流,同时从冲洗管管口可以进行简单的吸引,从根本上解决了粪便从肛周外漏的现象。

4. 内堵法 肛门置入卫生棉条适用于肠道不受控制或控制不良,且排出物为少量液体或半液体的粪便的患者。其优点是棉条为一次性包装,无菌无污染;节约成本,棉条的价格远远低于频繁更换护理垫的价格;简单方便,免去了烦琐的用物准备。

5. 外置型尿液收集用具 尿套(图 11-3)适用于疲软状态下,阴茎长度>3cm 的男性患者。其优点是使用方便,皮肤问题较少。

6. 内置型尿液收集用具 留置导尿适应于经常性尿失禁、严重尿失禁患者。其优点更换周期长、费用低。

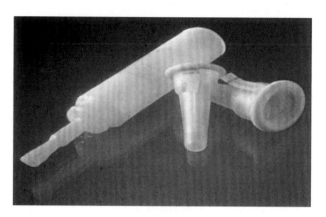

图 11-3 外置型尿液收集用具(尿套)

7. 自制尿液收集装置 保鲜袋的优点是保鲜袋柔软、无毒,取材容易,操作方便,成本低,可随时更换。

8. 一次性吸收性卫生产品 尿裤、尿垫应用广泛,适用于任何类型的失禁患者,其优点是舒适、灵活、控制气味、随意活动。

(韩丹)

第六节 合并特殊疾病患者的护理

盆底外科合并特殊疾病患者主要包括合并心脑血管疾病、糖尿病、肝肾功能不全、凝血功能障碍以及经盆底治疗、手术后相关并发症的患者,经内科系统治疗,病情稳定,认为可行手术或相关并发症经非手术治疗,病情缓解但无法治愈,经特殊准备后方可手术。

一、合并心脑血管疾病患者的护理

慢性心功能不全和脑血管疾病患者住院及恢复时间偏长,而且多是老年人,并发症多,护理比正常手术患者的要求高。因此,应做好充分术前准备,尽可能纠正心功能不全,改善机体状况,术后加强病情观察,采取针对性的护理,减少术后并发症,在不同时段把心理护理和健康教育落到实处。全面细致的围手术期护理有利于提高手术治疗的成功率,促进患者早日康复。

(一) 护理评估

1. 了解患者既往的血压、脉搏、呼吸情况,意识状态、肢体活动情况,心肺功能状况。

2. 了解患者的治疗情况,在服用何种药物,该药物的副作用。患者有无皮下出血、牙龈出血、血尿或便血,身上有无瘀点、瘀斑等。

3. 了解各项检查结果,特别关注心脑电图、超声心动图的检查结果,血液常规和出凝血时间。

4. 评估患者的心理状况,评估患者、家属对疾病和手术的认识。

(二) 术前护理

1. 心理护理 向患者、家属讲解手术方式和手术的必要性,可能发生的并发症及预防处理措施、手术恢复过程、功能锻炼的必要性以及方法等,向患者和家属解释清楚,解除其思想顾虑。同时争取家人和亲友的积极配合,从多方面给患者以关怀和心理支持。

2. 术前指导　关注患者的皮肤清洁,协助翻身及偏瘫肢体的摆放,指导患者床上体位变更,床上大小便及下床姿势,行走辅助,避免发生压疮和跌倒。指导患者健侧肢体行踝泵运动,股四头肌功能练习、直腿抬高等,告知患者家属行偏瘫侧肢体的按摩及肌肉功能锻炼的方法。指导患者进行呼吸功能训练,使肺最大限度地扩张,改善术前肺功能,并保证麻醉后达到理想的血氧饱和度,预防肺部术后并发症。术前呼吸训练方法有深呼吸法、进行有效咳嗽练习以及吹气球练习。

(三) 术后护理

1. 病情观察　密切监测患者的生命体征、血氧饱和度及意识状态,最好24小时心电监护。观察和记录患者的瞳孔、尿量、伤口引流情况,评估病情变化。术后需特殊观察患者的心脏功能及意识和肢体末梢循环、感觉、皮温、运动情况。经常询问患者有无自觉症状,如胸闷、心悸、气短等。在服用抗凝剂治疗期间,严密监测有无出血倾向,如牙龈出血、皮下出血点、注射部位出血等现象。观察患者的尿液、大便及呕吐物的颜色。

2. 肺部并发症的护理预防　血压平稳、病情稳定,给予半坐卧位,术后卧床期间鼓励患者做深呼吸5~10下,每天3~4次,协助其翻身、叩背、促进气管内分泌物排出。教会患者保护切口和进行有效咳嗽、咳痰的方法,即用手按住季肋部或切口两侧以限制咳嗽时胸部或腹部活动幅度,保护手术切口并减轻因咳嗽震动引起的切口疼痛,在数次短暂的轻微咳嗽后,再深吸气用力咳嗽,并作间断深呼吸运动。痰液黏稠者予以雾化吸入,遵医嘱正确使用抗生素及祛痰药物。

3. 深静脉血栓的护理预防和处理

(1) 鼓励患者早期下床活动;卧床期间进行肌体的主动和被动运动;按摩下肢比目鱼肌和腓肠肌,促进血液循环;年老体弱、血液循环功能欠佳的患者,禁止从下肢静脉输液。对于血液处于高凝状态者,可预防性口服小剂量阿司匹林或复方丹参片。

(2) 疑深静脉血栓形成者,严禁从患侧肢体输液,禁止局部按摩,以防血栓脱落;抬高患肢、制动,局部50%硫酸镁湿热敷,配合理疗和全身性抗生素治疗;遵医嘱输入低分子右旋糖酐和复方丹参溶液,以降低血液黏滞度,改善微循环;血栓形成3日内,遵医嘱使用溶栓剂和抗凝剂治疗。

(四) 出院指导

1. 遵医嘱口服药物进行巩固治疗,服用抗凝药和促凝药期间,应监测药物的副作用;坚持长期服用降压药或降糖药,控制血压和血糖,调节血脂。

2. 改变不良生活习惯,作息规律,戒烟限酒,低盐低脂饮食,食不过饱,适当进行体育锻炼。

3. 如出血倾向,如牙龈出血、皮下出血点、注射部位出血等现象,及时复查出凝血时间。如有胸痛、胸闷、心悸等不适症状即使住院治疗。

二、合并糖尿病患者的护理

在接受手术治疗的患者中,合并糖尿病的患者死亡率是非糖尿病患者的1.5~2倍。糖尿病患者围手术期的血糖管理是决定其能否安全度过手术危险期、影响手术成败及患者预后的关键因素。糖尿病患者围手术期的血糖管理相对复杂,在严格控制血糖的同时,须进行完整的术前评估,给予充足的营养支持和严密的术中和术后监测,防止发生急性代谢紊乱。

(一) 护理评估

1. 抽血检查空腹血糖、餐后2小时血糖、糖化血红蛋白、尿酮体、电解质和血气分析。了解患者是否有心脏和肾脏的损坏,自主和外周神经损害以及视网膜病变。围手术期血糖控制是否良好,术前准备是否充分,该手术大小、手术所需时间、麻醉方式等。

2. 评估伤口有无红肿渗液、血象是否正常。

（二）术前护理

1. 饮食护理 对于糖尿病患者,术前恰当的营养支持能有效改善患者术前营养状况,对术后康复非常重要。但术前需控制热量、控制饮食,制订合理的饮食计划。糖尿病患者采取患者入院后及术前3天给予流质饮食,选择高热量、高蛋白、高维生素、少渣、低糖食物,及时调整食谱。既要使患者有充足的营养,又要使血糖控制在正常水平。

2. 血糖管理 理想状态下,空腹血糖控制在 6.0mmol/L,餐后血糖控制在 8.0mmol/L 以下,手术相对安全。在急救情况下,血糖值可适当放宽。因术前要做肠道准备,手术前晚及手术日早晨禁食,密切监测血糖,以防发生低血糖。若手术日早晨血糖>8.0mmol/L,为不影响手术的治疗,将皮下注射改为静脉注射胰岛素。手术前和手术中每小时监测血糖,用静脉注射胰岛素的方式,调整胰岛素的用量。使血糖维持在 6~8.0mmol/L,至手术完毕安返病房。

（三）术后护理

1. 血糖监测 术后因不能经口进食或进食流质,需静脉输注胰岛素,每1~2小时监测血糖,调整胰岛素用量。每日监测血电解质、尿酮体,待血糖稳定后逐渐减少监测的次数。在未完全恢复正常饮食前,要严密监测血糖,预防发生低血糖,视患者进餐、补液量、静脉胰岛素用量调整监测时间,通常每2~4小时监测一次,直至完全恢复正常饮食,停用静脉输注改为皮下注射胰岛素,逐步改为口服降糖药。

2. 密切观察手术伤口情况 监测伤口局部有无红肿、热痛或波动感等,若伴有体温升高、脉率加快和白细胞计数升高,高度怀疑伤口感染。拆除部分缝线、取伤口分泌物培养,清理伤口后,放置高渗盐、藻酸盐或银离子敷料引流,定期更换敷料。若渗出液较多,亦可采用封闭式负压引流技术处理创面。若伤口渗出液颜色为绿色,敷料见有粪渣,及时报告主管医师,并告诉患者暂时停止进食,保持伤口的有效引流,并做好周围皮肤的保护。

三、合并肝肾功能不全患者的护理

肝肾功能不全属于慢性疾病,患者多有不同程度的焦虑,有时可能并发急性大出血、贫血、腹水、水肿等,并伴有营养不良。因此,应做好充分术前准备,尽可能纠正贫血,改善机体营养状况,加强皮肤护理和病情观察,减少相关并发症,顺利接受手术,争取早日康复。

（一）护理评估

1. 关注患者全身营养状况,有无贫血、黄疸、腹水、水肿、呕血、黑便等。观察引流液的颜色和量,是否有出血,切口部位及敷料有无渗血、渗液。

2. 关注血液的生化、肝肾功能指标,肝肾超声结果。

3. 关注患者的出入水量、腹围变化。

4. 评估患者的心理状况,评估患者、家属对疾病和手术的认识。

（二）术前护理

1. 心理护理

（1）针对性地做好解释安抚工作,说明术前充分准备的重要性,以稳定患者和家属的情绪。

（2）积极解答患者和家属的疑问,可向患者讲解该病的病理、生理情况,手术的目的与效果,消除其顾虑,积极配合治疗。

2. 饮食护理

（1）肝功能不全者,宜进食高热量、高维生素、低脂少渣而无刺激性的软质饮食,各类蛋白摄入总量每日应达 70~100g。消化道出血或肝性脑病时,应限制蛋白质摄入。有腹水的患者,应低钠饮食,并限制水的摄入。避免进食油炸、干硬、粗糙、辛辣、过热、带骨刺食物。同时注意细嚼慢咽,防止损伤胃和食管黏膜诱发出血;多吃新鲜蔬菜和水果,保持大便通畅,避免劳累及恶心、呕吐、便秘、咳嗽等增高腹内压的因素。

（2）肾功能不全者,宜进食高热量、低盐、优质蛋白、清淡饮食,优质蛋白以动物性食物为主,如瘦肉、鱼肉、鸡蛋、牛奶等。有食欲不振、恶心情况时,应鼓励进食,少量多餐。

3. 皮肤护理　大多数肝病患者有自发出血、皮肤瘀斑及轻微创伤后难于止血等情况,在注射和拔针时针眼处按压时间应稍长,防止注射部位出现大片皮肤瘀斑和渗血不止,同时防止皮肤损伤及外伤。黄疸和肾功能不全患者,可出现皮肤瘙痒,可用温水擦洗,外涂炉甘石洗剂或乳化油。加强翻身、受压部位适当减压,防止压疮的发生。

（三）术后护理

1. 并发症的观察和护理

（1）肝性脑病:密切观察患者的意识变化,尽早发现其前驱症状;持续吸氧 2~3 天,以保证血氧供应;慎用镇静、镇痛、安眠药物;保证谷氨酸钠、支链氨基酸药物的及时输入;保证水和电解质平衡、及时处理出血、预防感染。

（2）静脉血栓的预防:关注患者主诉,观察局部有无肿胀、疼痛,定时复查血小板计数和出凝血时间变化。必要时使用抗凝处理。

2. 透析观察及护理

（1）控制透析液的流速和温度,密切注意有无心慌、腹痛、呼吸紊乱等。

（2）监测患者的血钾、血肌酐、尿素氮以及尿量,控制输液的速度和量,记录进出液量,患者的日尿量、血压、体重,保持水和电解质平衡。

四、合并凝血功能障碍患者的护理

凝血功能障碍的患者属于慢性疾病,多有不同程度的焦虑,容易出血并伴有不同程度的贫血,小的创伤也可能并发急性大出血。增加了手术难度,也加重患者的思想顾虑。因此,做好围手术期的管理是手术成功的关键。

（一）护理评估

1. 了解患者的患病史及既往史,有无肢体肿胀、疼痛、血肿,有无口鼻出血,皮下有无瘀点、瘀斑,有无牙龈疾病等。

2. 关注患者的出凝血时间、红细胞、血小板计数、凝血因子结果等。

3. 评估患者的心理状况,评估患者、家属对疾病和手术的认识。

（二）术前护理

1. 心理护理

（1）针对性地做好解释安抚工作,说明术前充分准备的重要性,以稳定患者和家属的情绪。

（2）耐心解答患者和家属的疑问,介绍此病的治疗及术中术后的注意事项,特别是血液方面的相关知识,如目前应用的凝血因子替代疗法,手术前后使用凝血因子Ⅷ可以预防术中术后出血,使患者及家属充分了解该病的知识并积极配合,增强其战胜疾病的信心。

2. 做好用药的观察和护理

（1）加强培训,学习药物的作用机制及用药方法,掌握药物的冷藏、配置、使用。

（2）用药过程中严密监测用药后的反应,用药前后监测凝血指标。

（3）护理操作规范、无菌、轻柔,避免反复穿刺,禁用肝素液封管。尽量避免肌内注射,如需注射,必须使用细针头,注射完毕拔针后至少在穿刺部位按压 5 分钟,以防针眼处出血;静脉采血后,应立即用无菌纱布按压采血部位 5~10 分钟。

（三）术后护理

1. 并发症的观察

（1）关注伤口敷料的渗血及引流情况,如有渗血或引流液短时间内超过 200ml,颜色鲜红,要及时报告医师,避免伤口血肿的发生,并及时更换敷料,以免感染。

（2）关注患者主诉,若引流液少而局部肿胀时,应及时查找原因。注意肢体其他部位的出血情况,有无肿胀、肌肉疼痛、肢体麻木、感觉异常等症状。注意患者有无血尿、血便、咯血等泌尿和消化系统的出血情况。

2. 预防出血

（1）保持排便通畅,预防腹压增高,诱发伤口出血;伤口加压包扎,预防局部血肿。

（2）患者发热时,禁止乙醇擦浴,以免反复揉搓局部导致皮下出血;禁用影响血小板功能的药物,可嘱患者多饮水或使用冰袋物理降温。伤口疼痛时,禁止使用非甾体类药物,尽量避免使用肌内注射药物,可采用口服给药。

五、合并直肠阴道瘘患者的护理

直肠阴道瘘是直肠与阴道之间的病理性通道,其形成原因有先天性畸形、后天性感染、手术及创伤等。表现为不受控制的从阴道漏出大量粪水,因粪水具有很强的腐蚀性,从而导致患者的阴道及会阴部皮肤黏膜组织的糜烂、溃疡、出血等,患者异常痛苦。由于病变部位局部解剖的特殊性和复杂性,给手术治疗带来较大困难,直肠阴道瘘一旦形成,其治疗多以横结肠造瘘或降结肠造瘘为主的粪便转移术。故对此类患者正确的围手术期护理尤为重要。

（一）护理评估

1. 了解患者的患病史及既往史,会阴部皮肤黏膜有无糜烂、溃疡、出血等,做过何种治疗。

2. 关注患者各项检查、化验结果,有无水、电解质平衡紊乱。患者有无贫血、营养不良。手术后造口排气排便情况,阴道是否排气、溢液,会阴糜烂皮肤是否好转、愈合。

3. 评估患者的心理状况,评估患者、家属对疾病和手术的认识。

（二）术前护理

1. 心理护理 直肠阴道瘘严重影响患者的日常生活、社会交往。尤其是直肠癌术后所致直肠阴道瘘患者,对癌症和手术的心理负担很重,极易产生焦虑、厌世情绪。年轻的未婚女性患者常担心阴道特殊功能被破坏,思想负担重,有的甚至流露出轻生的念头。因此我们在临床工作中,针对其忧郁自卑心理,经常耐心和他们沟通,从科学的角度向他们解释发病原因和治疗方案,尤其是将治疗成功的病例介绍给他们,使其消除顾虑,树立信心,配合医护人员完成每一项治疗,为成功手术创造条件。

2. 会阴部皮肤护理 粪便中的消化酶腐蚀会阴部皮肤和阴道壁,导致局部充血红肿感染,严重影响手术效果,也是修补手术后复发的一个主要原因。故术前 1 周用聚维酮碘或康复新溶液抹洗阴道,2 次/d;指导患者用 1∶5 000 高锰酸钾溶液坐浴 2～3 次/d,水温 38～41℃,坐浴时间每次 15～20 分钟。会阴部予红外线灯照射,10～15min/d。当会阴部皮肤出现糜烂渗液时,用造口粉和皮肤保护膜保护或外涂氧化锌软膏。

（三）术后护理

1. 饮食管理

（1）对于单纯行直肠阴道瘘修补术而未行结肠造口的患者,手术后为了避免粪便过早排出,造成感染,影响修补手术效果,术后 3 天内禁食,禁食期间予肠外营养支持,肠道功能恢复后,先行流质饮食,2 天后改半流逐渐过渡到普食,控制大便 5～7 天。

（2）对于加行肠造口的瘘修补患者,术后早期即可恢复正常饮食。

2. 管道护理 肛管内放置了双套管低负压吸引的患者,应关注负压值,一般控制在 0.02kPa,最高不超过 0.04kPa,加强巡视,保证有效负压。如果引流液浑浊、杂质多容易堵塞引流管,可以考虑持续生理盐水冲洗,内套管堵塞,及时更换内套管。保持敷料的清洁干燥,有渗出及时更换。

（四）出院指导

1. 注意均衡饮食，少量多餐，软食为宜，避免粗硬、油炸、产气或气味较大的食物。

2. 保持大便通畅，避免重体力活动，避免过度增加腹压，导致人工肛门脱出。

3. 保持会阴部皮肤的清洁，关注是否还存在阴道排气排液。继续处理会阴部皮肤，促进愈合。

4. 告知患者2个月内禁止性生活，2年内避免阴道分娩。定期复诊，如有阴道排气排液，及时回院就诊。

六、合并膀胱直肠瘘患者的护理

膀胱直肠瘘是指膀胱与肠襻之间有异常通道，肠内容物进入膀胱经尿道排出，易引起尿路感染，体液丧失，内稳态失衡，器官功能受损及营养不良等改变。膀胱直肠瘘发生率为 0.2‰~0.3‰。病因多样，如肠肿瘤、肠憩室炎、Crohn 病、创伤、阑尾炎、医源性损伤、异物均可导致。患者常因反复发作、难治性的尿路感染就诊，气尿和粪尿是其最主要的特异性表现，可达63%。临床上诊断、治疗都比较困难，最终结果还须切除病变肠段加膀胱瘘修补。故对此类患者进行正确的围手术期护理尤为重要。

（一）护理评估

1. 了解患者的患病史及既往史，能否自主排尿，尿液是否浑浊、杂质，有无排尿疼痛、尿潴留情况，肛周皮肤破损、红肿、溃烂。

2. 关注患者各项检查、化验结果，有无水、电解质平衡紊乱。患者有无贫血、营养不良、肾积水等。手术后排尿情况，尿液有无浑浊、杂质，尿常规、血尿培养是否有细菌，肛周糜烂皮肤是否好转、愈合。

3. 评估患者的心理状况，评估患者、家属对疾病和手术的认识。

（二）术前护理

1. 心理护理　同本章第二节。

2. 尿管护理　停留导尿管，充分引流出膀胱内混浊絮状物或粪渣，保持膀胱处于空虚状态，使尿液少进或不进入肠道。为避免尿管被粪渣堵塞，可采用 F22 三腔导管，剪去尿管前端5mm以扩大引流孔，持续膀胱冲洗，保持冲洗通畅。冲洗液温度保持在 34~36℃ 为宜，温度高易加快膀胱内出血，温度低易刺激膀胱，引起膀胱痉挛。冲洗速度根据尿液颜色调节；冲洗液水平高度离膀胱 60cm，保持引流期间通畅，禁止夹管。

3. 皮肤护理

（1）及时清理大便，用温水冲洗肛周皮肤，软纸按压式擦拭，动作轻柔，避免损伤皮肤。

（2）观察记录排便的量、性状、颜色，肛周下垫医用棉垫，减少肛周和床单接触加重刺激。

（3）调整患者的胃肠道功能，保持粪便每天 1~2 次，呈稠糊状或条状。

（4）会阴部皮肤有潮红、破损，可用 1:5 000 的高锰酸钾液清洗会阴，每日两次，清洗后先用软毛巾或软纸吸干水分，喷洒造口粉和皮肤保护膜保护或外涂氧化锌软膏。

4. 关注特殊用药的护理　生长抑素具有抑制胃肠道激素释放及消化液分泌的作用，有效减低肠腔内压力，从而减轻肠腔内消化液大量积聚导致的肠管扩张和缺血性改变，维护肠黏膜屏障的完整性。同时也具有抑制胰高血糖素分泌的作用，故需及时监测血糖变化，同时注意其他副作用，如恶心、呕吐、腹部痉挛性疼痛等。

（三）术后护理

1. 饮食护理　同本章第一节。

2. 管道护理

（1）膀胱肠瘘术后留置多条引流管，尿管目的是保持膀胱空虚状态，促使膀胱创面愈合；盆腔引流管目的在于引流手术部位的渗血、渗液，促进创面愈合；胃肠减压可缓解术后腹胀。故妥善固定并衔接好各种引流管，保持引流通畅，禁止夹管，严防导管脱落、移位、折叠、扭曲、受压，详细记录引流液的性状、颜色及量,严格无菌操作防止逆行感染。

(2) 管道留置时间相对较长,做好解释和安抚,协助患者生活所需。拔除引流管后观察伤口渗液情况,有无漏尿等。及时更换敷料,保持伤口清洁。

(叶新梅)

【参考文献】

[1] 高蔚霞.盆底功能障碍性疾病的康复治疗及护理进展[J].实用妇科内分泌杂志,2018,5(28):136-140.

[2] 聂敏,李春雨.肛肠外科护理[M].北京:人民卫生出版社,2018:56-57.

[3] 聂敏,李春雨.肛肠科护士手册[M].北京:中国科学技术出版社,2018:50-51.

[4] 聂敏,李春雨.护理干预对老年直肠癌 Milis 术后低氧血症的影响[J].结直肠肛门外科,2015,21(4):296-297.

[5] 季艳平,黄歆,周立.永久性肠造口患者术后心理体验的质性研究[J].解放军护理杂志,2012,29(12):15-17.

[6] 宋晓琳,胡宁宁,吴越香,等.直肠癌永久性肠造口患者居家生活体验的质性研究[J].解放军护理杂志,2017,34(1):33-36.

[7] 李丽娟,杨婷,黄丽华,等.新型查表法在 2 型糖尿病患者饮食健康管理中的应用研究[J].中国实用护理杂志,2016,32(24):1850-1855.

[8] 张卫,姚琪远,楼征.肠造口手术治疗学[M].上海:上海科学技术出版社,2019:165-232.

[9] 李乐之,路潜.外科护理学[M].6 版.北京:人民卫生出版社,2018:497-515.

[10] 甄莉,宋慧娟,叶新梅.普通外科护理健康教育[M].北京:科学出版社,2018:171-191.

[11] 王天宝,尉秀清,崔言刚,等.实用胃肠恶性肿瘤诊疗学[M].广州:广东科技出版社,2012:410-440.

[12] 朱建英,韩文军.现代临床外科护理学[M].北京:人民军医出版社,2008:47-69.

[13] 江志伟,黎介寿.快速康复外科——优化的临床路径[J].中华胃肠外科杂志,2012,15(1):12-13.

[14] 江志伟,李宁.结直肠手术应用加速康复外科中国专家共识(2015 版)[J].中国实用外科杂志,2015,35(8):841-843.

[15] 彭南海,杜益平.围手术期护理理念、内涵和进展[J].实用护理杂志,2002,18(1):6-7.

[16] 徐洪莲,喻德洪,卢梅芳,等.肠造口术前定位护理[J].中华护理杂志,2001,36(10):741-742.

[17] 陈利芬,成守珍.专科护理常规[M].广州:广东科技出版社,2013:379-392.

[18] 刘悦新,忻丹帼.妇产科护理指南[M].北京:人民军医出版社,2011:99-103.

[19] 何仲,吴丽萍.妇产科护理学[M].北京:中国协和医科大学出版社,2014:318-339.

[20] GRAY M,BEECKMAN D,BLISS D,et al. Incontinence associated dermatitis:review and update[J]. J Wound Ostomy Contin Nurs,2012,39(1):61-74.

[21] 王泠,郑小伟,马蕊,等.国内外失禁相关性皮炎护理实践专家共识解读[J].中国护理管理,2018,18(1):3-6.

下 篇

各 论

第十二章

盆底良性疾病

第一节 痔

痔(hemorrhoid)是肛垫的病理性肥大、移位及肛周皮下血管丛血流淤滞形成的团块(图 12-1)。是一种常见病、多发病,其发病率占肛肠疾病的首位,约占 80.6%。任何年龄皆可发病,但以 20~40 岁为最多。随着年龄的增长,发病率增高,故民间有"十人九痔"之说。主要表现为便血、肿物脱出及肛缘皮肤突起三大症状。

一、流行病学

世界范围内痔的发病率达 49.14%,随着年龄的增长发病率逐渐增高。痔是西方社会最常见的疾病之一。它可发生于任何年龄,两性均可

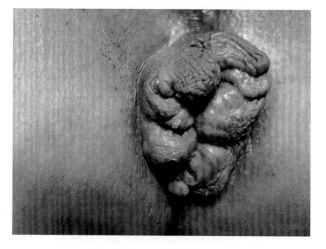

图 12-1 混合痔

罹患。据推测,在50岁以上的人群中,至少有50%的个体曾出现过与痔相关的症状。Johanson报道,痔的发病率在美国为4.4%~5%。也有文献报道,在非洲地区痔相对罕见。

我国流行病学统计资料显示,痔的发病率为49.1%,与世界痔发病率基本相符合。据我国2000年调查显示,痔占肛肠科门诊量的第一位,是肛肠科的代表性疾病。任何年龄皆可发病,以20~40岁为最多。女性占67%,男性占53.9%。

二、病因及发病机制

尽管现代医学对痔的病因及发病机制尚不清楚,认为与多种因素有关。

(一)病因

病因尚无定论,多数学者认为与下列因素有关。

1. 解剖因素　肛门直肠位于人体下部,直肠上静脉及其分支无静脉瓣,由于人类直立行走,血管网受地心引力作用,影响了肛门直肠血液回流,故易发生痔静脉曲张。

2. 职业因素　久坐、久站、久蹲的工作体位及负重远行者,使肛门气血凝滞、运行不畅、结聚肛门而成痔。如服务员、理发师、交通民警等长时间站立者,机关职员、打字员、司机等久坐者以及翻砂工人,内痔发病率较高。

3. 饮食因素　过度饮酒、过食辛辣刺激性食物,使直肠下部及肛垫充血、水肿、出血。

4. 感染因素　肛门周围炎症、肠道感染、痢疾、寄生虫等均可引起肛门直肠静脉充血,部分血管壁纤维化,脆性增加,使痔静脉曲丛扩张、淤血。

5. 遗传因素　Gnnt、Turell等指出某些家族具有患痔倾向,可能与遗传有关。

6. 环境因素　久坐湿地、久居雾露潮湿之处,湿与热结下注肛门而发内痔。根据流行病调查,久居盆地,湿气较重,嗜食胡椒辛辣之品,患痔者较多。

7. 排便因素　久忍大便、长期便秘,历代医家都认为这是内痔的重要原因。

8. 妊娠、分娩因素　妊娠、分娩时腹压增加,使肛门直肠血液回流受阻,静脉曲张,也是女性痔发生和加重的作用因素。

9. 微量元素　现代科学认为体内微量元素与内痔有关。

(二)发病机制

目前痔的发病机制尚不清楚,主要有以下几种学说。

1. 肛垫下移学说　1975年Thomson提出肛管血管垫病理性肥大和下移是内痔的原因,简称肛垫下移学说。亦是目前临床上最为接受的痔的因学说。

2. 静脉曲张学说　早在18世纪Huuter在解剖时发现痔内静脉中呈连续扩张,认为痔静脉扩张是内痔发生的原因,把痔看作是一种静脉的疾病,但现代解剖已证实痔静脉丛的扩张属生理性扩张,内痔的好发部位与动脉的分支类型无直接联系。

3. 细菌感染学说　1895年Quenu提出由于排便造成直肠肛管的微小创伤引起静脉炎,反复发炎导致静脉壁破损失去弹性而扩张。1985年夏祖宝、张东铭对痔区组织学观察绝大部分痔组织未见炎症改变。因而感染学说尚未被人们所公认。

4. 血管增生学说　此学说盛行于19世纪。认为痔的发生是由于黏膜下层类似勃起的组织化生而成。直肠海绵体具有勃起作用,有助于肛门的闭合,而且当直肠海绵体增生过度时即长了痔。Thomson认为痔出血不是来自窦状静脉和动脉,而是来自固有层的扩张的毛细血管,从组织学分析,血管增生学说证据不足。

5. 肛管狭窄学说　Brnes、Miles、Slack等提出此说,认为肛管狭窄可影响正常排便,必须增加腹压协助排便,间接地使直肠内压增高,引起静脉充血,时间一久则随粪便被挤出肛外形成内痔。

三、痔的分类

痔的分类方法很多,国内外又不完全一致。我国根据痔的发生部位,临床上分为内痔、外痔、混合痔和环形痔四类。

(一) 内痔

临床上最为多见。肛垫的支持结构、静脉丛及动静脉吻合支发生病理性改变或移位为内痔。位于齿状线上方,表面为直肠黏膜所覆盖。

按病程内痔分为四期(四度)。

Ⅰ期:便时带血、滴血或喷射状出血,便后多自行停止,无肛内肿物脱出,肛门镜检:齿状线上方黏膜隆起,表面色淡红。

Ⅱ期:常有便血,色鲜红,排便时伴有肿物脱出肛外,便后可自行还纳,肛门镜检:齿状线上黏膜隆起,充血明显,色暗红。

Ⅲ期:偶有便血,便后或久站、久行、咳嗽、劳累、负重时肛内肿物脱出,不能自行还位,需用手辅助还纳,肛门镜检:齿状线上黏膜隆起、充血,色暗红,表面多有纤维化。

Ⅳ期:肛内肿物脱出肛门外,不能还纳,或还纳后又脱出,发生绞窄、嵌顿,疼痛剧烈。

(二) 外痔

位于齿状线下方,表面为肛管皮肤所覆盖。根据组织的特点,可分四类:①结缔组织性外痔:最常见,因慢性炎症刺激,反复发作致肛缘局部皮肤纤维化、结缔组织增生,形成皮赘。②血栓性外痔:因肛门静脉炎症或用力过猛而致肛门静脉丛破裂血栓形成。肛缘突发青紫色肿块,胀痛。③炎性外痔:肛缘皮肤损伤或感染,肛门皮肤皱襞突起、红肿、疼痛剧烈。④静脉曲张性外痔:最少见,久蹲或吸引时,肛门皮肤肿胀,可见曲张的静脉团。

(三) 混合痔

内痔通过丰富的静脉丛吻合支和相应部位的外痔相互融合为混合痔。位于齿状线上下,表面为直肠黏膜和肛管皮肤所覆盖。内痔发展到第Ⅲ期以上时多形成混合痔。混合痔按发病数目分为单发性、多发性和环形混合痔。

(四) 环形痔

环形痔(annulus hemorrhoids)是混合痔逐步加重,到绕肛门一周而融合在一起,呈梅花状(图 12-2),简称环痔。脱出痔块若被痉挛的括约肌嵌顿、水肿不能还纳,临床上称为嵌顿痔或绞窄痔(图 12-3)。

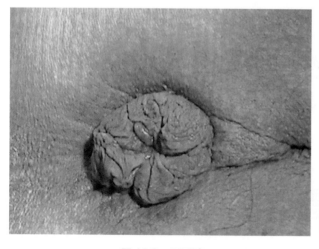

图 12-2 环形痔

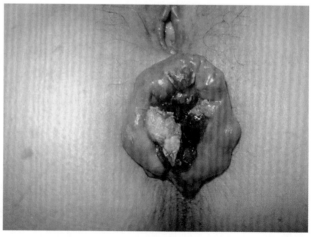

图 12-3 嵌顿痔

四、临床表现

（一）症状和体征

内痔的主要临床表现是无痛性便血和肿物脱出。外痔的主要临床表现是肛缘突起和肛门疼痛。混合痔则表现为内痔和外痔的症状同时存在。

1. 便血 无痛性、间歇性便后出鲜血，是内痔及混合痔的早期的常见症状。轻者多为大便或手纸上带血，继而滴血，重者为喷射状出血。长期出血可导致缺铁性贫血。

2. 肿物脱出 常是晚期症状。因晚期痔体增大，逐渐与肌层分离，在增加腹压时，可有肿物脱出，轻者可自行回纳，重者需手法复位，严重时，内痔伴有血栓形成，加上肛门括约肌痉挛，不能还纳，常可发生嵌顿、绞窄。

3. 肛缘突起 肛门异物感或肛门不洁，肛缘呈单发或多发或不规则突起形成皮赘，质软或硬，触痛不明显。

4. 肛门疼痛 单纯性内痔无疼痛，可有坠胀感。当合并有内痔嵌顿、外痔血栓形成或感染时，可出现肛门剧烈疼痛，行动不便。

5. 肛门瘙痒 痔块外脱时常有黏液或分泌物流出，可刺激肛周皮肤引起肛门瘙痒。

（二）局部检查

1. 肛门视诊 肛门外形有无异常，有无血迹。肛缘有无皮赘，呈单个或多个突起，柔软无疼痛，皮色如常；有无便后脱出不能自行还位时可行蹲位检查脱出形态、长度、颜色、数目，有无糜烂渗血。如平时不能自行脱出，可用吸肛器缓慢吸出肛外进行检查。

2. 直肠指诊 注意括约肌间沟深浅，进入直肠腔时有无括约肌痉挛，女性有无直肠前突。如有，在阴道口可见指尖，有无肿块，主要是除外其他疾病。指诊内痔只能触到柔软肿物，可移动，不能分清个数部位及大小。所以诊断不准。

3. 肛门镜检查 选用筒式肛镜缓慢插入直肠腔抽出闭孔器，利用侧灯观察有无血迹，肠腔是否正圆，有无直肠黏膜脱垂突入肠腔。然后退镜观察至齿线，可见痔体从四周突入肠腔及肛镜筒内，查清部位、数目大小，表面颜色，有无糜烂渗血。令患者咳嗽增加腹压用力努臀，痔体是否增大，有无充血。肛镜所见是内痔确诊的重要依据。不宜用两叶肛镜，因挣开加压，使内痔移位和变形，诊断不准确。必要时可行肠镜检查以除外息肉或肿瘤。

五、诊断

诊断必须依靠病史、直肠指诊、肛门镜检查、直肠镜检查，必要时辅助电子结肠镜检查，排除结直肠良恶性肿瘤及炎症性肠病等。

1. 肛门视诊观察有无痔块、皮赘等。

2. 直肠指诊内痔早期无阳性体征，晚期可触到柔软的痔块，可移动，数目不清，诊断不准。但更重要的意义是除外肛管直肠肿瘤等其他疾病。

3. 肛门镜检查是确诊内痔的首选检查方法。不仅可见到痔的情况，还可观察到直肠黏膜有无充血、水肿、溃疡、肿块等，以及排除其他直肠疾病。

4. 电子直肠镜检查方便直观，定位准确，图文并茂，可准确诊断痔、肿瘤等肛门直肠疾病。

5. 电子结肠镜检查对于年龄超过45岁便血者，应建议行电子结肠镜检查，排除结直肠良恶性肿瘤及炎症性肠病等。

六、鉴别诊断

痔的诊断并不困难，但必须与下列疾病鉴别：

1. **肛裂** 便鲜血,或手纸染血,便后肛门剧痛,呈周期性,多伴有便秘,肛前或肛后部位常有裂口。

2. **直肠息肉** 多见于儿童,以便血为主或脱出肛外,息肉多带蒂,粉红色,呈球形或乳头状,质软,可活动。

3. **直肠癌** 临床上常将直肠癌误诊为痔而延误治疗,应高度重视。便血多为暗红色,有腥臭味,伴有大便习惯改变。直肠指检可触到直肠肿块,表面高低不平,质坚硬,不活动,呈菜花状或有溃疡,需行直肠镜、组织学进一步检查,以明确诊断。

4. **溃疡性结肠炎** 以黏液便或脓血便为主,常伴有腹泻、左下腹疼痛。结肠镜检查见直肠黏膜充血、糜烂、溃疡。

5. **直肠脱垂** 多见于老年人及儿童,脱出的直肠黏膜或直肠松弛而重叠,呈圆柱状,有环形沟,表面光滑、柔软。

6. **肛乳头瘤** 位于齿线处,大小不等,呈锥形或乳头状,灰白色,无出血,有触痛,久则成乳头状瘤而脱出,质硬,形状不整。

7. **直肠黏膜脱垂** 常有由肛口向外的放射状沟或呈环层状,表面平滑无静脉曲张,内痔脱出呈分颗状。

8. **恶性黑色素瘤** 常在齿状线处生长,多单发,瘤体不大,褐黑色,有的带蒂脱出肛外,必要时作病理检查。

9. **肠出血** 各类肠出血色深紫与粪便混合,内痔出血为鲜红色,多附在粪便表面,常继发贫血。

七、治疗

痔的治疗原则是:①无症状的痔不需要治疗,仅在合并出血、痔块脱出、血栓形成和嵌顿时才需治疗。②有症状的痔重在减轻或消除其主要症状,不需要根治。③以非手术治疗为主,非手术治疗无效时才考虑手术。

(一) 非手术治疗

1. **一般治疗** 是各种疗法的基础,适用于初期及无症状静止期的痔。主要包括:①调整饮食:多饮水,多吃蔬菜、水果,如韭菜、菠菜、地瓜、香蕉、苹果等,忌食辣椒、芥末等辛辣刺激性食物。多进食膳食纤维性食物,改变不良的排便习惯。②热水坐浴:改善局部血液循环,有利于消炎及减轻瘙痒症状。便后热水洗浴擦干、便纸宜柔软清洁、肛门要保温、坐垫要柔软。③保持大便通畅:通过食物来调整排便,养成定时排便,每1~2日排出一次软便,防治便秘或腹泻。④调整生活方式,改变不良的排便习惯,保持排便通畅,禁烟酒。

2. **药物治疗** 是首选的治疗方法。能润滑肛管,促进炎症吸收,减轻疼痛,解除或减轻症状。

(1) 内服药:内痔急性发作期可根据出现的临床证据进行辨证施治,遣方用药。内痔血栓形成和嵌顿时,可用麻杏石甘汤合乙字汤以利水消肿。口服致康胶囊、草木犀流浸液片、乳果糖口服溶液(杜密克)、首荟通便胶囊、麻仁软胶囊,清热、凉血、止血、化瘀、生肌、定痛、润肠、通便。

(2) 外用药:根据局部症状和体征选择外用药。

1) 熏洗药:痔疾洗液、复方荆芥熏洗剂或硝矾洗剂(张有生方)熏洗坐浴,可改善局部血液循环,有消肿、镇痛作用。开水冲化,睡前便后熏洗。适用于内痔脱出嵌顿、炎性外痔、血栓性外痔、混合痔肿痛及痔术后等。可消肿镇痛,收敛止血,抑菌杀虫,效果良好。

2) 塞肛药:美辛唑酮红古豆醇脂栓、普济痔疮栓等栓剂,肛内注入,有清热止血、镇痛收敛作用。

3) 外敷药:适用于内痔脱出肿痛、炎性外痔、血栓性外痔、混合痔肿痛。将肤痔清软膏、京万红软膏、硝酸甘油软膏及奥布卡因凝胶等各种膏剂直接涂敷患处,从而起到消肿镇痛、收敛止血的作用。复方多黏菌素B软膏直接涂敷患处,有预防和控制切口感染、缓解切开疼痛、减少换药时纱布粘连的作用。

3. **扩肛疗法** 1885年Vemeuil首先提出扩肛术能治内痔,他认为强力扩张肛门会使无纤维结缔组织的"肌肉纽扣孔"扩张,有利于直肠上部血管的回流。

适用于内痔、嵌顿或绞窄性内痔剧痛者。反复脱出的内痔,大便失禁者,合并慢性结肠炎,年老体弱,注射过硬化剂者禁用。

操作方法:术者以示指涂满润滑剂。先将右手示指伸入肛内按摩,患者适应后再伸入左手示指,呈背向交叉后向左右两侧均匀用力扩张(因肛门前后纤维组织较多,血液供应差,容易撕裂,形成溃疡)。患者适应后再插入两中指继续扩张,要求扩至四指为度,持续5分钟(图12-4)。每周扩肛1次,连续扩肛2~3周。

注意事项:严禁暴力扩肛,要轻柔缓慢进行,防止损伤;要防止撕裂肛管而出血,如有出血应立即停止扩肛;每次便后熏洗坐浴,换药或塞入痔疮栓。

4. 枯痔疗法　因原来的枯痔钉都含有砒霜,容易中毒。经邓正明等研究改为无砒枯痔钉。将钉尖插入痔内,并留存在痔静脉丛及其间质中间,引起异物炎症反应,内痔组织开始液化,2天后全部溶化,并通过钉道引流,使痔块皱缩或消失,从而达到治疗目的。

适用于Ⅱ期、Ⅲ期内痔或混合内痔部分。纤维肿型内痔不能插。

注意事项:①不论痔体大小,尽量一次插完。②插钉不宜过深、过浅、穿透或低于齿线,否则易致健康组织坏死、疼痛和感染(图12-5)。③先在齿线上0.2cm处,插入一排较大内痔,然后再往上方插入两排。

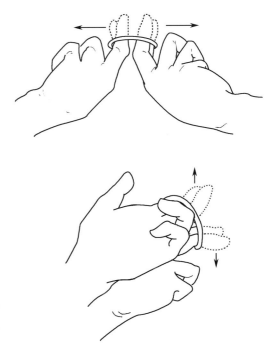

图12-4　进入四指扩肛

5. 物理疗法　包括舒大夫磁疗棒、HCTP微创技术、铜离子电化学疗法、多普勒超声引导下痔动脉结扎术等。

6. 其他疗法　如微波治疗、激光治疗、冷冻治疗和红外线凝固疗法等。

(二)手术治疗

1. 内痔手术

(1) 内痔注射术:我国从1950年开始在枯痔疗法的基础上,将枯痔散、钉改成注射液,研制成许多中药注射液。目前,国内常用的硬化剂有芍倍注射液、消痔灵注射液、聚桂醇注射液、矾藤痔注射液、5%鱼肝油酸钠等。

1) 芍倍注射液:原名为安氏化痔液,是安阿玥教授根据中医"酸可收敛"的理论于1990年研制的软化萎缩剂。其作用机制是通过痔核组织发生非炎症性的蛋白凝固、裂解、吸收、毛细血管新生这一系列变化而使整个痔核软化"萎缩",整个过程不发生明显的炎症,痔核表面黏膜组织保留不被破坏,也无肉芽组织及瘢痕形成,同时还有较强的抑菌消炎以及吸收固脱、活血化瘀作用,因而无局部硬化坏死、肛门直肠狭窄等并发症发生,是目前最常用的内痔注射术。适用于各期内痔及静脉曲张性混合痔。年老体弱、严重高血压、有心、肝、肾等内痔患者均可适用。纤维肿型内痔禁用。

操作方法:首先常规消毒,然后肛门局部麻醉或肛管麻醉,麻药用0.5%~1%利多卡因。内痔注射用本品(1:1浓度,即本品用0.5%利多卡因注射液稀释1倍)。对Ⅰ、Ⅱ期内痔及静脉曲张型混合痔,在肛门镜下暴露每处痔核及大小,按先小后大,先上后下顺序见痔进针,于痔核表面中心隆起部位斜刺进针,肌性抵抗感后退针给药,每处注射量以痔核均匀、饱满、充盈,表面黏膜颜色呈粉红色为度,每处用量3~5ml。对Ⅲ期内痔、静脉曲张型混合痔伴直肠黏膜松弛者,还应在痔核上松弛直肠黏膜下及齿线附近用本品(1:1浓度)注射,每点用量为1~3ml;退肛门镜,暴露痔,对Ⅲ期内痔的注射方法同Ⅰ、Ⅱ期内痔(图12-6)。

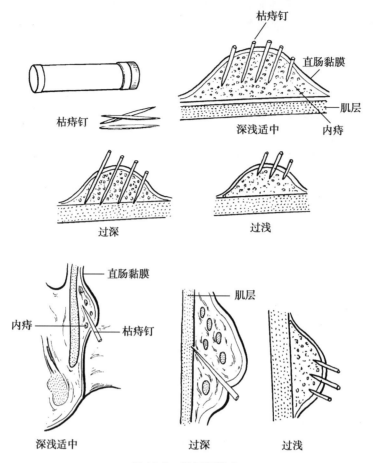

图 12-5 插钉深浅度

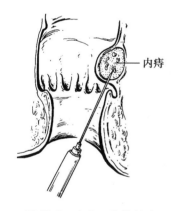

图 12-6 内痔一步注射法

每位患者一次 10~20ml,平均 15ml,最大用量不超过 40ml。

注意事项:①注射药量视痔核大小不同,注射药量也不同。②黏膜固有层注射药量不宜过大,以免发生黏膜坏死。③进针深浅度要适宜,过深则伤及括约肌,引起肌肉坏死,过浅注在黏膜表层,易引起浅表坏死出血。④注药前应抽吸无回血。⑤窦状静脉区注药勿多,以免药液渗入齿状线以下引起疼痛。⑥边注药边退针头,退出黏膜表面前稍停顿片刻,可避免针眼出血。⑦切勿将药液注入肛管皮肤下及外痔部位,否则发生水肿和疼痛。

术后处理:①患者当日休息,不排大便。②少渣半流食 2 天。③便后坐浴熏洗,痔疮栓纳肛。④口服抗菌药物 3 天,预防感染。⑤术后肛门坠胀和微痛、个别病例有微热、排尿不畅,对症处理即可。

2)消痔灵注射液:是史兆岐教授根据中医"酸可收敛,涩可固脱"的理论研制成的,经实验研究证实能使内痔硬化萎缩,是最常用的内痔注射术。适用于无并发症的各期内痔,特别是Ⅰ、Ⅱ期内痔。年老体弱,严重高血压,有心、肝、肾等内痔患者均可适用。纤维肿型内痔禁用。

操作方法:无须麻醉或局麻。

一步注射法:适于孤立性内痔。

用喇叭镜插入肛内检查内痔部位,大小,数目。如纤维肿型则不宜注射。用 5 号针头的注射器抽取 2:1 药液直接注入痔内,使痔体黏膜表面颜色变浅或呈水疱状为度,根据痔体大小注入 1~3ml 药液。用同样方法注射其他内痔,一般每次可同时注射 3~5 个痔核。

四步注射法:适于Ⅱ~Ⅲ期内痔。

用喇叭镜插入肛内检查内痔部位、大小、数目,再以食指触摸原发痔区有无动脉搏动。将消痔灵原液配1:1溶液(1份消痔灵加1份0.5%利多卡因),按四步注射法依次注射(图12-7、图12-8)。

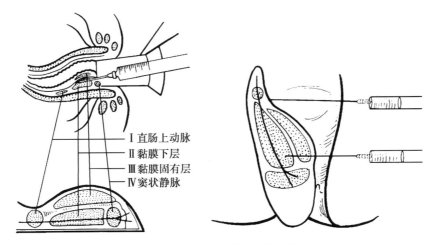

图12-7 四步注射法注射部位

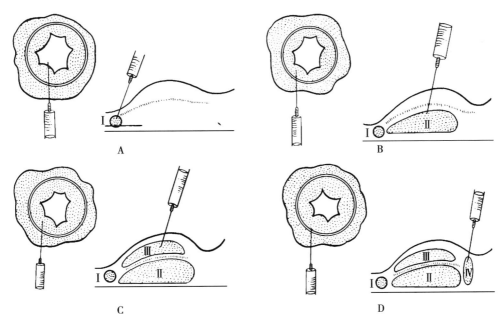

图12-8 四步注射法分解示意图

A.第一步:直肠上动脉区注射;B.第二步:痔黏膜下层注射;C.第三步:痔黏膜固有层注射;D.第四步:窦状静脉下极注射。

第一步:直肠上动脉右前、右后和左侧分支注射。于母痔上极0.2cm进针,相当于直肠上动脉右前分支进入痔块搏动点处,进针至黏膜下层深部,边退针,边注药。3个母痔上极分别注射4ml,共12ml。

第二步:母痔的黏膜下层注射。先在母痔中心进针,入黏膜、黏膜固有层、黏膜肌层、黏膜下层深部,针尖接触肌层有抵抗感,不要刺入肌层,稍退针尖开始注药,药量稍大于痔体以痔块呈弥漫性肿胀为宜,每个内痔分别注射4~6ml,即完成第二步。

第三步:黏膜固有层注射。当第二步注射完毕,再缓慢退针往往有一落空感即到黏膜固有层,注药,药量为第二步的1/3,以痔黏膜呈水疱状,血管网清晰为度,即完成第三步,退针出来,每个母痔2~3ml。

第四步:右前、右后和左侧的窦状静脉下极注射。在母痔下极齿状线上0.1cm处进针,至黏膜下层深部的窦状静脉区,每痔块注4ml,三个共注药12ml。

注射完毕,用指腹反复揉压注药部位,使药液均匀散开。总药量50~70ml,送回肛内,外敷纱布固定。

注意事项与术后处理:同芍倍注射液。

3) 聚桂醇注射液:为无色澄明液体,黏稠度较低,摇动时有少量泡沫产生,是国际公认的临床应用最为广泛的理想硬化剂,而且局部注射治疗操作简单、创伤小、不良反应少。注入内痔黏膜下、基底部或痔核,可对内痔黏膜下层及痔核内的静脉及小动脉产生化学消融,迅速破坏血管内皮细胞,使作用部位的纤维蛋白、血小板、红细胞聚集、沉积,形成血栓;同时由于药品的化学作用使内痔静脉团及周围黏膜组织产生无菌性炎症,引起内痔静脉团及黏膜下损伤,纤维细胞增生,血栓纤维化,以达到使内痔静脉团缩小、萎缩的效果。由于纤维化形成,可将松弛的黏膜借纤维组织重新悬吊在下方的肌壁上,防止黏膜再次脱垂。

适应证:①Ⅰ~Ⅲ期内痔、静脉曲张性混合痔。②肛门反复手术严重影响功能,不能再次手术。③高龄、高血压、糖尿病和重度贫血、不能耐受手术的内痔患者。④痔结扎术、套扎术等其他肛肠手术后的辅助治疗。⑤直肠前突、直肠内套叠。

禁忌证:①任何外痔及有并发症的内痔(如栓塞、感染或溃疡等)或嵌顿痔。②有出血倾向、严重心脑肺疾患、肝肾功能衰竭或合并有精神障碍者。③对聚桂醇硬化剂过敏者。④妊娠前3个月和妊娠第36周者禁用。

操作方法:同芍倍注射液。

注意事项:①注射前观察痔核全貌,了解痔核部位、数量、大小;②痔核上方注射,应将针深插至黏膜下层,避免造成肛管狭窄;③痔核上方注射,要避免过深刺入肠壁肌;④注射量不宜过大,超量易引起组织坏死、溃疡形成;⑤合并有血栓、感染、溃烂的内痔禁忌注射硬化剂。

4) 矾藤痔注射液:是彝医治疗痔病经典用药,主要成分为赤石脂、白矾、黄藤素。具有"双重固脱,治脱不留瘀"的优点。

适用于内痔、混合痔的内痔部分及直肠脱垂的治疗。

操作方法:

内痔或者混合痔的内痔部分:①配药方法:矾藤痔与1%利多卡因1:1配比。②患者取侧卧位(或截石位),聚维酮碘棉球消毒肛门及周围。③置入肛门镜,显露齿线上下,将内痔部分置于直视下;聚维酮碘棉球反复清洁消毒下段直肠及痔疮表面。④痔核中部进针,到达痔核后轻轻晃动针头,确认未注射入肌层;回抽无回血,确认未刺入血管,注射药液使痔呈弥漫性泛黄为度。

直肠脱垂:①药液配制同内痔注射液;②操作步骤同直肠黏膜下点状或柱状注射和直肠周围间隙注射术。

直肠内痔核底局部封闭注射,每一痔核注入0.3~0.7ml(视痔核大小而定),一般一次可注射完毕。

注意事项与术后处理:同芍倍注射液。

(2) 内痔套扎术:适用于单发或多发Ⅱ~Ⅲ期内痔。

操作方法:

1) 钳夹套扎法:①先将胶圈套在一把血管钳上转轴部,再用另一把血管钳夹住胶圈侧壁。②在两叶肛镜扩张直视下,牵出内痔,张开带有胶圈的血管钳,夹住内痔基底部,并在钳下近齿线处剪一0.3cm小切口,便于胶圈嵌入不致滑脱,并有减压作用。③再将夹持胶圈侧壁的血管钳,拉长胶圈,绕过夹持内痔血管钳尖端,套在痔基底部嵌入小切口内,随即松开卸下夹持内痔基底部的血管钳,胶圈弹性收缩而起勒割作用(图12-9)。

2) 器械套扎术:母痔上黏膜柱状弹力线套扎术(CMH),该术式强调弹力线与弹力胶圈的配合使用,根据临床诊断可任选其一,满足不同套扎需求,能够避免套扎吻合术一系列并发症,创面小、愈合快、无痛苦、无肛门狭窄,避免了胶圈滑脱、脱落期出血(图12-10)。

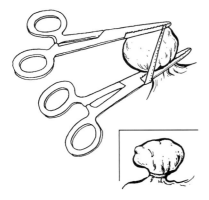

图 12-9　钳夹套扎术

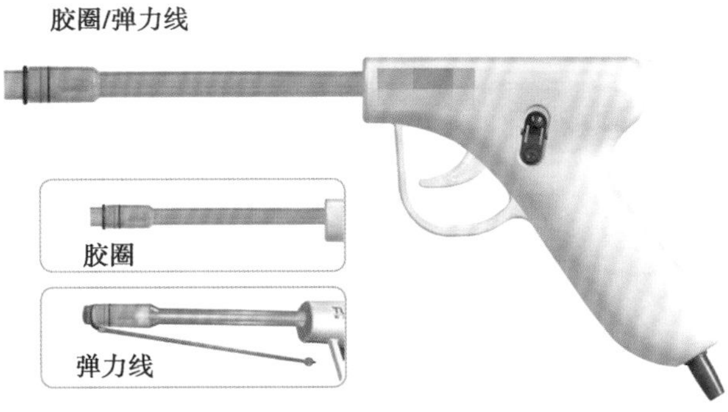

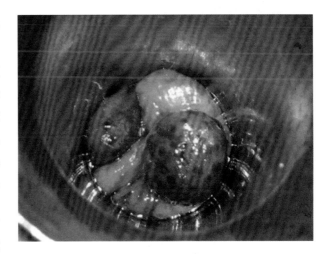

图 12-10　一次性使用肛肠套扎器

适应证:①Ⅱ~Ⅳ期内痔、混合痔的内痔部。②直肠前膨出。③直肠黏膜内脱垂。④低位直肠息肉。⑤嵌顿水肿型外痔、肛管直肠炎症水肿期者禁用。

操作方法:备好一次性使用肛肠套扎器(CMH),包括套扎枪、配套肛门镜、胶圈和弹力线。患者取左侧卧位或截石位。①肛门镜检查确定母痔,左侧指诊触及痔上动脉搏动点,即套扎点。②根据临床诊断,弹力线与胶圈可任选其一或同时使用。③利用专用套扎配套肛门镜,连接套扎器和负压机,对准套扎点套扎,注意吸入组织不宜过红标线。④根据痔核脱出程度和套扎上吊的距离确定套扎点数,一般不超过 3 枚,沿痔动脉呈柱状套扎为宜,由上到下套扎组织由大变小。⑤检查可见胶圈套扎的痔核呈暗紫色,套扎成功(图 12-11)。肛内填以油纱条或塞入痔疮栓。⑥套扎完成后,每枚内注射 0.5~1ml 消痔灵注射液,既防止胶圈脱落又减少出血。⑦直肠前壁使用胶圈套扎,不宜使用弹力线。套扎术主要靠胶圈的弹性收缩力勒割内痔,阻断其血运而产生缺血性坏死,内痔脱落创面修复而治愈,故乳胶圈最好,其勒割较紧,不会因痔体较小而自行滑脱。

图 12-11　套扎基底部

(3)内痔结扎术:适用于各期内痔。

操作方法:

1)单纯结扎法:①麻醉后扩肛,分叶镜下,暴露内痔查清内痔部位、大小、数目。②以血管钳夹住内痔牵出肛外,再以血管钳夹住内痔基底部,在钳下齿状线下剪开 0.5cm 减压切口,以防术后水肿。再以 7 号丝线在钳下绕减压切口单纯结扎,打一紧张结。若不紧可行双重结扎。③被结扎痔块较大,可用多把血管钳排列钳夹压缩成片状后剪除,以免过大术后堵塞肛门产生坠胀感。④处理 3 个以上痔块时,可在肛后部延长减压切口内挑出部分内括约肌和外括约肌皮下部并予以切断,如此形成一个 V 形顺直坡状创口(图12-12),以利术后引流。松解括约肌可避免术后肛门疼痛和狭窄。如有出血即结扎止血或嵌入止血纱布。⑤重新消毒肛门和直肠,并在每个痔结扎线下和创口下注射亚甲蓝长效镇痛剂,再以止血纱布嵌入切开 V 形创腔,以凡士林纱条填入直肠内,外用塔形纱布压迫,丁字带固定。

2)8 字形贯穿结扎术:①以止血钳夹住内痔基底部牵出肛外,用圆针 7 号丝线在止血钳下方贯穿基底中部缝合 1 针。接着绕钳尖于钳下再贯穿缝合 1 针。注意不能穿入肌层。收紧缝线,松开止血钳,8 字形结扎,以免结扎线滑脱而出血,剪去多余丝线。②同法贯穿结扎其余痔核,各结扎点间至少保留 1cm 的

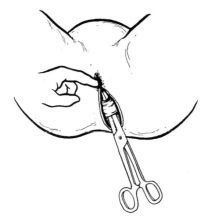

图 12-12 挑出并切断括约肌

正常黏膜。③同内痔单纯结扎法的④⑤步。

注意事项：①所有内痔可一次全部结扎,钳夹痔核时一定要钳夹在基底部,不能遗留痔组织。②结扎务必牢固,否则有脱线或坏死不全之虞。③因注射麻药较多,在齿线上出现苍白色水疱突出者,并非内痔,不需结扎。④贯穿结扎时,缝针不宜过深,以免脱落后引起出血。⑤同时结扎3个以上内痔时,一定要松解肛门括约肌,防止术后疼痛和狭窄。同时结扎残端压缩后剪除,以减轻患者术后堵塞感。

术后处理：①吃半流食2~3天,术后口服抗菌药物防止感染。②保持大便通畅,适当口服润肠通便药,必要时开塞露注肛排便。③每次便后熏洗坐浴,换药或塞入痔疮栓。④术后排便困难便条变细、肛门变窄者应定期扩肛,每周1~2次至正常为止。

(4) 内痔切除术(闭式手术)：适用于Ⅱ~Ⅲ期内痔。

操作方法：

1) 消毒后,肛镜下暴露内痔,查看数目、大小和范围。

2) 用止血钳在齿线上0.2cm处钳夹痔根部,钳下贯穿缝合2~3针,保留缝线。

3) 在钳上切除内痔,松开痔钳,结扎缝线。依据同法切除内痔3~5个,检查创面,止血。

4) 检查无出血,无肛门狭窄,肛内填以凡士林纱布引流,外敷纱布,包扎固定。

注意事项：先结扎缝合,再切除内痔,可避免切除后黏膜缝合不全,导致术后出血和感染;缝合黏膜时可包括一部分内括约肌,起固定肛垫作用;要保证切除后2个内痔间黏膜无张力。

术后处理：术后1~2天进流食,以后改为普食;术后控制排便1~2天,第二天起服用通便药物,避免用力排便引起疼痛、出血;第二天起熏洗,坐浴,每天2次,换药或塞入痔疮栓;酌情应用抗菌药物、镇痛剂。

(5) 嵌顿性内痔手术：适用于嵌顿或绞窄性内痔,用手法不能复位,剧痛难忍,水肿严重,血栓形成者。

操作方法：

1) 在水肿或疑有血栓部位可触到硬结,作一放射状切口减压后,摘除全部血栓,水肿逐渐皱缩而至消失,内痔有时随之回缩复位。

2) 根据复位后内痔部位、大小和数目施行内痔结扎术。

术后处理：同内痔结扎术。

(6) 痔上黏膜结扎悬吊术：吻合器痔上黏膜环切术(PPH术)治疗脱出性Ⅲ~Ⅳ期内痔、混合痔、环形痔,操作简便,手术时间短,痛苦小,出血少,近期疗效较好。但手术使用一次性吻合器,价值昂贵。为此,笔者根据PPH手术的原理,借鉴直肠黏膜排列结扎治疗直肠脱垂的经验,参考内痔手术结扎直肠上动脉和消痔灵注射液四步注射术第一步注射直肠上动脉分支的方法,设计成痔上黏膜结扎悬吊术。其手术机制为：结扎痔上黏膜,使松弛的黏膜缩紧,将内痔向上悬吊回位,同时结扎直肠上动脉的各分支,阻断内痔曲张静脉的血液供给,使内痔逐渐萎缩。结扎线上下注射芍倍注射液可使黏膜与肌层黏膜固定,防止直肠黏膜再松弛下移。

适用于Ⅲ~Ⅳ期内痔、环形内痔。混合痔血栓形成、嵌顿痔者禁忌。

操作方法：

1) 直肠腔内及黏膜严密消毒。麻醉后扩肛,使内痔及痔上黏膜尽量脱出。

2) 用二叶肛镜撑开肛门,在母痔上黏膜以止血钳夹起,在钳下再钳夹。用7号丝线在钳下行单纯双重结扎或贯穿缝扎,切除钳夹起的黏膜。结扎后能通过两横指为度。

3) 在结扎线上下注射1:1消痔灵注射液至发白为度,将内痔送回肛内。外痔部分行单纯切除。肛内填以痔疮栓术毕。

2. 外痔手术

（1）血栓外痔摘除术:有手指挤压摘除术和分离摘除术两种方法。适用于血栓性外痔须保守治疗1周,尚未吸收,而且症状加剧者,或血栓太大不易吸收者。

操作方法:

1）患侧卧位或截石位,手指挤压摘除术适用于血栓单纯孤立与周围无粘连者,局麻成功后,在血栓痔体正中作一梭形小切口,用剪刀切开血栓顶部皮肤,即可见暗紫色的血栓,用手指由切口两侧挤压血栓使其排出。切口用凡士林纱条覆盖,无菌纱布压迫,包扎。

2）分离摘除术适用于血栓较大且与周围粘连者或多个血栓者。常规消毒,局麻成功后,在痔体正中部作梭形切口,剪开血栓表面皮肤,用组织钳提起创缘皮肤,剪刀或小弯钳沿皮下和血栓外包膜四周分离血栓,完整游离出血栓。摘除血栓后,修剪创缘皮肤成梭形创口,以免术后遗留皮垂,油纱条嵌入创口,外敷纱布包扎。也可缝合1~2针,一期愈合。

注意事项:

1）注意不要将血栓外包膜剥破。

2）分离血栓时勿夹持栓体,以免包膜破裂,剥出不全。

3）若血栓大,皮赘多,可切除部分皮肤,以免术后遗留皮赘。

4）术中必须仔细操作,特别对小血栓更不能遗漏,以防止复发。

术后处理:

1）口服抗菌药物预防感染。

2）每便后熏洗坐浴,换药。

3）如果缝合后无感染能Ⅰ期愈合,7天拆线。

（2）外痔切除术:适用于结缔组织性外痔,炎性外痔,无合并内痔的静脉曲张性外痔。

操作方法:

1）患侧卧位或截石位。如为结缔组织性外痔、单发炎性外痔,钳夹提起外痔皮肤做一V形切口,用剪刀沿外痔基底部连同增生的结缔组织于钳下一并剪除。撤钳观察有无出血,创面开放。对小外痔可直接剪除。

2）如为静脉曲张性外痔,则用血管钳夹住外痔外侧皮肤做一V形切口,提起痔块沿两侧切口向上剥离曲张静脉丛,至肛管时则缩小切口,尽量保留肛管移行皮肤。剥离至齿状线附近,钳夹后于钳下以丝线结扎,防止出血。修整皮缘,整个创口呈V形,以利引流。油纱条嵌入创腔,敷纱布包扎固定。

注意事项:多发性外痔,在切口之间要保留足够皮桥,宽约3mm,使切口不在同一平面上,以免形成环状瘢痕而致肛门狭窄。用剪刀分离痔组织时,不要分离过深,以免损伤括约肌。

术后处理:便后熏洗坐浴,换药至愈合。预防便秘。

（3）外痔切除缝合术:适用于静脉曲张性外痔、结缔组织性外痔。合并感染的血栓性外痔、炎性外痔者禁忌。

操作方法:患侧卧位或截石位。对静脉曲张性外痔,指法扩肛,使肛门松弛,仔细检查外痔的大小、范围和数量,设计切口部位,沿静脉曲张的外缘作弧形切口至皮下,用尖剪刀沿切口向肛管方向潜行剥离曲张的痔静脉丛,并全部剔除,电凝、钳夹或结扎止血。修剪切口皮肤,用4号丝线间断缝合切口,同样方法处理另一侧静脉曲张性外痔。局部用乙醇消毒,无菌敷料加压包扎。对结缔组织外痔,钳夹痔组织轻轻提起用剪刀沿皮赘基底平行剪除之。修剪两侧创缘使呈梭形,用丝线全层间断缝合。聚维酮碘消毒,加压包扎。

注意事项:术中操作要仔细,要剥净痔静脉丛,防止术后复发。止血要彻底,防止血肿形成。注意缝合切口时应将皮肤和皮下组织一起缝合,不留无效腔。尽量保护正常皮肤,勿切除过多。皮赘宜于基底平行剪除,勿剪除过深。

术后处理:流质饮食1天,少渣饮食1天,以后改普食。控制大便两天,必要时服复方樟脑酊每次

10ml。每天3次,连服2天。以后要保持大便通畅,便后熏洗坐浴。常规换药,保持创面干燥,5~7天拆线。口服抗菌药物3天。

3. 混合痔手术

(1) 外剥内扎术:外剥内扎术是临床上常用的术式之一,是在Milligan-Morgan外切内扎术和中医内痔结扎术基础上演变而成。

适用于单发或多发性混合痔。内外痔者禁忌。

操作方法:

1) 患者取截石位。常规消毒,铺巾,指法或分叶肛镜扩肛后,将混合痔的内痔部分翻出肛外。

2) 外痔边缘处做V形皮肤切口(图12-13),在皮下静脉丛与括约肌之间剥离曲张的静脉团和增生的结缔组织至齿状线下0.3cm(图12-14);如外痔部分为结缔组织性,不需要剥离,直接切开至齿状线处,称为外切内扎术。

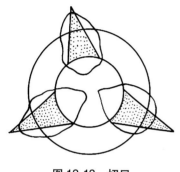

图12-13　切口

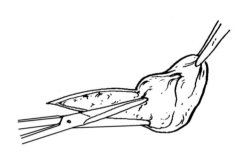

图12-14　剥离外痔

3) 用弯止血钳夹住内痔基底部,在钳下7号丝线双重结扎或8字贯穿结扎(图12-15)。

4) 将外痔连同已被结扎的内痔残端切除。依同法处理其他2~3个痔块(图12-16)。

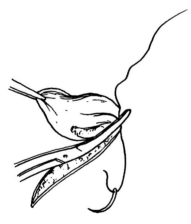

图12-15　钳起内痔缝合结扎

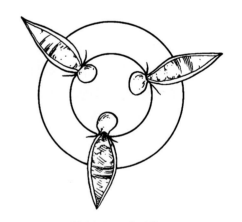

图12-16　术后情形

5) 如为多发混合痔,将两外痔切口间皮桥下方用止血钳钝性分离,使之相通,并摘除曲张的痔静脉丛,防止术后水肿。

6) 在内痔结扎线下及切口边缘注射亚甲蓝长效镇痛剂。切口开放,外敷塔形纱布压迫,丁字带固定。

注意事项:在每个外剥内扎的切口中间要保留健康黏膜和皮肤桥0.5~1.0cm,以防肛门狭窄。结扎后痔核残端不要在同一个平面上。勿结扎过多黏膜,勿切除健康皮肤。外痔剪切剥离时,勿超过齿状线以上,最好在齿状线下0.3cm处,否则残端容易出血。同时也勿结扎过多肛管皮肤,否则术后引起剧烈疼痛。

术后处理:进半流食2~3天。口服广谱抗菌药物或甲硝唑预防感染。每便后熏洗坐浴,换药至愈合。

保持大便通畅,口服润肠通便药物,如麻仁软胶囊、乳果糖口服溶液(杜密克)、首荟通便胶囊等。

(2) 外剥内扎松解术:在外剥内扎术的基础上,于左后位或右后位切断部分肛门括约肌。将外痔部分剥离,内痔部分结扎,同时切断部分括约肌,预防肛管狭窄、肛缘水肿或术后因括约肌痉挛引起的疼痛,从而达到治愈的目的。

适用于多发混合痔,虑及术后可能出现痉挛性疼痛及肛管狭窄者。

操作方法:1~4 步同外剥内扎术。处理 3 个以上痔块时,可在肛后部的外痔切口内挑出部分括约肌和外括约肌皮下部并予以切断(见图 12-12),如有出血即结扎止血或嵌入止血纱布。

注意事项:

1) 在每个外剥内扎的切口中间要保留健康黏膜和皮肤桥 0.5~1.0cm,以防肛门狭窄。

2) 外痔剪切剥离时,勿超过齿状线以上,最好在齿状线下 0.3cm 处,否则残端容易出血。同时也勿结扎过多肛管皮肤,否则术后引起剧烈疼痛。

3) 内括约肌位置在齿状线以下,括约肌间沟以上,其颜色为白色,应分清解剖结构后再予以切断。

4) 松解肛门括约肌时,切口尽量选择在左后位或右后位,且保持切口引流通畅。

术后处理:进半流食 2~3 天。口服广谱抗菌药物或甲硝唑预防感染。每便后熏洗坐浴,换药至愈合。保持大便通畅,口服润肠通便药物,如麻仁丸等。

(3) 外剥内扎悬吊术:2003 年李春雨教授根据 PPH 手术的原理,利用外剥内扎和直肠黏膜结扎相结合而设计的术式。其手术原理是在外剥内扎术基础上,再结扎痔上直肠黏膜,可使松弛的黏膜缩紧,将结扎后的内痔上提,改善痔脱出症状,同时结扎直肠上动脉的各分支,阻断内痔曲张静脉的血液供给,使内痔逐渐萎缩。

适用于以脱出为主要症状的混合痔、嵌顿痔、环形混合痔。

操作方法:

1) 肛周及直肠腔内及黏膜严密消毒。麻醉后扩肛,使内痔及痔上黏膜尽量脱出。

2) 先将外痔剥离切除,内痔结扎,方法同外剥内扎术。

3) 用二叶肛门镜撑开肛门,在已结扎的内痔上方 1~2cm 处,将松弛的直肠黏膜以止血钳夹起,另一把在钳下再钳夹。

4) 用 7 号丝线在钳下行单纯双重结扎或贯穿缝扎,切除钳夹起的直肠黏膜。

5) 处理 3 个以上痔核时,可在肛后部的外痔切口内切断部分内括约肌和外括约肌皮下部并予以切断图。

6) 结扎后能通过两横指为度。术毕肛内填以痔疮栓 1 枚。

注意事项:

1) 保留组织皮下静脉丛应尽量剥离干净,以防保留肛缘水肿。

2) 如为多发混合痔,将两外痔切口间皮桥下方用止血钳钝性分离,使之相通,并摘除曲张的痔静脉丛,防止术后水肿。

3) 结扎高度根据脱垂而定。结扎直肠黏膜时,一般掌握在内痔的上方 1~2cm 处,切在同一纵轴上,以增加上提效果。

4) 黏膜结扎数量应根据脱垂痔核数量而定。

5) 手术结束前要行直肠指诊,以证实无肛门狭窄。

术后处理:

1) 嘱患者当日勿排大便,以防创面出血。

2) 多吃蔬菜和水果,防止大便干燥。如排便困难,必要时开塞露 2 支注入肛内。

3) 排便后以痔疾洗液或痔科浴液洗伤口,肛内填痔疮栓 1 枚,创面外敷马应龙麝香痔疮膏。

4) 直肠轻度狭窄可定期扩肛,直到排便通畅为止。

5）术后1周结扎黏膜自动脱落。黏膜脱落后观察痔块有无萎缩。

（4）混合痔切除术：此术有开放式和封闭式两个术式。前者是 Solmoa 于1988年在前人的基础上发展而成的，分别由 Miles（1919）、Milttgan 和 Morgan（1937）加以改良。切口开放不易感染，操作简便手术时间短，效果良好并发症少。Bacon（1949）和 Turell（1952）提出封闭式切除术。Stone（1916）和 Parks（1956）提出半封闭术式。这些术式国外还在继续应用，国内采用和报道的较少，故不详述。

（5）混合痔保留齿线术：1991年温州金定国设计保留齿状线的术式治疗混合痔，避免了肛门狭窄及大便困难等后遗症的发生。适用于混合痔，特别静脉曲张性混合痔。

4. 环形痔手术

（1）分段结扎术：1970年张有生教授采用分段结扎术治疗环形混合痔，收到较好效果。

适用于环形内痔、环形外痔、环形混合痔、嵌顿性混合痔。

操作方法：

1）显露：常规消毒，铺巾。令患者努臀增加腹压使痔全部脱出肛外，如不能脱出，以肛镜扩肛使括约肌松弛，再以4把组织钳夹住肛缘使痔外翻，暴露出母痔、子痔部位、大小及数目，以便设计分段。

2）分段：以母痔为中心，共分3~4段。在各段之间的皮肤和黏膜以两把血管钳夹住，内臂夹到健康黏膜，外臂夹到健康皮肤，在两钳间切开皮肤和黏膜至钳尖再将黏膜和皮肤缝合一针。在另一段间同法切开和缝合一针则完成分段，使环形相连的痔分成3~4个孤立的痔块（图12-17）。

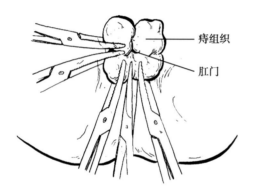

图 12-17 两痔核间剪开进行分段

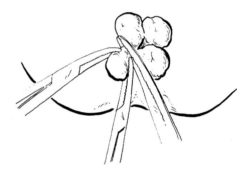

图 12-18 横行钳夹已分段的内外混合痔

3）结扎：左手将孤立痔块及两侧血管钳牵起并向外翻，内痔较大时用血管钳夹住内痔向外牵出。右手用大弯血管钳，横行钳夹内外痔基底部，卸下两则血管钳（图12-18）。于大弯血管钳下行8字贯穿缝合结扎，必要时再加双重结扎（图12-19）其他各段同法缝扎，残端压缩后多余部分于钳上剪除（图12-20），残端不能过短呈半球状，以免结扎线滑脱而致出血。有的在门诊手术怕结扎线脱落后出血，结扎压缩后不切除一部分，但因结扎再紧动脉血尚能通过而静脉血不能通过而瘀血，肿胀明显由于结扎痔块张力过大，结扎线被撑松不易脱落。

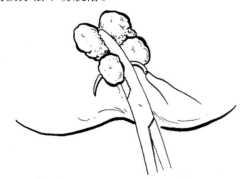

图 12-19 钳下8字贯穿缝合

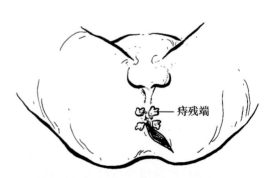

图 12-20 剪除痔的残端，松解括约肌

痔残端

4）松解括约肌：在肛门后部偏一侧的分段处延长切开皮肤长约2cm，经此切口挑出内括约肌和外括约肌皮下部，以手术治疗机针刀烧灼割断，以免断端回缩出血。

5）注射镇痛剂：重新消毒后，牵起残端，在各段痔结扎线黏膜下，注射亚甲蓝长效镇痛剂，创腔填以止血纱布，丁字带勒紧固定。

注意事项：横行钳夹时，血管钳多夹内痔，少夹外痔下健康皮肤，血管钳外翻，使内痔向外翻夹住内外痔基底部，以免术后黏膜外翻。松解括约肌要充分，以肛门能容纳两横指为度，以防术后瘢痕挛缩而致肛门狭窄。结扎痔块保留残端不应过短，且于全部结扎后再行剪除，否则结扎线易滑脱。

术后处理：半流食3天。口服抗菌药物或甲硝唑，预防术后感染。多吃蔬菜和水果，适当选用润肠通便药物，以利排便。每次便后熏洗坐浴，换药，10天左右逐个脱落。术后7~10天应避免剧烈活动，防止大便干燥，以防痔核脱落而造成继发性大出血。术后10天左右指检如有肛管狭窄，定期扩肛。分段处皮肤黏膜缝线不能自脱可拆掉。

（2）分段齿形结扎术：适应证同分段结扎术。

操作方法：

1）根据痔核的形态，设计好痔核分段以及保留黏膜桥和肛管皮桥的部位与数量，一般保留3~4条黏膜桥和皮桥，每个痔段间，应保留0.2~0.5cm宽的黏膜桥和皮桥。黏膜桥和皮桥尽可能保留在痔核自然凹陷处，并呈分布均匀。

2）将设计中的一个痔核，在内痔基底部的直肠上动脉区用圆针丝线贯穿结扎。再在相应的外痔部分做放射状梭形切口至肛缘，肛管内切口应平行于肛管。若外痔部分为静脉曲张，可做潜行剥离外痔静脉丛至齿状线上0.5cm，尽量减少对肛管皮肤的损伤。用弯钳夹住内痔基底部，再用贯穿结扎直肠上动脉的丝线，在钳下结扎内痔。使痔块下端分离处与内痔上端结扎顶点的连线呈曲线状，以保证内痔脱落后创面呈齿形。结扎后剪去大部分痔块。依同法处理其他痔块。修整创缘，适当延长切口。

3）肛管紧缩的病例，可于肛管后正中切开，并切断内括约肌下缘。切口填以凡士林纱条，外敷纱布，丁字带固定。

（3）改良分段结扎术：适应证同分段结扎术。

操作方法：

1）扩肛将各痔核牵开，充分暴露，观察痔核分叶分布情况，设计分段计划。将相邻两痔体分叶间用剪刀向齿状线方向剪入至正常皮肤黏膜处，4号丝线对合缝一针，再向两侧弧形边切边缝各一针，其他痔核按同法处理完成分段。

2）选择左、右前、右后的母痔，按通常的外剥内扎法处理，结扎蒂略高于子痔，齿状线下肛管皮肤作V形减压切口。子痔采用弧形结扎，用尖头刀片将外痔皮赘与正常皮肤交界处稍加切开。用弯血管钳弧形钳夹子痔基底部，尽量将内痔黏膜外翻夹入，不使残留，7号丝线结扎、结扎平面略低于母痔，形成齿状结扎。

3）以示中指伸入肛内，探测肛管松紧度，以容纳两指为度。如肛管紧窄，可在侧方或后方切断部分括约肌。

4）创缘皮内点状注射亚甲蓝、利多卡因长效镇痛剂。肛内塞入痔疮栓或凡士林纱条，创面盖以吸收性明胶海绵。外敷纱布包扎。

（4）外切除内缝扎术：缝扎内痔及其上方部分直肠黏膜，提高肛管原位，固定肛垫，然后再切除突出的外痔。适用于脱垂明显的环状混合痔。

操作方法：按肛门直肠缝合伤口术前准备，在齿线以上将脱垂的内痔及其以上的部分直肠黏膜用10号丝线缝扎。将突出的外痔于齿线下0.5cm行小梭形切口切除，用同样方法处理其他混合痔，注意其间保留正常皮肤。

注意事项：缝扎内痔时，尽量上提内痔及其上方黏膜，以便上提固定肛垫。外痔的切口不宜过大，既利于引流又可避免手术切口疼痛及愈合缓慢。

术后处理:术后 3 天进半流食,后改普食。控制排便 3 天,第 3 天起服润肠通便药,软化大便。为预防伤口感染,可服用抗菌药物 3~5 天。多吃蔬菜和水果,适当选用润肠通便药物,以利排便。术后 7~10 天应避免剧烈活动,防止大便干燥,以防痔核脱落而造成继发性大出血。术后 7~10 天拆线,若有感染迹象时及时拆线,按开放创口处理。术后 10~14 天直肠指诊如有肛管狭窄、定期扩肛。

(5)内贯穿结扎,外双半环切除缝合术:将大的内痔缝扎,外痔半环状切除缝合,保留齿状线,防止肛门狭窄。适用于绕肛周一圈的环形混合痔。

操作方法:

1)处理内痔:按肛门缝合手术术前准备,先行肛门后位四指扩肛术。然后用大弯血管钳夹住大的内痔痔核,以 10 号丝线于钳下贯穿结扎,小的痔核则行黏膜下硬化剂注射。

2)处理外痔:剪除 12~5 点多余的外痔,剥离血栓及外痔静脉丛,使创面呈半月形。然后以 1 号丝线间断缝合,同法处理 6~11 点外痔。

注意事项:

1)处理内痔时,各痔核间要留有足够的(最少 0.5cm)黏膜桥,以保持黏膜和基层的原有弹性。

2)处理外痔时,要彻底摘除皮下静脉团,以防术后水肿。

3)术毕须检查肛管紧张度,若二指不能顺利通过,应着力在肛管后正中位再次扩肛,扩断黏膜层及部分内、外括约肌,并充分止血。

(三)微创技术

1. 吻合器痔上黏膜环切术(procedure for prolapse and hemorrhanihs,PPH)　亦称吻合器痔固定术,痔上黏膜环切钉合术。其手术原理是使用特制的手术器械和吻合器,环形切除齿状线上方宽约 2cm 的直肠黏膜及黏膜下层组织后,再将直肠黏膜吻合,使脱垂的肛垫向上悬吊回缩原位,恢复肛管黏膜与肛门括约肌之间的局部解剖关系,消除痔核脱垂的症状,起到"悬吊"的作用(图 12-21);同时切断直肠上动静脉的终末支,减少痔核供血量,使痔核逐渐萎缩,解除痔核出血,起到"断流"的作用(图 12-22)。此手术在肛周皮肤无切口、保留肛垫,故术后疼痛较轻、住院时间短、控排能力不受影响,无肛门狭窄和大便失禁等并发症。

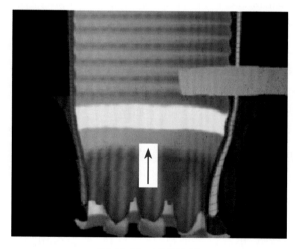

图 12-21　悬吊作用

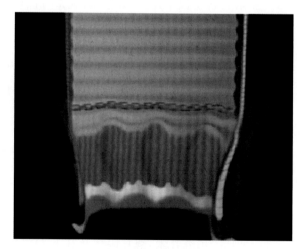

图 12-22　断流作用

适应证:Ⅱ~Ⅳ期环形内痔、多发混合痔、嵌顿痔、以内痔为主的环形混合痔;Ⅰ~Ⅲ度直肠前突、直肠黏膜脱垂、直肠内套叠。

禁忌证:一般不用于孤立的脱垂性内痔。

术前准备:同常规痔手术。

器械准备:特制的 PPH 吻合器、肛管扩张器、肛镜缝扎器和带线器(图 12-23),2-0 可吸收肠线。

操作方法:

1) 骶管麻醉或双阻滞麻醉后患者取截石位或折刀位。用聚维酮碘常规消毒会阴部皮肤和肠腔(女性患者同时做阴道消毒),铺巾。判断内痔的位置、大小、脱出程度。以肛管扩张器内栓充分扩肛。

2) 肛管内置入特制肛管扩张器,取出内栓并加以固定(图 12-24),使脱垂的内痔落入肛管扩张器后面。寻找齿状线的位置,用纱布将外痔尽量向肛内推送,减少术后残留皮赘。

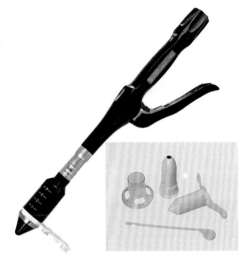

图 12-23　一次性使用管型痔吻合器

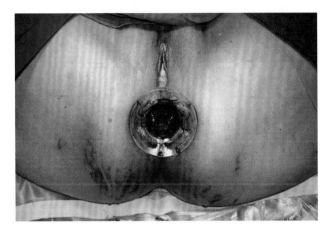

图 12-24　固定肛管扩张器

3) 通过肛管扩张器将肛镜缝扎器置入,缝针高度在齿状线上方2~3cm 处用2-0可吸收肠线自3点处开始顺时针沿黏膜下层缝合一周,共5~6针(图 12-25),接着在第一荷包线下方 1cm 处,自 9 点处顺时针做第二个荷包缝合,女性患者应注意勿将阴道后壁黏膜缝入。荷包缝线保持在同一水平面,可根据脱垂实际程度行单荷包或双荷包缝合。

4) 将特制的 PPH 吻合器张开到最大限度,将其头端插入到两个荷包缝线的上方,逐一收紧缝线并打结,用带线器经吻合器侧孔将缝线拉出肛外(图 12-26)。

5) 缝线末端引出后用钳夹住,向手柄方向用力牵拉结扎线,使被缝合结扎的黏膜及黏膜下组织置入 PPH 吻合器头部的套管内,同时顺时针方向旋转收紧吻合器,刻度"红线"至安全窗处,打开保险装置后击发(图 12-27)。注意女性患者一定要做阴道指诊,防止阴道直肠瘘。关闭 HCS33 状态 30 秒左右,可加强止血作用(图 12-28)。

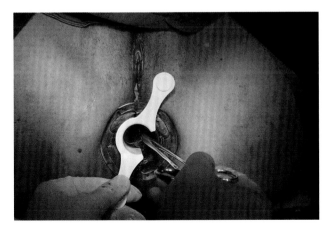

图 12-25　荷包缝合

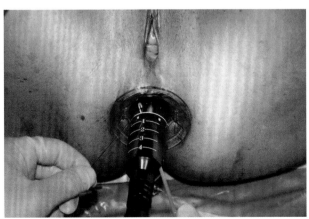

图 12-26　通过侧孔钩出缝线

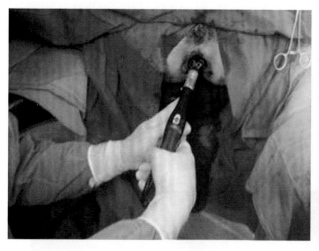

图 12-27 旋紧吻合器,刻度"红线"至安全窗处

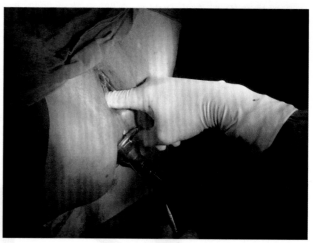

图 12-28 阴道指诊

6）将吻合器反方向旋转 360°,轻轻拔出吻合器,认真检查吻合口部位是否有出血,对于活动性出血,局部用 2-0 肠线或 4 号丝线缝合止血。切除标本送病理(图 12-29)。

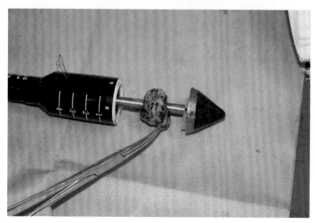

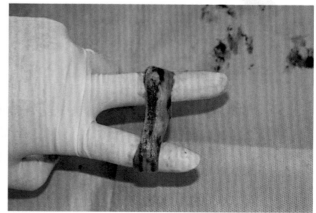

图 12-29 切除后的标本

7）外痔的处理:对于合并血栓者,可先摘除血栓,再行吻合。对于较大皮赘者,吻合后再单纯切除皮赘即可。肛内放置引流管,以利引流。

注意事项:

1）尽量不用指法扩肛,最好选用特制的环形肛管扩张器内栓进行扩肛,避免损伤肛门括约肌,同时有利于肛管扩张器置入,可减少术后反应性水肿和疼痛。

2）荷包缝合的高度应在齿状线上 2~3cm,以确保吻合口在齿状线上 1.5~2cm。若缝合过高,则对肛垫向上的牵拉和悬吊作用减弱,痔块回缩不全,影响手术效果;反之,缝合过低,易引起术后疼痛和出血,严重者会出现感觉性大便失禁。

3）荷包缝合的深度在黏膜下层,有时可达浅肌层。太浅易引起黏膜撕脱,吻合圈不完整,影响手术效果;过深则易损伤括约肌,引起吻合口狭窄或大便失禁。

4）荷包缝合时缝线一定要选择光滑的可吸收肠线或丝线,否则容易导致黏膜下血肿,引起术后感染。

5）荷包缝线保持在同一水平面,可根据脱垂实际程度行单荷包或双荷包缝合。

6）女性患者,缝合直肠前壁、关闭吻合器及吻合器击发前应做阴道指诊,检查阴道后壁是否被牵拉至吻合器内,防止阴道后壁一并切除,引起直肠阴道瘘。

7）取出吻合器后,检查吻合口,看是否完整、有无出血点。若有活动性出血点,一定要缝扎止血。对于渗血,可局部压迫止血。

8) 术后吻合处放置塑料引流管一枚,可有效降低肛管直肠内压,防止吻合口瘘,减轻腹胀,同时便于术后出血的观察。

术后处理:术后当日禁食或给流食,次日半流食2天,以后逐渐恢复普食。术后适当应用抗菌、止血药物及静脉输液,预防感染、出血。老年人或前列腺肥大者可留置导尿48小时。术后第2天口服润肠通便药物。注意观察术后出血。手术创面若有出血,应及时处理。术后24小时拔除引流管。一般观察3~7天,定期随访。术后15天指法扩肛。

术后并发症:常见的有疼痛、下腹痛、尿潴留、出血、感染。

2. 选择性痔上黏膜切除吻合术(tissue selection therapy,TST) 是在PPH手术基础上发展起来的一种痔的微创手术。通过TST的永久平行关闭和开环式扩肛器设计,可准确定位目标组织,选择性切除痔上黏膜和黏膜下层,既不损伤肛门括约肌,又保护了肛垫和非痔区黏膜组织,更加符合肛管形态和生理,有效预防术后大出血和吻合口狭窄。具有微创、无痛、损伤小、恢复快、并发症少等优点。

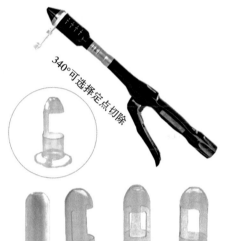

适应证:适用于Ⅱ~Ⅳ度内痔、混合痔、环状痔、严重脱垂痔;直肠前突、直肠黏膜脱垂,以及各种肛管、直肠脱垂性疾病等。

禁忌证:顽固性便秘、严重的黏膜水肿、盆腔肿瘤、门静脉高压、巴德-吉亚利综合征、妊娠妇女、儿童及不能接受手术者均不推荐使用。

器械准备:一次性管型痔吻合器及组件,包括TST吻合器,肛门镜(单开式肛门镜、双开式肛门镜和三开式肛门镜和普通肛门镜(图12-30),2/0可吸收肠线1~2根。

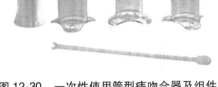

图 12-30 一次性使用管型痔吻合器及组件

操作方法:

1) 常规用聚维酮碘消毒会阴部皮肤和肠腔(女性患者同时做阴道消毒)、铺巾。

2) 充分扩肛,使肛门松弛,便于操作。根据痔核的数目和大小选择适合的肛门镜。单个痔核的用单开口肛门镜,2个痔核用两开口肛门镜,3个痔核选用三开口肛门镜,环形痔选用普通肛门镜。

3) 肛管内置入特制肛门镜,旋转肛门镜,使拟切除的痔上黏膜位于开环式的窗口内,取出内栓并加以固定。

4) 单个痔核在痔上3~4cm行黏膜下缝合引线牵引,2个痔核可分别进行两处黏膜缝合引线牵引或可用单线一次缝合两处,3个则可作分段性荷包缝合,如痔核较大脱出严重时可行双荷包引线牵引。缝合时注意仅在黏膜及黏膜下层进行,避免伤及肌层;女性患者应注意勿将阴道后壁黏膜缝入。

5) 将特制的TST吻合器张开到最大限度,将其头端插入到荷包缝线的上方,收紧缝线并打结,用带线器经吻合器侧孔将缝线拉出肛外持续牵引。

6) 缝线末端引出后用钳夹住,向手柄方向用力牵拉结扎线,同时顺时针方向旋转收紧吻合器,顺时针旋紧吻合器,脱垂的直肠黏膜通过肛门镜的窗口牵进吻合器的钉槽内。旋钮有阻力,吻合器指示窗的指针显示进入安全范围,打开保险装置后击发,完成切割和吻合。关闭30秒左右,可加强止血作用。

7) 女性患者注意缝合时或击发前,一定要做阴道指诊,防止阴道直肠瘘。

8) 逆时针旋松尾翼至最大限度,将吻合器轻轻拔出。

9) 检查吻合口部位是否有出血,对于活动性出血,局部用2/0肠线缝合止血。对于两个吻合口之间存在缝合线搭桥,则可以直接剪断(图12-31);两端凸起部分分别用止血钳夹住后,再用7号丝线双重结扎。

10）检查手术切除标本并送检病理（图 12-32）。肛内放置引流管，以利引流。

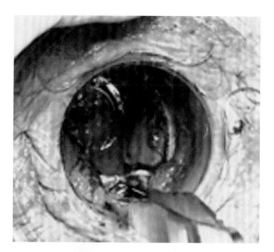

图 12-31　剪断黏膜桥

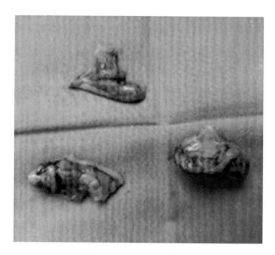

图 12-32　切除后标本

并发症：术后疼痛、出血、残留痔、血栓形成、肛门坠胀等。

3. 痔动脉闭合术（charles and regan hemorrhoids，CRH）　是利用特制的 CRH 痔治疗器将 L 角的直肠黏膜吸住，然后用一个橡皮圈把它套住，使下移的肛垫不再下移，达到彻底治愈的目的。既保护了肛垫，又不损伤肛门括约肌，不需要麻醉，门诊治疗。CRH 在甘油润滑下使肛门括约肌松弛后，局部无强烈刺激，可在无麻醉状态下进行治疗。是目前治疗痔安全可靠、使用方便、无痛快速、不需要住院、根治的好方法。

CRH 技术是利用 CRH 治疗器可终止痔静脉丛血供，向上提升肛垫组织，使松弛组织收紧，同时减少痔的动脉血供，最终使肛垫组织的 L 角成为斜角。使下移的肛垫再不下移，达到彻底治愈的目的（图 12-33）。

适应证：Ⅰ～Ⅲ内痔、混合痔、肛裂。

禁忌证：妊娠妇女、肝硬化、肛管直肠感染、应用抗凝剂者。

术前准备：硝酸甘油液 1 支或 0.125% 硝酸甘油凡士林，不需要灌肠，不需要备皮。器械：CRH 痔治疗器 1 套（图 12-34）。

操作方法：

以 11 点内痔为例：

1）不需要麻醉。患者取左侧位。常规用碘伏消毒肛周会阴部皮肤和直肠腔，铺巾。

2）嘱患者增加腹压，检查患者肛门外形是否完整，有无外痔。

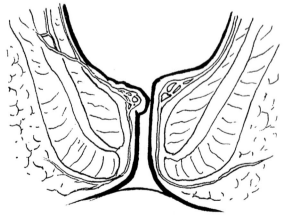

图 12-33　L 角示意图

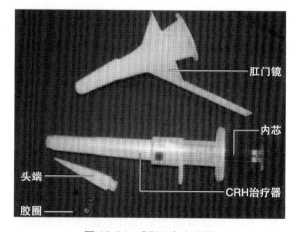

图 12-34　CRH 痔治疗器

肛门镜

内芯

头端

CRH治疗器

胶圈

3）左手示指外涂甘油少许做直肠指诊,检查直肠内有无肿块、狭窄,指套退出有无染血等。反复润滑肛管,使肛门括约肌完全放松。右手示指深入肛内仔细检查并测量肛管直肠角距肛缘的距离。

4）肛镜下检查判断内痔的位置、大小、程度,于3点、7点、11点三个内痔中选择较重的一个内痔作为治疗对象。

5）打开CRH痔治疗器,检查调试治疗器,安装胶圈。

6）左手示指顶住前位内括约肌,右手握住带有胶圈的CRH治疗器,在肛内左手示指的引导下,并与左手示指垂直方向向肛内缓慢滑入约10cm,抵达左手示指指尖处,逐渐使治疗器与肛管纵轴方向一致。再向外退出治疗器3cm至指定刻度,找到L角(治疗器上有一个刻度标志,此标志与肛缘齐平即可)。

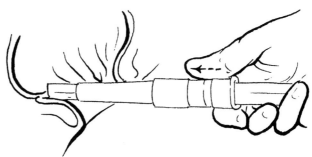

图12-35 抽吸治疗器内芯

7）将治疗器的顶端稍向11点倾斜在L角上方,调整治疗器方向使其顶端对准11点处直肠黏膜,左手固定治疗器,右手反复慢慢抽吸治疗器内芯4~5次后锁住内芯(图12-35),观察20秒,左右旋转治疗器柄部两次即可,使其充分吸住。此时患者感觉肛内坠胀感明显,但无疼痛感。

8）慢慢向外抽治疗器柄部,可听到"啪"的一声,向外拔除治疗器内芯少许,把胶圈套在被吸住的组织上,然后一并取出治疗器。

9）进行肛内指诊或肛镜下检查,了解套扎组织的情况,注意套扎的组织必须基底部小,活动度灵活。若基底部较大,可在套圈周围用手挤压周围组织,使基底部变小。

10）隔1周后再治疗3点或7点内痔。每人平均治疗3~4次为宜(图12-36)。

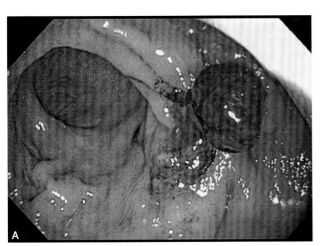
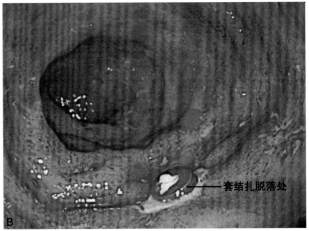

套结扎脱落处

图12-36 治疗前后比较
A. 被套住的直肠黏膜;B. 已脱落的黏膜基底部。

注意事项:甘油反复润滑肛管,使肛门括约肌完全放松;准确寻找L角的位置;放置CRH治疗器时一定要与左手示指呈垂直方向缓慢滑入肛内,逐渐使治疗器与肛管纵轴方向一致;治疗器上有一个刻度标志,此标志与肛缘齐平即可;每次只能治疗一处,间隔7~10天,需3~4次治疗,防止术后感染、出血。

术后处理:正常饮食;注意保持大便通畅;排便后用痔疾洗液清洗肛门,口服甲硝唑片预防局部感染;治疗后每隔7~10天行第二次(右后)、第三次(左下)治疗。疗程3~4周。

(李春雨)

第二节 肛 裂

肛裂(anal fissure)是指齿状线以下肛管皮肤全层破裂形成的慢性溃疡(图 12-37)。其方向与肛管纵轴平行,长 0.5~1.0cm,呈梭形或椭圆形,常引起剧烈疼痛、便血、便秘三大症状。其发病率在肛门直肠疾病中仅次于痔,位居第 2 位,可发生于任何年龄,但多见于青壮年,男女发病率无差别。肛裂多为单发,绝大多数发生于肛管的后正中线上,约 7% 位于肛管前正中,并且以女性多见,位于肛管两侧者约为 2%。肛裂发生于后正中部约占 75%,前正中部仅占 15%,前后位 8%。侧位较少见 2%,但可与后位和前位肛裂伴发。前正中位肛裂者女性多见,男女比例大约 1:10。肛裂多为单发,多发肛裂

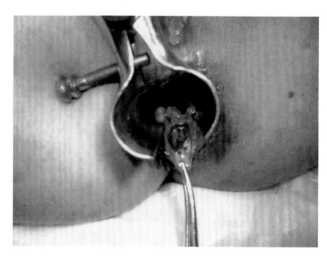

图 12-37 肛裂

少见(约占 2.6%)。若侧方有肛裂,或有多个裂口,应想到可能是肠道炎性疾病(如克罗恩病、溃疡性结肠炎及肠结核等)的早期表现。

一、病因与发病机制

肛裂与下列因素有关:①解剖因素:肛门外括约肌浅部在肛门后方形成肛尾韧带,较硬,伸缩性差,并且皮肤较固定,肛直角在此部位呈 90°,且肛门后方承受压力较大,故后正中处易受损伤。②外伤:大便干硬,排便时用力过猛,可损伤肛管皮肤,反复损伤使裂伤深及全层皮肤,形成溃疡。肛门镜等内镜检查或直肠指诊方法不当,也容易造成肛管后正中的皮肤损伤,形成肛裂。③感染:齿状线附近的慢性炎症,如发生在肛管后正中处的肛窦炎,可向下蔓延而致肛管皮下脓肿,脓肿破溃后形成溃疡,加之肛门后正中的血供较其他部位差,肛管直肠的慢性炎症易引起内括约肌痉挛又加重了缺血,致使溃疡不易愈合。

肛裂可分为急性肛裂和慢性肛裂。急性肛裂发病时间较短,色红、底浅、裂口新鲜、整齐、无瘢痕形成;慢性肛裂病程较长及反复发作,底深不整齐、裂口边缘有瘢痕形成,裂口上端的肛乳头水肿,形成肥大的肛乳头;下端皮肤因炎症、水肿及静脉、淋巴回流受阻,形成袋状

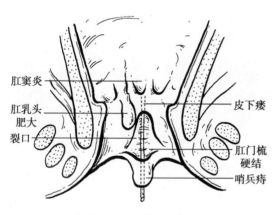

图 12-38 肛裂"三联征"

皮垂向下常有前哨痔。一般将肛管裂创、前哨痔和肛乳头肥大称为"肛裂三联征"(图 12-38)。前哨痔是因结缔组织增生和淋巴液淤积于皮下所致。慢性肛裂还可以并发肛周脓肿及肛瘘。

二、分类

肛裂的分类方法很多,依据 2013 年李春雨主编的《肛肠病学》将肛裂分为三期分类法和二期分类法。临床上以三期分类法最常用。

1. 三期分类法

(1) Ⅰ期肛裂:肛管皮肤浅表纵裂溃疡,创缘整齐,基底新鲜,色红,触痛明显,创面富于弹性。

（2）Ⅱ期肛裂:有肛裂反复发作史,创缘不规则,增厚,弹性差,溃疡基底部紫红色或有脓性分泌物。

（3）Ⅲ期肛裂:溃疡边缘发硬,基底色紫红,有脓性分泌物,上端邻近肛窦处肛乳头肥大,创缘下端有哨兵痔(裂痔),或有皮下瘘管形成(裂瘘)。

2. 二期分类法

（1）急性(早期)肛裂:可见裂口边缘整齐,底浅,呈红色并有弹性,无瘢痕形成。

（2）慢性(陈旧性)肛裂:因反复发作,底深,边缘不整齐、增厚纤维化,肉芽灰白。伴有肛乳头肥大、前哨痔及皮下瘘形成。

三、临床表现

肛裂的典型临床表现是疼痛、便血和便秘。

1. 疼痛　肛裂可因排便引起肛门周期性疼痛,这是肛裂的主要症状。排便时,粪块刺激溃疡面的神经末梢,立刻感到肛门灼痛或剧痛,便后数分钟疼痛缓解,此期称疼痛间歇期(图 12-39)。随后内括约肌出现持续性痉挛,疼痛呈剧痛,此期可持续数分钟至数小时,直至括约肌疲劳后松弛,疼痛缓解。但再次排便时,又可出现疼痛。临床上肛裂的疼痛可向会阴部、臀部、大腿内侧或骶尾部放射。

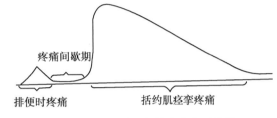

图 12-39　肛裂周期性疼痛典型曲线

2. 便血　排便时常在粪便表面或便纸上有少量新鲜血迹或滴鲜血。出血的多少与裂口的大小、深浅有关,但很少发生大出血。

3. 便秘　因肛门疼痛不愿排便,久而久之引起便秘,粪便变得更为干硬,排便时会使肛裂进一步加重,形成恶性循环。这种恐惧排便现象可导致大便嵌塞。

4. 其他　可出现肛周瘙痒、潮湿和分泌物等。

四、检查

肛裂检查比较简单,不需要特殊设备,在肛肠科门诊即能完成。但要注意,尽量不要随便用肛镜检查,避免造成患者更大痛苦和肛门撕裂伤。

1. 全身检查　主要是检查有无合并影响治疗的其他疾病,如高血压、冠心病、糖尿病、血液病和结核病等。

2. 局部检查

（1）局部视诊:肛裂患者可见肛缘前后侧的长赘皮,这在临床被形象称为"哨兵痔",是肛裂的重要标志之一。肛门的前后正中位置,轻轻把肛门牵开可以看到肛管处的裂口,注意观察裂口是否新鲜,深度如何。

（2）肛门指诊:肛裂指诊一定要轻、缓、柔。指套多放润滑油,轻轻放入肛管,感受肛管的紧张度,借此判断肛裂的严重程度。肛管张力过大,即使没有裂口,也应该治疗。陈旧性肛裂的瘢痕组织、肛乳头瘤及肛裂合并的皮下瘘都可以通过指诊来判断。

（3）肛门镜检查:如果患者可以配合,可以通过肛门镜检查直接观察肛乳头瘤大小、数目,肛管裂口深浅、位置,也可以判断肛内其他病变,手术前将病情一并交代,有利于手术前对病情的全面评估。避免医疗纠纷产生。

五、诊断

通过病史的询问,典型的疼痛间歇期和疼痛周期,局部检查可发现肛管后正中部位的肛裂"三联征"

诊断即可明确。已确诊肛裂时,一般不宜进行肛门指检及肛门镜检查,以免引起剧痛。

六、鉴别诊断

肛裂的诊断一般较为容易,但需同以下疾病相鉴别。

1. 肛管皮肤擦伤　详见表 12-1。

表 12-1　肛裂与肛管皮肤擦伤鉴别

肛裂	肛管皮肤擦伤
溃疡较深,常有前哨痔	溃疡很浅,无前哨痔
常有肛乳头肥大	无肛乳头肥大
边缘凸出	边缘平整
常有瘢痕	无瘢痕
多在肛管后正中	可在肛管外侧
病程长	病程短(仅 1~2 天)
多须外科手术治疗	可自愈,不需要手术治疗

2. 血栓外痔　突然感觉肛缘出现一肿块,伴有剧痛,行走不便,坐立不安,疼痛在 48 小时内最严重。检查早期在肛缘皮肤表面可见一暗紫色圆形硬结,界限清晰,较硬,有触痛。

3. 肛门皲裂　常为多发,裂口表浅,仅局限于皮下,疼痛轻,出血少,瘙痒症状明显,冬春季加重,夏季较轻。无前哨痔和肛乳头肥大等并发症。

4. 肛管结核性溃疡　常有结核病史,疼痛不明显,出血量极少,溃疡常位于肛管下段侧面,形状不规则,边缘不整齐,有潜行,底部呈暗灰色并可见干酪样坏死组织,无前哨痔。有白色黏液的脓性分泌物,量较多,分泌物培养可发现结核杆菌,组织活检可明确诊断。

5. 肛门皮肤癌　溃疡形态不规则,表面凹凸不平,边缘隆起,质硬,并有恶臭味和持续疼痛,病理切片可见癌细胞。

6. 溃疡性结肠炎所致肛裂　裂口一般较浅,多见于肛门两侧,常并发肛门周围炎、肛瘘和内痔。患者以脓血便、腹泻、里急后重和左下腹疼痛为主要症状。

7. 肛门部下疳　不洁性行为可引起肛门部皮肤溃疡,称为下疳。下疳有硬性下疳和软性下疳两种。硬性下疳为梅毒性溃疡。梭形,位于肛门一侧。溃疡边缘硬韧突出呈杨梅色,触诊不甚疼痛,有少许脓性分泌物。腹股沟淋巴结肿大,有时化脓。梅毒血清试验为阳性。软性下疳为一独立的性病。溃疡梭形,柔软,边缘锐利,脓性分泌物较多。此种溃疡疼痛较著,腹股沟淋巴结肿大,下疳患者均有不正当性行为史。

七、治疗

(一) 保守治疗

1. 调整饮食　对于急性新鲜肛裂,通过调整饮食、软化大便,可以缓解症状,促使裂口愈合。可增加多纤维食物,如蔬菜、水果等,增加每日饮水量,纠正便秘。

2. 局部坐浴　用温热盐水或痔疾洗液坐浴,温度 40~50℃,每天 2~3 次,每次 20~30 分钟。温水坐浴可松弛肛门括约肌,改善局部血液循环,促进炎症吸收,减轻疼痛,并清洁局部,以利创口愈合。

3. 口服药物　口服乳果糖口服溶液、首荟通便胶囊、麻仁软胶囊,使大便松软、润滑,以利排便。

4. 外用药物　局部应用栓(膏)剂可缓解内括约肌痉挛,以期达到治疗效果。复方多黏菌素 B 软膏、硝酸甘油软膏可有效缓解肛管括约肌痉挛性疼痛,改善局部血液循环,预防和控制伤口感染,促进肛裂愈合,疼痛剧烈者可以选用。必要时局部应用长效麻药封闭治疗,可有效缓解疼痛,部分病例可以使溃疡愈合。

5. 扩肛疗法 适用于急性或慢性肛裂不伴有肛乳头肥大及前哨痔者。优点是操作简便,不需要特殊器械,疗效迅速。局麻后,患者取侧卧位,先以二示指用力扩张肛管,以后逐渐伸入二中指,维持扩张 5 分钟。由于男性骨盆口狭窄,应向前后方向牵拉,女性应向左右方向牵拉。扩肛也可采用不同口径的肛门扩张器逐渐进行,其优点用力均匀,肛周及肛管皮肤不易因手指扩肛时用力不均所致的损伤。此法可并发出血、肛周脓肿、痔脱出及短时间大便失禁,复发率较高。

(二) 手术治疗

对经久不愈,非手术治疗无效的慢性肛裂可采取手术治疗。

1. 肛裂切除术是肛裂首选式式,效果较好。适用于Ⅲ期肛裂。

操作步骤:①取截石位或俯卧位,在局部麻醉或骶管麻醉状态下,由齿状线向下沿裂口两侧做梭形切口或扇形切口,下至裂痔外 1.0cm 处,深至溃疡层。②切除裂口边缘瘢痕组织连同哨兵痔、皮下瘘、肥大肛乳头及感染肛窦等一并切除。用探针探查裂口底部与肛窦之间有无瘘管,如有则切开(图 12-40)。③在肛内示指引导下挑出内括约肌及外括约肌皮下部,在直视下切断,肛管可容 2 指(图 12-41)。④修整创缘,用止血散纱布或明胶海绵覆盖,肛内填以油纱条,包扎固定。

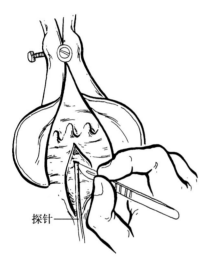

图 12-40 切除哨兵痔及皮下瘘

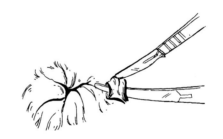

图 12-41 挑出内括约肌及皮下部并切断

术中注意:①切口大小适度。切口过小易复发,过大可延迟愈合。②切除不宜过浅,避免遗漏潜行的瘘管。③术中充分松解内括约肌及外括约肌皮下部,以防复发。

2. 内括约肌切断术 内括约肌属于不随意环行肌,易发生痉挛及收缩,这是造成肛裂疼痛的主要原因,故可通过内括约肌切断术治愈肛裂。部分内括约肌切断术一般很少引起大便失禁。

(1) 后位内括约肌切断术:截石位或俯卧位,在麻醉下扩肛显示肛裂,直接经肛裂处切断内括约肌下缘,自肛缘到齿状线,长约 1.5cm,内外括约肌间的组织也要分离,必要时也可切开外括约肌下部,以利引流。如有炎症肛窦、肥大的肛乳头或外痔,可同时切除。伤口开放,自行愈合。老人肛门松弛者,合并直肠脱垂和肛门功能不全者,不宜采用此术式。

(2) 侧位开放式内括约肌切断术:触摸到括约肌间沟后,选取弧形切口,钝性分离内括约肌下缘,用弯止血钳由切口伸到括约肌间沟,暴露内括约肌后,用两把弯止血钳夹住内括约肌下缘,并向上分离至齿状线,在直视下切除内括约肌一部分,两断端结扎止血用 3-0 可吸收线缝合皮肤切口。

(3) 侧位皮下内括约肌切断术:局麻后,触到括约肌间沟,用眼科白内障刀刺入内、外括约肌之间,由外向内将内括约肌切断,避免穿透肛管皮肤。优点:避免了开放性伤口,痛苦较轻,伤口愈合快。缺点:切断肌肉不够完全,有时易出血。目前有学者采用超声引导下切断内括约肌,能保证内括约肌切断充分完全。

3. 肛裂切除、肛管 Y-V 成形术适用于肛管皮肤缺损及明显狭窄的肛裂。在肛缘正中部,作一纵向切口,起自齿状线上 0.5cm,止于肛缘。切除溃疡面,肥大肛乳头和裂痔,切断栉膜带和部分内括约肌。在肛缘外作分叉切口,使呈倒 Y 形,将切口黏膜底部和肛门外的∧形皮片潜行游离。将∧形皮片尖端部向肛管内牵拉,缝合于肛管内纵切口处使人形切口变成∧形。

4. 肛裂挂线术在肛裂外肛缘皮肤作一放射状小切口,长约 1.5cm。同时切除裂痔及肥大的肛乳头。用球头探针从小切口插入穿过外括约肌皮下部及内括约肌,在左手示指于肛内引导下,寻找后位肛窦处。左手示指抵住探针头轻轻从裂口上端肛窦处穿出,将带有橡皮筋的丝线圈挂上球头探针,然后退针,引线至肛外。将橡皮筋内外两端合拢拉紧、钳夹,钳下丝线结扎。也有用大圆针带 7 号丝线,从肛裂下端 0.2cm 进针,穿过肛裂基底部从肛裂上端 0.1cm 穿出。将贯穿丝线内外两端勒紧结扎。于被结扎组织内注射亚甲蓝长效镇痛剂,外用塔形纱布压迫,丁字带固定。

5. 其他疗法如激光、电灼治疗等。

综上所述,肛裂治法很多,原则上对于急性肛裂,非手术治疗 2 周未愈者,首选扩肛术。对陈旧性肛裂首选内括约肌切除松解术。但是总的原则是首先要预防、防止大便的干结,以免再次损伤肛管皮肤,另外要促进炎症的吸收,防止感染,促进伤口的愈合,从而达到治疗肛裂的目的。

(韦东　张宏)

第三节　肛 周 脓 肿

肛周脓肿(perianal abscess)是指肛管直肠周围软组织内或其间隙发生的急性化脓性感染,并形成脓肿,是肛管直肠周围脓肿的简称(图 12-42)。本病任何年龄均可发生,但以 20~40 岁居多、婴幼儿也时有发生,男性多于女性。临床上多数起病急骤,疼痛剧烈,伴有恶寒发热,脓肿破溃或切开引流后易形成肛瘘。一般认为肛周脓肿和肛瘘是一个疾病发展的两个阶段,脓肿是肛瘘的急性发作期,是早期阶段;肛瘘是肛周脓肿的后期,是炎症的慢性化阶段。

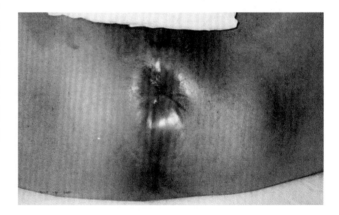

图 12-42　肛周脓肿

一、流行病学

Keighley(1993)曾综合分析 4 位作者报道初次肛周脓肿 1 556 例的部位(表 12-2):肛周脓肿 43%~84%;坐骨直肠窝脓肿 16%~30%;括约肌间脓肿 0~21%;黏膜下脓肿 0~6%;肛提肌上脓肿 0~7%。复发性脓肿 214 例的部位:肛周脓肿 18%~19%;坐骨直肠窝脓肿 28%~61%;括约肌间脓肿 18%~44%;黏膜下脓肿 0;肛提肌上脓肿 2%~10%。以上说明初次脓肿以肛周脓肿最多见,其次为坐骨直肠窝脓肿及括约肌间脓肿,而复发性脓肿则以坐骨直肠窝脓肿及括约肌间脓肿多见,肛周脓肿复发少见。

表 12-2　肛管直肠感染部位复发率(%)

作者	病例数	肛周	坐骨直肠窝	括约肌间	黏膜下	肛提肌上
首次脓肿						
Grace 等(1982)	165	75	30	—	5	—
Whitehead 等(1982)	135	84	16	—	—	—

续表

作者	病例数	肛周	坐骨直肠窝	括约肌间	黏膜下	肛提肌上
Ramanujam 等（1984）	1 023	43	22	21	6	7
Winslett 等（1988）	233	62	24	5	2	7
复发性脓肿						
Chrabot 等（1983）	97	18	28	44	0	10
Vasilevsky 等（1984）	117	19	61	18	0	2

二、病因与发病机制

感染是引起肛周脓肿的主要原因。常见的致病菌有大肠埃希菌、金黄色葡萄球菌、链球菌和铜绿假单胞菌，偶有厌氧菌和结核分枝杆菌，但大多为需氧菌和厌氧菌混合感染，其特点是肠源性、多菌性和厌氧菌高感染率。

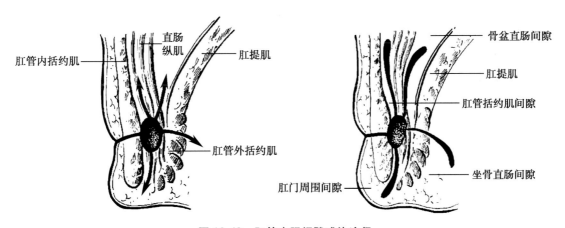

图 12-43 肛管直肠间隙感染途径

肛腺感染是肛周脓肿最常见的原因。正常肛腺位于内外括约肌之间，平时分泌黏液润滑肛管，有助于粪便排出。肛窦开口向上，粪便特别是稀便易进入肛窦，干便易损伤肛窦，细菌从肛腺导管开口部逆行侵入，而致感染发生肛窦炎，由于肛窦炎症沿肛腺管进入肛腺，使肛腺管充血、水肿，发生阻塞引起肛腺炎。再通过腺体的管状分支，或联合纵肌纤维向上、下、外三处蔓延到肛管直肠周围间隙，形成各种不同间隙的脓肿（图 12-43）。感染向下引发低位括约肌间脓肿和肛周皮下脓肿（最常见）；向上到括约肌间隙引发高位肌间脓肿或骨盆直肠间隙脓肿；向外穿过联合纵肌及外括约肌形成坐骨直肠间隙脓肿；向后可形成肛管后间隙脓肿和直肠后间隙脓肿。肛门直肠周围各个间隙内充满含有丰富的微血管和小淋巴管的疏松结缔组织和脂肪。各间隙之间也有结缔组织通道，如不及时手术引流可因脓液增多、压力增高，直接扩散到其他间隙或经淋巴管向周围间隙扩散形成各间隙脓肿。

综上所述，肛瘘性脓肿可分四个阶段：①肛窦炎阶段。②肛管直肠周围间隙脓肿阶段。③脓肿破溃阶段。④肛瘘形成阶段（图 12-44）。

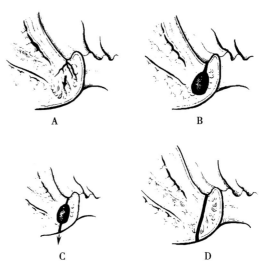

图 12-44 肛周脓肿形成过程
A. 肛腺感染；B. 脓肿形成；C. 脓肿破溃；D. 瘘管形成。

三、分类

按脓肿部位以肛提肌为界分为低位脓肿和高位脓肿两类(图12-45)。

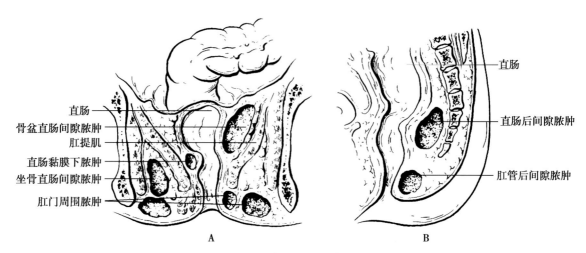

图 12-45　肛门直肠周围脓肿的常见部位
A. 冠状面；B. 矢状面。

1. 低位脓肿(肛提肌下脓肿)　①肛周皮下脓肿。②坐骨直肠间隙脓肿。③肛管后间隙脓肿。④低位肌间脓肿。⑤低位蹄铁形脓肿。

2. 高位脓肿(肛提肌上脓肿)　①骨盆直肠间隙脓肿。②直肠黏膜下脓肿。③直肠后间隙脓肿。④高位肌间脓肿。⑤高位蹄铁形脓肿。

四、临床表现

主要症状为肛门周围持续性疼痛,活动时加重。低位脓肿局部体征明显,无全身症状,而高位脓肿,局部症状相对较轻,全身症状严重,寒战、高热等。但因脓肿的部位不同,临床表现也不尽一致,分别有不同的特点。

1. 肛门周围皮下脓肿　最常见,约占全部直肠肛管周围脓肿的80%,常位于肛门后方及侧方的皮下组织内,部位较局限。局部疼痛明显,甚至有持续性跳痛,而全身症状不明显。病变部明显红肿,有压痛,可触及明显波动感。

2. 坐骨直肠间隙脓肿　较为常见。位于坐骨直肠间隙内,由于此处间隙较大,形成的脓肿范围亦较大,容量为60~90ml。发病时患侧出现持续性胀痛,逐渐加重,继而持续性跳痛,坐立不安,排便或行走时疼痛加剧,有的可引起排尿困难和里急后重,伴有明显的全身症状,如周身不适、发热、寒战等。早期局部体征不明显,随着炎症的增剧,可见患侧肛周红肿,双臀不对称,直肠指诊时可触及明显肿块和压痛,甚至明显波动感。穿刺时抽出脓液,处理不及时可导致肛瘘。

3. 骨盆直肠间隙脓肿　较少见。位于肛提肌以上,位置较深,临床上常常易被误诊。早期就有全身中毒症状,如高热、寒战、疲倦不适等,严重时出现脓毒血症表现。自觉直肠内有明显坠胀感,伴有排便不畅,排尿困难,但局部表现不明显。直肠内指诊时感到直肠内灼热,直肠壁饱满隆起,有触痛和波动感。经肛周皮肤穿刺抽脓,或行肛管腔内超声检查即可确诊。

4. 直肠黏膜下脓肿　位于齿状线上的直肠黏膜下层与直肠纵肌之间。患者有周身不适、疲倦发热,有直肠刺激症状,里急后重、肛内下坠、便意感等,直肠指诊可触及圆形或椭圆形的突向肠腔包块,表面光滑,有明显触痛及波动感。

5. 直肠后间隙脓肿　位于直肠后骶骨前,肛提肌以上的直肠后间隙内,与两侧骨盆直肠间隙以直肠侧韧带相分隔。也可以全身症状为主,如寒战、发热、疲倦不适等中毒表现,但直肠内有明显重坠感,骶尾部有酸痛。直肠内指诊时直肠后壁饱满,有触痛和波动感。

肛管直肠周围任一间隙一旦形成脓肿,可以向其他间隙蔓延,形成复杂性脓肿,也可以向肠腔及皮肤蔓延、穿透,形成肛瘘。

五、诊断

本病一般根据症状、直肠指诊、血常规检查或诊断性穿刺抽得脓液即可诊断,少数深部脓肿需要依靠腔内超声可明确诊断,必要时需做盆腔 CT 和 MRI 检查。

1. 肛门视诊　观察肛周局部有无红肿、硬结、肿块及范围,皮肤破溃后有无脓液排出的情况。

2. 直肠指诊　肛周可触及一肿块,压痛(+),波动感(+),皮温升高。

3. 局部穿刺抽脓　诊断性穿刺抽得脓液即可诊断。可同时将抽出的脓液做细菌培养及药敏试验。

4. 血常规检查　白细胞计数及中性粒细胞比例增高。

5. 直肠腔内超声　为肛周脓肿提供可靠的诊断依据,尤其是对难以确诊的高位脓肿意义更大(图 12-46)。

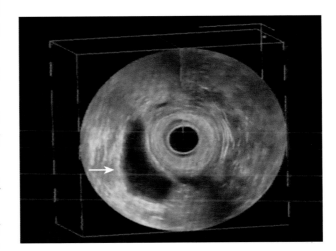

图 12-46　直肠腔内超声显示脓肿范围(白色箭头)

6. 其他　必要时需做盆腔 CT 和 MRI 检查可协助诊断。

六、鉴别诊断

本病需与下列疾病相鉴别:

1. 肛周毛囊炎和疖肿　好发于肛周皮下,范围局限,顶端有脓栓,与肛门直肠无关,肛内指诊无内口。

2. 化脓性汗腺炎　病变范围广,呈弥漫性结节状常隆起,当许多窦道破口,不与直肠相通且有脓液流出,病变区皮肤色素沉着。多发性外口无瘘管硬索通向肛内。

3. 肛周坏死性筋膜炎　发病急、肿胀重,病变范围广,波及肛周、会阴部及阴囊部周围组织大面积坏死,常蔓延至皮下组织及筋膜。指诊可触及捻发音。

4. 炎性外痔　肛缘皮肤突起,肿胀、疼痛明显,指诊时可有触痛但无波动感。

5. 骶前囊肿　因其症状与直肠后脓肿相似,常被误诊。指诊时发现直肠后位可触及囊性肿块,表面光滑、无明显压痛。X 线检查时发现直肠推向前方或一侧,骶骨与直肠之间组织增厚。

此外,尚需与肛周子宫内膜异位症、克罗恩病肛周脓肿、畸胎瘤感染以及骶骨结核等鉴别。

七、治疗

治疗原则是早期炎症浸润尚未形脓肿时,可口服或注射广谱抗菌药物,防止炎症扩散,但有的抗菌药物不仅不能控制炎症反而会使脓肿向深部蔓延并易导致感染加重。脓肿若治疗不及时或方法不恰当,易自行破溃或切开引流后形成肛瘘。临床上,脓肿一旦确诊,应立即尽早手术,但因脓肿的部位不同,手术方式亦不同。

(一)非手术治疗

对于早期炎症浸润尚未形脓肿或无手术条件时,可采用抗菌药物等非手术疗法,暂时缓解疼痛,减轻患者的痛苦,但绝不会达到根治的目的。如自溃出脓则用硝矾洗剂熏洗,外敷油调膏,提脓去腐、消肿镇痛,待成肛瘘,二次手术如外口封闭再次形成脓肿,可行根治术。

1. 调整饮食 对于急性疼痛,通过调整饮食、软化大便,可以缓解症状。

2. 局部坐浴 用温热盐水或中药坐浴,43~46℃,每天2~3次,每次20~30分钟。温水坐浴可松弛肛门括约肌,改善局部血液循环,促进炎症吸收,减轻疼痛,并清洁局部,以利创口愈合。

3. 抗菌药物 口服或注射广谱抗菌药物,防止炎症扩散,但有的抗菌药物不仅不能控制炎症反而会使脓肿向深部蔓延并易导致感染加重。

4. 镇痛药物 局部用奥布卡因凝胶,可有效缓解肛管括约肌痉挛性疼痛,改善局部血液循环,疼痛剧烈者可以选用。或应用镇痛剂如尼松或地佐辛,可暂时缓解疼痛,减轻患者的痛苦。

5. 局部理疗 操作简便,不需要特殊器械,疗效迅速。

（二）手术治疗

1. 切开引流术 适应证:坐骨直肠间隙脓肿,蹄铁形脓肿及高位脓肿,无切开挂线条件者,也是各种术式的基础。禁忌证:血液病晚期合并的脓肿,只能穿刺抽脓然后注入敏感性的抗菌药物。

手术操作:

1）肛门周围脓肿切开引流术:①常规消毒后,铺巾。示、拇指双合诊检查脓肿的位置、范围及原发感染病灶。②在脓肿中心位置或波动明显处,做放射状切口或弧形切口,切口与脓肿等大。③切开后常有脓液溢出或喷出,再插入血管钳撑开切口,大量脓血排净后,示指伸入脓腔探查脓腔大小,分离其间隔组织,以利引流（图12-47）。④大量脓血排净后,用3%过氧化氢、生理盐水依次冲洗脓腔。修剪切口呈梭形,使其引流通畅。脓腔内填入橡皮条或油纱条引流,外敷纱布包扎固定。

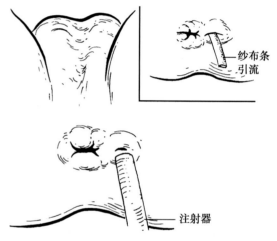

图 12-47 冲洗脓腔、放置纱布条引流

2）坐骨直肠间隙脓肿切开引流术:①确定脓肿的部位,选择脓肿波动最明显处,一般在距肛缘2.5cm处做前后方向的弧形切口或放射状切口,其长度与脓肿直径略相等。②切开脓肿排出脓液后,用止血钳或示指伸入脓腔,分离其间隔组织,以利引流（图12-48）。脓腔间隔较大分离时切勿强行撕裂,以免撕断血管而出血。脓腔内不宜搔刮,不宜切除坏死组织,脓肿壁是可抑制炎症扩散的屏障,应予保护。③大量脓血排净后冲洗脓腔,放置橡皮管引流。修剪切口呈梭形,使引流通畅。④坐骨直肠间隙可容纳60~90ml脓液,如排出脓液超过90ml应考虑与对侧间隙或其上方骨盆直肠间隙相通,确定后应分别扩通引流。创腔填油纱条,包扎固定。

3）骨盆直肠间隙脓肿切开引流术:①左手示指伸入直肠,右手持穿刺针直接抽吸见脓液,以确定脓肿的部位（图12-49）。切口一般在距肛缘2.5cm处偏后方做前后方向的弧形切口,其长度与脓肿直径略相等。②沿穿刺针向上开皮肤、皮下组织至坐骨直肠间隙,另手示指伸入直肠内作引导,触及脓肿后用血管钳钝性分开肛提肌束,沿试穿针穿入骨盆直肠间隙脓腔,撑开钳臂即可出脓（图12-50）。再将示指伸入脓腔,分开肛提肌,以扩大引流,排净脓液。③冲洗脓腔,放置橡皮管引流,并固定于切口旁皮肤。填以纱布,包扎固定。

4）直肠后间隙脓肿切开引流术:①在肛门后正中位距肛缘2.0cm处做放射状切口。②逐层切开至肛尾韧带,用血管钳经切口向直肠方向钝性分离,穿过肛尾韧带进入脓腔,横向张开止血钳,扩张肛尾韧带和脓腔,以排脓引流。示指伸入脓腔扩张切口,修剪创缘皮肤,以利引流。③填以油纱条置多孔橡皮管引流而术终。

5）直肠黏膜下脓肿切开引流术:①用两叶肛门镜撑开肛门暴露脓肿部位,脓肿多突向肠腔。重新消

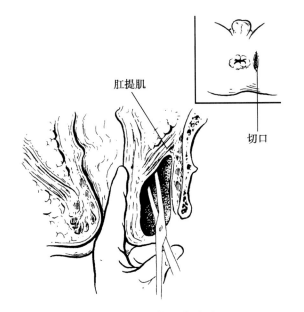

图 12-48　钝性分离脓腔

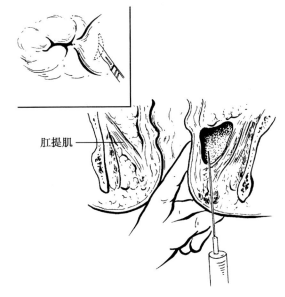

图 12-49　试验穿刺

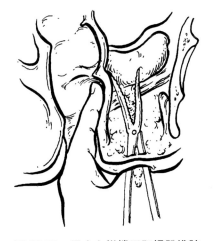

图 12-50　用止血钳撑开肛提肌排脓

毒黏膜后,用手术刀或电离子手术治疗机触笔式针刀纵行切开黏膜,放出脓液。②出脓后用血管钳插入脓腔扩张引流,如遇渗血以止血纱布填塞脓腔,压迫止血。如有搏动性出血可结扎止血,止血纱布术后 24 小时后取出。

6)蹄铁形脓肿切开引流术:①在肛门两侧距肛缘 2cm 处或波动明显处分别作一弧切开,再于肛门后正中放射状切开(图 12-51)。②充分排脓后,以双手示指或血管钳从两侧切口下端向直肠后间隙插入,扩大脓腔,破坏其间隔,将脓液排净,使两侧脓腔与后位充分相通以利引流。③开窗、留桥,橡皮膜作对口引流,填以纱布包扎(图 12-52)。

注意事项:①局限性小脓肿做放射状切口,弥漫性大脓肿做弧形切口,切口与脓肿等大。高位脓肿勿盲目切开,应先抽吸,见脓后确定切口。经直肠内切开时,切口应纵切,切忌横切,以免形成直肠狭窄。②一定要将脓腔间隔彻底敞开,保持引流通畅。脓腔内不宜搔刮,不宜切除坏死组织。脓肿壁是可抑制炎症扩散的屏障,应予保护。③肛提肌下方脓肿引流时,应注意其是否与骨盆直肠间隙或有交通,与对侧坐骨直肠间隙有交通。若排脓量超过 90ml,则上述可能性很大。如与骨盆直肠间隙相通者,应将其扩大并向深部放置橡皮管引流。如与对侧坐骨直肠间隙相通,则应在对侧补加切开引流。④禁忌用刀切

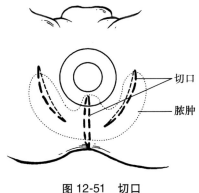

图 12-51　切口

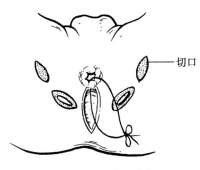

图 12-52　对口引流

开肛提肌、肛尾韧带,以免损伤肌纤维、阴部内动脉。如有损伤结扎止血。⑤高位脓肿引流时,示指伸入直肠内作引导,用止血钳钝性分离,以免损伤直肠。

术后处理:①一般不需要控制饮食。②应用抗菌药物5~7天,以控制感染。③术后48~72小时后拆除橡皮膜引流条,15天左右拔除橡皮管引流,改用凡士林油纱条引流换药。注意切勿过早拔管,以防脓腔过早闭合,引流不畅。④便后用硝矾洗剂熏洗,每日换药一次。

2. 内口切开术　适用于低位肛瘘性脓肿。

操作方法:①于脓肿波动明显处做放射状切开,同切开引流术。②以球头探针自切口伸入,在示指引导下,找到内口位置。③找到感染肛窦内口后,将槽形探针沿球头探针插入,由内口穿出切开内外口之间的组织使伤口开放(图12-53),或用镰形探针刀插入切口由内口穿出一次切开。④修剪创缘呈梭形,以利引流。将油纱条嵌入V形创腔内包扎。

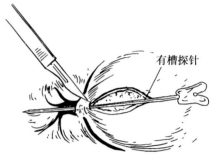

图 12-53　沿有槽探针切开内外口之间的组织

术后处理:术后每便后熏洗坐浴换药,将油纱条必须嵌入创腔,以免假性愈合,直至创面长平愈合。

3. 切开挂线术是一种慢性"切开"和牢固、持久的对口引流术,既不会损伤肛门括约肌,又不会使炎症扩散。具有切割、引流、标记及异物刺激四种作用。

适应证:坐骨直肠间隙脓肿、肌间脓肿、肛管后间隙脓肿、前位脓肿;高位肛瘘性脓肿、蹄铁形脓肿;门诊及婴幼儿手术。

操作方法:

1) 在简化骶麻下,肛周皮肤及直肠内常规消毒,铺巾。示指进入肛内探查脓肿的位置、范围、用二叶肛镜纳肛寻找原发感染病灶。

2) 于脓肿波动明显处或穿刺针指示下,做放射状或弧形切口,切口与脓肿等大。

3) 切开后常有脓液溢出或喷出,再插入血管钳撑开切口,大量脓血排净后,示指伸入脓腔探查脓腔大小,分离其间隔组织,以利引流。

4) 用3%过氧化氢、生理盐水彻底冲洗脓腔。

5) 术者一手示指伸入肛内作引导,另一手持球手探针从切口插入脓腔,沿脓腔最高处缓慢而轻柔地探查内口。于探针与示指间肛窦硬结最薄处即为封闭内口。穿入直肠,如探针跨越的组织过高,探针横行也达不到硬结处,可在硬结上方黏膜最薄处至高点穿通但这不是高位内口,所谓高位内口实际不存在,它是内口上的黏膜,挂线后胶线弹性收缩,同时将其下方内口也勒开,与内口穿出同样有效(图12-54)。将探针球头牵至肛外(图12-55),将橡皮筋挂在球头探针上勒紧,退出探针将橡皮筋一端引入内口,再从切口牵出肛外(图12-56)。切开自切口至内口之间的皮肤。内外两端合拢轻轻拉紧、钳夹,钳下以丝线结扎(图12-57)。

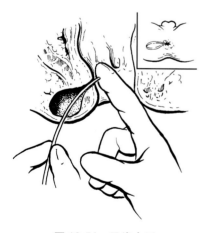

图 12-54　寻找内口

6) 在被勒的组织内注射亚甲蓝长效镇痛剂,肛内填油纱布。如脓腔较大可填入纱布引流,48小时拔除。不需要再加橡皮管引流,以免刺激脓肿壁,妨碍肉芽组织的形成和生长。

7) 如为蹄铁形脓肿、直肠后间隙脓腔不要切开,应予后正中部挂线引流。两侧开窗、留桥,对口引流,48小时拔除。

注意事项:

1) 一般两侧脓肿,如坐骨直肠间隙、骨盆直肠间隙,多行弧形切口,距肛缘2.5cm处,由前向后纵行切

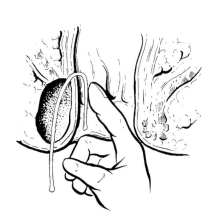

图 12-55 探针从内口穿出引至肛外

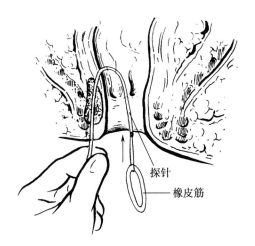

图 12-56 引入橡皮筋挂线

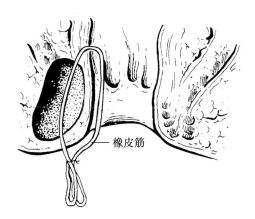

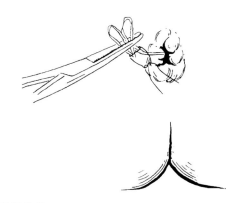

图 12-57 勒紧结扎

开,避开同侧坐骨结节,避免了损伤括约肌,从而使切口引流通畅。后位脓肿(如直肠后间隙)多行放射状切口,距后位肛缘 2.0cm,略偏向一侧,避免损伤肛尾韧带,造成肛门向前移位。蹄铁形脓肿多行后位放射状切口,两侧弧形切口,且使三切口相通,保留皮桥不应小于 2.0cm。

2)在寻找内口时动作要稳、准、轻柔,挂线要与内口在同一方向或超过已破的原发内口之黏膜穿出,在脓肿与直肠壁最高点、探针与示指间最薄处穿透,即为内口。切忌盲目用探针穿通直肠黏膜导致假内口。

3)寻找及处理内口是手术成败的关键。确定内口的常用方法:①若患者肛内有脓液排出,则证明内口已破溃,可通过探针探查确定,即为原发内口。②若内口未破溃,不能探通,应以左手示指在肛内作指引,寻找指针间的最高点之最薄弱处。此多为原发内口。③若探查确无明显内口,则左手示指探入脓腔最顶端,探针沿示指尖前方最薄处黏膜下穿出。

4)挂线原则:炎症浸润范围越大,脓腔越深,挂线宜松,脓腔位置较高,距肛门较远挂线宜松。挂线必须在脓腔最高点、最深处、最薄处,掌握好松紧度。

术后处理:一般进半流食 2~3 天;应用抗菌药物 5~7 天,以控制感染;适当选用润肠通便药物,保持大便通畅;每便后用硝矾洗剂熏坐浴,因有挂线引流无须再填引流纱条,外敷纱布即可;术后 10 天左右挂线松弛可紧线一次,15 天后脱线为宜。脱线后每便后换纱条,直至愈合。

4. 保留括约肌一次根治术 日本高野正博根据肛瘘保留括约肌术式,适用于肛瘘性脓肿。

操作方法:

1)对于低位肌间脓肿在侧方或深部者,则在肛内切除内口,挖除从内口到肌间脓肿的病灶,做成由肛内向肛外的引流创面。再在括约肌外侧切开脓腔排脓,并做成大小适当的引流创面。

2)对于高位肌间脓肿,则切除内口,由此切开脓腔排脓,形成向外的引流创面,此时有两种方法:一是切开外括约肌,二是不切开内括约肌。如脓腔较大,可在内侧直肠壁切开排脓,或放置橡胶引流管作二期切开。

3)对于坐骨直肠间隙脓肿,则在肛门后正中切除内口,做成由肛内向肛外的引流创面,再在外括约肌外数处切开排脓,开放引流。

4)对于骨盆直肠间隙脓肿,切除内口做成肛内的引流创面的方法同前,但脓肿多以肛门后方为中心,在肛门外括约肌外侧作弧形切开,充分排脓后,创腔中放置引流条,缝闭或不缝闭。

5. 缝合内口提脓化腐保存括约肌术适用于浅表性肛周脓肿和坐骨直肠间隙脓肿。

操作方法:

1)先在肛外括约肌外做放射状切口排脓,分离间隔,修整创缘,使引流通畅。如涉及两个以上间隙或脓腔较大,可同时做2~5个放射状的切口,各切口互相贯通。

2)然后在确认的内口处周围注射含有肾上腺素的1%利多卡因麻醉,逐步切除或剜除内口、内括约肌的肛腺管,内外括约肌间的脓肿,再用过氧化氢和生理盐水冲洗脓腔。

3)缝合内括约肌中的裂隙状创口,分离内口创缘黏膜或上皮消除张力,以3-0肠线缝合封闭。

4)肛外置紫草油纱条,在脓腔内放置九一丹或渴龙奔江丹纱条,纱布覆盖包扎固定。

术后每次便后换药时也用九一丹纱条,直至脓腐蚀尽后,改换紫草油纱条至愈合。

术式特点:清除原发病灶后缝合内口,杜绝肠内细菌进入脓腔继续感染而不成瘘。用药清除腐脓组织,避免手术误伤正常组织,提脓化腐药可通过毛细血管作用渗透到细小管腔或残余管腔中清除脓腐,比手术清除彻底。可防止复发,提高了根治率。不切断或切开外括约肌,很少损伤内括约肌,保护了括约肌功能。

6. 肛周脓肿负压引流术 负压伤口治疗(NPWT)包含了封闭负压引流(VSD)和负压辅助闭合伤口(VAC)两个关键技术。1993年德国外科医师Fleischmann等最先提出VSD并用于四肢感染性创面的治疗,之后裘华德改良了该技术,并广泛应用于严重软组织损伤等治疗。1997年美国外科学者Argenta等运用封闭负压吸引原理提出VAC技术。其作用机制是增加局部血流,消除局部水肿,减少创面渗液积聚,抑制细菌生长、促进细胞增殖和肉芽组织生长。

适用于骨盆直肠间隙脓肿、蹄铁形脓肿、高位肛周脓肿。

操作方法:

1)在肛缘外与脓肿相应部位上选择引流通畅的位置,做一放射状小切口,分开脓腔,放出脓液。

2)用一手示指伸入肛内引导,一手持探针从小切口探入,寻找内口,将探针从内口或可疑肛窦处探出。

3)以刮匙充分搔刮脓腔壁坏死组织后,用过氧化氢、生理盐水反复冲洗脓腔。切除内口炎性组织后,缝闭内口。

4)经切口缘皮肤戳孔置入带多方位侧孔的引流管,上至脓腔最顶端并固定。

5)全层间断缝合切口皮肤及皮下组织,透明粘贴膜覆盖整个切口表面,包括切口缘附近2~3cm正常皮肤,敷料包扎。

6)选用包含容量为200ml的负压球和引流管。引流管接负压引流球,并保持引流球处于负压状态。

术后处理:术后酌情使用抗菌药物,进食流质饮食2天,控制大便48小时。保持引流通畅、持续负压状态。每日冲洗甲硝唑,并持续负压吸引,待引流液少于每日5ml时拔除引流管。

(李春雨)

第四节　肛　瘘

肛瘘(anal fistula)是肛管直肠瘘的简称,是指肛管或直肠与肛周皮肤相通的肉芽肿性管道(图 12-58)。经久不愈或间歇性反复发作为其特点,是常见的肛管直肠疾病之一,发病率仅次于痔。

一、流行病学

据统计,我国肛瘘发病率占肛肠疾病总发病率的 1.67%~3.6%,发病高峰年龄以 20~40 岁为主。婴幼儿发病者亦不少见。男性多于女性,男女之比为 5~6:1。在国外肛瘘发病率为 8%~25%,肛瘘患者为(8.6~10)/10 万人,以 25~34 岁的青年男性为主。在欧盟其发病人数为 9 104~16 645 例/年,在美国其发病人数为 20 000~25 000 例/年。在英国,每年大约有 5 000 人接受肛瘘手术(包括复发),发病率为 1:10 000。

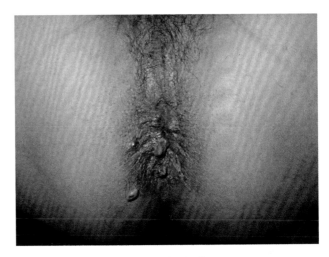

图 12-58　肛瘘

二、病因与发病机制

绝大部分由直肠肛管周围脓肿所致,是由脓肿切开或破溃后创面经久不愈形成的炎性管道。因为肛瘘是肛周脓肿的后遗症,是一个病症的不同阶段。肛周脓肿自溃或切开引流后形成肛瘘的原因有三:①原发感染肛窦内口继续感染、直肠内容物不断进入。②慢性炎症刺激和反复感染,脓腔形成纤维化管壁,管道弯曲狭窄,引流不畅。③肛周支持组织,特别是括约肌收缩使管道排脓不畅,沿括约肌间隙蔓延而成。

肛瘘有内口、瘘管或支管和外口。内口有原发性和继发性。前者约95%在齿线肛窦处,其中80%在肛管后正中部偏两侧后者多为医源性,如探针和手术不当造成少数是由脓肿向直肠黏膜破溃所致。即所谓"高位内口"这实际上不是原发感染内口。内口一般只有一个,两个或多个内口极少见。瘘管有主管和支管,主管有直有弯,Nesselrod 认为这与会阴部淋巴回流有关。如肛门后方的感染肛窦形成的瘘管,因感染沿淋巴循肛缘弯向前方较长瘘管多弯曲。若肛门前方所形成瘘管多在前方,较短且直。支管多因主管引流不畅或外口闭合又形成脓肿并向周围扩散所致,屡次复发,可形成多个支管。若新脓肿得到控制,脓液吸收或经原发内口排出,未在其他部穿透皮肤和黏膜则形成空腔或肓管。瘘管壁为纤维组织。瘘管、支管和空腔内为肉芽组织。外口即脓肿破溃处或切开引流口,都是继发性,有主管的外口和支管的外口。管壁为纤维组织,管内为坏死肉芽组织,故经久不愈。

三、分类

肛瘘的分类方法有多种,但是仅使用一种分类方法常常不能充分满足临床诊断和治疗上清晰描述的需求。

(一) 国际 Parks 分类法

1976 年,Parks 根据瘘管与括约肌的关系,将肛瘘分为 4 类:

1. 括约肌间肛瘘多为低位肛瘘,最常见,约占 70%,为肛管周围脓肿的后果。瘘管只穿过内括约肌,外口只有一个,距肛缘较近,3~5cm。少数瘘管向上,在直肠环肌和纵肌之间形成盲端或穿入直肠形成高位括约肌间瘘(图 12-59)。

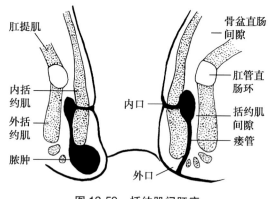

图 12-59　括约肌间肛瘘

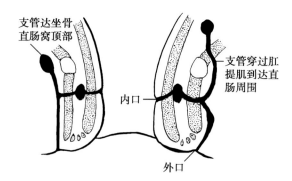

图 12-60　经括约肌肛瘘

2. 经括约肌肛瘘可以为低位或高位,约占 25%,为坐骨肛门窝脓肿的后果。瘘管穿过内括约肌、外括约肌浅部和深部之间,外口常有数个,并有支管互相沟通。外口距肛腺约 5cm。手术瘘管向上穿过肛提肌到直肠旁结缔组织内,形成骨盆直肠瘘(图 12-60)。

3. 括约肌上肛瘘为高位肛瘘,少见,占 5%。瘘管向上穿过肛提肌,然后向下至坐骨肛门窝穿透皮肤(图 12-61)。

4. 括约肌外肛瘘最少见,占 1%,为骨盆直肠脓肿合并坐骨肛门窝脓肿的后果。瘘管穿过肛提肌直接与直肠相通(图 12-62)。

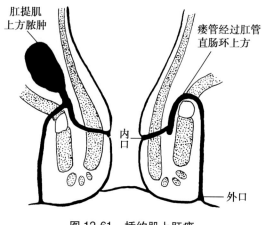

图 12-61　括约肌上肛瘘

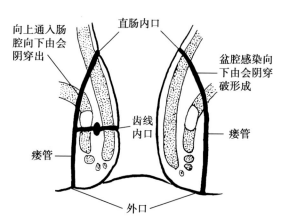

图 12-62　括约肌外肛瘘

（二）国内分类法

根据瘘管位置高低制定的分类标准,以外括约肌深部画线为标志,瘘管走向经过此线以上为高位肛瘘,在此线以下为低位肛瘘。其分述如下(图 12-63):

1. 低位肛瘘

(1) 低位单纯性肛瘘:内口在肛窦,仅有一个瘘管通过外括约肌深部以下到一个外口。

(2) 低位复杂性肛瘘:有两个以上外口和瘘管与内口相通,瘘管在外括约肌深部以下者。

2. 高位肛瘘

(1) 高位单纯性肛瘘:内口在肛窦,仅有一个瘘管,走行在外括约肌深部以上,侵犯耻骨直肠/肛提肌

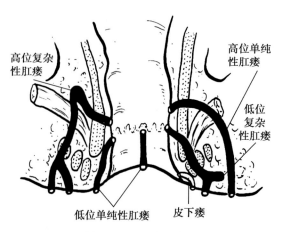

图 12-63　肛瘘分类法

以上。

（2）高位复杂性肛瘘:有两个以上外口和瘘管和内口相连并有支管或空腔,主管通过外括约肌深部以上,侵犯耻骨直肠肌/肛提肌以上者。

从临床手术治疗的实际应用出发,又可以简化为以下三种:完全性肛瘘(有外口、瘘管、内口);不完全性肛瘘(只有内口和窦道);特殊性肛瘘(包括结核性肛瘘、溃结、克罗恩病性肛瘘、化脓性汗腺炎、肛门直肠损伤及手术并发症形成的肛瘘)。

四、临床表现

1. 流脓 自外口反复流出少量脓性分泌物或粪水,污染内裤,分泌物时多时少,有时有粪便及气体排出。

2. 疼痛 若瘘管引流通畅,一般无疼痛。当外口的暂时封闭,污染物不断从内口流入,形成脓液,局部会出现红肿、疼痛、压痛等再次脓肿的表现。

3. 瘙痒 由于分泌物对皮肤的刺激,可以引起局部皮肤潮湿、瘙痒,严重者皮肤发生湿疹样改变。

4. 全身症状 多由反复发作而外口被增生的皮肤覆盖形成假性愈合,引流不畅所致,如发热、寒战、乏力等。

一般全身无何明显症状。局部症状有的很轻,只觉有时肛门瘙痒。有的流脓流水,肛门潮湿发痒,时好时犯。有的外口暂时闭合、引流不畅又形成新的小脓肿而肿痛明显,不能端坐,封闭外口再穿破,或在别处皮肤穿破又形成新的外口,则流脓血增多。若内口较大,用力排便时偶有气体从外口排出,甚至还排出稀便。因慢性炎症刺激,导致肛管直肠环纤维化,或瘘管围绕肛管,形成半成半环状纤维索条,影响肛门括约肌的舒缩,则排便不畅。因黏膜下瘘管处口多在肛缘或肛窦内口常有脓液从肛门流出,污染短裤。

五、检查

1. 全身检查 主要检查有无合并影响治疗的其他疾病,如高血压、冠心病、糖尿病、血液病和结核病等。

2. 局部检查

（1）局部视诊:可见肛周皮肤有一个到数个突出的外口,有的分泌黏液或脓血样分泌物。

（2）直肠指诊:可触到从外口走向肛内的硬索,有直有弯,有蹄形有钩形或有分支,但结核性肛瘘常无硬索。低位肛瘘较浅易触知,高位肛瘘走行常与肛管平行不易触到,应行拇、示指内外双合诊,可触到深部硬索,蹄铁形瘘管可触到环行硬索。肛内指诊,可触及凹陷性硬结在齿状线上多为内口,黏膜下瘘管可触及包块和纵行硬索。向上触到肛门直肠环时,将示指弯成钩形,有无纤维化,并与瘘管和内口的关系。高位肛瘘术中探针检查时常可触到探针的冲击。

（3）肛门镜检查:观察直肠黏膜的改变,是否充血、肥厚,退至齿线处可见充血肿胀,肛窦红肿突起,挤压瘘管时有的可见肛窦溢脓多为内口。

如有条件可行腔内超声(AES)和MRI检查,内口准确率在95%以上。其余肛窦沟检查、染色检查、牵引瘘管检查法、探针检查法,要在术中检查,透视造影法目前已很少用,所有这些检查法都是为了内口定位,但只能做术中的参考,最后还要用探针检查找到内口位后穿出最为准确,所以熟练掌握探针检查法是最重要的。

六、诊断

一般有肛周脓肿自行破溃或切开引流史,破溃后反复肿痛、流脓的症状,反复发作,经久不愈。局部检查可触及硬结、条索或用探针探及管道,并结合瘘管造影诊断并不困难。但对复杂性肛瘘要明确瘘管走行、分支情况及内口位置并非易事,需做直肠腔内超声和MRI检查,明确高位和低位。

七、鉴别诊断

肛瘘需与以下疾病相鉴别:

1. 化脓性汗腺炎　病变范围广,呈弥漫性结节状,常隆起,许多窦道破口,有脓液流出,病变区皮肤色素沉着。多发性外口无瘘管硬索通向肛内。

2. 骶尾部囊肿　先天性表皮囊肿和皮样囊肿继发感染化脓,自溃或切开引流后形成窦道,无内口、外口凹陷,不易闭合,瘘管向颅侧走行,探针检查时深者可达 10cm 左右,尚有毛发从外口排出。有时可见骨质和牙齿,病理检查可鉴别。

3. 骶尾部骨髓炎　形成脓肿破溃后之瘘口,深数厘米不等,与直肠相通,有时两个瘘口对称距离相等。另外,骶尾、髂、髋、耻骨结核形成寒性脓肿破溃后之瘘口,流脓清稀或呈米泔样,外口内陷,常有午后低热、夜间盗汗等结核病症状。二者皆可通过摄片,根据骨质病变来鉴别。

4. 藏毛窦　于骶尾关节臀沟部或尾骨尖的凹陷处有瘘口,有黄色稀淡臭味液体流出,探针探查向颅侧走行,窦内有毛发,无内口,不与直肠相通。

5. 肛周窦道　肛门周围外伤后形成的窦口,日久不愈,其中可能有异物,可从外伤史上鉴别。

6. 臀部放射线菌感染　感染损害大、病程长、进展缓慢,镜检脓液中有均匀的黄色小颗粒,病变区似木硬,无内口。

此外,尚需与会阴部尿道瘘、肛周疖病、克罗恩病、溃疡性结肠炎、淋巴肉芽肿、直肠癌等鉴别,但临床少见。

八、治疗

肛瘘很难自愈,一旦确诊就应该准备手术治疗,免得因反复发作,病情加重后再手术,增加患者组织器官和功能的损伤。其手术方法多,手术方式应根据病情酌定。无论选择何种手术,其原则是首先保护患者的功能,采取无痛、微创、整形手术,尽可能少的损伤肛管括约肌,最大限度地保护肛管括约肌功能,以免肛门失禁。对于病情复杂,再次手术不能完全避免损伤括约肌功能,从而导致大便失禁者,应该允许患者在定期随访的前提下带瘘生存。

(一)非手术治疗

肛瘘是肛周脓肿的后遗症,即慢性期,况且瘘管已纤维化,内外用药很难奏效。

(二)手术治疗

肛瘘一旦形成,手术即是首选治疗。在有效保护肛门括约肌的前提下,切开瘘管和清除瘘管内的坏死物,并于肛管内行肛瘘内口引流术或挂线术,使肛瘘得到根治。手术既要根治,又要保护肛门功能。手术方法分为切断括约肌术式和保留括约肌术式,可根据病情选用。手术成败的关键在于:①准确寻找和处理内口;②切除和清除全部瘘管;③合理处置肛门括约肌;④创口引流通畅。

1. 术前评估

(1)内口定位

1)局部视诊:可见肛周皮肤有一个到数个突出的外口,有的分泌黏液或脓血样分泌物,脓液色绿可能是铜绿假单胞菌感染,应注意隔离;如为透明胶冻样咖啡色血性脓液并伴有恶臭,可能有癌变;脓液稀薄呈米泔样可能为结核性,其外口周围有褐色圆晕,不规则、创缘潜行向内卷曲凹陷,常无隆起的结节。有的外口隐藏在肛周皱襞阴毛内,不易被发现而漏诊。如有明显或暗淡的褐色圆晕,其皮下常有单个或多个空腔,甚或呈蜂窝状常为大汗腺炎。多次手术未愈的复杂瘘管常有肛门变形。

2)直肠指诊:可触到从外口走向肛内的硬索,有直有弯,有蹄铁型有钩形或有分支,但结核性肛瘘常无硬索。低位肛瘘较浅易触知,高位肛瘘走行常与肛管平行不易触到,应行拇、示指内外双合诊,可触到深部硬索,蹄铁型瘘管可触到环行硬索。肛内指诊在齿状线上可触及凹陷性硬结,多为内口,黏膜下瘘管可触及包块和硬索。向上触诊要检查肛管直肠环有无纤维化,并注意瘘管和直肠周围组织器官以及内口的关系。

3) 肛门镜检查:观察直肠黏膜是否充血、肥厚,退至齿状线处可见充血肿胀、肛窦红肿突起,挤压瘘管时有的可见肛窦溢脓(多为内口)。

4) 探针检查法:是最常用、最简便、最有效的方法。根据瘘管走向及管径粗细,选用粗细适宜的软质探针。80%的病例可准确找到内口,故应熟练掌握。但此法也容易造成假内口、假道和损伤。故不宜用硬质探针粗暴操作强行穿透。

5) 索罗门定律:这是 1900 年 Goodsall 首先提出的,可帮助确定内口部位和瘘管行径方向,较常用(图 12-64)。其内容如下:①于肛门中央画一横线,如瘘管外口在横线前方,且距离不超过 5cm 时,则管道多较直,内口多居同位齿状线上,与外口相对;②如外口在横线后方,则管道多弯曲不直,内口多居肛门后正中位齿状线上,不与外口对应。

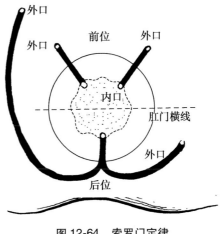

图 12-64 索罗门定律

国内李春雨结合临床实践,对索罗门定律进行了改进,内容如下:①通过肛门中心点作一横线,一个外口在横线前,距肛门缘不超过 5cm,其内口在横线前部齿状线处与外口呈放射状相应位。超过 5cm 的多行走弯曲,内口在后正中线附近。②外口在横线后半部,瘘管多半弯曲,内口常在肛门后正中齿状线附近。③左右两侧都有外口,多数是左右两侧各一个相应内口,呈两条放射状对应的瘘管。④横线前后两侧都有外口,多数是内口只有一个,在后正中齿状线附近,呈后马蹄形。但这种情况,也有内口在横线前瘘管呈前马蹄形的。⑤几个外口都在横线前半部的内口,多只有一个在前半部。几个外口在后半部的内口只有一个在后正中处。

6) 挤压法:挤压外口及肛管走行方向,肛窦部有少许脓性分泌物流出的部位多为内口。

7) 染色检查法:瘘管注入 1%亚甲蓝、甲紫或靛胭脂等色素剂,使管壁和内口着色,试图在肛内置入纱布定位内口。注射完毕后抽出塑管,紧压外口轻柔管道口将纱布卷沿肛管拉出,注意观察纱布卷着色位置与肛缘的距离和方位;观察肛隐窝部黏膜下层着色,从而确定内口部位。但应注意,该法可因瘘管弯曲成角;瘘管受括约肌收缩影响;瘘管因脓腐组织堵塞而失败。此法可以帮助寻找内口,成功率不高。

8) 肛窦钩检查法:瘘管弯曲度太大,内口与主管道成角,探针难以从外口瘘管探至内口,可用肛窦钩或将探针弯曲成钩状,从可疑内口的肛窦外向左右、上下探查,如能与外口探入的探针相遇,即此肛窦为内口。

9) 牵引瘘管检查法:在外口周围作一梭形切口,用剪刀紧沿靠管壁锐性剥离,将瘘管尽量游离达 2/3 长度,组织钳牵引瘘管,可见随牵引动作肛窦随之内陷,此即为内口。

10) 瘘管切开检查法:从外口沿探针或槽针逐步切(剪)开瘘管壁,用刮匙搔扒后管壁组织致密、光滑、完整。若在亚甲蓝液染色下,切(剪)开的外口,瘘管,内口管腔染色一致,连成一片,即真内口。如内口与管壁临界处管壁延续不完整,渗血较多、粗糙不光滑、染色不全,这可能系寻找内口时粗暴,强行探查造成损伤,是假内口。

11) X 线造影法:碘油造影或 70%泛影葡胺造影,适用于高位复杂性肛瘘的检查。

12) 直肠腔内 B 超:能较准确地了解肛周组织与括约肌的状况,能观察到瘘管及感染腔隙的位置及大小,分辨出一般肛肠检查容易漏诊的病变。直肠腔内多普勒超声检查对于确定瘘管穿过肛门括约肌的层面及手术中保护其完整性起重要的指导作用。

13) CT 及 MRI 检查:对肛管直肠周围实体性肿瘤及病灶意义大,对高位瘘管和感染病灶的诊断有参考价值。

（2）清除瘘管

1）瘘管切开：切开外口、瘘管及内口和括约肌后，用刮匙清除瘘管内肉芽组织和瘘管后壁的纤维组织后，管壁呈现纵行纤维，色浅质硬，直通内口则切开。也可用电子手术治疗机长火烧灼瘘管壁。

2）瘘管切除：自外口环形切开皮肤和皮下组织，紧贴瘘管向内口方向将其剔出，用示指触摸柔软无索条说明已剔除再切开内口。也可从外口插入探针作引导牵起瘘管剔除。

（3）内口处理：切开内口必然切断部分括约肌，但不能切断肛管直肠环，否则可致肛门失禁，应特别小心。在前方切断括约肌要慎重，特别是女性不能损伤阴道括约肌。因为肛门括约肌和阴道括约肌纤维走向，切开瘘管如不彻底就难愈合，若全部切开会损伤肛门功能，再搔刮不当，有二次形成阴道瘘的危险。对已经形成纤维化的肛管直肠环的处理：

1）瘘管通过环的 1/3~1/2 时可一次切断，不会影响排便功能。

2）瘘管通过环的 1/3~1/2 而环的周围有坏死空腔者不能一次切开。切开后两断端无支持组织，所以作挂线术为妥。

3）瘘管通过环的上方，从理论上可一次切开，但最好还是挂线延缓勒开，能更好地保持肛管的完整，还可避免环的中心纤维化不完全。挂线不影响疗程又有利于引流。

4）瘘管通过环的下方而耻骨直肠肌纤维化明显成半环状，肛直角<90°成明显袋形，排便困难时也不要切开。待肛瘘治愈后行瘢痕松解或重建肛直角行直肠后壁充填术或折叠术。

（4）肛管直肠环的处理：肛管直肠环是由肛门外括约肌的深部及部分浅部、耻骨直肠肌、部分耻骨尾骨肌，联合纵肌、内括约肌环绕肛管直肠连接处所形成的肌环。它对维持肛门自制起关键作用，其他肌肉仅起协助排便作用。

在治疗高位肛瘘时，对肛管直肠环的处理是指维持其功能而言。能切开瘘管时，其表面的括约肌必须一并切断。瘘管穿过肛管直肠环时，只要不切断耻骨直肠肌、外括约肌深部及耻骨尾骨肌，虽一次切断外括约肌和相应的内括约肌，也不致引起肛门失禁。在治疗高位肛瘘时，应严格掌握一次手术和分二期完成的治疗原则。一期手术：探查清楚所有瘘管和内口后，切开（除）肛管直肠环以下所有瘘管及内口，敞开创面，保留肛管直肠 1 个月及以上的瘘管，用橡皮筋线挂线环绕肛管直肠环。二期手术：利用橡皮筋线弹力，紧线后，缓慢切开并由瘢痕粘连固定肛管直肠环，避免肛门失禁的不良后果。

（5）创口处理

1）开放引流：每便后痔疾洗剂熏洗坐浴，用聚维酮碘棉球消毒创口，填入凡士林纱条即可，或用化腐生肌中药促进愈合疗效较好，如湿润烧伤膏、生肌散、白玉生肌膏、生肌玉红膏等。

要想引流通畅必须修整创口有利愈合，低位直瘘可修剪成外宽内窄球拍状浅碟状，防止外部创口过早愈合而影响肛管内创口的引流和愈合。后部弯瘘创口呈 L 形或弧形，宜将近肛门一侧的创缘切去较多的皮肤，两侧皮缘才能对合平整。否则皱皮肌牵拉内侧皮缘向创口内卷曲无法与外侧皮缘对接而影响愈合。后弯瘘和蹄铁瘘必须从内口向后切开，超过肛门后方括约肌间沟再转向弯曲侧，或从外口向后切开，超过肛门后缘水平之后再将切口转向后正中线，由此通向内口作垂直切开，再向尾骨延长切口以免形成瘢痕扭曲，从而防止下蹲时牵拉痛。可切开肛尾韧带显露其下方的瘘管便于处理内口。并不会造成所谓的肛门移位。另外必须将切口修剪成 V 形创口，让肉芽从基底生长，防止桥形假愈合。

2）创口缝合：即在瘘管剔出后采用一期缝合的方法，应在做好围术期的各项工作，在使用抗菌药物条件下，可选择低位直瘘病例进行手术。

2. 切断括约肌肛瘘手术

（1）肛瘘切开术：此手术最常用，是肛瘘的最基本的术式。对于瘘管通过肛直环下 1/3 的浅表型、低位单纯性肛瘘，瘘管的皮下部分可以适当切开一般不会影响肛门功能。对于瘘管通过肛直环 1/2 的复杂性肛瘘，因慢性病变已经形成局部广泛纤维化粘连，也可以直接切开。但临床仍以挂线切开较为稳妥。

适用于低位单纯或复杂性肛瘘、直瘘和弯瘘。而高位肛瘘，女性左前、右前位单纯瘘禁用。

操作方法:①示指插入肛内,拇指在外双合诊,查清瘘管走行及判定内口位置。②将球头探针从外口插入,另手示指伸入肛内引导沿瘘管缓缓探入,针指结合找到内口穿出并牵至肛外,如内口闭合,可在针指间最薄处仅一膜之隔穿出到肛外。使用探针寻找内口时,不宜用力过大,以免造成假道。③在球头探针下面插入有槽探针,抽出球头探针,刀刃向下,沿有槽探针全部切开内外口之间的皮肤及瘘管组织(图12-65)。如有支管和空腔——一切开后,用刮匙搔刮瘘管壁上的腐肉及坏死组织,使之暴露新鲜组织。必要时可将瘘管周围瘢痕组织切除。④修剪创缘皮肤,使创腔呈底小口大的 V 字形创面,以利引流。创口嵌入凡士林纱布或生肌散纱条。外敷纱布包扎,丁字带固定。⑤每便后用硝矾洗剂熏洗,换药时注意观察创面。

(2)肛瘘切除术:适用于已纤维化的低位单纯性肛瘘和低位复杂性肛瘘。对于结核性肛瘘,如全身无活动病灶也可切除。

操作方法:①用一手指插入肛内指诊,触到条状硬结多为肛瘘内口;另一手持探针由外口插入,轻柔转动在示指引导下经内口穿出。将探针前端弯曲成钩状沿示指引出肛外。②用组织钳夹住瘘管外口处皮肤,借助组织钳及控探针的牵引,沿探针与括约肌呈垂直切开内外口之间的皮肤至瘘管外壁。③以探针为中心,用剪刀完整游离瘘管外壁(成白色瘢痕)两侧。④提起探针,用剪刀从瘘管的底部完整游离瘘管外壁,并将瘘管及其内外口一并切除,瘘管周围的瘢痕组织也应切除,直至显露健康组织为止(图12-66)。⑤修剪创缘皮肤,防止创缘皮肤内翻。使创面敞开,以免分泌物积存,影响愈合。创面填塞凡士林纱布。如瘘管短浅又无分支,术中清除彻底,术前做过肠道准备,创口可行一期缝合。但不得留有无效腔。

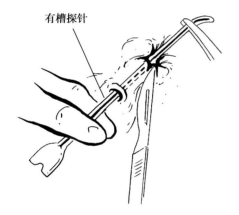

图 12-65　沿有槽探针切开瘘管

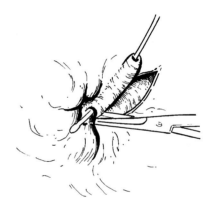

图 12-66　提起探针从瘘管底部切除瘘管

(3)肛瘘切除缝合术:适用于已纤维化的低位单纯瘘或蹄铁形瘘的支管部分。

操作方法:①在肛镜下,用浸有消毒液的纱布系上丝线塞入肠腔。以达到消毒肠腔并防止肠道分泌物下降的目的。②由外口插入探针通过瘘管,另示指伸入肛内作引导,从内口穿出牵至肛外。沿探针切开内外口之间的组织,敞开瘘管。③牵起瘘管后壁,用刀逐渐剔出瘘管壁至内口切开处,将全部瘘管切除,不遗留任何肉芽组织及瘢痕组织,显露正常健康组织。④彻底止血,冲洗伤口后,用肠线缝合内口黏膜。用丝线从基底部开始作全层间断缝合。⑤若创面较深,可选用 8 字形缝合法或 U 形缝合法。不留死腔。⑥取出肠内纱布块,外敷无菌纱布包扎。

(4)肛瘘挂线术:是中医治疗肛瘘的传统而有效的术式。亦可称为慢性切开引流法。用橡皮筋以其弹力勒开瘘管,可防止急性切开高位肛瘘引起肛门失禁。但橡皮筋勒开组织时可产生剧痛,故应选用长效简化骶麻或长效局麻手术或双阻滞麻醉,术后应用长效镇痛剂(常用亚甲蓝)。维持一周内不剧痛,仅有微痛。适用于:①肛缘 3~5cm 内,有内外口的高位单纯性肛瘘。②前方低位单纯性肛瘘、幼儿肛瘘。

操作方法:①右手示指伸入肛内引导,将球头探索针自外口插入,沿瘘管缓缓向肛内探入,于齿线附近找到内口。如内口闭合可在针指间最薄处仅一膜之隔穿出。切忌盲目粗暴造成假道(图12-67)。②将探针头折弯在示指引导下由内口拉出肛外。在探针球端缚一橡皮筋。③将探针自肛内完全拉出,使橡皮筋经内口进入又从外口拔出,贯通整个瘘管。④切开内外口之间皮肤,提起橡皮筋两端合并一起拉紧。松紧适宜后钳夹橡皮筋,紧贴肛周皮肤,于钳下用丝线结扎橡皮筋。(图 12-68)。⑤高位肛瘘应将球头探针弯曲沿瘘管插入最高位时可将探针横起寻找内口后穿出,先切开皮层,再沿切口拉紧结扎。女性前方低位单纯瘘和幼儿肛瘘则不需切开皮层,而且不要拉得太紧。⑥修剪创缘,提起橡皮筋,在被橡皮筋勒割组织内注射长效镇痛剂。

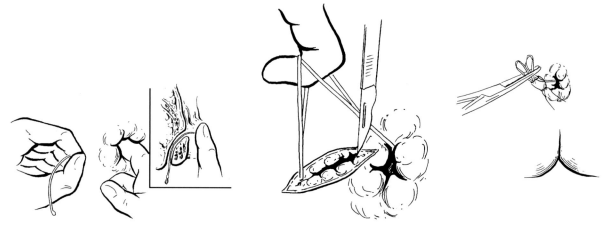

图 12-67 探针进入瘘管寻找内口　　　　　图 12-68 切开皮肤,扎紧橡皮筋瘘管

术后处理:每便后用硝矾洗剂熏洗坐浴后,填以凡士林纱布。术后 10 天橡皮筋松弛时可紧线一次。

(5)肛瘘切开挂线术:是在肛瘘挂线术的基础上,吸收现代医学解剖知识发展起来的中西医结合的术式。是目前最常用的手术方法。

适用于高位复杂性肛瘘、蹄铁形肛瘘、骨盆直肠间隙肛瘘、直肠后间隙肛瘘。

操作方法:①先将高位肛瘘的低位部分,即与外括约肌皮下部、浅部和内括约肌平齐的低位瘘管先切开,同时切开支管和空腔,搔刮,清除腐肉。②通过括约深部和耻骨直肠肌与内口相通的瘘管即高位瘘管部分采取挂线,即以球头探针从低位切开创面寻找瘘管至内口穿出,在探针一端系上丝线带橡皮筋,然后将探针从瘘管退出,使橡皮筋通过瘘管,两端合拢一起拉紧(根据病变高低决定拉紧程度)钳夹,钳下丝线结扎(图 12-69)。③如瘘管高位、内口低位,必须将探针横起向下寻找内口,在针指间距最薄处即为内口可穿出,也可在瘘管顶端最薄处至高点人造内口穿出,其下方如有内口也一并勒开。④如系高低位蹄铁形肛瘘,先将两侧外口切除,于肛后正中部肛缘外皮肤做一放射状切口,以探针或血

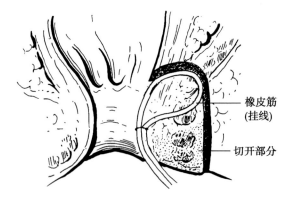

图 12-69 瘘管穿过肛管直肠环的部分挂橡皮筋

管钳向两侧外口处探通,搔刮坏死组织后,在后切口与外切口之间做 1~2 个弧形小切口,即在瘘管上开窗、留桥,以凡士林纱条在两侧作对口引流。自后切口以探针和肛内示指引导找到内口,进行挂线,不要太紧。⑤肛内填入凡士林纱条,切口外敷纱布包扎。

切开挂线术实际上是一种慢性"切开"和牢固、持久的对口引流术,不怕感染,也不会使炎症扩散(图 12-70)。具有切割、引流、标记和异物刺激四大作用。

(6)低位切开高位虚挂引流术:在高位肛瘘手术中应用齿状线以下切开,齿状线以上超过肛直环的部分予以虚挂引流(与传统的切割挂线相比,挂线而不紧线,待瘘管腔内肉芽组织填满后抽取挂线或者橡皮筋,即所谓虚挂法),该方法有治愈率高、并发症少,肛门功能得以保护的优点。

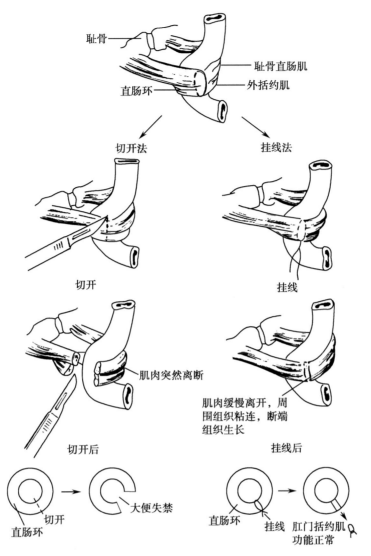

图 12-70 挂线疗法示意图

（7）肛瘘分段挂线术：将瘘管分段挂线。远段挂浮线，对口引流，近段挂线，治疗肛瘘。方法简便，损伤小，引流通畅，愈合时间短。适用于管道弯曲，内外口之间距离较长的肛瘘。

操作方法：①将探针自外口进入瘘管，向肛内探查直达瘘管弯处，在距离肛缘外 1.5cm 处皮肤做一人造外口。可避免损伤括约肌。自该切口插入另一探针，寻找原发内口，并从肛内引出探针，头部系上丝线和橡皮筋拉出肛外。②将橡皮筋两端之间的皮肤切开，拉紧橡皮筋结扎。远段管道以刮匙搔刮，挂上浮线对口引流。术后每便后用硝矾洗剂熏洗换药直至愈合。浮线引流 7~10 天拔除。

（8）断管挂线术：将瘘管分为两部分，接近肛管和肛门括约肌的瘘管及内口部分，另外位于肛门外周的瘘管和瘘管外口部分。该术式操作简便，损伤小，引流通畅，愈合时间短，有利于保存括约肌。适用于管道弯曲，内外口之间距离较长的肛瘘。

操作方法：①将探针自外口进入瘘管，向肛内探查直达肛外瘘管转弯处，在距离肛缘外 1.5cm 处皮肤作一人造外口。自该切口插入另一探针，寻找原发内口，并从肛内引出探针，头部系上丝线和橡皮筋拉出肛外。②将橡皮筋两端之间的皮肤切开，拉紧橡皮筋结扎。远段管道以刮匙搔扒，挂上浮线对口引流。

（9）高位挂线低位缝合术：适用于高位单纯性肛瘘。

操作方法：①用球头探针自外口进入瘘管寻找内口，探针一端系上丝线及橡皮筋。②沿探针切除距肛缘 1.5cm 以外至外口的瘘管及瘢痕组织，肛门 1.5cm 以内至内口间切开皮肤，挂以橡皮筋。③彻底止血后,用丝线将挂线以外的切口全层缝合。

（10）瘘管旷置术:又称瘘管不全切开术、内口引流术。针对两侧性肌下瘘设计的术式,此种病例内口多在后正中附近的一侧,手术时将原发内口处瘘管切开引流,并需切开内外括约肌皮下部及肛门后间隙,切口开放。适用于蹄铁形肛瘘。

操作方法:在内口周围做一外宽内窄的切口。深至切断内外括约肌皮下部,切开肛门后间隙,搔刮空腔及管道,修剪瘢痕组织,其残留部分亦做多个切口,使瘢痕软化,切除两侧外口多余的皮肤,搔刮管道内坏死组织及肉芽组织,不切开瘘管。通过原发内口的治疗,促进瘘管愈合。当对侧瘘管及空腔引流不畅时,需二次切开搔刮。

3. 保留括约肌的肛瘘手术

（1）经括约肌间瘘管结扎术(LIFT 术):2007 年泰国医师 Rojanasakul 介绍了 LIFT 术,该术式自括约肌间沟入路,游离并结扎瘘管,封闭内口,对远端瘘管进行搔刮并旷置。目前,肛瘘结扎术的研究还在进行中的随访结果,总成功率为 57%~94.4%,肛门失禁几乎为零。肛瘘结扎术治疗经括约肌肛瘘和复杂性肛瘘是安全有效的,同时保留了肛门括约肌和肛门功能,与其他保留括约肌手术方法相比,简便易行,成功率高,是最有前景的肛瘘保留括约肌手术,还需要作多中心的长期随机对照研究,对 LIFT 手术的有效性和安全性作出准确的评价。

适用于经括约肌肛瘘,瘘管形成明显者。

操作方法:①患者取俯卧折刀位。找到瘘管外口,用探针自瘘管外口插入,如果外口封闭或狭小可以切除部分外口及其周围组织。探查瘘管走行并找到内口,当内口不易穿出时不要勉强穿出,以免造成假内口,触摸探针接近直肠黏膜既可。也可以从外口用 10ml 注射器注入 1:10 过氧化氢生理盐水混合液,可见液体从内口流出,以确定内口位置。②以探针作为引导,在瘘管上方沿肛缘括约肌间沟行 1.5~2cm 弧形切口(图 12-71)。③通过探针标记瘘管,进入内外括约肌间平面,沿内外括约肌间分离瘘管,尽量沿瘘管向内括约肌侧和外括约肌侧分离瘘管,用小直角钳挑起瘘管(图 12-72)。④退出探针,用血管钳分别钳夹肌间瘘管的内口侧和外口侧,在靠近内括约肌处用 3-0 可吸收缝线结扎瘘管,也可以贯穿缝扎,在其远端再次缝扎瘘管,并加强结扎一道(图 12-73、图 12-74)。⑤在两处缝隙线之间切断瘘管,切除缝扎线之间残留瘘管以及感染的腺体(图 12-75)。⑥从外口注入生理盐水确定切断的组织是瘘管组织;切除外口纤维化组织,扩大外口以利引流。⑦3-0 可吸收线间断缝合括约肌间切口,修剪外口处肉芽组织,开放引流(图 12-76)。

（2）内括约肌部分切断术:对括约肌间脓肿和肛瘘采用从肛门内切开肌间脓肿,进行肛内引流,不切断外括约肌,只部分切断内括约肌和与感染有关的肛隐窝而治愈肛瘘。本术式适用于括约肌间瘘。

操作方法:①以肛门拉钩暴露肛直肠远端约 10cm,看清肛瘘内口。从内口上缘将肛门内括约肌连同内口一并切开。切口止于肛管接近直肠壶腹对应于肛提肌和耻骨直肠肌水平处。②彻底止血,看清楚内

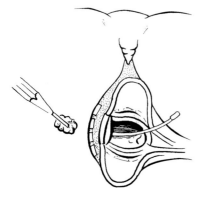

图 12-71　沿内外括约肌间作弧形切口

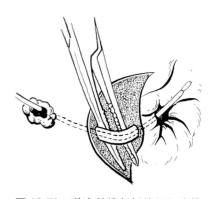

图 12-72　游离并挑起括约肌间瘘管

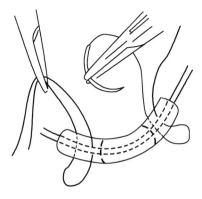

图 12-73 缝扎瘘管的近端和远端

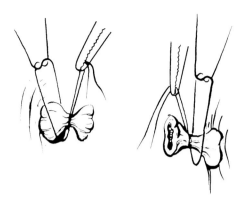

图 12-74 加强结扎瘘管

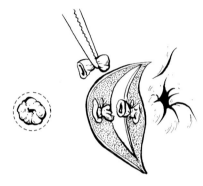

图 12-75 将括约肌间瘘管切除

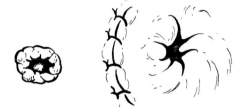

图 12-76 切除外口,间断缝合切口

括约肌和周围组织后进行探查,用刮匙刮除腐败组织,将内口引流。③将切口向肛门方向延伸,直达肛缘。置油纱条引流,外盖敷料,包扎固定。

此手术保护了肛门的功能,但 Parks 认为此法仅切开内括约肌而不充分切开延伸到肌间的脓肿及瘘管,有复发的可能。

(3)纤维蛋白胶封闭术:于 1992 年 Hjortrup 等首次应用纤维蛋白胶治疗会阴瘘获得成功。至今,已有很多关于纤维蛋白胶治疗肛瘘的报告。方法多是先用探针确定内口及外口,以刮匙搔刮瘘管内肉芽组织,再以过氧化氢及生理盐水反复冲洗后,注入生物蛋白胶,以肠线缝合关闭两端瘘口。纤维蛋白胶的应用虽然仅获得一定程度的成功,但它不损伤肛门括约肌,可以多次重复进行,患者早期即可恢复正常活动,并可使约一半的肛瘘患者避免了实施扩大手术的风险,仍不失为一种安全、简便的选择。

(4)脱细胞真皮基质填塞术:是一种全新的治疗肛瘘的方法,是一种新的微创手术。首先在麻醉下,以探针或亚甲蓝染色等,确定内口位置。然后,不做窦道搔刮,轻柔而又尽可能彻底地以无菌盐水或过氧化氢冲洗瘘管。将一个用猪小肠制备的胶原材料网塞填塞瘘管,缝合内口。

(5)肛瘘旷置引流术:这是集中医挂线、切开、脱管之长,吸取西医保存括约肌术优点的中西医结合手术。北京胡伯虎首先应用此法。适用于复杂性肛瘘。

操作方法:①探明瘘管走行及位置,准确找到内口。②先切开内口及内口下的内括约肌一侧,扩创至肛缘,使内口充分敞开呈三角形,引流通畅,彻底清除原发灶,将外口及部分肛外瘘管剔除。③用刮匙搔刮经括约肌的瘘管瘢痕及坏死组织,不切断外括约肌群,只在内外口之间留置一粗线或橡皮筋,不紧线留作引流和标志物。旷置创口,开放换药充填肉芽而愈合。

(6)枯痔钉脱管术:适用于低位单纯瘘(直瘘),复杂性肛瘘的支管及窦道。

操作方法:①用带有细塑料管的注射器,装入 3% 过氧化氢和生理盐水彻底冲洗管道。②根据瘘管长短、大小,插入相应长度、粗细的枯痔钉,以整个瘘管充满药钉为度。剪除外口多余的药钉,外敷纱布、胶布固定,防止药钉脱出。

4. 特殊类型肛瘘的处理

(1) 婴幼儿肛瘘:婴儿肛周脓肿很快就自溃溢脓,常被父母所忽略。当发现后脓已排出,只见破溃疮口,尚未成瘘。有时可能自愈。故不宜急于手术,可用局部消毒、外敷药物和口服抗菌药物等保守疗法。只有保守疗法无效而且反复发炎肿痛时才考虑手术治疗。笔者认为选择挂线术为宜,不要轻率切开或切除瘘管,因为已经自溃出脓无须再切开,瘘管尚未形成又不易形成,故不需要切除"瘘管"。挂线术简便易行。

操作方法:无须麻醉(因手术时间非常短)或基础麻醉下从外口探入,在肛内手指引导从内口穿出,挂以橡皮圈不要勒行太紧,即可完成手术。术后哺乳、排便照常,便后局部消毒即可,无须换纱条引流、橡皮圈就可持续引流。一周后橡皮圈脱落,创面开放,换药至愈合。

(2) 结核性肛瘘:长期以来,把不易愈合的肛瘘认为是结核性肛瘘是不正确的。结核性肛瘘是肺结核的并发症之一。因结核杆菌感染引起的是无痛无热的冷脓肿,自溃后流出干酪样稀脓,久不愈合,但外口内陷,触不到索条是结核性肛瘘的临床特征。

手术原则和方法与一般肛瘘大致相同。不同之处是应给予抗结核药物治疗。术后愈合时间也无大差异。

(3) 克罗恩病肛瘘:此类肛瘘治疗的全过程与克罗恩病的药物保守治疗效果有关,使用药物如:对氨基水杨酸、抗菌药物(甲硝唑、环丙沙星),免疫抑制剂(6-琉基嘌呤和环孢素等)。近年来抗肿瘤坏死因子-α嵌合子单克隆抗体 Inflliximab 在治疗中有较好的效果。

对于无症状的克罗恩病肛瘘处于静止期不需要治疗。对于低位的克罗恩病肛瘘可以应用瘘管切开术治疗,手术治愈率为62%~100%,创口需要3~6个月才能愈合。对于较复杂的克罗恩病肛瘘可应用长期挂线引流作为姑息性治疗。引流方法可长期用于治疗,不必切开瘘管,以防引起肛门失禁。该方法也适用于艾滋病的继发的肛门直肠感染,可以减少脓肿的复发次数。对于直肠黏膜肉眼观察正常的情况下复杂性的克罗恩病肛瘘,可以应用黏膜推移瓣闭合的治疗方法,但在发作期及活动期均不适宜进行手术治疗。

(4) 蹄铁型肛瘘:临床比较少见(图 12-77)。肛管后部肛腺感染后,多从 Minor 水平位三角形间隙穿出,向上蔓延至肛管后间隙(Courtney 间隙)形成肛管后脓肿,并向两侧坐骨直肠间隙疏松的组织蔓延,形成弯型或蹄铁形瘘。从理论上讲肛后间隙感染可向几个方向扩展,但向上穿过肥厚的肛提肌或向下穿过致密的肛尾韧带直穿皮肤是很困难的。所以蹄铁形瘘从不超越肛提肌,也不在后正中线上形成外口。从此型肛瘘外口用探针向上探查瘘管可达 6~7cm,似乎已达到很高位置。但实际上是因为坐骨直肠间隙上界的肛提肌是由外上向内下斜行的漏斗状,所以充满脓液的脓腔上缘或后来形成瘘管可以高于肛管直肠环水平,探查斜行容易造成高位的假象。

蹄铁型肛瘘手术方法较多。但以切开挂线术为最好。

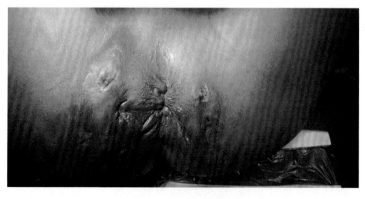

图 12-77 后马蹄形肛瘘

1) 切开所有支管,摘除瘘管。在肛后正中切开外括肌皮下部和浅部,在外括约肌深部和耻骨直肠肌部分挂橡皮圈。慢性分离肌层,对肛尾韧带也挂橡皮圈慢性分离。切开创面半缝合,后正中位开放。外口多的蹄铁形瘘,可切除内口及主管道,不切除支管,愈合快、瘢痕小。

2) 以有槽探针从两侧外口插入,逐步切开瘘管,直到两侧管道在接近后正中部相遇时,再仔细地探查内口。如瘘管在肛直肠环下方通过,可一次全部切开瘘管和外括约肌皮下部和浅部。如内口过高,瘘管通过肛直肠环上方时,可用挂线术:即切开外括约肌皮下部、浅部及其下方的瘘管,然后在剩余的管道经内口穿出挂以橡皮圈。缚在肛直肠环上,可避免一次切断而致失禁、剪除切口边缘的皮肤和皮下组织,敞开创面并刮除瘘管壁的肉芽组织创面填以凡士林纱条。

3) 切开挂线开窗留桥术:先圆形切除两侧突出的外口,以探针插入瘘管至肛后正中部相遇时,在此处作一放射状小切口,插入探针经主管至齿线找到内口穿出。刮除主管及两侧支管坏死肉芽组织,于后正中挂以橡皮圈不要太紧留作引流,分别在两侧外口和后正中切口之间再各作一小弧形切口,即开窗中间留有皮桥,不全部切开瘘管,在外口和小切口之间填橡皮片引流,或挂线引流不紧线,术后48h拔除,后正中橡皮圈术后10日未脱落可紧线一次,脱落后换药至愈合,此法损伤小,愈合快,痛苦极轻,无何并发症和后遗症。

(5) 高位肛瘘:一般说肛瘘最难治即指高位肛瘘而言。不但手术操作复杂,而且术后常有并发症和后遗症。一个理想的高位肛瘘手术应该是既能根除肛瘘原发病灶和瘘管,又能保存肛门与肛管结构的和功能的完整性,无何严重的后遗症。

不论何种术式,都不能切断耻骨直肠肌及外括约肌深部而引起排便失禁的后果。对高位肛瘘如何一次切开及其对肛门功能的影响,黄乃健提出直肠环区硬变是手术治疗高位肛瘘的局部基础。硬变程度和范围与肛瘘的单纯和复杂,瘘管距肛门远近和病程有关。他认为高位肛瘘虽给直肠环带来硬变损害,但却给手术准备了有利条件。硬变较重,范围较广时一次切开直肠环不会引起大便失禁;如硬变较轻,只可部分切开,如无硬变,不宜切开,只能挂线或分次手术。

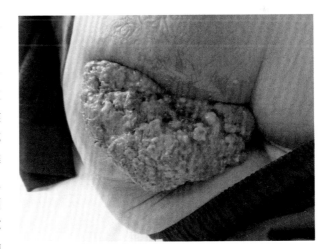

图 12-78　肛瘘癌变、鳞状上皮癌

(6) 肛瘘癌变:不多见,近年来报告有增多趋势。主要取决于原发病灶的发生位置(图12-78)。一般认为与长期慢性炎症刺激有关。形成硬结,分泌黏液及疼痛常为癌变先兆,10年以上者癌变率较高,应当引起人们的充分重视。有条件时,术中疑为癌变应做瘘管各段冷冻切片作病理检查。术后切除标本应常规病理检查,避免延误诊断和治疗。

(李春雨)

第五节　肛门直肠狭窄

肛门直肠狭窄指任何原因(先天缺陷或后天炎症、损伤等)所致肛门、直肠腔道变窄,并导致排便困难。

一、流行病学

关于肛门直肠狭窄的发生率,并没有权威的文献统计,有作者报道,2 000~5 000个新生儿中有1个可能发生先天性肛门直肠狭窄。

二、病因与发病机制

（一）先天畸形

肛管胚胎发育阶段腔化不全,直肠与肛管之间的肛门直肠膜发育失常,出生后此膜穿通不全或未消失,形成肛门直肠狭窄甚至闭锁(图12-79),一般称为先天无肛或先天性肛门闭锁(图12-80)。出生后肛门闭锁处理不当者,也往往形成狭窄。也有骶尾骨发育畸形而压迫肠腔者(图12-81,图12-82)。

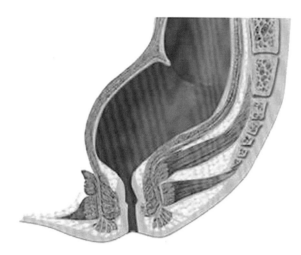

图 12-79　肛管狭窄

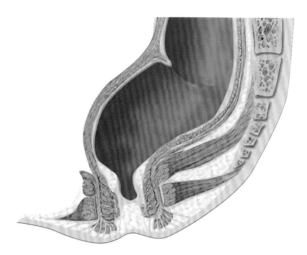

图 12-80　肛管闭锁

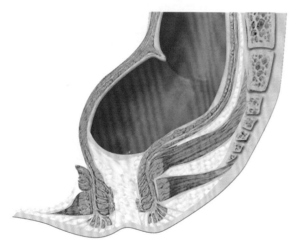

图 12-81　肛管直肠高位闭锁

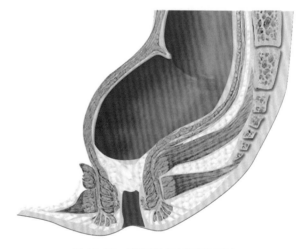

图 12-82　直肠闭锁(肛门正常)

（二）炎症

如肛周脓肿、溃疡性结直肠炎、梅毒、克罗恩病、性病性淋巴肉芽肿、结核、慢性痢疾、复杂性肛瘘、阿米巴肠病、血吸虫肠病等,均可使肛管直肠结缔组织增生肥厚,形成瘢痕,使肠管失去弹性以致管腔变窄。

（三）手术及损伤

1. 手术　常见的导致肛门直肠狭窄的医源性原因,如内痔黏膜切除过多,外痔皮肤切除过多,又如内痔或直肠脱垂硬化剂或坏死剂注射量过大或集中在一个平面,或外痔注射量过多、面积过大。

2. 直肠切除手术　由于吻合器型号选择和使用不当、吻合口缺血、吻合口感染及吻合口漏等原因,导致术后吻合口狭窄。

3. 肛门直肠外伤　最多见的是高处坠落伤,异物损伤等形成的瘢痕狭窄。

4. 物理及化学性损伤　常见的有烧伤、烫伤、强酸、强碱损伤、放疗等。

（四）肿物压迫

肛门、肛管、直肠的肿物占据或压迫管腔,如肛管直肠肿瘤、直肠巨大息肉等,以及邻近器官肿物压迫,如阴道、子宫肿瘤、前列腺肿瘤、较大的淋巴瘤、平滑肌瘤、脊索瘤、骶前脊膜突出、骶尾骨前突畸形等都能引起肛管或直肠狭窄。

三、分类

1. 按狭窄形态分类

（1）环状狭窄:狭窄构成一圈,纵径长度小于 2cm。

（2）管状狭窄:狭窄构成一圈,纵径长度大于或等于 2cm。

（3）部分狭窄:狭窄位置表浅,或仅累及肛管直肠的一部分,呈瓣状或半环状。

（4）全周狭窄:狭窄范围占据整个肛管或直肠。

2. 按狭窄程度分类

（1）轻度狭窄:排便不畅,大便变形,无明显肠梗阻症状,指诊可通过狭窄部。

（2）中度狭窄:排便困难,大便形细,有不完全肠梗阻症状,指诊难以通过狭窄部。

（3）重度狭窄:排便极其困难或假性失禁,便少而稀或粪水样便,肠梗阻症状明显,指诊无法通过狭窄部。

此外,还可根据狭窄性质分为良性狭窄和恶性狭窄。

四、临床表现

本病主要症状为大便困难、便条变细或呈扁条状。由于排便通过狭窄处所造成的损伤,便时、便后均有局部疼痛,肛门直肠坠胀不适,粪便排不净感。长期排便困难者还伴有腹痛、腹胀、恶心、食欲不振、便次增多、黏液脓血便、消瘦等全身症状,分泌物刺激肛周皮肤而继发肛周湿疹、皮炎等。一般而言。直肠狭窄比肛管狭窄症状严重。病程也较长。

五、辅助检查

直肠镜、乙状结肠镜和纤维结肠镜检查可见肠腔缩小,表面黏膜的糜烂、溃疡及出血,狭窄近端肠腔扩张,同时活组织检查有助于了解狭窄的性质,尤其是直肠癌保肛手术后的狭窄,更应排除局部复发的可能。气钡灌肠双重造影检查则可帮助了解狭窄的范围和程度。某些特异性感染,如结核、阿米巴痢疾、血吸虫病等常需行细菌培养和涂片、活检等检查方可确诊。直肠腔内超声、盆腔超声、盆腔正位片有较重要的参考价值。

六、诊断

必须先了解有无肛门直肠狭窄,然后明确狭窄的性质以及范围、程度等。多有肛门直肠炎症、损伤、局部注射治疗、放射治疗等病史;有排便困难、稀便、脓血便、里急后重、肛门疼痛、潮湿以及腹胀、消瘦等临床表现;腹部检查常可见肠型、腹胀、术后瘢痕等,肛门部皮肤潮湿、皮疹,有时可见脓性分泌物。直肠指诊往往可触及狭窄,质硬、无弹性、有触痛等。

七、鉴别诊断

1. 直肠闭锁　肛门发育正常但出生后无大便,并伴肠梗阻征象。直肠指检向上受阻有波动感。倒立位 X 线检查,若直肠有膜性膈为直肠闭锁若直肠大段缺如为无直肠畸形,有时可伴无肛门畸形。

2. 肛门闭锁　患儿出生后无胎粪排出,很快出现呕吐、腹胀等位肠梗阻症状,局部检查,会阴中央呈平坦状,肛区部分为皮肤覆盖。部分病例有一色素沉着明显的小凹,并有放射状皱纹,刺激该处可见环肌收缩反应。婴儿哭闹或屏气时,会阴中央有突起,手指置于该区可有冲击感,将婴儿置于臀高头低位在肛门部叩诊为鼓音。

八、治疗

1. 一般治疗 示指能够顺利通过,仅有大便秘结,排便困难,粪便变细,而无严重疼痛的,可先服用润肠通便药物,如麻仁润肠丸、通便灵胶囊、乳果糖等。

2. 扩肛治疗 是治疗直肠狭窄的主要方法之一,其方法同本章第二节内容。

3. 内镜扩张术 采用经结肠镜行气囊扩张术,气囊长度为 8cm,膨胀时外径为 15mm、18mm、20mm。与其他方法比较,气囊导管的最大优点是安全,扩张的气囊由于自身的特性仅产生放射状的张力,从而防止了组织的过度伸展和损伤。如果狭窄长度>5cm 可行多次扩张。

4. 经肛门或肠镜下合金支架置入术 直肠癌术后吻合口狭窄引起肠梗阻的患者,可经肠镜下于狭窄处置入合金支架。

5. 手术治疗 适用于严重的吻合口狭窄或者同时伴有重度的肛管狭窄。直肠狭窄的外科治疗应遵循从简到难、循序渐进原则。手术方法包括:

(1)瘢痕组织切开松解术:适用于单纯的吻合口狭窄。麻醉满意后,沿直肠纵轴切开直肠后位狭窄瘢痕,如果指诊检查直肠扩张不满意,再切开直肠两侧狭窄部。吻合口瘢痕组织切开后,要坚持扩肛,不然会导致瘢痕迅速形成再狭窄。

(2)内括约肌切开术:适用于低位直肠狭窄和伴有肛管狭窄。该手术方法包括一侧、两侧或多重的部分内括约肌切开术。

(3)黏膜或皮瓣的转移术:适用于严重的吻合口狭窄。切除瘢痕组织,转移黏膜或皮瓣进行修补。在齿线处的狭窄可应用 V-Y 皮瓣;齿线以上的狭窄可应用菱形皮瓣;若要覆盖大面积的皮肤,可采用 S 形的转移皮瓣成形术。

(4)结肠造口术:适用于梗阻症状较重的吻合口狭窄患者,其目的是抢救生命、缓解症状。

(5)直肠狭窄环切除、乙状结肠肛管吻合术。

(廖秀军)

第六节 骶尾部藏毛窦

藏毛疾病(pilonidal disease,PD)是多发于臀沟骶尾部的皮下感染,常反复破溃而形成窦道。藏毛窦(pilonidal sinus)是一种少见的皮肤上含有毛发的窦道,内含毛发为其特点。这类窦道最常见于骶尾部,此外,还可发生于骶尾部、顶枕部,其中发生在骶尾部者称为骶尾部藏毛窦(coccygeai pilonidal sinus,CPS)。本病在我国相对少见,近年来其发病率有增高趋势。

一、流行病学

骶尾部藏毛窦多见于白种人,在欧美国家发病率约为 26/10 万,在亚洲国家的发病率相对较低,其中又以男性多见,且多好发于青春期,19 岁以后发病率渐增高,于 25 岁达最高峰,之后发病率出现下降。患者以男性常见(73.7%),而女性患者一般发病年龄较早,症状出现时间早。以下因素为该病的高危因素:男性、多毛体质、肥胖、家族史、骶尾部局部皮肤刺激和外伤、长期静坐及驾驶(职业或生活方式)等。

二、病因与发病机制

本病发病机制复杂,具体病因尚不清楚,有先天性学说和后天获得性学说两种,现普遍支持后天获得性学说。先天性学说认为尾部藏毛窦是骶尾部髓管囊性残留或骶尾中央缝畸形发育导致皮肤内涵物形成囊肿,藏毛囊里的毛发被解释为内陷的上皮存在毛囊的缘故。后天获得性学说认为,行走时臀部的扭动和摩擦,特别是多毛的男性,使臀中裂之间的毛发刺入附近的皮肤,形成短管道,毛发仍与根部相连,管道上皮化,当毛发由原来的毛囊脱落后,被上皮化的管道产生的吸引力吸入,因而提出第一阶段为刺入性窦道,第二阶段为吸入性窦道。毛发聚集在皮下脂肪内成为异物,一旦细菌感染,即形成慢性感染或脓肿。

三、分类

1. 先天性　髓管残留或骶尾缝发育畸形导致皮肤的包涵物。但于婴儿的中线位肛后浅凹部位很少找到藏毛疾病的前驱病变,而在成年人却多见。

2. 后天性　认为藏毛窦和囊肿是由于损伤、手术、异物刺激和慢性感染引起的肉芽肿疾病。

四、临床表现

骶尾部藏毛窦在窦道发生感染之前很少出现症状。骶尾部反复发作的急慢性脓肿或存在反复溢出分泌物的窦道是本病最主要的诊断标志,如伴有与周围皮肤不相连的毛发从窦口长出,可确诊为该病。典型病例是在尾部中线有细小凹坑但无任何感觉。凹坑有细孔,有的用泪囊探子也难以探入。原发窦口多在后正中线臀沟附近,距肛门5~6cm。感染后局部形成表浅脓肿,在自行破溃或手术切开后流出脓液。脓肿排放稀薄脓液数日后渐愈,遗留一硬结。再次细菌感染可以出现另一脓肿。以上症状可重复出现,以致局部可出现几个窦道口。这些窦道口彼此可以非常接近,也可能间隔2~3cm。多数窦道口可容细探针通过。窦道深浅不一,最深可达数厘米。继发形成的窦道多在原发窦道口的上方即"颅侧"走行,很少向下向肛门走行(93%向上向颅侧走行,7%可向下向肛门走行)。

病情静止期骶尾部中线皮肤附近可见不规则小孔,直径1~3mm大小不等,周围皮肤无红肿触痛,有的窦口内可见毛发,多次反复者可见瘢痕,局部皮肤增厚,可触及硬结及条索状物向颅侧走行,探针可探入皮下3~4cm,有的可探入10cm,挤压可排出稀淡臭液体。急性期患者表现为蜂窝织炎,出现骶尾部红、肿、热、痛,如出现疼痛伴波动感的肿块则提示有脓肿的形成;慢性期病变往往表现为慢性分泌性的窦道和/或急性感染的反复发作。于窦口内发现毛发是本病独具特征,但并不是其诊断的唯一标准,研究显示大约38.4%的藏毛窦中未找到毛发结构。其原因可能为毛发过于细小,以及随脓液或手术排出。

五、辅助检查

1. 瘘管造影　术前瘘管造影可了解藏毛窦的范围、深度及走向。

2. X线检查　盆腔或骶尾部X线片可鉴别骨质破坏性疾病(结核)以及骶尾部畸胎瘤。

3. 超声检查　超声显示骶尾部软组织块影或液暗区,或见片状低回声,大小不等,边界清晰,压迫部分可见液体惯性运动,但阳性率低。

4. 直肠腔内超声　肛瘘和藏毛窦都可显示为低回声区域管道,但肛瘘的低回声区域或管道向肛门延伸,接近或达到肛管直肠腔内,而尾部藏毛窦纵向深度比肛瘘浅,且瘘管末端局肛管直肠较远,瘘管总体走向趋于颅侧。

5. CT检查　表现为骶尾部软组织块影或脓腔改变,不与肛门或直肠相通。

6. MRI检查　诊断骶尾部藏毛窦准确率高。Stuart报道使用MRI鉴别藏毛窦及肛瘘,诊断藏毛窦的准确性为86%,阳性预测值为100%。尾部藏毛窦易误诊为肛门直肠瘘。

六、诊断

骶尾部藏毛窦常起病隐匿、进展缓慢、在我国发病率较低,不管医师还是患者均对此病缺乏足够的认识,误诊率较高。目前对尾部藏毛窦的诊断,主要根据本病的临床表现,必要时需与影像学检查相结合。

窦道X线造影、盆腔或骶尾部X线片、骶尾部B超、直肠腔内超声、腰骶部CT及MRI等影像学检查在尾部藏毛窦的诊断和鉴别诊断中具有较大的价值。

在后正中线尾骨尖处可触及质地柔软或稍硬肿物，正中常有小口，瘘口缘有上皮组织爬入，探针插入困难，扩大外口或偶尔插入探针时，探针方向指向骶骨。X线摄影排除骶尾部骨质破坏性病变。手术搔扒时可刮除全然游离的卷曲毛发，可确诊本病。

总之，在诊断本病时，要注意病史、瘘口的形态、内容物及瘘管的完整程度，必要时进行病理诊断。在确诊该病前需注意与其他几种可出现相似症状疾病的相互鉴别。

七、鉴别诊断

1. 疖、痈　顶部常呈黄色。痈可有多个外孔，内含坏死组织。

2. 肛瘘　肛瘘的外口距肛门近，瘘管行向肛门，肛门指诊可触及条索状物，且肛管内有内口，多数患者既往有肛门直肠脓肿病史。而藏毛窦所致瘘口多在臀沟处，瘘管的走行方向多向头颅侧，很少向下朝向肛管，肛管内没有内口，常不能触及肛瘘典型的条索样的肿物。

3. 梅毒性肉芽肿　患者多有梅毒病史，梅毒血清反应阳性。而骶尾部藏毛窦的肿胀范围较大，与深部组织粘连。

4. 结核性肉芽肿　结核性肉芽肿与骨相连，X线检查可见骨质有破坏，身体其他部位有结核性病变。

5. 慢性化脓性汗腺炎　病变范围较广泛，且多呈弥漫性或结节状，皮肤常有许多窦道溃口，且有脓液。其区别主要是病变在皮肤及皮下组织，窦道不与肛管直肠相通。

6. 骶前畸胎瘤或囊性肿物感染破溃　骶尾部畸胎瘤或囊性肿物感染破溃继发形成的瘘管多不规则。而囊性肿物如果是皮样囊肿，其内可能有毛发存在，但数量更多且与皮脂混成一团，X线检查可见骶骨前占位性病变，直肠前移，并伴有骨骼钙化点阴影。尾部皮肤凹入，往往生后就有，是在先天发育过程中形成的，这种凹入既无窦道口，又无典型毛发"钻出"。

八、治疗

可分为非手术治疗和手术治疗两大类，均以控制感染为基础。治疗原则：应用抗感染治疗控制症状，手术治疗切除根治，辅以生肌类药物促进恢复。

（一）非手术治疗

1. 抗感染治疗　单独应用往往复发率极高，通常只作为手术治疗的辅助手段。骶尾部藏毛窦常为厌氧菌与需氧菌混合感染，并且以厌氧菌为主，因此临床一般建议首选应用对厌氧菌敏感类的抗菌药物。

2. 激光脱毛疗法　应用激光破坏臀间裂处毛囊使毛发完全脱落，从而减少毛发刺入骶尾部皮肤的概率。激光脱毛疗法不仅可作为预防本病发病的有效措施，而且还常常与手术方法联合应用于本病的治疗中。基于对骶尾部藏毛窦发病的获得性学说的认识，去除臀间裂处毛发有助于术区的良好愈合并且减少术后并发症，降低复发率。

3. 纤维蛋白胶粘堵术　在刮匙彻底清除窦腔内感染组织，异物及窦道壁处肉芽组织的基础上，通过窦道外口向窦道内注入纤维蛋白胶以达到粘堵窦道、促进术区愈合的目的。纤维蛋白胶是用人类纤维蛋白原及其复合物制成，通过刺激成纤维细胞增殖及促进胶原纤维的大量形成以加速创口愈合。优点是创伤小、易操作、可多次重复。但失败率较高，远期疗效不确切。

（二）手术治疗

具体手术方式的选择应根据病程时间、瘘管的数量、分布范围以及有无感染决定。

急性藏毛窦：当患者以脓肿为特征时，无论该病为原发或复发，都应切开引流。

慢性藏毛窦：包括有间断性复发的脓肿或创口未愈伴有持续性分泌物两种情况。对需手术治疗的慢性藏毛窦患者，可根据外科医师的偏好和患者的意愿选择适宜的手术方式：切除病灶和一期缝合、切除后二期愈合或切除后袋形缝合；术后引流应个体化。既往有关研究显示，开放切口和手术缝合相比并未显示出明显的优势,尽管开放组的复发率较低,但显著延长的愈合时间,并认为,对手术缝合的患者来说,偏中线缝合明显优于正中缝合。一般来说,切除后一期缝合比行袋形缝合具有更短的愈合时间和较高的复发率。行偏中线的一期缝合,可能会缩短愈合时间、降低切口并发症发生率及复发率。一期缝合后需放置引流,应用负压吸引2~6天,清除渗出物和冲洗创面,研究认为,虽然一期缝合后放置引流可降低积液和切口裂开的发生率并加快愈合时间,但切口感染和复发率相似。

其他方法治疗失败的复杂性或多次复发的慢性藏毛窦:在切除病灶的同时可以应用几种皮瓣技术,用健康组织覆盖缺损,通过软组织重建来改变臀沟轮廓,可减少原发和复发性藏毛窦的复发。目前被广泛用于难治性和复发性藏毛窦的治疗,复发率及总体疗效令人满意。

对于藏毛窦的根治性手术,没有一种方法可以证实是完全成功的。各种手术方式均有一定的复发率。整块完全切除病变组织效果良好,复发率低。

1. 病灶切除引流术

(1)脓肿切开引流术:急性期出现脓肿应及时切开排脓,切口要足够大,尽量将脓腔内的肉芽组织和毛发完全清除争取治愈,并同时行抗感染治疗。

(2)病灶切除+敞开引流术:该术式适用于急性期或伤口过大不能缝合者,或患病时间长,病变范围大,伴窦道感染的患者。具体方法是在波动或压痛最明显处切开窦腔,清除腔内坏死组织及毛发等异物;去除少许切口处皮肤,使切口呈V形,以利于创面引流,术后定期换药。通过手术完全切除病变组织,切口敞开换药待肉芽组织填充愈合。优点:手术创面引流通畅,不易继发感染,因而疗效确切,复发率低,约为1.13%。缺点:术后痛苦大、创面大、愈合时间长,有文献报道达3~6个月,且术后存在不适感。术后骶尾部形成大面积瘢痕,如有损伤,瘢痕常容易破裂。

(3)病灶切除、袋形缝合+开放引流术:是介于瘘管切除切口开放术和一期缝合术之间的一种折中办法。方法为在探针引导下作梭形切口,将瘘管顶部皮肤切除,清除窦腔内异物,感染组织并反复冲洗。修剪皮缘,显露皮下脂肪带,将切缘皮肤与瘘管残腔做间断缝合。对侧支瘘管需分别切至末端,同样袋形化。若窦壁较薄时可将皮肤缝于术区底部结缔组织,使切口成V形,形似袋状。术后需要细纱布辅料填塞在瘘道上,使伤口边缘分开,创口有桥形愈合时,应及时切开,刮除过多的肉芽组织直至伤口完全愈合。优点:手术方法简单,创面引流通畅,患者痛苦小。缺点:病变组织切除不够充分,术后存在复发之可能。该术式适用于只有单个窦道且位置较浅的患者。

(4)窦道切除侧方引流术:以尖刀切除窦道,切除宽度约5mm,若多个窦道彼此之间相互距离较近,则行条状切除。探查病灶,在臀中线旁1~2cm处作与臀中线平行的纵形切口,由纵形切口进入病灶,清除其内肉芽肿、感染组织及毛发。纵形切口敞开引流,不放置引流物。术式优点:术区创面小,愈率高。缺点:术后愈合时间较长。

2. 切除缝合术

(1)病灶切除加一期缝合术:是目前治疗尾部藏毛窦的主要手术方式。

适应证:适用于病变范围小的藏毛窦,窦道切除后张力较小者,以及脓肿较小,病灶局限,或单一瘘管者,病变范围小,无感染的患者。

禁忌证:①以前做闭合手术,现为复发者;②病变范围超过7.5cm者;③瘘管外口距中线3cm以上;④囊肿内未见分泌物;⑤体毛太多者。

操作方法:围绕窦口作椭圆形切口,切除范围应包括窦口、窦道在内的全部炎性组织并深达骶骨筋膜表面。电刀充分止血后,放置引流,间断缝合,避免残留无效腔,术后常规换药。手术只需完整切除纤维囊壁及周围肉芽肿,包绕瘘口在内的一条1.0cm×1.5cm的条形皮肤和脓腔内毛发,切除后分层缝合皮下脂肪及皮肤。若切除范围大,可采用皮瓣移位重建术或Z形缝合术,减少切口张力,防止裂开。

优点:术后恢复时间短,疼痛轻微,局部瘢痕组织形成少。缺点:术区缝合处张力较大,站立和坐下时产生持续性的张力引起不适和疼痛,缝合伤口可能裂开。当伤口裂开时,局部感染发生率较高。

（2）瘘管切除部分缝合术：适用于窦道反复感染且病变范围较大、较深，有较多瘘口和瘘管者，及全层缝合后张力较大的患者。方法为切开皮肤、窦道深达骶骨筋膜表面，清除全部病变组织及毛发等异物，以可吸收线将伤口两侧皮肤和骶骨筋膜缝合，使部分伤口一期愈合，伤口中间部分开放，由肉芽组织填充愈合。优点：术后愈合时间较短，瘢痕形成小，不易感染。缺点：术区引流不彻底。

（3）菱形皮瓣及改良术式：该术式术后恢复时间短，术后并发症少，还能真正做到无张力修补创面，且皮瓣血供良好。

手术原则：①菱形标记好需切除的藏毛窦病变和转移皮瓣；②完整切除包括窦道在内的所有受累组织及中线小凹，直至骶骨筋膜；③游离合适的菱形皮瓣；④转移覆盖填平臀沟缺损处；⑤皮瓣下放置引流管，间断缝合皮下及皮肤，或作皮内缝合，再结合真空负压引流，促进愈合。优点：有效抬高臀沟；通过简单的转移皮替换中线手术瘢痕；减少皮肤浸渍和碎屑集聚；减少臀部摩擦所致的出汗；切除所有窦道和病变组织，消除致病因素，复发率低；通过转移菱形皮瓣进行无张力缝合，恢复快。缺点：不能修复较大病灶，复发率较高，愈合时间长。

1）臀沟抬高技术（Karydakis 皮瓣和 Bascom 臀沟抬高术）：1965 年，希腊权威 Karydakis 最初使用臀沟抬高技术来治疗藏毛窦，Karydakis 皮瓣便因此而得名。此手术通过在臀沟处移植有抵抗力的皮肤以阻止毛发的侵入从而减少复发，转移臀沟中线切口避免切口张力过大。手术步骤：①椭圆形切除病灶皮肤，脓肿及窦道至骶尾部筋膜；②游离靠近中线侧皮瓣；③移动皮瓣至对侧并于中线旁缝合。优点：使术区缝合线远离臀中线，增强臀中线处皮肤对毛发刺入的抵抗力。同时也避免了因传统的缝合法使缝针多次刺入皮肤所导致的早期毛发附着而复发。复发率很低，目前在国外被认为是尾部藏毛窦手术的最佳治疗方案。缺点是术后感染率较高。

Bascom 在对藏毛窦的病因病理深入研究后，在 Karydakis 皮瓣的基础上提出了一种革新技术（Bascom 臀沟抬高技术），该手术仅切除病灶皮肤部分而保留正常皮下组织。其主要原理是其通过游离的皮瓣拉平臀沟，消除潮湿及细菌等导致臀沟上皮组织损伤的因素。手术步骤：①术前将两侧臀部推向中线，两侧臀部皮肤接触缘为手术区标记线；②标记出椭圆形切口，切除中线病灶；③游离对侧皮瓣覆盖缺损处皮肤；④将皮瓣无张力缝合于对侧以拉平臀沟。对于继发脓肿、外口及窦道仅作切开搔刮引流，以待二期愈合。

近年来 Karydakis 皮瓣和 Bascom 臀沟抬高技术在国外治疗慢性藏毛窦疾病中得到普遍运用，临床疗效显著，住院时间短（1~8.2 天），恢复快（0.5~4 周），复发率低（0~16%）。

2）V-Y 形转移皮瓣：Khatri 等首先报道在藏毛窦切除后运用 V-Y 形转移皮瓣闭合皮肤缺损。适用于病灶切除后皮肤缺损较大的患者，皮瓣可以单侧也可以双侧。手术步骤：①标记好切除部位及 V 形转移皮瓣；②切除病灶后，游离 V 形皮瓣，将皮瓣转移至中线皮肤缺损，放置引流，间断缝合皮下及皮肤使之成 Y 形。方法是将藏毛窦完整切除后，于侧方作 V 形皮瓣，将皮瓣前移缝合成 Y 形。皮瓣的选择应根据术区创面大小及血液供应来决定，并与切除的皮损一致，宁大勿小；同时应避免距离肛门太近，皮瓣长度一般是皮肤缺损长度的 1.5~2 倍。该术式优点是有效降低了术区缝合口张力。

3）Z 形转移皮瓣：藏毛窦切除后，以创面作为长轴，标记出 30°~60° 角的 Z 形转移皮瓣，游离转移皮瓣闭合缺损创面。方法是在术区作弧形切口，完整切除病变组织。于切口上下端各作一个与弧形切口纵轴呈约 45° 角的直线切口，将皮瓣游离并翻转缝合呈 Z 形。该术式缝合处张力小，术后愈合时间短，术区所形成的瘢痕远离臀中线，患者无术后不适感（图 12-83）。

3. 骶尾部藏毛窦癌变的处理 骶尾部藏毛窦的恶变率低，约为 0.1%。多为长期活动性炎症后所继发，且病理类型多为表皮细胞癌，基底细胞癌、汗腺腺癌和鳞状细胞癌。临床上，若瘘管伤口出现溃疡易破、生长较快、出血以及真菌样的边缘应警惕有癌变的可能。若病理证实癌变，则应做广泛切除并取腹股沟淋巴结做活检以便决定是否进一步作清扫手术。有转移者多预后不佳，文献报道 5 年生存率为 51%，复发率为 50%；在初诊时发现腹股沟淋巴结又转移者占 14%。因此，骶尾部藏毛窦一经确诊，即应及时外科手术，谨防癌变。

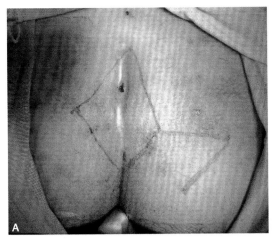
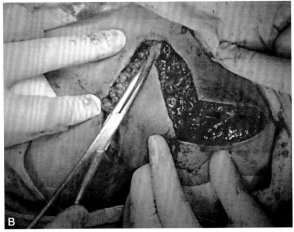
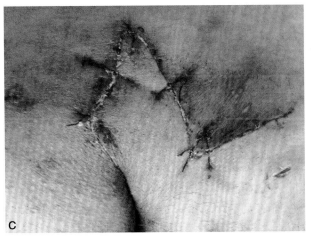

图 12-83 菱形皮瓣转移术
A.术前标记设计切口;B.游离皮瓣;C.术后愈合情况。

（黄忠诚　颜伟）

第七节　会阴部坏死性筋膜炎

坏死性筋膜炎是一类累及皮肤,皮下脂肪,浅/深层筋膜层组织的进展性坏死性感染性疾病(图 12-84)。
最初由学者 Wilson 于 1952 年进行描述。此类
疾病共同特点是多种致病细菌快速增殖导致
的组织坏死,伴随着机体对抗菌药物应用不敏
感以及机体免疫细胞对抗致病菌感染能力显
著降低。盆底外科涉及坏死性筋膜炎主要为
会阴部坏死性筋膜炎,疾病特征为会阴区域、
外生殖器以及肛门周围软组织广泛皮下组织
以及筋膜急性坏死性炎症,但是较少累及会阴
部肌肉组织。最为典型的会阴部坏死性筋膜
炎由 Baurienne 在 1974 年首次描述,命名为
"Fournier 坏疽或者特发性坏疽"。会阴部坏
死性筋膜炎起病隐匿,进展迅速,致残率高,甚
至会导致多器官功能衰竭威胁患者生命,需要

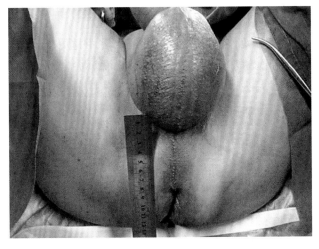

图 12-84 会阴部坏死性筋膜炎

引起临床医师关注。

一、流行病学

据报道,除了婴儿与幼儿发生较少外,会阴部坏死性筋膜炎能够发生在任何年龄患者,其中以 50~60 岁患者居多,男性患者比例多于女性,肥胖、合并糖尿病、会阴部血管疾病、免疫缺陷疾病及应用免疫抑制剂患者发病率高。

二、病因与发病机制

多种致病菌感染引发会阴部组织小血管闭塞,组织坏死,使得患者自身防御致病菌能力显著降低是导致会阴部坏死性筋膜炎主要原因。通过患者坏死组织培养物能够分离出多种致病菌,包括革兰氏阴性杆菌(大肠埃希菌、克雷伯杆菌、铜绿假单胞菌等)、革兰氏阳性球菌(葡萄球菌、链球菌等)、厌氧菌(产气荚膜梭菌等)、酵母菌以及结核杆菌。其中,以大肠埃希菌,溶血链球菌及葡萄球菌最为常见。

导致会阴部坏死性筋膜炎细菌感染途径包括如下几种:①泌尿生殖器感染,尿路狭窄以及尿路感染能够导致尿路旁脓肿,感染扩散至海绵体以及 Buck 筋膜,继续波及 Colles 筋膜,最终导致前腹壁组织感染;②肛周感染,肛周脓肿能够自直肠前组织扩散至 Colles 筋膜,后三角区域,引发直肠周围,前腹壁组织以及后三角区域感染;③腹膜后感染,肾周或者腰大肌脓肿沿着腹股沟管以及生殖血管筋膜扩散,引发会阴区域组织感染。

会阴部坏死性筋膜炎发病过程中,需氧菌能够促进血管内血小板聚集引发血管内凝血,而厌氧菌产生的肝素酶则促进疾病进程进展,最终导致微血管以及小血管栓塞,引发机体清除致病菌代谢产物能力显著下降,造成致病菌在局部组织内大量增殖加重局部感染症状,导致组织坏死。同时厌氧菌的大量增殖能够产生多种酶溶解局部筋膜组织,能在局部组织内形成大量不溶性硫氢化物及氮气,造成会阴部皮下出现气体大量聚集形成。革兰氏阴性菌内毒素则引发大量炎症因子释放导致败血症。

三、分类

坏死性筋膜炎共分 4 型,会阴部坏死性筋膜炎主要属于 Ⅰ 型:

(1) Ⅰ 型多为多种致病菌感染混合感染引发;

(2) Ⅱ 型仅由化脓性链球菌感染或混合其他致病菌感染引发;

(3) Ⅲ 型为海洋弧菌属、梭菌属感染引发;

(4) Ⅳ 型为真菌感染引发。

四、临床表现

会阴部坏死性筋膜炎主要累及阴囊、阴茎及会阴和肛周皮肤,皮下脂肪,浅/深层筋膜层组织。感染早期阶段出现皮肤斑红疹,水疱绯红,患者诉会阴区域疼痛、肿胀和发热,疾病进展出现受累区域组织水肿、坏死,如果无法有效控制病情,感染迅速扩散,累及会阴部皮肤及皮下组织出现广泛组织坏死合并脓液形成,导致败血症,甚至感染性休克及多器官功能衰竭等发生。

五、辅助检查

1. 实验室检查 血常规、电解质、血糖、白蛋白数据等均无特异性。Wong 等报道,坏死性筋膜炎实验室风险指数(LRINFC)(共 13 分)可作为诊断参考指标,包括:①C 反应蛋白(CRP)$<150mg/L$(0 分),$\geqslant 150mg/L$(4 分);②白细胞$<15\times10^9/L$(0 分),$(15\sim25)\times10^9/L$(1 分),$>25\times10^9/L$(2 分);③血红蛋白$>135g/L$(0 分),$<110g/L$(2 分);④血清 Na^+ 浓度 $\geqslant135mmol/L$(0 分),$<135mmol/L$(2 分);⑤肌酐 $\leqslant141mmol/L$(0 分),$>141mmol/L$(2 分);⑥血糖$\leqslant10mmol/L$(0 分),$>10mmol/L$(1 分)。当总分$\geqslant6$分时,

高度提示坏死性筋膜炎(NF),8 分则极有可能发生 NF,但是诊断需要结合医师对患者局部检查以及全身症状整体判定。

2. 多普勒超声　能够显示出会阴部坏死性筋膜炎各种典型病变,包括皮下组织弥漫性增厚,筋膜积液,筋膜不规则性增厚和皮下积气。目前,多普勒超声检查费用是会阴部坏死性筋膜炎的推荐首选检查,但是其敏感性以及诊断准确度依赖于检查者的经验。

3. CT 检查　能够清晰显示会阴部坏死性筋膜炎图像,包括不对称和扩散区域软组织炎症和缺血,受累组织坏死,气体和/或液体集聚皮下脂肪组织平面,对于判断病变累及范围指导意义重大。但是 CT 检查也存在不足,比如筋膜层面显示不充分等。

4. MRI 检查　敏感度超过 CT,但是 MRI 检查主要在大型医疗机构,诊断报告时限较 CT 长,需要影像科医师丰富诊断经验,依赖于 MRI 检查也可能导致疾病治疗延后,因此 MRI 不作为推荐检查。

六、诊断

对于会阴部坏死性筋膜炎的诊断主要依赖于医师对患者会阴部症状以及体征的把握。

1. 会阴部指检能够发现患者会阴部受累区域皮肤肿胀剧痛,患者往往难以忍受拒绝体检,疾病处于进展期以后肿痛甚至能够蔓延至下腹部、后腰及下肢。

2. 疾病处于进展期以后会阴部受累区域皮肤可为紫黑色或灰黑色,如果存在皮下积气则会出现皮下捻发音。

3. 疾病处于进展期以后患者可出现 39℃ 以上高热,伴有低血压(<1.33kPa)和心动过速(>100 次/min)。

4. 如果以上方法依然无法确定诊断,可以行手指试验,局麻下取受累处会阴部皮肤切口 2cm,手指探入皮肤与皮下筋膜之间,直至深筋膜水平,若发现创面无明显出血,探查无明显阻力,皮肤与筋膜易于分离,出现脓液伴恶臭,则需高度怀疑会阴部坏死性筋膜炎。

七、鉴别诊断

会阴部坏死性筋膜炎需要和非坏死性会阴部感染包括单纯性蜂窝织炎、丹毒、脓肿,以及气性坏疽相鉴别:

1. 非坏死性感染可以通过抗菌药物治疗痊愈。

2. 患者可出现 39℃ 以上高热,伴有低血压(<1.33kPa)和心动过速(>100 次/min),通常不出现在非坏死性会阴部感染。

3. 会阴部坏死性筋膜炎存在皮下积气则会出现皮下捻发音,气性坏疽则特征为广泛性肌坏死,深部组织细菌培养或者血培养阳性。

八、治疗

会阴部坏死性筋膜炎疾病进展迅速,治疗原则早期诊断,尽快治疗,积极液体复苏以及足量抗菌药物应用,尽早广泛切开,充分引流。术后严密监测患者各项生命体征,防止感染性休克以及多器官功能衰竭出现。

1. 手术治疗

(1) 清创时应采用受累会阴区域皮肤多处纵行切开,切口深度应该深达深筋膜层,切开范围应该至少要达到受累区域之外 1cm,避免因为该疾病皮下潜行蔓延导致切开不充分。同时必须完全清除所有坏死以及受累感染组织,直至显露正常组织,彻底敞开引流。

(2) 清创后应该以过氧化氢反复冲洗创面,彻底清除厌氧菌残留。

(3) 术后创面放置多条橡胶引流管到达脓腔深部以及各手术切口,利于手术持续冲洗避免残腔形成。术后及时清除切口周围坏死脱落组织。

2. 抗菌药物治疗 应立即采用广谱抗菌药物治疗,通过静脉输注,联合足量应用,覆盖需氧菌以及厌氧菌,减轻感染对全身的影响,同时应该定期复查血像,菌培养,指导抗菌药物更换,避免细菌耐药。但是抗菌药物治疗不能取代手术治疗,如果手术延误,该疾病死亡率会显著提高。抗真菌治疗不作为常规用药,除非有确凿证据显示有侵入性毛霉菌病。

3. 局部治疗 术后早期伤口暴露,持续冲洗加湿敷。可采用稀释活力碘(0.2%聚维酮碘60ml+生理盐水3 000ml)持续冲洗治疗,维持24小时低流量冲洗。病情控制后应及时每天换药,直至创面完全愈合。

4. 高压氧治疗 关于高压氧治疗目前存在争议,但共识为高压氧治疗不能取代手术治疗,只能作为外科治疗的补充治疗。常用的会阴部坏死性筋膜炎高压氧治疗方案为2.0~2.5atm,每天2次。如果正式为梭状芽孢杆菌感染,则更改高压治疗方案为3.0atm,每天3次,直到患者病情控制。

(钱群)

第八节 肛门瘙痒症

肛门瘙痒症(pruritus ani)有广义和狭义两种概念。广义肛门瘙痒症是指肛门皮肤发痒,常需搔抓的症状。狭义肛门瘙痒症是指肛管、肛门周围皮肤及会阴部原因不明、没有明显原发性损害的顽固瘙痒。本病是一种常见的神经功能障碍性皮肤病,多为阵发性,一般仅限于肛门周围,但有时亦可蔓延前阴、后阴及阴囊部,多见于20~40岁。

一、病因与发病机制

肛门瘙痒症由多种原因所致。

1. 变态反应 刺激性食物,如辣椒、酒、香料,或异常蛋白质如鱼、肉、虾等。

2. 全身性疾病 如黄疸、糖尿病、风湿病、白血病。

3. 精神因素 过度兴奋、抑郁、神经衰弱。

4. 药物刺激 如麻醉药、激素、软膏类、抗菌药物刺激。

5. 分泌物刺激 肛门皮肤因肛瘘、肛裂、内痔、肛窦炎和肛乳头炎导致黏液增多外溢,以及妇女阴道分泌物的刺激所致。

6. 肠道寄生虫感染 如蛲虫、蛔虫、阴虱病等。

7. 内分泌紊乱 妇女绝经期和男性更年期,因性激素缺少而致。

8. 肛门皮肤病 肛周湿疹、皮炎、肛门癣等。

9. 胃肠疾病 胃癌、结肠癌等。

10. 血液病 霍奇金病、缺铁性贫血、红细胞增多症、白血病等。

本病发病机制尚不清楚,一般认为表皮内及真皮内浅层的游离神经末梢是痒觉感受器,这些感受器受物理、化学因素刺激后,先导致局部组胺、激肽和蛋白分解酶等化学性介质的释放,后者作用于神经末梢,引起冲动。痛觉神经纤维中无髓鞘C组织纤维传导,经由脊髓丘脑束至丘脑,最后达皮质感觉区,产生痒觉。

二、临床表现

肛周局限性奇痒是主要症状。起初一般限于肛门周围皮肤轻度发痒,如长期不愈,瘙痒有的会蔓延至阴囊或阴唇,尤其是在会阴部前后瘙痒最明显,瘙痒在夜间更甚,潮湿环境加剧,有时如虫爬走,有时如蚁咬火烤,令人不能入睡,坐卧不安,无法忍受。瘙痒日久可引起神经衰弱,精神萎靡,食不知味,夜不成眠。

三、诊断

根据典型的肛门瘙痒史结合局部检查即可诊断。肛门皮肤无原发性损害,由于瘙痒而有抓、皮肤光泽、弹性消失,呈轮状皱裂纹,周边色素沉着,中心脱失。

1. 原发性瘙痒 不伴原发性皮肤损害,以瘙痒为主要症状,如老年性瘙痒症,冬季瘙痒症,肝、肾、内分泌疾病的瘙痒症及精神性瘙痒症等。

2. 继发性瘙痒 由原发性疾病及各种皮肤病引起,伴有明显的特异性皮肤损害和原发病变,瘙痒常是原发病变的一个症状。痔、肛瘘、肛裂、直肠脱垂等肛门直肠病的肛门发痒,肛门湿疹、湿疣、神经性皮炎,肛门白斑症以及蛲虫、蛔虫等引起的肛门瘙痒均属此类。

四、治疗

治疗原则:去除可能引起或加剧本病的病因,使患者尽量避免搔抓和局部刺激,局部外用止痒剂。

1. 一般疗法 寻找病因,特别是对全身或局部疾病予以治疗。避免刺激性食物和饮料,戒酒、茶、咖啡,尽量避免搔抓,养成清洁习惯。保护肛门局部清洁,勤换内裤,及时治疗原发病,尽量避免刺激性食物,不用刺激性洗剂,切勿高温水洗浴。避免焦急、忧虑、过度紧张,不要用手搔抓肛门。

2. 局部治疗外用 2%樟脑霜,5%硫黄煤焦油软膏,1%薄荷炉甘石粉剂,类固醇皮质激素制剂。也可采用注射治疗,常用的注射药有0.2%亚甲蓝注射液、4%石炭酸杏仁油、95%乙醇、异丙嗪等。

3. 全身治疗 瘙痒剧烈时,可口服止痒药物如异丙嗪,氯雷他定、阿司咪唑;更年期和老年患者可应用性激素,如男性患者可用丙酸睾酮25mg,肌内注射,每周2次,或服用甲基睾酮5mg,每日2次。女性患者可服己烯雌酚0.5mg,每日2次,或用黄体酮10mg,肌内注射,每日1次。也可配合维生素 B_2、维生素 C、维生素 A。

4. 手术疗法

(1) 瘙痒皮肤注射术:将长效麻药(亚甲蓝制剂)于肛周皮下和皮内点状注射后,破坏皮肤浅表感觉神经末梢,达到止痒目的。

(2) 肛周皮下神经末梢离断术:于肛门前后位各做一切口,用止血钳切口进入肛周皮下,钝性分离,充分离断神经末梢,阻断肛周皮内神经末梢感受器的传导,从而达到止痒作用。

(3) 皮浅神经末梢切断术:患者取截石位,常规消毒、骶麻,在肛门两侧各作一弯形切口,向肛门皮下潜行解剖,在外括约肌皮下部下方切断感受神经末梢,皮肤复位,对口缝合,术后注意预防感染,5~7天拆线。

(4) 瘙痒皮肤切除缝合术:患者取截石位,常规消毒,骶麻,在肛门皮肤两侧各作一月牙状切口,切除瘙痒皮肤,在肛门皮下进行潜行分离,破坏感觉神经末梢,皮肤切口对端缝合,注意潜行分离充分,不可张力过大,术后注意预防感染,5~7天拆线。

(5) 小针刀治疗肛门瘙痒症有一定疗效。

(韦东)

第九节 肛门直肠损伤

肛管直肠位于消化道末端,虽有坚实的骨盆保护,但损伤并非少见,并且致伤原因多、合并症多,伤情多较重,故诊断及治疗亦较复杂。如一旦造成漏、误诊或治疗不当可导致肛管直肠内、外瘘,肛门狭窄或肛门失禁等严,重后遗症,甚至危及生命。

一、流行病学

肛门直肠由于有骨盆的保护,平时损伤较为少见,其发生率约占腹部外伤的0.5%~5.5%。但如果诊治不及时,可能发生严重的感染并发症。有作者报道,平时直肠损伤的病死率可达 0~10%,并发症发生率达 10%~45%。

二、病因与发病机制

肛管直肠损伤的原因较多,常见的有:①火器伤:平、战时均可见,但以战时多见,投射物可经腹部、臀部、会阴部、髋部甚至大腿射入而导致肛管直肠的损伤,常合并有小肠、结肠、膀胱、内生殖器、大血管等损伤。②物理损伤:如电击伤、火焰烧伤。③机械性损伤:如车祸、体温表断裂、患者从高处坠落跌坐在高出地面坚硬的物体上的刺伤,以及骨盆骨折断端的刺伤,或精神异常者自行将玻璃瓶、棍棒等插入肛管内损伤。④化学伤:如误将来苏尔灌肠的碱性烧伤等。以及痔手术或术中损伤肛管直肠括约肌和中枢神经损伤的肛门失禁。

三、分类

1990 年美国创伤外科协会第二次修订了直肠损伤等级系统,按解剖部位分为五级:即部分直肠壁受损致血肿或裂伤为Ⅰ级,表示损伤程度轻;直肠裂伤小于其周径的 50% 为Ⅱ级;而裂伤超过其周径的 50% 为Ⅲ级;直肠全层破裂并伤及会阴部者为Ⅳ级;Ⅴ级表示直肠损伤且其血供受阻断,损伤程度最严重。

四、临床表现

临床表现根据损伤部位不同而异,损伤部位一般分三类:①腹腔内损伤;②腹膜返折以下、肛提肌以上损伤;③肛提肌以下,即肛管损伤。但无论何部位的肛管直肠穿透伤,患者均有便血或肛门口滴血,肛门下坠感及会阴部胀痛等表现。由于损伤部位不同而临床表现亦不同,如腹腔内损伤,患者除有上述表现外,还有腹膜炎的表现,出现腹痛、腹胀、肠鸣音减弱或消失、肝浊音界缩小或消失、腹部有压痛及反跳痛。直肠指诊有触痛,指套带血,但直肠破口不一定能扪到。腹膜返折以下、肛提肌以上的损伤,除有以上肛管直肠穿透伤的共同点外。患者多无肠穿孔腹膜炎症状。但可有血尿,或尿中带气体、粪渣,或阴道溢粪。有的亦可有下腹部局限性腹膜炎的表现。直肠指检可扪及直肠壁明显肿胀,有的可扪及肠壁破口或异物,触痛明显,指套带血。

五、辅助检查

骨盆 X 线片及腹部平片,可以判断有无骨盆骨折及膈下游离气体,CT 可判断及盆腔有无血肿,为诊断提供参考。在诊断肛管直肠开放性损伤诊断有困难时,应用软肠镜是很有帮助的,多可以明确裂口的部位。超声检查可以明确腹腔有积液,腹腔诊断性穿刺可有无腹腔内出血及积液。

六、诊断

腹膜返折以下直肠、肛门开放性损伤,根据外伤史及伤道情况易作出诊断。但在闭合性损伤而肛门外部无伤口时,早期临床表现常被其他脏器损伤症状所掩盖,易延误诊断。在诊断时应注意以下几个问题:①应重视外伤史及伤道情况。肛门直肠损伤主要原因为高空坠落、工伤事故和交通事故伤,在农村则以摔伤、牛角顶伤为多见。②有无休克、大出血等严重危及伤者生命的合并伤。若存在这些情况,应首先给予抢救处理,再作其他必要的检查,以免耽误伤情。应尽早作出全面而准确的诊断,估计伤情,进而制订出合理的治疗方案。③肛门直肠损伤诊断后应注意有无其他脏器的损伤。车祸撞、挤、压伤,重物压伤和搅拌机搅伤等钝器伤时伤情往往较为复杂,创伤大,且合并伤较多,若不能及时而准确的诊断,则可导致严重的不良后果。

七、治疗

肛管直肠损伤由于有粪便污染,故应尽早手术。但有合并伤时,应先处理致命的损伤,如颅脑损伤、血气胸、大出血等。如有休克者应首先抗休克,然后才处理肛管直肠等次要的损伤。肛管直肠损伤的治疗应根据致伤物的类型、损伤的轻重、伤后时间的长短及损伤的部位来定。

1. 腹膜返折以上直肠损伤 经腹清创、缝合、修补肠管。如腹腔污染严重,应用大量温生理盐水彻底冲洗,盆腔内放置引流,并行乙状结肠造口。但若伤情不重,如刺伤等,并且受伤时间在 4h 以内,可不作肠造口。但凡有下列情况之一者则应作肠造口:①单纯直肠损伤腹腔污染严重者;②损伤时间在 4 小时以上;③合并有腹腔内其他脏器损伤;④合并有骨盆骨折、膀胱或尿道损伤;⑤女性患者合并有阴道、卵巢、子宫等严重损伤者;⑥有休克者;⑦先天性巨结肠灌肠所致直肠穿孔。肠造口:一般行乙状结肠单腔,或双腔或襻式造口。行襻式造口者,其远端应缝合或用闭合器关闭,以便彻底转流粪便。若中上段直肠严重挫伤、可行损伤肠段切除,做 Hartmann 手术。

2. 腹膜返折以下、肛提肌以上直肠损伤 损伤严重者多合并其他脏器伤,如骨盆骨折、膀胱尿道伤等。常需经腹会阴联合手术,清创、修补直肠破损、粪便转流及充分骶前引流术。损伤距肛门 6cm 以下,病情轻者,可经肛门修补损伤破口,局部引流。但损伤或污染严重者,需作结肠造口。损伤距肛门 6cm 以上,或 6cm 以下经肛门修补困难者,可经腹打开腹膜返折显露、修补创口。

3. 肛管损伤 伤口小者可行单纯清创缝合。如同时伴有括约肌损伤,用可吸收线一期清创缝合,放置引流,括约肌修补多可成功。但如损伤污染严重者,则只作清创,注意保留括约肌,并行乙状结肠造口,因严重肛管损伤行括约肌修补多不易成功。待伤口愈合后,二期行括约肌修补术。

(杨关根 傅超)

第十节 肛门直肠异物

吞咽下的异物包括导管、鸡骨和鱼刺、胆石或者粪石可停留在肛门直肠交界处;尿路结石、节育环或手术的海绵或器械可能侵蚀入直肠;性自慰行为,异物经肛门人为插入,并且嵌顿无法排出;有些物质嵌入直肠壁、有些异物嵌粘在肛门括约肌上,这些异物进入不能自行排出,并产生疼痛、梗阻、穿孔等一些症状称为直肠内异物。

一、流行病学

结直肠异物患者绝大部分为未婚青年和中老年,儿童罕见。患者主要是男性,俄罗斯一份收集了 29 年期间 112 例结直肠异物的报道显示,男性占 99.1%。这种性别上的差异可能是由于男性性自慰多刺激肛门,而女性性自慰则多刺激阴道。

二、病因与发病机制

结直肠异物来源于两方面,一是下行的上消化道异物,二是直接经肛门进入或邻近脏器迁移侵袭进入。误吞的异物体积较小,多为短骨、发卡、别针、义齿等;蓄意吞服的异物相对较大,可有铁条、木条、铁钉等。异物一旦进入下消化道,细长或锐利的异物易造成肠穿孔。

经肛门进入的异物可由于:①性自慰行为。②自行缓解肛门直肠病症状。③医源性诊断和治疗器械(肛温剂、灌肠管)。④恶意攻击或损伤。⑤意外事件。这类异物体积较大,有承装各种液体或气体的罐、瓶,还有振动器、阴茎假体、保龄球瓶、手电筒、木棒、水果等圆形或圆柱形物体,最大直径 11cm,最长 28cm。性自慰在结直肠异物的形成中占重要地位,国外报道 11 年期间诊治的 48 例结直肠异物,78% 与经直肠性刺激有关。

三、分类

根据异物的位置不同,通常将其分为低位与高位异物,前者指异物在直肠壶腹可以触及,后者位于直乙状结肠交界,通常距肛缘 10cm 以上。

四、临床表现

排便过程中突然出现剧烈疼痛应怀疑有穿透性异物,其刚好停留在肛门直肠交界处或之上。其他症状取决于异物的大小和形态,在原位的停留时间及有无感染或穿孔。

异物通常停在直肠中段,异物在该处不能通过直肠前屈的角度。肛指检查时可触摸到异物。

五、辅助检查

1. 腹部 X 线检查　腹平片是最常用的检查方法,立位腹平片可以显示异物的数目、形状、轮廓、位置和有无膈下游离气体。结肠气钡造影可以确切地显示异物的位置,异物与肠壁的关系,还能显示常规腹平片检查不显影的异物。

2. 腹部 CT 或超声检查　对于腹平片检查改变不明显的患者,是为诊断提供进一步依据的简单方法。

3. 肛门镜和结肠镜检查　肛门镜和结肠镜检查可以进一步确定异物的位置和性质,了解异物对结直肠黏膜的损伤情况,条件允许的情况下可以直接取出异物。

六、诊断

通过病史、体格检查和特殊检查所见,结直肠异物的诊断并不困难。对于原因不明的下腹或肛门疼痛,特别是排便时疼痛加剧者需考虑直肠异物的可能并行相应检查。

七、治疗

1. 一般治疗　无梗阻症状的结直肠异物患者可给予高纤维素饮食,不宜应用导泻剂,因其可使异物进一步嵌顿而诱发出血或穿孔。对腹痛明显,或有发热者需住院治疗,并应用广谱抗菌药物防止菌血症或亚临床穿孔。需动态观察者每日通过腹部 X 线检查监视异物移动情况。

2. 经结肠镜取异物　随着结肠镜的普遍应用和镜下操作技术的提高,大部分异物可以通过结肠镜成功取出。异物取出前常规灌肠可保持视野清晰。常用的抓取工具有活检钳、异物钳和圈套器等。经结肠镜取异物的优点是能够取出距肛门较远的异物,送入抓取器械时也无需将肛门括约肌过度扩张,另外患者无须镇静和麻醉,可以让患者配合做屏气排便动作推动异物下行辅助异物排出。

3. 经肛门取异物　通常需要充分镇静,或者麻醉后取出,行椎管内麻醉或全身麻醉。必须充分扩张肛门才能成功取出异物,用 1 个或 2 个手指探查并勾取异物,也可借助肛门镜或阴道窥器在直视下用卵圆钳、活检钳操作,低位异物可直接取出。若高位异物不易抓取,将患者转为截石位,由另一助手加腹压推动异物至直肠下部以利取出。

4. 开腹手术　并发肠穿孔和腹膜炎,异物过大经肛门或结肠镜取出失败或异物玻璃瓶破损的尖端指向肛门难以从肛门取出时需剖腹探查。若术中检查未见穿孔可向下推异物经肛门取出,如异物过大不能经肛门取出时行结肠切开取异物。

(杨关根　傅超)

第十一节　肛窦炎及肛乳头炎

肛窦炎又称肛隐窝炎,是肛窦、肛门瓣及肛门腺内发生的急、慢性炎症性疾病。临床上常表现为肛门疼痛、排便不尽感、肛门坠胀及异物感、肛门瘙痒等不适。常是肛裂和肛门直肠周围脓肿的前驱病变,而肛周脓肿又是肛瘘的前驱病变。肛窦炎及肛乳头炎均为常见病,但因其症状轻微而常被人忽视,肛窦、肛乳头慢性炎症刺激肛管,对于肛管直肠癌的发生有一定关系,因此,积极防治肛窦、肛乳头疾病,对于预防肛门直肠疾病的发生有重要意义。

一、病因与发病机制

肛窦又称肛隐窝，是位于直肠柱之间、肛瓣之后的小憩室，它的数目、深度和形状变化比较大。人类正常有 6~8 个肛隐窝、呈倒置的漏斗状"囊袋"，上口朝向肠腔的内上方，窝底伸向外下方，在窝底有肛腺的开口，比较大而恒定的肛隐窝通常在肛管的后壁，因此临床上 85% 的肛窦炎发生于肛管后方，13% 发生于肛管前方。

肛窦炎是因为肛窦开口向上，肛瓣也向直肠上方突出，粪便干燥或异物通过肛管时，肛窦及肛瓣易遭损伤而感染发炎；或粪便残渣、分泌物，细菌进入肛窦，贮留在内而引起感染；或肠炎、痢疾、腹泻等，便次增多、频繁刺激肛窦和肛瓣也易发炎。由于炎症使开口在肛窦的肛腺管扩张、松弛，细菌乘机侵入而引起肛腺炎；肛腺管水肿，肛腺液潴留，炎症蔓延可成肛周炎。

肛乳头炎是因为肛管的慢性炎症，刺激肛瓣及周围纤维组织增生，直接蔓延至肛乳头，使之发炎、水肿和肥大。

二、临床表现

1. 排便不尽感 肛管中有丰富的神经纤维，包括无髓鞘和有髓鞘神经纤维，以及许多神经节，形成肛门反射中重要感受装置，它不仅可以区别肠内容物的性质，还具有某种保护功能，可以说是一种附属的感觉器官。所以在肛窦炎与肛乳头炎初期，患者往往有排便不尽感，并伴有一种异物嵌入的感觉或里急后重感。

2. 肛门坠胀及隐痛 肛门坠胀及隐痛是肛窦炎最常见的症状之一。由于排便时因粪便或者局部炎性水肿对肛隐窝的压迫与刺激，患者往往会感觉到肛门胀痛，但不会很剧烈。疼痛的产生与排便密切相关，因此患者会有惧便感而导致便秘，进而恶性循环加重症状。它还可以引起消化道症状，如消化不良、排气多或便秘等，肛窦炎可以影响整个机体的健康，甚于伴有失眠、多虑、多疑等精神症状。

3. 肛门潮湿 肛窦炎急性期会引起肛腺体分泌物增加，溢出黏液含有血水或脓性分泌物，使肛门皮肤潮湿不洁，由于分泌物的刺激又会导致肛门部瘙痒或疼痛、肛门坠胀、隐痛，排便时加重。粪便常带有黏液或血性分泌物。肛门指诊提示，肛门括约肌紧张，肛隐窝及肛乳头硬结及触痛；肛门镜检查提示，肛窦、肛瓣充血，水肿明显；肛窦探针检查提示，可探入较深部位（正常时仅 0.2~0.3cm）且在探查时疼痛明显。

三、诊断

诊断肛窦炎常有肛门内隐痛，排便前疼痛加重肛周皮肤湿润，肛门反射增强等症状；指诊发炎的肛窦有明显压痛，常并发肛乳头肿大；肛门镜下可见到肛窦及肛瓣充血，红肿、肛窦陷凹、肛乳头肿大；挤压患侧肛管，肛窦内可溢出少许脓样分泌物。

四、鉴别诊断

1. 肛窦炎与锡耳综合征（骶尾部痛）鉴别。

2. 肛窦炎与腰椎体疾病鉴别 本病往往伴有肛旁及双下肢坠胀疼痛，活动后症状加剧，X 线拍片、CT、MR 检查可鉴别。

3. 肛窦炎、肛乳头炎与混合痔及肛内瘘鉴别 混合痔有明显的肿物脱出，其症状常随痔的消长而变化。肛瘘内口多在肛窦，肛门镜检查时，用组织钳牵拉瘘管外口，可见肛瘘内口的肛瘘明显的被牵动而凹陷，触诊可摸到瘘管的条索物至直肠的终点，与有内口的肛窦相连，由外口沿瘘管探针探查可从肛窦探出内口。

4. 肛窦炎与肛乳头炎鉴别 肛乳头位于齿线附近的淡黄色或乳白色，质中等硬，活动度良好，表面光滑,不易出血的乳头状赘生物。肛乳头发炎时才会引起疼痛的症状。

5. 肛窦炎与肛门神经官能症鉴别。

6. 肛乳头炎与直肠息肉鉴别　直肠息肉表面呈肉红色、圆球形、易出血,无痛,位于直肠壁上,多见于小儿。肛乳头炎表面呈灰白黄色、圆形或三角形,不易出血,疼痛,位于肛管,多见于成年人。

五、治疗

1. 非手术治疗

（1）内服药:为防止便秘,可给予缓泻剂,如乳果糖、麻仁软胶囊或液体石蜡。为防止炎症扩散,可给予口服氧氟沙星加甲硝唑抗感染治疗。

（2）外用药:在肛门镜下找到发炎的肛窦,用10%硝酸银溶液涂于肛窦内,然后用生理盐水冲洗干净。每次便后痔疾洗液熏洗坐浴,肛门内美沙拉秦栓或普济痔疮栓,也可用三黄液或锡类散加甲硝唑保留灌肠,早晚各1次,7～10天为一个疗程。物理疗法如微波或红外线灯照射,每日2次,每次10～20分钟。

2. 手术治疗

肛窦切除术:经保守治疗无效,或肛窦内已形成脓肿或合并有肛乳头肥大和隐性瘘管的患者宜采用肛窦切开引流术。

患者取截石位,肛门常规消毒,局麻下进行。待肛门松弛后,在肛门镜下,找到发炎的肛窦,将弯头探针由肛窦探入,沿探针走向,从内向外作纵行切开,搔刮基底,修剪创缘使引流通畅,肛瓣及肥大肛乳头应一并切除,如有出血,可用电刀点灼止血,后用止血散凡士林油纱条压迫,术后每次排便后温水坐浴,肛门内放置消炎栓。为防止便秘,可服用液体石蜡每晚30ml或乳果糖15～20ml,每日3次。口服小檗碱或消炎药至痊愈。

（姜军　林志亮）

第十二节　直　肠　炎

直肠炎是指直肠黏膜层、黏膜下层或肌层的炎症。轻者仅见于黏膜层,重者甚至累及直肠周围组织。由于很多结肠炎可以向下延伸至直肠,直肠炎亦可向上累及乙状结肠,因此临床中直肠炎和结肠炎往往不能完全区分。

按发病情况分类可分为急性直肠炎和慢性直肠炎,前者发病急,往往伴随着严重的肠道甚至全身症状;后者发病慢,全身症状稍轻,但肠道症状反复发作、迁延不愈,可因急性直肠炎长期不愈转化而来。

一、病因

1. 致病菌　机体免疫力下降的情况下,由各种致病菌引起。如链球菌、葡萄球菌、痢疾杆菌、放线菌、大肠埃希菌、结肠杆菌等。

2. 寄生虫　血吸虫、阿米巴原虫、蛔虫、蛲虫侵袭所造成。

3. 肛门直肠疾病　如痔、肛裂、肛瘘、肛隐窝炎、直肠息肉、直肠脱垂等肛门直肠良性疾病,也是引起直肠炎的常见原因。

4. 放射性物质　近年来放疗技术的应用越来越广泛,因电离辐射造成的直肠炎发病率也逐渐增加,如前列腺、膀胱、子宫颈等的恶性肿瘤放疗后均可能引起直肠炎,损害肠功能严重者甚至导致患者死亡。

5. 其他　直肠内异物、嗜食辛辣刺激性食物和饮酒、慢性腹泻患者、慢性肠功能紊乱、不合适的灌肠治疗,另外泌尿生殖系统感染如子宫内膜炎、阴道炎、附件炎、前列腺炎也可能引起直肠炎。

二、临床表现

1. 腹泻　大多数直肠炎患者存在着程度不一的腹泻的表现。急性期较剧烈,一日可达5～8次甚至更多,慢性期则次数减少,有时呈腹泻、便秘交替出现。

2. 下腹痛 多为钝痛或坠痛,在排便时尤甚。

3. 里急后重 这是典型的直肠炎症刺激症状,是炎症对齿状线的反复刺激所致。大多数直肠炎或多或少存在此症状,其中以细菌性痢疾引起的直肠炎最明显。

4. 黏液脓血便 急性期最明显。可呈单纯性黏液,伴泡沫增多,有的患者有脓血、暗红色血块甚至鲜血。

5. 肛门及直肠的坠胀不适感 轻者坠胀不适,重者可有灼痛感,与腹泻程度相关。

6. 全身症状 乏力、倦怠、食欲不振,急性期可有发热,慢性期可有营养不良、消瘦,严重者可致胃肠功能紊乱以及神经精神症状。

三、诊断

根据病史和临床症状以及内镜等各种检查,一般诊断不难,而直肠镜检查是确诊的手段。直肠镜下可见直肠黏膜有多种病理改变,如充血、水肿、苍白、糜烂、溃疡、肥厚、颗粒状突起、散在性出血点、烧瓶样溃疡、纤维化、干裂、息肉样增生、黏液增多、脓汁样分泌物、结节、穿孔等。

除此之外,还可行粪便的细菌学检查,部分病例可取活体组织病理检查(如直肠黏膜)作为确诊的最后标准。

四、治疗

1. 药物治疗

直肠炎的治疗方法很多,但首先应针对病因进行治疗。

(1) 痢疾:治疗痢疾应服用呋喃唑酮(痢特灵)、链霉素、小檗碱等。中药可选服香连丸、木香槟榔丸、葛根黄芩黄连汤、白头翁汤等。

(2) 阿米巴性直肠炎:阿米巴性直肠炎应服用抗阿米巴药物,甲硝唑是目前预防和治疗厌氧菌所致炎症的较理想的药物,也是目前治疗各型阿米巴痢疾的首选药物,对阿米巴性直肠炎有显著的疗效。

(3) 结核性直肠炎:结核性直肠炎应重视抗结核药物的治疗,选用链霉素、异烟肼及利福平等联合用药。

2. 保留灌肠 一般每晚 1 次,7~10 天为一疗程。常用的灌肠液有:美沙拉秦灌肠液、1%鞣酸溶液、1:8 000 高锰酸钾溶液、三黄液(黄连、黄柏、大黄)、10%大蒜浸液、50%白头翁汤、0.1%依沙吖啶溶液、5%小檗碱液、1%氯霉素溶液、0.1%呋喃西咪溶液等。以上药液常用量为 20~50ml,最多不超过 100ml。

3. 放射性直肠炎的治疗

(1) 非手术治疗:放疗期间患者出现腹痛、腹泻、呕吐,将每日放射剂量减少 10%,常可减轻腹部症状,同时亦不影响疗效。胆盐拮抗剂(考来烯胺)能结合肠腔内胆盐而对腹泻有较好的疗效。甾体类激素保留灌肠对急性和慢性放射性直肠炎都有一定的疗效,可以在激素的基础上增加抗菌药物(如甲硝唑)和锡类散,对直肠的炎症及出血有较好的疗效。

饮食调理和营养支持在放射性肠炎的治疗中具有重要地位。急性期应给予低油、无渣的饮食,少食含奶类及乳糖的膳食。营养支持在放射性肠炎治疗中的作用包括:①改善患者的营养状况和免疫功能,尤其是需要接受手术治疗的患者,可增强患者对手术的耐受力,减少术后并发症的发生;②可减少消化液分泌,缓解腹泻、腹痛等临床症状;③促进受损肠黏膜修复。

营养支持首选肠内营养,对于不能耐受肠内营养或肠内营养补充不足的部分,可由静脉营养补充。谷氨酰胺是肠黏膜细胞特异性营养物质,对肠黏膜的再生及维护肠屏障功能均具有重要作用,因此,对于已排除肿瘤复发的放射性肠炎患者,可在营养支持的基础上,给予谷氨酰胺和生长激素,行肠康复治疗。

(2) 外科治疗:多数放射性肠炎并发肠梗阻不属于急症,患者可以得到充分的支持治疗和术前准备,包括机体准备和心理准备。围手术期营养支持是保证手术成功的重要措施之一,如果可能,手术应该延迟到营养支持后机体获得正氮平衡,营养状况改善之后施行。而且术前应该考虑到癌灶复发的可能并做相应的治疗准备,若有复发或转移,需将手术治疗目标显著地下调并向家属详细交待。

1) 肠切除、肠造口:大约1/3的慢性放射性肠炎的患者在病程中需要手术治疗,其手术指征主要是因肠管狭窄所致的肠梗阻(82%),对于直肠外的放射性肠炎手术治疗的最佳方案存在着较大的争议。现有研究表明,选择受放射性损伤概率很低的肠管(如横结肠)做吻合可以减少吻合口缺血的可能,从而降低吻合口瘘的发生率。具有手术指征的放射性直肠炎,往往伴随着腹腔其他肠管的炎症,但是单从放射性直肠炎角度,此时应选择结肠造口术。若患者能够耐受,应切除病损肠管后再行近端结肠造口。需要强调的是,既往研究表明几乎有一半的乙状结肠造口因为术后发生坏疽、狭窄和出血而需要再次手术,而于横结肠或降结肠行造口的患者都未发生此类并发症。因此,造口部位应该选择位于照射野之外的肠管。

2) 肠穿孔和肠出血的急诊手术:放射性直肠炎发生急性穿孔时的临床表现可能很不明显,腹膜炎的典型表现通常没有或很局限。其原因可能是:因放射性损伤腹膜对炎性刺激反应不敏感;腹腔内严重的粘连将脓液和肠内容物局限;由于腹腔粘连膈下游离气体很少。但患者可以出现高热、心动过速、少尿等中毒症状,警示外科医师应考虑肠穿孔的可能,消化道造影可能会出现造影剂漏入腹腔的现象。

应采取最简单的手术方案行急诊手术探查,在穿孔的近侧作肠造口,另作一造口引流远端旷置的肠管。肉眼不易确定放射性损伤肠管的范围,所以肠切除范围需要谨慎地确定。术后需要遵循关腹前腹腔大量冲洗、放置有效的引流、腹壁单层缝合和术后营养支持的原则。

严重的放射性直肠炎可能会发生大出血,灌肠治疗可能有助于控制病情较轻的放射性直肠炎。对大量输血后仍然难以控制病情的患者则应该行降结肠造口术,造口术预防大出血的短期疗效较好。但是经过一段时间后仍有部分患者会再次出血而需要行肠切除术,如采用吻合器经肛门吻合仍可能行再吻合术。

3) 放射损伤性肠瘘的外科治疗:放射性肠病并发肠瘘的治疗可能非常困难,这一类瘘除具有其他原因所致肠瘘的病理生理如营养不良、内稳态失衡、感染等,尚有以下特征:①组织愈合能力差:闭塞性动脉内膜炎和间质纤维化使肠管易受损伤,愈合能力差,微小的损伤即可致瘘,且难愈合。瘘口周围受放射及漏出肠液双重损伤,呈板样纤维化改变,几乎无愈合能力。②腹腔粘连严重:肠瘘、腹腔感染使粘连更严重,呈"饼状融合""冰冻骨盆",难以松解。③病变呈进行性:初次治疗后残留的受损肠道继续演变,可再出现症状。④易出现复杂瘘:单发肠瘘发生后,肠液长期侵蚀周围黏着的已有放射性病损的器官(回肠、直肠、膀胱、阴道),致复杂瘘发生。

术前应做细致的准备和手术方案设计,首先需要确定肠瘘不是由癌症复发所导致的,排除癌症远处转移,仔细检查瘘道并行活检病理检查。围手术期营养支持极为重要,全肠外营养支持是首选的支持方法,有部分肠功能的患者可选择肠外营养联合肠内营养支持。目的是:①减少消化液分泌,从而减少瘘口溢出的肠液,减轻肠瘘邻近组织的感染和炎症;②纠正内稳态失衡;③供给足够的氮量和能量,改善患者的营养状况,使其能够耐受复杂的手术;④改善器官功能,降低术后并发症的发生率。术前的皮肤准备亦很重要,良好的引流可减少溢出的肠液对瘘口周围皮肤的浸渍,必要时可使用生长抑素减少肠液溢出。手术切口应选择在健康的腹壁上,避开射线照射过的部位。

放射性直肠炎肠瘘的手术推荐选择病变近侧肠造口,并尽量切除病变肠管。施行该手术应注意:①吻合口应建立在很少受放射损伤的肠管上,通常选择横结肠或降结肠;②旷置肠瘘;③应尽量切除病损肠管,缩短隔离旷置的肠襻;④旷置的肠瘘部位应放置有效的主动负压引流装置(如黎氏双套管)。该术式的主要缺点是:①旷置的已有放射损伤的肠管可继续发生病变,如出血、脓肿形成、放射诱发癌变等;②若旷置的肠襻过长,肠腔内细菌异常繁殖,易继发盲襻综合征。因此,若患者能够耐受,应尽量争取切除病变肠管。

(姜军 林志亮)

第十三节　肛周克罗恩病

克罗恩病(Crohn's disease,CD)是一种原因不明的慢性炎症性疾病,可发生在消化道的任何部位,包括口腔、胃、小肠、结直肠直至肛门。在炎症性肠病(inflammatory bowel disease,IBD)肛周病变中,以肛周克罗恩病为主。溃疡性结肠炎(ulcerative colitis,UC)较少引起肛周病变。克罗恩病肛周病变为一组症候群,包括肛瘘、肛周脓肿、肛裂及肛管狭窄等,主要表现有肛周不适,分泌物、出血及排便困难等。

一、临床表现

往往包括肛周血性或脓性分泌物,肛周不适,粪便紧迫感、里急后重、排便困难。肛周脓肿患者可能同时出现发热、寒战及乏力等表现。

二、辅助检查

1. 直肠指诊　肛周皮肤主要在于确定瘘的外口,发现肛裂,外痔等。结合直肠指诊可发现较为浅表的肛周脓肿。肛周病变常有疼痛,或合并肛门狭窄及溃疡,为明确诊断必要时可在麻醉下进行直肠指诊。有经验的肛肠外科医师的直肠指诊有助于发现肛周脓肿、确定肛瘘是否存在以及开口与括约肌之间的关系。麻醉下直肠指诊同时可实施亚甲蓝染色检查、引流或活检。

2. 肠镜检查　通过肠镜观察及活检明确直肠病变活动情况对克罗恩病肛周病变的治疗方案和预后有关键意义,故所有患者应常规实施肠镜检查。肠镜有时可发现瘘管内口,有经验的肠镜操作医师可对不合并黏膜炎症的肛管狭窄行扩张等治疗。

3. 经肛超声检查　经肛超声是诊断肛周病变经济有效且方便的检查手段。黏膜层、上皮下层不连续或内括约肌中断常提示瘘管存在。部分患者可实现超声引导下穿刺引流,但如患者有严重的肛门疼痛或狭窄时,应用可能受限。

4. 盆腔磁共振检查　磁共振在评价内外括约肌完整性及诊断复杂肛瘘和肛周脓肿方面有优势,可以完整显示瘘管的内外口及走形。磁共振发现肛瘘的敏感性为97%,特异性为100%。作为非侵入性检查,更易于被存在严重狭窄及疼痛的患者接受。

三、诊断

采集病史及体格检查非常重要。克罗恩病肛周病变的诊断措施包括直肠指诊、肠镜检查、经肛超声检查、盆腔磁共振、瘘管造影及 CT 检查等。临床工作中,结合直肠指诊及一种以上影像学检查,诊断准确率可达100%。表现类型如下。

1. 克罗恩病肛瘘　1938 年 Penner 和 Crohns 首次描述了克罗恩病患者的肛瘘问题。克罗恩病穿透型炎症性质是瘘管发生的根本原因,克罗恩病疾病严重程度、病程、远端结肠受累被认为与肛周病变发生相关。

结合患者临床表现、直肠指诊及至少一种影像学检查(经肛超声或盆腔磁共振),不难做出肛瘘的诊断。肛周病变的活动度评估目前广泛采取 1995 年 Irvine 等制定的肛周克罗恩病疾病活动度评分(perianal Crohn's disease activity index,PCDAI)(表 12-3)。

2. 克罗恩病肛周脓肿　肛周疼痛、发热的克罗恩病患者应怀疑肛周脓肿。肛周脓肿往往提示引流不畅的肛瘘存在,也可来源于感染的肛窝。体检或指诊时发现波动性包块或触痛性结节,结合经肛超声及盆腔 MRI,诊断不难明确。

3. 克罗恩病肛裂　指的是齿状线以远的肛周溃疡,是肛管上段、邻近直肠黏膜溃疡的延伸累及鳞状上皮所致。与内括约肌压力升高导致的肛裂不同,克罗恩病肛裂往往偏离中线,溃疡较宽、底深,多条溃疡

表 12-3 肛周克罗恩病疾病活动度评分

分值	分泌物	疼痛/活动受限	性生活受限	肛周病变类型	硬结程度
0	无分泌物	无活动受限	无性生活受限	无肛周疾病	无硬结
1	少量黏液性分泌物	轻度不适,无受限	轻微受限	肛裂或黏膜撕裂	小硬结
2	中等量黏液性或脓性分泌物	中度不适,部分受限	中度受限	<3 条肛瘘	中等大小硬结
3	大量分泌物	显著不适及受限	显著受限	>3 条肛瘘	大硬结
4	明显的粪便污染	严重疼痛及受限	无法进行性生活	括约肌溃疡或瘘管伴有显著皮损	显著波动感/脓肿

同时存在,部分患者无痛感,仅表现为大便带血。体检时发现溃疡、活检发现肉芽肿存在可确诊。肛裂多数可自行愈合,26%进展为肛瘘或肛周脓肿。

4. 克罗恩病肛门狭窄 长期慢性克罗恩病的肛周病变患者在体检时往往发现肛门狭窄。临床上表现为排便困难、疼痛、大便带血或失禁,轻中度狭窄患者可无任何症状,严重的狭窄可引起亚急性肠梗阻。肛门狭窄多半有直肠病变,肛瘘、肛周脓肿的发生率增加。

体检或内镜检查可明确狭窄性质。炎性狭窄为肛门痉挛引起,麻醉下可松弛并消失,多合并其他肛管/直肠病变。纤维化狭窄常为环状及浅表性溃疡引起的膜状狭窄(stenosis),也可因深在的肛周脓肿向直肠周围延伸引起较宽的缩窄(stricture)。

5. 克罗恩病合并痔 当克罗恩病炎症活动引起严重腹泻时,可引起出血、直肠异物感。

四、治疗

1. 克罗恩病肛瘘的治疗 肛瘘治疗的主要目的是关闭瘘口同时保存括约肌的节制功能。对于复杂肛瘘的患者,治疗目标应合理的设置为改善临床症状(肛周不适、减少分泌物)、提高生活质量,而不应一味追求瘘管的愈合。治疗的常规流程为消除脓腔,药物治疗促肠腔内炎症缓解并促瘘管愈合,必要时结合手术治疗。肛瘘的治疗通常需要多学科协作,同时考量患者的整体情况、瘘管解剖复杂性、治疗的不良反应、肠腔内克罗恩病活动情况、经济及患者依从性等多方面因素。

(1)简单肛瘘的治疗:简单肛瘘是否无须特殊治疗取决于患者是否有临床症状。对于没有肛周不适及分泌物的患者通常以遵循常规克罗恩病治疗原则,大多数患者在活动性克罗恩病得到控制的情况下,简单瘘管可长期不引起临床症状。

对于有临床症状的患者,首选药物治疗为美沙拉秦片或甲硝唑(750～1 500mg/d)或环丙沙星(1 000mg/d),同时根据黏膜炎症情况选择克罗恩病的一般性治疗。如患者有明显腹泻,可给予洛哌丁胺、地芬诺酯、可待因、胆囊收缩素等药物,同时辅以低脂饮食等方案止泻。控制大便性状,降低分泌物分泌的量,给瘘口创造愈合的时机。

甲硝唑的常见副作用包括金属味觉、舌炎、恶心、纳差等,对于无法耐受的患者可考虑替换为环丙沙星4周疗法。抗菌药物类药物可有效减少瘘分泌物,诱导瘘口愈合,减轻肛周不适症状,但仅有小型临床研究支持其有效性。抗菌药物治疗的剂量、疗程、转换治疗时机等仍依赖于临床医师的个人经验。抗菌药物治疗的瘘管复发率可高达75%,如甲硝唑或环丙沙星治疗失败或停药后复发,可考虑生物制剂治疗或手术治疗(参见复杂肛瘘治疗)。

(2)复杂肛瘘的治疗:复杂肛瘘的治疗通常需要联合药物治疗及外科引流或手术治疗。药物治疗包括抗菌药物、免疫抑制剂及生物制剂。糖皮质激素可影响瘘管愈合并诱发肛周脓肿,故不用于肛瘘的治疗。5-ASA 类药物对肛瘘的疗效不明。外科治疗方法依据肛周病变类型具体选择。

1)合并肛周脓肿:肛周脓液可顺括约肌间隙蔓延而成多发性、复杂性肛瘘,不但给治疗带来困难,肛门括约肌受损还将影响肛门功能。因此,合并肛周脓肿的复杂肛瘘患者首要治疗是脓肿紧急引流,首选非切割性挂线。麻醉下肛门指诊的过程中自瘘管外口置入挂线,穿过瘘管后于肛管或直肠瘘管内口穿出,挂线而不紧线,主要强调挂线的引流,而非切割作用。挂线联合抗菌药物治疗2周通常可有效引流脓肿,清除感染灶,此后可遵循非脓肿型复杂肛瘘患者的治疗方案。

2)无合并肛周脓肿:无肛周脓肿的治疗的常规策略为生物制剂联合抗菌药物及非紧急挂线治疗。首选抗菌药物为甲硝唑1 000mg/d或环丙沙星1 000mg/d。单用抗菌药物已证实难以令复杂肛瘘愈合,停药后复发几乎必然,故生物制剂是治疗的必需。

生物制剂在诱导缓解后多数患者疾病再发,故需维持缓解治疗。维持治疗可降低患者住院率及手术率。但必须认识到长期应用TNFα单抗可能增加机会感染及淋巴瘤发生风险,同时患者可能面临原发及继发耐药。有学者提出联合应用TNFα单抗及AZA/6-MP等免疫抑制剂以提高疗效,减少生物制剂的免疫原性。其他生物制剂对肛瘘的治疗效果尚不明。

对于有明显直肠炎症活动的患者,推荐非切割挂线,挂线在直肠炎症消退前可长期保留。无明显直肠病变活动的患者,英夫利昔单抗(infliximab,IFX)或非切割性挂线作为初始治疗方案仍有争议。争议的焦点在于药物治疗后有些患者的瘘管仅为部分闭合(尤其是仅为外口闭合),反而会导致瘘管引流不畅,形成肛周脓肿。暂时性挂线可保证肛周脓肿消退,在使用IFX 1~2次后再移去挂线,使瘘管有机会关闭。肛瘘的维持治疗通常需持续1年以上。

在依据血药浓度来滴定英夫利昔单抗剂量同时联合挂线治疗的基础上,部分瘘管仍可能迁延不愈。必须指出挤压外口未发现分泌物不能作为瘘口愈合的标志,此时行超声或MRI检查仍可发现瘘管。难治性瘘管需谨慎选择其他手术治疗方式。无直肠炎症的低位肛瘘(浅表、低位括约肌间、低位经括约肌)可选择瘘管切开术或切割挂线术,即打开瘘管,与肛管融合。浅表瘘管也可选择肛瘘切除术。高位肛瘘和直肠阴道瘘可进行直肠内推移皮瓣术。当肛瘘影响到较多外括约肌,如高位括约肌间瘘、高位经括约肌瘘、括约肌上瘘、括约肌外瘘,为避免影响节制功能,也可选择非切割性挂线等保守治疗,以保持外口通畅,充分引流,避免脓肿形成,此时患者可能需要永久挂线。

对于局部炎症难以控制的严重肛周克罗恩病,尤其是已经有大便失禁的患者,可行造口粪便转流。避免粪便接触瘘口,让直肠黏膜得以休息及愈合,但多数暂时性造口患者最终都难以造口还纳。

大多数患者经过内外科联合治疗后,肛瘘临床症状(肛周不适、减少分泌物)可在短期内得到改善、生活质量显著提高,生物制剂可长期维持瘘管型克罗恩病的缓解。复发难治性瘘管需谨慎选择手术治疗方案。长期不愈合的瘘管癌变率可能增加,如肛周病变病史较长,尤其是合并较多肉芽肿样组织,排出物性质改变时需考虑癌变。如活检证实,处理原则与其他直肠肛管肿瘤相同。

2. 克罗恩病肛周脓肿的治疗　　肛周脓肿必须尽快行脓肿切开引流,合并肛瘘时应置入非切割性挂线持续引流,同时可行维持2周的抗菌药物治疗(甲硝唑或环丙沙星)。在局部感染控制,脓肿充分引流后推荐生物制剂等药物治疗。

3. 克罗恩病肛裂的治疗　　肛裂的治疗目标是促进溃疡愈合,改善症状。一般治疗包括局部应用软膏、坐浴、利多卡因胶浆等改善症状,保持肛周皮肤干燥,避免物理擦拭损伤。部分肛裂在上述支持治疗后可自愈。

上述治疗失败应排除严重感染及直肠黏膜严重活动。目前认为有症状的肛周溃疡应推荐IFX治疗,诱导治疗后患者肛周疼痛及排便失禁情况可迅速获得改善。手术治疗方式包括内括约肌切除术,肛裂切除术等。但手术治疗往往带来创面不愈,肛门节制功能受损的风险。

4. 其他肛周病变的治疗

(1)肛门狭窄:有症状的狭窄,尤其是内镜不能通过的狭窄,且周围黏膜无显著炎症活动时可在麻醉下采取手指、器械及内镜下气囊扩张。多数病例可通过扩张改善症状。有严重肛周病变或直肠炎症的病例应遵循克罗恩病腔内病变的治疗原则先行药物控制,推荐应用生物制剂。大约半数合并严重直肠病变的肛门狭窄患者需要永久性造口。

（2）皮赘与痔：皮赘是淋巴管堵塞后淋巴水肿引起，在克罗恩病患者发病率约为 37%。美国胃肠病学将皮赘分为继发于肛裂及溃疡愈合后的 I 型，该型皮赘质地偏硬，体积较大，伴有皮肤发绀；II 型皮赘为象耳样，柔软，无痛。皮赘常持续存在，多为良性，很少恶变。当直肠炎症活动、腹泻次数增加时，皮赘可增大、水肿。皮赘通常无须特殊治疗，仅在影响肛周卫生，且患者强烈要求时才予以切除。 I 型皮赘创面愈合困难，应避免手术治疗。

克罗恩病患者可合并痔，当克罗恩病炎症活动引起严重腹泻时，可引起出血、直肠异物感。保守治疗方案包括坐浴、局部用药及控制腹泻次数。由于克罗恩病患者行痔的手术切除往往导致切口不愈，感染，肛门节制功能受损，故应避免外剥内扎、PPH、套扎等手术方式。在明确无肛门直肠黏膜炎症活动的情况下，经过审慎选择的患者也可行手术切除或套扎。

（姜军　赵笛）

第十四节　肛门皮肤病

一、肛门湿疹

肛门湿疹（anal eczema）是肛周无传染性局限性皮肤病，病变多发生于肛门周围皮肤，亦可延至臀部、会阴及阴囊，以渗出、瘙痒、反复发作为主要特征，局部皮损可出现丘疹、红斑、糜烂渗出、结痂、脱屑等。病程长者肛门周围皮肤常增厚，颜色灰白或暗红粗糙，以致发生皲裂。任何年龄均可发病。

（一）病因

肛门湿疹的病因较复杂，一般认为是变态反应所致，常见原因归纳如下：

1. 变态反应　如感染、致敏的食物药物（如鱼、虾、蟹、蛋、磺胺类药、些抗菌药物等）或接触某些致敏的物品（如生漆、花粉、毛织品、化学品、香皂）或湿热、寒冷药物、染料等。

2. 遗传因素　遗传性过敏性皮炎有形成 IgE 的体质，对体内或体外的致病因子有较正常人为高的敏感性。

3. 精神与神经功能障碍　精神紧张、焦虑压抑、忧思惊恐都可引起湿疹加重。

4. 消化功能障碍　胃肠功能紊乱可造成黏膜的分泌物吸收功能失常，使异体蛋白或过敏原进入而发生湿疹。

5. 其他因素　内分泌失调，肠道寄生虫等疾病及痔、肛瘘、肛裂、肛管上皮缺损等肛门局部疾病的性刺激，可诱发肛门湿疹。肛门部直接受到汞、碘酒、酒精、强酸、强碱等化学品的刺激，也以诱发湿疹。

（二）临床表现

按其皮损表现及病程一般可分为急性、亚急性和慢性 3 种。

1. 急性湿疹的特点　是皮损为多数密集的粟粒大的小丘疹、丘疱疹或小水疱，基底潮红。由于搔抓，疹顶端可见小点状糜烂，有浆液不断渗出，病变中心部较重，向周围蔓延，外围可有散在丘疹、丘疱疹。合并感染后，可形成脓疱，渗出脓液，结黄绿色或褐色脓痂，还可并发毛囊炎、疖肿等。有些患者出现患部覆以细微的白色糠皮状脱屑。

2. 亚急性湿疹　多由急性湿疹炎症减轻，或未及时处理，拖延日久而成。特点是皮损以小丘疹，鳞屑和结痂为主，仅有少数丘疱疹或水疱糜烂。

3. 慢性湿疹　多数由急性、亚急性反复发作不愈而成，少数一开始即呈慢性炎症。特点是局部皮肤增厚、浸润、色棕红或灰色，表面粗糙，肛缘及肛管可有皲裂，糠秕样鳞骨及抓破后形成的结痂，外围可有散在丘疹、丘疱疹。

（三）诊断

根据病变形态的多形性,分布对称,有渗出瘙痒,病变界限不清楚,病程长,反复发作等特点,即可诊断。

（四）鉴别诊断

1. 肛门瘙痒症 肛门瘙痒症常先发痒,无渗出液。搔抓破后,继发渗出、出血、糜烂。肛门湿疹常先有丘疹、红斑、渗出、糜烂以后继发瘙痒。

2. 接触性皮炎 接触性皮炎有明显的接触刺激物病史,皮疹仅限于接触部位,形态单一界限清楚,去除病因后,皮炎消退较快,很少复发。

3. 肛周神经性皮炎 肛周神经性皮炎常先瘙痒,后出现扁平丘疹,有苔藓样变,淡褐色,干燥而坚实,病变部位可延至骶尾部、会阴及阴囊。

（五）治疗

1. 局部治疗

（1）急性期局部红肿糜烂渗液多者,以生理盐水、2%~4%硼酸溶液、0.5%~1%醋酸铝溶液湿敷后,外搽缓和无刺激性药物如炉甘石洗剂。糜烂结痂时,用硼酸氧化锌软膏外搽。

（2）亚急性期患部皮肤仍发红,以丘疹为主的可用炉甘石洗剂或氧化锌油。以斑状脱屑为主的可用氧化锌或氟氢可的松软膏。

（3）慢性期皮肤增厚,粗糙脱屑或苔藓样变化时,主要用角化促成剂或角质剥脱剂,如焦油类可用煤焦油软膏和5%水杨酸软膏外搽。

（4）局部封闭慢性顽固性瘙痒者,可用0.5%利多卡因20ml加亚甲蓝2ml肛周皮下注射。

2. 全身治疗

（1）脱敏疗法:可用抗组胺类药物,有镇静止痒效能。常用苯海拉明25mg,每日3次,口服,或20mg,每日2次,肌内注射;氯苯那敏4~8mg,每日3次,口服。搔痒剧烈者,可用葡萄糖酸钙20ml缓慢静脉注射。第二代抗组胺药能抗过敏、抗渗出,用于湿疹有一定疗效,如氯雷他定,10mg,每日1次,口服;阿司咪唑10mg,每日1次,口服。

（2）硫代硫酸钠有抗过敏、解毒作用。成年人用10%硫代硫酸钠液静脉注射10ml,每日1次。

（3）肾上腺皮质激素:炎症广泛而严重或用一般药物治疗无效时,可考虑激素的应用。如地塞米松1.5mg,每日3次,口服;或15mg加入10%葡萄糖液250ml中,静脉滴注;氢化可的松200mg,每日1次,静脉滴注,症状缓解后逐渐减量。

（4）局部伴有感染者,需给予抗菌药物治疗。

二、肛门接触性皮炎

肛门接触性皮炎(anal contact dermatitis)是由于肛周皮肤接触某些刺激性物质引起的浅在性炎症。多数呈急性发作,如反复接触,可演变成慢性。

（一）病因

与变态反应有关,主要由Ⅳ型变态反应引起。常因肛门接触某些物质有关,常见的有:

1. 动物性物质,如昆虫的刺毛和其分泌的毒汁等。

2. 植物性物质,如生漆、荨麻、花粉等。

3. 化学性物质,如化工原料、油漆、化纤制品、塑料、橡胶、农药和某些药品(如汞、碘、磺胺、酒精、氧化锌、青霉素、清凉油、水杨酸等)所引起。

另外,强酸、强碱、红外线照射等原发性刺激也可引起本病。有些接触性皮炎可发展成湿疹样皮炎。由于搔抓,肥皂洗涤,某些食物或用药不当等刺激,促使转化成慢性湿疹样变。

（二）临床表现

1. 发病前有过敏物质或刺激物接触史，一般发病急，皮损发生在接触部位。

2. 皮损的轻重与致敏物的强弱、作用时间的长短、接触面积大小以及机体的敏感性有关。轻者局部仅有充血，境界清楚的淡红或鲜红色斑；重者可出现丘疹、水疱、大疱糜烂、渗出等损害；刺激强者可出现皮肤溃疡或坏死；有少数患者除瘙痒外，可伴有恶寒、发热、恶心、呕吐等全身症状。

（三）诊断

根据有刺激物接触部位，除去原因后很快自愈，若再接触刺激物可再发病，或斑贴试验阳性，即可诊断。

（四）治疗

1. 病因治疗 首先应查明并除去病因。

2. 局部治疗 局部可用3%硼酸溶液湿敷，外涂糠馏油糊剂，40%氧化锌油或氧化锌糊膏。渗液时，可用炉甘石洗剂外涂，口服抗组胺药物苯海拉明，维生素 C 等，必要时也可静脉注射维生素 C 和葡萄糖酸钙，痒甚者洗剂外搽。

3. 静脉滴注 10%葡萄糖酸钙加氢化可的松，应用抗菌药物预防继发性感染。

三、肛周皮肤癣

肛周皮肤癣属浅部真菌癣，多由股癣蔓延至肛门、会阴、臀部所致。夏季多发，冬季少见。

（一）病因

本病多是直接接触传染，如通过衣物、用具或自身手足癣传染致病，环境条件亦有影响，如在热季节和潮湿地区，肛门皮肤受轻微损伤，容易发病。是传染浅部真菌所致，真菌种类较多，绝大多数不会致病，其中一小部分为条件性致病菌，可存在于人体的菌大量繁殖，正常情况下菌群相互影响，保持平衡。当人体皮肤破损，抵抗力下降时，致病菌大量繁殖，进入皮肤、皮下组织引起皮癣的发生。

（二）临床表现

初起时，肛门部皮肤有淡红色小丘疹和小水疱，逐渐扩展成环形或多环形斑片状、同心圆形的红斑，边缘界限清楚，边周呈堤状隆起，上有细薄的鳞屑，中心出现新的环状损害，向外扩散，并有强烈瘙痒。

（三）鉴别诊断

应与慢性湿疹和神经性皮炎鉴别。慢性湿疹无堤状隆起的边缘，边界不清楚，真菌检查阴性。神经性皮炎有明显苔藓化、无水疱、真菌检查阴性。

（四）治疗

以局部治疗为主。可用6%水杨酸，10%冰醋酸，1%克霉唑霜，复方雷琐辛搽剂等外用。在女性会阴或靠近肛缘的皮肤，可搽用浓度高、刺激性强的治癣药物。中药可用雄黄解毒散，以醋调试。内服可用制霉菌素片 100 万 U，每日 3 次，口服。

四、肛门皮肤结核

本病系肛管或肛门周围皮肤感染结核杆菌所致。临床较少见，男性多见，男女之比为 4 : 1。

（一）病因

本病为感染结核杆菌引起，感染途径有两种。

1. 结核菌直接感染，常因皮肤擦伤或破损后，直接接触结核杆菌，或接触含有结核杆菌的痰液粪便或用具等所致。

2. 内脏器官深部或邻近脏器如肺、骨关节、子宫、睾丸、尿道、阴道、前列腺等处有结核病灶，结核杆菌可由血液循环或淋巴管传播到肛周皮肤。

（二）临床表现

1. 增殖型肛门皮肤结核多为牛型结核杆菌感染所引起。初起时为硬性暗红色小结节，数目不定，发展缓慢，数月以后结节逐渐长大，角层增厚，有鳞屑和皮覆盖，并彼此融合成乳头状或疣状病损，周围有炎性红晕，边界清楚，中央是乳头状瘤样突起，挤压之有脓性分泌物，有臭味，患者自觉肛门灼热盛痒，一般不痛。

2. 溃疡型肛门皮肤结核初发多在肛管，呈黄色颗粒样结节，逐渐破溃并向外延展至直肠和肛门周围皮肤，呈圆形或不规则的浅在溃疡，基底苍白，肉芽粗糙，周围边界有明显潜形凹陷。多为单发，一般疼痛不明显。对外界刺激敏感，有时分泌物较多，为脓性或黏液性，病程迁延，可数年不愈。

（三）诊断

根据局部症状和体征，结合病史，再作活体组织检查，可以诊断。

（四）鉴别诊断

1. 三期梅毒溃疡边缘有堤状隆起及暗红色浸润，形状整齐，多呈肾形，性质较坚硬，梅毒血清反应常为阳性。

2. 基底细胞癌溃疡基底部有多数珍珠样小结节，边缘卷起，触之较硬，活检可发现癌细胞。

（五）治疗

1. 局部治疗 保持局部清洁，防止便秘，减少局部刺激。增殖型肛门皮肤结核，在全身无活动性结核时，可做病灶切除和带蒂皮瓣填充术。手术方法：患处消毒后，在局麻下，将病灶周围扩大 0.5cm 切除，在病灶附近处取同等大小健康有蒂皮瓣作填充，将皮瓣周边缝合固定，然后将切除皮瓣的伤口缝合。

另外，局部可用 10%硝酸银溶液、2%龙胆紫溶液反复涂抹，或用 0.5%新霉素软膏、5%~20%复方多黏菌素 B 软膏、5%异烟肼软膏局部涂敷。

2. 全身治疗 加强营养，增强体质。以异烟肼、链霉素、利福平等抗结核药物治疗。

五、肛门白斑

肛门白斑（anal vitiligo）又称为肛门白色病损、外阴白斑或外阴营养不良。主要因外阴局部神经与血管营养障碍引起，表现为肛门周围皮肤的局限性或弥漫性白色斑块，瘙痒，皮肤干燥，肥厚变白，失去弹性，甚至萎缩破溃，有疼痛及烧灼感。可向两下肢内侧、会阴及外阴蔓延。可发生于任何年龄，但 50 岁左右人群居多。传统上，皮肤病理学家一直认为是癌前期病变，目前看法仍较混乱。

（一）病因

1. 肛周感染及炎症刺激 这是肛门白斑的主要原因，因此发病的患者占 50%左右。造成感染及炎症刺激的因素很多，如平时卫生习惯不好、穿化纤内裤、卫生用品不洁净、浴池洗澡、浴场游泳等导致局部炎症，如不能及时得以治疗，炎性分泌物浸润到肛周，长期感染刺激，会使皮肤及黏膜受损，发生红肿、溃疡及变性，就会逐渐发展成为肛门白斑。

2. 内分泌失调 由于内分泌腺体及组织自身发生病理变化，或者因遗传、酶的缺陷及免疫功能等原因，引起内分泌紊乱。通过氚标记胸腺嘧啶的测定，认为真皮中存在一种能抑制表皮细胞分裂生长仅作用于表皮局部具有组织特异性的蛋白质激素，称为抑素，它使局部结缔组织增生和该处表皮代谢的刺激之间失调，导致肛门白斑。

3. 遗传因素 肛门白斑病患者 10%~30%是由于遗传引起，遗传引起的肛门白斑病以萎缩型为主。临床中对 15 岁以下患者应首先注意遗传因素，询查其父母家族中有无肛门白斑患者。

4. 其他疾病 糖尿病、白癜风、肛门湿疹、肛门瘙痒等疾病，如乱用药物、治疗不当，也可能导致或加重肛门白斑的形成与发展。

（二）临床表现

肛门和生殖器部位见白斑，有边界清楚的轻度浸润，颜色变白或有乳白色光泽，或因色素沉着而呈网状。一般无自觉症状,亦可有轻度疼痛、出血、痛痒等。痛痒通常为间歇性发作,由于搔抓可使局部发生溃疡、皲裂、溃烂和继发性感染。

(三) 诊断

确诊主要依据组织病理检查,长期不愈的白斑最后可发展为浸润性鳞癌。组织病理检查显示表角化过度和不规则的增生,上皮脚延长。表皮细胞异常角化及异形性,真皮中上部有淋巴细胞为主的炎性细胞浸润。

(四) 鉴别诊断

1. 白色角化症(leukokeratosis) 组织病理检查表皮细胞无异形性。

2. 硬化萎缩性苔藓 常发生于阴唇,局部可见与毛囊一致的丘疹,组织病理有明显区别。

3. 扁平苔藓 伴有紫红色、表面光泽的多角形扁平丘疹。

4. 炎症后色素脱失斑 为无浸润的不规则色素脱失斑。

5. 白癜风 肛周皮肤出现界限分明的发白区,但表面光滑润泽,质地完全正常,且无任何自状者为白癜风。

6. 外阴白化病 为全身性遗传性疾病,但也可能仅在外阴局部发病。外阴局部白化病无自觉症状活检除表皮色素消失,无特殊变化。

7. 贝赫切特综合征 主要表现为肛门、阴部溃疡,常合并有眼部和口腔损害,也称眼、口、生殖器综合征。

(五) 治疗

1. 病因治疗 去除病因,减少局部刺激因素,避免各种可能的外界刺激,戒烟。保持肛门、外阴的清洁卫生和干燥。

2. 局部治疗

(1) 根据皮损和症状选用不同药物。如炎症明显时可用曲安奈德软膏、氟轻松软膏、新肤松软膏外涂等;伴有感染时可用抗菌药物制剂,如硫酸新霉素软膏、红霉素软膏、四环素软膏;角化过度者使用维A酸软膏、氟尿嘧啶软膏。

(2) 纯硝酸银或20%铬酸等腐蚀或局麻下进行电烙术。

(3) 有念珠菌感染时用制霉菌素制剂含漱或外涂。

(4) 有瘙痒者可使用止痒剂,如达克罗宁霜、苯唑卡因霜、必舒膏等。萎缩性病变可使用苯甲酸雌二醇软膏、己烯雌酚软膏。

(5) 白斑膏(含维生素E 100mg,制霉菌素500万U,加入己烯雌酚霜10g混合成膏)或白斑霜,每晚用高锰酸钾坐浴15~30分钟,擦干后将药涂于患处,有效率达96%。

(6) 局部贴0.2%维胺酯药膜,同时口服维胺酯胶囊(200mg/粒),连续用药2~4周,有效率达87.1%。

(7) 用异丙嗪12.5mg,维生素 B_2 100g,会阴和长强穴封闭。

3. 物理治疗 微波治疗、二氧化碳激光、氦氖激光、波姆光、高频电刀、局部电灼治疗以及液氮局部冷冻治疗等。

4. 手术治疗 单纯肛周皮肤切除术。

(韦东 李春雨)

第十五节 肛门性传播疾病

传统的性病概念是指通过性交行为为传染、病变主要发生在生殖器部位的一组疾病,包括梅毒、淋病、软下疳、性病性淋巴肉芽肿4种,又称为经典性病。1975年,世界卫生组织更新了性病的概念,包含多种可通过性接触传播的疾病,统称为性传播疾病(sexually transmitted diseases,STD),除经典性病外,还增加了非淋菌性尿道炎(宫颈炎)、尖锐湿疣、生殖器疱疹、阴道滴虫病、细菌性阴道病、传染性软疣、生殖器念珠菌病、乙型肝炎、阴虱病、疥疮及艾滋病等,多达20余种。我国传染病防治法规定的STD有8种:淋病、梅毒、尖锐湿疣、非淋菌性尿道炎、生殖器疱疹、软下疳、性病性淋巴肉芽肿和艾滋病。

引起STD的病原体种类很多,如病毒、细菌、衣原体、支原体、真菌、螺旋体、原虫和寄生虫等,人是STD的唯一自然宿主,STD患者和无症状感染者是STD的传染源。

性接触是STD最主要的传播途径,包括多种性接触方式,如:阴道交(阴茎-阴道)、肛交(肛门-阴茎)和口交(口腔-生殖器)等。其他与性有关的行为如深吻等,也可发生STD感染,但很少见。

STD在全球范围内广泛流行。但不同时间和不同地域差异较大。据世界卫生组织估计,全球每年约有3.4亿新发STD病例,每天感染可治愈的STD约有100万人。STD不仅仅是医学问题,现已成为当今世界的严重社会问题和公共卫生问题,对个人身心健康、优生优育、家庭和谐及社会经济发展等,均有很大危害。

一、尖锐湿疣

尖锐湿疣(condyloma acuminatum,CA)又称生殖器疣(genital warts),是由人类乳头瘤病毒(human papilloma virus,HPV)感染所致,以外生殖器及肛门周围赘生物为特征的一种性传播疾病,也是最常见的肛门性传播疾病。

(一) 流行病学

多年来尖锐湿疣的发病率一直高居我国8种重点监测性病的前2位。事实上,由于存在大量漏报,尖锐湿疣的发病率远远高于其他STD。生殖器部位的尖锐湿疣多见于性活跃人群,中青年多发,而老年男性(特别是丧偶者)也不在少数。肛门外及周边的尖锐湿疣多为间接感染,与慢性炎症刺激或瘙痒后搔抓致HPV接种感染有关,而肛门及肛管内尖锐湿疣大多与肛交有关。本病传染性强,病程长且易复发,对个人、家庭及社会的危害性较大。

(二) 病因与发病机制

尖锐湿疣的病原体HPV是一种DNA病毒。目前发现有超过100多型HPV,感染肛门生殖器区域的HPV超过40个型别,但90%为HPV6或HPV11,偶尔也可检测到HPV16、18、31、33、35感染。除肛门生殖器疣外,HPV6和HPV11也与结膜、鼻部、口腔和喉部疣有关。HPV16和HPV18为致癌性或高危型HPV类型,是宫颈癌的病因。持续性致癌性HPV感染是癌变的最强高危因素,与男女生殖器肿瘤、肛门肿瘤及口咽部肿瘤等相关。非致癌性或低危型HPV(如HPV6和HPV11)感染是肛门生殖器疣和复发性呼吸道乳头瘤的病因。

尖锐湿疣的传染源为尖锐湿疣患者、HPV亚临床感染者、或潜伏感染者。HPV亚临床感染为肉眼不能辨认皮损,通过醋酸白实验可显示阳性,HPV潜伏感染则是肉眼及醋酸白实验不能辨认,只能通过分子生物学方法证实有HPV存在。HPV传播途径主要通过性接触直接传播,少数通过污染物间接传播,也可经产道传播。HPV的易感人群包括免疫功能正常和免疫功能受抑制人群,是否发病取决于接种的病毒数量和机体特异性免疫力。人是HPV感染的唯一宿主,HPV严格嗜上皮特性,侵入皮肤黏膜等上皮细胞。

(三) 临床表现

尖锐湿疣潜伏期为1~8个月,平均3月。好发于性接触部位,如生殖器及肛门周围皮肤黏膜,男性好发于冠状沟、包皮内侧、龟头、尿道口、阴茎或阴囊等,女性好发于大小阴唇、阴道口、阴道、宫颈、会阴、尿道、腹股沟等,同性恋群体则多发于肛门、肛管或直肠,其他好发部位还有口腔、腋窝、脐窝、乳房等处。

尖锐湿疣的特征为外生性疣状皮损,但大小形态差异较大。初期为单个或多个散在淡红色或肤色小丘疹,质软顶尖,渐增多、扩大、融合,后期可相互融合形成乳头状、菜花状、鸡冠状赘生物。少数男性患者因包皮过长或包茎、女性患者因妊娠,皮损可过度增生形成巨大型尖锐湿疣。肛周的皮损常为多发性散在分布(图 12-85),也可在肛门周围融合形成疣状斑块(图 12-86)。肛管内皮损多不大,散在分布,需借助肛门镜检查,醋酸白试验可区别出不连续的直肠黏膜皮损。

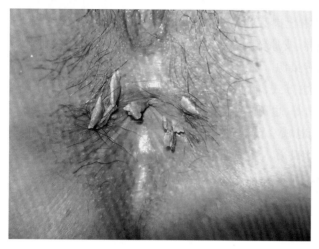

图 12-85 肛周尖锐湿疣散在分布

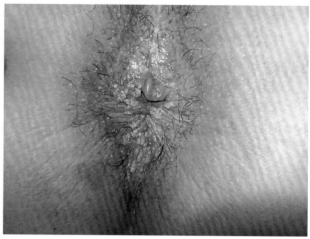

图 12-86 肛周尖锐湿疣疣状斑块

尖锐湿疣多无自觉症状,少数有瘙痒或疼痛感,女性阴道或宫颈尖锐湿疣可有性交后出血或白带增多,肛管内皮损可有异物感或压迫感并有排便异常。

(四)辅助检查

大多数情况下,尖锐湿疣根据典型临床特征即可确诊,不典型皮损可借助于辅助检查手段。

1. 组织病理检查 特征性改变为乳头瘤样增生和空泡化细胞形成。乳头瘤样增生表现为显著棘层肥厚,表皮突增宽、延长,呈乳头瘤样改变。空泡化细胞又称凹空细胞,指表皮颗粒层和棘层上部的角质形成细胞显著增大,胞质淡,中央有大而圆深染的核,为尖锐湿疣特征性病理改变。

2. 醋酸白实验 3%~5%醋酸溶液涂抹患处,3~5分钟后病变皮肤变白色,可用于检查肛门生殖器黏膜 HPV 感染。醋酸白实验在我国因为简便易操作,被广大皮肤性病科医师接受并应用于临床。但是,美国 CDC 认为,醋酸试验对诊断 HPV 感染灵敏度低,不提倡作为生殖器黏膜 HPV 感染诊断的常规检查。

3. HPV 检测 应用 PCR 方法检测 HPV 并分型已广泛应用于临床,可用于对已婚女性进行宫颈癌筛查,但不推荐用于男性、未婚女性或用于性传播疾病筛查的常规检查。HPV 检测可检出病毒核酸和衣壳蛋白,有几种检测方法已被美国 FDA 批准使用,但不推荐用于低危型(非致癌型)HPV 的检测。我国也有多种 HPV 检测试剂盒用于临床诊断。

(五)诊断

尖锐湿疣诊断的主要依据是皮损好发部位及皮损特点,结合不洁性交史,配偶感染史或间接感染史。皮损不典型时可借助醋酸白试验或组织病理。

(六)鉴别诊断

1. 假性湿疣又称绒毛状小阴唇,多见于已婚妇女大小阴唇内侧,为密集而不融合的"鱼子状"或"绒毛状"损害。醋酸白试验阴性。组织病理为表皮轻度角化过度,棘层不规则肥厚,无空泡化细胞形成。

2. 阴茎珍珠状丘疹多见于成年男性,沿冠状沟珍珠状排列的针头大小丘疹,密集而不融合,非常有特征性。醋酸白试验阴性。组织病理为结缔组织增生。

3. 扁平湿疣为较少见的二期梅毒疹。表现为浸润、光滑的扁平片状隆起。暗视野显微镜检查可于皮损处找到梅毒螺旋体,梅毒血清反应阳性。

4. 鲍恩样丘疹病也与特定型别 HPV 感染有关。好发于肛周,临床特征为多发性棕褐色小丘疹,直径2~6mm(图 12-87),组织病理表现为表皮内原位癌。

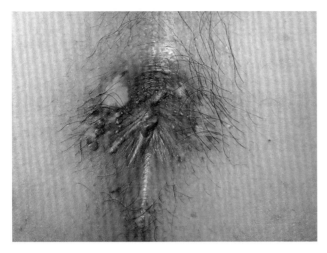

图 12-87　肛周鲍恩样丘疹病

5. 乳房外 Paget 病为一种起源于顶泌汗腺的恶性肿瘤。好发于肛周,多数表现为肛周湿疹样皮损,后期可出现增生性皮损。组织病理可见表皮内特征性 Paget 样细胞。

(七)治疗

尖锐湿疣治疗的主要目标是去除疣体,防止复发。尖锐湿疣的治疗方法较多,治疗方法的选择和患者的依从性对治疗效果影响较大。大多数为局部治疗(包括药物治疗、物理治疗、手术治疗等),以增强免疫为目的的系统治疗的疗效,大多数缺少循证医学的证据。美国 CDC 与中国 CDC 推荐的治疗方案如下:

1. 患者家庭治疗方案　患者及家人可自行操作,适用于肛门与外生殖器暴露在外的较小疣体。

(1)派特灵:用棉签将原液外涂于疣体及周围区域,每日早晚各 1 次,每次可反复涂抹 3 遍使其充分吸收。对疣体较大或面积较大的可用湿敷方法,每次 15 分钟内,连续使用 3 天,停用 4 天为 1 疗程。

(2)0.5%足叶草毒素溶液或凝胶:用单孔或多孔塑料小棒将药液涂于疣灶上,使药液渗透到疣基底,2 次/d,3 天为 1 疗程。涂药 4 小时后用清水洗去。休息 4 天后重复上述治疗,共 4 个疗程。每次治疗足叶草毒素<0.5ml,或每次治疗面积<10cm²。

(3)3.75%或 5.00%咪喹莫特霜:5.00%咪喹莫特霜睡前涂药,3 次/周;3.75%咪喹莫特霜每天睡前涂药。两种药物均可连续使用 16 周。用药 6~10 小时后用肥皂水洗除药物。

(4)15%茶多酚软膏:3 次/d,用手指涂抹软膏以确保在疣表面覆盖一薄层软膏,直至疣治愈。此药物连续使用时间不应超过 16 周。

2. 医院治疗方案　由有治疗经验的临床医护人员操作完成,适用于皮损较大或特殊部位的疣体。

(1)冷冻疗法:临床应用广泛,简便易行。使用液氮或冷冻器喷射或接触进行冻融治疗,每 1~2 周重复 1 次。

(2)80%~90%三氯醋酸(TCA)或二氯醋酸(BCA):局部涂药,1 次/周。

(3)外科手术或激光/微波治疗:用剪刀剪除、刮除或电外科等方法切除疣灶,或激光/微波清除疣体。

(4)10%~25%足叶草脂安息香酊:局部涂药,1 次/周。每次治疗过程足叶草脂安息香酊应用的总量<0.5ml 或每次治疗面积<10cm²,并于 1~4 小时后用清水清洗。

(5)光动力治疗:外敷光敏剂(如盐酸氨酮戊酸或 5-氨基酮戊酸)后,再以半导体或氦氖激光照射,特别适合于一些特殊部位如肛管内、尿道口等部位的疣体,或亚临床感染,每 1~2 周重复 1 次,一般 2~3 次即有较好疗效。

3. 特殊部位治疗方案

(1)子宫颈疣:液氮冷冻疗法、光动力治疗或 80%~90%TCA/BCA 疗法、手术切除。治疗前需要行活检排除高度鳞状上皮细胞内瘤样病变(SIL)。

(2)阴道疣:液氮冷冻疗法、光动力治疗或 80%~90%TCA/BCA 疗法、手术切除。

(3)尿道疣:光动力治疗、液氮冷冻疗法或手术切除,10%~25%足叶草脂安息香酊涂药。

(4)肛门(管)疣:液氮冷冻疗法、光动力治疗或 80%~90%TCA/BCA 疗法、手术切除,肛管内疣需借助肛门镜进行处理。

4. HPV 感染的预防　在美国已注册 3 种 HPV 疫苗,分别为二价疫苗(Cervarix)(包括 HPV16 和 18)、四价疫苗(Gardasil)(包括 HPV6、11、16 和 18)和九价疫苗(包括 HPV6、11、16、18、31、33、45、52 和 58),三

种 HPV 疫苗已获批在我国应用。疫苗对没有性行为人群的作用最大。美国儿童疫苗项目对有适应证的儿童和小于 19 岁青少年提供 HPV 疫苗接种,但不用于年龄大于 26 岁的男性和女性。

二、梅毒

梅毒(syphilis)旧称"广疮""杨梅疮",是由梅毒螺旋体引起的、主要通过性接触或血液传播的性传播疾病,也是一种可侵犯多系统、多脏器的全身性、慢性传染病。

(一) 流行病学

梅毒在全球范围内广泛流行,已在我国先后流行了 400 多年。近几年我国梅毒发病率急剧增加,尤其是无症状梅毒和神经梅毒。性接触传播是梅毒最主要的传播途径,约占 95%。未经治疗的梅毒患者在感染后第一年内最具传染性。病期越长传染性越小,感染超过 4 年者,经性接触基本无传染性。梅毒螺旋体也可通过胎盘感染胎儿,在妊娠 4 个月后,梅毒螺旋体可通过胎盘感染胎儿。胎儿出生时与梅毒母亲产道接触及出生后哺乳也可被感染。输入含梅毒螺旋体的血液可被传染。接触被梅毒感染者分泌物污染的物品也可引起传染,但概率极少。

(二) 病因与发病机制

梅毒螺旋体因其透明不易被染色而称为苍白螺旋体(treponema pallidum,TP),是一种小而纤细的螺旋状微生物,肉眼看不到,长 4~14μm,宽 0.13~0.25μm,有 6~10 个整齐规则、固定不变、折光性强的螺旋结构,以旋转、蛇行、伸缩三种方式缓慢而有规律的运动。人是梅毒螺旋体的唯一自然宿主。梅毒传染源主要是早期梅毒患者和早期潜伏梅毒感染者。梅毒螺旋体最适宜生存温度是 37℃,在 0℃ 可存活约 48 小时,但耐寒力强,在低温(-78℃)下存活数年。利用煮沸、干燥、肥皂水,以及一般消毒剂如酒精等很易将其杀灭。

(三) 分类

根据梅毒传染途径的不同,分为后天梅毒(获得性梅毒)和先天梅毒(胎传梅毒);根据梅毒感染时间的长短,分为早期梅毒和晚期梅毒;根据梅毒有无临床表现,分为显发梅毒和潜伏梅毒(隐性梅毒)。

1. 后天梅毒

(1) 早期梅毒:病期在 2 年以内。包括一期梅毒、二期梅毒和早期潜伏梅毒。

(2) 晚期梅毒:即三期梅毒,病期在 2 年以上。包括晚期良性梅毒(皮肤黏膜、骨、眼等梅毒)、心血管梅毒、神经梅毒、内脏梅毒和晚期潜伏梅毒。

2. 先天梅毒

(1) 早期先天梅毒:2 岁前发病,约 2/3 在出生后 3~8 周发病。

(2) 晚期先天梅毒:2 岁后发病,多在 5~8 岁发病。

(3) 先天潜伏梅毒:2 岁前为早期先天潜伏梅毒,2 岁后为晚期先天潜伏梅毒。

(四) 临床表现

1. 后天梅毒

(1) 一期梅毒:潜伏期一般为 2~4 周。主要表现为硬下疳,全身症状不明显,传染性强。硬下疳又称梅毒初疮,多见于外生殖器部位,男性好发于冠状沟与包皮系带两侧或包皮内面,也见于龟头、阴茎、阴囊等处,女性好发于大小阴唇、阴蒂和子宫颈部位,偶尔见于口咽、肛周、直肠、乳房及腋窝等处。典型硬下疳具有以下特点:①多为单个溃疡,溃疡呈圆形或卵圆形,直径 1~2cm,境界清楚,边缘稍隆起,呈肉红色,表面清洁,有时有少量渗出物,含有大量梅毒螺旋体,触诊有软骨样硬度(图 12-88)。②多无自觉症状。③常伴一侧或双侧腹股沟淋

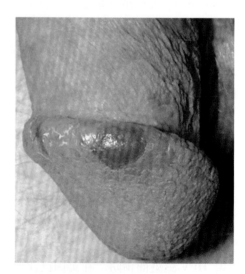

图 12-88 硬下疳

巴结肿大,不痛,不破溃。④未经治疗,约经 3~8 周可自然消退,一般不留痕迹。

（2）二期梅毒:多在感染后 9~12 周,或硬下疳出现后 6~8 周,一期梅毒未经治疗或治疗不彻底,梅毒螺旋体由局部淋巴结进入血液,引起皮肤黏膜、骨骼、心血管、神经及内脏损害,可伴有头痛、恶心、乏力、低热、关节痛和浅表淋巴结肿大等全身症状。二期梅毒同样有较强的传染性。

1）二期梅毒的皮肤黏膜损害:80%~95% 可出现二期梅毒疹,皮疹广泛对称分布,表现为斑疹、斑丘疹、丘疹、脓疱、鳞屑等多种疹型,掌跖部位出现的肉红色领圈样脱屑斑具有特征性(图 12-89)。肛周、外生殖器、腹股沟等部位可出现表面湿润的扁平丘疹,常融合成扁平斑块,称为扁平湿疣(图 12-90)。另外,还可见虫蚀状脱发、口腔黏膜斑及甲沟炎等。二期梅毒的皮损多无自觉症状,可自行消退。

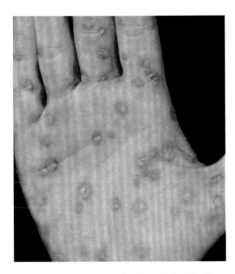

图 12-89 二期梅毒的皮肤黏膜损害

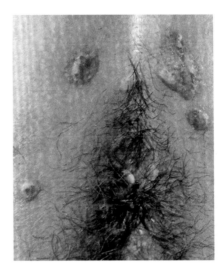

图 12-90 扁平疣

2）二期复发梅毒:二期梅毒未治疗或治疗不当,经 2~3 个月后症状自行消退。当人体免疫功能降低时,皮疹又重新出现。特点是皮疹数量少且局限,群集不对称,形态奇特,常呈环状或弧形,破坏性较大。

3）其他:二期梅毒还可出现骨关节梅毒、眼梅毒、神经梅毒和内脏梅毒等。骨关节损害常发于长骨的骨膜炎,或四肢大关节的对称性关节腔积液、肿胀、酸痛。眼损害可表现为虹膜炎、虹膜睫状体炎、视网状膜炎、角膜炎等。神经损害表现为无症状神经梅毒、梅毒性脑膜炎、脑血管梅毒等。内脏梅毒有肝炎、胆管周围炎、胃肠道疾病。二期梅毒可出现多发性硬化性淋巴结炎,全身无痛性淋巴结肿大、变硬。

（3）三期梅毒:即晚期梅毒。可在反复发作二期梅毒后出现,也可在感染梅毒螺旋体后不经过一、二期梅毒而单独发生。三期梅毒的特点:①损害数目少,但破坏性大,分布多不对称,愈后留有萎缩性瘢痕;②自觉症状很轻;③损害内梅毒螺旋体少,传染性弱或无。

1）晚期皮肤黏膜损害:常在梅毒感染后 3~10 年内发生,可出现头面部及四肢伸侧的结节性梅毒疹,皮肤、口腔和舌咽部的树胶肿及大关节附近的近关节结节等。其中,梅毒性树胶肿(梅毒瘤)为三期梅毒的标志。

2）晚期系统性损害:晚期骨梅毒,常见的是长骨的骨膜炎,其次为骨髓炎、骨炎、骨树胶肿、关节炎等;晚期眼梅毒,表现为间质性角膜炎、虹膜睫状体炎、视网膜脉络体炎、视神经炎等;晚期心血管梅毒,包括单纯性梅毒性主动脉炎、梅毒性主动脉瓣关闭不全、梅毒性冠状动脉狭窄或阻塞、梅毒性主动脉瘤以及心肌梅毒树胶肿;晚期神经梅毒,主要有脑膜血管型梅毒、脊髓痨、麻痹性痴呆、视神经萎缩等。

2. 先天梅毒 又称胎传梅毒,是梅毒螺旋体通过胎盘感染胎儿所致。其发病经过与后天梅毒相似,但不发生硬下疳。

（1）早期先天梅毒:患儿营养障碍:消瘦,皮肤松弛,老人貌,发育迟缓;皮肤黏膜损害:多在出生后 3 周左右出现,表现为水疱、大疱、斑疹、丘疹及脓疱等类型,多见于掌跖、口周、臀部。口周及肛周皮损常形成放射性皲裂,愈后呈放射状瘢痕,具有特征性。其他:包括梅毒性鼻炎,骨软骨炎、骨膜炎、梅毒性指炎及虹膜炎等。多伴全身淋巴结肿大、肝脾肿大等。

(2)晚期先天梅毒:皮肤黏膜梅毒:以树胶肿多见。形成上腭、鼻中隔穿孔和鞍鼻;眼梅毒,约40%为间质性角膜炎,其次为视网膜炎、虹膜炎、脉络膜炎、视神经萎缩等;骨梅毒,多见骨膜炎,常累及胫骨形成佩刀胫和Clutton关节;神经梅毒,以脑神经损害为主。尤以听神经、视神经损害多见。

晚期先天梅毒具有的标志性损害包括:桑椹齿、哈钦森齿(上齿排列稀松、前后径大、上宽下窄、牙釉质薄),胸骨关节增厚、基质性角膜炎、神经性耳聋。哈钦森齿、神经性耳聋和间质性角膜炎称为哈钦森三联征。

3. 潜伏梅毒　除梅毒血清学阳性外,无任何阳性体征称为潜伏梅毒,又称为隐性梅毒。包括早期潜伏梅毒、晚期潜伏梅毒、早期先天潜伏梅毒和晚期先天潜伏梅毒。

(五)辅助检查

1. 螺旋体检查病损(如硬下疳、扁平湿疣等)　分泌物做涂片,在暗视野显微镜下发现可活动的梅毒螺旋体。

2. 血清学检查　包括非螺旋体试验和螺旋体试验。

(1)非螺旋体试验:包括快速血浆反应素试验(RPR)、TRUST或性病研究试验(VDRL)。非螺旋体试验的抗体滴度与梅毒活动期相关,可以用于评价疗效,即有效治疗后非螺旋体试验的抗体滴度可以逐渐下降甚至转阴。少数梅毒患者在正规抗梅治疗后,非梅毒螺旋体抗体滴度下降至一定程度(一般≤1:8)即不再下降,而长期维持在低滴度(甚至终生),称为血清固定现象。

(2)螺旋体试验:包括荧光螺旋体抗体吸收试验(FTA-ABS)、梅毒螺旋体颗粒凝集试验(TPPA)和梅毒酶联免疫吸附试验(TP-ELISA)等。螺旋体试验抗体阳性为梅毒的标志性抗体,大部分梅毒患者可以终生持续阳性,与疗效无关。

3. 脑脊液检查　用于诊断神经梅毒。脑脊液检查包括脑脊液细胞计数、蛋白测定和脑脊液VDRL等。

4. 分子生物学技术试验　检测TP-DNA对诊断先天梅毒和神经梅毒具有一定敏感性和特异性。

(六)诊断

梅毒的诊断依据需要根据性接触史、潜伏期或病期、不同病期的临床特征及病原学、血清学等结果。其中,梅毒血清学检查是必须的,螺旋体试验如TPPA是确诊的最重要依据,而非螺旋体试验如RPR、TRUST则是用于判定治疗反应或复发的最重要依据。不同分期的梅毒诊断依据见下表12-4。

表12-4　不同分期的梅毒诊断依据

	病史	典型临床表现	实验室检查
一期梅毒	高危性接触史或性伴感染史,潜伏期2~4周	硬下疳或伴无痛性淋巴结肿大	暗视野显微镜硬下疳渗液的梅毒螺旋体(+);梅毒血清学试验阳/阴性
二期梅毒	高危性接触史或性伴感染史,硬下疳史或输血史,病期<2年	无症状的多形性皮疹,掌跖梅毒疹,外生殖器或肛门扁平湿疣	暗视野显微镜下黏膜损害处梅毒螺旋体(+);梅毒血清学试验强阳性
三期梅毒	2年前有一期或二期梅毒感染史	结节性梅毒疹,皮肤黏膜及骨骼树胶肿,神经系统及心血管侵犯等	梅毒血清学试验:RPR(+)/(-);TPPA(+);脑脊液:白细胞和蛋白量增加,VDRL(+)
先天梅毒	生母为梅毒患者	先天梅毒的典型临床表现	暗视野显微镜下早期皮损处及鼻黏膜分泌物的梅毒螺旋体(+);梅毒血清学试验:RPR(+),抗体滴度≥母亲2个稀释度(4倍)有确诊意义;TPPA(+),IgM(+)有确诊意义

（七）鉴别诊断

梅毒被皮肤科医师称为"皮肤病的模仿大师"，其皮损形态变化多端。一期梅毒需与软下疳、生殖器疱疹、固定性药疹、贝赫切特综合征等鉴别；二期梅毒需与玫瑰糠疹、银屑病、扁平苔藓、尖锐湿疣、脓疱疮、手足癣、斑秃等鉴别；三期梅毒的树胶肿需与硬下疳、结节性红斑、结核疹及阴茎癌等相鉴别，还需要与神经系统、心血管系统、骨骼系统、眼等多系统疾病相鉴别。

1. 软下疳 需与一期梅毒的硬下疳相鉴别。软下疳病原体为杜克杆菌，潜伏期短，发病急，炎症明显，基底柔软，溃疡较深，表面有脓性分泌物，疼痛剧烈，常多发。

2. 玫瑰糠疹 需与二期梅毒疹相鉴别。玫瑰糠疹皮损为椭圆形，红色或紫红色斑，其长轴与皮纹平行，附有糠状鳞屑，常可见较大母斑，自觉瘙痒，淋巴结无肿大，梅毒血清反应阴性。

3. 尖锐湿疣 需与扁平湿疣相鉴别。尖锐湿疣的疣状赘生物呈菜花状或乳头状隆起，多发性，醋酸白实验阳性，梅毒血清反应阴性。

（八）治疗

梅毒的治疗要遵循早期、正规、监测的原则。各期梅毒的首选治疗药物均为青霉素 G。根据分期和临床表现决定剂型、剂量和疗程。

1. 常规治疗方案

（1）早期梅毒（包括一期、二期及早期潜伏梅毒）：①青霉素：普鲁卡因青霉素，每日 80 万单位，肌内注射，每日 1 次，连用 15 日。或苄星青霉素，240 万单位，分两侧臀部肌内注射，每周 1 次，共 2~3 次。②对青霉素过敏者：可选用多西环素 100mg，每日 2 次，连用 15 日。或盐酸四环素 500mg，每日 4 次，连用 15 日（肝肾功能不全者禁用）。或红霉素 500mg，每日 4 次，连用 15 日。

（2）晚期梅毒及二期复发梅毒（包括三期皮肤、黏膜、骨骼梅毒、晚期潜伏梅毒或不确定病期的潜伏梅毒）：①青霉素：普鲁卡因青霉素，每日 80 万单位，肌内注射，每日 1 次，连用 20 日为一个疗程，可考虑 2 个疗程，疗程间停药 2 周。或苄星青霉素，240 万单位，分两侧臀部肌内注射，每周 1 次，共 3 次。②对青霉素过敏者：药物同早期梅毒，疗程延长至 30 日。

（3）心血管梅毒、神经梅毒、内脏梅毒和先天梅毒等：应住院治疗，专科处理和抗梅治疗相结合，并应避免吉海反应。

2. 随访及治愈标准 梅毒经正规治疗后，需定期随访 2~3 年，包括全身体检和复查梅毒血清抗体及其滴度变化，以了解是否治愈或复发。第一次治疗后每 3 个月复查 1 次，1 年后每半年复查 1 次。非梅毒螺旋体抗原血清学试验抗体滴度会逐渐降低，乃至转阴，无症状复发，为治愈。如出现非梅毒螺旋体抗原血清学试验由阴性转为阳性，或滴度升高 2 个稀释度（4 倍）以上，属于血清复发；或有临床复发表现时，均应重复治疗，延长疗程，并排除神经系统感染等。

三、淋病

淋病（gonorrhea）旧称"淋症""淋浊"，是由奈瑟淋球菌所致的泌尿生殖系统的急性化脓性感染，偶尔也可引起眼、咽、直肠、盆腔等感染以及全身播散。

（一）流行病学

淋病在全球范围内广泛流行。据世界卫生组织估计，每年淋病的新发病例在 6 000 万以上，淋病也是我国最常见的 STD 之一。在我国，由于既往抗菌药物滥用，患者自行服用抗菌药物比例甚高，使得门诊就诊人次或淋球菌阳性率均不高，而且隐匿感染或耐药比率较高。淋病的传染源是淋病患者及无症状带菌者。性接触传播是淋病最主要传播途径，成人淋病几乎均由性接触引起；幼女由于其尿道和生殖道较短，可通过带菌的衣物、被褥、便桶及浴盆等间接接触引起急性淋病性外阴炎或肛周炎。患淋病孕妇在分娩过程中可通过产道传染胎儿，引起新生儿淋球菌眼炎等。在男性同性恋中有 55% 是隐匿的淋病，由肛门性交引起，40%~50% 侵及直肠。

（二）病因与发病机制

奈瑟淋球菌简称淋球菌,属革兰氏阴性需氧双球菌。肾形或卵圆形,成双排列,大小为 $0.6\sim0.8\mu m$,常存在于多形核白细胞内。适宜生长温度为 $35\sim36℃$。对热敏感,在室温下存活 $1\sim2$ 日,50℃存活 5 分钟,100℃立即死亡。一般消毒剂易将其杀死。

人是淋球菌的唯一自然宿主,淋球菌对人体柱状上皮和移行上皮有特殊亲和力。淋球菌通过性接触侵入尿道/宫颈黏膜的柱状上皮和移行上皮,借助于菌毛与上皮粘连,进入上皮细胞内大量繁殖,导致细胞损伤裂解,引起急性炎症反应,出现充血、水肿、黏膜糜烂、脱落,形成典型的尿道/宫颈的脓性分泌物和明显尿道刺激症状。

（三）临床表现

1. 男性无并发症淋病　潜伏期多为 $3\sim5$ 天,表现为较多量的尿道流脓等急性淋病性尿道炎表现(图 12-91),患者常有尿频、尿急、尿痛等尿道刺激症状,夜间阴茎常有疼痛性勃起。其他如腹股沟淋巴结大、包皮内板和龟头红肿、包皮水肿、嵌顿等。患者如无治疗,$10\sim14$ 天后症状可逐渐减轻乃至不明显。肛交者发生淋菌性肛门直肠炎,表现为肛门发痒灼热感,黏液脓性分泌物,可伴里急后重。

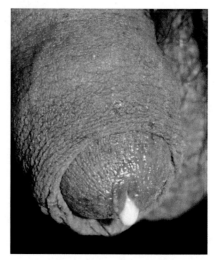

图 12-91　淋球菌性尿道炎

2. 男性有并发症淋病　患者未及时治疗或治疗不当时,病变可蔓延至后尿道,引起前列腺炎和附睾炎等,并可导致生殖道狭窄/梗阻致不育。淋菌性前列腺炎,急性期表现为发热、寒战、会阴疼痛及排尿困难、前列腺肿胀、压痛,慢性期多无症状,排尿时有"尿道糊口"现象。淋菌性附睾炎多单侧,表现为附睾触痛和肿胀。

3. 女性无并发症淋病　自觉症状较轻,不易区分是否伴有合并症,这是女性淋病的临床特征。大多数表现为淋菌性宫颈炎,约50%无症状或轻微,阴道分泌物异常和增多,伴有中下腹疼痛和触痛。妇科检查可见宫颈红肿、触痛和脓性分泌物。少数女性淋病可出现急性尿道炎,表现为尿急、尿频、尿痛、尿道口溢脓。前庭大腺炎表现为腺管周围红肿、腺管堵塞可引起前庭大腺脓肿。肛周炎表现为肛周红肿,有脓性分泌物。

4. 女性有并发症淋病　表现各异。急性输卵管炎表现为下腹部和盆腔疼痛,阴道分泌物增多。妇科检查发现附件肿胀或肿块。女性淋病还可出现子宫内膜炎、输卵管炎、盆腔腹膜炎等的淋菌性盆腔炎,并有相关临床表现。

5. 直肠炎　主要见于有肛交行为者,女性可由阴道分泌物污染引起。通常无明显症状。轻者有肛门瘙痒或烧灼感,肛门口有黏液性或黏液脓性分泌物,或少量直肠出血。重者有明显的直肠炎症状,包括疼痛、里急后重和脓血便等。肛门镜检查可见肛管和直肠黏膜充血、水肿、糜烂。

6. 其他　根据传染方式等不同,淋病还可表现为其他一些临床特征,包括新生儿/儿童淋病、新生儿淋菌性结膜炎、儿童淋菌性外阴阴道炎、淋菌性咽炎、播散性淋球菌感染等。

（四）辅助检查

1. 涂片检查　快速诊断手段。取男性尿道分泌物涂片,镜检可见多形核白细胞内数量不等的革兰氏阴性双球菌。只适用于男性淋菌性尿道炎早期病例的诊断,不推荐用于直肠或宫颈、咽部等感染的诊断。

2. 培养法　是诊断淋病的金标准。可见典型菌落,氧化酶试验阳性。适用于男女及各种临床标本的淋球菌检查。

3. 核酸检测用　于检测淋球菌 DNA 进行诊断。

（五）诊断

根据高危性接触史、性伴感染史、与淋病患者有密切接触史、新生儿母亲有淋病史、或儿童性虐待史,潜伏期平均 3~5 日,典型淋病的临床特征,以及实验室检查确认有淋球菌感染,即可做出诊断。

(六)鉴别诊断

1. 非淋菌性直肠炎 应与细菌性痢疾、阿米巴痢疾、直肠结核、慢性非特异性溃疡性结肠炎等鉴别。直肠镜检查,黏液镜检,细菌培养等即可鉴别。

2. 非淋菌性尿道炎(宫颈炎) 主要通过性接触传染,病原体主要为沙眼衣原体和各种脲原体,潜伏期 1~3 周,症状较轻,分泌物较稀薄,尿道刺激症状不明显。

3. 其他 女性要排除阴道念珠菌病、阴道滴虫病、细菌性阴道病等。

(七)治疗

淋病的治疗要遵循及时、足量、规则的用药原则,根据不同病情采用相应的治疗方案,性伴如有感染应同时接受治疗,治疗后应进行随访,还应注意有无沙眼衣原体或其他病原体的多重感染。

1. 常规治疗方案

(1)无并发症淋病(包括淋菌性尿道炎、宫颈炎及直肠炎):推荐方案:头孢曲松 250mg,肌内注射,单次给药,或大观霉素 2g(女性宫颈炎 4g),肌内注射,单次给药。替代方案:头孢噻肟 1g,肌内注射,单次给药。若沙眼衣原体感染等不能排除,可加用相应药物。

(2)有并发症淋病(包括淋菌性附睾炎、精索炎、前列腺炎及淋菌性盆腔炎):药物选择同无并发症淋病,疗程延长至 10 日。此外,淋菌性盆腔炎需加甲硝唑 400mg,口服,每日 2 次,共 14 日。若沙眼衣原体感染等不能排除,可加用相应药物。

(3)其他部位淋病:①成人淋菌性眼炎:头孢曲松 1g,单次肌内注射,或大观霉素 2g,单次肌内注射。同时,应用生理盐水冲洗眼部,每小时 1 次。若合并沙眼衣原体等感染,可加用相应药物治疗。②淋菌性咽炎:大观霉素对淋菌性咽炎疗效差,不推荐使用。其他同无并发症淋病治疗。

(4)播散性淋球菌感染:包括淋菌性脑膜炎和淋菌性心内膜炎等。需住院治疗,疗程 2~4 周不等。

2. 治愈标准 一般治疗结束后 2 周内,在无性接触史情况下,符合以下标准可判为治愈:①临床症状和体征全部消失;②治疗结束后第 4~7 日,从尿道取前列腺液或宫颈分泌物,涂片和培养检查,淋球菌均阴性。

四、生殖器疱疹

生殖器疱疹系由单纯疱疹病毒(herpes simplex virus,HSV)感染引起的一种慢性、复发性红斑水疱性疾病,多局限于皮肤黏膜交界处,如外生殖器部位或肛周附近。

(一)流行病学

肛门生殖器疱疹大多数由 HSV-2 引起,但由 HSV-1 引起的肛门疱疹病毒感染比例逐渐增加,这种现象在男-男性交及年轻女性中尤为突出。多数 HSV-2 感染未被明确诊断,这类患者的生殖道间断性排出病毒会导致 HSV-2 的隐匿性传播。作为一种常见的易复发、较难治愈的性传播疾病,生活方式和家庭习惯显著影响生殖器疱疹的转归。因此,本病也日益成为医学、社会和心理的综合问题。

(二)病因与发病机制

目前认为 90% 的肛门生殖器疱疹是由 HSV-2 所致,其他由 HSV-1 型病毒引起。两者的生物学、血清学和致病性不同。HSV-2 为直径 150~200nm 大小的 DNA 病毒,含有一双股 DNA 及其周围的蛋白质衣壳,衣壳由壳粒组成,呈 20 面体,且包有脂质性被膜。

HSV-2 大多存在于健康带菌者女性的宫颈、阴道、尿道和外阴以及男性的阴茎和尿道内。在阴道或肛门性交时,病毒颗粒通过微小的溃破灶或小裂隙,进入皮肤黏膜表皮的角质形成细胞,并在细胞核内复制,扩散到周围细胞,使感染的皮肤黏膜角质形成细胞损伤破坏,引起局部红斑水疱反应。

HSV-2 侵入人体后,获得性免疫反应可清除大部分病毒颗粒,但残存病毒则经周围神经轴索传入骶神经节而长期潜伏。当遇到外伤、感染、月经、醉酒等刺激时,病毒可活化并沿神经根下行返回受损部位的皮肤及黏膜,临床表现为复发。

（三）临床表现

1. 原发性生殖器疱疹　潜伏期2~20日,平均6天。临床表现为外生殖器群簇或散在的小水疱,破溃后形成糜烂,自觉疼痛,最后结痂自愈,病程2~3周。常伴腹股沟淋巴结肿大、压痛、发热、头痛、乏力等全身症状。

2. 复发性生殖器疱疹　最常见。原发性生殖器疱疹皮损消退后1~4个月复发,复发感染常发生在原发部位。复发性生殖器疱疹与性行为关系不大,常有疲劳、醉酒或月经等诱发因素。多无前驱症状,或有轻度的局部烧灼感、针刺感或感觉异常。皮损为群簇小水疱或糜烂,病程7~10日,多1周内自愈。复发频率个体差异较大,平均每年3~4次,也有每月发作1~2次者。

3. 亚临床感染　指无临床症状和体征的HSV感染,50%的HSV-1、70%~80%的HSV-2感染者在临床上无症状,但有排毒并传染。

4. 不典型或未识别的生殖器疱疹　不典型损害可为非特异性红斑、裂隙、硬结（或疖肿）、毛囊炎、皮肤擦破、包皮红肿渗液等。

5. 特殊类型生殖器疱疹

（1）疱疹性宫颈炎:表现为黏液脓性宫颈炎。出现宫颈充血及脆性增加、水疱、糜烂,甚至坏死。

（2）疱疹性直肠炎:多见于有肛交行为者,表现为肛周水疱或溃疡,肛门部疼痛、里急后重、便秘和直肠黏液血性分泌物,常伴发热、全身不适、肌痛等。

（3）新生儿疱疹:为妊娠期生殖器疱疹传播所致。可分为局限型、中枢神经系统型和播散型。常在生后3~30天出现症状,侵犯皮肤黏膜、内脏和中枢神经系统。表现为吃奶时吸吮无力、昏睡、发热、抽搐、惊厥或发生皮损,可出现结膜炎、角膜炎,可伴有黄疸、发绀、呼吸困难、循环衰竭甚至死亡。

（4）疱疹病毒感染并发症:少见。中枢神经系统并发症包括无菌性脑膜炎、自主神经功能障碍、横断性脊髓炎和骶神经根病。播散性HSV感染包括播散性皮肤感染、疱疹性脑膜炎、肝炎、肺炎等。

（四）辅助检查

1. 抗体检测　临床最常用的HSV检测方法。HSV-2型特异性血清抗体检测阳性。可用于复发性生殖器疱疹患者无皮损期的辅助诊断,也可用于对患者性伴的HSV感染状况的判断及不典型生殖器疱疹的辅助诊断。

在血清中检出不同型别的IgM抗体,表明有该型HSV的首次感染,且只出现在近期感染时。而IgG抗体持续存在的时间更长,其阳性则更能提示HSV感染,尤其对无明显皮损患者的辅助诊断。但不同试剂的敏感性和特异性相差较大,检测结果目前还不能作为确诊病例的依据。

2. 核酸检测　取表面分泌物,应用PCR等检测HSV的DNA阳性。核酸检测应在通过相关机构认证的实验室开展,现临床逐渐常规开展。

3. 培养法　细胞培养HSV阳性,临床极少开展。

4. 抗原检测酶联免疫吸附试验或免疫荧光试验检测　HSV抗原阳性,临床较少开展。

（五）诊断

具有典型临床特征,有或无流行病学史,即可做出临床诊断。同时具有临床特征和实验室检查中的任1项可确诊。但是,对于少数不典型复发性肛门生殖器疱疹,由于缺乏典型的痛性多发性水疱或溃疡性皮损特征,常难以诊断。

（六）鉴别诊断

需要与发生于肛门生殖器部位的其他皮肤黏膜疾病相鉴别,如龟头炎、一期梅毒硬下疳、软下疳、带状疱疹、接触性皮炎、固定性药疹、白塞病等。一般根据病史、皮损特点及化验检测结果不难做出诊断。所有感染肛门生殖器疱疹的患者都应接受梅毒及HIV检测。

（七）治疗

无症状或亚临床型生殖器 HSV 感染者通常无须药物治疗。有症状者治疗包括全身治疗和局部处理两方面。全身治疗主要是抗病毒治疗和治疗合并感染，局部处理包括清洁创面和防止继发感染。

1. 系统性抗病毒治疗

（1）初发生殖器疱疹推荐方案：口服阿昔洛韦 200mg，每日 5 次，共 7~10 日；或阿昔洛韦 400mg，每日 3 次，共 7~10 日；或伐昔洛韦 500mg，每日 2 次，共 7~10 日；或泛昔洛韦 250mg，每日 3 次，共 7~10 日。

（2）疱疹性直肠炎、口炎或咽炎：适当增大剂量或延长疗程至 10~14 日。

（3）播散性 HSV 感染：阿昔洛韦 5~10mg/kg，静脉滴注，每 8 小时 1 次，疗程为 5~7 日或直至临床表现消失。肾脏功能受损的患者，阿昔洛韦的用量应根据肾损程度调整。

（4）复发性生殖器疱疹的间歇疗法：用于病情复发时，可减轻病情的严重程度，缩短复发时间，减少病毒排出。间歇疗法最好在患者出现前驱症状时或症状出现 24 小时内使用。推荐方案：口服阿昔洛韦 200mg，每日 5 次，共 5 日；或阿昔洛韦 400mg，每日 3 次，共 5 日；或伐昔洛韦 500mg，每日 2 次，共 5 日；或泛昔洛韦 250mg，每日 3 次，共 5 日。

（5）生殖器疱疹频繁复发（每年复发超过 6 次）：可采用长期抑制疗法。推荐方案：口服阿昔洛韦 400mg，每日 2 次；或伐昔洛韦 500mg，每日 1 次；或泛昔洛韦 250mg，每日 2 次。需长期持续给药，疗程一般为 4~12 个月。

（6）妊娠期生殖器疱疹：孕妇应用阿昔洛韦等药物的安全性尚未明确。孕妇初发生殖器疱疹患者可口服阿昔洛韦；有并发症者，应静脉滴注阿昔洛韦。对于频繁复发或新近感染的孕妇生殖器疱疹患者，在妊娠最后 4 周时，可通过持续的阿昔洛韦治疗以减少活动性损害的出现，从而降低剖宫产率。

2. 局部处理　皮损局部保持清洁、干燥。可外用 3% 阿昔洛韦乳膏或 1% 喷昔洛韦乳膏等，但单独局部治疗的疗效远逊于系统用药。

3. 心理治疗　由于生殖器疱疹极易复发，常给患者带来心理压力，引起紧张、郁抑或焦虑等不良情绪，而心理因素又可影响该病的自然病程。因此，应在患病早期及时给予医学咨询、社会心理咨询、药物治疗等综合处理措施，以减少疾病复发。

五、软下疳

软下疳（chancroid）是由杜克雷嗜血杆菌引起的，表现为急性、疼痛性、多发性阴部溃疡，伴腹股沟淋巴结肿大、化脓和破溃为特征的一种性传播疾病。

（一）流行病学

软下疳是一种性传播疾病。男性明显高于女性，约为 9∶1。在性乱的女性中常呈无症状存在，成为该病的主要传染源。该病多流行于热带、亚热带地区，在东南亚、北非和拉丁美洲各国发病率较高。我国较少见，但由于近年来随着国际间交往的日益增多，我国需警惕输入性的软下疳病例。

（二）病因与发病机制

杜克嗜血杆菌为革兰氏阴性链杆菌，其形态特点是短而细小，呈短棒状，两端较为钝圆，长 1~1.5μm，宽 0.5~0.6μm，大多寄生于细胞外。往往呈双平行排列呈双链状，无鞭毛，不形成芽孢，是严格的寄生菌，革兰氏染色阴性。以 Unna-Pappenheim 染色法可见菌体两端浓染。本菌属兼性厌氧菌，生长与生存需要氯高铁血红素，有硝酸盐还原酶，可使硝酸盐还原成亚硝酸盐，氧化酶阳性，过氧化酶阴性。杜克雷嗜血杆菌不耐热，超过 38℃ 时就很快死亡。干燥及 65℃ 时均可迅速死亡。但耐寒性能较强。

（三）临床表现

潜伏期平均 3~7 日，最长可达 2 周。好发于男女外生殖器部位及肛周等，偶见于股内侧、乳房、口腔等处。

1. 疼痛性溃疡　初起为炎性小丘疹，经 1~2 日后迅速变成脓疱，3~5 日后形成溃疡。溃疡多呈圆形或卵圆形,边缘不整,潜行穿凿,基底柔软为肉芽组织,表面覆盖有恶臭的灰黄色蜡样脓苔。可因自身接种形成特殊的"对吻损害"。自觉疼痛和明显压痛。

2. 软下疳横痃 原发损害出现后1~2周,约半数出现疼痛性腹股沟淋巴结炎,单侧或双侧。约25%的患者肿大的淋巴结破溃流脓,形成溃疡和窦道。窦道开口呈"鱼口"状,是软下疳横痃的特征。

本病的并发症包括:包皮炎、炎性包茎、包皮嵌顿、尿道瘘、尿道狭窄、阴茎干淋巴管炎和阴囊或阴唇象皮肿等。

(四)辅助检查

1. 组织病理 表现为皮肤溃疡,有特征性的三层带:溃疡浅层可见大量白细胞、纤维素样坏死组织,溃疡中层为新生的毛细血管,内皮细胞增生,血管栓塞和继发性坏死,溃疡深层有大量的淋巴细胞、浆细胞和少量成纤维细胞浸润。

2. 病原学检查

(1)直接涂片检查:从患者溃疡或横痃处取材,涂片做革兰氏染色,可查到未端钝圆两极染色的短小杆菌,呈鱼群样排列,可考虑为杜克雷嗜血杆菌感染。直接涂片检查常有假阳性或假阴性,涂片的敏感性大约为50%。

(2)细菌培养:取标本在选择性细菌培养基上培养,24~48小时形成灰黄而透明的菌落,取典型菌落行细菌涂片可见成双的短杆菌,经分离鉴定可明确为杜克雷嗜血杆菌。

(五)诊断

所有诊断为软下疳的患者,均需要行相关检查以排除其他性病或感染。软下疳的诊断要点为

1. 病史 有不安全性接触史,或性伴感染史,尤其是来自该病流行区。

2. 临床特征 典型生殖器部位疼痛明显的、质地柔软的化脓性溃疡,合并腹股沟淋巴结化脓性病变。

3. 实验室检查 直接涂片可发现革兰氏阴性短杆菌,菌体呈鱼群样排列,细菌培养24~48小时,形成灰黄而透明菌落,镜检可见成双短杆菌,组织病理可见皮肤溃疡有特征性的三层带表现。

(六)鉴别诊断

1. 硬下疳 一期梅毒的特征性表现,硬下疳溃疡质地较硬,溃疡面较为"清爽",溃疡与腹股沟淋巴结肿大多无疼痛及压痛,溃疡表面渗出液暗视野显微镜检查梅毒螺旋体阳性,梅毒血清试验可能阳性。

2. 性病性淋巴肉芽肿 是沙眼衣原体感染所引起的性传播疾病。该病多见于热带国家,如东南亚、非洲、美洲等。临床表现为外生殖器溃疡、腹股沟淋巴结化脓、穿孔和晚期外生殖器象皮肿及直肠狭窄症状。病损部位的细胞培养方法可鉴定出沙眼衣原体,微量免疫荧光试验检查沙眼衣原体抗体阳性。

3. 生殖器疱疹 为生殖器部位的水疱、浅表糜烂或溃疡,伴有疼痛,临床有时与软下疳相似,但生殖器疱疹常在同一部位反复发作,且有自愈倾向,病原学检测可鉴别。

(七)治疗

以及时、足量、规则用药为治疗原则,性伴应同时接受检查和治疗,治疗后应进行随访和判愈。本病早期发现并及时治疗能完全恢复正常,治疗不及时会遗留瘢痕组织。

推荐治疗方案:阿奇霉素1.0g,单次顿服;或头孢曲松0.25g,单次肌内注射;或红霉素0.5g,口服,每日4次,连用7日;或环丙沙星0.5g,口服,每日2次,共3日(孕妇与哺乳期妇女及不满18岁者禁用)。在国际上,已有红霉素和环丙沙星中度耐药的杜克雷嗜血杆菌菌株耐药的报道。

治疗后随访:在治疗开始后3~7日应进行复诊。如治疗有效,3日内溃疡症状好转,7日内客观体征改善。完全愈合的时间基于溃疡大小来定。创面完全愈合,淋巴结肿大完全消退,生理功能恢复正常为痊愈。

六、性病性淋巴肉芽肿

性病性淋巴肉芽肿(lymphogranuloma venereum,LGV)又称第四性病,系沙眼衣原体感染而引起的性传

播疾病之一,主要表现为外生殖器溃疡、腹股沟淋巴结化脓、穿孔以及晚期外生殖器象皮肿和直肠狭窄等症状。

(一) 流行病学

本病主要流行于热带地区,多见于非洲、印度、东南亚和加勒比地区。男性明显多于女性。主要通过女性无症状感染者经性接触传播。我国虽有个例临床报告,但尚未发现实验室确诊病例。

(二) 病因与发病机制

病原体为 L1、L2、L2a、L3 血清型沙眼衣原体。沙眼衣原体 L1、L2、L3 直径为 300~400nm,染色质内含有 DNA、RNA 和核糖体,并有胞膜。可在鸡胚绒毛尿囊膜及卵黄囊中增殖,也能在组织或细胞培养中生长。在被感染细胞质内可出现含糖原基质的包涵体。人体是该病原体的自然宿主。主要通过性交,肛交传染,偶有接触患者分泌物等受传染者。

(三) 临床表现

潜伏期一般 3~30 天,平均 7~10 天。根据临床过程分 3 个不同阶段。

1. 早期表现为生殖器初疮(primary sore)。好发于男女外生殖器部位,表现为单个或多个无痛性小丘疹、小丘疱疹或脓疱、浅溃疡或糜烂。多在 1 周内自然消退。

2. 中期表现为腹股沟综合征(inguinal syndrome),在初疮发生后 2~6 周,约 2/3 的男性单侧出现一个或多个腹股沟淋巴结肿大和疼痛,称之为横痃;约 1/3 的皮肤呈现沟槽状,即沟槽征;部分肿大坏死的淋巴结破溃,似"喷水壶"状,愈后遗留瘢痕。女性出现腹股沟淋巴结炎者少见。常伴发热、头痛、关节痛及皮疹等。

3. 晚期表现为生殖器-直肠-肛门综合征(genitoanorectal syndrome),多见于女性,可能是由于前期病变未能识别或未予治疗,导致肛门直肠周围淋巴结炎及直肠炎,最终可发生肛周脓肿、溃疡、瘘管、外阴部象皮肿和直肠狭窄,并可出现外生殖器广泛破坏。

(四) 辅助检查

1. 组织病理　早期为非特异性炎症,主要病理变化是淋巴结的卫星状脓肿;后期呈肉芽肿炎症反应,由上皮样细胞岛组成,在上皮样细胞间可见中等量的朗格罕巨细胞,其中心坏死,充满多形核白细胞。

2. 血清学试验

(1) 补体结合试验:所用的抗原与鹦鹉热衣原体、沙眼衣原体感染者的抗体起不同程度的交叉反应,滴度达 1∶64 或以上或间隔 2 周滴度有 4 倍增加有诊断意义。

(2) 微量荧光免疫试验(MIF):敏感性与特异性比补体结合试验高,同时还可用来鉴别本病和其他衣原体感染,多用于直肠炎性表现的鉴别诊断,滴度大于 1∶512 或间隔 2 周滴度有 4 倍增加有诊断意义。

3. 衣原体检查　穿刺接种作细胞培养,可分离出 L1、L2 或 L3 血清型沙眼衣原体。或 PCR 检测 L1、L2 或 L3 血清型沙眼衣原体核酸阳性。

(五) 诊断

诊断依据为:①接触史:有不安全性接触史,或有多性伴,或有性伴感染史;②潜伏期:一般 3~30 天,平均 7~10 天;③具有典型的临床表现,并排除其他原因所致的生殖器溃疡或腹股沟淋巴结病变;④实验室检查:血清学试验检测出高滴度的衣原体抗体(补体结合试验滴度≥1∶64,MIF 滴度≥1∶512),或者间隔 2 周以上前后 2 次抗体滴度相比有 4 倍增加,或临床标本中分离出 L1、L2 或 L3 型沙眼衣原体,或组织病理学检查示淋巴结有星状脓肿和肉芽肿形成。

(六) 鉴别诊断

早期溃疡,需与一期梅毒硬下疳、生殖器疱疹、软下疳、固定性药疹等鉴别。腹股沟淋巴结炎需与梅毒、生殖器疱疹、软下疳、结核病等引起的腹股沟淋巴结炎鉴别。晚期并发症需与直肠癌、皮肤肿瘤等鉴别。

1. 软下疳　流行于非洲,初起见红色丘疹,迅速变成脓疱,脓疱破溃后形成疼痛性炎性溃疡,溃疡底部有污秽的脓性分泌物,半数病例可出现单侧性腹股沟淋巴结炎。溃疡表面刮取渗出物涂片染色,镜下可见到杜克雷嗜血杆菌。

2. 梅毒性横痃 是一期梅毒的无痛性腹股沟淋巴结肿大,有先发硬下疳,暗视野显微镜和梅毒血清学实验等检查可加以鉴别。

3. 化脓性淋巴结炎 肿块肿胀发热,疼痛明显,伴有畏寒发热等全身症状。

4. 直肠癌 患者可出现大便异常,直肠指检及组织病理检查可确诊。

(七) 治疗

不同病情采用不同的治疗方案,药物治疗要遵循及时、足量、规则用药的原则。对无并发症感染,推荐选用多西环素、米诺环素、红霉素或四环素(孕妇禁用)等之一,常规剂量口服,疗程 3～4 周。对慢性感染,交替使用上述抗菌药物。对横痃行穿刺引流术抽吸脓液,一般不主张外科切开引流。对出现的瘘管和狭窄,可行相应整形术。

经正规治疗后,活动性症状和体征消失为痊愈。早期治疗预后良好,晚期可发生直肠狭窄、象皮肿等后遗症。

(王平)

第十六节 膀胱过度活动症

国际尿控委员会于 2002 年给膀胱过度活动症(overactivebladder,OAB)做了如下定义:为一种以尿急(urgency)为特征的症候群,伴或不伴有急迫性尿失禁,常伴有尿频和夜尿症状,没有尿路感染或其他明确的病理改变。

OAB 在尿流动力学上可表现为逼尿肌过度活动,也可为其他形式的尿道-膀胱功能障碍。OAB 无明确的病因,不包括由尿路感染或其他膀胱尿道病变所致的症状。OAB 与下尿路症候群(LUTS)是一对容易混淆的概念,鉴别要点为 OAB 仅包含储尿期症状,而 LUTS 既包括储尿期症状也包括排尿期症状。

(一) 流行病学

OAB 的发生率随年龄而增加,而在性别之间无显著差异(男性 15.6%,女性 17.4%)。虽然特发性的尿频和尿急症状在男女两性的发生率很接近,但急迫性尿失禁在女性要更为常见。根据 2011 年发表的数据,中国 OAB 的总体患病率为 6.0%,其中男性患病率 5.9%,女性患病率为 6.0%;18～40 岁人群 OAB 患病率为 1.1%,其中男性的患病率为 1.1%,女性的患病率为 1.0%;41 岁及以上人群 OAB 的患病率为 11.3%,其中男性患病率为 10.9%,女性患病率为 11.8%。据 1998 版 OAB 定义,美国报道的 18 岁以上成人 OAB 患病率为男性 16.0%,女性 16.9%;欧洲报道的 40 岁以上成年人的 OAB 患病率为 16.6%。欧美根据 2002 版 OAB 定义报道的 18 岁以上成年人 OAB 患病率为 11.8%,男、女的患病率相当。

(二) 病因与发病机制

OAB 的病因目前尚不明确。OAB 的发生与神经通路的损害、逼尿肌结构的改变以及膀胱感觉神经的敏感性等有密切关系。可能存在以下发病机制:

1. OAB 的传入机制和逼尿肌过度活动 介导排尿反射的两个主要传入纤维分别是:具有髓鞘的 Aδ 纤维和无髓鞘的 C 纤维。Aδ 纤维可能感受膀胱充盈并且介导正常的脊髓-延髓-脊髓排尿反射。与 Aδ 纤维相比,C 纤维被认为是对膀胱黏膜的化学刺激和热刺激发生反应。在膀胱充盈的不同时期,传入神经末梢传入的冲动的数量是有生理性变化的;也就是说,感觉神经末梢得到刺激的多少可以随着"传入纤维的敏感性"改变而改变。因此,当某一传入神经纤维末梢被致敏后,它的传入纤维即使在膀胱低充盈状态下,也可获得与膀胱高度充盈所产生的相同的冲动。所以,传入神经功能障碍被认为是急迫性尿失禁和逼尿肌过度活动的发病机制。

2. 逼尿肌过度活动假说 有三种假说用来解释逼尿肌过度活动的病理生理学基础:神经源性假说、肌源性假说和外周自主活动假说。每种假说都提出了一种可能的机制来说明膀胱广泛收缩是如何影响整个逼尿肌的,并解释了在没有主观控制下这种情况是如何发生的。

(1)神经源性假说:神经源性假说认为逼尿肌过度活动来源于广泛的、神经介导的逼尿肌兴奋。关于神经介导逼尿肌兴奋有几个相互依赖的机制。①脑损伤引起逼尿肌过度活动是由于脑桥的抑制作用减弱。②脊髓轴突损伤会使原始的脊髓-膀胱反射出现。③突触的可塑性导致骶神经活动的重建,膀胱 C 纤维传入神经元会触发产生一些新的反射。最后,膀胱外周传入神经末梢的致敏可引起逼尿肌过度活动。

(2)肌源性假说:肌源性假说认为逼尿肌过度收缩是逼尿肌自发性收缩增强和肌细胞间冲动传递增强相结合的结果。

(3)外周自主活动假说:外周自主活动假说认为正常膀胱是由模块化组成的,膀胱敏感性增强是由于局部模块收缩的信号扩大引起的,这些模块活动的协调性通过膀胱肌丛的调控而升高,协调性的升高最终导致逼尿肌的过度活。

(三)分类

根据有无急迫性尿失禁,可将 OAB 分为干性 OAB 和湿性 OAB。干性 OAB 伴随尿频、尿急但不伴随尿失禁;男性患干性 OAB 的可能性更大;湿性 OAB 常伴有急迫性尿失禁;女性更多患有湿性 OAB。

(四)临床表现

1. 尿急 突然和强迫性的排尿欲望,很难延迟。尿急是所有 OAB 患者必有的症状。

2. 尿频 24 小时排尿>8 次,每次排尿量<200ml;31% 男性患者和 25% 女性患者伴有尿频。

3. 急迫性尿失禁 伴尿急或尿急后立即尿液不自主漏出 15% 男性和 55% 女性患者伴急迫性尿失禁。

4. 夜尿 每夜 1 次及以上醒来排尿的主诉;约 75% 的 OAB 患者伴有夜尿。

(五)辅助检查

1. 筛选性检查

(1)病史:典型症状;尿频、尿急及急迫性尿失禁等;相关症状:排尿困难、尿失禁、性功能、肢体运动及排便状况等;排尿日记及尿垫试验:可以记录尿失禁的一般状况及评估其严重程度;相关病史:泌尿及男性生殖系统疾病及治疗史;月经、生育、妇科疾病及治疗史;其他盆腔脏器疾病及治疗史;神经系统疾病及治疗史。

(2)体格检查:一般体格检查;特殊体格检查:泌尿及男性生殖系统、神经系统、女性生殖系统。

(3)实验室检查尿液分析:尿常规、尿培养、血生化、血清 PSA(男性 40 岁以上)。

(4)泌尿外科特殊检查

1)尿流率:尿流率低可能是膀胱出口梗阻或是逼尿肌收缩力减弱所致;此外,当逼尿肌产生足够高的压力以致高过尿道所增加的压力时,尿流率可能保持不变。为区分这两种病因,要同时测定逼尿肌压力及尿流率。

2)泌尿系超声检查(包括残余尿测定)。

2. 选择性检查 如不能明确 OAB 诊断或怀疑患者有某种病变存在,应该选择性完成的检查项目。

(1)症状问卷:可选择 OABSS、(OAB-q)、UDI-6 Short Form 及 Ⅱ-Q 等。

(2)病原学检查:怀疑有泌尿或生殖系统炎症者应进行尿液、前列腺液、尿道及阴道分泌物的病原学检查,如涂片或培养。

(3)细胞学检查:怀疑有尿路上皮肿瘤者进行尿液细胞学检查。

(4)尿路平片、静脉尿路造影、泌尿系内腔镜、CT 或 MRI 检查:怀疑泌尿系统其他疾病者。

(5)侵入性尿流动力学检查:可进一步证实 OAB 的存在,确定有无下尿路梗阻,评估逼尿肌功能。进行全套尿流动力学检查的指征包括:尿流率减低或剩余尿增多;首选治疗失败或出现尿滞留;在任何侵袭性治疗前;对筛选检查中发现的下尿路功能障碍需进一步评估。

只有当保守疗法或药物治疗 OAB 失败时,才需要侵入性的尿流动力学检查。何时开始进一步治疗并没有严格的规定,但是大多数患者认为保守治疗或药物治疗 6~12 周仍然没有明显效果便会有进一步治疗的需求。

在尿流动力学检查中,患者的体位是非常重要的。我们在进行膀胱测压的时让患者平卧是一个错误的习惯,因为大多数 OAB 患者的症状多出现在直立体位。多数文献均显示,如果在膀胱充盈时患者取站立位或坐位,那么大部分 OAB 患者的症状与逼尿肌过度活动有关。

（六）诊断

根据患者病史及辅助检查不难诊断本病。

（七）治疗

第三届国际尿失禁咨询会议提出了对尿失禁治疗的各种方法,范围涉及广泛,包括对 OAB 和逼尿肌过度活动的治疗,治疗方法从限制液体量的摄入到回肠膀胱术。对于女性 OAB 和逼尿肌过度活动最初的治疗方法和专业的治疗方法都比较谨慎,目前 OAB 的治疗大致有以下几种方法。

1. 非手术治疗

（1）行为治疗建议可同其他形式治疗联合应用。

1）生活方式指导:通过指导患者改变生活方式,如减肥、控制液体摄入量、减少咖啡因或酒精摄入等,可以改善患者症状。

2）膀胱训练:方法是白天多饮水,循序渐进地延长排尿间隔,逐渐使每次的排尿量>300ml;入夜后不再饮水,尤其勿饮刺激性、兴奋性饮料,可服用适量镇静安眠药物,使能安静入睡。治疗期间应记录排尿日记,增强治愈信心。膀胱训练还包括生物反馈治疗、盆底肌训练及其他行为治疗,如催眠疗法等。通过膀胱训练,抑制膀胱收缩,增加膀胱容量,降低膀胱的敏感性。但对于低顺应性膀胱、储尿末期膀胱压>40cmH$_2$O、伴有严重尿频者此法禁用。

（2）药物治疗

1）目前国内常用 M 受体阻滞剂:托特罗定(tolterodine)和索利那新(solifenacin)。这些药物通过拮抗 M 受体抑制储尿期逼尿肌收缩,并对膀胱具有高选择性作用,其在保证疗效的基础上,最大限度地减少了副作用。

2）其他可选药物有镇静和抗焦虑药、钙通道阻断剂、前列腺素合成抑制剂及中草药制剂,但尚缺乏可信的试验报告。

2. 手术治疗

（1）手术指征:应严格掌握,仅适用于严重低顺应性膀胱,膀胱容量过小且危害上尿路功能,经其他治疗无效者。

（2）手术方法:逼尿肌横断术、膀胱自体扩大术、肠道膀胱扩大术、尿流改道术。

3. 其他治疗

（1）A 型肉毒毒素逼尿肌注射对 M 受体拮抗剂治疗效果欠佳或不能耐受 M 受体拮抗剂副作用者,可以使用 A 型肉毒毒素逼尿肌注射治疗。

（2）膀胱灌注辣椒辣素或 RTX 灌注后降低膀胱感觉传入,对严重的膀胱感觉过敏者可试用。

（3）神经调节经阴道、肛门、经皮电神经调节治疗以及磁刺激治疗,对部分患者有效。骶神经调节治疗,对部分顽固性的 OAB 患者有效。

（4）针灸治疗有资料显示针灸有助缓解症状。

（徐智慧）

第十七节　间质性膀胱炎

间质性膀胱炎(IC)是指膀胱黏膜下纤维化或亨纳溃疡。常发生于成年妇女,其特点主要是膀胱壁的纤维化,并伴有膀胱容量的减少,以尿频、尿急、膀胱区胀痛为其主要症状。

(一) 流行病学

Skene 于 1887 年首次提出了间质性膀胱炎的概念,1907 年 Nitze 将间质性膀胱炎描述为与尿急和膀胱溃疡有关的疼痛性膀胱疾病。1915 年 Hunner 报道 IC 的特征是与膀胱纤维化有关的典型溃疡和溃疡周围黏膜充血及水扩张后的出血。尽管 IC 在 20 世纪初就有描述,但直到 20 世纪 70 年代才有了对间质性膀胱炎的流行病学研究。目前,IC 的人群流行率估计在 0.45% 和 12.6% 之间,女性患病率高于男性。

(二) 病因与发病机制

IC 的病因尚未阐明,多数学者认为是多因素的。目前提出的病因包括感染因素、黏多糖层缺乏,膀胱黏膜固有层或间质的超微结构异常、肥大细胞、神经源性炎症和自体免疫结缔组织病。

1. 感染因素　试图将感染因素作为 IC 病因的研究很多,但收获甚微。

2. 黏多糖层缺乏　尿路上皮缺乏导致其被覆的黏多糖层缺乏,使尿路上皮毒性物质到达膀胱间质,这一度被认为是 IC 发病机制的主要理论。目前的研究集中在尿路上皮表面层、伞细胞和黏附分子的生物化学和超微结构。这可能为 IC 发病机制提供更确切的解释。

3. 超微结构异常　膀胱活检标本的超微结构研究,所有 IC 患者膀胱壁组织成分上均发现异常,包括组织细胞、间质组织、血管和内在神经等。

4. 神经源性炎症　神经源性炎症可能成为 IC 患者各种组织改变的病因。

5. 自体免疫结缔组织病　大量的证据认为间质性膀胱炎是一种自体免疫结缔组织病。

(三) 临床表现

对中年妇女出现严重尿频,尿急及夜尿增多伴耻骨上方膀胱区胀痛而尿检查正常者应想到间质性膀胱炎。

1. 症状　患者常有长期进行性尿频、尿急和夜尿增多,在膀胱充盈时耻骨上区疼痛明显,有时亦可出现尿道及会阴部疼痛,在排尿后得到缓解,血尿偶可出现,在膀胱过充充盈扩张时明显,有的患者在病史中可能有过敏性疾患。

2. 体征　临床检查一般正常,有的患者可出现耻骨上部触痛,在女性患者阴道前壁触诊时可有膀胱区触痛感。

3. 实验室检查　患者尿常规多数正常,可有血尿出现,肾功能检查除非在膀胱纤维化导致膀胱输尿管反流或梗阻时才有变化。

4. 放射学检查　排泄性尿路造影一般无异常,合并返流时在造影片上可见肾盂积水、膀胱容量减少表现。

5. 膀胱镜检查　是诊断间质性膀胱炎的重要方法,由于膀胱容量缩小,患者甚为痛苦,在施行液体膀胱扩张后可见膀胱顶部小片状瘀斑、出血、有的可见到瘢痕、裂隙或渗血。

(四) 诊断

IC 的诊断可采用排除法,美国泌尿协会为 IC 的诊断和治疗了一些临床指南。指南表明,在临床实践中,没有充足的文献去证实 IC 的诊断,因此 IC 的诊断基于临床标准或专家共识的意见。基本的评估标准包括病史、体格检查、实验室检查。需要获得患者的储尿、排尿症状和疼痛程度的基本情况,以便评价后续的治疗效果,所有患者都应要求其记录排尿日记和填写 O'Leary-Sant 症状和疼痛指数。

(五) 鉴别诊断

排除与 IC 相似的其他综合征,如因感染、应用环磷酰胺或其他化学物、放疗或结核引起的膀胱炎,其他感染如阴道炎、尿道炎或生殖道疱疹等,以及尿道憩室、膀胱癌和原位癌。

（六）治疗

排除所有其他诊断后,85%以上膀胱疼痛综合征可通过联合治疗缓解。多种治疗方法和患者自我护理相结合可取得最佳的效果。

1. 一线治疗 包括患者教育、膀胱再训练、减轻排空症状、盆底肌放松训练及减压技术。患者需要避免饮食一些对膀胱有刺激作用的食物和饮料,例如咖啡和橘子。患者可以使用排除饮食法去明确哪些食物或饮料可以导致这些症状。白天经常规律饮水有助于尿液稀释,规律性的排空可显著降低尿失禁和疼痛。如果患者排尿频繁,应有意识延长排尿间隔时间,以每周增加排空间隔 10~15 分钟为宜。物理治疗对治疗泌尿生殖道功能障碍、肛门直肠功能障碍和疼痛综合征可能有效,生物反馈和软组织按摩可使盆底肌肉的放松。一些辅助性药物,显示对治疗 IC 有效。经过平均 12 个疗程的针灸治疗后,60%以上的患者中疼痛可减轻至少一半。营养补充疗法对提高慢性病患者的免疫力是有效的。

2. 其他治疗 包括膀胱镜检查及水扩张。可在局麻和全麻下进行。膀胱镜检查用于排除症状持续者和血尿患者的其他原因以及检查 IC 患者的典型表现。膀胱充盈在 $80cmH_2O$ 的压力下进行,膀胱随后排空,看终末是否为血尿,测量膀胱容量(>350ml 为早期 IC,<350ml 为晚期 IC)。在重新充盈的膀胱中可看到成簇的、草莓样瘀点出血,并不是所有症状明显的患者都有簇状出血点和膀胱容量减少。IC 的诊断基于膀胱镜的发现,簇状出血点和终末血性反流可提示 IC 的严重程度,容量低于 350ml 或存在 Hunner 溃疡诊断为晚期 IC。症状复发病例可考虑重新行膀胱镜检查明确有无复发的病变或重新灌注化疗药。

对于难治性疼痛患者,尽管已经接受过保守治疗,如物理治疗、生物反馈、口服和膀胱内治疗等,仍可能在疼痛门诊的治疗中获益。经皮肤电刺激可能使疼痛减轻。硬膜外神经阻滞可用于治疗慢性疼痛。神经调节可能是侵袭性手术前最合适的治疗方法,手术被认为是最终缓解 IC 患者疼痛的方法。目前接受的手术治疗方式是尿流改道术,行或不行膀胱切除术。不行膀胱切除术的尿流改道术尤其适合于年轻希望得到治愈和可能无法治愈的患者。全膀胱切除术的指征是尿道疼痛患者为避免残存尿道的持续性疼痛,必须告知患者尿流改道后盆腔疼痛仍可能存在,不管是否行膀胱切除术。

下尿路疼痛病症的多学科联合治疗被广泛接受,并且更为经济。盆底专家组可提供详细的病史、体检和治疗,泌尿科医师、泌尿妇产科医师或盆底专家先对患者做出评估。

（文伟）

第十八节 膀 胱 憩 室

膀胱憩室(diverticulum of bladder)是膀胱黏膜经膀胱壁肌层向外膨出的囊袋,与膀胱腔相通。按照发生原因,膀胱憩室分为先天性和继发性。膀胱憩室一般无症状,当合并感染、结石、肿瘤等疾病时,临床表现为血尿、尿频、尿急、排尿困难、二次排尿等。治疗主要是解除下尿路梗阻,控制感染,必要时切除憩室。

（一）病因与分类

膀胱憩室根据病因可分为先天性和获得性,两者病理学特点、临床表现及影像学表现都不相同。

1. 先天性膀胱憩室 好发于年 10 岁以下的儿童,憩室一般较大,位于输尿管口的侧面或后面,常为单发,男孩居多。憩室发生的主要原因是由于胚胎期膀胱肌肉发育缺陷,导致输尿管膀胱连接处向外膨出,而非膀胱出口梗阻所致,因此并无下尿路梗阻症状。膀胱镜下可见憩室位于光滑的膀胱壁上,没有明显的小梁形成。先天性膀胱憩室通常合并许多先天性综合征,包括 Menkes 综合征、Williams 综合征、Ehlers-Danlos 综合征和婴儿乙醇综合征。

2. 获得性(继发性)膀胱憩室 多由下尿路梗阻或神经源性膀胱尿道功能异常所引起,也见于医源性因素,好发于大于 60 岁的老年男性,常为多发。膀胱镜下典型表现,除了膀胱憩室外,还有小梁、小房和陷凹等改变,多发生于膀胱三角后区及侧后壁。儿童和青年人中的获得性膀胱憩室常继发于膀胱颈异常,后尿道瓣膜和神经源性膀胱尿道功能异常。医源性因素导致的膀胱憩室如膀胱切开后肌层关闭不充分,输尿管再种术后膀胱输尿管吻合处等。

（二）临床表现

膀胱憩室患者一般无症状,由于排尿困难、血尿或反复尿路感染时,在进行常规超声检查时被发现的。当合并结石、感染、肿瘤时可以表现为尿频、尿急、血尿、排尿困难等下尿路症状。

当憩室位于膀胱颈口及尿道旁时,可以引起下尿路梗阻,表现为排尿困难或反复尿潴留。憩室一般无肌肉层,缺乏收缩力,可导致尿液引流不畅,易伴有输尿管膀胱反流,出现一侧或双侧肾积水,最终引起肾功能不全。部分先天性巨大憩室不并发尿路梗阻者。由于膀胱憩室壁肌纤维很少,在排尿时巨大憩室内尿液不能排出,可是在腹压的作用下,会出现二次排尿症状。部分患者因憩室内伴有感染、结石和肿瘤等病变,出现血尿。少数巨大憩室的女性患者,可以在阴道内触及,而且由于憩室位于膀胱颈后压迫膀胱出口产生尿潴留,压迫直肠导致便秘,压迫子宫而致难产等。

（三）辅助检查

1. 尿常规　并发感染、结石时,尿液中可有红细胞和脓细胞。

2. 超声检查　首选检查方法。在膀胱充盈和排尿后进行超声检查,可以发现与膀胱侧面或后壁相连的囊袋样或圆球状液性暗区,后壁回声增强。

3. 影像学检查　静脉尿路造影表现为突出膀胱外的囊球影,有颈部与膀胱相连,可以显示输尿管受压移位情况;斜位或侧位排尿性膀胱尿道造影检查时,可以更明显憩室位置和大小,当膀胱排空后再次摄片可帮助进一步明确诊断。增强 CT 或 MRI 可以作为进一步检查的首选方法,如憩室内合并结石或肿瘤可见充盈缺损,具有分辨率高,周围解剖结构清晰的优点;而且增强 CT 延迟期显示对比剂进入,可以更好显示憩室与膀胱之间的通道。增强扫描显示突出膀胱外的充盈造影剂的囊球影。

4. 尿流动力学检查　膀胱出口梗阻、顺应性受损、神经源性排尿异常都可能导致膀胱憩室形成。因此,尿流动力学检查不仅可以明确膀胱憩室的病因,而且可以了解膀胱顺应性和逼尿肌收缩力受损程度等。

5. 膀胱镜检查　是确诊膀胱憩室的最可靠检查,既可以直接观察憩室位置、大小,了解憩室开口与输尿管开口的关系,明确憩室颈口大小,也可进入到憩室内观察有无结石、肿瘤等病变。

（四）诊断

当出现反复血尿、反复感染或排尿困难等症状时,可以先超声检查。巨大憩室可出现两段排尿症状,为本病的特征性表现。结合影像学检查、内腔镜检查可以确诊。

（五）鉴别诊断

1. 输尿管憩室　临床少见,合并感染时表现为尿频、尿急、尿痛等症状。憩室较大时,腹部可以触及包块,超声检查显示囊性包块在膀胱外。输尿管下端憩室,超声、CT、MRI、排泄性或逆行尿路造影可以显示憩室的部位,而且憩室以上输尿管扩张。

2. 尿道憩室　可以表现为两段排尿或尿后滴沥,但是排尿性膀胱尿道造影可显示尿道内有囊性肿块,膀胱外无囊状影。尿道镜检查显示憩室开口在尿道而不是在膀胱。阴道超声检查和尿道 MRI 可以提高尿道憩室诊断率,判断憩室位置。

3. 重复膀胱巨大膀胱憩室　需与重复膀胱鉴别重复膀胱超声及 CT 检查显示,膀胱壁具有完整的肌层和黏膜,膀胱镜检查膀胱内有分隔或者是两个完整的膀胱。

（六）治疗

先天性膀胱憩室多位于膀胱基底部,较大,常造成膀胱出口梗阻,膀胱输尿管反流和继发感染,有症状时需手术切除憩室。继发性憩室治疗主要是先解除下尿路梗阻,控制感染。治疗措施包括观察等待、内镜治疗和外科手术。

1. 观察等待　在解除梗阻术后膀胱排空不全、身体状况差无法接受或不愿接受外科切除的患者可采用间歇性清洁导尿或留置尿管治疗,定期复查监测膀胱憩室情况。术前尿流动力学证明膀胱收缩功能受损或膀胱排空障碍的患者,有可能在成功行憩室切除后持续存在膀胱排空功能障碍。

2. 内镜治疗 对于年龄大、体质虚弱、不能耐受开放手术治疗的患者,以及接受过经尿道前列腺切除而术后存在憩室排空障碍的患者都可以选择内镜治疗膀胱憩室。目前内镜治疗方法主要为经尿道行憩室颈口切开术+憩室黏膜电灼术,以引流憩室内尿液。

3. 手术治疗 手术治疗根据实际条件,可以开放,也可以腹腔镜下或机器人辅助下完成。

(1)经膀胱的膀胱憩室切除术在没有膀胱外粘连和炎症的情况下,较小的憩室可优先采用该种方式完全翻转入膀胱。如果由于粘连或炎症不可能翻转憩室,或憩室太大不能完全翻转暴露,可实施黏膜下憩室切除术。

(2)膀胱内和膀胱外的联合术式对于巨大憩室或憩室周围炎症明显者,单纯的经膀胱内术式并不可行。另外,憩室内输尿管或包绕输尿管严重憩室周围炎症可能已改变输尿管的正常走行,有发生输尿管损伤的危险。因此,可采用经膀胱内和膀胱外的联合术式。

(陈卫国)

【参考文献】

[1] 李春雨,汪建平.肛肠外科手术技巧[M].北京:人民卫生出版社,2013:169-170.

[2] 丁义江.丁氏肛肠病学[M].北京:人民卫生出版社,2006:117-118.

[3] 李春雨,张有生.实用肛门手术学[M].沈阳:辽宁科技出版社,2005:187-189.

[4] 聂敏,李春雨.肛肠外科护理[M].北京:人民卫生出版社,2018:155-156,163.

[5] 李春雨,汪建平.肛肠外科手术学[M].北京:人民卫生出版社,2015:662-664.

[6] 汪建平.中华结直肠肛门外科学[M].北京:人民卫生出版社,2014:771-772.

[7] 张有生,李春雨.实用肛肠外科学[M].北京:人民军医出版社,2009:187-189.

[8] 李春雨.肛肠外科学[M].北京:科学出版社,2016:55-56.

[9] 李春雨.肛肠病学[M].北京:高等教育出版社,2013:107-110.

[10] Phillips R K S.结直肠外科学[M].4版.王杉,译.北京:北京大学医学出版社,2013:191.

[11] VAN KOPEREN P J,BEMELMAN W A,GERHARDS M F,et al. The anal fistula plug treatment compared with the mucosal advancement flap for cryptoglandular high transsphincteric perianal fistula:a double-blinded multicenter randomized trial[J]. Dis Colon Rectum,2011,54(4):387-393.

[12] SUGRUE J,MANTILLA N,ABCARIAN A,et al. Sphincter-sparing anal fistula repair:are we getting better? [J]. Dis Colon Rectum,2017,60(10):1071-1077.

[13] 王振军.肛瘘治疗新手术:LIFT-Plug 术[J].中国临床医生,2011,39(8):8-9.

[14] 司徒光伟,吕警军,屈兵,等.应用 LIFT-Plug 手术治疗肛瘘 26 例临床分析[J].中华胃肠外科杂志,2012,15(12):1304-1305.

[15] TUFEK I,MOURMOURIS P,ARGUN O B,et al. Robot-Assisted Bladder Diverticulectomy with Concurrent Management of Bladder Outlet Obstruction[J]. Urol Int,2016,96(4):432-437.

[16] GANGOPADHYAY A N,PANDEY V. Anorectal malformations[J]. J Indian Assoc Pediatr Surg,2015,20(1):10-15.

[17] IWAI N,FUMINO S. Surgical treatment of anorectal malformations[J]. Surg Today,2013,43(9):955-962.

[18] 刘宝华.直肠狭窄的病因和外科治疗[J].临床外科杂志,2015,23(4):259-261.

[19] JONKER J E,TRZPIS M,BROENS P M A. Underdiagnosis of Mild Congenital Anorectal Malformations[J]. J Pediatr,2017,186(3):101-104.

[20] 李华山,李宇飞,刘素琴.医源性肛门直肠狭窄的原因与预防策略探讨[J].结直肠肛门外科,2015,21(2):73-75.

[21] 韩宝,张燕生.中国肛肠病诊疗学[M].北京:人民军医出版社,2011:361.

[22] KHANNA A,ROMBEAU J L. Pilonidal disease. [J] Clin Colon Rectal Surg,2011,24(1):46-53.

[23] STEELE S R,PERRY W B,MILLS S,et al. Practice parameters for the management of pilonidal disease[J].Dis Colon Rec-

tum,2013,56:1021-1027.

[24] BOLANDPARVAZ S,MOGHADAM D P,SALAHI R,et al. Evaluation of the risk factors of pilonidal sinus:A single center experience[J]. Turk J Gastroenterol,2012,23(5):535-537.

[25] THOMPSON M R,SENAPATI A,KITCHEN P. Simple day-case surgery for pilonidal sinus disease[J]. Br J Surg,2011,98(2):198-209.

[26] IOANNIDIS O,KITSIKOSTA L,TATSIS D,et al. Fournier's Gangrene:Lessons Learned from Multimodal and Multidisciplinary Management of Perineal Necrotizing Fasciitis[J]. Front Surg,2017,4:36.

[27] SOLTANI A M,BEST M J,FRANCIS C S,et al. Trends in the incidence and treatment of necrotizing soft tissue infections:an analysis of the National Hospital Discharge Survey[J]. J Burn Care Res,2014,35(5):449-454.

[28] CHENNAMSETTY A,KHOURDAJI I. Contemporary diagnosis and management of Fournier's gangrene[J]. Ther Adv Urol,2015,7(4):203-215.

[29] KUZAKA B,WRÓBLEWSKA M M. Fournier's Gangrene:Clinical Presentation of 13 Cases[J]. Med Sci Monit,2018,24:548-555.

[30] PAZ MAYA S,DUALDEBELTRÁN D,LEMERCIER P,et al. Necrotizing fasciitis:an urgent diagnosis[J]. Skeletal Radiol,2014,43(5):577-589.

[31] BONNE S L,KADRI S S. Evaluation and Management of Necrotizing Soft Tissue Infectionsv[J]. Infect Dis Clin North Am,2017,31(3):497-511.

[32] TSENG J,POULLOS P. Factitious Disorder Presenting with Attempted Simulation of Fournier's Gangrene[J]. J Radiol Case Rep,2016,10(9):26-34.

[33] RYSSEL H,GERMANN G,KLOETERS O,et al. Necrotizing fasciitis of the extremities:34 cases at a single centre over the past 5 years[J]. Arch Orthop Trauma Surg,2010,130(12):1515-1522.

[34] LEIBLEIN M,MARZI I. Necrotizing fasciitis:treatment concepts and clinical results[J]. Eur J Trauma Emerg Surg,2018,44(2):279-290.

[35] GOH T,GOH L G,ANG C H,et al. Early diagnosis of necrotizing fasciitis[J]. Ther Adv Urol,2014,101(1):119-125.

[36] CHENNAMSETTY A,KHOURDAJI I. Contemporary diagnosis and management of Fournier's gangrene[J]. Ther Adv Urol,2015,7(4):203-215.

[37] KOTZE P G,SHEN B,LIGHTNER A,et al. Modern management of perianal fistulas in Crohn'sdisease:future directions[J]. Gut,2018,67:1181.

[38] Parks A G,Gordon P H,Hardcastle J D. A classification of fistula-in-ano[J]. Clin Colon Rectal Surg,1976,63:1-9.

[39] MACHALEK D A,POYNTEN M,JIN F,et al. Anal human papillomavirus infection and associated neoplastic lesions in men who have sex with men:a systematic review and meta-analysis[J]. The Lancet Oncol,2012,13(5):487-500.

[40] 柯昊坚,杨斌. 2017 年欧洲生殖器疱疹临床管理指南解读[J]. 中国皮肤性病学杂志,2019,33(1):107-114.

[41] 赵玉磊,张汝芝. 生殖器疱疹研究进展[J]. 中国艾滋病性病,2017,23(12):1173-1175.

[42] PSUTKA S P,CENDRON M. Bladder diverticula in children[J]. J Pediatr Urol,2013,9(2):129-138.

[43] IDREES M T,ALEXANDER R E,KUM J B,et al. The spectrum of histopathologic findings in vesical diverticulum:implications for pathogenesis and staging[J]. Hum Pathol,2013,44(7):1223-1232.

[44] WALKER N F,GAN C,OLSBURGH J,et al. Diagnosis and management of intradiverticular bladder tumours[J]. Scand J Urol,2014,11(7):383-390.

[45] 吴阶平. 吴阶平泌尿外科学[M]. 济南:山东科学技术出版社,2004:23-42.

[46] 吴宏飞. 现代泌尿外科诊疗指南[M]. 南京:东南大学出版社,2005:10-12.

[47] PACELLA M,MANTICA G,MAFFEZZINI M,et al. Large bladder diverticula:a comparison between laparoscopic excision and endoscopic fulguration[J]. Scand J Urol,2018,52(2):134-138.

第十三章

盆底良性肿瘤性疾病

第一节 直 肠 息 肉

息肉是指从上皮表面突出的宏观可见病变或肿块。息肉可分为肿瘤性或非肿瘤性。肿瘤性息肉包括上皮肿瘤,例如腺瘤、息肉样腺癌和类癌,以及非上皮病变,例如脂肪瘤、平滑肌瘤和淋巴瘤性息肉。非肿瘤性息肉包括错构瘤,增生性息肉和炎性息肉。腺瘤是上皮的良性肿瘤,是最常见和最重要的结直肠息肉。腺瘤可以是单发或多发,散发性或遗传性的。腺瘤是发育不良和癌前病变。大多数腺癌来自腺瘤,并且腺瘤的切除已被证明可有效降低结肠直肠癌的发病率。

一、流行病学

结肠镜检查确定 50 岁以上无症状平均风险患者的患病率为 24%。通过结肠镜检查确定的患病率大约是乙状结肠镜检查确定的两倍。男性患病率较高,与年龄匹配的女性相比,相对风险为 1.5∶1。在息肉切除术后结肠镜监测检查研究中,间隔 6 个月至 4 年的腺瘤发生率从 30% 到 50% 不等。息肉切除术后结肠镜检查后的发病率实际上是新腺瘤形成的真实发病率加上初始结肠镜检查的未命中率加上未完全切除的息肉的复发率的总和。通过重复内镜检查判断,腺瘤 ≥1cm 的漏诊率约为 5%,腺瘤 6~9mm 的约为 10%,腺瘤 ≤5mm 的接近 30%。与参考人群相比,结肠镜监测可使结直肠癌发病率降低 76%~90%。息肉的分布为盲肠 8%,升结肠 9%,肝曲 5%,横结肠 10%,脾曲 4%,降结肠 14%,乙状结肠 43%,直肠 8%。

比整体发病率更重要的是晚期腺瘤的发病率,包括息肉大小≥1cm或含有高度不典型增生,或含有明显的绒毛组织。晚期腺瘤的发病率范围为6%~9%,并且与初始结肠镜检查的发现密切相关。

二、病因与发病机制

小腺瘤通常是无蒂的,并且比背景黏膜更红。随着息肉变大,一些息肉变得有蒂,另一些息肉保持无蒂,在肠壁上弥漫性分布。腺瘤有三种主要的组织学亚型:管状、绒毛状和管状绒毛状。管状腺瘤在≥80%的病变中表现为发育不良的小管。绒毛状腺瘤在≥80%的病变中具有发育不良的绒毛状叶。管状绒毛状腺瘤由>20%管状和<80%绒毛形成。

腺瘤可以通过上皮生长受到干扰的程度来评分。轻度发育不良的特征在于小管从上到下排列上皮,其形态学上与正常的基底增殖区相似。在中度发育不良中,核特征更先进,细胞极性保存较少,核分层,腺体更加拥挤。在严重的不典型增生中,存在大的囊泡核,不规则且明显的核仁,扇形核膜和增加的核与细胞质比率。核极性被破坏。结构改变包括出芽和分支小管,背部排列的腺体,以及簇状和片状上皮细胞的筛状生长。原位癌和黏膜内癌通常用于描述这些严重发育异常的腺瘤,这些病变没有转移潜能。只有侵犯黏膜下层的病变才有可能发生转移。直肠腺瘤性息肉被认为是直肠癌的癌前病变,但并非所有腺瘤都会癌变。

三、临床表现

大多数腺瘤无明显的临床表现,大多通过筛查或意外检查发现。大的结肠腺瘤可能导致严重出血或可能导致继发于隐匿性失血的贫血。大的直肠腺瘤除出血外,还可能引起黏液分泌,里急后重和尿急。已经描述了足够体积的黏液产生以引起电解质紊乱。远端直肠腺瘤可能很少通过肛门脱出。

四、辅助检查

结肠镜检查是息肉最准确的检查。美国国家息肉研究结果显示,结肠镜检查比钡灌肠更准确诊断结直肠息肉。钡灌肠仅在39%的病例中检测到息肉,即使直径≥1cm的息肉,52%的病例中钡灌肠也是阴性。钡灌肠的假阳性率为14%。CT结肠成像对腺瘤>1cm的敏感性约为90%,对腺瘤0.6~0.9cm的敏感性约为80%。

五、诊断

根据病史、临床表现及检查所见,一般诊断并不困难。大多数直肠息肉患者无任何临床症状,常常是体检时发现,或者出现并发症时才被发现,发生在直肠中下段的息肉,直肠指诊可以触及,息肉的临床症状与其大小、部位有关。

直肠指诊、肛门镜检查可发现低位直肠息肉,而对于高位直肠或结肠的息肉需通过辅助检查发现,目前临床上对于结直肠息肉诊断常用的检查手段有结肠镜、气钡双重对比造影、三维CT仿真内镜成像。

结肠镜检查是目前最理想的检查方法,大多数患者可完成整个结直肠的检查。病理活检可以明确诊断。

直肠腺瘤性息肉被认为是直肠癌的癌前病变,但并非所有腺瘤都会癌变。

六、鉴别诊断

本病应与痔、肛裂、直肠癌、粪块相鉴别。

七、治疗

当发现腺瘤时,应对全结肠进行完整的结肠镜检查,因为腺瘤和腺癌患者的同步肿瘤率很高。大多数结直肠息肉通过内镜圈套息肉切除术治疗。通过使用电烙圈套进行息肉切除,热损伤的程度必须平衡血管凝固的需要和避免对肠壁的全层损伤的需要。结肠壁较薄,从1.7到2.2mm不等。黏膜、黏膜下层和固有肌层各自约占壁厚的1/3。将盐溶液(含或不含肾上腺素)注入黏膜下层,增加黏膜与固有肌层之间的距离,增加内镜下息肉切除术的安全性。黏膜下注射最常用于右侧结肠的无蒂息肉,特别是直径大于1.5cm者。向注入的溶液中添加诸如亚甲蓝的染料可以更容易识别息肉的边缘。注射量范围从几毫升到30ml。无蒂息肉>2cm通常最好通过零碎方法处理。取回组织进行组织学分析,其中应包括息肉的组织学类型,发育异常程度和边缘状态。

几乎所有息肉都可以安全地在内镜下切除,但如果息肉是恶性的,则可能无法进行圈套息肉切除术。如遇到不规则的表面轮廓、溃疡、脆性、坚硬及蒂部增厚等情况,应怀疑恶性可能。特别重要的是,如果对可疑息肉进行息肉切除术,应通过用印度墨水或类似染料对肠壁进行标记从而精确定位息肉部位。一些大的息肉可能不适合息肉切除术,而需通过结肠切除术来治疗,在这些情况下,应该进行常规的肿瘤切除术。

八、随访

在巨大、多发性腺瘤(三个或更多)或进展期腺瘤的息肉切除术后,癌症风险增加3~5倍,而仅有一个或两个小管状腺瘤的患者,后续癌症的风险不会显著增加。美国国家息肉研究表明,患者可在初始息肉切除术后3年再继续进行结肠镜常规检查。对于大的无蒂息肉(>3cm),内镜下息肉切除术后仍有明显的复发倾向。即使当内镜医师认为整个息肉已被切除时,随访检查显示残余息肉约为50%。应该进行密切随访,例如,第1年每3~6个月一次,第二年每6~12个月一次,以后每年一次至第5年。用氩等离子体凝固器处理息肉切除术缺损的基部和边缘已被证明可以减少残余息肉的发生率。

(陈文斌)

第二节 直肠间质瘤

1983年Mazur和Clark精确定义了一种与平滑肌肉瘤有着不同免疫组织化学染色和电镜检查结果的肿瘤,并将其命名为胃肠间质瘤(gastrointestinal stromal tumor,GIST),它是一种起源于胃肠道间质干细胞的肿瘤,是消化道最常见的间叶源性肿瘤。结肠间质瘤、直肠间质瘤均归属于GIST的范畴。GIST可发生在消化道任何部位,最常发生在胃(50%~65%)和小肠(20%~30%),直肠为GIST的第三好发部位,占5%~10%。由于直肠间质瘤相对较少见,且直肠解剖结构特殊,其临床特征及预后分析均没有完善的资料,目前其临床诊治也尚未形成一套完善的体系。

一、流行病学

直肠间质瘤约占所有原发性直肠肿瘤的0.1%,发病年龄多集中于40~60岁,男性明显多于女性。直肠间质瘤的发病部位很有特点,前壁和左侧壁是最常见的发生部位,且中下段居多。

二、病因与发病机制

目前,还没有发现该病的确切病因,临床上认为其发病可能和化学物质、电离辐射、遗传以及病毒等因素有关;最新的研究认为,基因突变和发病有密切联系,主要是 c-kit 基因和 PDGFR α 基因突变后,在没有蛋白产物,没有配体的情况下,会持续活化酪氨酸激酶,造成细胞的过度增殖,生长分化的失控最终形成肿瘤。

三、临床表现

临床症状与肿瘤的大小、部位和侵犯的周围器官密切相关。体积较小的直肠间质瘤常无症状,多为体检时无意中发现。随着肿瘤体积增大,向内生长可以堵塞肠腔,引起肛门下坠感、排便困难、排便习惯和性状改变、腹痛等表现,与直肠癌患者相似。向外生长则压迫和侵犯周围组织,引起梗阻和疼痛等症状,比如压迫尿道引起尿频、排尿困难等症状。当肿瘤累及直肠黏膜时,易出现便血。此外,有文献报道称,结直肠间质瘤患者常伴发其他同时或异时性恶性肿瘤,比例高达33%,临床上还需引起注意。

四、辅助检查

除了常规的肿瘤检查方法,直肠指检、直肠镜、直肠腔内超声、MRI 等检查也是直肠间质瘤的主要检查方法。不过,尽管有多种术前检查可供选择,但是直肠间质瘤的术前诊断率仍不乐观。

1. 直肠指检 直肠指检对于直肠间质瘤的早期检出和鉴别诊断具有不可忽视的作用。可以大致判断直肠间质瘤的部位、形状、硬度、压痛、活动度及退出时可观察指套是否染血。

2. 直肠镜检查 直肠间质瘤常表现为黏膜下广基的半球形隆起,隆起表面光滑。直肠间质瘤黏膜侵犯少见,以及其外向生长的特点,使得内镜检查获得病理诊断比较困难。

3. 超声内镜(EUS) EUS 一方面可显示肠壁各层结构并观察肿瘤的起源层次,另一方面可在其引导下进行穿刺活检,以提高直肠间质瘤术前诊断率。

4. CT 检查 绝大多数的直肠间质瘤影像学特征表现为:包块的外生性生长,不均匀强化,中心可见不规则、无强化的坏死区,瘤体内和瘤旁可出现成簇状或线状排列的小血管影。肿瘤对于直肠腔和周围脏器的影响以推移改变为主,很少发生淋巴结转移。

5. MRI 检查 MRI 检查的准确度较 CT 显著提高,因为 MRI 能通过信号的改变反映病灶的成分,对病灶的良、恶性进行判断,对肿瘤囊变、坏死的检出率高于 CT,并且 MRI 能通过三维成像,更加直观地反映出病灶与周围重要脏器或组织的关系,能对术前细针穿刺的必要性作出评估。

6. 病理活检 术前直肠间质瘤可经皮或内镜下细针穿刺行活组织检查。但目前对于术前是否需行活组织检查还存在很多争议。因为直肠间质瘤通常被覆完整的包膜,术前穿刺易造成肿瘤破溃,从而导致肿瘤细胞通过血液传播增加局部转移的风险。《中国胃肠间质瘤专家委员会诊断治疗共识》中明确了术前活检适应证:①需要联合多脏器切除者,或术后可能明显影响相关脏器功能者,术前可考虑行活检以明确病理诊断,有助于决定是否直接手术或术前药物治疗;②对于无法切除或估计难以获得 R0 切除的病变,拟采用术前药物治疗者,应先进行活检;③初发且疑似 GIST 者,术前如需明确性质(如排除淋巴瘤);④疑似复发转移性 GIST,药物治疗前需明确性质者。

五、诊断

直肠间质瘤的诊断依靠患者的临床表现、辅助检查,病理检查等,当然病理结果为诊断直肠间质瘤的金标准。CD117 的免疫组织化学染色结果是直肠间质瘤最特异的诊断指标,可用于与其他部位间质来源肿瘤的鉴别诊断。此外,其他指标如 CD34、Desmin、SMA 也常作为 CD117 表达不典型的 GIST 鉴别诊断的免疫组化标志物。

此外,GIST 的分子检测十分重要,有助于疑难病例的诊断、预测分子靶向药物治疗的疗效及指导临床治疗。《中国胃肠间质瘤专家委员会诊断治疗共识》中推荐存在下列情况时应进行分子检测:①疑难病例应进行 c-kit 或 PDGFRα 突变分析,以明确 GIST 的诊断;②术前拟行分子靶向药物治疗者;③所有初次诊断的复发和转移性 GIST,拟行分子靶向药物治疗;④原发可切除的 GIST 手术后,中-高度复发风险,拟行分子靶向药物治疗;⑤鉴别野生型 GIST;⑥鉴别同时性和异时性多原发 GIST;⑦继发性耐药需要重新检测。

六、鉴别诊断

直肠间质瘤常与直肠平滑肌细胞肿瘤(如平滑肌瘤、平滑肌肉瘤)、神经肿瘤(如神经鞘瘤、神经纤维肉瘤)、硬纤维瘤等鉴别诊断。

七、治疗

1. **手术治疗** 直肠间质瘤的外科治疗仍以手术切除为主。

（1）手术原则：对于局限性的和潜在可切除的直肠间质瘤，手术切除是首选治疗方法。需注意以下几个原则：①手术目标是尽量争取 R0 切除；②GIST 很少发生淋巴结转移，一般情况下不必行常规清扫；③术中应避免肿瘤破裂，注意保护肿瘤假性包膜的完整；④注意器官功能的保护。

（2）手术适应证

1）局限性的直肠间质瘤：原则上可直接进行手术切除；不能切除的局限性 GIST，或接近可切除但切除风险较大或可能严重影响脏器功能者，宜先行术前分子靶向药物治疗，待肿瘤缩小后再行手术。

2）不可切除的直肠间质瘤经术前分子靶向药物治疗后明显缓解的病灶，如达到可切除标准，应尽快切除。

3）对于复发或转移性的直肠间质瘤，分为下列几种情况：①未经分子靶向药物治疗，但估计能够完全切除且手术风险不大者，可以考虑手术切除并联合药物治疗；②分子靶向药物治疗有效，且肿瘤维持稳定的复发或转移性的直肠间质瘤，估计所有复发转移病灶均可切除的情况下，建议考虑手术切除全部病灶；③局限性进展的复发转移性直肠间质瘤，鉴于分子靶向药物治疗后总体控制满意，仅有单个或少数病灶进展，可以考虑谨慎选择全身情况良好的患者行手术切除，术中将进展病灶切除，并尽可能切除更多的转移灶，完成较满意的减瘤手术；④分子靶向药物治疗过程中仍然广泛性进展的复发转移性直肠间质瘤，原则上不考虑手术治疗；⑤姑息减瘤手术仅限于患者能够耐受手术并预计手术能改善患者生活质量的情况。

（3）**手术方式**：由于直肠毗邻生殖和泌尿系统等重要结构，不同的手术方式直接决定着患者术后的生活质量。对直肠间质瘤而言，盲目扩大手术范围并不能给患者提供更多的获益，故如何选择最佳手术方式主要根据直肠间质瘤的大小和部位来决定。

1）局部切除：有专家认为，只要准确掌握手术适应证，直肠间质瘤局部切除术既符合肿瘤治疗的原则，又能减小手术创伤和保留器官功能，是诸多手术方式中较为理想的一种。有研究表明，对于最大直径<2cm 或者低度恶性的直肠中下段或者直肠阴道间隔的 GIST，可考虑行局部切除术。手术入路包括经直肠、经阴道或会阴、经骶后途径（Kraske 术）、经肛门括约肌后入路（Mason 术）等。需注意的是，若肿瘤局部切除术的病例，术后病理回报为中、高危险度，则需行补救性根治切除手术。

2）经腹直肠前切除：对于肿瘤比较大或者位置较高的病例，可以考虑行经腹直肠前切除术。常规开腹手术仍然是最常用的手术方法，不过，指南也推荐在有经验的医疗中心，可以根据肿瘤部位和大小考虑行腹腔镜手术。

3）经腹会阴联合切除：肿瘤位于肛门部，且瘤体较大或是恶性程度较高时，应行腹会阴联合切除术。不过，对于考虑需行联合器官切除的直肠间质瘤患者，可行分子靶向药物术前新辅助治疗，部分患者可降期后行局部切除或部分保留脏器功能；尤其是累及肛门括约肌的直肠间质瘤患者，即使瘤体较小，也可考虑联合术前分子靶向药物治疗，待肿瘤体积缩小后采用肛门局部切除从而保留肛门括约肌，使患者受益，这可能是一种更加优化的治疗选择。因此，目前外科医生在选择术式，特别是经腹会阴联合切除术时应格外谨慎。

2. **分子靶向药物治疗** 目前，传统化疗及放疗对 GIST 的疗效甚微，因此，GIST 的治疗有赖于分子靶向药物。临床上证实对于间质瘤治疗有效的分子靶向药物就是伊马替尼，它的出现改变了 GIST 治疗格局。伊马替尼的常见不良反应包括水肿、胃肠道反应、白细胞减少、贫血、皮疹、肌肉痉挛以及腹泻等；大多数不良反应为轻至中度，对症支持治疗即可改善或恢复正常。

（1）术前治疗：直肠间质瘤术前进行分子靶向药物治疗可减小肿瘤体积，降低临床分期；缩小手术范围，避免不必要的联合脏器切除，降低手术风险，增加根治性切除机会；对于特殊部位的肿瘤，尤其是肛门部的间质瘤，可以有机会保留肛门的结构和功能；对于瘤体巨大、术中破裂出血风险较大的患者，可以减少医源性播散的可能性。

术前治疗时,推荐先进行分子检测,并根据检测结果确定伊马替尼的初始剂量。在分子靶向药物治疗期间,应定期(每2~3个月)评估治疗效果。对于术前治疗时间,一般认为给予伊马替尼术前治疗6~12个月施行手术比较适宜。过度延长术前治疗时间可能会引起继发性耐药。同时,也建议术前1~2周停用分子靶向药物,待患者基本情况达到要求,可考虑进行手术。

(2)术后辅助治疗

1)适应证:①危险度分级:危险度分级是评估辅助治疗适应证最主要的标准,目前推荐依据 NIH 2008 版(中国共识改良版)危险度评估具有中高危复发风险的患者作为辅助治疗的适应人群(表13-1)。②基因分型:PDGFRα 外显子突变 GIST 对伊马替尼原发耐药,辅助治疗未能获益,不推荐给予伊马替尼辅助治疗。

2)辅助治疗剂量和时限:①治疗剂量:不论何种基因类型,推荐伊马替尼辅助治疗的剂量均为 400mg/d。②治疗时限:中度复发风险:非胃(主要为小肠、结直肠)来源的中危 GIST 危险度高于胃来源的中危 GIST,复发风险相对偏高,因此对于直肠间质瘤,建议伊马替尼辅助治疗3年;高度复发风险:高度复发风险 GIST,辅助治疗时间至少3年。此外,发生肿瘤破裂患者,可以考虑延长辅助治疗时间。

3)转移复发/不可切除 GIST 的治疗:尽管在手术时已经达到了组织病理学所要求的切除范围,可还是有40%~60%的患者会出现原发灶、肝和腹膜的复发或转移;GIST 的复发转移的高危因素公认的有肿瘤部位、大小、核分裂象、是否术中破裂等。相比于胃和小肠 GIST,直肠间质瘤术后更易于出现复发转移。

伊马替尼是转移复发/不可切除 GIST 的一线治疗药物,一般主张初始推荐剂量为400mg/d,如伊马替尼治疗有效,应持续用药,直至疾病进展或出现不能耐受的毒性。如果在伊马替尼治疗期间发生肿瘤进展:①局限性进展的 GIST:在手术可以完整切除局部进展病灶的情况下,建议实施手术治疗,术后可依据病情评估与需要,选择继续原剂量伊马替尼治疗、换用舒尼替尼治疗或伊马替尼增加剂量治疗;如未能获得完整切除时,后续治疗应遵从 GIST 广泛性进展的处理原则。对于部分无法实施手术的直肠间质瘤肝转移患者,动脉栓塞与射频消融治疗也可以考虑作为姑息治疗方式;②广泛性进展的 GIST:对于标准剂量的伊马替尼治疗后出现广泛进展者,建议换用舒尼替尼或选择伊马替尼增加剂量治疗。若再出现进展,可考虑使用瑞戈非尼,用于伊马替尼与舒尼替尼治疗失败后的三线治疗,可显著延长患者总生存期。

表 13-1　原发 GIST 切除术后危险度分级(NIH 2008 改良版)

危险度分级	肿瘤大小/cm	核分裂象计数/(/50HPF)	肿瘤原发部位
极低	≤2	≤5	任何部位
低	2.1~5	≤5	任何部位
中等	2.1~5	6~10	胃
	<2	6~10	任何部位
	5.1~10	≤5	胃
高	任何	任何	肿瘤破裂
	>10	任何	任何部位
	任何	>10	任何部位
	>5	>5	任何部位
	>2 且 ≤5	>5	非胃原发
	>5 且 ≤10	≤5	非胃原发

直肠间质瘤作为一种相对罕见的疾病有其特殊的临床表现和诊治特点,外科手术仍是其治疗的核心手段,伊马替尼靶向治疗则使 GIST 的治疗模式发生了根本性的转变。借助多学科合作平台,最大限度地切除肿瘤,最大限度地保留肛门功能,将是直肠间质瘤的治疗目标。

(刘凡隆)

第三节 骶 前 肿 瘤

骶前肿瘤(presacraltumor)是指发生在骶前间隙,即骶骨和直肠间隙内的肿瘤,也称骶尾部肿瘤或直肠后肿瘤(图 13-1,图 13-2)。骶前间隙位于直肠固有筋膜和骶前筋膜之间,外侧是输尿管和髂血管,前外侧是侧韧带,下方是直肠骶骨部筋膜,上方通向腹膜后间隙。骶骨前间隙内有疏松结缔组织,包含着各种胎胚残留组织,形成的肿瘤类型多种多样(图 13-3)。

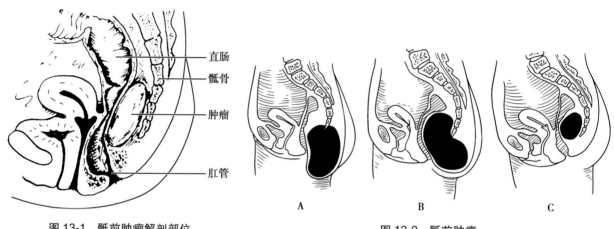

图 13-1 骶前肿瘤解剖部位

图 13-2 骶前肿瘤
A. 显型;B. 混合型;C. 隐型。

一、流行病学

骶前肿瘤发病率低,占全身肿瘤的 0.07%~2%,其中 60%~80% 为恶性,且以实性为主。美国 Mayo 医学中心、Whittaker LD 及 Pemberton JD 等的统计数据显示,骶前肿瘤的发病率为 1/63 000~1/40 000。囊性肿瘤多见于女性,脊索瘤多见于男性。儿童骶前肿瘤多为实性、恶性,成年骶前肿瘤多为囊性、良性,实体性肿瘤其恶性多于囊性肿瘤。骶尾部畸胎瘤主要发生在儿童,新生儿发生率约 1/3 万,女性为男性的 2 倍。在儿童生长到 2 周岁时,其恶变率将增加 50%,10 岁以后恶变很少见。发育期囊肿成人多见,女性为男性的 15 倍。成人畸胎瘤的恶变率 1%~12.5%。骶前硬脊膜膨出女性较男性多见。脊索瘤高发年龄为 40~60 岁,骶前脊索瘤占全身脊索瘤的 56%。

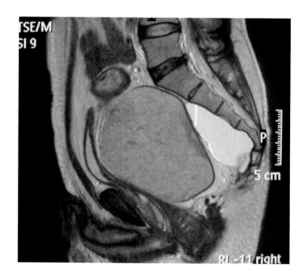

图 13-3 骶前多发畸胎瘤

二、病因与发病机制

畸胎瘤为发源于胚胎多胚层组织的肿瘤,病因未明,一般认为是起源于潜在多功能的原始胚细胞,若某些多功能细胞的分离或脱落发生在胚胎早期,则形成畸胎;如发生在胚胎后期,则形成了具有内胚层、中胚层和外胚层三个胚层的异常分化组织,即畸胎瘤。畸胎瘤的发生部位与胚生学体腔的中线前轴或中线旁区相关,多见于骶尾部。纵隔、腹膜后及性腺部位。畸胎瘤可发生于中枢神经系统,但较为少见。此类肿瘤如果较小或无功能,通常无特异性临床表现。椎管内畸胎瘤常伴有各种神经压迫症状,好发于新生儿和婴儿,女性为多。

畸胎瘤的病理特征为肿瘤组织,至少有来源于两个胚层的组织构成,常含有成熟或未成熟的皮肤、牙齿、骨、软骨、神经、肌肉、脂肪及上皮等组织,少数亦可含有胃黏膜、胰、肝、肾、肺、甲状腺及胸腺等组织成分。

三、分类

根据肿瘤的组织来源不同,大致可分为以下四类:①先天性:如畸胎瘤、皮样囊肿,表皮样瘤、尾肠囊肿、黏液性囊肿、中肾管囊肿、脊索瘤、脑脊膜膨出等,其中畸胎瘤最常见;②神经源性:如神经纤维瘤、神经纤维肉瘤、神经鞘瘤、成神经细胞瘤等;③骨源性:如骨瘤、骨软骨瘤、成骨细胞内瘤、单纯性骨囊肿、巨细胞瘤、Ewing肉瘤、软骨黏液肉瘤、动脉瘤样骨囊肿、骨髓瘤等;④间叶来源的肿瘤:包括脂肪瘤、脂肪肉瘤、纤维瘤、纤维肉瘤、平滑肌瘤、平滑肌肉瘤、血管瘤、淋巴肉瘤、血管内皮肉瘤、间质细胞瘤、腹膜外纤维性瘤等。

另外,骶前炎性包块,类似肿瘤,但不是肿瘤,需要鉴别诊断。如骶前异常肉芽肿、骶前脓肿、骶前深部窦道、反复发作的后位肛瘘等。

四、临床表现

1. 症状　骶前肿瘤位置深在,早期缺乏特异性临床表现,肿瘤的位置、体积、组织来源及性质可能对早期临床表现起到决定作用。25%~40%的患者早期无任何症状,因此不容易发现。常见症状为:

(1) 疼痛:较常见的首发临床表现,如骶尾部疼痛、肛门疼痛等。骶前脑脊膜膨出时,膨出的脑膜可影响骶尾骨的发育,形成特征性的"弯刀形骶骨",用力、咳嗽等可导致颅内压增高而出现头痛。

(2) 压迫症状:也可能是首发症状。大部分患者均因肿瘤体积过大而出现的直肠、膀胱、输尿管、神经(腰交感神经、腹盆腔神经丛和骶尾神经)等器官压迫或浸润而诱发的临床表现而就诊。如排便习惯改变、排便困难、里急后重、肛门下坠感等;排尿习惯改变、排尿困难、尿频、尿急等,甚至出现大小便失禁、肠梗阻、输尿管积水等表现。压迫下肢血管、淋巴管可出现下肢水肿、疼痛及痛温觉异常等。

(3) 继发感染:少数患者有肛周脓肿、肛瘘及血便等表现。还有患者以寒战及发热等感染为首发表现,但往往感染具有无发热表现的下腹隐痛为多见。

2. 体征　骶前肿瘤早期缺乏特异性体征,随着肿瘤体积的增大可能通过直肠指诊触及肿物,也可能在骶尾部触及肿物,直肠指诊阳性率为67%~97%。患者臀部外观可能表现为不对称,如臀部褶皱左右不对称。先天性肿瘤在肛门后方可发现隐窝。肿瘤继发感染可发生破溃或窦道,临床体征与肛周脓肿或肛瘘表现相似。妇科检查对肿瘤的判定也具有一定意义。

五、辅助检查

1. 实验室检查　血常规、肝功能、肾功能等生化指标对肿瘤性质的判定较为有限,但对患者的一般状况具有评估作用。大部分骶前肿瘤缺乏特异性的判定标志物。

2. 腔内超声检查　直肠腔内、阴道、腹部超声检查或联合超声检查,对骶前肿瘤的判断极为重要,可以更准确直观的判断肿瘤的位置、大小、范围、性质及与盆腔其他脏器的关系,并可以判断肿瘤侵犯直肠的肠壁层次,对深部肿瘤、小肿瘤有较高诊断率,同时可做肝肾区超声检查观察有无转移、肾积水现象。也可以在超声定位引导下穿刺取活检。

3. 盆腔X线平片　对某些骶前病灶诊断具有有限的判定作用,如"半月征"是脑脊膜前膨出典型的X线表现。骶尾骨、髂骨的骨质破坏可以提示恶性肿瘤的转移浸润征象。

4. CT 检查及计算机断层扫描血管成像（CTA） 是骶前肿瘤诊断必须采用的检查方法之一。CT 三维重建：由于盆腔复杂肿瘤本身及周围解剖的复杂性，在 CT 的基础上引入三维数字模型技术进行肿瘤精准的三维重建。包括肿瘤的位置、形态、与周围组织血管的空间关系在内，能清晰呈现可能存在的盆腔组织解剖变异，协助确定手术最佳路径及切口部位，推演术中可能遇到的问题，明确肿瘤根部所在，从而确定切除范围，最终帮助术者决定最佳的治疗方案。计算机断层泌尿系成像（CTU）也是盆腔肿物必要的检查方法，可以判断输尿管受压或受侵程度，评价肿瘤与输尿管及膀胱的关系，评价肾功能情况，对大部分伴有或不伴有输尿管肾盂积水的可能累积输尿管的肿瘤 CTU 都是必要的检查手段（图 13-4）。

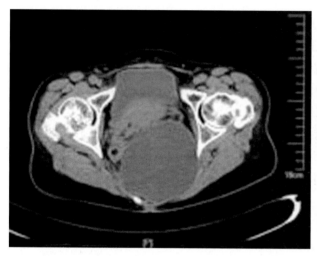 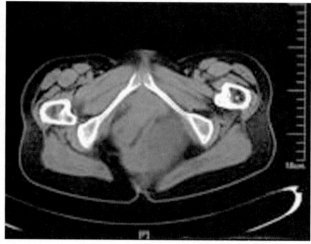

图 13-4 盆底囊性肿物，内伴气体，不除外瘘形成，直肠下段壁略厚，术后病理为骶前黏液腺癌，局部印戒细胞癌

5. MRI 检查 MRI 可清楚地显示骶前间隙肿瘤的部位和范围，其中多数肿瘤可以定性。当肿瘤侵及骨组织时，MRI 则更有其优越性，可用来评价骶骨受到侵犯的程度（图 13-5、图 13-6、图 13-7）。

6. 血管造影 能更清楚地显示血管受累的范围、程度及血管内瘤栓情况，还能显示瘤体的血管来源及分布，丰富的新生血管常提示恶性肿瘤的存在。选择性血管造影合并供瘤血管栓塞可以显示肿瘤与受累血管的关系，明确血管是否有梗阻、狭窄或瘤栓以及侧支循环代偿情况，了解大血管受侵情况。对于减少或控制术中出血有意义。在血管造影辅助下介入行血管栓塞，可以减少肿瘤血供，使肿瘤缩小，减少术中出血（图 13-8）。

7. PET-CT 检查 对于判断骶前肿瘤的良恶性及可能存在的潜在转移病灶具有重要意义。

8. 内镜检查 肠镜、膀胱镜及阴道镜检查可确认肿瘤是否侵犯到黏膜，有无瘘道存在。肿瘤的具体位置、大小、深度。肿

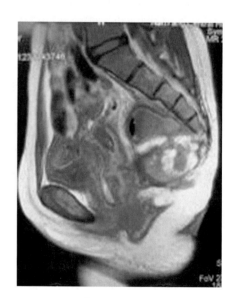

图 13-5 囊实性畸胎瘤侵犯骶尾骨

瘤在直肠或乙状结肠形成的压迹是骶前肿瘤肠镜下的间接征象。对于侵入肠腔的肿瘤，也可进行活检。

9. 穿刺活检 对于骶前肿瘤穿刺活检目前存在争议。对于囊性病灶，穿刺和抽液可导致感染，脑脊膜膨出穿刺可以导致脑膜炎。对恶性肿瘤进行穿刺可能导致肿瘤扩散和针道种植转移。如果脊索瘤患者手术前进行过穿刺活检，手术时一定要同时切除穿刺针道。

10. 窦道造影 对于合并窦道者，需行窦道造影，可了解窦道走行、方向及位置关系。

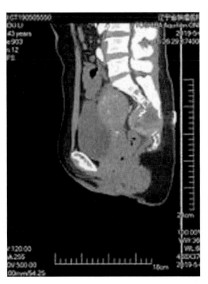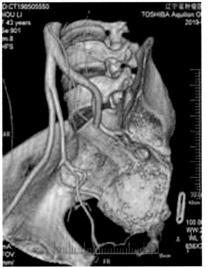

图 13-6　骶骨破坏,可见软组织肿物,密度及强化不均匀,脊索瘤

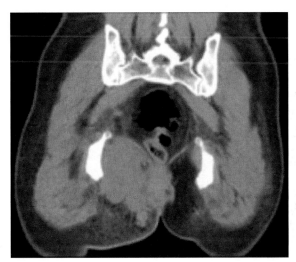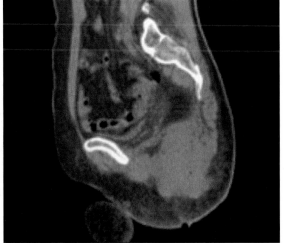

图 13-7　骶前软组织肿物,病理为脂肪肉瘤

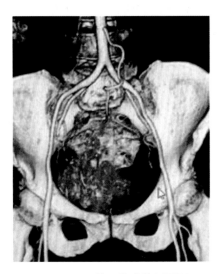

图 13-8　血管三维成像(CTA)

六、诊断

了解有无反复治疗不愈的肛瘘病史以及肛周无痛性的囊性包块、进展性的肛内下坠、疼痛、排便困难等病史。观察肛周有无粪便污染，肛门后方有无隆凸，肛门后方有无凹陷似假肛门（图 13-9），肛内或肛瘘外口有非脓性分泌物流出，在小儿可见脊膜膨出。肛门指诊至关重要，几乎所有骶前肿瘤，均可在指诊检查中触及。一旦疑有肿块，根据情况选用腔内超声、骶骨平片、钡灌肠、脊髓造影、CT 或 MRI 等检查。尤其是久治不愈的肛瘘或窦道，更应注重上述检查，因骶前囊性肿块继发感染常误诊为肛周脓肿。囊性病变，术前不建议做活检或穿刺；实性病变，术前要慎重活检。术前活检有继发感染、增加手术难度、瘤细胞针道种植、复发率高或引发致死性脑膜炎等可能。术后均需病理检查，进一步明确囊性肿块的性质。

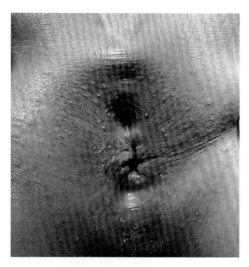

图 13-9 肛后小凹似小肛门

七、鉴别诊断

骶前肿瘤与非骶前原发的转移性肿瘤相鉴别，如直肠癌骶前淋巴结转移或癌结节等，其他大部分为原发性骶前肿瘤需要术后病理进行鉴别诊断，不同骶前肿瘤分述如下：

1. 表皮样瘤具有壁的囊腔，囊内为表皮角质的分泌物，白色干酪油脂样，病理可见破碎脱落的内皮细胞，无真皮组织（图 13-10）。

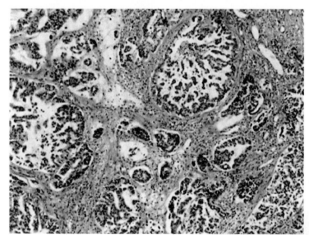
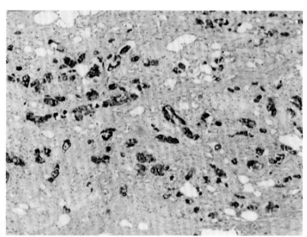
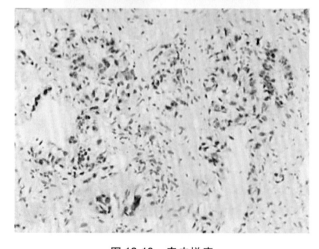

图 13-10 表皮样瘤

2. 畸胎瘤瘤体内含有软骨、毛发、牙齿及骨等组织,根据分化程度分为良性及恶性,恶性畸胎瘤可以发生血行及淋巴转移(图13-11、图13-12)。

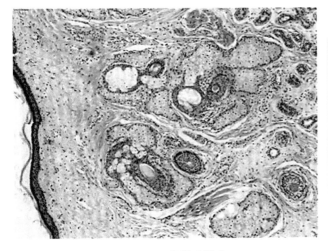

图 13-11　卵巢畸胎瘤

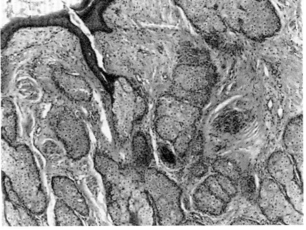

图 13-12　肠道畸胎瘤

3. 脊索瘤来自残留的胚胎脊索,好发于骶尾部,神经管后孔关闭不全是其发病原因。

4. 神经鞘瘤肿瘤呈结节状,质地韧,大小不一,包膜完整,偶见囊性变及囊内出血,病理呈束状型或网状型。

5. 神经纤维瘤呈现无包膜的边界清晰的实质肿物,很少形成囊腔或囊内出血,病理可见鞘膜细胞及成纤维细胞,网状集束,神经纤维分散在肿瘤之间。神经鞘瘤及神经纤维瘤恶变后细胞呈多形性密集,细胞核分裂象明显增加,增生血管密集,类似于纤维肉瘤表现。

6. 骨肉瘤切面为鱼肉样外观,多伴有出血坏死,具有侵袭性特征。镜下见形成肿瘤性骨样组织或骨组织的肿瘤细胞,瘤细胞具有梭形或多边形的肉瘤细胞。

7. 骨巨细胞瘤呈现灰红色,常伴有坏死、囊性变或出血,有多彩性外观,周围包有骨质,镜下表现为由梭形或椭圆形单核基质细胞及大量破骨细胞样多核巨细胞构成的具有侵袭特征的肿瘤。X线片根据肥皂泡样骨质改变可以确诊大部分骨巨细胞瘤。

8. 脂肪瘤切面淡黄色,具有包膜或不完整包膜。脂肪肉瘤表面可存在假包膜,切面黄红色,可为鱼肉样外观,镜下可见分化差的星形、梭形、小圆形脂肪母细胞,包括具有明显异型性或多样性的脂肪母细胞,免疫组化 S-100 表达为阳性。

9. 纤维瘤为有包膜的结节状肿物,切面呈现灰白色,镜下为分化良好的纤维细胞,细胞间分布为胶原蛋白。纤维肉瘤镜下切为梭形或具有不同程度异型性的瘤细胞,分化程度不一。

10. 平滑肌瘤镜下由一致形态的梭形平滑肌细胞构成,核分裂象少,核呈两端圆润的长杆状。平滑肌肉瘤细胞镜下为异型性不同的梭形,核分裂象是判定恶性程度的重要指标,判定因素包括:是否大于 10 个核分裂象/50 个 HP 视野,肿瘤直径是否大于 5cm,是否有浸润生长行为,核浆比例,是否伴有坏死。免疫组化检测显示结蛋白及平滑肌性激动蛋白对平滑肌肉瘤具有一定判定意义。

11. 脉管瘤包括血管瘤及淋巴管瘤,血管瘤为鲜红色或暗红色突起包块,随着发育有自然消退可能。淋巴管瘤由增生的淋巴管构成,内容物为淋巴液,发生率均较低。

（刘佃温　张睿）

八、治疗

（一）手术治疗

大多数骶前肿瘤是良性的,但少数肿瘤是恶性或低恶性的。一旦确诊,手术切除是唯一有效的方法,也是最佳的治疗方式。因骶前肿瘤出现临床症状而就诊者多属晚期,肿瘤较大,手术视野显露相对困难,手术操作不慎易发生难以控制的大出血。因此,根据肿瘤的性质、大小以及与骶椎的关系而选择不同的手术途径至关重要。如果肿瘤位于骶4平面以下,可经骶尾切除;如果肿瘤在骶4平面以上,须经腹切除或腹骶联合切除,在行手术时应注意保留 S_1、S_2 及一侧 $S_{1~3}$ 神经,以保护膀胱、肛门括约肌功能,减少对骨盆稳定性的影响;对于恶性程度高、侵犯范围广的肿瘤,手术切除后不一定能达到根治目的者,可采用阻断肿瘤血供、经髂内动脉置管进行化疗以及放射治疗等方法,以延缓肿瘤生长。

1. 经骶肿瘤局部切除术 适用于骶前肿瘤较小者或骶前良性肿瘤者。

操作方法:取俯卧位或折刀位,做骶后纵向直切口或横向弧形切口,切口应足够长以便手术操作,切开皮肤、皮下组织(图 13-13)。切断附着于骶尾骨的部分臀大肌纤维,剥离尾骨骨膜,仔细结扎骶中动脉和骶外侧动脉,根据需要切除尾骨,切断肛尾韧带,用手指于骶前及肿瘤两侧做钝性分离,使肿块与骶骨分离(图 13-14),并用纱布块充填其间。分离肿瘤与直肠间隙至肿瘤上端,注意保护肛门括约肌,将肿瘤完整切除。如肿瘤与周围组织粘连牢固,可将包膜分块切除(图 13-15)。创面止血后置橡皮引流管,逐层缝合切口(图 13-16)。

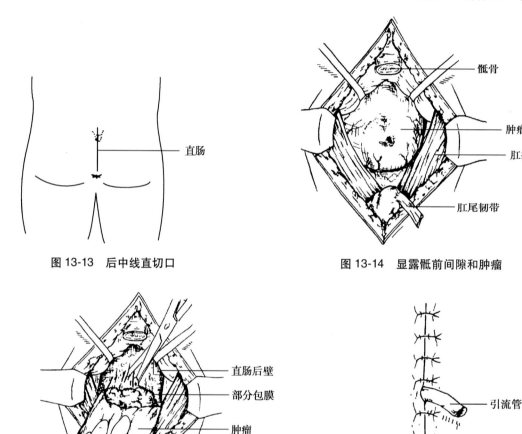

图 13-13 后中线直切口

图 13-14 显露骶前间隙和肿瘤

图 13-15 分离肿瘤,将包膜分块切除

图 13-16 缝合伤口

注意事项:在骶前间隙分离肿瘤时,应以钝性分离为主,防止将骶前静脉丛损伤,以免引起大出血,并仔细结扎骶中动脉和骶外侧动脉,尽量减少术中出血,同时还要注意保护肛门括约肌。

术后处理:

(1) 抗感染或预防性应用抗生素:术后根据创面是否存在可能的污染,给予预防性应用抗生素,通畅及有效的引流是减少盆腔感染最重要的手段,避免形成腹膜后积液及脓肿。对于填塞凡士林纱布的创面,术后 5~7 天给予一次或分次拔除，创面待 Ⅱ 期愈合。

（2）术后根据引流物和切口渗出物的性状，结合细菌培养或引流物的肌酐检测，可以对直肠、膀胱及输尿管损伤进行判断，对直肠损伤可根据患者腹部体征及生命体征情况，选择保守治疗或结肠临时造口等处理措施。输尿管热损伤导致的尿漏多出现在术后 7~10 天，对输尿管损伤患者要行 CT 泌尿系成像。对于损伤较小者，可给予输尿管镜下双 J 管置入、肾盂造口等处理措施，对于损伤较为严重患者需行开腹手术切除坏死段输尿管，并给予吻合。

2. 经骶肿瘤加骶尾骨切除术　适用于骶前肿瘤较大、指诊可触及肿瘤上界者或肿瘤位于骶 4 平面以下者。

操作方法：取俯卧位或折刀位，在骶尾部中线或偏一侧由骶尾关节上方向下到肛门缘上方 2~3cm 处行弧形切口或 Y 形切口（图 13-17、图 13-18）。如有瘘口和瘘管应行梭形切口（图 13-19）。切开皮肤直到尾骨和骶骨，显露骶骨、尾骨和臀大肌（图 13-20）。切断肛尾韧带，切除骶骨棘和椎板，显露骶管和骶神经，沿骶骨两侧切断骶棘韧带、骶结节韧带和臀大肌，咬除 S_1、S_2 椎板，分离出 $S_{2~3}$ 神经根（图 13-21），并与肿瘤分离，用粗丝线将 $S_{2~3}$ 神经牵开，将尾骨、骶骨和肿瘤由直肠及周围组织完全分离，直肠与肿瘤之间填塞纱布（图 13-22），将肿瘤完整切除。如肿瘤与骶前粘连一起或是脊索瘤，应在第 3 骶椎水平将骶骨远端连同肿瘤一并切除（图 13-23）。如肿瘤与周围组织粘连牢固，分离困难，可将肿块扩大切除，此时应避免损伤直肠。止血后冲洗伤口，直肠后方放置引流，分层缝合伤口，外用压迫敷料。

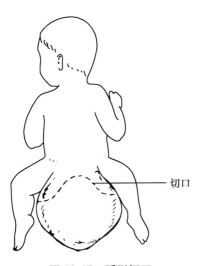

图 13-17　弧形切口

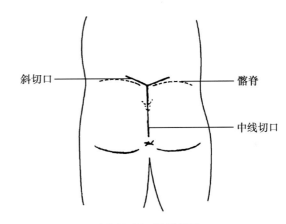

图 13-18　Y 形切口

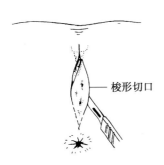

图 13-19　后中线梭形切口

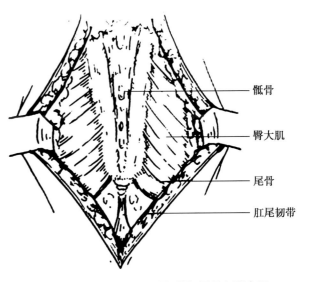

图 13-20　牵开切口、显露骶骨、尾骨和臀大肌

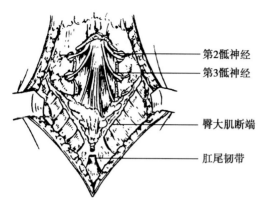

图 13-21 分离 $S_{2\sim3}$ 神经根

- 第2骶神经
- 第3骶神经
- 臀大肌断端
- 肛尾韧带

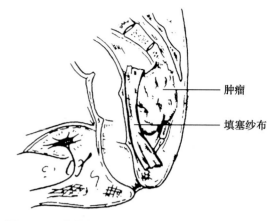

图 13-22 将尾骨、骶骨和肿瘤由周围组织完全分离

- 肿瘤
- 填塞纱布

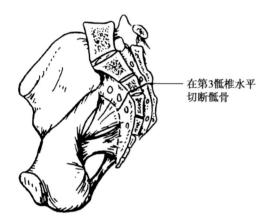

图 13-23 切段骶骨部位

- 在第3骶椎水平切断骶骨

注意事项:

（1）在骶前间隙分离肿瘤时,应以钝性分离为主,防止将骶前静脉丛损伤,以免引起大出血,并仔细结扎骶中动脉和骶外侧动脉,尽量减少术中出血,同时还要注意保护肛门括约肌。

（2）在咬除 S_1、S_2 椎板时应注意保护 $S_{2\sim3}$ 神经根。

（3）注意保护直肠免受损伤。

3. 腹骶联合肿瘤切除术 适用于突入腹腔的大型肿瘤或指诊不能触及肿瘤上界者,或肿瘤位于骶 4 平面以上者。

操作方法:取仰卧位,经下腹正中切口进入腹腔,沿着骶岬横行切开腹膜,并切开直肠两侧腹膜。在骶前间隙将肿瘤由骶骨、直肠和两侧组织分离,尽量向下分离至肿瘤下部（图 13-24）,结扎骶中动脉及双侧髂内动脉,仔细止血后,用干纱布将肿瘤与后腹膜及盆腔脏器分隔（图 13-25）,缝合后腹膜,关闭腹腔。再改为俯卧位或折刀位,做骶前肿瘤切除术（参见经骶肿瘤局部切除术、经骶肿瘤加骶尾骨切除术）。

注意事项:经腹分离时,应尽量向下分离至肿瘤下部并结扎骶中动脉及双侧髂内动脉,防止输尿管损

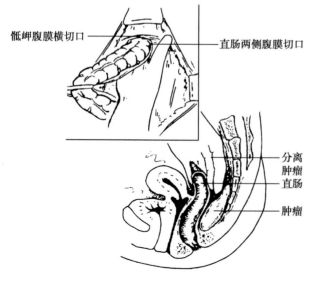

图 13-24 在底前间隙将肿瘤由周围组织分离

- 骶岬腹膜横切口
- 直肠两侧腹膜切口
- 分离肿瘤
- 直肠
- 肿瘤

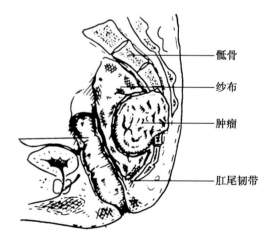

图 13-25 纱布将直肠和肿瘤分离

- 骶骨
- 纱布
- 肿瘤
- 肛尾韧带

伤。关闭腹腔前应仔细止血。注意保护肛门括约肌及直肠后壁。

4. 经腹部入路肿瘤切除术　经腹部手术适合于肿瘤位置较高,大部分位于盆腔的肿瘤;适用于距肛门 6cm 以上的良性肿瘤,以及无广泛转移、周围组织浸润不广泛的恶性肿瘤。尤其对于输尿管受压,膀胱、乙状结肠及直肠也明显受压的病例,经腹部入路可以提供良好的术野,充分评估肿瘤与周围脏器的关系,评价切除难度及多脏器联合切除的必要性。经腹部入路也可以更迅速地显露输尿管及主要的血管,更确切地进入解剖层面。

5. 经骶旁入路肿瘤切除术　经骶旁入路适合于位置低的骶前肿瘤,一般位于第 4 骶椎平面下方,该入路损伤小,术后恢复较快,适合大部分骶前囊肿和畸胎瘤。肿瘤直径尽量小于 8cm,肿瘤距离肛缘也在 6~8cm 以内。尤其适合良性肿瘤。

6. 经腹会阴联合肿瘤切除术　经腹部会阴联合切除术适用于高度怀疑恶性,肿瘤侵及低位直肠或肛管,需行 Miles 术的病例。此类肿瘤一般体积较大、浸润广泛、手术难度大,术中应将肿瘤组织送冷冻切片。

7. 经阴道或直肠入路肿瘤切除术　经阴道或直肠入路切除适用于肿瘤位置低,瘤体小,肿瘤界限清晰的病例,临床应用较少。对于骶前肿瘤体积小,界限清晰的病例可以采用该手术入路,一般适合于较小的间质瘤等,应用较少,充分评估原发灶后才可以考虑应用该术式。

8. 复发性骶前肿瘤的手术治疗

骶前肿瘤复发的原因:良性者多因包膜残留或切除肿瘤不完整,未完整切除原发部位,一部分是因为未将与肿瘤连接的尾骨一并切除导致复发,尾骨与第 4、第 5 骶椎可一并切除。直肠与肿瘤关系密切也是导致肿瘤包膜常见的残留原因,复发时剥离更为困难,需仔细分离。复发性骶前肿瘤再手术输尿管、膀胱、直肠及骶前静脉丛损伤风险较高,需详细评估后慎重选择手术方式。

9. 腹腔镜骶前肿瘤切除术　采用头低足高截石位或"人"字位,倾斜度 20°~30°,脐部穿刺孔为观察孔,左下腹反麦氏点为 5mm 操作孔,麦氏点为 12mm 操作孔。另一个操作孔根据手术操作显露需要选择,可以选择左侧腋前线脐平面或耻骨联合上方等位置。女性患者术前须悬吊子宫附件以利于更好的显露盆底。首先游离输尿管跨髂血管处,手术全程均须保护输尿管,根据手术范围游离一侧或双侧。切开直肠左侧侧腹膜 Toldt 筋膜,扩展直肠与盆侧壁的间隙,游离并离断骶子宫韧带,充分暴露直肠后方肿瘤。沿着直肠后壁与肿瘤之间的间隙进行游离肿瘤,分离方法采用超声刀进行,避免大块组织离断,保护直肠肠壁,肛门可置入手指进行引导。游离过程中对肿瘤与骶前间隙需反复辨认,识别骶前静脉丛,避免骶前静脉出血,对于体积大的液性肿瘤可考虑减压后继续操作。肿瘤完整剥离后检查创面,确定无肿瘤包膜或组织残留,充分止血,检查直肠及输尿管,避免误伤。创面留置引流管。

（二）其他治疗

辅助或姑息治疗,可作放射治疗,对软组织肉瘤(淋巴瘤、骨髓瘤、畸胎瘤)可能有效,化疗效果则不明显。

九、随访

良性肿瘤、囊肿完整切除后,预后较好,若切除不完整,则可能复发。恶性肿瘤则预后较差,软组织肉瘤、畸胎瘤 5 年生存率低,脊髓瘤即使是低度恶性,5 年生存率更低,因为转移率很高。Pearlman 和 Friedmen 等报告 10 年生存率 15%~20%,Higinbothan 等报告 5 年生存率 10%,Localion 等报告则少于 2%。

（张睿　刘佃温）

【参考文献】

[1] 李春雨.肛肠病学[M].北京:高等教育出版社,2013:107-110.

[2] 汪建平.中华结直肠肛门外科学[M].北京:人民卫生出版社,2014:776-794.

[3] 李春雨,汪建平.肛肠外科手术技巧[M].北京:人民卫生出版社,2013:217-220.

［4］ SUSAN L,GEARHAR T,NITAAHU J A.结直肠癌早期诊断和治疗［M］.顾岩,译.北京:人民军医出版社,2015:1-138.

［5］ 冯强,黄振,裴伟,等.27例直肠胃肠间质瘤临床特点及预后分析［J］.中华医学杂志,2013,93(18):263-265.

［6］ 姚云峰,顾晋.直肠间质瘤的诊断和治疗［J］.中华消化外科杂志,2013,12(4):262-264.

［7］ 常晓燕,马志强,李媛,等.直肠胃肠道间质瘤临床病理分析［J］.中华病理学杂志,2016,45(7):462-466.

［8］ 中国临床肿瘤学会胃肠间质瘤专家委员会.中国胃肠间质瘤诊断治疗共识(2017版)［J］.肿瘤综合治疗电子杂志,2018,4(1):31-43.

［9］ 2017年中国胃肠道间质瘤病理共识意见专家组.中国胃肠道间质瘤诊断治疗专家共识(2017版)病理解读［J］.中华病理学杂志,2018,47(1):2-6.

［10］ 王锡山.直肠间质瘤的诊断与外科治疗［J］.中华普外科手术学杂志(电子版),2011,5(2):135-139.

第十四章

盆底恶性肿瘤性疾病

第一节 直 肠 癌

直肠癌(rectal cancer)是起源于直肠黏膜上皮的恶性肿瘤,是指位于齿状线以上至乙状结肠与直肠交界部之间的癌,是常见消化道恶性肿瘤之一。而手术、放化疗等治疗方法是最近200年才逐渐出现的,经过不断研究、改进、发展,在20世纪末逐步成熟。

一、流行病学

结直肠癌(colorectal caner,CRC)流行病学特点在于全球发病率和死亡率缓慢上升。GLOBOCAN 2012年数据显示全球CRC发病居恶性肿瘤第三位,死亡在所有恶性肿瘤死亡顺位中排第5位。我国CRC发病率位居世界第75位,死亡率居世界第78位;新发病例数占全球新发病例数的18.6%。

1. 发病率和死亡率 GLOBOCAN 资料显示,虽然全球CRC在10余年间发病率和死亡率变化不大,但新发病例数和死亡例数递增。2012 年较 2008 年新发病例增加 10%，较 2000 年增加 44%；2012 年较 2008 年死亡病例增加 14%，较 2000 年增加 41%，表明全球 CRC 发病和死亡呈增长趋势。

中国肿瘤登记中心资料显示：20 世纪 80 年代末到 21 世纪初的 20 年间中国肿瘤登记地区 CRC 发病率呈显著的上升趋势。城市男、女性发病率均显著高于农村，20 年间农村发病率上升趋势较城市更为明显。

最新数据也表明近年来 CRC 发病数量和死亡数量仍呈明显上升趋势，从 2010 年到 2015 年的 6 年间新发病例数增加了 41.2%，死亡例数增加了 41.6%。

2. CRC 发病及死亡的地域分布差异　我国 CRC 无论是发病率还是死亡率都是东部地区最高，其次是中部，西部地区发病率最低。高收入地区高于低收入地区，城市高于农村。2015 年我国 CRC 城市发病率为 33.51/10 万，农村 21.41/10 万，城市发病率比农村约高 1.57 倍。城市死亡率为 16.08/10 万，农村 10.47/10 万，城市死亡率比农村约高 1.54 倍。

2010 年，我国 145 个肿瘤登记点上报的 CRC 数据显示：发病率最高的城市或地区是深圳，其发病率是（中标率 1/10 万）42.85/10 万，发病率最低的是江苏省泰兴市，其发病率为 4.06/10 万，深圳发病率是江苏泰兴市的 9.55 倍，死亡率（中标率）最高是厦门市区 11.69/10 万，最低是河南省禹州市（1.96/10 万），厦门市区死亡率是河南省禹州市的 5.9 倍。以上统计数据表明，CRC 发病率及死亡率的地域分布差异显著。

3. CRC 发病及死亡的年龄特征　我国发病年龄在 50 岁年龄组较低，50 岁以上开始迅速升高，70 岁以上年龄组达最大值，80 岁后有所下降。我国死亡率随年龄增大逐渐增加，但增加速度不同，50 岁以下死亡率低，50 岁后快速上升，80 岁以上年龄组死亡率最高。

4. CRC 发病部位变化特征　全球各地区肿瘤发生部位虽然差异较大，但早在 50 年前就有人注意到 CRC 发病部位从左到右的推移，日本 1974—1994 年肿瘤发生部位是右侧结肠癌比例增加，直肠癌比例持续下降。美国 1970—2000 年发现白种人男女性右侧结肠癌比例增加 16%，黑种人男性增加 22%。2017 年最新数据表明美国最常见 CRC 发病部位是近段结肠（42%），其次是直肠（28%），远端结肠（22%）。我国直肠癌占 CRC 的比例从 20 世纪 80 年代的 72.6% 下降到 90 年代的 66.9%。右半结肠癌比例从 10.9% 上升到 15.2%。广东省直肠癌占 CRC 比例从 1985—1989 年的 64.8% 下降至 2000—2004 年的 49.7%，右半结肠癌所占比例从 18.0% 上升到 28.7%。2014 年全国肿瘤登记地区 CRC 新发病例中直肠癌和结肠癌所占比例非常接近，分别占 49.66% 和 49.09%，剩余为二者间交格跨越，占 1.25%。

二、病因与发病机制

直肠癌发病是机体内因与环境、饮食、生活习惯等外部因素交互作用的过程。

1. 遗传因素　遗传因素在结直肠癌发生中起重要作用。在结直肠癌患者家族成员中，结直肠癌发病率比一般人群高 3～4 倍，结直肠癌家族史是结直肠癌的高危因素。

（1）家族性腺瘤性息肉病：家族性腺瘤性息肉病（FAP）是少见的消化道常染色体显性遗传性疾病，以在整个结肠和直肠出现多发性腺瘤为发病特点。

（2）遗传性非息肉病性结直肠癌：遗传性非息肉病性结直肠癌（hereditary nonpolyposis colorectal cancer，HNPCC）是一种常染色体显性遗传性疾病。现代分子遗传性研究表明，HNPCC 的发生起因于 MMR 基因的缺陷，95% 以上的 HNPCC 表现为高频微卫星不稳定性。

（3）个人和家族性结直肠癌史：家族性直肠癌比结肠癌少见，发病率要低。结肠癌通常表现为多灶性、同步性和连续遗传性。个人的结直肠癌病史也应该看作一个危险的因素。

2. 代谢酶基因多态性　目前研究较多的参与结直肠癌演变过程的代谢酶主要包括谷胱甘肽转移酶、N-乙酰基转移酶、细胞色素 P450 和亚甲基四氢叶酸还原酶。

3. 疾病因素　肠息肉、慢性便秘或腹泻史、黏液血便、慢性结直肠炎与结直肠癌具有关联性，可能的原因是肠道疾病对肠壁有着长期不良的影响。

（1）结直肠炎：目前认为溃疡性结肠炎（UC）相关性结直肠癌主要与溃疡性结肠炎病程长短和病变范围有关。溃疡性结肠炎病程 10 年以上者患结直肠癌的危险性为 0～3%，20 年以上者为 12%～15%，而病程大于 30 年者可升至 50%。溃疡性结肠炎发病多在 20～30 岁，因此癌变发生的平均年龄较普通人群中要早一些。发生机制可能是在一定的遗传因素作用下，肠道微环境发生改变，炎症肠道组织发生异型增生并发生癌变，其中伴随着 P53、K-RAS 和 APC 等基因的突变。

（2）直肠息肉：绝大多数的直肠癌是在直肠息肉的基础上发生的，Bsrdenhewer 于 1891 年率先提出了大肠息肉恶变的观点。而息肉的癌变又与以下因素有关：①息肉大小：息肉越大癌变的危险性也就越大，直径小于 1cm 息肉癌变的危险性为 1.5%，大于 2cm 则危险性变升为 40%；②组织学因素：不同组织学类型息肉癌变率不同，管状腺瘤的癌变率为 8%～10%，混合型腺瘤为 15%～20%，而绒毛状腺瘤 40%～50%；③息肉形态：有蒂息肉的癌变可能性为 2%，亚蒂者为 6%，无蒂者则可有 20% 发生癌变。

（3）血吸虫病：20 世纪 70 年代我国恶性肿瘤回顾性调查发现，结直肠癌高发区与血吸虫病流行区基本吻合，提示血吸虫病是结直肠癌高危因素之一。

（4）胆囊切除术：国内外的前瞻性队列研究和荟萃分析均显示，胆囊切除术者结直肠癌发生风险增高。究其原因，可能与胆囊切除后胆流动力学及胆汁的成分改变导致机体出现一系列病理生理改变有关。

4. 饮食因素　研究表明，结直肠癌发病率变化与膳食结构的改变密切相关，饮食结构的不同可部分解释不同地区间结直肠癌的发病率差异。

5. 职业因素与体力活动　在职业体力活动的分析中发现，长期或经常处于坐位的职员患结直肠癌的危险性是一些体力活动较大的职员的 1.4 倍。

6. 精神心理因素　生活方式相关疾病有肥胖、糖尿病、高脂血症及高血压。这些疾病都与饮食、吸烟和酗酒等生活方式密切相关。

7. 肠道菌群　在直肠癌发病率较高的人群粪便中，所含类杆菌和分枝杆菌的数目明显高于低发病率的，而所含的乳酸杆菌和链球菌则较之为低。而这些细菌在降解胆盐方面非常活跃，这就意味着这些降解产物中可能含有致癌成分。

三、分类与分期

男性肛管长约 2cm，女性约 1.5cm，直肠长度 12～15cm，可分为上、中、下 3 部分。直肠癌可按肿瘤所在部位分为高、中、低位，目前尚无对低位直肠癌的精确定义，其通常被定义为距离肛缘<5cm 或距离肛管直肠交界处<3cm 的直肠癌。其主要的分类方法如下：

1. 大体类型　直肠癌的大体类型可分为浅表型、肿块型、溃疡型和浸润型。

（1）浅表型：浅表型一般浸润深度在黏膜层和黏膜下层，为早期直肠癌，可以分为浅表隆起型和浅表平坦型。

（2）肿块型：又称隆起型，肿瘤向肠腔内生长，呈菜花样、球形或半球形，肿瘤表面易因缺血发生坏死、溃疡，肿瘤生长缓慢，浸润性小，预后较好。

（3）溃疡型：最常见，占 1/2 以上，可分为局限溃疡型和浸润溃疡型。前者溃疡边缘隆起外翻，基底为坏死组织，恶性程度较高；后者多形成底大的深在溃疡，与周围分界不清，恶性程度高。

（4）浸润型：肿瘤在肠壁内浸润生长，易导致肠腔狭窄，易发生转移，恶性程度高，预后差。

2. 组织学分类

（1）腺癌：包括管状腺癌、乳头状腺癌、黏液腺癌、印戒细胞癌、低分化腺癌。

（2）腺鳞癌：肿瘤内腺癌和鳞癌两种成分混合出现，肿瘤既有鳞状细胞癌的特点，又具有腺癌的特征。腺鳞癌中腺癌的部分分化一般较好，有腺样结构形成，而鳞癌部分一般分化较差，角化很少或无。

（3）未分化癌：癌细胞弥漫成片或呈团块状、条索状排列，不形成腺管结构或者其他组织结构，细胞大小、形态可较一致，未分化癌细胞核浆比较大，分化差，缺乏明确的分化和组织学形态。

3. 临床病理分期　分期目的在于了解肿瘤发展过程,指导拟订治疗方案及估计预后。目前,临床上使用最多的有 Dukes 分期和 TNM 分期两种。

（1）Dukes 分期:Dukes A:肿瘤局限于肠壁内,未超出浆膜层;Dukes B:肿瘤已穿透肠壁,无淋巴结转移;Dukes C:不论肿瘤的深度,只要伴有淋巴结转移;Dukes D:伴有远处脏器转移。

（2）TNM 分期:1986 年美国癌症联合会(American Joint Committee on Cancer,AJCC)首次提出结直肠癌 TNM 分类分期系统,1997 年该会和国际抗癌联盟(International Union Against Cancer,UICC)推出结直肠癌新的 TNM 分期系统。2010 年美国癌症综合网(National Comprehensive Cancer Network,NCCN)指南已提出结直肠癌的 TNM 分期系统,目前 TNM 分期系统已成为国际上公认的分期标准。现介绍如下:

原发肿瘤(T):(pT 表示病理分期,cT 表示临床分期)

T_X:原发肿瘤无法评估。

T_0:无原发肿瘤的证据。

Tis:原位癌,局限于上皮内或侵犯黏膜固有层。

T_1:肿瘤侵犯黏膜下层。

T_2:肿瘤侵犯固有肌层。

T_3:肿瘤穿过固有肌层到达结直肠旁组织。

T_4:T_{4a} 肿瘤穿透脏腹膜,T_{4b} 肿瘤直接侵犯或者粘连于其他器官或结构。

区域淋巴结(N):

N_X:区域淋巴结无法评估。

N_0:无区域淋巴结转移。

N_1:1~3 枚区域巴结转移,N_{1a} 1 枚巴结转移,N_{1b} 2~3 枚淋巴结转移,N_{1c} 浆膜下、肠系膜、无腹膜覆盖结肠/直肠周围组织内有肿瘤细胞种植,没有区域淋巴结转移。

N_2:4 个或以上区域淋巴结转移,N_{2a} 4~6 枚淋巴结,N_{2b} 7 枚或以上。

远处转移(M):

M_X:无法评估。

M_0:无远处转移。

M_1:有远处转移,M_{1a} 单个器官或部位,M_{1b} 一个以上器官/部位/腹膜。

根据以上不同组合分为 0~Ⅳ期,见表 14-1。

表 14-1　直肠癌分期

期别	T	N	M	Dukes	MAC
0	Tis	N_0	M_0	—	—
Ⅰ	T_1	N_0	M_0	A	A
	T_2	N_0	M_0	A	B1
ⅡA	T_3	N_0	M_0	B	B2
ⅡB	T_{4a}	N_0	M_0	B	B2
ⅡC	T_{4b}	N_0	M_0	B	B3
ⅢBA	$T_{1~2}$	N_1/N_{1c}	M_0	C	C1
	T_1	N_{2a}	M_0	C	C1
ⅢB	$T_{3~4a}$	N_1	M_0	C	C2
	$T_{2~3}$	N_{2a}	M_0	C	C1/C2

续表

期别	T	N	M	Dukes	MAC
	$T_{1\sim2}$	N_{2b}	M_0	C	C1
ⅢC	T_{4a}	N_{2a}	M_0	C	C2
	$T_{3\sim4a}$	N_{2b}	M_0	C	C2
	T_{4b}	$N_{1\sim2}$	M_0	C	C3
ⅣA	任何 T	任何 N	M_{1a}	—	—
ⅣB	任何 T	任何 N	M_{1b}	—	—

注:Dukes B 期包括预后较好($T_3N_0M_0$)和预后较差($T_4N_0M_0$)两类患者,Dukes C 期也同样(任何 TN_1M_0 和任何 TN_2M_0);MAC 是改良 Astler-Coller 分期。

四、临床表现

直肠癌的临床症状中,以便血(79%)最常见,其次为腹泻(36%)以及大便习惯改变(34%),便秘占10%,3%的患者表现为梗阻。

1. 便血　早期最常见的症状,约占80%。颜色为鲜红或暗红色,混有脓液或黏液,有时可有血块和坏死组织。出血量与肿瘤的大小、形态及病理类型有关,可发生大出血。

2. 直肠刺激症状　早期直肠癌可有便意频繁、黏液便和稀便等症状。随病情进展,可出现不同程度的直肠内不适、坠胀感,肿瘤刺激直肠可出现腹泻、里急后重,排便次数增多,排便不尽感。

3. 病变破溃感染症状　直肠癌患者癌肿表面破溃、形成溃疡,肿瘤组织坏死、感染,可出现脓血便。粪便中出现暗褐色坏死组织,伴有腥臭味。

4. 肠腔狭窄症状　癌肿侵犯致使肠腔狭窄,初期导致大便形状改变,便一侧有压痕、形状不规则,粪便变形,便柱持续性变细。直肠癌导致肠腔狭窄出现不同程度的梗阻症状,早期排便次数增加,后期排便困难,排便前腹痛、肠鸣,排便后减轻。直肠癌完全梗阻出现低位机械性大肠梗阻症状,腹胀、腹痛,停止排气、排便。

5. 脏器转移症状　直肠癌侵犯肛门括约肌和肛管,可出现持续性疼痛。若肛门括约肌功能丧失可出现肛门口持续性流出脓、血性分泌物。男性侵犯前列腺、膀胱及尿道可出现尿频、尿急和尿痛,排尿困难。女性侵犯阴道后壁可出现直肠阴道瘘,阴道流出暗褐色血性分泌物和粪液。侵犯骶骨及骶神经丛,出现会阴部剧烈、持续性疼痛,并可牵涉下腹部、腰部和腹股沟部位。直肠癌侵犯及压迫输尿管可出现腰部钝痛,肾积水症状。压迫一侧或者两侧髂外动静脉可出现下肢水肿,盆腔淋巴管癌细胞阻塞可出现下肢性淋巴水肿。直肠癌侵犯齿状线或者盆腔淋巴结广泛转移时,可出现双侧或单侧腹股沟淋巴结转移。肝转移后可出现肝区胀痛、疼痛,腹胀,肝大,腹水、黄疸等。肺转移可出现干咳、胸痛、呼吸困难及胸腔积液等。

6. 全身症状　出现不同程度的体重减轻、乏力、消瘦、贫血、水肿。晚期出现低蛋白血症和恶病质症状。

五、辅助检查

1. 直肠癌风险评分　2014 年亚太结直肠癌筛查共识指出,年龄、男性、家族史、吸烟、肥胖和糖尿病是亚太地区结直肠癌和进展期腺瘤的危险因素,根据以上项目进行评分,3~6 分为高危患者,推荐行结肠镜检查,0~2 分低危患者考虑行粪潜血检查/和血清标志物检查(表 14-2)。

表 14-2　预测直肠肿瘤风险评分

危险因素	标准	分值
年龄	50~55 岁	0
	56~75 岁	1
性别	女性	0
	男性	1
家族史	一级亲属无结直肠癌	0
	一级亲属有结直肠癌	1
吸烟	无吸烟史	0
	吸烟史(包括戒烟者)	1
体重指数	$<25kg/m^2$	0
	$\geqslant25kg/m^2$	1
糖尿病	无	0
	有	1

2. 筛查方法

(1) 粪便潜血实验(fecal occult blood tests,FOBT):FOBT 是结直肠癌无创筛查的重要手段,目前常用方法为愈创木脂法和免疫化学法。愈创木脂粪便潜血试验(guaiac-based fecal occult blood tests,gFOBT):价格低廉、检查便捷,人群筛查参与率相对较高,研究证实其能降低结直肠癌的死亡率。gFOBT 检出结直肠癌及其癌前病变的敏感度较低,其检查结果易受食物、药物等多种因素影响,假阳性率相对较高;与 gFOBT 相比,免疫化学粪便潜血试验(immunochemical fecal occult blood tests,iFOBT)有更高的敏感度和特异度且更为实用,检查结果亦不受食物或药物的影响。iFOBT 检测自动化的特点使其更适用于人群普查。

(2) 血浆 SEPT9 DNA 甲基化检测:甲基化 SEPT9 基因是结直肠癌早期发生发展过程中的特异性分子标志物,血浆 Septin9 DNA 甲基化检测已经过国内外多中心临床实验验证。

(3) 肿瘤标志物检测:癌胚抗原(carcinoembryonic antigen,CEA)是诊断直肠癌及监测术后有无复发和转移的肿瘤标志物。但其对于直肠癌诊断的特异性及敏感性均不高。从总体而言,多数结直肠癌患者的血清 CEA 值并不明显高于正常人群,但是其 CEA 值与癌肿的侵袭范围呈正相关,对判断疾病的早晚和对术后复发的监测以及预后的判断有所帮助。糖类抗原 199(CA 199)与 CEA 联合检测时敏感性和特异性较高,适用于术后的监测,有助于早期发现直肠癌的复发和转移,可作为肠癌患者术后的常规监测手段。

(4) 粪便 DNA、RNA 及 FH 物质检测:以多靶点粪便 DNA 检测为代表的粪便检测在我国尚需进一步验证,而基于 microRNA 等新型的无创检测方法尚处研究阶段。

(5) 直肠指检:是诊断直肠癌最简单、最重要的手段,约 80% 的直肠癌指检时可以发现,约 80% 直肠癌因未做直肠指检而被误诊,这两个 80% 是值得重视的数字。直肠指诊可以明确有无肿物、部位、大小、形态、环周度、有无狭窄、与其他脏器有无浸润粘连、活动度,下缘距离肛缘距离,有无侵犯肛门括约肌、盆腔有无淋巴结肿大等。

(6) 内镜检查:包括普通白光内镜、放大内镜、色素内镜(chromoendoscopy)、电子染色内镜(digital chromoendoscopy)、共聚焦激光显微内镜(confocal laser endomicroscopy,CLE)自发荧光内镜(autofluorescence endoscopy,AFI)蓝激光内镜(blue laser imaging,BLI)早期结直肠癌或癌前病变的内镜下检查应以普通白光结肠镜检查为基础,在退镜过程中,全面细致地观察结直肠的各个部分,发现黏膜颜色、血管、形态等可疑改变时,根据设备状况和个人经验,综合使用染色内镜、放大内镜、CLE、荧光内镜等特殊技术以进一步了解结直肠病变的大小、范围、浸润深度等详细信息。

(7) 超声内镜(endoscopic ultrasound,EUS):包括 EUS、小探头 EUS(mini-probe EUS,mEUS)、直肠腔内超声(endorectal ultrasound,ERUS)。mEUS 有利于发现适合内镜切除的 T_1 病变;而判断 N 分期宜选用 12MHz 的 mEUS,ERUS 则可以精确的评估中低位直肠肿瘤的浸润深度(T 分期),准确性优于 CT 和 MRI;

判断 N 分期的准确性则欠佳,难以区分炎性和转移的淋巴结。

(8) CT、MRI 检查:主要用于判断结直肠癌有无远处转移(准确度 95%),对 T 分期(准确度 67%)和 N 分期(准确度 69%)的诊断作用有限。推荐行增强 CT,如有禁忌可行增强 MRI 检查。

(9) PET-CT:在判断有无局部或远处转移方面并不显著优于 CT 或 MRI,而且检查费用较高,故不推荐常规应用 PET-CT 对早期结直肠癌淋巴结侵犯进行评估。

(10) 活组织病理检查:活检是确诊直肠癌的唯一标准。可按照以下标准进行:对于较小的隆起型病变,可先取 1~2 块标本,也可不行活检而尽早完整切除病变后送检。对于平坦型的病变,单一部位活检不能反映病变的全貌,多块活检则可能导致黏膜下层纤维化,增加后续内镜下切除难度,建议不进行活检而尽早整块切除病变后送检。

(王继见)

六、诊断

直肠癌的早期临床表现缺乏特异性,早期可能出现便血、黏液便及大便习惯、性状改变等。根据病史、体格检查、内镜检查、影像学检查进行直肠癌诊断。直肠指诊是诊断直肠癌最简单、最重要的手段。直肠指诊可以明确肿物的有无、部位、大小、形态、环周度、有无狭窄、与其他脏器有无浸润粘连、活动度,下缘距离肛缘距离,有无侵犯肛门括约肌、盆腔有无淋巴结肿大等。

根据 2018 版 CSCO 结直肠癌诊疗指南,直肠癌诊断需行直肠指诊、全结肠镜检查并进行病理活检。如果患者不具备条件或拒绝全结肠镜检查,可行乙状结肠镜检查+活检和经肛门肿物活检。钡剂灌肠、CT 仿真肠镜及盆腔增强 CT/MRI 可作为筛选和诊断方法选用。尽管不能作为诊断的客观依据,但是对所有怀疑直肠癌的患者均应行肛门指诊。盆腔 MRI 被列为确定直肠癌患者分期的检查手段,也是用于直肠系膜筋膜(MRF)判断的最优检查。对肿瘤原发灶分期(T 分期)的判断,直肠腔内超声及 MRI 皆优于 CT,T_2 及以下分期直肠腔内超声优于 MRI。临床或超声(US)/CT 检查怀疑肝转移,尤其有潜在手术切除机会时,应该行腹部 MRI 检查,有条件者可行肝脏细胞特异性造影剂增强 MRI 检查。PET-CT 用于发现可能存在的更多转移灶,但不作为常规检查手段。

2017 版欧洲肿瘤学会直肠癌指南则强调"直肠指诊、直肠腔内超声、高分辨率盆腔 MRI"综合诊断手段,注重精准术前局部分期(表 14-3)。

表 14-3 2018 版 CSCO 结直肠癌诊疗指南

目的	I级专家推荐	II级专家推荐	III级专家推荐
诊断	全结肠镜检查+活检 肛门指诊	乙状结肠镜检查+活检 经肛门肿物活检 钡剂灌肠 CT 仿真肠镜 盆腔平扫+增强 CT/MRI	
分期诊断-原发瘤 (肠镜确诊者)	盆腔高分辨率 MRI 经直肠超声	盆腔增强 CT	
分期诊断-远处转移 (肠镜确诊者)	腹部/胸部/盆腔增强 CT	血清癌胚抗原 CEA CA199	胸部 X 线片 盆腔超声(US)
分期诊断(超声、CT 怀疑肝转移者	腹部平扫及增强 MRI	肝细胞特异性造影剂 增强 MRI	肝脏超声造影
分期诊断(上述影像学检查怀疑转移但无法定性	PET-CT		
重大质量决策前		PET-CT 肝细胞特异性造影剂 增强 MRI	肝脏超声造影

七、鉴别诊断

直肠癌主要与以下疾病进行鉴别：

1. 痔 一般多为无痛性便血，血色鲜红不与大便混合，直肠癌便血常伴有黏液而出现黏液血便和直肠刺激症状。对便血患者必须常规行直肠指检。

2. 肛裂 肛裂为肛门出血，血色鲜红，一般量不多。其特点是伴排便时及排便后肛门剧痛。肛门视诊可见肛门皮肤裂口，有时可见前哨痔。指诊有时可触及肥大肛乳头，一般指套无染血。

3. 直肠息肉 临床症状常不明显，常出现某些消化道症状，如腹胀、腹泻、便秘等，患者多以便血、大便带血、黏液血便就诊，可通过结肠镜检查及活检与直肠癌进行鉴别。

4. 溃疡性结肠炎 症状以腹泻为主，排出含有血、脓和黏液的粪便，常伴有阵发性结肠痉挛性疼痛，并里急后重，排便后可缓解。好发于 20～30 岁，可通过结肠镜及 X 线钡剂灌肠检查与直肠癌进行鉴别。

5. 阿米巴肠炎 症状为腹痛、腹泻，病变累及直肠可伴里急后重。粪便为暗红色或紫红色血液及黏液。肠炎可致肉芽及纤维组织增生，使肠壁增厚，肠腔狭窄，易误诊为直肠癌，纤维结肠镜检查及活检为有效鉴别手段。

6. 直肠淋巴瘤 常发生于回盲部，CT 上可见局部肿块和肠壁增厚，轮廓较光整，少有毛刺及周围浸润表现，常伴腹腔、盆腔及腹膜后淋巴结肿大，并可融合成团。淋巴瘤病程长，病变广泛，但无肠梗阻表现为本病特点。

（高春芳 蔡建 李翠刚）

八、治疗

目前直肠癌的治疗是以外科手术治疗为主，辅以化学治疗、放射治疗、免疫治疗等多学科综合治疗的模式。目前的治疗强调个体化治疗，加强多学科协作。达到不断提高根治性切除率，降低复发率，改善患者生活质量，提高治愈率和生存率的目的。

（一）外科治疗

1. 手术原则

（1）直肠全系膜切除（TME）：1982 年 Heald 等首次提出 TME 概念。其理论基础在于直肠癌局部播散在前方很少超过 Denovilliers 筋膜，在后方很少超过脏层筋膜，手术时就是在直肠后间隙和 Denovilliers 筋膜前间隙入路，把直肠及其系膜作为一个整体完整切除。

（2）盆腔自主神经保护：直肠癌手术提倡以神经为导向的分离技术，以减少术中对盆腔自主神经的损伤，保证患者术后性功能和排尿功能正常。正常人的性功能及排尿功能受交感、副交感和体神经协调控制，前两者合称为盆腔自主神经，其主要由上腹下神经丛、腹下神经和下腹下神经丛（盆丛）三部分组成。即：①上腹下神经丛由 T_{10}～L_2 发出的内脏神经构成，是交感干的延续，位于 L_5 椎体前、髂总动脉间。该神经丛走行于脏层筋膜的背侧，呈条索样，脏层筋膜腹侧是肠系膜下动脉，三者空间上紧密相邻，损伤此神经丛可导致射精功能障碍。②在骶岬前方，上腹下神经丛向两侧发出腹下神经，呈现扁平状，可在骶岬距离中线大约 1cm 或距输尿管内侧约 2cm 处发现，紧贴盆壁沿输尿管、髂内动脉向侧方、尾侧走行，在骶岬水平解剖直肠后间隙时，因脏壁层筋膜间隙较窄，易损伤此神经，造成射精功能障碍。③盆腔内脏神经即盆腔副交感神经，起自 S_2～S_4 或 S_3～S_4 的前角神经根，因其埋于壁层筋膜深面，故解剖不可见。腹下神经和盆腔副交感神经于直肠两侧侧韧带内、接近坐骨棘处汇合成盆丛，构成菱形斑片状神经网，若直肠中脉动存在，则多穿经该结构。盆丛发出的分支向内侧走行至直肠，其发出的支配海绵体的勃起神经则紧靠 Denovilliers 筋膜（男性为直肠精囊筋膜，女性为直肠阴道筋膜）的前外侧表面走行。此外盆丛还发出诸分支到达膀胱、前列腺、精索（或子宫、卵巢）等，支配这些器官的功能。盆丛损伤可导致膀胱功能障碍和男性勃起功能障碍。

（3）直肠肿瘤远端切除范围：直肠癌根治的一个关键点在于远端切除是否有足够的长度，是否能保证切缘肿瘤阴性,一系列研究显示 2cm 远端切缘足以使肿瘤切除完全。这一标准得到了广泛认可,成为目前保肛手术下切缘标准的主流。NCCN 指南指出对实施 TME 手术的患者远端切缘>1cm 是可以接受的,但必须进行术中冷冻病理检查以明确切缘阴性。

(4) 淋巴结清扫:直肠淋巴引流分向上、向侧方及向下三个方向。向上的淋巴引流是直肠的主要淋巴引流途径。直肠壁内淋巴引流至直肠旁淋巴结,其后沿着直肠上动脉、肠系膜下动脉上行,到肠系膜下动脉根部淋巴结(253 组),并放射状引入腹主动脉周围淋巴结。直肠中下段的壁外淋巴引流,除向上方引流外,侧方引流也非常重要,腹侧淋巴管沿着膀胱上、下动脉,神经肌肉束,子宫动脉及阴道动脉走行,引流汇入髂内动脉间淋巴结(263 组)。外侧淋巴引流沿盆神经丛和周围的外侧淋巴管跨越髂内动静脉直接至闭孔区域淋巴结(283 组)。背侧沿骶外侧动脉和骶正中动脉引流途径不是主要通路。向下穿过肛提肌至坐骨肛管间隙,沿肛管动脉、阴部内动脉旁淋巴结到达髂内淋巴结。

1) 根部淋巴结清扫:根部淋巴结是指从肠系膜下动脉开始至左侧结肠动脉起始处之间的淋巴结(253 组)。属于第 3 站淋巴结,直肠癌 D3 根治术行根部淋巴结清扫尤为重要。D3 根治术时肠系膜上动脉行高位结扎还是低位结扎目前仍有争论,高位结扎即在肠系膜上动脉根部结扎不保留左结肠动脉,认为对 253 组淋巴结进行了清扫,淋巴清扫彻底,提供了更多淋巴结,对术后分期和判断预后提供了更多信息,但可能损伤上腹下神经丛及影响吻合口血供。低位结扎是指保留左结肠动脉,保留左结肠动脉对吻合口近端血供影响不大,有助于预防术后吻合口瘘的发生。因此,在清扫 253 组淋巴结保证根治的基础上保留左结肠血管有利于改善吻合口血供。降低吻合口瘘的发生,对老年患者尤其重要。

2) 侧方淋巴结清扫:临床上侧方淋巴结清扫区域包括腹主动脉分叉、髂总动脉、髂外动脉周围淋巴结(280、273、293 组);闭孔内淋巴结(283 组);髂内动脉周围淋巴结(263 组),膀胱上动脉分叉部中枢侧为 263P,末梢侧为 263D。日本学者早在 20 世纪 70 年代就致力于开展侧方淋巴结清扫的扩大根治术,结果显示联合侧方淋巴结清扫可显著降低术后局部复发,5 年无复发生存率无显著变化。且未纳入新辅助治疗以比较其与侧方淋巴结清扫时于进展期直肠癌的疗效。欧美学者认为侧方淋巴结受累已属晚期,是全身转移的一部分,扩大清扫无法提高生存率。且造成了更多的术后并发症,包括排尿功能障碍和性功能障碍。目前是否应当行侧方淋巴结清扫的扩大根治还没有统一定论。ESMO 和 NCCN 指南不推荐常规开展侧方淋巴结清扫,除非临床怀疑有转移。在新辅助治疗的大背景下,是否行侧方淋巴清扫应根据患者新辅助治疗后的淋巴结反应情况进行有选择性的手术治疗。

2. 手术治疗　直肠癌的手术治疗大致上可分为根治性和姑息性两种。外科根治性切除是治愈直肠癌的主要手段,随着对盆腔解剖认识,直肠癌浸润转移规律研究的深入,手术方法的改进、手术器械的进步,保留肛门括约肌手术成为直肠癌主要术式选择。以下介绍目前 NCCN 指南推荐的直肠癌手术方式。

(1) 局部切除术

1) 肛门途径直肠癌切除术:包括传统的经肛门局部切除术和经肛门内镜显微手术(transanal endoscopic microsurgery,TEM)。肛门途径切除术可能适用于经过挑选的部分 T_1,N_0 的早期癌肿。距离肛缘 8cm 以内、肿瘤小于 3cm、侵犯肠腔周径<30% 的中高分化病灶、没有区域淋巴结转移的证据,可以行经肛门局部切除,切缘阴性即可。如果病灶能在直肠内适当定位,TEM 能使小肿瘤的切除变得更加容易。从技术上而言,TEM 适用于更加近端的病灶。局部切除和 TEM 要求垂直全层切除肠壁到直肠旁脂肪,基底和黏膜 3mm 以上的切缘阴性,避免分块切除。切除标本固定并送病理科前应由外科医师标明方向(以便评价标本的切缘方向)。局部切除后如果病理检查发现预后不良的因素,如肿瘤分化差、切缘阳性、脉管浸润(LVI),神经浸润或肿瘤浸润黏膜下层的下 1/3,则推荐再次施行根治性切除。

有关 T_2 期肿瘤接受局部切除的远期疗效的资料尚有限,包括局部复发的风险,局部切除随后接受放化疗对于 T_2N_0 期远端直肠癌,也许是除经腹切除以外的另一个安全选择。

肛门途径局部切除的优点包括极低的并发症(如保留了括约肌功能)和死亡率,以及术后恢复较快。局限性包括没有切除淋巴结。有证据表明早期直肠癌的淋巴结微转移不但很常见,而且很难被内镜超声发现。这些发现也许可以解释为何接受局部切除的患者局部复发率高于根治性切除者。所以,谨慎地选择 T_1N_0 直肠癌患者进行局部切除非常重要。

2）经骶骨直肠肿瘤切除术式:有经骶骨旁和经骶骨切除两种。该术式的优点:不损伤肛门括约肌的功能;可以切除直肠壁全层或一段直肠壁,可以彻底切除肿瘤;与经肛门切除直肠肿瘤比较术野显露良好,肿瘤近端切断缘阳性的危险性小;可以切除直肠周围的脂肪组织,同时可以探查和切除肠旁淋巴结。经直肠后方途径进行肠管区段切除,同时可以清扫直肠系膜内和肠旁肿大的淋巴结,达到 D1 手术的根治范围,也适用于早期直肠癌伴有第一站淋巴结转移者。缺点:有时术野显露较差,术野细菌和肿瘤细胞污染可能性大,并发直肠皮肤瘘和伤口感染率稍高,处理高位肠管困难且不能清扫淋巴结。主要用于早期直肠癌和良性直肠肿瘤的切除。

3）经肛门括约肌切除肿瘤手术:切除直肠壁全层病变,对于经肛门难以切除的肿瘤,可选择经肛门括约肌途径切除。由于不能清扫直肠周围系膜内淋巴结,切除肠壁缺损过大,出现吻合口裂开,感染等。切断肛门括约肌,需要缝合修补,有时出现肛门功能狭窄,肛门变形,影响肛门功能。

（2）直肠癌经腹切除术:对于未达到局部切除标准的直肠癌患者应该行经腹切除。尽量选用保留器官功能的手术,如保持括约肌功能,但不是所有的病例都能达到这一要求。术前新辅助放化疗可能使肿瘤体积缩小,对因为肿瘤体积过大而难以行保留肛门括约肌手术的患者而言,新辅助放化疗也许可以让保肛手术成为可能。

经腹直肠切除建议行 TME 手术。直肠癌淋巴结引流区域与部位有关,远端直肠癌能向上方和侧方的淋巴结转移,但是近端直肠癌几乎只向上方转移。TME 手术目的就是要根治性切除肛提肌以上的肿瘤所在的淋巴引流区域。专家组不建议常规扩大清扫范围至髂血管旁淋巴结,除非临床怀疑有转移。对肛门功能完好而且远端清扫彻底的患者,TME 后可以行结肠肛管吻合。下面介绍常见的经腹切除手术式。

1）直肠癌腹会阴联合切除,永久性乙状结肠造口术(abdominal perineal resection, APR,又称 Miles 手术)适用于距肛缘不足 7cm 的直肠下段癌,切除范围包括乙状结肠及其系膜、直肠、肛管、肛提肌、坐骨直肠窝内组织和肛门周围皮肤,血管在肠系膜下动脉根部或结肠左动脉分出处下方结扎切断,清扫相应的动脉旁淋巴结。腹部作永久性结肠造口(人工肛门)。此手术切除彻底,治愈率高(图 14-1)。

2）经腹直肠癌切除、近端造口、远端封闭手术(Hartmann 手术)适用于直肠癌已广泛浸润肠腔周围组织,原发肿瘤虽能切除,但局部复发可能性大,不适合低位吻合术者;直肠癌并发急性肠梗阻或穿孔,原发肿瘤尚可切除,但近端肠腔内有大量粪便积存,不宜做一期吻合者;年老体弱和重度营养不良的直肠癌患者,估计不能耐受 Miles 手术,Dixon 手术后不能保证吻合口良好愈合的患者。切除肿瘤以及部分结肠直肠、乙状结肠直肠系膜,远端直肠闭合,近端乙状结肠造口(图 14-2)。

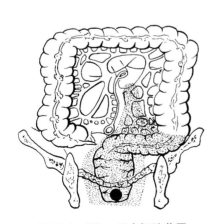

图 14-1　Miles 手术切除范围

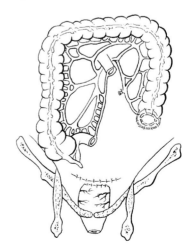

图 14-2　Hartmann 手术切除范围

（3）直肠癌保肛手术：自20世纪90年代起，直肠癌外科治疗的焦点便集中在如何实现肿瘤生物学上的完整切除后保留肛门功能。通过对直肠解剖生理和直肠癌病理生物学行为的深入研究，直肠癌的外科治疗观念发生了巨大改变。近来，远离切缘2cm的原则正在面临挑战，许多学者提出直肠癌切除远端切缘可以<2cm，在大多数情况下，特别是对于低位直肠癌，远端1cm切缘已经足够，并且不会影响肿瘤的根治性。外科治疗器械的更新尤其是双吻合器的临床应用，大宗的临床实践结果使我们认识到对部分低位直肠癌患者行保肛手术是可行的。

低位直肠癌保肛手术的基本原则必须遵循：①保肛手术不降低生存率，不增加局部复发率；②术后肛门正常或接近正常的排便控制功能，以便提高患者生活质量；③保肛手术必须遵循保留自主神经和全直肠系膜切除原则；④肠管远断端无癌残留。

目前直肠癌根治手术的90%左右病例选择保肛手术。原则上，确保肿瘤可以根治性切除，保留肛门在术后有一定功能，可以完成结肠-直肠吻合术，应首先选择保肛手术。直肠癌根治性切除后选择何种术式取决于保留直肠及肛管的长度，根据吻合平面分类：吻合口位于腹膜反折以上为高位前切除术；吻合口位于膜反折以下外科肛管以上为低位前切除；吻合口位于齿状线上2cm以内，无论经腹还是经肛门完成吻合者为超低位前切除；结肠与在齿状线上与肛管吻合者为Parks手术，结肠与括约肌间沟部位（Hilton线）的皮肤吻合者为Bacon手术。Bacon手术切除肛门内括约肌和肛门周围皮肤，手术后肛门控制力较差，吻合口位于肛缘Hilton线处，肛管瘢痕易擦伤，肛管生理性闭合易形成粘连狭窄，同时切除了内括约肌，静息状态下难以完全闭合肛管，粪液外溢形成肛周湿疹、疼痛，部分病例排便时黏膜外翻脱出，患者有时出现会阴下降综合征。应行改良Bacon手术或在Bacon手术同时行内括约肌成形术。随着双吻合器技术的广泛应用，可用吻合器吻合完成从腹膜反折以上到肛管任何平面的吻合。

1）直肠癌低位前切除术（low anterior resection，LAR，Dixon手术）：对于病灶位于中部或者上部直肠癌，可以采取Dixon手术切除至肿瘤下界远侧4~5cm，足够范围的淋巴结清扫，再进行腹膜反折以下结肠-直肠吻合术，当结直肠重建不能完成时，需要行结肠造口。距离肛缘8~12cm的中段直肠癌，进行肿瘤根治性切除后，吻合口也往往位于腹膜反折以下的部位。推荐行广泛的直肠系膜切除以期提高淋巴结廓清的效果和增加取得阴性CRM的可能性。Dixon手术由于保留肛管直肠环和部分直肠，术后排便功能良好。无论从直肠癌的根治性、安全性和功能性，Dixon手术都是直肠癌保肛手术的主要术式。适应证为：①中、上段直肠癌。②低位直肠癌肿瘤下缘距离齿状线距离3~4cm，距离肛缘距离4cm以上者。③未浸透肠壁或者直肠深筋膜，无盆侧壁淋巴结广泛转移者（图14-3）。

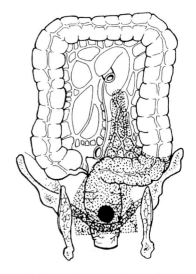

图14-3 Dixon手术切除范围

2）直肠癌超低位前切除手术（ultra low anterior resection，ULAR）：超低位前切除一般是在肛提肌入口附近（肛管直肠环上缘）切除全部直肠，结肠与外科肛管吻合，包括经腹完成或者经肛门完成吻合者。在选择超低位前切除手术适应证时，重要的是肿瘤下缘距离肛门侧切断端的距离，直肠癌大部分是高分化腺癌，呈局限性的浸润进展。由于淋巴和静脉回流方向等原因，发生向远侧端浸润者较少，多数在2cm以内，超过2cm仅占2%左右。因此，在肛提肌上缘附近切除肿瘤，在距离肿瘤下缘1~2cm切断肠管，吻合口距离肛门缘4cm左右，距离齿状线2cm左右，是低位直肠癌超低位前切除手术适应证。

超低位前切除术后有一定的吻合口瘘发生风险，有的作者主张常规进行预防性回肠或横结肠腔造口转流粪便。吻合口狭窄也是超低位前切除术后较常见的并发症。

3）经肛门结肠肛管吻合（Parks手术）：经肛门将结肠或末端回肠贮袋与解剖肛管吻合，用于治疗直肠下段良、恶性疾病。会阴部操作时在齿状线上0.5cm剥离直肠肛管黏膜，上达肛管直肠环上缘，使肛管黏膜呈筒状剥离,然后结肠断端全层与齿状线上方肛管黏膜断端吻合,Parks 术后有一定的吻合口瘘、盆腔感染的概率。

4) 结肠肛门吻合(改良 Bacon 手术):经腹经肛门切除全部直肠和部分内括约肌,保留肛门外括约肌,也可以切除全部内括约肌和部分外括约肌浅部和深部,甚至切除部分肛提肌,然后进行结肠-肛门括约肌吻合术。适应证:占据肠壁半周以上良性腺瘤,高、中分化腺癌,腺瘤癌变,低位直肠癌未侵犯肛提肌和齿状线,未浸透肠壁,肠旁淋巴结无肿大,确保肿瘤下切缘阴性。

对于是否选择保肛的术式,如果肿瘤直接侵犯了肛门括约肌或者肛提肌,那么就必须行 APR 手术。如果完整切除肿瘤并切缘阴性则会导致肛门括约肌丧失功能而大便失禁的话,APR 手术也是必需的选择。肛提肌外 APR 较传统的 APR 更有优势,包括 CRM 阳性率低以及局部复发率低。

另外,直肠癌根治手术为了避免术后出现排尿和性功能障碍,在确保癌的根治性同时保留自主神经,根据肿瘤进展度,肉眼判断没有神经浸润等决定保留自主神经的范围,保留自主神经的术式有 3 种。全保留:腰内脏神经、上腹下神经丛、两侧的腹下神经,骨盆内脏神经及骨盆神经丛,维持排尿和射精功能;保留一侧:在一侧的骨盆神经丛附近有癌组织浸润的情况,联合切除一侧腹下神经、骨盆内脏神经和骨盆神经丛,保留另一侧;部分保留:为避免两侧完全切除仅保留排尿有关的骨盆内脏神经支(S_4)。

(4) 直肠癌其他术式

1) 直肠癌扩大根治术:由日本学者于 20 世纪 70 年代提出,在行直肠癌根治性切除时,对侧方淋巴结进行清扫。由于手术创伤大、病残率高、术后排尿功能障碍发生率高及盆腔淋巴结清扫能否提高术后生存率仍有疑问,此种术式始终未被西方学者采纳。

2) 经前会阴超低位直肠前切除术(anterior perineal plane for ultralow anterior resection of the rectum,APPEAR):由 Williams 在 2008 年提出。该手术经腹部分与普通的前切除术相同,分离直肠至前列腺水平后,由前部经会阴路径切开会阴部,在直视下离断盆底肌,在肛提肌所包围直肠最末端的 2cm 平面以上进行会阴部操作,在切口处将所有拟切断的结肠、直肠拖出,直视下离断远端直肠并进行吻合。与常规的直肠前切除术或括约肌间切除术相比,这一手术可在直视下观察直肠外层、游离和切除远端的直肠系膜,有效保护括约肌功能,吻合效果良好。

由于各种原因,上述术式目前临床应用较少,但对于直肠癌手术治疗的探索仍有意义。

(5) 腹腔镜技术的应用:腹腔镜下直肠癌根治术不仅具有手术创伤小、出血少、恢复快、肠道功能恢复迅速、疼痛轻、住院时间短等特点,而且融合了 TME 技术及膜解剖的层次清楚、淋巴清扫彻底、保留盆腔自主神经等优点。通过大量临床研究证实,该术式与传统直肠癌根治术相比,切口种植及盆神经受损并发症发生率低,保肛率高,近期效果等同于甚至优于开腹组,已逐渐得到医师和患者的认同,开展越来越广泛。但该术式对于医师操作技术要求较高,须严格掌握适用范围。

1) 手术切除范围:与开腹手术相同,中高位直肠癌远切缘距离肿瘤≥5cm;低位直肠癌远切缘距离肿瘤≥2cm;对 $T_{1\sim2}$ 期直肠癌或 $T_{2\sim4}N_{0\sim1}$ 期且行新辅助治疗的中低位直肠癌,远切缘距离肿瘤 1~2cm,如切缘阴性亦可。在腹腔镜直肠癌根治术中仍遵循 TME 原则,将肿瘤原发灶、肠系膜及区域淋巴结一并切除,可获得与开腹手术相当的疗效。

2) 术者站位:术者位于患者右侧,扶镜手位于术者左侧,助手位于术者对面,监视器分别位于患者两侧。

3) 套管位置及气腹:麻醉成功后,完成腹会阴准备和铺巾同开放式直肠癌根治术。注意因为腹部两侧需要放置穿刺套管,腹部铺巾范围应较大。患者取头低仰卧位,术者站于患者右侧。手术可放置 5 根套管针,10mm 套管针置于脐上 3cm,置 30 度镜子观察。于右髂前上棘连线右下腹直肌外侧放置 10mm 管作为主操作孔,于脐旁左右腹直肌外侧缘、左下腹麦氏点分别放置 3 个 5mm 管作为辅助操作孔和助手的操作孔。气腹针经脐上切口穿刺建立 CO_2 气腹,CO_2 气腹压力达到 12~15mmHg 时,在气腹针穿刺处重新放置 10mm 管,并由此放入腹腔镜,另四根套管针在腹腔镜直观下放置。

4）腔镜直肠癌根治术手术入路:①中间入路:于骶骨岬水平 Toldt 线投影处打开乙状结肠系膜,拓展 Toldt 间隙,解剖肠系膜下血管根部或其分支,由中间向外侧游离乙状结肠系膜。该入路目前应用最广,可适用于绝大多数腹腔镜直肠癌根治术。②外侧入路:由左结肠旁沟或乙状结肠腹壁附着处进入 Toldt 间隙,由外向内游离结肠系膜,再处理肠系膜下血管根部或其分支。该入路可适用于绝大多数腹腔镜直肠癌根治术。③头侧中间入路:以解剖位置固定且明显的肠系膜下静脉作为入路标志。自屈氏韧带水平打开结肠系膜,拓展靠近头侧的左结肠后间隙。该入路可适用于绝大多数腹腔镜直肠癌根治术,尤其适用于肥胖或系膜肥厚导致传统中间入路肠系膜下血管等解剖标志难以辨认者。该入路优势在于:可减少小肠肠襻对血管根部视野的影响;便于第 3 站淋巴结清扫;更易裸化和显露肠系膜下静脉和左结肠动脉。④经肛门入路:该入路直肠癌根治术分为完全经肛门入路直肠癌根治术和腹腔镜联合经肛门入路直肠癌根治术。前者完全经肛门自下而上游离直肠系膜,自肿瘤下缘荷包缝合隔离肿瘤,远端环形切开肠壁,先由直肠后方游离进入直肠后间隙,自下而上环形游离直肠系膜,前方打开腹膜反折,向近端游离并结扎肠系膜下血管。后者是指经肛门自下而上游离直肠系膜同时或序贯在腹腔镜辅助下结扎肠系膜下血管行直肠癌根治术。经肛门入路直肠癌根治术主要适用于低位直肠癌,尤其对男性、前列腺肥大、肥胖、肿瘤直径>4cm、直肠系膜肥厚、直肠前壁肿瘤、骨盆狭窄、新辅助放疗引起组织平面不清晰等“困难骨盆”患者更具优势,有助于保证环周切缘和更安全的远端切除,为更多直肠癌患者提供了保留肛门括约肌的可能,其近期肿瘤学疗效和围手术期并发症发生率被认为与传统腹腔镜 TME 相当。经肛门入路缺点在于:末端直肠系膜可能有肿瘤残留;先经肛门操作或完全经肛门手术者不能先处理结扎供血血管根部,不能先探查腹腔;学习曲线较长,尚缺乏高级别循证医学证据支持。

5）肿瘤定位:由于腹腔镜手术缺少手的触觉,部分病灶不易发现,对位于直肠的小病灶,术前可采用钡剂灌肠、CT 检查、内镜下注射染料或钛夹标记定位,术中腹腔镜下难以精确定位者,也可采用术中肠镜检查定位。对位于中下段直肠癌,指诊可触及直肠病灶者,可在术中采用肛门指诊辅助定位并确定手术切除范围。

6）淋巴结清扫:与开腹手术相同,以术前评估或术中探查的淋巴结转移情况或肿瘤浸润肠壁深度为依据进行淋巴结清扫。术前评估或术中探查发现有可疑淋巴结转移者,须行 D3 淋巴结清扫。术前评估或术中探查未发现淋巴结转移者,依据肿瘤浸润肠壁深度决定淋巴结清扫范围:①对 cT_1 期结直肠癌浸润至黏膜下层者,因淋巴结转移率接近 10%,且常伴第 2 站淋巴结转移,须行 D2 淋巴结清扫。②对 cT_2 期结直肠癌(浸润至固有肌层者),至少须行 D2 淋巴结清扫,亦可选择行 D3 淋巴结清扫。③对 cT_3、cT_{4a}、cT_{4b} 期结直肠癌,须行 D3 淋巴结清扫。

7）直肠癌根治术消化道重建:根据腹腔镜技术在结直肠癌根治术中的应用程度,其消化道重建分为小切口辅助和完全腹腔镜两种重建方式。

小切口辅助消化道重建:其吻合方式多采用端端吻合。目前绝大多数结肠直肠端端吻合均采用双吻合器的器械吻合。对部分具有强烈保肛意愿的超低位直肠癌患者可采用括约肌间切除后结肠肛管经肛门手工吻合。

完全腹腔镜消化道重建:部分腹腔镜直肠癌根治术借鉴经自然腔道内镜外科理念和技术,采用经自然腔道取出标本、反穿刺或经肛门内镜显微技术等,完成常规腹腔镜淋巴结清扫和标本游离后,经肛门或阴道等自然腔道取出标本,再借助吻合器械完成腹腔镜消化道重建。

（6）腹腔镜手术技术及方式的发展:腹腔镜应用于直肠癌根治术已有 20 余年历史,开创了直肠癌根治术的微创时代。传统的 4 孔法、5 孔法腹腔镜直肠癌根治术包括:完全腹腔镜手术、腹腔镜辅助及手辅助腹腔镜手术三种方式,随着技术的发展更加微创的技术和方式也在不断呈现并在临床开展。

1）经自然腔道内镜手术(natural orifice transluminal endoscopic surgery,NOTES):凭借其更为微创和无瘢痕的优势而日益成为微创外科关注的焦点之一。目前概念下的 NOTES 由于许多无法克服的困难和设备、手术器械的限制,如安全的腹腔入路、空腔脏器穿刺口的安全闭合、腹腔感染及内镜缝合技术等,以及伦理学和法律上的无法保障,使其仍处于研究阶段。

2）单孔腹腔镜手术（single-port laparoscopic surgery）：与经自然腔道内镜相比，单孔腹腔镜手术具有手术环境相对无菌，可利用现有的器械，学习时间短等优点，但是，单孔腹腔镜手术操作受到穿刺孔数目的限制，手术部位局限，对邻近脏器的牵引有一定困难，同时因器械置入部位相对集中，难以形成操作三角，器械相互干扰，影响操作及手术视野，而且器械和腔镜平行在一定程度上会影响术者对深度和距离的判断，从而增加了手术难度。

3）类-NOTES（natural orifice specimen extraction surgery，NOSES）：其定义是使用腹腔镜器械、TEM 或软质内镜等设备完成腹腔内手术操作，经自然腔道（阴道或直肠）取标本的腹壁无辅助切口手术，术后腹壁仅存留几处戳卡瘢痕。该术式巧妙地结合类-NOTES 术的"无瘢痕"理念，同时兼具腹腔镜手术良好的操作优势。与传统腹腔镜手术相比，类-NOTES 术在肠管切除及淋巴结清扫范围等方面均无差异，其主要区别在于标本取出途径和消化道的重建方式。类-NOTES 术的适应证主要包括：肿瘤浸润深度以 $T_2 \sim T_3$ 为宜，经直肠取标本的肿瘤环周直径<3cm 为宜，经阴道取标本的肿瘤环周直径<5cm 为宜。对于肿瘤局部病期较晚，病灶较大，或是过于肥胖的患者不建议进行该手术。

4）经肛门全直肠系膜切除术（pure Ta-TME）：近年来，结合经自然孔道内镜外科技术（NOTES）、经肛门内镜外科技术（TEM）及单孔腹腔镜技术的发展，衍生出经肛门全直肠系膜切除术，随后有人提出了完全经肛门全直肠系膜切除术（pure-NOTES 或 Ta-TME）。成为中低位直肠癌微创外科治疗新选择。完全经肛门全直肠系膜切除术，需在狭窄的空间内寻找正确的间隙逆行从肛侧向肠系膜下动脉根部分离，手术较为困难，一但偏离，容易出血，少量出血即可使手术视野模糊，解剖间隙不清，面临手术难以继续，因此，对术者技术要求高，此外，由于解剖因素和手术器械限制，很难分离到肠系膜下动脉根部，清扫 253 组淋巴结。目前较多单位开展的是杂交 Ta-TME，可两组手术医师同时分别行腹腔镜下腹部手术和经肛门手术。腹部手术，操作同 Dixon。肛门手术是在直肠肿瘤下方 1cm 缝闭直肠腔，在其下方 1cm 环行切开直肠壁全层，进入间隙而向上分离与腹部手术汇合。同时手术需两套腹腔镜器械，可明显缩短手术时间。也可一组医师完成腹部和肛门手术。

（7）机器人辅助手术系统的应用：机器人手术技术诞生于 20 世纪 90 年代，经历了几代更新，操作更加方便灵活。达芬奇机器人手术系统由外科医师控制台、床旁机械臂系统、成像系统三个部分组成，实施手术时主刀医师不与患者直接接触，通过三维视觉系统和动作定标系统操作控制，由机械臂以及手术器械模拟完成医师的技术动作和手术操作。机器人辅助手术系统在过去的 10 余年间开始在外科手术领域中崭露头角，并迅速成为微创外科学者们所关注的焦点。其中美国 Intuitive Surgical 公司的达芬奇机器人手术系统和美国 Computer Motion 公司的宙斯机器人手术系统是目前最主要的两种机器人手术系统。它们可为手术者提供更为清晰自然的三维视野，使手术者的手眼配合更为协调，在将手术者的动作通过操作手柄传送至腔镜器械头端的过程中，可将震颤滤除，从而增加了操作的精确度，并可在一定程度上增强术者在狭小的空间进行精细复杂操作能力，手术医师可以舒适地坐在控制台遥控手术，甚至可以将手术操作转化为数字信息，利用高速宽带技术进行远程手术。2011 年的一项荟萃分析发现机器人手术组的手术中转率较腹腔镜组低，差异有统计学意义，而手术时间、失血量、并发症发生率、排便时间、住院时间、清扫淋巴结数目、远端切缘距离以及环周切缘阳性率各项均与腹腔镜组相当，差异无统计学意义。由于手术机器人设备费用昂贵，目前仍无法普及，但其在结直肠外科技术上的突破，值得继续深入研究。

（8）肝转移灶和肺转移灶的外科处理

1）对直肠癌肝转移病灶处理有肝切除术、肝动脉灌注化疗、射治疗和全身化疗等，可以切除转移灶者首选和原发病灶同时或者异时肝切除，肝转移灶切除后的 5 年生存率为 20%~50%，对残肝再发的再次肝切除术后 5 年生存率为 21%~50%。

2）对肺转移灶的治疗有肺切除和化学疗法。肺切除术后 5 年生存率为 30%~50%。

（高春芳　蔡建　李翠刚　李德川）

（二）化学治疗

详见第二十六章第一节内容。

（三）放射治疗

详见第二十七章第一节内容。

（四）免疫治疗

PD-1 免疫疗法（immunotherapy）旨在充分利用人体自身的免疫系统抵御、抗击癌症，通过阻断 PD-1 信号通路使癌细胞死亡，实质性改善患者总生存期。免疫疗法最大的优势之一，就是疗效具有持久性。目前全球上市的 PD-1 抑制剂有纳武单抗（欧狄沃）和派姆单抗（可瑞达）。国内已获批上市，但适应证分别限于非小细胞肺癌和不可切除或转移性黑色素瘤。将来也有望用于晚期直肠癌的治疗。

（五）靶向治疗

复发转移性直肠癌靶向药物治疗主要包括血管内皮生长因子（VEGF）抑制剂和表皮生长因子受体（EGFR）抑制剂，可联合化疗使用。现就国内上市的几类靶向药物介绍如下：

（1）贝伐珠单抗：是重组的人源化人鼠嵌合抗 VEGF 的单克隆抗体，其作用机制是通过与内源性 VEGF 竞争性结合 VEGF 受体而阻断 VEGF 作用，发挥抗肿瘤作用。贝伐珠单抗临床缺乏预测疗效的分子生物标志，VEGF 和 VEGFR 表达情况是否可作为预测指标，目前仍缺乏有力的实验数据支持。联合化疗中使用的方案为：每 2 周 1 次，化疗的第 1 天 5mg/kg。或每 3 周 1 次，化疗第 1 天 7.5mg/kg，静脉推注。

（2）西妥昔单抗：其靶分子是 EGFR，疗效与 EGFR 表达程度无明显相关性，研究表明 RAS 基因突变引起西妥昔单抗耐药，因此在使用西妥昔者单抗治疗前必须行 RAS 基因检测，全野生型的患者才可使用西妥昔单抗。联合化疗中使用的方案为：首次剂量 400mg/m^2，静脉推注，时间大于 2 小时，然后 250mg/m^2，静脉推注，时间大于 60 分钟，每周 1 次；或 500mg/m^2，静脉推注，化疗的第 1 天时间超过 2 小时，每 2 周 1 次。

（3）瑞戈非尼（拜万戈）：是一种口服的靶向酪氨酸激酶抑制剂，它通过抑制 VEGFR2-TIE2 的活性来抑制肿瘤周边的血管生成。适用于在接受过 3 个细胞毒药物化疗，抗 VEGF 和 EGFR 两类靶向药物治疗最终失败的终末期患者，或化疗难治性且需继续治疗的晚期直肠癌。用药方案一般是单一用药，瑞戈非尼 160mg，口服，每日 1 次，第 1~21 天，休息 1 周，第 28 天重复。

（4）呋喹替尼：用于既往接受过氟尿嘧啶类、奥沙利铂和伊立替康为基础的化疗，以及既往接受过或不合适接受抗 VEGF 和 EGFR 治疗（RAS 野生型）的转移性直肠癌患者。

（六）中医药治疗

中医药治疗作为我国历史悠久的特色优势，在直肠癌治疗中所发挥的作用越来越受到重视。尤其是中西医结合治疗中晚期患者，在减轻放化疗后毒副作用、提高生存率等方面，中医药显示出独特优势，且在治疗途径上呈多元化，有所开拓和创新。而且从细胞、分子水平进行中药抗癌机制的实验研究逐渐增多，引起国内外学者的广泛关注，取得了一定的进展，但总的来说仍处于探索阶段，尚存在一些亟待解决的问题，如起步较晚，研究手段陈旧；未能阐明中药抗癌的分子机制等，相信随着中医药研究的深入，中医治疗能在直肠癌治疗中发挥更大的作用。

（七）其他治疗

直肠癌形成梗阻且不能手术者，可采用烧灼、激光或冷冻等局部疗法，或放置金属支架或肠梗阻导管以减轻梗阻。对化疗耐药或难治性的肝脏转移又无明显肝外转移的部分患者可采用经肝动脉导向的栓塞治疗和钇-90 微球选择性内照射。随着科技飞速发展，中医治疗、免疫治疗、分子靶向治疗、基因治疗不断涌现出新的成果并逐渐应用于临床，如抗血管内皮生长因子抗体、抗表皮生长因子抗体等，有着广泛的应用前景。

（王继见）

第二节 直 肠 类 癌

类癌的临床和组织学特性首先由 Lubarsch 于 1888 年描述。类癌肿瘤在组织学上与癌相似,但具有更良性的临床过程。Pearse 在 1969 年认识到这些肿瘤具有摄取胺前体和脱羧能力,这类肿瘤包括类癌肿瘤在内,现在被认为是神经内分泌肿瘤中的一部分,神经内分泌肿瘤源自弥漫性神经内分泌系统。因此,类癌与黑色素瘤、嗜铬细胞瘤、甲状腺髓样癌和胰腺内分泌肿瘤等具有一定的相似性。

一、病因与发病机制

已知类癌肿瘤产生至少 30 种生物活性化合物,这些化合物可以是胺(包括 5-羟色胺和组胺)、蛋白质(多种激素和激肽)和前列腺素。其中,5-羟色胺是这些化合物中最典型的一种。5-羟色胺来源于色氨酸。如果大量的色氨酸转向类癌肿瘤产生血清素,可能会出现蛋白质营养不良,低蛋白血症和糙皮病(维生素 B_3 缺乏症)。基于起源部位和组织学生长模式,类癌被分为很多类型,类癌的预后与这些分类有一定关系。

二、临床表现

类癌可能由于偶然发现,或者可能由于局部或全身症状的产生而被发现。局部症状与起源部位或转移部位有关,而全身症状与生物活性化合物的产生有关。

1. 局部症状 小肠类癌可能产生周期性腹痛,小肠梗阻(由肠套叠或肠系膜纤维化和小肠扭曲引起),肠缺血和胃肠道出血等局部症状。在阑尾切除术时偶然发现阑尾类癌。在结直肠癌筛查时偶尔会发现直肠类癌。直肠类癌的症状,多表现为出血和排便习惯的改变。肝转移亦可能是最初的表现,表现为肝肿大和右上腹疼痛。

2. 系统症状和类癌综合征 类癌肿瘤引起的全身症状称为类癌综合征。这些包括运动症状(潮红和血压变化),腹泻和支气管痉挛等。这些症状是通过将活性肿瘤产物释放到循环中而引起的。肝脏能够代谢和灭活大量肿瘤产物。因此,类癌综合征仅在肝转移(对于胃肠道类癌)或位于门静脉系统外的原发类癌肿瘤的存在下发生。类风湿综合征症状的发作可能是通过常规的日常经历引起的,例如情绪紧张、高温、饮酒或排便时过度紧张。

潮红症状和低血压被认为是由多种生物活性肿瘤产物引起的。这些包括儿茶酚胺,组胺,速激肽和血管舒缓素。当前已经描述了四种不同的潮红模式,每种模式都与特定的起源有关。1 型潮红是一种弥漫性红斑性皮疹,可持续长达 5 分钟,并与中肠类癌肿瘤转移的早期阶段有关。2 型潮红是一种带有毛细血管扩张的紫罗兰色皮疹,也可持续长达 5 分钟,并且与中肠类癌的转移后期有关。3 型和 4 型潮红与分别为支气管和胃类癌有关。

心脏可能受到类癌肿瘤产物的影响,可能导致肺动脉高压、三尖瓣和肺动脉瓣狭窄,以及右心室肥大和纤维化。

类癌危象是危及生命的疾病,它可以由麻醉、栓塞或触碰肿瘤、施用化学疗法或自发引起。类癌危象的表现包括深度潮红、低血压、支气管收缩、心律失常和体温过高。其他表现包括腹泻、精神错乱和昏迷。在实施可能会引发危象的治疗之前,通过用生长抑素和组胺阻断(H_1 和 H_2 受体)预处理可以限制或避免危象发生。

三、辅助检查

1. 实验室检查 类癌肿瘤通常很难在术前诊断,尤其是小肠和阑尾。在 Thompson 和 von Heerden 的一项研究中,在 145 例胃肠道类癌患者手术前准确诊断出的不到 10%,并且所有患者均出现类癌综合征。

目前用于诊断类癌存在的最广泛接受的测试是分析 5-HIAA(血清素代谢物)的 24 小时尿液样本。在正常情况下,尿 5-HIAA 排泄在 2~8mg/24h。超过这些水平的排泄在诊断类癌综合征时表现出高灵敏度和特异性(分别为73%和100%)。

2. 影像学检查 胃肠道中原发类癌的定位通常很困难。尽管进行了小肠造影研究或 CT 扫描,这些主要部位通常仍然未知,直到手术探查方才确定原发部位。如果这些研究是阳性的,通常是由于肠系膜扭结和纤维化明显造成而不是因为肿块本身。增强 CT 可能显示小肠梗阻、外在充盈缺损或小肠管的扭结、角度和分离。

四、治疗

类癌的主要治疗方法是手术切除。在选择相对于疾病程度的手术范围方面存在困难,主要由两个考虑因素决定:类癌肿瘤通常位于只可以局部切除的区域(阑尾、直肠);大范围的减瘤术能潜在获得的收益情况。手术应充分考虑是否残留原发病灶,淋巴结转移的可能性以及减轻肿瘤负荷以减轻类癌综合征症状的益处。直肠类癌是最轻微的侵袭性病变,其表现方式与阑尾类癌相似。它们有相似的淋巴结转移率,多发病灶并不常见。手术治疗也表现出相似性,即局部(经肛门)切除对于直径小于1cm 的病变是足够的,而对于直径大于2cm 的病变,建议进行正规的直肠切除术。中型直肠类癌(1~1.9cm)的治疗必须个性化,平衡更广泛手术的风险与残留疾病的风险。肌肉侵犯是表明病灶残留可能性增加的危险因素,建议行直肠切除术。

类癌患者的药物治疗有两个目的:缓解类癌综合征的全身症状,以及治疗转移。缓解症状需要使用针对特定症状的药物,或可以使激素产生减少的药物。生长抑素类似物通过减少激素产物的合成和全身释放,有助于控制类癌综合征的许多症状。奥曲肽是一种长效生长抑素类似物,半衰期为90分钟。在剂量为400μg/d 时,奥曲肽改善了80%以上患者的潮红和腹泻的主要症状。化疗对转移性类癌肿瘤患者基本无效。使用5-氟尿嘧啶、链脲佐菌素、达卡巴嗪、放线菌素、多柔比星、依托泊苷、顺铂和卡铂的单药治疗方案的客观肿瘤反应率在0~30%。干扰素已被用于治疗转移性类癌肿瘤并取得了一些成功。患者的客观反应率接近50%,持续时间为2~5年。然而,干扰素治疗会产生流感样综合征,疲劳和发热的显著副作用,这可能会限制其使用。

(陈文斌)

第三节 肛 管 癌

肛管癌指起源于肛管或主要位于肛管的肿瘤。肛管癌的传统解剖界限是肛外缘和齿状线,分为肛管和肛缘。这两个部位肛管癌的自然病程、人口统计和外科处理的方法不同。

外科肛管的范畴包括了直肠远端的腺癌,其治疗应该按照直肠癌的规范进行。组织学的肛管以齿状线(dentate line)分为的两个区(图14-4)。上区为肛管移行区,由范围不同的移行上皮和鳞状上皮覆盖,在此区也可以见到内分泌细胞和黑色素细胞。肛管移行区发生的肿瘤病理类型主要是鳞癌,少数为肛腺癌和恶性黑色素瘤。下区由齿状线延伸向下,直到肛缘上方,覆以非角化鳞状上皮,此区发生的肿瘤病理类型多为肛管鳞状细胞癌。肛周被覆角化的鳞状上皮,发生的肿瘤病理类型为鳞状细胞癌和基底细胞癌,属皮肤癌范畴,应按照皮肤癌的治疗原则进行治疗。

一、流行病学

肛管癌是少见肿瘤,通常发生在中年,在下消化道肿瘤中占4%,占肛门直肠癌的3.9%,占所有胃肠道恶性肿瘤的1.5%。女性病例稍多于男性。在肛管肿瘤患者中,75%~80%的患者病理类型是鳞状细胞癌,起源于肛缘或肛管的鳞状上皮;约15%为腺癌,起源于肛腺和导管;肛管黑色素瘤是非常罕见和特殊的恶性肿瘤,据报道大约占全部肛管癌的4%;肛门淋巴瘤和肉瘤较为罕见。肛管直肠恶性黑色素瘤由 Moore于1857年首先报道,发病率占全部肛管直肠恶性肿瘤的0.25%~2.5%,好发于50岁以上人群,女性发病

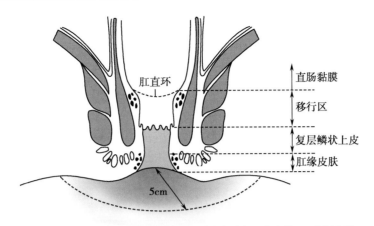

肛管上自肛直环,下至肛缘皮肤;肛周皮肤是自肛缘向外5cm范围皮肤

图 14-4　肛管范围示意图

率高于男性。肛管属恶性黑色素瘤的第三好发部位(仅次于皮肤、眼),有时肿瘤未见黑色素沉积,甚至光镜下也不明确,可通过电镜找到异常的黑素小体和免疫组织化学标记 HMB-45 和 S-100 蛋白阳性确诊。

二、病因与发病机制

历史上,曾认为肛管癌是由肛瘘、肛裂等局部刺激以及炎症性肠病引起,但是后来的研究表明并非如此,发现人乳头瘤病毒(HPV)及人类免疫缺陷病毒(HIV)感染、肛门性交史、性传播疾病史、吸烟、宫颈癌、会阴部肿瘤、免疫抑制是肛管癌的高危因素。

因此,对肛管癌患者应同时检查 HPV 和 HIV,女性患者还应常规行妇科检查和进行宫颈癌筛查,女性发病率略高原因也可能在于 HPV 感染率更高。已有临床研究证实,青少年预防性使用 HPV 疫苗可以减少肛管肿瘤的发生,2010 年 12 月 22 日被 FDA 批准用于 HPV 相关性肛门癌的预防。

三、分类与分期

1. 组织学类型　肛管腺癌包括黏膜表面、肛管腺和瘘管内衬上皮。

肛管虽然不长,但因其复杂的解剖学和组织学结构,可发生各种类型的肿瘤。世界卫生组织(WHO)对肛门区域肿瘤进行详细分类(表 14-4)。按照目前 WHO 分类,肛管癌分为上皮来源的肛管癌,最常见包括鳞癌和腺癌两种病理类型。肛管腺癌是指发生于肛管上皮的腺癌,包括直肠型腺癌向下侵犯、肛门直肠瘘内腺癌和肛门腺腺癌,预后差于肛管鳞癌。非上皮来源的还可见恶性黑色素瘤、淋巴瘤和癌肉瘤。可独立存在,部分病理类型也或混合出现。

表 14-4　WHO 肛门部肿瘤分类

上皮性肿瘤	黏液腺癌
癌前疾病	神经内分泌肿瘤
低级别上皮内瘤变	神经内分泌瘤(NET)
高级别上皮内瘤变	NEF G1(类癌)
鲍恩病	NET G2
肛周鳞状上皮内瘤变	神经内分泌癌(NEC)
佩吉特病	大细胞 NEC
癌	小细胞 NEC
鳞状细胞癌	混合型腺神经内分泌癌
疣状癌	**间叶性肿瘤**
未分化癌	**继发性肿瘤**
腺癌	

肛门部肿瘤转移主要通过淋巴系统转移,少数为血源性播散。淋巴引流取决于肿瘤和齿状线的位置,齿状线以下的肿瘤常转移至腹股沟及股骨淋巴结,齿状线以上肿瘤转移至直肠周围、脊椎旁淋巴结。因此,肛管癌的腹股沟淋巴结转移发生率更高。最常见骨盆外转移为肝、肺和骨盆外淋巴结。

2. 临床分期　目前肛管癌的分期最为公认的是 AJCC/UICC 的 TNM 分期系统(表 14-5)。与肠道系统的其他的 T 的分期不同,肛管癌分期中 T 采用的是肿瘤的大小而非肿瘤的侵犯深度。基于肛管癌预后高度相关的肿瘤大小、浸润深度和淋巴结受累程度。这些病理学预后因素来源于以手术治疗肛管癌为主时期的相关研究。对直径<2cm 肿瘤,5 年存活率为 63%~83%,而当肿瘤直径>5cm 时,5 年存活率仅有 24%~55%。

表 14-5　AJCC/UICC 的 TNM 分期系统

TNM 标准		TNM 临床分期			
原发肿瘤(T)		0 期	Tis	N_0	M_0
T_x	原发肿瘤无法评价	I 期	T_1	N_0	M_0
T_0	没有原发肿瘤	II 期	T_2	N_0	M_0
Tis	原位癌		T_3	N_0	M_0
T_1	肿瘤最大直径≤2cm	III A 期	T_4	N_0	M_0
T_2	肿瘤最大直径>2cm,但≤5cm		$T_{1\sim3}$	N_1	M_0
T_3	肿瘤最大直径>5cm	III B 期	T_4	N_1	M_0
T_4	肿瘤侵犯邻近器官(阴道、尿道、膀胱),不论肿瘤大小;肿瘤侵犯括约肌不属于 T4		T 任何	$N_{2\sim3}$	M_0
		IV 期	T 任何	N 任何	M_1
淋巴结转移(N)					
N_x	区域淋巴结无法评价				
N_0	区域淋巴结无转移				
N_1	直肠周围淋巴结存在转移				
N_2	存在单侧的髂内淋巴结转移和/或腹股沟淋巴结转移				
N_3	直肠周围淋巴结存在转移和腹股沟淋巴结转移和/或双侧髂内淋巴结转移和或双侧腹股沟淋巴结转移				
远处转移(M)					
M_x	远处转移无法评价				
M_0	无远处转移				
M_1	存在远处转移				

四、临床表现

1. 症状　早期肛管癌可无症状,多数肛管癌患者表现为肛门处缓慢生长肿物,约有一半患者发展为溃疡,可出现疼痛和便血等症状,并随着肿瘤侵犯加深,出现相应症状。此外,约有 6% 的肛管癌患者并发肛门良性病变,这也会影响疾病的早期发现。肛管癌常见症状有:

(1) 疼痛:疼痛常是肛管癌的主要特征,疼痛呈持续性,便后加重。

(2) 肛门不适:肛门坠胀不适、异物感、瘙痒等。

(3) 排便异常:累及肛门括约肌时可出现便意频频、里急后重、排便困难、大便失禁,同时有粪条变细变窄。

（4）便血：粪中有黏液及脓血等，开始有少量便血，随着病情发展而逐渐加重。

（5）肛门部肿块：初起时肛管部出现小的硬结，逐渐长大后表面溃烂，形成溃疡，质硬，疼痛剧烈。也有的呈息肉状或蕈状。

（6）晚期消耗衰竭及转移症状：晚期患者有消瘦、贫血、乏力等恶病质表现。腹股沟淋巴结肿大。若转移至肝脏、肺及侵犯前列腺、膀胱、阴道后壁、宫颈等周围组织器官时，可出现相应症状。

现已明确肛管癌的致癌危险因素，因此在询问病史过程中应注意是否有 HPV、HIV 感染史，HPV 相关恶性肿瘤史（如宫颈癌、外阴癌等），性传播疾病史，肛交，吸烟，多个性伴侣等病史。

2. 体征 由于肛管癌早期症状不明显，因此医师在做体格检查时应细致检查肛门局部，尤其是肛门指诊有助于早期发现。

（1）全身检查：早期无阳性体征，晚期出现消耗性体征和转移体征，注意腹股沟淋巴结情况。

（2）局部检查：患者有肛门部症状时，医师应常规做肛门处检查，尤其门诊切忌忽视局部检查，仅通过病史采集，轻易下诊断或治疗。肛管癌初起时为肛管部小硬结，一般就诊时多可见肛管溃疡，其边缘隆起，并向外翻转，呈紫红色，有颗粒结节，底部不平整，呈灰白色，质地较硬，有触痛。也有的呈息肉状或蕈状。晚期肛门括约功能松弛，直肠指诊可明确癌肿的性质、扩展范围及固定程度等。

五、辅助检查

1. 实验室检查 血常规检查了解是否有贫血，粪常规检查了解是否有红细胞和脓细胞；肿瘤系列检查；HIV 和 CD4 水平；妇科宫颈癌筛查。

2. 影像学检查 影像学检查对于肿瘤的分期有很大的帮助，进行这些检查的目的在于了解肿瘤对于周围组织的侵犯情况、是否存在区域淋巴结转移、是否存在远处转移。包括胸部 X 线检查、腹部超声或者 CT 检查、盆腔增强 CT 检查、增强 MRI，有条件的单位可以进行肛管直肠内的腔内超声检查，对于判断病变的侵犯深度有帮助。盆腔 CT 检查对于判断肛管癌的侵犯深度和区域淋巴结的情况有很大帮助。PET 有助于疾病定性，并发现转移，但不能替代诊断性 CT 检查。

3. 病理组织学检查 本病的最后确诊有赖于肿块的活组织检查，阳性者即可确定诊断。若发现腹股沟淋巴结肿大而坚韧者，应进行淋巴结活检或细针穿刺活检，明确其性质。

六、诊断

肛管癌的诊断依靠肛管、直肠指诊、肛门镜检、双侧腹股沟触诊并行活组织检查（活检）。直肠指诊简单易行，可清楚了解肿瘤的位置、大小、活动度及和肛门括约肌的关系。肛门镜检操作方便，可直接观察肿瘤，并可同时完成病理活检，可以明确诊断。腹股沟淋巴结是肛管癌的常见转移部位，这与直肠癌不同，因此双侧腹股沟的触诊是肛管癌不可缺少的查体项目。发现腹股沟淋巴结异常后可行穿刺活检，一旦病理活检确诊有淋巴结转移，肿瘤的分期和预后及治疗方案的制订将发生显著变化。

结肠镜和胸部、腹部、盆腔 CT 以及盆腔 MRI、肛管内超声是肛管癌必要的辅助检查。由于 15% 的肛管癌合并结直肠癌，结肠镜检查可除外此种情况。

此外，肠镜下病理活检是确诊肛管癌的金标准。胸部、腹部和盆腔 CT 有助于确定有无区域淋巴结转移、腹股沟转移和远处转移。盆腔 MRI 和肛管内超声在明确病变与周围组织器官的关系和区域淋巴结情况、肿瘤浸润深度和大小方面有重要参考意义，是最有效的治疗前评价临床分期的手段。正电子发射计算机断层显像（PET/CT）可检测肛管癌远处转移灶。此外，有报道提示肿瘤体积与肛管癌预后相关，PET/CT 可计算肿瘤体积帮助判断预后。对患者的术前分期，指导治疗方案和预后有重要作用。放射、化学治疗后的 PET 随访还有助于早期判断疗效。欧洲临床肿瘤学会（ESMO）推荐 MRI 作为评价原发病灶的检查方法。

七、鉴别诊断

1. 直肠癌 直肠癌可以侵犯到肛管,甚至可以到达齿线处。诊断要靠病理检查。但直肠腺癌的预后较鳞状细胞癌为佳。

2. 肛瘘 感染性肛瘘的表现有时类似肛管癌,肛瘘多在肛管后、前正中处,并与齿线处相连,肛管黏膜完整,探针检查有助于鉴别。

3. 恶性黑色素瘤 该肿瘤在肛管处少见。典型的黑色素瘤外观似血栓性痔,但触诊为硬性结节,偶有压痛。若表面有色素及溃疡,则诊断不难,但半数黑色素瘤无色素,易误诊,活检可明确诊断。

八、治疗

1. 肛管癌的治疗原则 肛管癌中多数病理类型为鳞癌,其目前的治疗方式是以放疗和化疗为主的综合治疗;手术治疗适用于疾病的组织病理活检确诊或者综合治疗效果不佳后的补救措施。单纯放疗仅在有明显化疗禁忌的情况下采用,一般不将化疗单独作为肛管癌的治疗方法。肛管腺癌与低位直肠癌治疗方式相同,肛管恶性黑色素瘤治疗参见恶性黑色素瘤治疗指南。

2. 手术治疗 20 世纪 70 年代前,肛管癌最主要的治疗方式是广泛的腹会阴联合切除术,根治性手术一直被认为是治疗肛管癌的标准方案,这种治疗包括伴或不伴腹股沟淋巴结清扫的腹会阴联合切除术(abdominal perineal resection,APR)。总体 5 年生存率为 30%~70%,手术死亡率 2.5%~5%,术后局部复发率 18%~45%。自从 1974 年 Nigro 等报道对于肛管鳞癌术前行放化疗的综合治疗方法后,手术已逐渐转变为辅助治疗措施。其优势在于可以保留肛门,提高患者生活质量,而疗效与手术治疗相似,对局限期患者可获得 70%~90% 的局部控制率和 60%~70% 的 5 年无病生存率。

虽然外科手术不再是肛管癌的主要治疗手段,但目前仍发挥重要作用。其主要用于:①综合治疗效果不佳或治疗后局部复发病例的补救措施;②早期病变的局部切除;③存在放射、化学治疗禁忌者;④病理活检。

根据肿瘤具体情况,可以选择以下手术方式:

(1) 局部手术:局部切除仅适用于侵犯不超过肛管黏膜下层、分化良好的早期肿瘤,局部病灶直径≤2cm 的肛管癌。术后淋巴结转移率<5%,但仍然有 8%~11% 的患者会局部复发,因此局部切除术后切缘阳性或者不足,应建议术后行放疗或者同步放化疗。

(2) 根治性手术:如果 T_2 以上的浸润性癌则首选不考虑手术。然而,由于 5% 左右的患者因原发病变侵犯肛门括约肌导致功能完全丧失,同步放化疗虽然可能达到完全缓解并且保留了器官,但是括约肌已被纤维化或者坏死组织替代,其功能无法恢复。这些患者则建议采取手术+术前/术后同步放化疗的治疗策略。目前,根治性手术主要适用于局部复发和放化疗抵抗的肛管癌患者。复发是指治疗结束 6 个月后出现局部进展。肿瘤对于放化疗反应差,不能缓解,则称为抵抗。复发和抵抗性肛管癌预后较差,即使接受APR 术后 5 年局部控制率仅为 30%~77%,5 年总存活率仅为 24%~69%。

(3) 腹股沟淋巴结清扫:对于这些腹股沟淋巴结转移的患者,放化疗可达到满意疗效。腹股沟淋巴结清扫术创伤大、并发症多,仅选择性地用于放化疗抵抗的转移灶。放疗虽然对转移淋巴结有效,但是高剂量可能导致下肢淋巴回流障碍。手术切除+放疗在保证疗效的基础上可降低下肢水肿的发生率。

总的来说,对于局部复发或进展的肛管癌患者,腹会阴联合切除是主要治疗手段,如果腹股沟淋巴结阳性,应加做腹股沟淋巴结清扫。异时性腹股沟淋巴结转移的患者,应先行放化疗,如果效果不佳,则行腹股沟淋巴结清扫。对于肝、肺等远处转移灶,缺乏相应的手术切除证据。原发肿瘤控制好,肝脏或肺单发转移灶可考虑手术切除。

3. 放疗和化疗 详见第二十六章第二节及第二十七章第二节。

4. 靶向药物 西妥昔单抗是 EGFR 抑制剂,对 KRAS 野生型肿瘤作用明显。西妥昔单抗理论上可能成为治疗肛管癌非常有前景的药物。靶向药物的应用给肛管癌的治疗带来了新的选择,但是有效性和安全性,需要更多大样本前瞻性随机对照研究数据证实。

九、随访

既往研究结果显示,原发肿瘤大小、区域淋巴结转移情况和盆腔外转移状态都是影响预后的重要因素。近期的 ACTI 研究多因素分析结果显示淋巴结阳性与局部失败、癌症相关死亡相关。中国医学科学院肿瘤医院分析的 31 例肛管癌结果发现,临床分期和 T 分期是影响预后的最主要因素。此外,RTOG9811、EORTC22861 和 ACTI 研究结果还发现男性为预后不良因素。其他预后不良因素还包括年龄、一般情况、血红蛋白水平、吸烟以及人种。但是上述结果尚缺乏大样本研究证实。近年,生化和分子标志物的研究越来越多,一些研究也发现了一些标志物与预后的关系,这些因子包括:p53、Ki67、B 细胞核转录因子、5HH、Gli-1 和 MCM7 蛋白。在未来的几年,随着相关研究的成熟发展,一些标志物可能会成为预测预后和疗效的金标准。

对于无明显淋巴结转移者,原发瘤治疗后对腹股沟淋巴结随诊即可,一般术后 6 个月内应每月检查一次,6 个月后至 2 年内应每 2 个月复查一次。

（郑建勇　张波）

第四节　外　阴　癌

外阴癌占女性生殖道原发恶性肿瘤的 2%~5%,以鳞状细胞癌最常见,主要发生于绝经后妇女。其他包括恶性黑色素瘤、基底细胞癌、疣状癌、佩吉特病、前庭大腺癌、腺癌等。下面重点介绍外阴鳞状细胞癌。

一、病因与发病机制

目前已提出两种独立的外阴鳞状细胞癌发病途径。①人乳头瘤病毒(HPV)感染:40%~60% 的外阴癌与 HPV 感染相关,其中 16 型感染超过 50%;②非 HPV 感染相关病变,如外阴硬化性苔藓、分化型外阴鳞状上皮内瘤变等。

二、分期

采用国际妇产科联盟的手术病理分期(FIGO,2009),具体见表 14-6。

表 14-6　外阴癌 FIGO 分期(2009)

FIGO	肿瘤累及范围
Ⅰ 期	肿瘤局限于外阴和/或会阴,淋巴结无转移
Ⅰ A 期	肿瘤最大直径≤2cm 且间质浸润≤1.0mm*
Ⅰ B 期	肿瘤最大直径>2cm 或间质浸润>1.0mm*
Ⅱ 期	肿瘤侵犯下列任何部位:下 1/3 尿道、下 1/3 阴道、肛门,无淋巴结转移
Ⅲ 期	肿瘤有或无侵犯下列任何部位:下 1/3 尿道、下 1/3 阴道、肛门,有腹股沟-股淋巴结转移
Ⅲ A 期	(i)1 个淋巴结转移(≥5mm),或(ii)1~2 个淋巴结转移(<5mm)
Ⅲ B 期	(i)≥2 个淋巴结转移(≥5mm),或(ii)≥3 个淋巴结转移(<5mm)
Ⅲ C 期	淋巴结阳性伴淋巴结囊外扩散
Ⅳ 期	肿瘤侵犯其他区域(上 2/3 尿道、上 2/3 阴道)或远处转移
Ⅳ A 期	肿瘤侵犯下列任何部位:(i)上尿道和/或阴道黏膜、膀胱黏膜、直肠黏膜,或固定在骨盆壁,或(ii)腹股沟-股淋巴结出现固定或溃疡形成
Ⅳ B 期	包括盆腔淋巴结的任何部位远处转移

注:* 浸润深度指肿瘤邻近最表浅真皮乳头的表皮-间质连续处至浸润最深点。

三、临床表现

最常见的症状是外阴瘙痒、局部肿块或溃疡,合并感染或较晚期癌可出现疼痛、渗液和出血。晚期时还可出现排尿困难、排便困难、直肠出血、腹股沟淋巴结肿大或下肢水肿。病灶以大阴唇最多见,其次为小阴唇、阴蒂、会阴、尿道口、肛门周围等。若已转移至腹股沟淋巴结,可扪及增大、质硬、固定淋巴结。

四、诊断

外阴癌的诊断性评估包括:

1. 危险因素、症状结合妇科检查 早期可为外阴结节或小溃疡、晚期可累及全外阴伴破溃、出血、感染。应注意病灶部位、大小、质地、活动度、色素改变、与邻近器官关系(尿道、阴道、肛门直肠有无受累)及双侧腹股沟区是否有肿大的淋巴结,并应仔细检查阴道、宫颈以排除有无肿瘤。

2. 组织学检查 是确诊外阴癌的唯一方法。对一切外阴赘生物、溃疡和可疑病灶均需尽早作活组织病理检查,必要时可在阴道镜指引下在可疑病灶部位活检,以发现肉眼检查未识别的亚临床病变。

3. 其他 外阴细胞学检查、影像检查(超声、磁共振、CT、全身 PET-CT)、膀胱镜和直肠镜检查、HPV检测、血清 HIV 检测等有助于诊断。

五、治疗

外阴癌的治疗主要取决于肿瘤的组织学类型和分期,同时还应考虑患者的年龄、合并症及一般情况。早期肿瘤以手术为主,局部晚期肿瘤手术结合放化疗,转移病例姑息、对症及支持治疗。对早期患者在不影响预后的前提下,尽量缩小手术范围,最大限度保留外阴的正常结构,以提高生活质量。

1. 手术治疗

(1) 早期肿瘤(Ⅰ期和小病灶Ⅱ期):先行病灶活检,根据病变大小及浸润深度分期,然后按分期决定术式。要求手术切缘距离肿瘤边缘至少 1cm,深度应达会阴深筋膜(一般 2~3cm),即位于阔筋膜水平面且覆盖耻骨联合的筋膜层。Ⅰ A 期行外阴局部扩大切除术,术后随访即可。Ⅰ B 期者根据病灶位置决定术式:①单侧病变(病灶距外阴中线≥2cm),行局部广泛切除术或改良广泛外阴切除术及单侧腹股沟淋巴结评估(前哨淋巴结绘图活检或单侧腹股沟/股淋巴结切除术);②中线部位病变(前部或后部),行局部广泛切除或改良广泛外阴切除术及双侧腹股沟/股淋巴结评估(前哨淋巴结绘图活检或双侧腹股沟/股淋巴结切除术)。术后均根据原发灶及淋巴结的病理结果决定辅助治疗。

(2) 局部晚期肿瘤(病灶>4cm 的Ⅱ期和Ⅲ期):腹股沟淋巴结和外阴病灶分步处理。先行影像学评估和淋巴结病理检查,再根据结果采取个体化的手术或与放化疗结合的综合治疗。

(3) 肿瘤转移超出盆腔:可考虑局部控制或姑息性外照射放疗和/或全身治疗,或者采用最佳的支持治疗。

2. 放射治疗 虽然鳞癌对放射治疗较敏感,但外阴皮肤对放射线耐受性极差,易发生放射皮肤反应,难以达到放射根治剂量。因此,外阴癌放射治疗常用于术前辅助治疗、转移淋巴结区域照射、术后辅助治疗。

3. 化学药物或靶向治疗 多用于同步放化疗及晚期癌或复发癌的综合治疗。

六、外阴癌与盆底功能障碍

近一半的外阴癌发生于距离尿道口 2cm 内,尽管如此,外阴癌本身对下泌尿道的影响并不常见。只有不到 10% 的患者有排尿困难,尿道梗阻非常罕见。尿道功能受损通常发生在治疗过程中,患者术后易出现尿流方向异常。据报道,在根治性外阴切除术后,4%~24% 的患者出现盆底功能障碍,包括阴道前后壁脱垂、子宫脱垂和压力性尿失禁;5%~50% 的患者出现与盆腔脏器脱垂无关的新发尿失禁。与外阴癌相关的尿失禁的主要机制是膀胱出口功能障碍。出口功能障碍可发生于解剖支持缺陷或尿道括约肌缺陷。括约肌功能不全可由血管和神经分布改变、尿道黏膜损伤、尿道周围瘢痕形成、尿道活动性改变或膀胱颈位置改变引起,所有这些均可伴随放射或根治性手术而发生。由于膀胱靠近外阴,外照射时射线不可避免地照射到膀胱,从而影响逼尿肌活动和感觉功能,诱发膀胱症状。罕见的放射效应还包括膀胱顺应性减低,可能导致尿急、尿频、尿失禁和排尿困难。

（曹杨　孙智晶　朱兰）

第五节　阴　道　癌

原发性阴道癌在所有女性生殖道恶性肿瘤中所占比例为 2%~3%。原发性阴道癌中鳞状细胞癌占大多数,但也可出现腺癌、肉瘤、黑色素瘤以及其他组织学类型。虽然原发性阴道癌发病罕见,但其他部位恶性肿瘤转移性阴道癌并不少见。因此,大多数阴道恶性肿瘤是转移性的,通常来源于子宫内膜癌、宫颈癌、外阴癌、卵巢癌、乳腺癌、直肠癌及肾脏恶性肿瘤。转移途径可能为直接蔓延(如宫颈癌、外阴癌及子宫内膜癌)或经淋巴、血行播散(如乳腺癌、卵巢癌及肾脏恶性肿瘤)。

一、病因与发病机制

阴道原位鳞状细胞癌或阴道浸润性鳞状细胞癌在女性中的发病率为 1/100 000,罕见,对该病病因了解甚少。总体来说,其发生与宫颈上皮内瘤变和人乳头瘤病毒(HPV)感染相关。高达 30% 原发性阴道癌患者有 5 年前患宫颈原位癌或浸润癌病史。部分阴道癌由阴道上皮内瘤变(VAIN)发展而来,亦可能诱发于既往盆腔放疗。

二、分类

1. 鳞状细胞癌　阴道鳞状细胞癌平均诊断年龄约为 60 岁,该病的发病率随患者年龄的增加而增加。通过肉眼观察,这些肿瘤分为结节型、溃疡型、硬结型、内生型或外生型。阴道癌也与 HPV 感染相关,但阴道上皮比不断化生的宫颈上皮状态更稳定,因此受致癌病毒的影响较小。疣状癌是鳞癌中的一种,是阴道鳞状细胞癌少见的变异型,组织分化程度高,恶性潜能低。临床表现常为阴道内巨大、疣状、蕈状赘生物,局部浸润,少见远处转移。组织学上,它由致密角蛋白覆盖的粗大乳头状分叶组织构成。与边界清晰的良性尖锐湿疣不同,疣状癌由基底部向表皮突出方向不断推移,浸润生长。

2. 腺癌　阴道腺癌约占原发性阴道癌的 10%,可能起源于氯己酚(diethylstilbestrol,DES)暴露所致的阴道腺病,起源于残余中肾组织、尿道旁腺或内膜异位症病灶。阴道 DES 相关透明细胞癌好发于年轻女性。阴道 DES 相关透明细胞癌通常预后良好,总生存率78%。2007 年 M. D. Anderson 癌症中心一项纳入 26 例患者的研究显示,阴道非 DES 相关腺癌平均发病年龄为 54 岁,局部复发和远处转移率均较高,5 年总生存率仅为 34%。

3. 肉瘤　平滑肌肉瘤、内膜间质肉瘤、恶性混合型苗勒管肿瘤、横纹肌肉瘤为最主要的原发性阴道肉瘤类型。其中以胚胎横纹肌肉瘤(阴道葡萄状肉瘤)最为常见,它是一种发生于婴幼儿阴道组织的高度恶性肿瘤(平均发病年龄 3 岁),表现为阴道排液、流血或阴道口肿物。过去的治疗手段为盆腔器官廓清术,但生存率极低。近来,采用保守手术联合术前或术后放化疗显著改善了生存率。

4. 黑色素瘤　阴道黏膜的黑色素瘤较罕见,被认为起源于阴道黑变病区域的黏膜黑色素细胞或起源于不典型黑色素细胞增生,平均发病年龄约为 60 岁。主诉症状最常为阴道异常出血。表现为蓝黑色或棕黑色肿块、斑块或溃疡,最常见于阴道前壁下 1/3 段。需要特别提出的是,它们通常是无色素的。泌尿生殖道黏膜的原发恶性黑色素瘤,可能具有侵袭性生物学行为,局部治疗失败和转移的发生率较高。阴道黑色素瘤的 5 年生存率通常低于 20%。

三、分期

国际妇产科联盟(FIGO)对原发性阴道癌采用临床分期系统,详见表 14-7。

表 14-7 原发性阴道癌 FIGO 分期(2009)

FIGO 分期	肿瘤累及范围
Ⅰ期	癌灶局限于阴道壁
Ⅱ期	癌灶累及阴道下组织,但未侵犯骨盆壁
Ⅲ期	癌灶侵犯骨盆壁
Ⅳ期	癌灶超出真骨盆,或累及膀胱黏膜和/或直肠黏膜;泡状水肿不应归为Ⅳ期
ⅣA 期	癌灶侵犯膀胱黏膜和/或直肠黏膜和/或超出真骨盆
ⅣB 期	播散至远处器官

四、临床表现

绝大多数阴道癌患者表现为绝经后或性交后异常阴道出血。其他症状包括水样、微带血性或恶臭性阴道分泌物、阴道肿块、泌尿系统症状(如尿频、排尿困难及血尿)或消化系统症状(如里急后重、便秘及黑便)。5%的患者由于病灶侵袭扩张超出阴道引起盆腔痛。然而,多达 20%的患者在诊断时并无临床症状。这些患者可能是在宫颈癌细胞学筛查中被发现的。

五、诊断

阴道癌的诊断具有一定难度。阴道后壁上 1/3 处是原发性阴道癌最好发的部位。一项回顾性研究发现,阴道癌在阴道上、中及下 1/3 段的发病率分别为 50%、20% 及 30%,同时,超过 50%的阴道癌起源于阴道后壁。在阴道视诊检查中,较小的病灶及窥器前后叶遮挡区域病灶可能会造成漏诊。20%的阴道癌是在宫颈癌细胞学筛查中偶然被发现的。

确诊必须通过疑似病灶组织活检完成,病灶形态可表现为肿块、斑块或溃疡。视诊未见病灶而细胞学检查异常者,需通过阴道镜醋酸及 Lugol 碘染色试验进行宫颈和阴道检查。对于阴道明显狭窄妨碍在门诊进行充分检查的女性、老年女性或需要膀胱镜检查和直肠镜检查指导临床分期的患者,在检查和取活检标本时可能需要进行麻醉。

六、治疗

阴道癌尚无统一的治疗方案,治疗计划应根据患者病灶位置、大小、临床分期个体化制订。

1. 手术治疗 因为阴道邻近膀胱、直肠,阴道癌的手术治疗应用有限,下列情况可考虑手术:

(1) 病灶累及阴道后壁上段的 Ⅰ 期患者,若未曾切除子宫,可行广泛性子宫切除术、阴道上段切除术(切缘旁开病灶至少 1cm)和盆腔淋巴结切除术。若已切除子宫,行根治性阴道上段切除术和盆腔淋巴结切除术。

(2) 选择放疗的年轻患者放疗前进行卵巢移位(腹式或腹腔镜),或对经选择的患者进行手术分期切除肿大阳性淋巴结。

(3) ⅣA 期患者,尤其是合并直肠阴道瘘或膀胱阴道瘘时行盆腔器官廓清术,某些患者可能还需要切除盆腔淋巴结或术前放疗。若病灶累及阴道下 1/3,应考虑切除双侧腹股沟淋巴结。

(4) 放疗后中心性复发的患者行盆腔器官廓清术。

2. 放疗 尽管更浅表癌灶可能仅行近距离治疗,但对于肿瘤直径大于 2cm 的 Ⅰ 期及所有 Ⅱ~Ⅳ 期阴道癌患者,应进行外照射,或外照射联合腔内或间质近距离治疗法。虽然人们普遍接受放疗为阴道癌的主要治疗手段,但是分期相关的治疗方案尚未得到明确的认同。

3. 同期放化疗 用于阴道癌的报道有限,近期一项基于美国国家癌症数据、纳入 13 689 例阴道癌患者的研究表明,1998—2011 年同期放化疗的比例由 20.8% 上升到 59.1%,同期放化疗患者中位生存期长于单独放疗患者(56.2 个月 vs 41.2 个月),同期放化疗是延长生存期的独立预后因素。化疗对复发或晚期阴道癌患者的作用现仍无定论。

七、阴道癌与盆底功能障碍

阴道癌可直接侵犯尿道和膀胱,形成膀胱阴道瘘或尿道阴道瘘而引起尿失禁或相关症状。10%~15% 的患者会产生治疗相关并发症,毗邻阴道的膀胱、尿道及直肠因其解剖位置极易受到手术或放疗影响而损伤,包括直肠阴道或膀胱阴道瘘、放疗性膀胱炎或直肠炎、阴道及直肠狭窄,以及罕见情况下发生阴道壁坏死。性功能障碍是阴道癌治疗后的另一个常见并发症。

(曹杨　孙智晶　朱兰)

第六节　宫　颈　癌

宫颈癌(cervical cancer)是最常见的妇科恶性肿瘤,在女性中是第四位常见的肿瘤,在我国是癌症致死女性的第二病因。宫颈癌是目前唯一明确病因的肿瘤,其与高危人型 HPV 感染有关,其预后依赖于临床分期。临床分期能够指导进一步的治疗,如早期病例,可选择根治性手术治疗,对于进展期病例,联合放化疗可以作为首选治疗。

一、流行病学

根据 2018 年 WHO 的报道,估计世界范围内宫颈癌新发病例为 57 万,占所有新发女性肿瘤的 6.6%,其中发展中国家的新发病例超过总数的 85%。其发病年龄集中在 50~55 岁,由于筛查手段的进步,在过去 50 年中,宫颈癌的死亡率下降了 50%~75%,但近年来 20~39 岁患者呈增多趋势。宫颈癌的发病率及死亡率与人种、地区及经济发展程度密切相关。在我国,其发病率及死亡率在不同民族中存在差异,且发病率存在城市高于农村、经济发达地区高于欠发达地区的趋势,而死亡率则恰恰相反,考虑与暴露风险及医疗卫生条件的差异有关。HPV 疫苗的应用被认为是有效预防宫颈癌的方法。

二、病因与发病机制

1. HPV 感染 目前认为高危 HPV 感染是宫颈癌发病的必要因素。99.7% 的宫颈癌患者存在高危亚型的 HPV 持续感染,目前认为 57% 的宫颈癌患者 HPV16 阳性,而 16% 与 HPV18 有关。与鳞状细胞癌相关,而 HPV18 多与宫颈腺癌相关。注射 HPV 疫苗作为宫颈癌的一级预防已被多个国家采用,但对于 HPV 已感染的女性患者,HPV 疫苗没有治疗作用,对于治疗后的再感染/损害没有保护作用。

2. 吸烟 研究证明,无论是主动还是被动吸烟,均会增加 HPV 感染女性罹患高级别鳞状上皮内病变及浸润性宫颈癌的风险,而且这种风险并不会因为戒烟而降低。

3. 性行为及分娩次数 多个性伴侣及初次性行为小于 16 岁增加宫颈癌的风险。与患有阴茎癌、前列腺癌或性伴侣患有宫颈癌的高危男子性接触也能够增加宫颈癌风险。分娩年龄低、分娩次数多均增加宫颈癌风险。

4. 口服避孕药 HPV DNA 阳性妇女口服避孕药会增加患宫颈癌风险,但停药后风险会降低。

5. 免疫缺陷与抑制 HIV 感染、器官移植后免疫抑制药的应用等均可增加宫颈癌风险。

6. 其他 并非所有宫颈癌均与 HPV 有关,一些宫颈癌与遗传或其他因素有关。

三、分类与分期

1. 分类

(1)宫颈鳞状细胞癌:最常见,约占全部宫颈癌的70%。根据分化程度可主要分为角化型、非角化型,以及少见的乳头状、基底细胞状、湿疣状、疣样、鳞状移行细胞及淋巴上皮瘤样癌等。根据病变发展的不同变化,可分为外生型,内生型,颈管型。

(2)宫颈腺癌:约占全部宫颈癌的25%,近年发病呈增长趋势。最常见来源于宫颈柱状上皮细胞,其他病理类型包括黏液性、绒毛管状、内膜样腺癌等。黏液腺癌又可分为胃型、肠型、印戒细胞型或非特殊类型等,分化良好的胃型黏液腺癌又称微偏腺癌或恶性腺癌,因其临床表现缺乏特异性,宫颈缺乏明确肿块表现,细胞学检查敏感性不佳,宫颈活检不易获得(颈管内,活检需病变深度>5mm),与HPV感染无关,不易发现,常需多次活检或行宫颈锥切术,但仍有因肿瘤分化极好而与正常宫颈腺体难以区别的情况,因此大多数患者发现时已属晚期,且因其对放化疗敏感性差,易浸润及早期转移,因此预后差,5年生存率约为30%。此类型腺癌平均发病年龄42岁,可合并Peutz-Jeghers综合征,并可有卵巢转移。

(3)其他:包括浆液性癌、腺鳞癌、透明细胞癌、腺囊癌、腺样基底细胞癌、小细胞癌、肉瘤、恶性淋巴瘤、黑色素瘤及未分化癌等。

2. 分期 目前国家统编教科第九版妇产科学使用的是FIGO 2009分期标准,为临床分期,要求需二名以上有经验医师双合诊及三合诊检查后共同商议确定,一旦诊断后不能修改。分期标准见表14-8。

表 14-8 宫颈癌临床分期(FIGO,2009)

分期	描述
Ⅰ期	肿瘤局限于宫颈(扩展到宫体应被忽略)
ⅠA期	镜下浸润癌(所有肉眼可见的病灶,包括表浅浸润均为ⅠB期),间质浸润深度<5mm,宽度≤7mm
ⅠA1期	间质浸润深度≤3mm,宽度≤7mm
ⅠA2期	间质浸润深度>3mm且<5mm,宽度≤7mm
ⅠB期	肉眼可见癌灶局限于子宫颈,或镜下癌灶超过ⅠA期
ⅠB1期	肉眼可见癌灶≤4cm
ⅠB2期	肉眼可见癌灶>4cm
Ⅱ期	肿瘤超越子宫,但未达阴道下1/3或未达骨盆壁
ⅡA期	肿瘤侵犯阴道上2/3,无明显宫旁浸润
ⅡA1期	肉眼可见癌灶≤4cm
ⅡA2期	肉眼可见癌灶>4cm
ⅡB期	有明显宫旁浸润,但未达骨盆壁
Ⅲ期	肿瘤已扩展到骨盆壁,在进行直肠指诊时,在肿瘤和盆壁之间无间隙;肿瘤累及阴道下1/3;由肿瘤引起的肾盂积水或肾无功能的所有病例,除非已知道由其他原因引起
ⅢA期	肿瘤累及阴道下1/3,但未达盆壁
ⅢB期	肿瘤扩展到骨盆壁,或引起肾盂积水或肾无功能
Ⅳ期	肿瘤超过真骨盆范围,或侵犯膀胱和/或直肠黏膜
ⅣA期	肿瘤侵犯邻近的盆腔器官
ⅣB期	远处转移

最新宫颈癌 FIGO 2108 分期标准为手术病理分期,目前最新版 NCCN 指南已采用该分期方式。要求需 2 名以上有经验医师双合诊及三合诊检查后共同商议确定,如有分歧需以相对早的分期作为最终诊断,同时考虑影像学检查结果,最后分期需注明所采用的方法为影像学检查确定的分期还是手术病理学检查确定的分期。分期标准见表 14-9。

表 14-9　宫颈癌手术病理分期(FIGO,2018)

分期	描述
Ⅰ 期	肿瘤局限于宫颈(扩展到子宫体应被忽略)
Ⅰ A 期	浸润癌仅显微镜下可见,浸润最大深度<5mm[a]
Ⅰ A1 期	间质浸润深度<3mm
Ⅰ A2 期	间质浸润深度≥3mm,<5mm
Ⅰ B 期	浸润癌浸润深度≥5mm(超过 Ⅰ A 期),病变局限于宫颈[b]
Ⅰ B1 期	浸润癌间质浸润深度≥5mm,病灶最大径线<2cm
Ⅰ B2 期	浸润癌病灶最大径线≥2cm,<4cm
Ⅰ B3 期	浸润癌病灶最大径线≥4cm
Ⅱ 期	癌灶超出子宫,但未达阴道下 1/3,或未达骨盆壁
Ⅱ A 期	病灶局限于阴道上 2/3,无宫旁浸润
Ⅱ A1 期	浸润癌病灶最大径线<4cm
Ⅱ A2 期	浸润癌病灶最大径线≥4cm
Ⅱ B 期	病灶有宫旁浸润,但未达骨盆壁
Ⅲ 期	癌灶浸润达阴道下 1/3 和/或达骨盆壁和/或引起肾盂积水或肾无功能和/或累及盆腔和/或腹主动脉旁淋巴结[c]
Ⅲ A 期	癌灶累及阴道下 1/3,但未达盆壁
Ⅲ B 期	癌灶累及骨盆壁和/或引起肾盂积水或肾无功能(除非证明是其他原因引起)
Ⅲ C 期	癌灶累及盆腔和/或腹主动脉旁淋巴结,不考虑肿瘤大小及扩散程度(标注 r 和 p)[c]
Ⅲ C1 期	仅有盆腔淋巴结转移
Ⅲ C2 期	腹主动脉旁淋巴结转移
Ⅳ 期	肿瘤扩散超过真骨盆或累及(活检证实)膀胱或直肠黏膜(泡状水肿不划分为Ⅳ期)
Ⅳ A 期	扩散至邻近盆腔器官
Ⅳ B 期	扩散至远处器官

注:如存在分歧,应以相对早的分期作为最终诊断。
[a] 可应用影像学及病理学结果对临床发现的肿瘤大小和扩散范围进行补充以便更好地分期。
[b] 淋巴脉管间隙浸润阳性不影响分期,不再考虑病变浸润宽度。
[c] 加入 r(影像学)和 p(病理学)标记来注明Ⅲ C 期的划分,例如:如果影像学发现盆腔淋巴结有转移,应标记为Ⅲ C1r,如为病理证实的,应标记为Ⅲ C1p。需要记录影像学及病理技术的类型。

四、转移途径

主要为直接蔓延和淋巴转移,血行转移极少见。

1. **直接蔓延**　最常见,癌组织向邻近器官及组织扩散。常向下累及阴道壁,极少向上累及宫腔。向两侧扩散可累及主韧带及子宫颈旁、阴道旁组织直至骨盆壁;癌灶压迫或侵及输尿管时,可引起输尿管阻塞及肾积水。晚期可向前、后蔓延侵及膀胱或直肠。

2. **淋巴转移**　癌灶侵入淋巴管,形成瘤栓,随淋巴液引流进入局部淋巴结。淋巴转移一级组包括子宫旁、闭孔、髂内、髂外、髂总、骶前淋巴结;二级组包括腹股沟深浅淋巴结、腹主动脉旁淋巴结。

3. 血行转移　极少见,晚期可转移至肺、肝或骨骼等。

五、临床表现

1. 症状

(1) 阴道流血:多表现为接触性阴道流血,也可表现为不规则阴道流血或月经量增多、经期延长等,或仅有阴道分泌物异常,白带增多、混有血丝或血性白带。偶尔因局部病灶范围大,组织破坏严重,侵犯血管造成阴道大出血。绝经后妇女可表现为绝经后阴道流血。也有无阴道流血症状仅在体检中发现者。

(2) 阴道流液:早期有阴道分泌物增多,可为稀薄,淡血性,部分患者有米泔样阴道排液,伴有腥臭味,晚期患者可有大量排液并因感染伴有恶臭。

(3) 其他:根据病程及癌灶累及范围可表现为不同症状,早期以局部症状为主,如压迫膀胱、输尿管造成尿频、尿急及尿路梗阻相关症状,如输尿管积水、肾盂积水甚至进而影响肾功能造成尿毒症,晚期则出现贫血、发热、恶病质等全身症状,或腰骶部及下肢疼痛等远处部位的异常。

2. 体征

(1) 视诊:镜下微小浸润癌肉眼观可无异常,或仅表现为柱状上皮异位,病情发展可表现为菜花样或息肉样赘生物,质脆,易破碎出血,内生型则可仅表现为宫颈肥大、颜色加深,颈管增粗,可见颈管内出血,腺癌宫颈增粗呈桶状。晚期可伴组织脱落,形成局部溃疡或空洞,可伴恶臭。可见阴道壁受累,局部阴道壁质硬,触之出血,或可见赘生物。

(2) 触诊:早期双合诊及三合诊可无异常,随病变进展,可触及子宫活动度不佳,宫旁及阴道旁增厚或成结节状,病灶有时可达盆壁,形成冰冻骨盆,宫骶韧带、直肠子宫陷凹及直肠亦可受累。三合诊对于病变分期的诊断尤为重要。

六、辅助检查

盆腔超声、盆腔增强 CT 或 MRI、PET-CT 等除可以辅助提供肿瘤的大小、浸润范围、有无淋巴结转移等情况外,目前也可作为宫颈癌分期的辅助手段。对肿瘤局部浸润及扩散程度的评价首选盆腔增强 MRI,对于盆腔及腹主动脉旁淋巴结的评估,CT、MRI 及 PET-CT 可酌情选择,对于远处转移的评估,PET-CT 简便易行且效果最佳应为首选。同时可辅助泌尿系(超声、膀胱镜、静脉肾盂造影)、内镜检查(胃镜、肠镜等)及鳞状细胞癌抗原(SCC)等进行进一步的评估。

七、诊断

根据症状和体征,结合影像学辅助检查可以进行初步诊断,进一步确诊及分期需要病理学结果支持。早期尤其是镜下微小浸润癌,需经宫颈细胞学检查、HPV 检测发现异常后,阴道镜检查进一步观察上皮组织及血管变化并定位行子宫颈活组织检查(多点活检及颈管诊刮),最终病理检查确诊。

八、鉴别诊断

需依靠宫颈活组织病理检查,主要与症状体征相似的各类宫颈病变相鉴别。

1. 宫颈良性病变　宫颈柱状上皮异位、慢性宫颈炎、宫颈子宫内膜异位症、宫颈结核等。

2. 宫颈良性肿瘤　宫颈管肌瘤、宫颈乳头瘤等。

3. 宫颈转移性癌　如子宫内膜癌、卵巢癌、膀胱癌、结肠癌累及宫颈,以及其他恶性肿瘤的全身扩散等。

九、治疗

宫颈癌以手术和放射治疗为主,化学药物治疗为辅。对于同一个患者,应尽量减少联合治疗的种类,如术前评估具备放疗适应证,应首选同期放化疗。

（一）手术治疗

对于ⅠA~ⅡA的患者,可以选择手术治疗,尤其适用于有保留卵巢功能意愿的年轻患者。根据临床分期及扩散程度可选择宫颈锥切术、筋膜外子宫全切术、改良根治性子宫全切术、根治性子宫全切术等,合适的ⅣA期患者可以考虑行盆腔廓清术。手术方式可选择经腹或微创手术(传统腹腔镜或机器人辅助腹腔镜),但近年来的研究发现早期宫颈癌患者经传统腹腔镜或机器人辅助腹腔镜手术治疗的预后比经腹手术差,因此术前应客观告知患者不同手术方式的短期和长期结局及风险。术后并发症主要有出血、输尿管瘘、盆腔淋巴囊肿、感染、血栓及膀胱功能障碍等。

不推荐手术作为ⅠB3和ⅡA2期患者的首选治疗,因这类患者80%需要手术后放射治疗(PORT)或铂类为基础的同期放化疗(CCRT)。对于这类患者,CCRT为标准治疗方法。

1. 保留生育功能的手术　ⅠA1期、淋巴脉管间隙浸润(LVSI)阴性患者,如要求保留生育功能,可行宫颈锥切术,术后密切随访,切缘如为阳性,应考虑再次锥切或行宫颈切除术。锥切的形状和深度应根据癌灶的形状、类型及位置做适当的调整。对于ⅠA1期、LVSI(+)的患者,也可行宫颈锥切术(切缘阴性)联合盆腔前哨淋巴结(SLN)检测或盆腔淋巴结切除。要求保留生育功能的ⅠA1期合并LVSI(+)锥切后切缘为阳性、ⅠA2~ⅠB1期的患者,在手术(经腹或腹腔镜)切除盆腔淋巴结且冰冻病理回报阴性的条件下,行经腹、腹腔镜或经阴道的根治性宫颈切除术,切除宫颈、1~2cm上阴道及相应1~2cm宫旁组织后将阴道断端和子宫直接缝合。也可经术后病理回报阴性,于一周后再行根治性宫颈切除术。对于ⅠB1及ⅠB2期,经腹的根治性宫颈切除术可以应用于癌灶最大径线2~4cm的患者,手术范围在宫颈水平类似于根治性子宫全切术。无论何种保留生育功能的手术,切缘阴性距离应在3mm以上。产后是否保留子宫由患者及医师自行决定,但持续的细胞学异常或HPV持续感染的患者仍建议行子宫切除。小细胞神经内分泌癌、胃型腺癌等病理类型不适合保留生育功能。

2. 筋膜外子宫全切术　Q-M分型为A型。ⅠA1期、LVSI(-)且不要求保留生育功能的患者可行筋膜外子宫全切术,手术可选择开腹、经阴道或腹腔镜进行。范围包括切除全子宫及宫颈,在子宫及宫颈边缘切断主韧带,在宫颈边缘切断宫骶韧带,下推膀胱至膀胱底,完整保留盆丛神经。术中是否同时切除双侧附件需根据病理类型及患者年龄、生育要求及意愿、附件有无异常等选择。

3. 改良根治性子宫全切术　Q-M分型为B型。LVSI阳性与否不包括在宫颈癌的临床分期中,但其与预后密切相关,尤其对于早期宫颈浸润癌患者,往往提示不良预后。因此,ⅠA1期、LVSI(+)的患者以及ⅠA2期患者,可行改良根治性子宫全切术及盆腔淋巴结切除术。对于肿瘤最大径线<2cm,间质浸润小于50%,影像学检查无淋巴结转移的低危ⅠB1期患者,也可考虑行改良根治性子宫全切术,同时切除盆腔及腹主动脉旁淋巴结。改良根治性子宫全切术切除范围应包括全子宫及宫颈,阴道上1~2cm,即阴道切缘至少距离肿瘤1cm,分离输尿管隧道,在子宫动脉与输尿管交叉处切断结扎子宫动脉,在输尿管穿过阔韧带水平切断主韧带(1~1.5cm),部分切断宫骶韧带(靠近宫颈侧1~2cm),下推膀胱至阴道上部,切除膀胱宫颈韧带中叶,下推直肠至宫颈下方,保护输尿管下方的腹下神经丛。根据病理类型及患者年龄、生育要求及意愿、附件有无异常等选择是否切除双侧附件。

4. 根治性子宫全切术　Q-M分型为C型,根据是否保留神经又可划分为C1和C2型。ⅠB1、ⅠB2及ⅡA1期患者,应行根治性子宫全切术及盆腔和腹主动脉旁淋巴结切除术。根治性子宫全切术切除范围应包括全子宫及宫颈,阴道上1/4~1/3,即阴道切缘需距离肿瘤或宫颈1.5~2cm,分离输尿管隧道,在膀胱上动脉分离出子宫动脉的起始部切断结扎子宫动脉,贴盆壁切断主韧带,近骶骨端切断宫骶韧带,下推膀胱至阴道中段,下推直肠至宫颈下方,膀胱宫颈韧带(前后叶)靠近膀胱处切除,直肠阴道韧带也需切除足够长度,并常规行盆腔及腹主动脉旁淋巴结切除。根据病理类型及患者年龄、生育要求及意愿、附件有无异常等选择是否切除双侧附件。手术治疗的优点是,有利于以组织病理学为基础精确的划定术后分期,进而更好地制订个体化的术后治疗方案,能够为耐放疗的患者提供一个治疗方案,也可在术中同时将卵巢悬吊在结肠旁沟,防止术后放疗对卵巢的损伤。

5. 淋巴结切除术 根据不同分期及淋巴结切除分级,推荐盆腔(宫旁、髂内、髂外、髂总、闭孔和腹股沟深淋巴结)和/或腹主动脉旁淋巴结切除。除 Ⅰ A1 期,LVSI(−)的患者外,所有患者均需行盆腔淋巴结清扫术,Ⅰ A1 期、LVSI(+)和 Ⅰ A2 期患者,可不常规切除腹主动脉旁淋巴结。对所有 Ⅰ B1 期及以上患者,均建议常规切除腹主动脉旁淋巴结。腹主动脉旁淋巴结切除达肠系膜下动脉水平即可。

SLN 检测可适用于癌灶≤2cm 且术前术中评估均无淋巴结增大或转移证据的早期患者。但受示踪剂种类、剂量、注射方法等多种因素影响较大,存在显影失败等假阴性结果。因此其应用仍需进一步评估,在不能明确 SLN 的情况下仍应行系统的淋巴结切除。

(二) 放射治疗

可以用于治疗所有期别的宫颈癌。对于存在淋巴结转移、宫旁浸润阳性、切缘阳性等高危因素的患者,术后需辅助放射治疗并同期化疗。对于具有中危因素肿瘤最大径线>4cm、LVSI 阳性及宫颈深部间质浸润中 2 或 3 条的患者,应行 PORT。没有高中危因素的低危患者不需补充辅助治疗。

对于无法手术的微小浸润癌及肿瘤<1cm 的 Ⅰ B1 期患者,单独腔内放射治疗(ICRT)即可获得良好效果,也可联合短距骨盆外照射(EBRT)。EBRT 也适用于不适合手术或拒绝手术的 Ⅰ A1 期、LVSI(+)和 Ⅰ A2 期的患者。Ⅰ B3 和 Ⅱ A2 期及以上的患者首选 CCRT。对于进展期宫颈癌,在能够耐受的前提下,CCRT 与单纯放射治疗相比,生存率得到显著改善。

(三) 其他全身治疗

化学药物治疗,主要用于 CCRT,也可用于手术前后的辅助治疗,尤其适用于缺乏放疗条件的地区的术前治疗,目的为缩小肿瘤体积、控制转移以更好地实施手术治疗,也是晚期及复发转移患者的辅助治疗。靶向治疗常与化疗联合应用,免疫治疗也处于临床研究中。

十、随访

需终生随访,治疗后 2 年内应每 3~6 个月复查一次,3~5 年内每半年复查一次,5 年后每年复查一次。随访内容包括妇科检查、阴道脱落细胞检查、相关盆腔及全身影像学检查、鳞状细胞癌抗原等。

(王敏 周莹莹)

第七节 子宫内膜癌

子宫内膜癌是女性生殖系统三大恶性肿瘤之一,是发生于子宫内膜的一组恶性肿瘤,以来源于子宫内膜腺体的子宫内膜样腺癌最常见,近年来发病率在全世界范围内呈上升趋势。

一、流行病学

子宫内膜癌在世界范围内是第六常见的女性恶性肿瘤,其发病率有明显地区差异,与地区经济发达程度及生活水平高低密切相关。发达国家发病率高于发展中国家,在我国,子宫内膜癌是女性生殖系统恶性肿瘤的第 2 位,发病率约为 63.4/10 万,高于全世界平均水平的 8.2/10 万,死亡率在 21.8/10 万。其 3/4 发生于绝经后,中位发病年龄为 63 岁,年龄越大越具致死性,多数与无对抗性雌激素长期刺激有关,包括不孕、无排卵性功血、绝经年龄延后(>52 岁)、多囊卵巢综合征、功能性卵巢肿瘤、应用他莫昔芬等,其他与子宫内膜癌发生的高危因素还有家族史、高血压、甲状腺功能减退、动物脂肪的摄入等,而口服避孕药、含孕激素的宫内节育器、吸烟等则具有降低内膜癌发生风险的作用。

二、病因与发病机制

病因尚不明确,通常与子宫内膜的非典型增生有关。不典型增生具有细胞学的非典型增生及子宫内膜上皮内瘤变(EIN),根据腺体的组织学结构特征可分为单纯型和复杂型不典型增生,与子宫内膜癌的发生有关,有8%~29%未予治疗的患者能够进展为子宫内膜癌,通过内膜活检发现的子宫内膜不典型增生病例,其中有25%~40%行子宫全切术后病理发现内膜癌病灶。

通常根据与雌激素关系、组织学类型、发病年龄段、对激素治疗有无反应及基因表达谱等的差异,将子宫内膜癌分为两型,Ⅰ型为雌激素依赖型,占80%,一般来源于内膜的复杂型不典型增生,组织学为G1(高分化)、G2(中分化)级的子宫内膜样腺癌,早期易发现,病灶局限于子宫,预后相对好。多见于绝经前或围绝经期的妇女,常伴有肥胖、高脂血症、无排卵、不孕以及绝经延迟等高危因素,孕激素治疗有反应,微卫星不稳定、PTEN、PIK3CA、ARID1A、K-RAS等基因突变以及CTNNB1基因突变伴有核蛋白堆积等是该类型常见的分子改变。Ⅱ型为非雌激素依赖型,包括G3(低分化)级的子宫内膜样腺癌以及非子宫内膜样癌,如浆液性癌、透明细胞癌、癌肉瘤等。非子宫内膜样癌常来源于子宫内膜息肉或萎缩宫内膜的癌前病变,与子宫内膜不典型增生无关,侵袭性强,常侵犯肌层及脉管间隙,对孕激素治疗无反应,预后差。该类型的子宫内膜癌常见p53基因突变、Her-2基因过表达以及部分染色体杂合度丧失等,也可来源于随病变进展出现p53基因突变的微卫星不稳定的内膜样癌。

绝大多数内膜癌为散发,仅约5%的病例与遗传有关。家族性内膜癌具有两种遗传方式:Lynch综合征以及单纯内膜癌体质,二者均为常染色体显性遗传病。女性Lynch综合征子宫内膜癌发病概率为60%,应密切监测子宫内膜,并可在患者充分知情同意基础上于生育完成后进行预防性全子宫双附件切除术,并建议定期肠镜检查,及时处理相应病变。对于单纯内膜癌家系,如一级亲属患内膜癌,则患者增加近3倍患内膜癌的风险。

三、分类与分期

1. 分类　根据WHO 2014组织学分类,子宫内膜癌主要分为以下类型:

(1) 子宫内膜样癌:最常见,占80%~85%,FIGO分级系统依据腺细胞占实性部分的比例将其分为三级,G1:实性生长区≤5%,G2:实性生长区占6%~50%,G3:实性生长区>50%。如肿瘤中超过50%出现G3细胞核,提示肿瘤更具有侵袭性,肿瘤分级应提升一级。镜下表现为腺性或绒毛管状结构,细胞核异型明显,核分裂活跃,其中绒毛间质浸润是区分子宫内膜样癌和AH及EIN的标志。少见的类型有内膜样腺癌伴鳞状分化、内膜样腺癌伴分泌样改变以及黏液性癌,几乎均为高分化癌,预后较好。

(2) 浆液性癌:占子宫内膜癌的5%~10%,常见于绝经后女性,组织学类似于高级别的浆液性卵巢癌,为Ⅱ型子宫内膜癌的一种,癌细胞异型性明显,可见乳头状或腺体结构,可见砂粒体。常有淋巴血管间隙及深肌层浸润,易经输卵管播散至腹膜,即使仅局限于内膜或内膜息肉,仍具有较强侵袭性。该种类型患者的手术分期及治疗同卵巢癌。

(3) 透明细胞癌:占子宫内膜癌的比例小于5%,好发于老年女性,多产及吸烟者较多见,镜下可见细胞质内含丰富糖原的"透明细胞"或细胞核大而深染的"鞋钉样细胞"。该类型倾向于高度恶性,组织学不分级,多数诊断时即处于晚期,预后差。

(4) 癌肉瘤:又名恶性混合型间叶肿瘤,为高度恶性肿瘤,多形的上皮细胞内混合有间充质细胞分化,目前多认为来源于上皮细胞,5年生存率约为25%。

(5) 其他类型:包括神经内分泌癌、混合性癌、未分化癌、鳞状细胞癌、移行细胞癌等。偶可见内膜及卵巢双癌的患者,常为分化较好的内膜样腺癌,期别早,预后较好,如分化差或卵巢与子宫内膜病变组织学类型不同等,则预后不良。

2. 分期　子宫内膜癌无手术禁忌者均应行手术病理分期,目前采用国际妇产科联盟(FIGO)2009年的手术病理分期系统(表14-10)。

表 14-10　子宫内膜癌手术病理分期（FIGO,2009）

分期	描述
Ⅰ 期	肿瘤局限于宫体
Ⅰ A 期	浸润深度少于 1/2 肌层
Ⅰ B 期	浸润深度≥1/2 肌层
Ⅱ 期	肿瘤累及宫颈间质,但未超出子宫[a]
Ⅲ 期	肿瘤局部和/或区域扩散
Ⅲ A 期	肿瘤侵犯子宫浆膜层和/或附件[b]
Ⅲ B 期	肿瘤累及阴道和/或宫旁浸润[b]
Ⅲ C 期	肿瘤转移至盆腔和/或腹主动脉旁淋巴结[b]
Ⅲ C1 期	盆腔淋巴结转移
Ⅲ C2 期	腹主动脉旁淋巴结转移,伴或不伴盆腔淋巴结转移
Ⅳ期	肿瘤侵犯膀胱和/或直肠黏膜,和/或远处转移
Ⅳ A 期	肿瘤侵犯膀胱和/或直肠黏膜
Ⅳ B 期	远处转移,包括腹腔内转移和/或腹股沟淋巴结转移

注:分期不考虑病理分级。
[a] 宫颈内腺体累及为 Ⅰ 期。
[b] 细胞学阳性需单独报告且不改变手术病理分期。

　　子宫切除后的病理报告需要明确以下特性,如肌层浸润深度、宫颈间质受累情况、肿瘤位于子宫的部位、肿瘤最大直径、病理类型及分化程度、有无淋巴脉管间隙浸润(LVSI)、输卵管及卵巢是否有肿瘤侵犯、腹水细胞学检查有无癌细胞、淋巴结受累情况、基因检测内膜癌组织错配修复(MMR)蛋白/MSI 等。对于进展期或复发的子宫内膜癌患者,建议进行雌激素受体及 HER2 基因免疫组化检测。

四、转移途径

　　子宫内膜癌主要转移途径为淋巴转移,还可经直接蔓延或腹腔内种植或血行转移到宫旁及远处组织器官。具有高危因素的子宫内膜癌患者预示了可能存在早于影像学及组织学发现的远处转移情况,因此,术后治疗方案需要结合组织学、影像学及高危因素综合考虑。

　　1. 直接蔓延及腹腔种植转移　病灶早期延子宫内膜生长,向下可经宫颈管至阴道,向上累及宫角至输卵管,向深部肌层浸润可穿透子宫肌层累及浆膜面,并可在盆腹腔广泛种植转移。部分同时存在的高危因素可能提示病灶直接蔓延及种植转移,如在 Ⅰ 期患者中,G3 及 LVSI 阳性的患者预示着阴道可能受累,而Ⅳ期患者,以及宫颈浸润、腹水细胞学检查阳性、淋巴结阳性及非子宫内膜样癌的 Ⅱ 期及 Ⅲ 期患者,预示腹膜转移。

　　2. 淋巴转移　为主要的转移途径,多出现宫颈间质受累及淋巴结转移阳性。子宫内膜癌的转移途径与病灶所在位置有关,位于宫底延骨盆漏斗韧带转移;子宫下段及侵犯宫颈的病灶与宫颈癌引流相似,引流至宫旁、闭孔、髂内、髂外及髂总淋巴结;位于子宫后壁的癌灶可沿宫骶韧带转移至直肠前淋巴结;直接转移到腹主动脉旁淋巴结的情况少见,子宫后壁的癌灶偶可经骨盆漏斗韧带转移至腹主动脉旁淋巴结。

　　3. 血行转移　少见,深肌层浸润预示着血行转移,晚期可经血行转移至肝、肺、骨等处。

五、临床表现

　　1. 症状

　　(1) 阴道流血与阴道排液:90% 的内膜癌患者以不规则阴道流血、主要为绝经后阴道流血或阴道异常排液为主要或唯一症状,宫颈管闭锁也可出现宫腔积血,伴感染可出现宫腔积脓、阴道排脓等,可伴有恶臭。绝经前患子宫内膜癌的女性常表现为不规则阴道流血,月经延长、过多或紊乱等。

（2）下腹疼痛：可因合并感染引起宫腔积脓，出现下腹胀痛及痉挛性疼痛，晚期可因肿瘤浸润周围组织或压迫神经出现下腹及腰骶部疼痛。

（3）其他：宫颈脱落细胞学检查偶尔可发现非典型腺细胞或腺癌，分段诊刮有助于进一步诊断；晚期可出现贫血、消瘦及恶病质等症状。

2. 体征

早期患者多无明显阳性体征，可见肥胖、糖尿病、高血压等伴随因素。可因长期阴道流血出现贫血症状，应注意锁骨上、颈部及腹股沟淋巴结是否有肿大。晚期可有子宫增大，宫腔积脓可有明显压痛，偶有癌组织从宫颈口脱出。肿瘤浸润周围组织时，子宫位置可固定，或可在宫旁扪及包块。三合诊检查需明确子宫大小及活动度，双附件有无肿块，宫旁有无浸润，直肠子宫陷凹有无结节等。

六、诊断

1. 病史　对于绝经后阴道流血、围绝经期不规则阴道流血或病程较长的生育期无排卵性功血患者，首先要排除子宫内膜癌，后再按照良性疾病处理。具有高危因素的阴道异常流血女性，需注意子宫内膜癌：肥胖、不孕、绝经期延迟等；长期应用雌激素而未同时应用孕激素拮抗的患者，他莫昔芬治疗或雌激素升高疾病如多囊卵巢综合征等；有乳腺癌、子宫内膜癌家族史及 Lynch 综合征患者。早期妇科查体常无特异性表现，出现异常阴道排液需明确来源。

2. 影像学检查　经阴道超声可对异常阴道流血的原因进行初步判断，评估子宫及附件有无器质性病变，宫腔内有无赘生物，测量子宫内膜厚度及肌层有无浸润及深度；盆腔 MRI 对于肿瘤来源的判断，如区分宫颈内生型及内膜癌，以及评估病变区域扩散具有很好的效果；对于高级别肿瘤，胸部、腹部及盆腔 CT 检查或全身 PET-CT 可以用来作为子宫外及远处转移评估的方法。

3. 诊断性刮宫　在我国常用的较有价值的诊断方法，常行分段诊刮，可同时了解宫颈及宫腔的情况。但病灶较小者、间叶组织来源的肿瘤等可能漏诊。组织学检查结果是子宫内膜癌的确诊依据，但分期及治疗仍需按照手术病理分期进行，如患者状况不适宜手术，则需结合影像学检查制定治疗方案。

4. 宫腔镜检查　可镜下直接观察宫腔及宫颈管内有无癌灶、大小及部位，并可在直视下对可疑部位取活检，适用于有持续的或反复的原因不明的阴道流血而诊断性刮宫阴性患者的进一步检查。

5. 其他　内膜吸取活检可作为评价异常子宫出血或内膜可疑病变的第一步，诊断准确率为 90%～98%；生育期患者首先行尿妊娠试验或血清 HCG 检查除外早孕先兆流产；血清 CA125 检查有助于对病情判断及监测疗效；大出血患者需行血常规及凝血功能检查。

七、鉴别诊断

仅 10% 的绝经后阴道流血与子宫内膜癌有关，因此子宫内膜癌需要与引起阴道流血的各种疾病鉴别。围绝经期异常子宫出血、已婚多囊卵巢综合征患者即使妇科及影像学检查无阳性发现，也应对子宫内膜行病理检查以排除恶变，并检查凝血功能、性激素及监测排卵等。子宫内膜息肉、黏膜下肌瘤、腺肌瘤也可表现为月经过多、经期延长、阴道排液或血性分泌物，超声、MRI、宫腔镜检查以及切除赘生物后病理检查可明确诊断。老年性阴道炎也可表现为血性分泌物，查体可见阴道黏膜变薄萎缩，表面充血，可见出血点及破损，应用激素治疗可好转，应行超声及宫颈细胞学检查排除其他疾病。内生型宫颈癌三合诊可触及宫颈管增粗如桶状，宫颈脱落细胞学检查如发现异常的鳞状细胞癌，如 HPV 阳性，则需行阴道镜下宫颈活检排除宫颈癌；如为不典型腺细胞或腺癌，则需行分段诊刮或宫腔镜鉴别宫颈及内膜病变。子宫肉瘤有短期内子宫增大、变软表现，超声及 MRI 可见肿物位于子宫肌层，确诊需病理检查。输卵管癌有间断性阴道流血、排液及腹痛症状，部分具有分泌功能的卵巢癌可有异常阴道流血或绝经后流血症状，如不同时合并子宫内膜癌，则影像学及病理检查子宫内膜多无异常。

八、治疗

根据肿瘤范围及病理类型,结合患者年龄、是否存在高危因素及全身状态制订个体化的治疗方案是目前子宫内膜癌主要的治疗方法。早期患者以手术治疗为主,术后根据组织学类型、浸润深度、脉管间隙是否受侵、肿瘤直径、宫颈间质是否受侵、是否存在淋巴结及子宫外转移等高危因素选择辅助治疗方法,晚期患者则选择手术、放疗及药物治疗的综合治疗。

(一) 外科治疗

子宫内膜癌无手术禁忌证者均应进行手术病理分期。

1. 肿瘤局限于宫体的内膜样癌 筋膜外子宫全切术+双附件切除术+全面分期的手术,包括:进腹后首先行留取腹水或盆腔冲洗液行细胞学检查,电凝或钳夹双侧输卵管峡部避免手术操作造成肿瘤扩散,全面探查盆腹腔,评估腹膜、浆膜及膈肌下有无病灶,并在可疑部位取活检,探查大网膜、肝表面及直肠旁沟及附件表面,选择性切除可疑及增大的盆腔及腹主动脉旁淋巴结,或行全面盆腔淋巴结切除(髂内、髂外、闭孔、髂总)及选择性腹主动脉旁淋巴结切除,如有条件可行前哨淋巴结切除。切除子宫应先剖检,记录癌灶大小、部位、浸润深度、宫颈及双侧附件受累情况等。手术方式可经腹或微创手术,如腹腔镜、机器人等方式进行。对于绝经前的低级别的 I A 及 I B 期子宫内膜样癌患者,可考虑保留卵巢。

2. 肿瘤累及宫颈间质但未超出子宫 经宫颈活检或盆腔 MRI 确定,可行广泛性子宫切除术+双附件切除术+全面分期的手术,包括盆腔及腹主动脉旁淋巴结切除,腹主动脉旁淋巴结切除的范围需要从髂总至肾静脉下区域;也可联合短距骨盆外照射(EBRT)后行子宫全切术+双附件切除术+全面分期的手术。术后需辅助放疗。

3. 肿瘤超出子宫及远处转移 局限于盆腹腔的转移,行肿瘤细胞减灭术,手术目标是尽可能达到无肉眼可见残余病灶,手术范围为尽可能切除肉眼可见肿瘤,包括腹水或腹腔冲洗液细胞学检查,全子宫双附件切除,腹腔内病灶、大网膜转移灶、盆腔及副主动脉旁淋巴结切除术,术前也可考虑先行新辅助化疗;如无法手术切除,也可考虑先行 EBRT 和/或阴道内短距放射治疗联合全身系统治疗后再次进行评估决定是否可以手术,术后均需辅助放化疗。病变如超出腹腔远处转移,则可行系统治疗和/或 EBRT 和/或激素治疗,也可考虑姑息的全子宫双附件切除。

4. Ⅱ型子宫内膜癌 按照卵巢癌的治疗方案,早期行全面分期手术,包括腹水细胞学检查、全子宫双附件切除、盆腔及腹主动脉旁淋巴结切除、大网膜切除及包括横膈在内的腹膜多点活检,晚期则行肿瘤细胞减灭术,尽量切除肉眼可见病灶。

5. 不全面分期的手术 对于局限于子宫的 I A 期,病理分级 G1 或 G2 级的患者,如无 LVSI 且肿瘤直径<2cm,则可随访观察;局限于子宫的 I A 期,病理分级 G1 或 G2 级同时伴随 LVSI 或肿瘤直径≥2cm,以及 G3 级、I B 期、Ⅱ期患者,再次手术分期或影像学检查,如影像学可疑阳性,则再次手术分期或病理检查,根据最终手术病例分期结果选择相应治疗方案。

(二) 放射治疗

详见第二十七章第四节内容。

(三) 化学治疗

详见第二十六章第四节内容。

(四) 高效孕激素治疗

仅可用于子宫内膜样腺癌,可用于保留生育功能的治疗或晚期、复发患者的综合治疗,以高效、大剂量、长期应用为佳,4~6 周可显效,应用 12 周以上可评定疗效,对分化良好及孕激素受体阳性患者疗效较好,对于远处复发患者的疗效好于盆腔复发的患者。常用的药物有醋酸羟孕酮、醋酸甲地孕酮及己酸羟孕酮等。

（五）保留生育功能的治疗

子宫内膜样癌肿瘤局限于宫体的患者,如有生育要求,分段诊刮结果经病理专家确认为子宫内膜样腺癌,G1 级,MRI(首选)或经阴道超声提示病灶局限于子宫内膜,影像学检查未发现可疑的转移病灶,对药物治疗或妊娠无禁忌,经向患者充分告知保留生育功能治疗不是子宫内膜癌的标准治疗方案,并在治疗前咨询生育专家及对合适患者进行遗传咨询及检测后,可以开始持续的孕激素治疗,药物包括甲地孕酮、甲羟孕酮及左炔诺孕酮宫内节育器(IUD)。治疗开始后每 3~6 个月通过分段诊刮或内膜活检进行内膜评估,如到 6 个月后完全缓解,则应鼓励患者及早妊娠,同时仍需每 6 个月持续监测,一旦妊娠结束或疾病进展则应行全子宫双附件切除及手术分期;如治疗 6~12 个月病变持续存在,则应放弃保留生育功能的治疗而选择全子宫双附件切除及手术分期。

（六）遗传 MMR 及 MSI 检测

可应用完整切除的全子宫进行检测,如不适合手术的患者也可应用活检内膜组织,需要进行 DNA 错配修复缺陷筛查基因检测,如 MLH1 缺失,需要进一步检测启动子甲基化状态以评估表观遗传学进程,遗传咨询以及检测所有其他 MMR 异常,对于 dMMR 阴性或未筛查,但是具有内膜癌和/或结直肠癌家族史的患者,建议进行遗传咨询及基因检测。

九、随访

影响预后的因素最主要的为肿瘤期别,另有肿瘤分级、组织学类型、肌层浸润深度、患者年龄、是否伴有子宫外转移、肿瘤大小、腹腔细胞学、激素受体和特定基因类型等均可影响预后。淋巴血管间隙浸润(LVSI)是所有内膜癌类型复发和死亡的独立危险因素,与淋巴播散和复发有关。淋巴结转移是影响临床早期内膜癌患者预后最重要的因素,淋巴结转移尤其是主动脉旁淋巴结转移阳性,复发风险增加。

一般术后 2~3 年每 3 个月随访一次,3~5 年每 6 个月随访一次,5 年后每年随访一次,随访内容包括采集病史、盆腔检查、阴道细胞学检查、胸部 X 线或 CT 检查、盆腹腔超声检查、血清 CA125、CT、MRI 等,必要时可行 PET-CT 检测。

（王敏　周莹莹）

第八节　卵　巢　癌

卵巢癌是致死率最高的女性生殖系统肿瘤。卵巢位于盆腔深处,其早期病变不易发现,且缺乏简便有效的筛查手段,因此,2/3 患者在诊断时已为晚期。

一、流行病学

在美国,女性一生中患卵巢癌的风险为 1%~1.5%,死于卵巢癌的风险约为 0.5%。据统计,2019 年美国新发的女性恶性肿瘤中,2.5% 为原发性卵巢癌,在女性生殖系统肿瘤中占 20.7%,而女性生殖系统恶性肿瘤致死亡的病例中,42.2% 由卵巢癌引起,在整体癌相关死亡中占 4.9%。上皮性卵巢癌发病率为 9~17/100 000,高收入国家除日本外发病率明显高于低收入国家,欧洲与北美发病率最高,亚洲和非洲最低,但近年来我国发病率呈逐年递增趋势。不同病理学类型的卵巢癌具有明显的发病年龄特点,例如,生殖细胞肿瘤好于小于 20 岁的女性,交界性肿瘤好于 30~40 岁的女性,而进展的上皮性卵巢癌则更好发于年龄大于 50 岁的妇女。产次少、不孕、初潮早及绝经晚均增加卵巢癌的发生风险,发病风险随产次增加而降低。发病也与人种、家族史、乳腺癌病史、种族背景、绝经后激素治疗、盆腔炎性疾病等有关。吸烟、高脂饮食、体质指数高等也增加卵巢癌发病风险。首次怀孕年龄小、绝经早及口服避孕药等均能降低卵巢癌发生的风险。

二、病因与发病机制

卵巢癌发病机制尚未明确。有研究者提出上皮性卵巢癌发生的二元理论,认为上皮性卵巢癌可分为两种类型,Ⅰ型包括低级别子宫内膜样癌、透明细胞癌、交界性和低级别浆液性癌以及黏液性癌,该型肿瘤生长缓慢,发现时多为早期,虽对化疗不敏感,但预后较好,多为 PTEN、KRAS 等基因突变,TP53 多为野生型。Ⅱ型多数为高级别浆液性癌,也包括高级别内膜样癌、未分化癌和癌肉瘤等,进展快,前驱症状不明显,发现时多为进展期,侵袭性强,易广泛种植播散,虽对化疗相对敏感,但预后较差,分子生物学检查基本均可见 TP53 基因突变。

BRCA1/2 基因突变可能导致具有遗传倾向的卵巢高级别浆液性癌,约占该种癌的 15%,但约有 40% 携带该突变的女性没有明确的乳腺癌或卵巢癌家族史。Ⅱ型 Lynch 综合征与错配修复基因的遗传突变有关,携带该种突变的女性患结肠、子宫内膜及卵巢癌风险增加,且卵巢癌组织学多为Ⅰ期的子宫内膜样或透明细胞样癌。鉴于卵巢癌在基因学上的特点,美国国立综合癌症网络指南推荐所有卵巢癌、输卵管癌或腹膜癌患者,无论年龄或有无家族史,均需进行基因检测。

三、分类与分期

1. 分类　采用 WHO 的组织分型。卵巢肿瘤的组织学分类主要包括上皮性肿瘤、生殖细胞肿瘤、性索-间质肿瘤以及转移性肿瘤。其中上皮性肿瘤最常见,占 50%~70%,分为浆液性、黏液性、子宫内膜样、透明细胞、Brenner 瘤、未分化癌等。生殖细胞肿瘤占 20%~40%,包括畸胎瘤、无性细胞瘤、卵黄囊瘤、非妊娠性绒癌、胚胎癌及混合性生殖细胞瘤等。转移性肿瘤常继发于胃肠道、生殖道及乳腺的原发性癌。

2. 分期　卵巢恶性肿瘤应用手术病理分期,目前第 9 版《妇产科》学及 NCCN 指南均采用国际妇产科联盟(FIGO)2014 年的手术病理分期系统(表 14-11)。

表 14-11　卵巢癌、输卵管癌、腹膜癌手术病理分期(FIGO,2014)

分期	描述
Ⅰ期	肿瘤局限于卵巢或输卵管
ⅠA 期	肿瘤局限于一侧卵巢(包膜完整)或输卵管;卵巢表面或输卵管表面无肿瘤;腹水或腹腔冲洗液中未找到癌细胞
ⅠB 期	肿瘤局限于双侧卵巢(包膜完整)或输卵管;卵巢表面或输卵管表面无肿瘤;腹水或腹腔冲洗液中未找到癌细胞
ⅠC 期	肿瘤局限于一侧或双侧卵巢或输卵管,伴随如下任何一项
ⅠC1 期	手术致肿瘤破裂
ⅠC2 期	手术前包膜已破裂或卵巢或输卵管表面可见肿瘤
ⅠC3 期	腹水或腹腔冲洗液中找到癌细胞
Ⅱ期	肿瘤累及一侧或双侧卵巢或输卵管并伴有盆腔扩散(未超出骨盆入口平面)或原发性腹膜癌
ⅡA 期	肿瘤扩散和/或种植到子宫/输卵管/卵巢
ⅡB 期	肿瘤扩散至其他盆腔腹膜外组织
Ⅲ期	肿瘤累及一侧或双侧卵巢或输卵管,或原发性腹膜癌,有细胞学或组织学证据证明有盆腔外腹膜转移和/或腹膜后淋巴结转移
ⅢA1 期	仅有腹膜后淋巴结转移阳性(细胞学或组织学证实)
ⅢA1i 期	转移最大直径≤10mm
ⅢA1ii 期	转移最大直径>10mm

分期	描述
ⅢA2期	镜下盆腔外(超出骨盆入口平面)腹膜受累,伴或不伴有腹膜后淋巴结转移
ⅢB期	肉眼可见盆腔外腹膜转移癌灶最大直径≤2cm,伴或不伴有腹膜后淋巴结转移
ⅢC期	肉眼可见盆腔外腹膜转移癌灶最大直径>2cm,伴或不伴有腹膜后淋巴结转移(包括肿瘤扩散至肝包膜和脾,但未转移至受累脏器的实质)
Ⅳ期	除腹膜转移外的远处转移
ⅣA期	胸腔积液细胞学阳性
ⅣB期	脏器实质转移和腹腔外器官转移(包括腹股沟淋巴结和腹腔外淋巴结转移)

四、转移途径

1. 直接蔓延 卵巢癌可浸润穿透包膜,直接蔓延到邻近的器官和组织,可广泛种植于盆腔腹膜、子宫、输卵管、结直肠、膀胱、大网膜、阑尾、肝表面等。

2. 腹腔种植 肿瘤细胞脱落后种植于盆腹腔浆膜表面,子宫直肠窝为种植高发区域,手术时需格外注意。

3. 淋巴转移 三种转移方式:经卵巢动静脉淋巴管上行至腹主动脉旁淋巴结;在卵巢门经阔韧带前后叶间淋巴管至髂内、髂外淋巴结,经髂总淋巴结转移至腹主动脉旁淋巴结;经子宫圆韧带内淋巴结转移至髂外和腹股沟淋巴结。横膈尤其右膈下淋巴丛密集,尤其易受侵犯,手术时需注意。

4. 血行转移 少见,大多发生在晚期及治疗后复发患者,可转移至肺、肝、脑等。

五、临床表现

1. 症状 绝大多数无症状或症状不特异,就诊时2/3已为晚期。主要表现为腹部包块、腹胀及腹水,与肿瘤的位置、大小、扩散程度、组织学类型及有无并发症有关。可有不明确的腹痛或腹部不适,消化不良或其他消化功能紊乱的症状,肿瘤增大,患者可于腹部触及包块,可与周围粘连固定,如包膜破裂、蒂扭转或感染时可有剧烈腹痛症状。随着病情发展,由于腹水导致的腹胀及腹部不适逐渐加重,持续增加的腹压或胸膜渗出液增加引起呼吸困难等呼吸系统相关症状,增大的肿瘤或转移病灶受压或侵犯膀胱则会有尿频、排尿困难或尿潴留,压迫直肠出现排便困难或便秘,静脉回流受阻可能出现双下肢水肿。不规则阴道流血少见。功能性卵巢肿瘤可出现激素相关症状,如性早熟、月经失调、绝经后阴道流血、男性化等表现。

2. 体征 视诊可能无异常发现,如包块巨大或伴随有腹水可见腹部膨隆,妇科检查可触及盆腔包块,有时可达腹部,包块可固定,多无压痛,伴随腹水、胸腔积液或其他组织器官受累查体可有相应表现。

六、辅助检查

1. 影像学检查 超声检查是目前应用最广泛的检查方法,可通过检测肿瘤的大小、部位、囊性或实性、内部结构等判断肿瘤的性质,符合率>90%,彩色多普勒超声可测定包块血流变化,有助于早期诊断,但超声检查较难发现直径<1cm的实行肿瘤;CT扫描尤其是增强CT可判断周围淋巴结转移及肝脏、肺、脾等的转移情况;MRI在确定肿瘤原发部位、性质、毗邻关系等方面具有优势,在术后残余癌灶、复发癌监测及肿瘤的分期等方面具有重要的作用;PET-CT对于复发癌的监测具有优越性,对病灶定位及定性具有重要作用。

2. 肿瘤标志物 80%上皮性卵巢癌患者血清CA125升高,但其作为卵巢癌的筛查和诊断特异性不高,敏感性较高,因此可用于疾病的监测及治疗的疗效评估,在绝经后妇女,存在附件区包块同时伴有CA125>200U/ml,则卵巢癌风险增加;血清甲胎蛋白(AFP)在卵黄囊瘤中特异性升高,具有诊断价值,因其他恶性生殖细胞瘤肠胃混合型,包含少量卵黄囊成分,因此 AFP 也可轻度升高;血清绒毛膜促性腺激素(HCG)在原发性绒癌中升高;一部分卵巢性索-间质肿瘤具有分泌类固醇激素的功能,这部分肿瘤可以通过监测激素水平来判定疗效;人附睾蛋白 4(HE4)在卵巢子宫内膜样癌及浆液性癌中高表达,能够作为检测早期卵巢癌的标志物,与 CA125 联合应用对于卵巢癌的诊断敏感性及特异性均增高,还可用于预测手术效果;CEA 明显升高提示胃肠道来源的转移癌可能,如 CA125/CEA 大于 25/1,则应考虑为原发性卵巢癌,而 CA199 对黏液性癌及透明细胞癌具有较高的敏感性。

3. 腹腔镜检查 可直接探查肿块及盆腔、腹腔、横膈受累情况,可疑部位多点活检,抽取腹腔积液行细胞学检查等。

4. 细胞学检查 腹水或腹腔冲洗液查找瘤细胞以进一步确定卵巢癌的分期,如有胸腔积液应抽取并行细胞学检查。

5. 病理检查 活体组织病理检查是确诊的金标准,除判断良恶性外,可以区分不同类型的肿瘤,同时也是手术病理学分期的标准。

6. 其他 完善乳腺 X 线或超声检查除外乳腺癌转移之卵巢的可能;如胃肠道来源不除外或考虑存在肠道转移,需完善消化道造影或内镜检查;必要时行子宫内膜活检、宫颈活检和颈管诊刮以除外子宫内膜癌或宫颈癌转移至卵巢的可能。

七、诊断

通过病史、症状和体征,结合必要的影像学辅助检查可以进行初步诊断,进一步确诊及分期需要手术病理学结果支持。当检查发现肿瘤来源于双侧附件,固定,同时伴有腹水,肿瘤标志物水平升高,影像学检查提示瘤体内存在固体成分,或盆腹腔其他部位同时存在转移结节等,应高度怀疑为卵巢恶性肿瘤,年轻患者多考虑为生殖细胞肿瘤,年长患者则上皮性卵巢癌可能性大。因早期上皮性卵巢癌和进展期出现症状的间隔时间无明显差异,证明了卵巢癌发生的二元论的可能,反映了不同组织学类型具有不同的生物学行为:Ⅰ型上皮性卵巢癌出现症状时多数分期处于较早阶段,而Ⅱ型高级别浆液性癌因易出现侵袭扩散,故出现症状时多数已为Ⅲ期及以上。

八、鉴别诊断

因卵巢癌早期症状无特异性,部分以胃肠道不适为主诉入院,不易鉴别,需借助辅助检查与盆腔其他病变及转移性肿瘤等相鉴别。

1. 子宫内膜异位症 可导致粘连性肿块及直肠子宫陷凹结节的形成,有时与卵巢恶性肿瘤不易鉴别,但子宫内膜异位症常有进行性痛经、月经增多或不规则阴道流血,超声、腹腔镜等检查有助于鉴别。

2. 盆腔炎性包块 炎性包块活动受限,囊壁薄,有压痛,多有炎症病史。

3. 结核性腹膜炎 常合并有腹腔积液及盆腔粘连包块,与卵巢恶性肿瘤易混淆,但患者可有结核病史,年轻并可能有不孕病史,可有月经稀少或闭经、低热、盗汗等,影像学检查有助于鉴别,必要时需经腹或腹腔镜活检确诊。

4. 腹膜后肿瘤 少见,有显著的腰骶部疼痛等症状,影像学检查有助于鉴别。

5. 转移性肿瘤 与卵巢原发恶性肿瘤尤其伴有盆腹腔组织器官转移者不易鉴别,一般位于双侧,中等大,肾形,活动度尚可,可来自于胃肠道、乳腺、淋巴瘤等,可有消化道症状,完善相应部位的影像学及内镜检查有助于鉴别,有相应肿瘤病史者更应高度怀疑,但多数无肿瘤病史。来源于生殖道其他部位的转移性肿瘤通过影像学、细胞学及病理学检查与原发性卵巢癌相鉴别。

九、治疗

初次治疗以手术为主,辅以化疗、放疗等手段进行综合治疗。

（一）手术治疗

手术为主要治疗手段,初次手术是否彻底与预后密切相关,主要包括卵巢癌的手术病理分期、组织学类型及分级、细胞减灭术后剩余病灶的最大径线。

1. 卵巢上皮性癌

（1）全面分期手术:对卵巢癌的早期处理很重要。如术前考虑恶性不除外,应完善检查后取下腹正中绕脐切口实施开腹探查术,尽可能完整切除卵巢肿瘤,进行术中冰冻病理检查。如明确为恶性,探查无肉眼可见转移,应实施以下步骤进行全面分期手术:仔细探查全部壁腹膜和腹腔脏器表面;留取腹水或腹腔冲洗液行细胞学检查寻找瘤细胞;行横结肠下大网膜切除;选择性盆腔淋巴结和腹主动脉旁淋巴结切除,至少行与癌灶同侧淋巴结切除送检;所有可疑病灶、肿块或粘连均取活检或切除;外观正常腹膜表面随机取活检,包括右侧横膈下、膀胱返折腹膜、直肠子宫陷凹、双侧结肠旁沟以及双侧盆壁;大多数病例行经腹全子宫及双附件切除术;黏液性癌行阑尾切除术。尽可能全面评估卵巢和输卵管以确定原发部位,输卵管尽可能完整,尤其注意远端部分,详细检查卵巢注意是否同时存在子宫内膜异位囊肿、腺纤维瘤或其他在恶性肿瘤发展中能够成为癌巢的良性病变。

Ⅰ期卵巢癌患者,无论分级与否,均建议行开腹全子宫双附件切除及全面分期手术;对于全面分期手术证明罹患Ⅰ期的早期侵袭性上皮癌、低度恶性潜能病变、恶性生殖细胞瘤、黏液性癌或恶性性索-间质肿瘤的年轻患者,如希望保留生育功能,可行患侧附件切除术或双侧附件切除术,对于儿童或青少年恶性生殖细胞肿瘤患者,可不行全面分期手术。术前应充分告知,术后需严密随访,完成生育后建议切除子宫和对侧卵巢。对于经全面分期的ⅠA及ⅠB期的Ⅰ型低级别浆液性癌、黏液性癌或子宫内膜样癌患者,术后可不接受辅助放化疗。

对于病理诊断为低度恶性潜能（交界性）上皮性卵巢癌,手术原则为分期手术切除原发肿瘤或行肿瘤细胞减灭术。对于Ⅰ期患者,如渴望保留卵巢功能,在探查对侧附件排除病变后,可行单侧附件切除术,对于仅有单侧卵巢或双侧卵巢囊肿的患者,可行部分卵巢切除术或囊肿核除术。对于其他无生育要求的患者,可行全子宫及双侧附件切除,如存在转移应行全面的肿瘤细胞减灭术。淋巴结阳性改变肿瘤分期,但不明显影响该种卵巢癌的预后;应行横结肠下大网膜切除及腹膜多点活检,黏液性应同时切除阑尾;对化疗不敏感,术后辅助化疗与生存期改善关系不明确。

（2）肿瘤细胞减灭术:FIGOⅡ~Ⅳ期患者应行肿瘤细胞减灭术,目标是切除所有原发病灶,尽可能多切除转移病灶,使残余病灶直径<1cm,达到满意的肿瘤细胞减灭水平,降低肿瘤负荷手术范围包括经腹全子宫双附件切除、大网膜切除以及腹膜和肠表面所有转移瘤的切除,必要时可切除部分肠管、膀胱和脾脏。肿瘤细胞减灭术切除了对化疗不敏感的组织,减少了静止期细胞所占的比例,相对提高了生长部分的细胞及对化疗敏感细胞的比例,延长进展期卵巢癌患者无进展生存期,同时也可减少腹水量,改善患者一般状态,有助于患者更好地耐受术后的辅助化疗。转移肿瘤的大小、转移程度、是否出现腹水及肿瘤分化程度等均能够影响肿瘤细胞减灭术的效果,即使能够达到满意的肿瘤细胞减灭水平,较大转移肿瘤、广泛转移、腹水及细胞分化差的患者生存期明显缩短。

系统的盆腔及腹主动脉旁淋巴结切除与仅切除肿大淋巴结相比,总体生存率未见明显升高,但无进展生存时间有所延长。建议切除双侧的盆腔淋巴结以及腹主动脉旁淋巴结,切除的腹主动脉旁淋巴结需从腔静脉到腹主动脉两侧,至少到达肠系膜下动脉水平,能够达到肾血管水平为最佳。

（3）中间型肿瘤细胞减灭术:细胞学证明为ⅢC和Ⅳ期的进展期卵巢癌患者,如伴有明显并发症,内脏转移,胸膜渗出明显,大量腹水等,怀疑初次肿瘤细胞减灭术不能达到满意效果的,可在3~4次新辅助化疗（NACT）后,反映良好且病情稳定,再行中间型肿瘤细胞减灭术,手术后再行辅助化疗。

（4）再次肿瘤细胞减灭术:指完成一线化疗后进行的以肿瘤细胞减灭为目的的手术,需严格掌握指征。适用于无病生存期需要超过12~24个月和仅有1~2个复发病灶,预计手术可以完全切除肉眼可见病灶的患者。

2. **恶性生殖细胞肿瘤** 分期与上皮性卵巢癌相同,治疗方法以转移性的睾丸生殖细胞瘤治疗原则为基础。因化疗能够治愈大多数恶性生殖细胞肿瘤的患者,同时因该种肿瘤发病年龄低,介于20~30岁间,因此常选择保守的手术治疗方案,包括开腹仔细探查和活检所有可疑的区域,行保守的肿瘤细胞减灭术,完整保留子宫和对侧正常卵巢。不需要常规探查外观正常的卵巢以避免造成损伤引起不孕。进展期的患者可接受3~4次新辅助化疗(BEP方案,博来霉素,依托泊苷及顺铂,低危患者3个周期,中、高危患者4个周期),无证据证明会对生育能力造成不良影响。

3. **恶性性索-间质肿瘤** 手术治疗方案可依据卵巢上皮性癌,对于ⅠA及ⅠC期有生育要求的患者,可行在全面分期手术确定分期,行保留生育能力的手术。手术病理学分期是最重要的影响预后的因素,其他还包括初次发现肿瘤的年龄、肿瘤大小及组织学类型等。如果有转移,可考虑行肿瘤细胞减灭术。铂类药物为基础的化疗可应用于进展的或复发的病例。

4. **转移性肿瘤** 最常见来源于胃肠道的原发肿瘤,其中来源于胃的成为Krukenberg瘤(印戒细胞瘤),肿瘤多为Ⅳ期,治疗原则是缓解和控制症状,可行全子宫及双附件切除术,尽可能切除盆腔转移灶,术后可辅以相应肿瘤的放化疗方案,但对预后无明显影响。该类患者治疗效果不佳,预后极差。

(二)化学治疗

详见第二十六章第五节内容。

(三)其他

靶向治疗、放射治疗等辅助治疗手段,疗效还需进一步评价。

十、随访

最重要的影响预后的因素是肿瘤分期,初次手术后残余灶大小及病理类型等也应先预后,即分期越早,初次手术后残余灶越小,预后越好,上皮性卵巢癌的预后差于其他病理类型原发性卵巢癌。

患者需终生随访和监测。一般治疗后第一年每3个月随访一次,第二年开始每4~6个月随访一次,满五年后每年随访一次,随访内容包括妇科检查、肿瘤标志物检查、相关盆腔及全身影像学检查等。

(王敏 周莹莹)

第九节 膀 胱 癌

膀胱肿瘤是比较常见的实体恶性肿瘤,其中上皮性肿瘤占95%以上,且绝大多数为尿路移行上皮细胞癌,鳞癌和腺癌各占2%和3%。

一、流行病学

在我国,男性膀胱癌发病率位居全身肿瘤的第8位,女性排在第12位以后,发病率远低于西方国家,2002年我国膀胱癌年龄标准化发病率男性为3.8/10万,女性为1.4/10万。近年来,我国部分城市肿瘤发病率报告显示膀胱癌发病率有增高趋势。膀胱癌男性发病率为女性的3~4倍。且城市居民膀胱癌死亡率明显高于农村。2009年我国城市居民膀胱癌年龄标准化死亡率男性为3.79/10万,女性为1.30/10万;而农村男性居民膀胱癌年龄标准化死亡率为2.42/10万,女性为0.81/10万。而对分期相同的膀胱癌,女性的预后比男性差。男性膀胱癌发病率高于女性不能完全解释为吸烟习惯和职业因素,性激素可能是导致这一结果的重要原因。膀胱癌可发生在任何年龄,甚至于儿童。但是主要发病年龄在中年以后,并且其发病率随年龄增长而增加。

二、病因与发病机制

膀胱癌病因还不清楚,比较明确的因素有接触化学致癌物质与内源性色氨酸代谢异常。

1. 化学致癌物质　一些芳香胺类的化学物质,如 β-萘胺、4-氨基联苯、联苯胺和 α-萘胺,经皮肤、呼吸道或消化道吸收后,自尿液中排出其代谢产物如邻羟氨基酚等,后者可作用于尿路上皮并诱发肿瘤。

2. 内源性色氨酸代谢异常　色氨酸正常的最终代谢产物为烟酸,当有代谢障碍时则出现中间代谢产物积聚,如 3-羟犬尿氨酸原等,这些中间产物均属邻羟氨基酚类物质,已在动物实验中证实诱发小鼠膀胱肿瘤。

3. 其他　近年发现吸烟与膀胱肿瘤有明显关系,男性吸烟者比不吸烟者的膀胱癌发病率高 4 倍。人工甜味品如糖精等可能有致膀胱癌作用。长期服用镇痛药非那西丁,或肾移植患者长期服用环孢素 A 等免疫抑制药亦能增加膀胱肿瘤发生危险。膀胱黏膜白斑病变、结石、长期尿潴留、某些病毒感染以及药物环磷酰胺等也可能诱发膀胱肿瘤。

正常膀胱细胞恶变开始于细胞 DNA 的改变。目前大多数膀胱癌病因学研究集中在基因改变。癌基因是原癌基因的突变形式,原癌基因编码正常细胞生长所必须的生长因子和受体蛋白。原癌基因突变后变为癌基因,可使细胞无节制的分裂,导致膀胱癌复发和进展。与膀胱癌相关的癌基因包括 HER-2、H-Ras、BcL-2、FGFR3、C-myc、c-erbB-2、MDM2、CDC91L1 等。膀胱癌发生的另一个重要分子机制是编码调节细胞生长、DNA 修复或凋亡的蛋白抑癌基因失活,使 DNA 受损的细胞不发生凋亡,导致细胞生长失控。研究发现:含有 p53、Rb、p21 等抑癌基因的 17、13、9 号染色体的缺失或杂合性丢失与膀胱癌的发生发展密切相关;而且,P53、Rb 的突变或失活也与膀胱癌侵袭力及预后密切相关。近来,SYK、CAGE-1 等基因的超甲基化被认为与膀胱癌的进展相关。此外,膀胱癌的发生还包括编码生长因子或其受体的正常基因的扩增或过表达,如 EGFR 过表达可增加膀胱癌的侵袭力及转移。

三、分类与分期

目前,膀胱癌的分级广泛采用 WHO 的国际肿瘤组织学分类(WHO 1973,1998,2004)分级标准,而浸润深度则主要以国际抗癌联盟(UICC)TNM 分期法为标准。

1. 膀胱癌的组织学类型　膀胱可发生多种类型肿瘤,98% 的膀胱肿瘤来自上皮组织。包括尿路上皮细胞癌、鳞状细胞癌和腺细胞癌等。

(1) 尿路上皮性癌:为最常见膀胱肿瘤类型,其临床特点将在后文中介绍。

(2) 膀胱鳞状细胞癌(SCC):可分为非血吸虫病性膀胱 SCC 和血吸虫病性膀胱 SCC,诊断主要靠膀胱镜活检。

1) 非血吸虫病性膀胱 SCC:细菌感染、异物、慢性下尿路梗阻或膀胱结石等引起的慢性炎症,以及膀胱黏膜白斑、长期留置导尿管等可能与膀胱 SCC 的发生有关。非血吸虫病性膀胱 SCC 好发于膀胱三角区和侧壁,主要是溃疡和浸润,很少呈乳头样生长,可伴有膀胱憩室或膀胱结石。有 8%~10% 的患者就诊时已发生转移。

2) 血吸虫病性膀胱 SCC:血吸虫病性膀胱 SCC 的发生可能与血吸虫存在导致的细菌和病毒感染有关,而非寄生虫本身。维生素 A 缺乏也可能是膀胱上皮鳞状化生及肿瘤发生的重要原因之一。血吸虫病性膀胱 SCC 的平均发病年龄比非血吸虫病性膀胱 SCC 低 10~20 岁。

(3) 腺癌(adenocarcinoma):膀胱腺癌是少见的肿瘤,在尿路肿瘤中,腺癌可以单独发生于膀胱,也可以与其他种类的肿瘤混合发生,例如移行细胞癌、鳞状细胞癌,或者癌肉瘤,纯膀胱腺癌约占膀胱上皮癌的2%,生物学行为较特殊,有明显的浸润性、弥漫性和转移性,早期诊断困难,预后差。根据组织来源膀胱腺癌可分为五种类型:起源于膀胱的原发性腺癌;脐尿管腺癌;印戒细胞癌;转移性腺癌;与移行细胞混合的腺癌。腺癌诊断主要依靠膀胱镜活检,B 超、CT 以及 MRI 等检查,可显示肿瘤大小、侵犯范围及临床分期,特别是对脐尿管腺癌,当肿瘤未侵及膀胱黏膜时,膀胱镜检可无异常发现。

1) 原发性腺癌:多见于男性,可能因移行上皮腺性化生引起,常伴腺性膀胱炎,并可见 von Brunn 细胞巢,在膀胱腺癌组织病理中可见到分化较好的高柱状上皮细胞,并呈不规则腺腔样排列,也可见癌细胞不呈腺腔,而呈不规则团块。长期的慢性刺激、梗阻及膀胱外翻则是引起化生的常见原因。血吸虫感染也是腺癌发生原因之一,在血吸虫流行地区膀胱腺癌约占膀胱癌的 10%。

2）脐尿管腺癌:可能与脐尿管上皮增生及其内覆移行上皮腺性化生有关,占膀胱腺癌的 20%~39%。主要的临床症状为耻骨上的肿块伴有血尿,好发于 50~60 岁,多见于女性,也可以发生于年轻的群体。脐尿管腺癌只发生在膀胱顶部前壁,膀胱黏膜无腺性膀胱炎和囊性膀胱炎及肠上皮化生,肿瘤集中于膀胱壁,即肌间或更深层,而非黏膜层,可见脐尿管残留。脐尿管腺癌可浸润到膀胱壁深层脂肪、Retzius 间隙及前腹壁。在 MRI 的矢状位成像上,肿瘤的范围清晰可见。

3）印戒细胞癌(signet-ringcell carcinoma):非常少见,发病年龄和性别差异与膀胱移行细胞癌相似,通常发生于 50 岁以上的男性,它可以发生于膀胱的任何部位,但绝大多数位于膀胱三角区和后壁。膀胱镜检查:黏膜常见水肿,部分病例表面呈溃疡状,但有时通过膀胱镜检查并不能发现癌的病变。多数呈弥漫性纤维化和皮革样膀胱壁增厚。肿瘤常常侵及周围软组织。显微镜下见大量印戒状癌细胞弥漫浸润,癌细胞中等大小,圆形、卵圆形或多角形,胞质淡染,核偏位,呈印戒状。特殊染色:AB/PAS(+);免疫表型:CK(AE1/AE3)、CK7、CK20、CEA、EMA 等上皮性标志物均(+)。电镜观察,癌细胞内有大量圆形黏液颗粒,中等电子密度,黏液多糖物质呈细颗粒状态。其组织学起源不详,有文献报道 20% 的膀胱印戒细胞癌来自脐尿管残存上皮,也有学者认为起源于化生的尿路上皮,常与长期局部刺激有关。膀胱原发性印戒细胞癌专指几乎全部由印戒细胞组成,或由具有细胞内黏液,无丰富细胞外黏液的分化较差的圆形细胞组成的肿瘤。

4）转移性腺癌:是最常见的膀胱腺癌,原发病灶包括来自直肠、胃、子宫内膜、乳腺、前列腺和卵巢。

(4) 未分化癌(小细胞癌):少见,已报道有一种小细胞癌类型,组织学上类似肺小细胞癌。肿瘤好发于膀胱两侧壁和膀胱底部。膀胱小细胞癌瘤体直径往往较大,平均约 5cm。与尿路上皮癌相似,膀胱小细胞癌主要通过淋巴转移,不同点在于其更具侵袭性,转移得更早、更快。最常见的转移部位依次为淋巴结、肝、骨骼、肺和大脑。就诊时患者往往已有深肌层浸润。

(5) 混合细胞癌:是一种临床少见的膀胱恶性肿瘤,通常以鳞癌、腺癌或小细胞癌与移行细胞癌共生,病程进展快,恶性程度高,预后极差。其发病机制尚不清楚,研究表明膀胱鳞癌的发病与慢性膀胱炎、埃及血吸虫病、结石、膀胱憩室、长期留置尿管等有关。

2. 膀胱癌的组织学分级　膀胱癌的分级与膀胱癌的复发和侵袭行为密切相关。膀胱肿瘤的恶性程度以分级(Grade)表示。关于膀胱癌的分级,目前普遍采用 WHO 分级法(WHO 1973,WHO/ISUP 1998,WHO 2004)。

(1) WHO 1973 分级法:1973 年的膀胱癌组织学分级法根据癌细胞的分化程度分为高分化、中分化和低分化 3 级,分别用 Grade 1、2、3 或 Grade Ⅰ、Ⅱ、Ⅲ表示(表 14-12)。

表 14-12　膀胱尿路上皮癌恶性程度分级系统

WHO 1973 分级	WHO/ISUP 1998,WHO 2004 分级
乳头状瘤	乳头状瘤
尿路上皮癌 1 级,分化良好	低度恶性倾向尿路上皮乳头状瘤
尿路上皮癌 2 级,中度分化	乳头状尿路上皮癌,低分级
尿路上皮癌 3 级,分化不良	乳头状尿路上皮癌,高分级

注:WHO 1973,WHO 2004 分级法是两个不同的分类系统,二者之间不能逐一对应。

(2) WHO/ISUP 分级法:1998 年 WHO 和国际泌尿病理协会(ISUP)提出了非浸润性尿路上皮(移行细胞)癌新分类法,2004 年 WHO 正式公布了这一新的分级法。此分级法将尿路上皮肿瘤分为低度恶性倾向尿路上皮乳头状肿瘤(papillary urothelial neoplasms of low malignant potential,PUNLMP)、低分级和高分级尿路上皮癌(表 14-12)。低度恶性倾向尿路上皮乳头状肿瘤的定义为尿路上皮乳头状肿瘤,其细胞形态正常,无恶性肿瘤的细胞学特征。虽然,此种尿路上皮肿瘤进展的风险很小,但不完全属于良性病变,仍有复发的可能。

建议使用 WHO 2004 分级法，以便用统一的标准诊断膀胱肿瘤，更好地反映肿瘤的危险倾向。但是，需要更多的临床试验验证新的 WHO 分级法优于 WHO 1973 分级法。目前应该同时使用 WHO 1973，WHO 2004 分级标准。

3. 膀胱癌的分期　膀胱癌的分期指肿瘤浸润深度及转移情况，是判断膀胱肿瘤预后最有价值的参数。国际抗癌协会的 2002 年第 6 版 TNM 分期法已被普遍采用，2009 年更新为第 7 版（表 14-13），其中膀胱癌的 T 分期和 M 分期较过去的 2002 年第 6 版没有变化，N-淋巴结分期进行了重新修订，不再以淋巴结大小作为淋巴结分期的依据。

表 14-13　膀胱癌 2002 TNM 分期

T（原发肿瘤）		道、盆壁和腹壁	
T_x	原发肿瘤无法评估	T_{4a}　肿瘤侵犯前列腺、子宫或阴道	
T_0	无原发肿瘤证据	T_{4b}　肿瘤侵犯盆壁或腹壁	
T_a	非浸润性乳头状癌	N（区域淋巴结）	
Tis	原位癌（"扁平癌"）	N_x　区域淋巴结无法评估	
T_1	肿瘤侵及上皮下结缔组织	N_0　无区域淋巴结转移	
T_2	肿瘤侵犯肌层	N_1　真骨盆区（髂内、闭孔、髂外，或骶前）单个淋巴结转移	
T_{2a}	肿瘤侵犯浅肌层（内侧半）	N_2　真骨盆区（髂内、闭孔、髂外，或骶前）多个淋巴结转移	
T_{2b}	肿瘤侵犯深肌层（外侧半）	N_3　髂总淋巴结转移	
T_3	肿瘤侵犯膀胱周围组织	M（远处转移）	
T_{3a}	显微镜下发现肿瘤侵犯膀胱周围组织	M_x　远处转移无法评估	
T_{3b}	肉眼可见肿瘤侵犯膀胱周围组织（膀胱外肿块）	M_0　无远处转移	
T_4	肿瘤侵犯以下任一器官或组织，如前列腺、子宫、阴	M_1　远处转移	

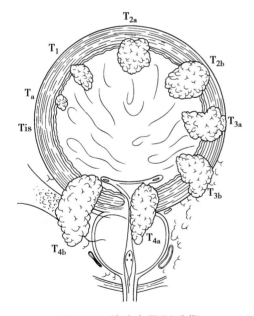

图 14-5　膀胱癌 TNM 分期

膀胱癌可分为非肌层浸润性膀胱癌（Tis，T_a，T_1）和肌层浸润性膀胱癌（T_2 以上）。原位癌虽然也属于非肌层浸润性膀胱癌，但一般分化差，属于高度恶性的肿瘤，向肌层浸润性进展的概率要高得多。因此，应将原位癌与 T_a、T_1 期膀胱癌加以区别（图 14-5）。

四、临床表现

高发年龄为 50~70 岁，男女发病之比为 4:1。最常见的症状为间断全程无痛性肉眼血尿。70%~98% 的患者有此症状，多为全程血尿，也可表现为初始或终末血尿，常间歇性发作，血尿严重时常有血块，或排出洗肉水样尿液及腐肉组织。其他症状包括尿频、尿急、尿痛等膀胱刺激症状，常因肿瘤坏死、溃疡和合并感染所致。如肿瘤较大或堵塞膀胱出口时可发生排尿困难及尿潴留。晚期膀胱肿瘤可引起输尿管梗阻、腰痛、尿毒症、腹痛、严重贫血、消瘦等。盆腔广泛浸润时可出现腰骶部疼痛及下肢水肿。鳞癌和腺癌恶性程度高，生长迅速，常广泛浸润膀胱壁。鳞癌可因结石长期刺激引起，临床上有 10%~20% 的患者伴有结石。腺癌可发生在正常或畸形膀胱，亦可起自腺性膀胱炎；肿瘤常为单发，多局限于膀胱某个区域。

五、辅助检查

1. 影像学检查

（1）超声检查：能在膀胱适度充盈下清晰显示肿瘤的部位、数目、大小、形态及基底宽窄等情况，其能分辨出 0.5cm 以上的膀胱肿瘤,同时还能检测上尿路是否有积水扩张,是目前诊断膀胱癌最为简便、经济、具较高检出率的一种诊断方法。超声检查有经腹(TABUS)、经直肠(TRUS)和经尿道(TUUS)三种路径,其中 TABUS 最为简便易行,检查迅速,患者无痛苦,短时间内可多次重复检查,是膀胱癌术前诊断和分期、术后复查的首选方法,但 TRUS 和 TUUS 能更清晰显示膀胱癌部位及浸润程度,可对膀胱癌进行更为准确的分期。超声诊断术前分期主要根据肿瘤侵入膀胱壁的深度以及是否有盆腔转移而定。浸润与肿瘤生长方式或形态以及基底部宽窄有一定关系,如乳头状向腔内凸出、蒂细小的肿瘤浸润浅,多属于 T_1 期;广基肿瘤浸润深,多为 T_3 或 T_4 期。

(2) 泌尿系统平片和静脉尿路造影(KUB+IVU):泌尿系统平片及静脉尿路造影检查一直被视为膀胱癌患者的常规检查,以期发现并存的上尿路肿瘤。但初步诊断时此项检查的必要性目前受到质疑,因为其获得的重要信息量较少。泌尿系统 CT 成像(CTU)可替代传统 IVU 检查,可提供更多的检查信息,并对泌尿上皮肿瘤具有更高的诊断准确率,而缺点是更多的射线暴露量。但如果怀疑有浸润性膀胱肿瘤或膀胱肿瘤并发肾盂、输尿管肿瘤以及有肾积水征象时仍有其应用价值。

(3) CT 检查:CT 检查能清晰显示 1cm 以上的膀胱肿瘤,肿块较小时,常为乳头状,密度多均匀,边缘较光整。较大肿块者密度不均,中央可出现液化坏死,边缘多不规则,呈菜花状 CT 薄层扫描能增加肿瘤的检出率。CT 平扫 CT 值 24.6~46.4HU,增强后 CT 值为 33.8~81.5HU,呈轻至中度强化,强化无显著特异性。CT 扫描可分辨出肌层、膀胱周围的浸润,用于膀胱癌的分期诊断。CT 对壁内浸润程度的区分不够满意,即对癌肿早期(T_1~T_3)分期的准确性受到一定限制,但当肿瘤突破膀胱向外侵犯时(T_{3b} 期以上),能清晰显示周围脂肪层中的软组织块影,进一步侵犯前列腺及精囊时,可使膀胱精囊角消失,前列腺增大密度不均。输尿管内口受累时可出现输尿管扩张积水。可清晰显示肿大淋巴结,大于 10mm 者被视为转移可能,但肿大淋巴结不能区分是转移还是炎症,有时需结合临床分析。采用多层螺旋 CT 容积扫描可三维重建从而可以多方位观察膀胱轮廓及肿块情况,对膀胱上下两极多方位观察膀胱轮廓及肿块情况,对膀胱上下两极的病变的分期具有明显的优越性。

CT 仿真膀胱镜(CTVC)是近年来发展的新技术,可获取与膀胱镜相似的视觉信息,是膀胱镜较好的替代和补充方法。CTVC 能克服纤维膀胱镜观察角度的限制,因而没有盲区。有研究证实,采用 CTVC 与 CT 增强联合对膀胱病变进行检查,能观察肿瘤浸润的准确范围,大大提高诊断率,是一种非侵袭性、安全、无痛苦、敏感性高的检查方法,有较好的临床应用价值。

(4) MRI 检查:MRI 诊断原则与 CT 相同。凸入膀胱的肿块和膀胱壁的局限性增厚在 T1WI 上呈等或略高信号,T2WI 上呈低于尿液的略高信号,但小肿瘤有时被尿液高信号掩盖显示不满意。MRI 对肿瘤的分期略优于 CT,判断膀胱肌壁受侵程度较 CT 准确。MRI 虽不能区分 T_1 期和 T_2 期,但可区分 T_2 期与 T_{3a} 期,即可较好显示肌层的受累情况,对膀胱壁外受累及邻近器官受累情况亦优于 CT。若 T_2WI 表现为肿瘤附着处膀胱壁正常低信号带连续性中断,表示肿瘤侵犯深肌层。若膀胱周围脂肪受侵,则 T_1 或 T_2 像上可见脂肪信号区内有低信号区,并可见膀胱壁低信号带已经断裂。但 MRI 显示淋巴结转移情况并不优于 CT。应用增强剂行 MRI 检查进行检查,可更好区分非肌层浸润性肿瘤与肌层浸润性肿瘤以及浸润深度,也可发现正常大小淋巴结有无转移征象。

(5) 排泄入膀胱会影响对较小肿瘤的诊断,而且费用较高,限制了其应用。

2. 尿细胞学检查 尿细胞学检查是膀胱癌诊断和术后随诊的主要方法之一。尿标本的采集一般是通过自然排尿,也可以通过膀胱冲洗,这样能得到更多的癌细胞,利于提高诊断率。尿细胞学阳性意味着泌尿道的任何部分,包括:肾盏、肾盂、输尿管、膀胱和尿道,存在尿路上皮癌的可能。根据文献报道,尿细胞学检测膀胱癌的敏感性为 13%~75%,特异性为 85%~100%。敏感性与癌细胞恶性分级密切相关,分级低的膀胱癌敏感性较低,一方面是由于肿瘤细胞分化较好,其特征与正常细胞相似,不易鉴别,另一方面由于癌细胞之间黏结相对紧密,没有足够多的癌细胞脱落到尿中而被检测到,所以尿细胞学阴性并不能排除低级别尿路上皮癌的存在;相反,分级高的膀胱癌或原位癌,敏感性和特异性均较高。尿标本中癌细胞数量少、细胞的不典型或退行性变、泌尿系感染、结石、膀胱灌注治疗和检查者的技术差异等因素会影响尿细胞学检查结果。

3. 尿液膀胱癌标志物　为了提高无创检测膀胱癌的水平，尿液膀胱癌标志物的研究受到了很大的关注，美国 FDA 已经批准将 BTAstat、BTAtrak、NMP22、FDP、ImmunoCyt 和 FISH 用于膀胱癌的检测。其他还有许多的标志物，如：端粒酶、存活素（survivin）、微卫星分析、CYFRA21-1 和 LewisX 等，在检测膀胱癌的临床研究中显示了较高的敏感性和特异性。

4. 膀胱镜检查

（1）传统膀胱镜检查：又称常规白光膀胱镜检查（white-lightcystoscopy，WLC），对膀胱肿瘤的诊断具有决定性意义。膀胱镜检查应包括全程尿道和膀胱，检查膀胱时应边观察边慢慢充盈，对膀胱壁突起要区分真正病变还是黏膜皱褶。应避免过度充盈以免掩盖微小病变。绝大多数病例可直接看到肿瘤生长的部位、大小、数目，以及与输尿管开口和尿道内口的关系，并可在肿瘤附近及远离之处取材，以了解有无上皮细胞变异或原位癌，对决定治疗方案及预后很重要。取活检时须注意同时从肿瘤根部和顶部取材，分开送病检，因为顶部组织的恶性度一般比根部的为高。若未见肿瘤，最好做膀胱反复冲洗，收集冲洗液连同检查前自解尿液送细胞学检查。

1）乳头状癌：表浅乳头状癌呈深红色或灰色，蒂粗而短，限于固有膜或浅肌层，表面的乳头短而粗，充水时活动性差。浸润性乳头状癌呈团块状或结节状，暗红或褐色，表面无乳头或乳头融合，中间有坏死组织，基底部宽广，不活动，周围黏膜呈充血水肿、增厚等浸润表现。少数肿瘤表面可有钙盐沉着，是恶性程度高的表现。在膀胱镜下分化较好的乳头状癌与乳头状瘤不易鉴别，确诊需靠病理检查。

2）浸润癌：呈褐色或灰白色，可覆盖有灰绿色脓苔或磷酸盐沉淀，表面有坏死、凹陷、溃疡、周边隆起、边缘不清、周围膀胱壁增厚、僵硬、或有卫星灶。

3）腺癌：腺癌常位于膀胱的顶部，与其起源于脐尿管的残端有关。腺癌一般倾向于向膀胱外生长，故早期较难发现。进展期腺癌穿破膀胱黏膜后，特别是形成溃疡后才可被膀胱镜检发现。癌性溃疡边缘隆起，中心凹陷，周围有肿瘤浸润和炎性水肿，并伴有出血坏死，腺癌含有分泌黏液的细胞，故癌性溃疡底部常有黏液和炎性分泌物覆盖。

4）鳞状细胞癌：可呈现团块状、溃疡型、菜花状或广基乳头状肿块，表面不光滑，可有出血坏死。周围有充血水肿等炎症表现，伴有结石时可见结石区膀胱壁片状隆起或溃疡。

（2）软膀胱镜：1973 年 Tsuchida 首次应用纤维内镜观察膀胱。随着腔内泌尿外科的发展，软性膀胱镜已被临床证明在泌尿外科疾病诊治中具有广泛用途，尤其适用于不能取截石位者、前列腺增生者、膀胱颈病变者、膀胱肿瘤术后需定期复查者、尿道狭窄的定位诊断等。

（3）光动力学诊断（photodynamic diagnosis，PDD）：光动力学诊断是利用光敏剂在特定波长的光照射下能够发出荧光的特点来进行的。其原理是，由于肿瘤组织和正常组织的不同生化代谢特点，肿瘤组织能选择性地吸收滞留光敏剂，在特定波长的激光照射下，光敏剂发生一系列光化学反应和光生物学反应，发射出特定波长的荧光，在荧光膀胱镜下（fluorescence cystoscopy，FC），将肿瘤和正常组织区分开来。

（4）窄带光成像（narrow band imaging，NBI）：NBI 是一种新兴的内镜技术，利用滤光器过滤掉内镜光源所发出的红蓝绿光波中的宽带光谱，仅留下窄带光谱用于诊断膀胱内疾病。NBI 的临床应用首先在消化内科开展，例如它可以帮助确认食管内、胃腔内和肠腔内黏膜的改变，以确认组织是否正常，或是否处于癌前病变或确认恶性病变的面积大小等。

5. 诊断性经尿道电切术（TUR）　如果影像学检查发现膀胱内有非肌层浸润的肿瘤占位病变，可以省略膀胱镜检查，直接行 TUR，这样可以达到两个目的，一是切除肿瘤，二是明确肿瘤的病理诊断和分级、分期，为进一步治疗以及判断预后提供依据。

6. 二次经尿道电切术（ReTUR）　非肌层浸润性膀胱癌电切术后，相当多的肿瘤复发是由肿瘤残余造成的，特别是中、高分级的 T_1 期膀胱癌，首次电切术后肿瘤残余率可以达到 33.8%～36%。此外，由于电切技术和送检肿瘤标本质量问题,首次电切还可以造成一部分肿瘤的病理分期偏差。一些学者建议,对非肌层浸润性膀胱癌在首次电切术后短期内进行 ReTUR,特别是对那些高风险的 T_1 期膀胱癌,可以降低术后肿瘤复发率和进展率,并且可以获得更准确的肿瘤病理分期。文献报道 ReTUR 可以使 T_1 期膀胱癌患者术后的肿瘤复发率由 63.24% 降到 25.68%,肿瘤进展率由 11.76% 降到 4.05%。至于首次电切术后何时进行 ReTUR 目前还没有定论,多数学者建议在首次电切术后 2~6 周内进行。

六、诊断

血尿为膀胱肿瘤的主要症状,其鉴别诊断主要是血尿的鉴别。膀胱肿瘤血尿可能伴有膀胱刺激、症状或影响排尿,血尿在排尿的开始或终末时有加重,可能伴有血块或"腐肉"。肾、输尿管肿瘤多无膀胱刺激征,排尿无影响,血尿全程均匀,可能伴有血丝,无"腐肉"。B 超、CT、MRI、IVU 也有助于鉴别。

七、鉴别诊断

本病应与能引起血尿的泌尿系其他疾病相鉴别。

1. 非特异性膀胱炎 多发生于已婚妇女,尿频、尿急、尿痛症状较重,血尿多在膀胱刺激症状后发生。

2. 泌尿系结核 尿频时间较长,尿量少,尿中有结核分枝杆菌,膀胱内有肉芽肿可通过活检与膀胱肿瘤鉴别。

3. 腺性膀胱炎 为癌前病变,活检可与膀胱肿瘤鉴别。

4. 尿石症 血尿较重,发作时伴有绞痛。泌尿系 CT 平扫检查对结石的检出率高,但要注意泌尿系结石与膀胱肿瘤同时发生的可能,必要时进行膀胱镜检查及组织活检。

5. 前列腺增生 可以有肉眼血尿;肿瘤生长于膀胱颈部或膀胱尿道交界处,可以有排尿困难表现。前列腺增生见于老年男性,导致的血尿多为一过性,间歇期长,多有逐渐加重的排尿困难症状。直肠指诊触及前列腺增大,中间沟消失。膀胱镜检查,除见前列腺增大外,膀胱内无新生物,对可疑的病例行活组织检查,有助于诊断。

6. 前列腺癌 血清 PSA 水平可以增高,直肠指诊可触及前列腺结节样病变。经 B 超、CT、MRI 等可以鉴别。

7. 其他 如肾炎、出血性疾病、药物反应等均有不同的症状及病史可以鉴别。

八、治疗

膀胱癌复发或进展的倾向与肿瘤分期、分级、病灶数目、大小和术后首次复发时间等因素有关。肿瘤分期分级高、多发、体积大和术后早期复发的患者,肿瘤复发和浸润进展的可能性大,因此需要根据肿瘤复发或进展的风险制订治疗方案。一般将膀胱肿瘤按肿瘤浸润深度分为非肌层浸润性膀胱癌(Tis、T_a、T_1)和肌层浸润性膀胱癌(T_2 以上),不同肿瘤的生物学行为有较大差异,因此治疗上应该区别对待。

(一) 非肌层浸润性膀胱癌(non muscle-invasive bladder cancer)或表浅性膀胱癌(superficial bladder cancer)的治疗

同非肌层浸润性膀胱癌的预后密切相关的因素包括肿瘤数目、肿瘤的复发频率,尤其是术后 3 个月时有无复发、肿瘤大小、肿瘤分级。与肿瘤进展最相关的因素包括肿瘤的病理分级和肿瘤分期。膀胱颈处的肿瘤预后较差。根据复发风险及预后的不同,非肌层浸润性膀胱癌可分为以下三组:①低危非肌层浸润性膀胱尿路上皮癌:单发、T_a、G1(低级别尿路上皮癌)、直径<3cm(注:必须同时具备以上条件才是低危非肌层浸润性膀胱癌)。②高危非肌层浸润性膀胱尿路上皮癌:多发或高复发、T_1、G3(高级别尿路上皮癌)、Tis。③中危非肌层浸润性膀胱尿路上皮癌:除以上两类的其他情况,包括肿瘤多发、T_a ~ T_1、G1 ~ G2(低级别尿路上皮癌)、直径>3cm 等。

欧洲膀胱癌指南根据 EORTC 评分表的肿瘤评分,将非肌层浸润性膀胱尿路上皮癌分为低危、中危和高危。

1. 手术治疗

（1）经尿道膀胱肿瘤切除术（TUR-BT）：膀胱肿瘤的确切病理分级、分期都需要借助首次 TUR-BT 后的病理结果获得。经尿道膀胱肿瘤切除术有两个目的：一是切除肉眼可见的全部肿瘤，二是切除组织进行病理分级和分期。TUR-BT 术应将肿瘤完全切除直至露出正常的膀胱壁肌层。肿瘤切除后，建议进行基底部组织活检，便于病理分期和下一步治疗方案的确定。对于肿瘤切除不完全、标本内无肌层、高级别肿瘤和 T_1 期肿瘤，建议术后 2～6 周再次行 TUR-BT，可以降低术后复发概率。

（2）经尿道激光手术：激光手术可以凝固，也可以汽化，其疗效及复发率与经尿道手术相近。但术前需进行肿瘤活检以便进行病理诊断。激光手术对于肿瘤分期有困难，一般适合于乳头状低级别尿路上皮癌，以及病史为低级别、低分期的尿路上皮癌。

（3）光动力学治疗：光动力学治疗（photodynamic therapy，PDT）是利用膀胱镜将激光与光敏剂相结合的治疗方法。肿瘤细胞摄取光敏剂后，在激光作用下产生单态氧，使肿瘤细胞变性坏死。膀胱原位癌、控制膀胱肿瘤出血、肿瘤多次复发、不能耐受手术治疗等情况可以选择此疗法。

2. 术后辅助治疗

（1）膀胱灌注治疗：详见第二十五章第六节内容。

（2）术后膀胱灌注免疫治疗：①卡介苗（BCG）：BCG 的确切作用机制尚不清楚，多数研究认为是通过免疫反应介导的。BCG 适合于高危非肌层浸润性膀胱癌的治疗，可以预防膀胱肿瘤的进展。②免疫调节剂：一些免疫调节剂与化疗药物一样可以预防膀胱肿瘤的复发，包括干扰素、钥孔戚血蓝素（keyhole limpet hemocyanin，KLH）等。

（3）复发肿瘤的灌注治疗：膀胱肿瘤复发后，一般建议再次 TUR-BT 治疗。依照 TUR-BT 术后分级及分期，按上述方案重新进行膀胱灌注治疗。对频繁复发和多发者，建议行 BCG 灌注治疗。

（4）膀胱原位癌的治疗：膀胱原位癌的治疗方案是行彻底的 TUR-BT 术，术后行 BCG 膀胱灌注治疗。BCG 灌注每周 1 次，每 6 周为 1 个周期，1 个周期后有 70% 完全缓解。休息 6 周后，进行膀胱镜检和尿脱落细胞学检查，结果阳性者再进行 1 个周期，共 6 周的灌注治疗。另有 15% 的病例获得缓解。休息 6 周后，重复膀胱镜检和尿脱落细胞学检查，若结果仍为阳性，建议行膀胱根治性切除术及尿道根治性切除术。对于缓解的病例，应在第 3、6、12、18、24、30 和 36 个月时进行 1 个周期的 BCG 灌注防止复发。BCG 治疗缓解率 83%～93%，有 11%～21% 在 5～7 年内死于该病。无效及不完全反应肿瘤进展率 33%～67%。若治疗 9 个月时未完全缓解或肿瘤复发，则建议行根治性膀胱切除术。

（5）T_1G3 膀胱癌的治疗：T_1G3 膀胱癌通过 BCG 灌注治疗或膀胱灌注化疗，有 50% 可以保留膀胱。建议先行 TUR-BT 术，术后 2～6 周后再次行 TUR-BT 术。无肌层浸润者，术后行 BCG 灌注治疗或膀胱灌注化疗。对于 2 周期 BCG 灌注治疗或 6 个月膀胱灌注化疗无效或复发的病例，建议行根治性膀胱切除术。

（二）肌层浸润性膀胱癌的治疗

1. 根治性膀胱切除术　根治性膀胱切除术同时行盆腔淋巴结清扫术，是肌层浸润性膀胱癌的标准治疗，是提高浸润性膀胱癌患者生存率、避免局部复发和远处转移的有效治疗方法。该手术需要根据肿瘤的病理类型、分期、分级、肿瘤发生部位、有无累及邻近器官等情况，结合患者的全身状况进行选择。文献报道浸润性膀胱癌患者盆腔淋巴结转移的可能性为 24%～43%，淋巴结清扫范围可根据肿瘤范围、病理类型、浸润深度和患者情况决定。

（1）根治性膀胱切除术的指征：根治性膀胱切除术的基本手术指征为 T_2～T_{4a}，$N_{0～x}$，M_0 浸润性膀胱癌，其他指征还包括高危非肌层浸润性膀胱癌 T_1G3 肿瘤，BCG 治疗无效的 Tis，反复复发的非肌层浸润性膀胱癌，单靠 TUR 或腔内手术无法控制的广泛乳头状病变等；挽救性膀胱全切除术的指征包括非手术治疗无效、保留膀胱治疗后肿瘤复发和膀胱非尿路上皮癌。

以上手术指征可独立选用，亦可综合应用。但应除外有严重合并症（心、肺、肝、脑、肾等疾病）不能耐受根治性膀胱切除术者。

（2）根治性膀胱切除术的相关事项：根治性膀胱切除术的手术范围包括：膀胱及周围脂肪组织、输尿管远端，并行盆腔淋巴结清扫术；男性应包括前列腺、精囊，女性应包括子宫、附件。近年来有研究对男性是否应将前列腺完整切除，女性是否应切除阴道及尿道提出疑问。如果手术尿道切缘阳性，原发肿瘤侵犯尿道、女性膀胱颈部或男性前列腺部，则需考虑施行全尿道切除。国内有学者认为若肿瘤累及前列腺、膀胱颈、三角区，或多发肿瘤、原位癌，应行全尿道切除术。亦有报道术中尿道远端切缘送快速病理检查，明确有无肿瘤累及，以决定是否需同时行尿道切除术。对于性功能正常的年龄较轻男性患者，保留性神经和精囊的手术可以使半数以上患者的性功能不受影响，但术后需严密随访，并且患者的长期转归有待进一步证实。

目前根治性膀胱切除术的方式可以分为开放手术和腹腔镜手术两种。与开放手术相比，腹腔镜手术具有失血量少、术后疼痛较轻、恢复较快的特点，但手术时间并不明显优于开放性手术，而且腹腔镜手术对术者的操作技巧要求较高。近来机器人辅助的腹腔镜根治性膀胱切除术可以使手术更精确和迅速，并减少出血量。

淋巴结清扫不仅是一种治疗手段，而且为预后判断提供重要的信息。目前主要有局部淋巴结清扫，常规淋巴结清扫和扩大淋巴结清扫三种。局部淋巴结清扫仅切除闭孔内淋巴结及脂肪组织；扩大淋巴结清扫的范围是：主动脉分叉和髂总血管（近端），股生殖神经（外侧），旋髂静脉和 Cloquet 淋巴结（远端），髂内血管（后侧），包括腹主动脉远端周围，下腔静脉周围，闭孔，两侧坐骨前和骶骨前淋巴结，清扫范围向上甚至可以扩展至肠系膜下动脉水平；常规淋巴结清扫的范围达髂总血管分叉水平，其余与扩大清扫范围相同；淋巴结清扫术应清除 15 个以上淋巴结。有学者认为扩大淋巴结清扫对患者有益，可以提高术后的 5 年生存率。阳性淋巴结占术中切除淋巴结的比例（淋巴结密度）可能是淋巴结阳性高危患者的重要预后指标之一。

（3）根治性膀胱切除术的生存率：随着手术技术和随访方式的改进，浸润性膀胱癌患者的生存率有了较大的提高。根治性膀胱切除术围手术期的死亡率为 1.8%~3.0%，主要死亡原因有心血管并发症、肺栓塞、肝功能衰竭和大出血。患者的总体 5 年生存率为 54.5%~68%，10 年生存率为 66%。若淋巴结阴性，T_2 期的 5 年和 10 年生存率分别为 89% 和 78%，T_{3a} 期为 87% 和 76%，T_{3b} 期为 62% 和 61%，T_4 期为 50% 和 45%。而淋巴结阳性患者的 5 年和 10 年生存率只有 35% 和 34%。

2. 保留膀胱治疗 对于身体条件不能耐受根治性膀胱切除术，或不愿接受根治性膀胱切除术的浸润性膀胱癌患者，可以考虑行保留膀胱的综合治疗。鉴于浸润性膀胱癌较高的淋巴结转移比例，考虑施行保留膀胱治疗的患者需经过细致选择，对肿瘤性质、浸润深度进行综合评估，正确选择保留膀胱的手术方式，并辅以术后放射治疗和化学治疗，且术后需进行密切随访。

浸润性膀胱癌保留膀胱的手术方式有两种：经尿道膀胱肿瘤切除术（TUR-BT）和膀胱部分切除术。对于多数保留膀胱的浸润性膀胱癌患者，可通过经尿道途径切除肿瘤。但对于部分患者应考虑行膀胱部分切除术：肿瘤位于膀胱憩室内、输尿管开口周围或肿瘤位于经尿道手术操作盲区的患者，有严重尿道狭窄和无法承受截石位的患者。近来有学者认为对于 T_2 期患者，初次 TUR-BT 术后 4~6 周内再次行 TUR-BT 并结合化疗与放疗有助于保全膀胱。

由于单一的治疗无法达到理想的保留膀胱的效果，所以目前保留膀胱的综合治疗多采取手术、化疗和放疗的三联综合治疗。该治疗方案的选择指征必须严格控制，且患者必须具有良好的依从性，才能得到较好的治疗效果。有研究显示，TURBT 术后辅以顺铂类化疗方案及放射治疗，患者的治疗有效率可以达到 60%~80%。但是期间患者必须接受严密的观察，并及时调整治疗方案。浸润性膀胱癌患者施行保留膀胱综合治疗的 5 年总体生存率为 45%~73%，10 年总体生存率为 29%~49%。

（三）尿流改道术

尿流改道术尚无标准治疗方案。目前有多种方法可选，包括不可控尿流改道（noncontinent diversion）、可控尿流改道(continent diversion)、膀胱重建(bladder reconstruction)等。手术方式的选择需要根据患者的具体情况,如年龄、伴发病、预期寿命、盆腔手术及放疗史等,并结合患者的要求及术者经验认真选择。神经衰弱、精神病、预期寿命短、肝或肾功能受损、尿道或其他手术切缘阳性的患者对于复杂性尿流改道术属于禁忌证。

1. 不可控尿流改道(noncontinent diversion)　输尿管皮肤造口术(cutaneous ureterostomy)是一种简单、安全术式。由于输尿管直径小,输尿管皮肤吻合口狭窄发生率高。尿流改道相关的并发症输尿管皮肤造口术要明显低于回、结肠膀胱术。但是,皮肤造口处狭窄和泌尿道感染要高于回肠膀胱术。适用于预期寿命短、有远处转移、姑息性膀胱全切、肠道疾患无法利用肠管进行尿流改道或全身状态不能耐受手术者。

(1) 回肠膀胱术(bricker operation):目前仍是一种经典的可选择的术式,主要缺点是需腹壁造口、终身佩戴集尿袋。早期并发症可达48%,包括尿道感染、肾盂肾炎、输尿管回肠吻合口漏或狭窄。长期随访结果表明,主要并发症是吻合口并发症(24%)和上尿路的功能和形态学上的改变(30%)。随着随访时间的增加,并发症相应增加,5年并发症为45%,15年并发症增加到94%,后组患者上尿路的改变和尿石形成分别达50%和38%。各种形式的肠道尿流改道中,回肠膀胱术的晚期并发症要少于可控贮尿囊或原位新膀胱。伴有短肠综合征、小肠炎性疾病、回肠受到广泛射线照射的患者不适于此术式。

(2) 乙状结肠膀胱术(sigmoid bladder):对于有原发性肠道疾病或严重放射性盆腔炎和不愿意接受可控性膀胱术的患者,可作为回肠膀胱术的替代术式。横结肠膀胱术对于进行过盆腔放疗或输尿管短的患者可选用。

2. 可控尿流改道(continent diversion)

(1) 可控贮尿囊(continent reservior):可控贮尿囊必须满足肠道去管重建成高容量低压贮尿囊,抗反流和控尿,能自行插管导尿的原则。随访发现该术式早,晚期并发症发生率分别为12%和37%。晚期并发症主要有输尿管狭窄或梗阻、尿失禁、导尿困难和尿路结石,代谢并发症也比较常见。可控贮尿囊适用于:①预期寿命较长、能耐受复杂手术;②双侧肾脏功能良好可保证电解质平衡及废物排泄;③无上尿路感染;④肠道未发现病变;⑤能自行导尿。

(2) 利用肛门控制尿液术式:利用肛门括约肌控制尿液的术式包括:尿粪合流术,如输尿管乙状结肠吻合术,输尿管结肠、结肠直肠吻合术;尿粪分流术,如直肠膀胱术,直肠膀胱、结肠腹壁造口术。输尿管乙状结肠吻合术由于易出现逆行感染、高氯性酸中毒、肾功能受损和恶变等并发症,现已基本放弃,但这种术式的改良可以减少并发症的发生,所以还被一些治疗中心选择应用。主要用于预期寿命短、手术耐受性差的晚期癌症患者。采用肛门括约肌控制尿液的术式的患者肛门括约肌功能必须良好。患者在站立位不能容纳400~500ml的尿液1小时、神经源性膀胱为利用肛门控制尿液术式的禁忌证。

(3) 膀胱重建(Bladder reconstruction)或原位新膀胱(orthotopic neobladder):近年来,原位新膀胱术逐渐已被各大医疗中心作为一些选择性病例根治性膀胱全切术后尿流改道的主要手术方式。肠段的使用末端回肠应用较多,升结肠、盲肠、乙状结肠、胃应用相对较少。此术式主要优点是不需要腹壁造口,提高了生活质量和改变了自身形象。缺点是夜间尿失禁和排尿失败需要导尿或间歇性自我导尿。长期并发症包括昼夜尿失禁(分别为8%~10%,20%~30%)、输尿管肠道吻合口狭窄(3%~18%)、尿潴留(4%~12%)、代谢性疾病、维生素 B_{12} 缺乏病等。另一缺点是尿道肿瘤复发,尿道肿瘤复发在男性、女性患者中为1.5%~7%,如膀胱内存在多发原位癌或侵犯前列腺尿道则复发率高达35%。建议术前男性患者常规行前列腺尿道组织活检,女性行膀胱颈活检,或者术中行冷冻切片检查,术后应定期行尿道镜检和尿脱落细胞学检查。

原位新膀胱术后生活质量是否好于非可控尿流改道还存在一定的争议。不同类型的原位新膀胱术与回肠膀胱术的总体并发症发生率一致,无明显差别。由于原位新膀胱术患者排尿需通过增加腹压完成,切口疝的发生率要比回肠膀胱高。在不同的新膀胱对比中,并发症发生率无显著差别。输尿管肠道吻合采用抗反流还是非抗反流仍存在着争论,抗反流吻合可保护肾功能,但易发生狭窄,应根据贮尿囊是否低压及术者经验予以选择。

原位新膀胱的先决条件是完整无损的尿道和外括约肌功能良好,术中尿道切缘阴性。前列腺尿道有侵犯、膀胱多发原位癌、骨盆淋巴结转移、高剂量术前放疗、复杂的尿道狭窄以及不能忍受长期尿失禁的患者为原位新膀胱术的禁忌证。

(4)腹腔镜手术:腹腔镜或机器人辅助下腹腔镜手术已应用于多种尿流改道术,可作为一种选择,现多采用在腹腔镜下行膀胱切除术后通过小切口在腹腔外行尿流改道术。目前的技术条件下是否有必要完全在腹腔镜下完成尿流改道仍存在争议。

（四）膀胱癌的化疗与放疗

(1)保留膀胱的治疗策略:主要针对 T_2 和 T_{3a} 的尿路上皮癌患者。方法包括单纯经尿道电切手术、经尿道电切手术联合化疗、经尿道电切手术联合放疗、联合放化疗。

1)单纯经尿道电切手术:仅对少部分肿瘤局限于浅肌层、且对肿瘤基底再次分期活检阴性的患者可采用,或对于不适合做全膀胱切除手术或拒绝做全膀胱切除手术的患者也可采用。但基底活检为 pT_0 或 pT_1 的患者中有一半会进展成浸润性膀胱癌而被迫行全膀胱切除,肿瘤特异死亡率占47%。

2)经尿道电切手术联合外放射治疗:主要针对不适合膀胱癌根治术或不能耐受化疗的患者。这组患者5年存活率从30%到60%,肿瘤特异存活率从20%到50%。

(2)经尿道电切手术联合化疗:病理完全反应率可为8%~26%,对 T_3/T_4 使用顺铂为基础的化疗,其CR和PR分别为11%和34%。3周期化疗后,通过膀胱镜和活检再次评估,如无残余病灶,则也要警惕有残余病灶存在的可能;如病灶仍存在,则行挽救性全膀胱切除。

(3)经尿道电切手术联合放、化疗:最大限度经尿道电切手术后,以顺铂为基础的化疗联合放疗可使完全缓解率达到60%~80%,可使40%~45%的患者保留完整膀胱存活4~5年,长期存活达50%~60%(与全膀胱切除相媲美)。如果联合治疗不敏感,则推荐早期行全膀胱切除。

(4)化疗联合膀胱部分切除术:不到5%的肌层浸润型膀胱癌可通过膀胱部分切除达到治愈的目的。可使约27%的患者避免全膀胱切除手术。

(徐智慧)

第十节 前列腺癌

前列腺癌就是发生于男性前列腺组织中的恶性肿瘤,是前列腺腺泡细胞异常无序生长的结果。它是男性最常见的恶性肿瘤,据最新的研究统计数据显示,发病随年龄而增长,其发病率有明显的地区差异,具有明显的地理和种族差异,欧美地区较高。在亚洲,其发病率低于西方国家,但近年来呈迅速上升趋势。

一、流行病学

前列腺癌发病率有明显的地理和种族差异。美国黑种人前列腺癌发病率为全世界最高,目前美国前列腺癌的发病率已经超过肺癌,成为第一位危害男性健康的肿瘤。中国1993年前列腺癌发病率为1.71人/10万人口,死亡率为1.2人/10万人口;1997年发病率升高至2.0人/10万人口。2007年,上海市疾病预防控制中心报道的男性前列腺癌发病率为11.81/10万人,居男性恶性肿瘤的第五位。

二、病因与发病机制

前列腺癌的确切病因至今尚未明确,可能与基因的改变相关。如雄激素受体相关基因的改变会导致前列腺癌的患病风险增高;具有 BRCA1 基因的男性患前列腺癌的危险性是无 BRCA1 基因男性的2倍;而P53基因的异常与高级别、高侵袭性的前列腺癌密切相关。基因的改变也可能与饮食等环境因素相关。基因改变越多,患前列腺癌的危险越大。在少数情况下,前列腺癌可能具有遗传性。目前总结出与前列腺

癌发生相关的危险因素有:

1. 年龄 年龄是前列腺癌主要的危险因素。前列腺癌在小于45岁的男性中非常少见,但随着年龄的增大,前列腺癌的发病率急剧升高,绝大多数前列腺癌患者的年龄大于65岁。前列腺癌患者主要是老年男性,新诊断患者中位年龄为72岁,高峰年龄为75~79岁。在美国,大于70%的前列腺癌患者年龄都超过65岁,50岁以下男性很少见,但是大于50岁,发病率和死亡率就会呈指数增长。年龄小于39岁的个体,患前列腺癌的可能性为0.005%,40~59岁年龄段增至2.2%(1/45),60~79岁年龄段增至13.7%(1/7)。

2. 家族史 当家族中有直系男性亲属患前列腺癌时,该家族中男性发病率明显增高。直系男性亲属一般指父亲和兄弟。

3. 人种 前列腺癌在非洲裔美国人(即美国黑种人)中的发病率最高,其次是西班牙裔和美国白种人,而非洲黑种人前列腺癌的发生率是世界范围内最低的。虽然前列腺癌在黄种人中的发病率还未达到欧美国家的水平,但无论是中国大陆、中国台湾、中国香港,还是日本、韩国、新加坡,前列腺癌的发病率都呈现逐年升高的趋势。

4. 前列腺内出现细胞异常的病理改变 患有前列腺高级别上皮内瘤变的男性,其前列腺癌的发生率明显升高。

5. 饮食 一些研究显示,经常食用含有高动物脂肪食物的男性也是前列腺癌的易发人群,因为这些食物中含有较多的饱和脂肪酸。

6. 雄激素水平 体内雄激素水平高也是前列腺癌的可能诱因之一。雄激素可以促进前列腺癌的生长。

总之,遗传是前列腺癌发展成临床型的重要危险因素,而外源性因素对这种危险可能有重要的影响。

三、临床表现

早期前列腺癌通常没有症状,但肿瘤侵犯或阻塞尿道、膀胱颈时,则会发生类似下尿路梗阻或刺激症状,严重者可能出现急性尿潴留、血尿、尿失禁。骨转移时会引起骨骼疼痛、病理性骨折、贫血、脊髓压迫导致下肢瘫痪等。

四、辅助检查

1. 直肠指诊 大多数前列腺癌起源于前列腺的外周带,直肠指检对前列腺癌的早期诊断和分期都有重要价值。

2. 前列腺特异性抗原(PSA) PSA依然在前列腺癌的诊断中扮演着独特、不可替代的角色。有研究表明,如果PSA为4~10μg/L时,发生前列腺癌的概率较小,为25%~35%;PSA>10μg/L时发生前列腺癌的概率提高到50%~80%。

3. 经直肠超声检查 对前列腺及周围组织结构寻找可疑病灶,初步判断肿瘤的体积大小,在超声引导下进行前列腺系统性穿刺活检,是前列腺癌诊断的主要方法。

4. CT检查 CT对于早期前列腺癌的诊断敏感性低于磁共振。前列腺癌患者进行CT检查的目的主要是协助临床医师进行肿瘤的临床分期。对于肿瘤邻近组织和器官的侵犯及盆腔内转移性淋巴结肿大,CT的诊断敏感性与MRI相似。

5. MRI检查 可以显示前列腺包膜的完整性、是否侵犯前列腺周围组织及器官,MRI还可以显示盆腔淋巴结受侵犯的情况及骨转移的病灶,在临床分期上有较重要的作用。

6. 放射性核素骨扫描 这是利用放射性核素来显示骨转移病灶的部位、数量和大小,目前诊断前列腺癌骨转移一种常用的方法。ECT技术具有很高的敏感性,然而核素骨显像的特异性不足。

7. PET-CT检查 鉴于ECT的局限性,利用PET-CT对病灶的精确定位和发展阶段的分析:肿瘤显像剂^{18}F-FDG 作为葡萄糖类似物在多数肿瘤诊断中广泛应用,但前列腺癌细胞糖酵解水平较低,^{18}F-FDG 利用率低,对前列腺癌细胞特异性差,因此用于诊断不够理想。

8. PSMA PET-CT 前列腺特异性膜抗原 PSMA 是一种 II 型膜糖蛋白,由于其在前列腺癌细胞中过度表达,而在正常细胞中几乎无表达这一特性,使得 PSMA 成为检测、诊断和治疗 PCa 的绝佳理想靶点。研究表明,^{68}Ga-PSMA 在局部分期方面优于常规显像剂如^{18}F-FDG,^{11}C-胆碱,并且^{68}Ga-PSMA PET-CT 可以明显提高淋巴结转移的检测准确率。针对^{68}Ga-PSMA PET-CT 显像对前列腺癌的诊断价值检索文献、发现^{68}Ga-PSMA 对前列腺癌患者诊断的灵敏为 86%,特异度为 86%;针对前列腺癌病灶的灵敏度为 80%,特异度为 97%。^{68}Ga-PSMA PET-CT 对前列腺癌的诊断准确性远高于传统影像学检查,包括 MRI、CT,相比 ECT 骨扫描也有明显优势。

五、诊断

前列腺癌的诊断主要根据临床症状、直肠指诊、PSA(前列腺特异抗原)检查、CT/MRI、经直肠 B 超及其引导的前列腺穿刺活检诊断。

1. 前列腺癌早期常无症状,随着肿瘤的发展,前列腺癌引起的症状可概括为两大类:①梗阻症状:表现为尿线细、射程短、尿流缓慢、尿流中断、尿后滴沥、排尿不尽、排尿费力等。此外,还可以出现尿频、尿急、夜尿增多、甚至尿失禁。肿瘤压迫直肠可引起大便困难,偶见肠梗阻,压迫神经引起会阴部疼痛,并可向坐骨神经放射。②转移症状:前列腺癌可侵及膀胱、精囊、血管神经束,引起血尿等。盆腔淋巴结转移压迫相应血管可使血液回流受阻从而引起双下肢水肿。前列腺癌易发生骨转移,可引起骨痛或病理性骨折、截瘫。

2. 直肠指诊 发现前列腺外周带可触及硬结,质地坚硬。

3. PSA 依然在前列腺癌的诊断中扮演着独特、不可替代的角色。有研究表明,如果 PSA 为 4~10μg/L 时,发生前列腺癌的概率较小,为 25%~35%;PSA > 10μg/L 时发生前列腺癌的概率提高到 50%~80%。

4. 经直肠超声 对前列腺癌的诊断比经腹部的超声更准确。多数前列腺癌在经直肠超声中的表现为前列腺周围带的低回声结节并进一步判断肿瘤体积的大小,但不同性质的前列腺癌也会表现为等回声甚至是高回声。彩超引导下的前列腺系统性穿刺活检可明确诊断,经直肠超声引导的前列腺穿刺是确诊前列腺癌的主要手段,做法是在经直肠超声探头的定位下,用穿刺活检针对前列腺进行分区穿刺,特别是对可疑区域重点穿刺检查,取出条状的组织进行病理分析。前列腺穿刺活检指征:①直肠指诊触及结节,任何 PSA 值;②超声发现前列腺低回声结节或 MRI 发现异常信号,任何 PSA 值;③PSA > 10ng/ml,任何 f/t PSA 和 PSAD 值;④PSA 4~10ng/ml,f/t PSA 异常或 PSAD 值异常。

5. MRI 可以显示前列腺完整性,是否侵犯前列腺周围组织及器官,可显示盆腔淋巴结是否侵犯的情况及骨转移的病灶。MRI 检查对诊断早期前列腺癌的作用有限,但是对已经确诊的前列腺癌分期的准确率总体上较 CT 略强,它对诊断局部淋巴结转移和肿瘤对周围组织器官侵犯诊断的特异性要高于 CT 检查。

六、鉴别诊断

1. 前列腺增生 前列腺增生和前列腺癌都可出现尿路梗阻症状,但前列腺增生系弥漫性增大,表面光滑,肛指检查无结节,PSA 正常或轻度升高,PSA 密度在前列腺增生往往小于 0.15,f-PSA/t-PSA 高于 25%,酸性磷酸酶和碱性磷酸酶正常,TRUS 前列腺包膜完整,光点均匀,界限清晰。

2. 前列腺结核 与前列腺癌相似处为有前列腺硬结,但患者年龄轻,有肺结核病史,常常有输精管、附睾、精囊串珠状改变或硬结,也可有尿路结核症状如血尿、血精以及膀胱刺激症状等,尿抗酸杆菌检测阳性,结核菌培养阳性,X 线拍片检查可见肾结核改变,并可见前列腺钙化阴影,前列腺活检为结核改变,

PSA 升高不明显。

3. 非特异肉芽肿性前列腺炎 因为直肠指检时前列腺有结节,容易和前列腺癌混淆。前者的结节增大较快,呈山峰样突起,软硬不一且有弹性,血清碱性磷酸酶、酸性磷酸酶正常,嗜酸性细胞明显增多,试验用抗菌素和消炎药治疗 5 周后硬结缩小,前列腺穿刺活检在显微镜下发现多量的非干酪性肉芽肿,充满上皮样细胞,周围有淋巴细胞、浆细胞、嗜酸性细胞,腺管扩张、破裂,满布炎症细胞。而前列腺癌结节常呈弥漫性,高低不平,无弹性,病理活检可确诊。

4. 前列腺结石 肛指检查可发现前列腺质地较硬的结节,与前列腺癌相似,但前者触诊前列腺质地中等硬度,触及结石时有捻发感,血清 PSA 检查正常。X 线拍片可见前列腺区有不透光阴影。

七、治疗

1. 主动监测 主动监测是指前主动监测列腺癌的进程,在出现肿瘤进展或临床症状明显时给予治疗。选择主动监测的患者必须充分知情,了解并接受肿瘤局部进展和转移的危险,并接受密切的随访。主动监测的指征:①极低危患者,PSA<10ng/ml,Gleason 评分≤6,阳性活检数≤2,每条穿刺标本的肿瘤≤50%的临床 $T_{1c\sim2a}$ 前列腺癌;②临床 T_{1a},分化良好或中等的前列腺癌,预期寿命>10 年的较年轻患者,此类患者要密切随访 PSA,TRUS 和前列腺活检。对于主动监测的患者,每 3~6 个月复查 PSA 和 DRE,必要时缩短复诊间隔时间和进行影像学检查以及重复前列腺活检。对于 DRE、PSA、影像学以及前列腺活检病理证实疾病进展的患者可考虑转为其他治疗。

2. 手术疗法 根治性前列腺切除术(简称根治术)是治愈局限性前列腺癌最有效的方法之一,近年已尝试治疗进展性前列腺癌。主要术式有传统的开放性经会阴、经耻骨后前列腺根治性切除术及近年发展的腹腔镜前列腺根治术和机器人辅助腹腔镜前列腺根治术。

(1) 适应证:要考虑肿瘤的危险因素等级、患者预期寿命和总体健康状况。尽管手术没有硬性的年龄界限,但应告知患者,70 岁以后伴随年龄增长,手术并发症及死亡率将会增加。①低危(临床分期 T_1~T_{2a}、Gleason 评分 2~6、PSA<10ng/ml)和中危(临床分期 T_{2b}~T_{2c} 或 Gleason 评分 7 或 PSA 10~20ng/ml)的局限性前列腺癌患者,推荐行根治术;不推荐行短疗程(3 个月)新辅助内分泌治疗。②小体积的高危(临床分期 T_{3a} 或 Gleason 评分≥8 或 PSA>20ng/ml)局限性前列腺癌患者,可有选择地进行根治术;PSA>20ng/ml 或 Gleason 评分≥8 的患者术后可给予其他辅助治疗。③极高危的前列腺癌患者(临床分期 T_{3b}~T_4 或任何 T,N_1),严格筛选后可行根治术并需辅以综合治疗。

(2) 操作方法:推荐开放式耻骨后前列腺根治性切除术和腹腔镜前列腺根治性切除术,有条件的可开展机器人辅助前列腺根治性切除术。

1) 耻骨后前列腺根治性切除术:术野开阔,操作简便易行,可经同一入路完成盆腔淋巴结切除和前列腺癌根治术。

盆腔淋巴结切除术主要有两种:①改良式:下腹正中切口,整块切除髂动脉、髂静脉前方、后方及血管之间的纤维脂肪组织,下至腹股沟管,后至闭孔神经后方。可疑淋巴结转移者可进行冷冻切片病理学检查。②扩大式:切除范围扩大至髂总动脉和骶前。适用于淋巴转移风险>7%的中危患者和所有高危患者。

根治性前列腺切除术:手术切除范围包括完整的前列腺、双侧精囊和双侧输精管壶腹段、膀胱颈部。

术前有勃起功能的低危局限性前列腺癌患者,可行保留神经的手术,其中 T_{2a} 患者可选择保留单侧神经手术。保留神经的禁忌证:术中发现肿瘤可能侵及神经血管束。

2) 腹腔镜前列腺根治性切除术:腹腔镜前列腺根治性切除术的切除步骤和范围同开放性手术,其疗效与开放性手术类似。优点是损伤小、术野及解剖结构清晰,术中和术后并发症少,缺点是技术操作比较复杂。

3) 机器人辅助腹腔镜根治性前列腺切除术(RALP):RALP 能够明显减少术中出血,降低输血率,缩短手术学习曲线。目前由于缺乏高质量、前瞻性、多中心的对照研究,故尚不能证明 RALP 在提高尿控率、保留勃起功能和降低切缘阳性率等方面较传统腹腔镜手术存在显著优势。

3. 前列腺癌外放射治疗(EBRT) 是前列腺癌患者重要的治疗方法之一。外放射治疗根据治疗目的不同可分为三大类:①根治性放射治疗;②辅助性放射治疗;③姑息性放射治疗。近年三维适形放疗(3D-CRT)和调强放疗(IMRT)等技术逐渐应用于前列腺癌治疗并成为放疗的主流技术。

(1) 照射范围的界定:先确定肿瘤体积、靶体积和治疗体积。具体方法是通过患者固定系统,应用MRI或CT影像来确定目标及周边正常器官范围,并用计算机辅助治疗计划系统计算出中央面肿瘤及周边正常组织的剂量分布。

(2) 照射剂量:前列腺癌局部照射剂量分别为<55Gy、55~60Gy、60~65Gy、60~70Gy及>70Gy,其复发率依次为48%、36%、21%、11%和10%,随着照射剂量的递增,局部复发率明显降低。

(3) 照射技术:单独照射前列腺及其周围区域时用前、后及两侧野的四野盒式照射技术。照射野下界位于坐骨结节下缘,侧野后界包括直肠前壁。若精囊、周边组织受侵及淋巴结转移需全骨盆照射,分两步:先用前后两野照射全盆腔,照射野的上界在 L_5~S_1,下界位于坐骨结节下缘,两侧界在真骨盆缘外 1~2cm。常规分割照射每周 5 次,每次剂量为 1.8~2.0Gy,总量为 45Gy。骨盆放疗结束后再缩小照射范围至前列腺区,总量达 65~80Gy。利用合金铅板保护直肠、肛门括约肌、小肠、膀胱、尿道。

(4) 3D-CRT 及 IMRT:3D-CRT 的优点为最大限度地减少对周围正常组织及器官的照射,提高肿瘤局部的照射剂量及靶区的照射总量。提高肿瘤局部控制率,降低并发症。IMRT 是 3D-CRT 技术的新扩展。应用螺旋 CT 薄层扫描,绘出患者靶区和正常组织的几何模型并建立数字重建图,使外照射的剂量达到更高的适形程度。靶区边缘也可达到标准照射剂量。IMRT 可使照射剂量达 81~86.4Gy,但对直肠及膀胱的副作用无明显增加。

照射范围界定:先确定等中心点,画出皮肤标记线,进行 CT 断层扫描,再将影像合成视觉三维立体解剖图像,经 CT 模拟机模拟,由医师进行 3D 放射剂量分析。

(5) 前列腺癌外放疗并发症:放疗可能出现泌尿系统和肠道系统副作用及性功能障碍。放疗引起的副作用因单次剂量和总剂量、放疗方案和照射体积的不同而异。泌尿系统副作用包括尿道狭窄、膀胱瘘、出血性膀胱炎、血尿、尿失禁等。胃肠副作用包括暂时性肠炎、直肠炎引起的腹泻、腹部绞痛、直肠不适和直肠出血、小肠梗阻等,需要手术治疗的严重乙状结肠和小肠损伤、会阴部脓肿、肛门狭窄或慢性直肠出血的发生率低于 1%。

4. 前列腺癌近距离治疗 近距离治疗包括腔内照射、组织间照射等,是将放射源密封后直接放入被治疗的组织内或放入人体的天然腔内进行照射。

适应证:推荐参考美国近距离治疗协会(American Brachytherapy Society,ABS)标准。

(1) 同时符合以下 3 个条件为单纯近距离治疗的适应证:①临床分期为了 T_1~T_{2a} 期;②Gleason 分级为 2~6;③PSA<10ng/ml。

(2) 符合以下任一条件为近距离治疗联合外放疗的适应证:①临床分期为 T_{2b}、T_{2c};②Gleason 分级 8~10;③PSA>20ng/ml;④周围神经受侵;⑤多点活检病理结果阳性;⑥双侧活检病理结果为阳性;⑦MRI 检查明确有前列腺包膜外侵犯。

(3) Gleason 分级为 7 或 PSA 为 10~20ng/ml 者则要根据具体情况决定是否联合外放疗。

(4) 近距离治疗(或联合外放疗)联合内分泌治疗的适应证:前列腺体积>60ml,可行新辅助内分泌治疗使前列腺缩小。

操作方法:术中应用超声采集前列腺图像,将图像传送至计算机治疗计划系统,重建前列腺三维形态,设计粒子植入靶点。调整控制尿道周围及直肠周围的剂量,将植入套管针经模板引导系统及会阴部穿刺入前列腺,通过超声纵、横断面观察引导植入针至前列腺准确位置,使用植入枪将粒子植入准确的靶位。手术后当天患者即可进食活动,术后 2~3 天即可出院。每个患者行粒子种植后都应进行剂量学评估,通常用 CT 进行评估。粒子种植后过早进行 CT 检查会由于前列腺水肿和出血而显示前列腺体积增大,此时做出的剂量评估会低估前列腺所受剂量,建议种植后4周行剂量评估最合适。

总之,前列腺癌近距离治疗是继前列腺癌根治术及外放疗以后的又一种有望根治局限性前列腺癌的方法,疗效肯定、创伤小,尤其适合于不能耐受前列腺癌根治术的高龄前列腺癌患者。

5. 前列腺癌局部治疗 前列腺癌的局部治疗除根治性前列腺癌手术、放射线外照射以及近距离内照射等成熟的方法外,还包括:前列腺癌的冷冻治疗(CSAP)、高能聚焦超声(HIFU)和组织内肿瘤射频消融(RITA)等试验性局部治疗。

(1) CSAP:具有创伤小、效果佳、并发症少、康复快、便于重复治疗等特点,在美国等发达国家已经得到广泛临床应用,现已经成为首选治疗方法之一,特别对不适合根治手术的老年男性患者或放疗后局部复发的前列腺癌患者。与放疗相比较,其优点是无放射危险、直肠损伤率较低,但术后排尿功能障碍和阳痿的发生率较高。

1) CSAP 适应证

局限性前列腺癌:①不适合作外科手术或预期寿命<10年的局限性前列腺癌;②血清PSA<20ng/ml;③Gleason评分<7;④前列腺体积≤40ml,以保证有效的冷冻范围。如前列腺体积>40ml,先行新辅助内分泌治疗使腺体缩小。

姑息性局部治疗及补救性局部治疗:可用于已发生转移的前列腺癌的姑息性局部治疗,以控制局部肿瘤的发展、缓解由其引起的症状,以及前列腺癌放化疗、内分泌治疗后的补救性治疗手段。

2) CSAP 的并发症:CSAP的常见并发症包括勃起功能障碍、组织脱落、尿失禁、盆腔痛、尿潴留、直肠瘘、膀胱出口梗阻等。

(2) HIFU:利用压电晶体或声透镜等超声发生器,体外发射高能超声波,并在体内将超声波能量聚焦在选定的脏器组织区域内。最大的一组研究包括559例中、低危前列腺癌患者,随访6个月后87.2%患者活检阴性,PSA降至最低点(平均1.8ng/ml)。HIFU的并发症包括尿潴留、尿失禁、勃起功能障碍等。

(3) RITA:将针状电极直接刺入肿瘤部位,通过射频消融仪测控单元和计算机控制,将大功率射频能量通过消融电极传送到肿瘤组织内,利用肿瘤组织中的导电离子和极化分子按射频交变电流的方向作快速变化,使肿瘤组织本身产生摩擦热。当温度达到60℃以上时,肿瘤组织产生不可逆的凝固性坏死,以达到治疗目的。

6. 前列腺癌内分泌治疗 内分泌治疗的目的是降低体内雄激素浓度、抑制肾上腺来源雄激素的合成、抑制睾酮转化为双氢睾酮或阻断雄激素与其受体的结合,以抑制或控制前列腺癌细胞的生长。内分泌治疗的方法包括去势和抗雄(阻断雄激素与其受体的结合)治疗。内分泌治疗方案:①单纯去势(手术或药物去势);②最大限度雄激素阻断;③抑制雄激素合成;④根治性治疗前新辅助内分泌治疗;⑤辅助内分泌治疗等。

(1) 去势治疗:①手术去势:睾丸切除手术去势可使睾酮迅速且持续下降至极低水平(去势水平)。②药物去势:已上市的此类药品有亮丙瑞林、戈舍瑞林、曲普瑞林。

(2) 根治术前新辅助内分泌治疗:在根治性前列腺切除术前,对前列腺癌患者进行一定时间的内分泌治疗,以缩小肿瘤体积、降低临床分期、降低前列腺切缘肿瘤阳性率,进而提高生存率。

(3) 辅助内分泌治疗:前列腺癌根治性切除术后或根治性放疗后,辅以内分泌治疗。

7. 前列腺癌化疗化疗 主要用于去势抵抗性前列腺癌的治疗。以多西他赛为基础的化疗是此类患者的标准一线化疗方案。

8. 前列腺癌骨转移的治疗 骨是前列腺癌最常见的远处转移部位,针对骨转移的治疗主要包括:

(1) 双膦酸盐:可持续缓解骨痛,降低骨相关事件的发生率,延缓骨并发症发生的时间。双膦酸盐分为不含氮类和含氮类两种。不含氮类双膦酸盐代表药物是氯膦酸盐,分为口服和静脉剂型。口服剂型方便患者门诊长期使用。含氮类双膦酸盐均为静脉剂型,代表药物是唑来膦酸。

（2）放射治疗：体外放射治疗可改善局部骨痛。

（3）镇痛药物治疗：世界卫生组织制定的疼痛治疗指南也适用于前列腺癌骨转移患者。镇痛治疗必须按阶梯服药：从非阿片类药物至弱阿片类，再至强阿片类药物的逐级上升，还要进行适当的辅助治疗（包括神经抑制剂、放疗、化疗、手术等）。

（丁留成）

第十一节　精囊肿瘤

1561 年，Fallopius 首次报道精囊为一组成对的男性器官。尽管精囊的原发病变较罕见，但继发的病变却较为常见。在过去，影像学方法的不足导致原发性和继发性精囊病变的诊断较少见。超声，CT，MRI 的应用使得精囊病变的诊断和治疗更为容易。需要外科干预的精囊病变较少，主要包括：先天性囊肿合并感染、梗阻引发的不育、精囊内异位输尿管开口导致的梗阻或同侧肾脏发育不良、以及良性或恶性的原发肿瘤。尽管精囊的手术入路对于泌尿外科医师来说是十分熟悉的，但是仅仅针对精囊的手术（而不切除邻近器官）却很困难。

一、流行病学

原发性精囊肿瘤临床罕见，国内外相关报道不超过百例，平均发病年龄约为 62 岁。精囊囊肿发病年龄大多在 20~40 岁性活动旺盛时期，发病率约为 0.005%。

二、病因与发病机制

精囊囊肿多为先天性，发生来源可分为 2 类：起源于精囊本身；起源于直肠膀胱窝精囊邻近组织。男性胚胎在发育过程中中肾旁管、中肾管以及存留的一些中肾小管衍变成有用结构，退化无用的某些部分常形成一些管状或泡状残余结构存留在睾丸、附睾或精囊的组织中，并进一步形成囊肿。后天性精囊囊肿常由各种原因导致的射精管梗阻引起精囊内压上升而形成（如炎症或经尿道电切术后致射精管开口阻塞，此型囊肿亦称为滞留型囊肿）；或由于在出生后的长期生活中某些因素引起精囊组织异常增生而形成囊肿。精囊囊肿可同时伴有肾、输尿管、输精管的畸形、异位或缺如，以及精囊发育不良。

原发性精囊癌是泌尿生殖系中非常少见的肿瘤，病因至今未明，早期症状不明显，晚期常已有膀胱、前列腺浸润；膀胱癌、前列腺癌、直肠癌、淋巴瘤等恶性肿瘤易侵犯精囊，导致继发性精囊癌。

三、分类

精囊肿瘤可分为原发性精囊肿瘤和继发性精囊肿瘤。精囊肿瘤按病变性质可分为恶性肿瘤及良性肿瘤。

精囊肿瘤的病理类型见表 14-14。

表 14-14　常见精囊肿瘤病理类型

精囊恶性肿瘤		精囊良性肿瘤	
腺癌	鳞癌	囊肿	良性孤立性纤维瘤
肉瘤：平滑肌肉瘤、腺肉瘤、血管肉瘤、骨外骨肉瘤	淋巴瘤：Burkitt 淋巴瘤、B 细胞淋巴瘤	囊腺瘤	腺叶状瘤
神经外胚层肿瘤	畸胎瘤	平滑肌瘤	神经内分泌瘤
卵黄囊肿瘤	恶性孤立性纤维瘤	周围神经鞘瘤	上皮间质肿瘤
胃肠道外间质瘤	副神经节瘤		

四、临床表现

精囊良性肿瘤常见症状为血精、血尿、不射精、逆行射精、射出精液量减少以及不育,可伴有尿频、尿痛或排尿困难,伴或不伴有下腹部肿块;囊肿较大时可出现下腹部、腰骶部及会阴部不适。亦可无症状或影像学偶然发现。个别病例可合并精囊结石,一般认为与射精管狭窄或闭塞、精囊液滞留、代谢紊乱、无机盐结晶附着在脱落上皮细胞上和炎性渗出物有关。

原发性恶性精囊肿瘤早期症状不明显,部分中老年患者有一过性血精,后期可有尿痛、直肠痛、排尿困难、便秘、血精、血尿、尿潴留等。晚期常已有膀胱、前列腺浸润,而直肠指诊时在前列腺顶端可触及不规则肿物,通常无触痛。肿瘤较大时可发现下腹部包括,晚期肿瘤可有恶病质表现。某些特殊病理类型可表现出特异性症状,如精囊神经内分泌癌患者可伴 Lambert-Eaton 肌无力综合征;淋巴瘤可有血液系统异常表现。

五、辅助检查

1. 超声检查 精囊囊肿多位于一侧精囊,囊肿的无回声区常占据精囊的大部分或全部,囊肿具有典型的图像,即形态呈圆形或椭圆形,内部为无回声暗区,有时可有点状或絮状回声漂移,大部囊壁菲薄,少数囊壁厚薄不一,后方回声增强。也可见多房性精囊囊肿;精囊肿瘤声像图表现为精囊体积增大,形态失常,边界不平整且模糊不清。内部扭曲状的条束结构中断或消失,呈低回声,其间可见小结节,边缘不规则,回声强弱不均的小结节。当前列腺及膀胱肿瘤累及精囊时,则前列腺或膀胱与精囊的间隙消失,精囊壁不清,被内部回声不均境界不清的回声团所取代,有结节感。

2. CT 检查 精囊囊腺瘤 CT 平扫示膀胱后方囊实性包块,包膜完整,其基底与前列腺后上方相延续;增强扫描囊腺瘤内分隔和实性部分强化,与毗邻器官界限清晰;精囊癌 CT 平扫显示精囊区类圆形或不规则状的实性肿物,质地欠均匀,增强扫描有较明显增强,包膜大多显示不清;CT 还可表现为膀胱直肠间隙扩大的囊性结构,内可见实性质地不均匀的肿物,表现为乳头状、球形、菜花形或不规则状,周围常有均匀、完整的包膜,囊腔内液性成分无增强,伴出血时 CT 值可能偏高;或者表现为精囊显示不清,正常精囊位置未见精囊、前列腺或肿块结构,代之以盆腔多分隔囊性包块,体积大者可突入腹腔,分隔可被不均匀强化。囊液均匀且无强化,IVU 及逆行尿道造影提示囊腔与膀胱不相通。

3. MRI 检查 精囊囊腺瘤 MRI 显示前列腺后囊实性类圆形异常信号,边界较清,形态尚规则,边缘可见低信号包膜,其内呈多房状结构,并可见低信号分隔;T1WI 呈稍低及稍高信号,T2WI 及 SPIR 呈稍高及高信号,病灶内信号不均匀,邻近组织受压、移位;前列腺周围脂肪间隙显示清晰,病灶与直肠分界较清;精囊囊肿:在 T2WI 上可显示精囊的卷曲结构及低信号强度的囊肿;原发性精囊癌主要表现:精囊区类圆形或不规则状的实性肿物,质地欠均匀,增强扫描有较明显增强,包膜大多显示不清;膀胱直肠间隙内扩大的囊性结构,肿物内实性组织为稍长 T1、稍长 T2 信号,而液性成分为均匀的明显长 T1、长 T2 信号。

4. 精囊造影 精囊造影可显示精囊形态学变化及其与周边组织关系变化情况。精囊癌表现为患侧精囊显著扩大、轮廓变形,内有球形或菜花状充盈缺损,射精管常被侵犯而阻塞。

5. 血清学肿瘤标志物 常用的血清学肿瘤标志物主要有 PSA、PAP、CEA、CA199、CA125、AFP、HCG,其对诊断及鉴别诊断有重要意义。在原发性精囊肿瘤患者中,血清前列腺特异性抗原(PSA)和前列腺特异性酸磷酸酶(PAP)通常是正常的,PSA 明显升高往往提示肿瘤继发于前列腺癌,但也有极少数报道 PSA 升高,考虑可能是由于精囊肿瘤压迫前列腺所致。CA199 升高往往提示胰腺癌、结直肠癌,在精囊肿瘤报道中均为正常。在多数精囊肿瘤案例报道中 CEA 为正常,但亦有少数精囊腺癌案例报道 CEA 升高。CA125 在精囊腺癌中是一种有用的生物标志物,因为有报道称肿瘤产生的 CA125 提高了血清中该标志物的水平,CA125 不仅可以用于辅助诊断,而且可以用于患者的随访,有报道称精囊腺癌治疗后 CA125 甚至可以降低到正常值,也可以在临床转移发生前 6 个月再次升高。而 AFP 则在精囊卵黄囊肿瘤的诊断中有重要作用,患者 AFP 可明显升高,根治手术后会明显下降甚至恢复正常。HCG 主要用于睾丸肿瘤的鉴别,精囊畸胎瘤亦可表现 HCG 升高。

6. 精道镜检查 术前常规行精道镜检查,发现精道镜可观察到射精管和精囊,同时可获得足够的肿瘤标本进行病理检查。精道镜检查或可成为精囊肿瘤患者术前活检的有效方法,但目前仍需更多的临床数据证实。

7. 膀胱镜检查 精道肿瘤应用较少,常用于膀胱肿瘤侵犯精囊且性质未明时取活组织检查以明确诊断。

六、诊断

直肠指检、B 超、CT、MRI 结合血清肿瘤标志物是诊断精囊肿瘤的主要方法。直肠指检时可发现精囊区界限不清,饱满、质地稍硬;精囊较大时,直肠指检不能触及其远端。原发性精囊恶性肿瘤的确诊必须依靠解剖部位和病理检查证实(肿瘤局限于精囊内或肿瘤的中心位于精囊内,无其他部位的原发肿瘤)。超声引导下经直肠针吸活检:经直肠针吸活检可在超声定位下完成,是精囊肿瘤诊断及鉴别诊断的重要检查,为有创检查,但确诊率较高。

七、鉴别诊断

1. 良性肿物 中线区域囊肿如前列腺小囊囊肿、苗勒管囊肿;旁正中线区域囊肿如射精管囊肿;侧方囊肿如前列腺潴留囊肿;前列腺外囊肿如输精管囊肿。

2. 恶性肿瘤 主要鉴别难点是明确肿瘤是否原发于精囊。原发性精囊肿瘤局限于精囊内,或肿瘤的中心位于精囊内,无其他部位的原发肿瘤。

八、治疗

如果精囊实质性病变没有局部播散的证据且活检为良性,则治疗方法取决于症状。尽管很难最终确定肿瘤是否为恶性,但是如果患者没有症状,则可以反复进行直肠检查和 TRUS,并严密随访以了解肿瘤的生长。如肿瘤增大或患者有与肿瘤相关的症状,建议可行单纯精囊切除术。

如肿瘤较大,呈实性,边界欠清,或活检显示恶或低分化癌细胞,则治疗的选择有较大差异。在肿瘤很小时可选择包括膀胱前列腺摘除术和盆腔淋巴结清扫术在内的根治手术。如认为病变侵犯周围组织则需同时切除直肠(全盆腔脏器切除)。尽管唯一的长期存活者在根治术后辅以盆腔放疗或雄激素阻断治疗,但辅助治疗疗效尚不确切。目前尚没有有效的化疗方案。

最常用的手术方式包括经会阴开放手术(与经会阴前列腺癌根治术相似);经膀胱手术(需切开膀胱后壁);经膀胱旁手术;经膀胱后手术和经尾骨手术。在最近十年里,腹腔镜手术和机器人辅助手术切除良性精囊病变与开放手术相比显得更直接,且术后并发症更少。

手术方式的选择部分由病变性质决定,但更多是由外科医师的经验和技术决定。大多数情况下先天性病变需要经腹手术,这样在必要时可同时处理同侧肾脏。手术方式可以是腹腔镜手术或开放手术,但是即使尝试选择保留神经的手术径路,发生性功能障碍的风险仍非常高。经验丰富的医师进行腹腔镜手术可能是最简单和侵袭性最小的治疗方式。尽管经尾骨径路也同样有效,但大的良性病变或囊肿最好通过经腹路径处理。经腹或后腹膜腹腔镜手术在处理这类病变时具有各自的优点。恶性肿瘤需行根治性切除术手术过程与常规膀胱癌手术相同,通常包括膀胱、前列腺、精囊切除和盆腔淋巴结清扫。

适用于多数精囊手术与膀胱、前列腺、输尿管,偶尔与直肠癌等盆腔肿瘤根治术同时进行。单一的精囊治疗仅限于经会阴或经膀胱的囊肿或脓肿引流,经尿道精囊囊肿或脓肿去顶,腹腔镜下或机器人辅助切开,开放手术切除一侧和双侧精囊。

(文伟 顾本宏)

第十二节　肛管直肠恶性黑色素瘤

肛管直肠恶性黑色素瘤(anorectal malignant melanoma,ARMM)是一种罕见、侵袭性强且预后极差的恶性疾病,其发生率低,临床症状不典型,造成其诊断、鉴别诊断存在较大困难,诊断此病之前需排除其他消化道肿瘤以及原发病灶,最终诊断只能依靠病理学、免疫组织化学蛋白检测结果判定,且在诊疗上尚不规范,这严重影响了ARMM的预后。

一、流行病学

肛管直肠恶性黑色素瘤占全部黑色素瘤的0.2%~3%,是恶性黑色素瘤的第三个常见好发部位,仅次于皮肤和视网膜,肛管直肠是消化道恶性黑色素瘤的最常见部位。本病由Moore在1857年首次报道,ARMM的发病率低,虽然肛门直肠是胃肠道恶性黑色素瘤最常见的部位,但也只占所有肛门直肠恶性肿瘤的0.05%~4.6%。直肠肛管黑色素瘤多见于女性,中位发病年龄为60岁左右,近年来其总体发病率呈上升趋势,且年轻患者增多。

二、病因与发病机制

目前肛管直肠恶性黑色素瘤病因尚不清楚,皮肤恶性黑色素瘤可能由于过度的紫外线照射皮肤导致,而肛管直肠恶性黑色素瘤跟皮肤黑色素瘤相比一般没有接受阳光照射的过程。有报道肛管直肠恶性黑色素瘤主要来源于黑色素细胞或痣细胞的恶变,因相当一部分患者中有良性黑痣史,因此良性痣被认为是肛门直肠恶性黑色素瘤发生的原因,其重复性机械性刺激或损伤后可能会形成该疾病。此外,还可能起源于直肠肛管黑色素母细胞、黑色素细胞、直肠黏膜腺体的鳞状化生或移位的神经嵴细胞,还有研究表明年轻人发病率增加可能与HIV的感染及同性恋行为相关。

三、分类与分期

1. 分类　目前国际上主要采用根据肿瘤与齿状线关系的分类方法分类:①肛管黑色素瘤:位于齿状线下方;②肛管直肠恶性黑色素瘤:在齿状线周围或横跨齿状线;③直肠黑色素瘤:位于齿状线上方。

2. 分期　肛管直肠恶性黑色素瘤多起源于黏膜下的黑色素细胞,可向上浸润齿状线和直肠下段,但直肠黑色素瘤的起源尚存在争议。肿瘤多数突出于肠腔,一般质地较软,当肿瘤较小时表面光滑,部分呈紫蓝或褐色。显微镜下将肿瘤细胞主要特征有:癌巢结构多不清楚,有显著间变,呈多角形、菱形或多形性。大多数可以见到部分瘤细胞内褐色的黑色素颗粒。但约有1/3的肛门恶性黑色素瘤很少或无色素。

(1)病理分型:国际肿瘤组织将该病分为息肉型和结节型。

1)息肉型:肿瘤形似肿块突入肠腔,常有蒂,蒂多较短而宽。

2)结节型:肿瘤为隆起的小结节或形成菜花状突入肠腔,无蒂,易向黏膜下浸润。结节表面坏死脱落可呈溃疡型。此类型瘤组织一般浸润程度深,常伴淋巴结及血行转移,预后差。

传统的石蜡包埋标本组织病理学检查将肿瘤细胞分为多集落型、上皮细胞型、棘状细胞型、小蓝细胞型及混合型。

(2)阶段分期:①局限性:指病灶局限于肠腔、肠壁内;②区域性:指肿瘤穿破肠壁侵犯临近组织,或见于区域性淋巴结转移;③全身性:指肿瘤局部扩散超出了手术切除范围或出现远处器官转移。

四、转移途径

1. 血行转移　由于直肠黏膜血管丰富,易发生血行转移,且发生较早,主要转移器官依次为肝、肺、骨、脑等处。大部分转移发生在确诊后的30个月内。临床上60%的患者会发生远处转移,25%~38%的患者就诊时已伴有远处转移。有学者认为在肿瘤发生的过程中即伴随全身的播散转移,在原发灶比较明显的时候微转移灶就已形成。

2. 淋巴结转移 其转移途径与肛管、直肠的其他恶性肿瘤相同。可早期发生腹股沟淋巴结、闭孔淋巴结、腹主动脉旁淋巴结、髂总动脉旁淋巴结转移。最常见的部位为肠旁淋巴结,其次是腹股沟淋巴结。国外研究显示,约60%的患者存在局部淋巴结转移,可能是由于淋巴引流的不同,远离齿状线的病变更易使局部淋巴结受累。

3. 直接浸润 肿瘤可以沿黏膜下侵犯近端直肠,但一般不侵及阴道、子宫、前列腺、膀胱等邻近器官。

五、临床表现

肛管直肠恶性黑色素瘤首发症状缺乏特异性,与痔的临床表现类似,一般于体检时发现,有的患者发现于痔切除术后的病理诊断。肛门直肠出血是最常见的症状,其他包括肛门肿块、肛门疼痛、肛门脱垂、腹泻、便秘、排便习惯改变、肛周瘙痒等,体重减轻全身乏力可能提示肿瘤晚期。

1. 便血 因肿瘤位于直肠、肛管,易受粪便摩擦出现便血。一般为鲜血,也可见黏液血便,或有暗褐色溢液,恶臭味。

2. 局部肿块 局部可见突出肿块,外形似蕈伞,蒂短而宽,或结节状,一般为3~6cm大小,有时呈菜花状,多呈紫黑色或褐黑色。

3. 直肠刺激症状 包括肛门坠胀不适、排便习惯改变、里急后重、腹泻便秘交替等症状。肛门疼痛多系肿瘤已侵犯肛门括约肌。

4. 肛门肿瘤脱出 肛门部有暗红色肿块脱出,类似血栓性痔或痔嵌顿。早期较小,可自行还纳。后渐增大,约核桃大小,便后往往需以手助其还纳。肿块质地硬,与肠壁固定。

六、辅助检查

1. 直肠指诊和直肠镜检查 有大便出血、排便习惯改变或肛门有肿物者,应高度警惕。因肿瘤多位于齿状线附近,所以肛门指诊和肛门镜检查极为重要,直肠指诊可触及肠腔内质硬的肿块。对于可疑的病变,应行组织活检,病理检查时要求将肿物完整且彻底的切除,以免造成医源性扩散。

2. 影像学检查 螺旋CT扫描可用来协助诊断头、胸、腹部、骨盆的转移,还可以评估骨盆及腹股沟淋巴结的情况。PET检测淋巴结转移和远处转移等的敏感性高于增强CT,有益于肿瘤的准确分期和治疗。磁共振也有助于术前分期和检测转移灶,肛管直肠恶性黑色素瘤在T1加权图像上呈高信号;然而,无色素的肛管直肠恶性黑色素瘤在T1上呈低信号,在T2加权序列上呈高信号。

3. 超声检查 肛管黑色素瘤位置多较低,应用经直肠探头线阵模式较为适宜。内镜超声(EUS)检查有助于评估肠壁内外病变大小、侵袭水平和深度。肿物位于肛管皮肤或黏膜层,中等大小多见,少数体积较大,呈结节状或分叶状。肿物内部为中等回声,细腻均匀。瘤体形态欠规则,与周边组织界限清晰,瘤体较大者可致肛门狭窄。彩色多普勒观察时,可见其血流信号异常丰富,集中于瘤体中心部。腔内超声结合磁共振成像可以协助评估肿瘤浸润深度、淋巴结状态和周围软组织受累的情况。

4. 内镜检查 结肠镜可发现病灶,确定病灶位置、大小、质地,还可以在内镜下夹取组织进行病理检查。多可见齿状线附近紫黑色或黑褐色的突起型肿块,外形似蕈伞,有短而宽的蒂,或呈结节状,质地较柔软,接触出血,较小时表面光滑,肿物增大时则呈不规则突起,表面结节状或粗糙不平,并可有溃疡形成,与直肠、肛管癌相似。半数以上的肿物有黑色素沉着。

5. 组织病理学检查 肿瘤早期多呈息肉样,较大的病变多有溃疡、边缘隆起并向直肠穹隆内生长。约2/3的黑色素瘤含色素,且在组织学上表现出黑色素瘤的特征,无色素的病变则很难与未分化的鳞状细胞癌相区分。

6. 多巴和酪氨酸酶反应 因部分肛管恶性黑色素瘤细胞质不含色素颗粒,因此组织检查时应行Mas-

son-Foulana 黑色素银染色和多巴染色、酪氨酸反应,以提高诊断率。

7. 免疫组化检测 免疫组化对无色素性黑色素瘤有诊断意义。S100、HMB45 可能有助于诊断,而二者结合起来可提高诊断的准确度。HMB45 是恶性黑色素瘤相关抗原的单克隆抗体,S100、Vimentin 是恶性黑色素瘤敏感的免疫组化标记。S100 家族的一部分成员参与黑色素瘤的表达与形成,S100A2 与恶性黑色素瘤的表达呈负相关,100A1、S100A4、S100A6、S100A13、S100B 和 S100P 与其表达呈正相关。

七、诊断

本病因临床少见,又缺乏特殊的症状,很容易漏诊、误诊。诊断主要依靠临床表现、直肠肛门检查及病理检查等。因肿瘤恶性程度高,转移早,疾病在诊断时大多已是中晚期。

诊断标准包括:①有肛管黑痣史;②有便血、肛门疼痛或者肛门肿物的临床表现;③肛门指诊或者肛门镜检查发现肠腔内肿物;④局部活检病理证实为黑色素瘤,必要时行免疫组化检查;⑤排除其他部位恶性黑色素瘤转移的可能;⑥排除其他类型的恶性肿瘤。

八、鉴别诊断

ARMM 大约 2/3 的患者被误诊,最常见的是痔、肠息肉和直肠癌。

1. 痔 早期病变很难与痔相区分,甚至有一些病例是在痣切除术后发现的。痔的血便中一般没有黏液,此外,痔多与皮肤颜色相近,而部分恶性黑色素瘤肿物表面可呈黑色或褐色。

2. 直肠癌 直肠癌以黏液脓血便为主,黑色素瘤多为鲜血便,可混有些少量黏液。

3. 肠息肉 肠息肉和息肉型恶性黑色素瘤在外观上不易鉴别,一般需要病理检查协助。

九、治疗

该病尚缺乏有效的治疗手段,治疗的目的主要是延长生存期和改善生存质量,提高治疗效果的关键还在于早期发现,正确诊断及合理治疗。由于没有有效的辅助性全身治疗手段,因此外科手术是该疾病的主要治疗方法。但对手术方式的选择仍存在很大争议。

1. 手术治疗 目前,主要常用的术式有腹会阴切除术(abdominal perineal resection,APR)、广泛局部切除术(wide local excision,WLE)和内镜下黏膜切除术(endoscopic mucosal resection,EMR)。

过去,腹会阴切除术是肛管直肠恶性黑色素瘤的首选术式。然而,术后并发症如出血、伤口感染、伤口裂开、术后性功能障碍、排尿障碍、肠梗阻并不少见。虽然 APR 在降低局部复发率方面有一定优势,但在延长生存期方面并没有明显优势。肿瘤的完整切除和获得阴性切缘应作为外科手术治疗的基本原则。本病多在诊断时已是全身性疾病,即使扩大手术范围,也不能够改善预后。因此可首选局部广泛切除术,在部分局部广泛切除手术难以实施的患者,可考虑腹会阴联合切除术。与 APR 相比,WLE 恢复快,术后并发症相对少,总体生存率相似。目前,有接受内镜下黏膜切除术的患者长期存活的病例报道,如果肿瘤浸润深度浅,则内镜黏膜切除术可能会带来益处。

2. 辅助治疗 辅助治疗包括化疗、放疗和免疫治疗。

(1)化疗:目前多数临床医师认为肛管直肠恶性黑色素瘤术后辅助化疗极为重要,在预防病变复发及转移上有积极作用。另外,对已有广泛转移不能手术的患者,化疗可以缓解部分患者的症状。

(2)放疗:黑色素瘤对放疗敏感性较差。黑色素瘤的放疗分为辅助放疗和姑息放疗,前者主要用于局部控制,特别是用于减轻疼痛,缓解梗阻症状,后者主要用于脑、脊髓、骨等转移灶。

(3)免疫治疗:免疫治疗是恶性黑色素瘤治疗的重要组成部分。PD-1/PD-L1 抑制剂(nivolumab,pembrolizumab),可恢复 T 细胞功能,使其能继续杀伤肿瘤细胞,Ipilimumab 是一种针对细胞毒性 T 淋巴细胞相关抗原4(CTLA-4)的抗体,在黑色素瘤患者中显示出显著的生存获益。

十、预后

由于本病临床早期不易诊断,恶性程度高,转移早,尚缺乏有效的治疗方法,且易被误诊,因此预后很差。中位生存时间为 2 年,5 年生存率在 10%~20%。

本病预后差的原因:①疾病在诊断时就有进行性发展的特点;②本病常呈溃疡型浸润生长;③直肠黏膜富有血管,易发生血行转移;④肿瘤有很高的生物侵袭性。肿瘤侵犯的深度影响预后的因素,但尚缺乏可信的统计分析。

(张伟华　张春泽)

第十三节　肛门佩吉特病

湿疹样癌是乳腺靠近乳头附近的特殊的乳腺癌,于 1874 年由 James Paget 先生首先报道,所以称为乳腺佩吉特病,而 Croker 又于 1889 年第一次报道了发生于阴囊和阴茎的乳腺外佩吉特病。肛门佩吉特病则由 Darier 和 Coculillard 于 1893 年首次报道。目前来说肛门佩吉特病是一种罕见的皮肤恶性肿瘤,它通常以侵袭性腺癌或原位癌的形式发生,并经常有附近器官恶性肿瘤的病例报告。

一、流行病学

肛门佩吉特病本身发病率较低,属于肛周的罕见疾病,目前没有大宗的文献报道,病例数也较少。文献报道该疾病好发于中老年男性患者,中位年龄是 63 岁,但其余的文献报道均不太支持该论点,可能跟病例数太少有关。

二、病因与发病机制

对于本病的起源并没有统一的认识,但多倾向来源于汗腺细胞。因为乳腺外佩吉特病大多好发于腋窝、会阴、外生殖器、肛周等大汗腺发达的地方,极少见的也有在食道下端、胃、直肠、膀胱及子宫颈的报道。目前认为,乳腺外佩吉特病中的佩吉特细胞有三种来源:①来源于组织下方的顶浆分泌性腺癌或外分泌性腺癌,特别是汗腺癌;②来源于表皮内的原位腺癌,也称上皮内瘤变;③由伴发的同时性或异时性的邻近内脏器官癌肿向表皮内扩散所致。

三、分类与分期

1. 分类　免疫组织化学将 PPD 分为两类,一种为原发性肛门佩吉特病,免疫组化为 GCDFP15(+)/CK20(-),GCDFP 为巨囊性病液体蛋白 15,该类型细胞来源于皮肤附件的顶浆分泌腺体,属于真正意义上的肛门佩吉特病,有人将它命名为顶浆分泌型肛门佩吉特病;另一种为继发性肛门佩吉特病,也称为胃肠道型肛门佩吉特病,免疫组化为 GCDFP15(-)/CK20(+),该类型常常伴有同时或异时性发生的结直肠肿瘤,肛周表皮内的 Paget 细胞是由结直肠癌细胞在表皮内的 Paget 样播散所致。

2. 分期

肛门佩吉特病临床分期分为四期:

Ⅰ期:局限性肛周病损,无癌肿。

ⅡA 期:局限性病损及恶性癌肿。

ⅡB 期:局限性病损伴肛管直肠癌。

Ⅲ期:伴发的肿瘤已发生局部淋巴结转移。

Ⅳ期:肿瘤发生远处转移。

四、临床表现

肛门佩吉特病的主要表现是持续性的肛门瘙痒或经久不愈,便血或大便次数的改变,伴有直肠肿瘤的患者可能会有肿瘤引起的症状,比如排便不畅等。体检时发现皮损边界尚清,一般呈褐色外观,中央潮红或糜烂,其表面覆以鳞屑或痂皮,有时局部皮肤增厚呈结节或肿块状。

五、辅助检查

肛门视诊、直肠指检、肠镜、MRI,病理活检等检查都是肛门佩吉特病的主要检查方法。尽管检查方法较多,但因为本身疾病较为罕见,很多病例存在延误诊治。

1. 肛门视诊　对于肛门佩吉特病来说,肛门视诊非常重要,它主要表现为肛周皮肤的局限性湿疹,但是此类湿疹区别于普通湿疹,通常伴有浸润性的溃疡(图 14-6)。

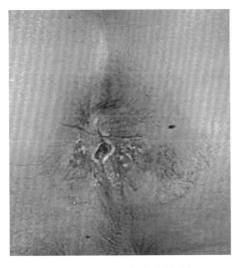

图 14-6　典型佩吉特病的皮损

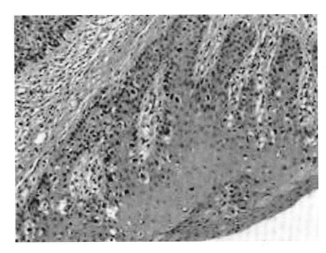

图 14-7　佩吉特病的典型镜下表现

2. 直肠指诊　直肠指检对于肛门佩吉特病的早期检出和鉴别诊断具有不可忽视的作用,主要用来排除是否同时伴有直肠的恶性肿瘤。

3. 肠镜检查　肠镜检查的作用类似于直肠指检,但肠镜能同时行肿块活检。

4. 病理活检　病理活检是诊断肛门佩吉特病的金标准,它不但可以明确是否为佩吉特病,同时能给分类提供依据。主要采用肛周湿疹样皮肤切取活检,要求皮肤全层。典型的佩吉特细胞体积大,圆形或卵圆形,细胞质丰富,染色淡,核仁明显,肿瘤细胞常成群或单个分布于表皮内,镜下表现见图 14-7。

六、诊断

肛门佩吉特病的诊断主要依靠患者的临床表现、辅助检查,病理检查等,当然病理结果为诊断肛门佩吉特病的金标准。

七、鉴别诊断

肛门佩吉特病需要区别于肛周的常规湿疹,同时也要跟肛周鲍恩病,佩吉特样恶性黑色素瘤等鉴别诊断。

八、治疗

肛门佩吉特病针对不同的分期有不同的治疗,主要是手术治疗,还有化疗、放疗、放化疗结合、光动力学治疗以及 Mohs 化学外科等,详见表 14-15。

表 14-15 不同分期对应不同的治疗方式

分期	治疗方式
Ⅰ期局限病损,无癌肿	局部扩大切除+皮瓣移植,或 5%咪喹莫特乳膏
ⅡA 期局限病损伴皮肤癌肿	局部扩大+经肛切除+皮瓣移植
ⅡB 期局限病损伴直肠肛管癌	根据伴发的直肠肿瘤进行治疗,如腹会阴联合切除治疗直肠癌
Ⅲ期伴发的肿瘤已发生局部淋巴结转移	全身化疗
Ⅳ期肿瘤发生远处转移	化疗,放疗,局部姑息治疗

1. 手术治疗　肛门佩吉特病治疗仍以手术切除为主。

一般来讲,对于局灶性病损,局部扩大切除术为 经典术式,切除范围至少达病变外 1cm,术中行冰冻切片以保证阴性切缘,若切缘阳性应扩大再切,直至切缘阴性为止;若病损大或者为环状病变,则应环状切除肛管周围病损,钟点法标记行术中冰冻切片检查,直至切缘阴性为止。若病损范围较大,术前应请整形外科医师会诊,帮助设计手术方式,根据皮肤缺损范围决定行植皮或是皮瓣转位,甚至是肠道转流手术。

若患者伴发直肠癌,行腹会阴联合切除时,肛周皮肤缺损太大时,也需要行皮瓣转移。根据直肠癌的标本病理结果选择相应的治疗方式,如放化疗等。如果考虑有腹股沟淋巴结转移而无远处转移,考虑加做腹股沟淋巴结清扫。

2. 化疗　伴发的肿瘤已经发生淋巴结转移者,应选择全身化疗。目前无固定方案,有人应用顺铂及 5-Fu 取得了效果,但患者数较少,不能作为推广。

3. 放疗　放疗对于肛门佩吉特病具有明显的作用,不管是术前放疗或者是术后放疗都有作用,特别是那些不想做手术的患者,可以选择放疗。

4. 光动力学治疗　光动力学治疗本身在皮肤科使用较多,有研究也可用在肛门佩吉特病上,但一般会联合 5-Fu。

5. Mohs 化学外科　Mohs 化学外科能有效定义疾病的边缘,减少切缘阳性的概率,降低局部复发率。

肛门佩吉特病是一种极为少见的恶性肿瘤,在临床中对此认识不多,容易误诊,对疑似病例需行组织细胞学检查,并要排除伴发恶性肿瘤的可能,治疗以手术为主,因复发率高必须进行术后长期的随访。

(刘凡隆)

【参考文献】

[1] 李春雨.肛肠病学[M].北京:高等教育出版社,2013:107-110.

[2] 李春雨.肛肠外科学[M].北京:科学出版社,2016:55-56.

[3] 汪建平.中华结直肠肛门外科学[M].北京:人民卫生出版社,2014:776-794.

[4] 李春雨,汪建平.肛肠外科手术技巧[M].北京:人民卫生出版社,2013:217-220.

[5] 蔡三军,章真,杜祥.循证结直肠肛管肿瘤学[M].上海:上海科学技术出版社,2016:13-28.

[6] 陈孝平,汪建平,赵继宗.外科学[M].9 版.北京:人民卫生出版社,2018:390-394.

[7] 张东铭.结直肠盆底外科解剖与手术学[M].合肥:安徽科学技术出版社,2013:80-378.

[8] GEARHART S L,AHUJA N.结直肠癌早期诊断和治疗[M].顾岩,译.北京:人民军医出版社,2015:1-138.

[9] 于跃明,王贵英.结直肠癌[M].北京:科学技术文献出版社,2010:7-116.

[10] YASUI M,TSUJINAKA T,MORI M,et al. Characteristics and prognosis of rectal gastrointestinal stromal tumors:an analysis of registry data[J]. Surg Today,2017,47(10):1188-1194.

[11] ZENG S,LU X,ZHANG Z,et al. The feasibility and experience of using seminal vesiculoscopy in the diagnosis of primary seminal vesicle tumors[J]. Asian J Androl,2016,18(1):147-148.

[12] JAKOB J,MUSSI C,RONELLENFITSCH U,et al. Gastrointestinal stromal tumor of the rectum:results of surgical and multimodality therapy in the era of imatinib[J]. Ann Surg Oncol,2013,20(2):586-592.

[13] JOENSUU H,VEHTARI A,RIIHIMÄKI J,et al. Risk of recurrence of gastrointestinal stromal tumour after surgery:an analysis of pooled population-based cohorts[J]. The Lancet Oncol,2012,13(3):265-274.

[14] CAO G,LI J,SHEN L,et al. Transcatheter arterial chemoembolization for gastrointestinal stromal tumors with liver metastases [J]. World J Gastroenterol,2012,18(42):6134-6140.

[15] DEMETRI G D,REICHARDT P,KANG Y K,et al. Efficacy and safety of regorafenib for advanced gastrointestinal stromal tumours after failure of imatinib and sunitinib(GRID):an international,multicentre,randomised,placebo-controlled,phase 3 trial[J]. Lancet,2013,381(9863):295-302.

[16] MURPHY C C,WALLACE K,SANDLER R S,et al. Racial Disparities in Incidence of Young-onset Colorectal Cancer and Patient Survival[J]. Gastroenterology,2019,156(4):958-965.

[17] FLEMER B,LYNCH D B,BROWN J M,et al. Tumour-associated and non-tumour-associated microbiota in colorectal cancer [J]. Gut,2017,66(4):633-643.

[18] TEJPAR S,STINTZING S,CIARDIELLO F,et al. Prognostic and predictive relevance of primary tumor location in patients with RAS wild-type metastatic colorectal cancer:retrospective analyses of the CRYSTAL and FIRE-3 trials[J]. JAMA Oncol, 2017,3(2):194-201.

[19] MARKS J H,HUANG R,MCKEEVER D,et al. Outcomes in 132 patients following laparoscopic total mesorectal excision (TME)for retal cancer with greater then 5-year follow-up[J]. Surg Endosc,2016,30(1):307-314.

[20] FESSLER E,MEDEMA J P. Colorectal cancer subtypes:developmental origin and microenvironmental regulation[J]. Trends Cancer,2016,2(9):505-518.

[21] ZHANG H,ZHANG C,ZHENG Z,et al. Chemical shift effect predicting lymph node status in rectal cancer using high-resolution MR imaging with node-for-node matched histopathological validation[J]. Eur Radiol,2017,27(9):3845-3855.

[22] GLYNNE-JONES R,WYRWICZ L,TIRET E. Rectal cancer:ESMO Clinical Practice Guidelines for diagnosis,treatment and follow-up[J]. Ann Oncol,2017,28(suppl 4):22-40.

[23] TOROK J A,PALTA M,WILLETT C G. Nonoperative Management of Rectal Cancer[J]. Cancer,2016,122(1):34-41.

[24] 谢幸,孔北华,段涛.妇产科学[M].9版.北京:人民卫生出版社,2018:290-302,306-310.

[25] 中华医学会消化内镜学分会,中国抗癌协会肿瘤内镜学专业委员会.中国早期结直肠癌筛查及内镜诊治指南(2014年,北京)[J].中华消化内镜杂志,2015,32(6):341-360.

[26] 中国抗癌协会大肠癌专业委员会.中国局部进展期直肠癌诊疗专家共识[J].中国癌症杂志,2017,27(1):41-80.

[27] 刘晓雪,宇传华,周薇,等.中国近30年间结直肠癌死亡趋势分析[J].中国癌症杂志,2018,28(3):177-183.

[28] 杜灵彬,李辉章,王悠清,等.2013年中国结直肠癌发病与死亡分析[J].中华肿瘤杂志,2017,39(9):701-706.

第十五章

盆底功能障碍性疾病

第一节　直肠前突

直肠前突(rectocele,RC)是指直肠前壁突向阴道后壁的疝,即直肠前壁的一部分向阴道后壁方向突出,亦称之为直肠前膨出。实际上是直肠前壁和阴道后壁突入阴道穹隆,这是由于直肠前壁、直肠阴道间隔和阴道后壁薄弱造成的。其缺损始于直肠壁黏膜下层变薄,使得直肠可突入由疏松纤维蜂窝组织构成的直肠阴道间隔。直肠前突的患者绝大多数为女性,经产妇多见,亦见于少数青年未经产妇,是女性梗阻性排便障碍综合征(obstructed defecation syndrome,ODS)常见原因之一。排便时,直肠腔内压力增高,致使松弛的直肠前壁向阴道方向膨出,排便的部分作用力朝向阴道,分散了朝向肛门的压力,导致部分粪便进入直肠前壁形成的盲袋内,排便后这部分粪便又回纳入直肠,因此患者有排便不尽感,迫使患者用力排便,直肠前膨出更加严重,形成恶性循环。男性的直肠前壁有前列腺支持,由于支持力量较强,很少发生直肠前突。只有当前列腺切除后,偶可形成轻度或中度的直肠前突。

一、流行病学

国内外文献报道,便秘发病率极高。在发达国家,便秘发生率更高,2000年美国为14.7%,新加坡为11.6%。我国成人便秘发生率为4%~6%,60岁以上则为20%。

直肠前突在排便困难患者中的发病率在30%~70%。2005年,Zimmermann等报道在妇女中发病的比例为4/1 000,经产妇女多见,排粪造影发现,在健康无症状的妇女直肠前突的比例达到93%。Kościński等报道育龄期的妇女直肠前突的发病率为18%。直肠前突在经产女性中极为常见,但许多患者因没有明显的症状而不就,故具体发病率不明确。直肠前突是出口梗阻型便秘的常见原因之一,占女性功能性排便障碍的30%~60%。

二、病因和发病机制

直肠前突很少单独存在,多数伴有其他梗阻性排便障碍症状。同时,部分无排便障碍的正常人也可能出现直肠前突,称为生理性的直肠前突。因此,直肠前突在正常女性和排便功能障碍的人群中均有发生。

1. 与性别的关系　文献报道直肠前突患者中99%为女性,这与女性盆底的特殊结构有关。直肠阴道隔厚度一般在0.5cm左右,该隔主要由骨盆内筋膜构成,内有耻骨直肠肌和肛提肌的前中线交叉纤维组织及会阴中心腱。直肠阴道隔缺陷和减弱是发生直肠前突的病因。

正常男性直肠前壁与尿道及前列腺等毗邻,其支撑作用较女性坚强,故很少发生直肠前突。当发现男性有直肠前突时,应追寻有无造成直肠附近结构改变的因素。

2. 与年龄的关系　本病多在女性的绝经期前后。女性患者随着年龄的增加,特别在绝经期,全身弹力纤维减少,当直肠阴道隔和会阴伸展开时,就不会完全恢复到原来正常的状态,或需持续一段时期才能恢复,导致直肠前突的大小和薄弱程度增加。

3. 与分娩的关系　分娩是造成直肠阴道间组织薄弱的最基本最常见的原因,但组织薄弱的程度与经阴道分娩次数无关,而与胎儿大小、产程、会阴撕裂、外阴切开术和产妇特有的会阴组织类型有关。

4. 与肛门部手术的关系　肛瘘切除术、痔切除术、前庭大腺切除术等均可影响肛门功能。

5. 与排便习惯的关系　由于不良习惯、饮食中纤维素的减少等引起的便秘,可致粪便干燥、增粗、排便费力,随年龄增加亦会引起会阴和直肠阴道间组织遭受长期的连续创伤,在排便冲击力长久作用下,会逐渐形成直肠前突。

6. 与盆底松弛的关系　盆底因松弛而下降可导致以下几方面的变化:①支配盆底肌的阴部神经受到牵拉损伤:该神经的末段长度为90mm,受牵拉不超过12%,一般不会造成损伤。反复的过度牵拉导致神经功能和器质性损害,使支配的肛提肌、外括约肌逐渐变弱,表现为收缩压降低。②直肠感觉下降:阴部神经损害,可导致直肠感觉功能下降,直肠壁张力降低,直肠收缩反射迟钝。③内脏神经损伤:肛提肌的直肠附着部及耻骨直肠肌均有大量的内脏神经分布,便意的产生及直肠的反射性收缩可能与此有关。盆底的异常下降对上述内脏神经造成损伤。

三、分类

1. 分度　根据直肠向前突出的深度,分为轻度、中度、重度。直肠向前膨出<5mm 为正常;6~15mm 为轻度直肠前突;16~30mm 为中度直肠前突;≥31mm 为重度直肠前突。

2. 分型　根据直肠前突的 X 线图像设立测量标准线,将直肠前突分为三型,并且对直肠前突的手术有指导意义。在直肠前突的 X 线图像上人为定下 A、B、C 点,A 点为直肠前突的突出部分的顶点,B 点为直肠近端前突的起始点,C 点为直肠远端前突的终止点,A 至 B 的连线设定为 b 线,B 至 C 的连线为 c 线,A 至 C 线的垂直线为 a 线。测量各线长度。直肠前突的 X 线图像大致可将直肠前突形态分为 3 种类型:高鼻型、憩室型和横峰型。其临床意义见后述。

四、临床表现

直肠前突的症状可分为阴道相关症状和排便障碍两类。前者主要表现为性交疼痛、性交松弛、会阴部坠胀、阴道黏膜溃疡等;后者主要表现为排便困难、排便不尽感、肛门坠胀、肛门阻塞感。有的患者需用手指压迫肛门周围才能排便,或者需用手指插入阴道向后抵压阴道后壁才能排便,甚至将手指或卫生纸卷插入直肠诱导排便,有的患者需灌肠后排便。其他症状还包括肛门疼痛、便血、大便失禁等。多数直肠前突患者合并有肛门直肠病变,如直肠脱垂、内套叠、痔、肛裂、会阴松弛、膀胱突出等肛肠病或妇科疾病,故同时也合并有其他疾病的症状。从上述情况看,许多患者的肛门疼痛、便血、坠胀、便气失禁等症状,可能与肛门直肠病变的关系比直肠前突更大。

五、辅助检查

排粪造影、动态排粪造影、动态磁共振排粪造影(magnetic resonance defecography,MRD)、结肠传输试验和结肠镜检查。

六、诊断

直肠前突的诊断中首先详细地询问病史,了解每位患者具有共性的症状和各自的特异症状,要注意分析症状出现的先后和主次,结合各种检查,明确主要症状和伴随症状。其次,直肠指检时在直肠前壁齿线上会触到一个圆形或卵圆形凹陷的薄弱区,触及囊袋突入阴道内。让患者用力排便时凹陷更加显著,可使薄弱区向阴道方向凸出更为明显,甚至可将阴道后壁按压至阴道口外,这样就可初步诊断。排粪造影是明确诊断的最佳检查方法,可显示直肠前膨出的形态、大小、长度、深度和“鹅头征”,同时发现合并异常的征象,也可评价直肠前突的手术效果。因此,有典型症状及直肠指检的结果,以及排粪造影证实便能确诊。为了解和鉴别其他原因所致的便秘,可同时行结肠传输试验、肛门直肠测压、盆底肌电图、气囊排出试验。肛门镜、结肠镜检查、钡灌肠造影虽然很难发现本病,但能及时排除肠道的器质性病变。

七、鉴别诊断

1. 阴道后疝　严格定义上的阴道后疝是指阴道和直肠间的腹膜疝入阴道,其内容物包括小肠、肠系膜、网膜等。阴道后疝多有盆腔的沉重感和下坠感,特别是在站立时,这是由于囊内容物中肠管的重力牵引所致。其诊断方法是作直肠和阴道检查,若觉拇指和示指间有饱满感,表明为阴道后疝。有时直肠前突易被误疑为阴道后疝。

2. 直肠后突　国外报道占便秘的 2.3%,是由于慢性肌紧张产生肛提肌分离所致,这种盆腔底的分离使得直肠下降,形成一种盆腔底疝,甚至比真正的直肠前突还严重。赵文杰等报道15例直肠后突的X线表现,力排时侧位片上直肠壶腹部膨出的深度6~10mm为轻度后突,11~15mm为中度后突,>15mm为重度后突。15例中轻度后突8例,中度后突5例,重度后突2例。直肠后突多合并直肠黏膜内脱垂和耻骨直肠肌肥厚。

八、治疗

(一) 非手术治疗

凡有顽固性便秘的直肠前突,动态排粪造影进一步证实直肠前突部位不完全排空,应首先进行内科试验治疗。一般包括以下几个方面:①饮食治疗:如多进食不被消化酶所消化的植物,包括富含纤维的蔬菜、水果、粗制的主食,应保证恒定或逐日增加的高质量纤维的饮食。②多饮水,每日2 000~3 000ml。③增加体育活动,以改善胸、腹、膈肌的力量。④按摩腹部,养成定时排便的良好习惯。⑤生物反馈治疗对部分患者症状改善有效。⑥其他治疗,例如中医药制剂(麻仁软胶囊、首荟通便胶囊)、针灸、会阴埋线、肉毒素注射治疗等,相关报道称有一定疗效。

(二) 手术治疗

经保守治疗无效者可考虑手术治疗,适应证包括:①阴道内有包块感或膨出感,并需手法辅助排便。②排粪造影或动态MRI显示直肠前突>3cm,前突囊袋内有一半以上钡剂滞留。③伴有直肠前壁脱垂的较大直肠前突。

手术原则是修补缺损部位、消灭薄弱区。常用手术途径有经直肠、经阴道和经腹腔三类。

1. 经肛门直肠前突修补术 经肛门直肠前突修补术是Sullivan等在1968年报道,此后被广泛采用。具体术式包括:

(1) Block手术

适应证:轻度、中度的中、低位直肠前突,此术对于单纯的中度直肠前突较为适用。

操作方法:①左侧卧位或折刀位。②显露直肠前壁:用肛门直肠拉钩牵开肛门和直肠的远端,探查直肠阴道隔薄弱部位。③修补直肠阴道隔:根据排粪造影所示直肠前突的宽度和深度,用2号铬制肠线自齿线上方1cm开始,自下而上缝合直肠阴道隔修补缺损至耻骨联合处止。注意缝合时应下宽上窄,以免在缝合的顶端形成黏膜瓣而影响排便。另外,进针自左至右,缝针深度一定要达两侧肛提肌部位,这样术后才能形成一较有力的肌性柱,减少直肠前突复发的机会。缝合时要注意检查阴道,防止穿入阴道。亦有人在缝合前用中弯止血钳将薄弱部位的直肠黏膜用钳夹住,然后再连续缝合,防止损伤阴道。有的术者在缝合完毕后,于缝合之两侧注入适当的硬化剂,使薄弱部分的黏膜与肌层粘连。

(2) 直肠黏膜切除绕钳缝合修补术:

适应证:轻度、中度直肠前突。

操作方法:①体位、显露直肠前壁黏膜:同Block术。②钳夹直肠前突部位直肠黏膜并切除:在齿状线上1cm用组织钳夹起肠黏膜,用中弯止血钳钳夹5~6cm的直肠黏膜组织,剪去止血钳上方的黏膜组织。③缝合修补直肠阴道隔:用4号丝线绕钳连续缝合直肠黏膜和肌层。缝合到耻骨联合水平,即缝合顶点超过止血钳尖端1cm左右。边抽止血钳边拉紧缝线,在缝线的顶、底部各再缝合一针,打结后,分别与绕钳的缝合线打结。注意缝合时缝针要穿透肛提肌,以加强直肠阴道隔。为防止缝针穿透阴道黏膜,术者左手示指宜放在阴道内作指导。注意彻底止血,防止血肿形成导致感染。

(3) Sehapayak手术

适应证:轻度、中度直肠前突,合并直肠远端黏膜脱垂。

操作方法:①体位、显露直肠前壁黏膜:同Block术。②切除直肠左右两侧的直肠黏膜:用止血钳夹住左侧脱垂的直肠黏膜,长5~6cm,剪去止血钳上方的黏膜组织。③缝合关闭直肠黏膜切口:用00号铬制肠线自齿状线上方绕钳连续缝合,将止血钳抽出并拉紧肠线。将尾线自下而上与原缝合线交叉缝合,与顶端的肠线打结。用同样的方法将右侧直肠黏膜切除缝合。④痔切除：若有内痔，将其切除。⑤切开直肠前突部位的直肠黏膜：自齿状线上 0.5cm 做一纵行的正中切口，向上达肛直环的上方，长 7~8cm。⑥游离直肠黏膜：根据前突的宽带，向左右两侧游离直肠黏膜各 1~2cm。⑦缝合两侧的肛提肌：用 4 号丝线缝合 4~6 针两侧的肛提肌，加强直肠阴道隔，修补直肠前突。⑧修剪缝合多余的直肠黏膜瓣。

（4）直肠黏膜切开修补术

适应证：重度直肠前突。

操作方法：①扩肛：充分扩肛，一般容纳 4 指为宜。②显露直肠前壁：直肠黏膜下注入去甲肾上腺素生理盐水，显露直肠前壁，用 1∶10 万或 1∶20 万单位去甲肾上腺素生理盐水 50ml 注入直肠前突部位的黏膜下。达到止血的目的并使直肠黏膜与肌层分开。③切除直肠黏膜，显露直肠阴道隔：用组织钳在齿状线上方夹起直肠黏膜。用止血钳夹住直肠黏膜，长 5~6cm，在止血钳下方剪去直肠黏膜，切除后可显露薄弱的阴道隔。④游离直肠黏膜肌瓣：提起直肠黏膜肌瓣边缘，在其下游离至肛提肌。⑤修补直肠阴道隔：用 4 号丝线间断缝合两侧的肛提肌，分别至肛提肌的两侧边缘进出针，缝合 4~5 针。打结后使两侧的肛提肌对合，加强直肠阴道隔。⑥剪去多余的直肠黏膜肌瓣：用铬制肠线间断或连续缝合直肠黏膜肌瓣。

（5）Khubcandani 手术

操作方法：①切口：在齿线上 1~2cm 做横切口，长 1.5~2cm，在切口两端向上各作纵切口，每侧长 5~7cm，上断达子宫颈的水平。②游离黏膜肌层瓣：游离一基底较宽的黏膜肌层瓣，黏膜肌层瓣向上分离须超过直肠阴道隔的薄弱区。③修补直肠阴道隔：先作 3~4 针间断横行（左右）缝合，纵行折叠松弛的直肠阴道隔；再作 2~3 针间断垂直（上下）缝合，以缩短直肠前壁，减低缝合黏膜肌层瓣的张力，以促进愈合。④缝合黏膜肌层瓣：剪除多余的黏膜，将黏膜肌层瓣边缘与齿线间断缝合。

注意事项：①横切口自齿状线开始。②为保持直肠黏膜肌瓣的血供，必须带有肌层。③纵行缝合后切除多余的直肠黏膜肌瓣，并将其缝合在齿状线，不要有张力。④彻底止血，防止血肿形成和感染。⑤注意对阴道的保护。直肠阴道瘘发生后，要等待 6 个月，部分可自行愈合。

（6）经肛门吻合器直肠切除术（stapled transanal rectal resection，STARR） 该技术源于吻合器痔上黏膜环切（procedure for proplase and hemorrhoids，PPH）手术。其理论依据是切除松弛的直肠黏膜既可以减少直肠前突的深度，也可以因术后瘢痕形成加强直肠前壁的力量。

操作方法：①体位：取截石位。②切除吻合直肠前壁：在肛镜缝扎器视野下，于直肠前壁距齿线约 7cm 处，在截石位 9~3 点（顺时针方向）黏膜下层作半荷包。同法在齿线上约 5cm 及 3cm 处分别作半荷包（上下共 3 个半荷包）。置入吻合器，是吻合器头部超过半荷包，将 3 根荷包线绕吻合器操纵杆同时收紧打结，激发吻合。③切除吻合直肠后壁：再同法自截石位 3~9 点（顺时针方向）用吻合器处理直肠后壁。检查无出血后放置肛管引流，以起到排气及观察出血量的作用。术毕吻合口填塞 0.1% 肾上腺素纱团及凡士林无菌纱布。术中注意反复检查阴道，避免损伤。

2. 经阴道切开直肠前突修补术

适应证：重度中位直肠前突伴阴道后壁松弛或脱垂。

操作方法：①会阴切口：用组织钳牵开两侧的小阴唇，切开两钳之间的后阴道壁与会阴部的皮肤，作一椭圆形（长 5~6cm、宽 1.5~2cm）的切口。②分离阴道黏膜：在阴道黏膜下分离直肠间隙，上达直肠前突的部位以上。③剪开阴道后壁：用组织钳牵开拟切开阴道后壁的顶点，沿正中线纵行剪开阴道黏膜。④分离直肠前突部位的直肠及肛提肌：分离左右两侧阴道黏膜与直肠间的组织，直肠充分游离后，即可显露左右两侧的肛提肌。⑤修补直肠前突部：直肠前突部呈球形，用荷包缝合直肠前突部；如直肠前突部呈筒状，用间断缝合。缝合时仅缝合直肠表面的筋膜，勿穿透直肠黏膜。⑥缝合肛提肌：用 4 号丝线间断缝合肛提肌 4~5 针，加强直肠阴道隔。⑦切除多余的阴道黏膜：切除时注意勿切除过多，以防阴道狭窄。⑧缝合阴道黏膜：用铬制肠线自内向外间断缝合阴道黏膜。⑨缝合会阴部皮下组织及皮肤。

经阴道的补片修补也有相关报道,但由于补片,特别是合成补片的术后并发症(如补片磨损、性交疼痛、补片感染、补片腐蚀等)的原因,还需要持谨慎态度。

3. 腹腔镜腹侧补片直肠悬吊术(laparoscopic ventral mesh rectopexy,LVMR)

适应证:对于一些伴随有严重盆底脱垂的直肠前突。LVMR 手术时,能够充分向下游离 Denonvilliers 筋膜,并安置补片以纠正直肠前突。

总之,无论采用何种术式,目的是缓解症状,而不是单纯纠正解剖异常。因此,需要确定便秘有哪些症状归因于直肠前突,并评估将要采用的术式可以让哪些症状得以缓解。

(刘宝华　赵松　刘沂)

第二节　直肠内脱垂

直肠内脱垂指直肠黏膜层或全层套叠入远端直肠腔或肛管内而未脱出肛门的一种疾病。直肠内脱垂又称不完全直肠脱垂、隐性直肠脱垂。由于直肠黏膜松弛脱垂,特别是全层脱垂,可导致直肠容量适应性下降、排便梗阻感、肛门坠胀、排便次数增多、排便不尽感等。

一、流行病学

直肠内脱垂是出口梗阻型便秘的最常见临床类型,国内外作者行排粪造影检查时发现,排便异常患者中 31%~40% 为直肠内脱垂。Shorvon 等报道正常人的排粪造影发现,50% 有直肠内脱垂。直肠内脱垂多见于女性,大部分文献报道的女性发病率占 70% 以上。发病率高峰在 50 岁左右。

二、病因和发病机制

1. 直肠内脱垂与直肠外脱垂的关系　直肠脱垂可分为直肠外脱垂(external rectal prolapse,ERP)和直肠内脱垂。顾名思义,脱垂的直肠如果超出了肛缘即直肠外脱垂。多数学者认为两者是同一疾病的不同阶段,直肠外脱垂是直肠内脱垂进一步发展的结果。

2. 直肠内脱垂的病因和发病机制

(1) 滑动性疝学说:患者长期过度用力排便,导致直肠盆腔陷窝腹膜的滑动性疝,在腹腔内脏的压迫下,盆腔陷窝的腹膜皱襞逐渐下垂,将覆盖于腹膜部分之直肠前壁压于直肠壶腹内,最后经肛门脱出。根据这一理论,可以通过修补直肠子宫陷凹达到纠正盆底的滑动性疝从而达到治疗目的。然而,术后较高的复发率证明这一理论并不是直肠内脱垂的主要因素。

(2) 肠套叠学说:正常时直肠上端固定于骶骨岬附近,由于慢性咳嗽、便秘等引起腹内压增加,直肠上端脱离固定点,就在乙状结肠直肠交界处发生肠套叠,在腹内压增加等因素的持续作用下,套入直肠内的肠管逐渐增加,由于肠套叠及套叠复位的交替进行,致直肠侧韧带、肛提肌受伤,肠套叠逐渐加重,最后经肛门脱出。肛管直肠测压的研究支持这一理论。

(3) 盆底松弛学说:直肠周围的固定组织发生松弛,例如侧韧带松弛、系膜较游离、盆底和肛管周围肌肉的松弛,当腹内压增加时,迫使直肠向远端移位,从而形成直肠内脱垂。

(4) 妊娠和分娩的因素:妊娠期胎体对盆腔压迫、血流不畅、直肠黏膜慢性淤血减弱了肠管黏膜的张力,使之松弛下垂。

(5) 慢性便秘的作用:便秘是引起直肠黏膜内脱垂的重要因素,且互为因果。便秘患者粪便干结,排出困难。干结的粪便对直肠产生持续的扩张作用,直肠黏膜因松弛而延长,随之用力排便时直肠黏膜下垂。下垂堆积的直肠黏膜阻塞于直肠上方,导致排便不尽感,引起患者更加用力排便,于是形成恶性循环。

三、分类

1999 年全国便秘诊治新进展学术研讨会拟订的直肠内脱垂的诊断分度标准分为轻度、中度和重度(表 15-1)。

表 15-1 1999 年拟订的直肠内脱垂分度标准

分度	标准	分度	标准
正常	<3mm	中度	16~30mm
轻度	3~15mm	重度	>31mm 或多处套叠或厚度>5mm

直肠内脱垂的牛津放射学分度标准主要依据直肠套叠的位置,将直肠内脱垂分为 I ~ IV 度, V 度为直肠外脱垂(表 15-2)。

表 15-2 直肠内脱垂的牛津放射学分度标准

		直肠内脱垂的程度	直肠内脱垂的影像学特点
直肠内脱垂	直肠-直肠内脱垂	I (高位直肠)	直肠套叠的尖端在直肠上端
		II (低位直肠)	直肠套叠的尖端在直肠下端,但没有接近肛门括约肌水平/肛管水平
	直肠-肛管内脱垂	III (高位肛管)	直肠套叠的尖端接近肛门括约肌水平/肛管水平
		IV (低位肛管)	直肠套叠的尖端进入肛门括约肌/肛管内
直肠外脱垂		V (直肠外脱垂)	从肛管脱出

四、临床表现

由于直肠脱垂造成直肠或肛管的部分阻塞,主要的临床症状包括排便梗阻感、肛门坠胀、排便次数增多、排便不尽感,其他症状包括黏液血便、腹痛、腹泻以及相应的排尿障碍症状等。少数患者可能出现腰骶部的疼痛和里急后重。严重时可能出现部分性大便失禁等。部分性大便失禁往往与括约肌松弛、阴部神经牵拉损伤有关。长期的直肠全层内脱垂可能导致脱垂顶端的黏膜缺血、糜烂形成溃疡,称为"孤立性直肠溃疡综合征",可表现为便血。

直肠内脱垂只是盆底功能障碍综合征的其中之一,患者往往可能同时伴有不同程度的子宫、膀胱脱垂以及盆底松弛。另外,因为盆底支持组织的松弛,发生盆底器官脱垂和尿失禁。

五、辅助检查

检查的主要目的是排除结直肠肿瘤、炎性肠病等其他器质性疾病。

1. 排粪造影 是诊断直肠内脱垂的主要手段,可以明确内脱垂的类型是直肠黏膜脱垂还是全层脱垂;明确内脱垂的部位:是高位、中位还是低位。排粪造影有以下几种影像学改变:①直肠前壁脱垂:肛管上方直肠前壁出现折叠,使该部呈窝陷状,而直肠肛管结合部后缘光滑延续。②直肠全环内脱垂:排便过程中肛缘上方 6~8cm 直肠前后壁出现折叠,并逐渐向肛管下降,最后直肠下段变平而形成杯口状的鞘部,上方直肠缩窄形成锥状的套入部。③肛管内直肠脱垂:直肠套入的头部进入肛管而又未脱出肛缘。

2. 盆腔多重造影 可以动态显示排便时膀胱、子宫、盆底、直肠的形态学变化。

3. 磁共振排粪造影 可观察到引起便秘的原因,如直肠前突、盆底肌痉挛、会阴下降等,能较全面地评价盆底功能。

4. 肌电图检查 通过记录神经肌肉的生物电活动,从电生理角度来判断神经肌肉的功能变化,对判断肛门括约肌、肛提肌的神经电活动情况有重要参考价值。

5. 肛门直肠压力测定 测定指标包括肛管括约肌静息压、最大收缩压、肛管高压带、肛门直肠抑制反射和直肠感觉功能。是评价肛门括约肌张力、盆底肌功能和直肠感觉功能的客观方法。

6. 球囊逼出试验 对判断盆底肌功能和直肠感觉功能有重要意义,对出口梗阻型便秘、大便失禁均具有诊断价值。

六、诊断

根据典型的症状、体征,结合排粪造影等辅助检查结果,直肠内脱垂的诊断并不难。但在直肠内脱垂的诊断过程中,必须值得注意的问题是:临床或影像学诊断的直肠内脱垂是否能够解释患者的临床症状,是否是引发出口梗阻型便秘系列症状的主要因素。特别是伴随有其他类型的出口梗阻型便秘时,区分主次就显得非常重要。

1. 临床症状　典型的临床症状是便意频繁、肛门坠胀、排便不尽感,有时伴有排便费力、费时。多数无血便,除非伴有孤立性直肠溃疡。但包括直肠肿瘤在内的许多疾病都可能出现上述表现,因此直肠内脱垂的诊断必须排除直肠肿瘤、炎症等其他常见器质性疾病。

2. 直肠指诊和肛门镜检查　指诊时可触及直肠壶腹部黏膜折叠堆积、柔软光滑、上下移动,内脱垂的部分与肠壁之间可有环行沟。也有作者报道直肠指诊只能发现扩约肌松弛和直肠黏膜堆积,部分患者可触及宫颈状物或直肠外的后倒子宫。典型的病例在直肠指诊时让患者做排便动作,可触及套叠环。肛门镜检查主要价值在于了解直肠黏膜是否存在炎症或孤立性溃疡以及痔疮。

3. 直肠内脱垂的诊断标准　首先,排除结直肠炎症和肿瘤;其次,结合排粪造影等实验室检查结果;再次,依据罗马Ⅳ标准中功能性便秘的诊断标准(表 15-3),直肠内脱垂的诊断应符合分型依据症状 a、c、d、e 项项中之 1 项或以上,而无 b、f 项。

表 15-3　罗马Ⅳ标准中功能性便秘的诊断标准*

疾病名称	诊断标准
功能性便秘	1. 必须包括下列 2 项或 2 项以上 　a. 至少 1/4(25%)的排便感到费力 　b. 至少 1/4(25%)的排便为干球粪或硬粪(Beistol 粪便性状量表 1~2 型) 　c. 至少 1/4(25%)的排便有不尽感 　d. 至少 1/4(25%)的排便有肛门直肠梗阻/堵塞感 　e. 至少 1/4(25%)的排便需要手法辅助(如用手指协助排便、盆底支持) 　f. 每周自发排便(spontaneous bowel movement,SBM)少于 3 次 2. 不用泻剂时很少出现稀便 3. 不符合肠易激综合征的诊断标准

注:*诊断前症状出现至少 6 个月,且近 3 个月症状符合以上诊断标准。

七、鉴别诊断

主要与直肠肿瘤相鉴别:对近期内出现便秘,并有伴随症状的患者,鉴别诊断尤为重要。对年龄>40 岁、有报警征象者,应进行必要的实验室、影像学和结肠镜检查,以明确便秘是否为器质性疾病所致、是否伴有结直肠形态学改变。报警征象包括便血、粪隐血试验阳性、贫血、消瘦、明显腹痛、腹部包块、有结直肠息肉史和结直肠肿瘤家族史。

八、治疗

直肠内脱垂的治疗包括手术治疗和非手术治疗。研究表明,直肠内脱垂的发生、发展与长期用力排便导致盆底形态学的改变有关。因此,除手术治疗外,非手术治疗也相当重要,很多患者经过非手术治疗可以改善临床症状。

（一）非手术治疗

1. 基础治疗　合理的膳食和多饮水,多运动,以及建立良好的排便习惯是直肠内脱垂患者的基础治疗措施。①合理的膳食和多饮水:需要增加每日食物的纤维素摄入量,推荐摄入的膳食纤维量为25~35g;每日水分的摄入推荐量为1.5~2.0L。②多运动:运动量增加结肠蠕动功能,有利于排便。尤其对久病卧床、运动量少的老年患者更有益。③建立良好的排便习惯:结肠活动在晨醒和餐后时最为活跃,建议患者在晨起或餐后排便。在排便困难时,应避免过度用力,避免排便时间过久。排便时集中注意力,减少外界因素的干扰,要建立良好的排便习惯。

2. 药物治疗　首先应用容积性和渗透性泻剂和促动力药物,避免长期使用刺激性泻药。选用药物治疗时应考虑循证医学证据(表15-4)、安全性、药物依赖性,以及价效比。容积性和渗透性泻剂量主要通过滞留粪便中的水分,增加粪便含水量和粪便体积从而起到通便作用,因此,服药时应补充足够的液体。其代表药主要为乳果糖口服溶液(杜密克)。目前应用的灌肠剂主要是甘油灌肠液,适用于粪便干结、粪便嵌塞患者临时使用。

（二）手术治疗

迄今为止文献报道的针对直肠脱垂的手术方法接近百种,手术的目的是控制脱垂、防止大便失禁、改善便秘或排便障碍。直肠内脱垂的手

表 15-4　便秘药物治疗循证医学依据[*]

药物	证据等级和推荐水平	
容积性泻剂	欧车前	Ⅱ级,B级
	聚卡波非钙	Ⅲ级,C级
	麦麸	Ⅲ级,C级
	甲级纤维素	Ⅲ级,C级
渗透性泻剂	聚乙二醇	Ⅰ级,A级
	乳果糖	Ⅱ级,B级
刺激性泻剂	比沙可啶	Ⅱ级,B级
	番泻叶	Ⅲ级,C级
促动力药	普鲁卡必利	Ⅰ级,A级

注:[*]世界胃肠组织便秘指南(2010)。

术方式可分为经腹和经肛门手术两大类。但是,目前评价何种手术方法治疗直肠内脱垂效果较好是困难的,因为缺乏大宗的临床对照研究结果。临床上应根据患者的临床表现、实验室检查结果、结合术者的经验个体化选择手术方案。主要介绍经肛吻合器直肠切除吻合术(stapled trans-anal rectal resection,STARR)、功能性直肠悬吊术、腹腔镜腹侧补片直肠悬吊术(laparoscopic ventral mesh rectopexy,LVMR)。

1. 经肛吻合器直肠切除术(STARR)　该手术的原理是采用经肛双吻合器技术,第一把吻合器在直肠前壁切除直肠套叠脱垂的前半部分和直肠前突的突出部分,同时完成吻合,纠正直肠前壁的解剖异常。第二把吻合器于直肠后壁切除直肠套叠脱垂的后半部分,同时完成吻合。该手术同时纠正了直肠前突和直肠套叠脱垂两种解剖异常,理论上疗效应优于传统手术。经肛门、经会阴、经阴道或经腹等各种传统手术多只能纠正直肠内脱垂一种解剖异常,但许多出口梗阻型便秘患者两种因素同时存在,这直接影响了传统手术的疗效。

(1) 适应证:①符合罗马Ⅳ:功能性便秘诊断标准的患者。②出现以下症状中至少存在3项:排便不尽感、排便梗阻感,排便时间长,需要会阴部压迫和/或采用特殊的姿势排便,需用手指经肛或经阴道辅助排便,只能通过灌肠方能排便。③排粪造影检查至少有2项以上表现:直肠黏膜内套叠≥10mm,力排时直肠前突≥3cm,排便后前突直肠中钡剂残留。④内科疗效不满意。⑤排除结肠慢传输便秘或便秘型肠易激综合征者。

(2) 操作方法:术前一日下午口服硫酸镁或聚乙二醇电解质散行肠道准备。手术采用腰麻或硬膜外麻醉。患者取折刀位,经肛门置入透明扩肛器并固定,于齿线上2~5cm直肠前壁(通常为黏膜最松弛处),用7号丝线做三个直肠全层半周荷包缝合,每个荷包之间间距1cm。在扩肛器后方置入挡板于直肠内,以阻隔防止直肠后壁黏膜滑入吻合器钉仓。置入第一把吻合器,用带线钩将荷包线尾端从吻合器侧孔中拉出,将荷包线收紧使直肠前壁牵入钉仓。击发后退出吻合器,剪断黏膜桥,仔细检查吻合口,如有搏动性出血,用3-0可吸收线缝扎止血;然后在直肠后壁做两个全层半周荷包缝合,在扩肛器前方置入挡板于直

内,更换第二把吻合器,余法同第 1 次吻合。术后予留置肛管 1~2 日,禁食 1~2 日,流质 2 日,予静脉补液和抗生素 3 日。

2. 功能性直肠悬吊术　纠正直肠内脱垂的同时,不游离直肠从而避免损伤自主神经;同时抬高盆底,治疗盆底疝;纠正后倒的子宫对直肠的压迫;合并乙状结肠冗长者,切除部分乙状结肠。

（1）适应证:适应于严重的直肠内脱垂,合并有盆底疝、子宫后倾、乙状结肠冗长的患者。

（2）操作方法:①功能性直肠悬吊:将以往的直肠双侧悬吊,改为单侧悬吊,用丝线或补片悬吊直肠右侧,防止造成直肠狭窄。丝线缝合方法:将丝线一端首先缝合到右侧骶骨岬,然后间断缝合直肠系膜外的腹膜,缝合长度为 10~15cm;将丝线反转,再间断缝合直肠的右侧壁,与缝合至骶骨岬的另一端丝线结扎。丝线结扎不要太紧,使固定得直肠有一定的活动度。补片悬吊直肠的方法:首先切开右侧直肠系膜外的腹膜,采用的补片约 3cm×10cm,将补片双排缝合于直肠右侧壁,一端缝合于右侧骶骨岬,最后间断缝合直肠系膜外的腹膜,覆盖补片。②盆底抬高:术中发现直肠子宫陷凹加深者,间断缝合盆底直肠子宫陷凹两侧腹膜,消除直肠子宫陷凹。③乙状结肠切除:术前钡灌肠和术中发现乙状结肠过长者,可切除部分乙状结肠,端端缝合乙状结肠。临床工作中,部分切除乙状结肠者较少。④子宫固定术:手术适应证为术前盆腔四重造影发现子宫后倒,压迫直肠者;或者术中发现子宫后倾者。行子宫圆韧带缩短,纠正子宫后倾,防止压迫直肠,造成排便障碍。

3. 腹腔镜腹侧补片直肠悬吊术（LVMR）　2004 年 D'Hoore 等首先报道采用 LVMR 手术以来,目前,国外广泛采用 LVMR 手术治疗直肠内脱垂和直肠外脱垂。手术主要方法是充分游离直肠前壁,将补片放于阴道和直肠之间,一端固定于远端直肠前壁,另一端固定于骶骨岬。

（1）适应证:①主要是Ⅲ或Ⅳ度的直肠内脱垂;②保守治疗无效,包括饮食、泻剂应用和生物反馈治疗;③大便失禁严重程度评分（faecalincontinence severity index,FISI）>10 和/或 Wexner 便秘评分（wexner-constipation score,WCS）>5。

Emile 等对 LVMR 手术治疗直肠内脱垂进行了 Meta 分析,14 篇文献报道了 1 301 例手术患者,其中对 1 158 例患者进行了直肠内脱垂的牛津放射学分度,Ⅰ~Ⅱ度患者为 4.4%（50/1 158）,Ⅲ~Ⅴ度患者为 95.6%（1 108/1 158）。

（2）腹腔镜技术的 LVMR 手术方法:①分离盆底腹膜:从骶骨岬右侧打开腹膜,沿直肠系膜右侧边界切开,分离腹膜到直肠子宫陷凹。②分离直肠阴道隔:在直肠与阴道之间分离,一直分离至肛提肌。可以通过直肠指诊检查直肠与阴道之间分离的位置。该手术避免损伤下腹下神经和副交感神经。③防置补片:采用 3cm×18cm 生物补片,从肛提肌开始,采用不吸收缝线,两排缝合固定补片于直肠前壁。在缝合过程中,直肠要处于可伸缩的自然位置,在齿状线上 2~3cm 开始固定直肠,通过直肠指检或者直肠镜检查缝合效果。④固定阴道穹隆或者子宫颈:在没有张力的情况下,采用 2-0 的可吸收缝线将阴道穹隆或者子宫颈固定于生物补片上。⑤固定补片于骶骨岬:采用钉枪装置或者缝合的方法,将生物补片固定于骶骨岬。⑥关闭盆底腹膜:用 2-0 可吸收缝线关闭盆底腹膜的切口,在骶骨岬表面,缝合后腹膜将补片覆盖,避免发生小肠粘连。

（3）LVMR 手术疗效:无论采用腹腔镜或者机械人进行 LVMR 手术,手术是安全的,有较好疗效,术后复发率较低。LVMR 手术能够改善 IRP 的生活质量,便秘和大便失禁的有效率分别为 65%~92% 和 73%~97%,排便阻塞症状的改善率为 77.1%（41%~92%）,大便失禁改善率为 63.3%（0~91.5%）,该手术同时矫正了盆底疝和膀胱脱垂。经过长期观察发现该手术的复发率较低（2.5%~14%）。LVR 手术治疗 IBP 的疗效预警因素和多因素回归分析结果提示,肛门最大收缩压<50mmHg 是 LVR 手术成功和失败的独立因素。

（4）LVMR 手术并发症:LVMR 手术并发症发生率为 0~23%,包括感染、小肠梗阻、直肠穿孔;罕见的并发症包括补片对阴道的侵蚀（vaginal erosion）、性功能障碍未见报道。

补片导致的并发症有以下几种:①生物移植物能够在直肠表面形成纤维组织,高分子聚丙烯和聚四氟乙烯补片没有此作用。②应用合成补片可造成盆腔感染,从而导致的败血症,败血症的发生率为2%~16%,如果合并盆腔血肿形成和结肠切除,败血症发生率更高。大多数文献是回顾性资料和非配对研究资料,补片的应用后,很难证明补片的短期和长期的安全性。③补片的分离、侵蚀直肠或阴道的危险是存在的,尽管非常罕见。有文献报道补片侵蚀阴道的比例高达21%。

(5) LVMR手术复发率:该手术同时矫正了盆底疝和膀胱脱垂。经过长期观察发现该手术的复发率较低(2.5%~14.0%)。

(刘宝华 刘正勇 李光焰 刘沂)

第三节 盆底痉挛综合征和耻骨直肠肌综合征

盆底痉挛综合征是由于肛门外括约肌、耻骨直肠肌在排便过程中的反常收缩(即不协调性收缩),导致直肠排空障碍性便秘的一种盆底疾病。耻骨直肠肌综合征以耻骨直肠肌痉挛性肥大,盆底出口梗阻为特征的排便障碍性疾病。1964年Wasserman首次报道并详细描述了4例耻骨直肠肌痉挛性肛门狭窄,施行耻骨直肠肌部分切除术,病理报道有明显的肌纤维肥大,故定名为耻骨直肠肌综合征。

目前,对上述疾病的病理生理变化的认识倾向于:盆底痉挛综合征的病理生理变化是排便时肛门外括约肌和耻骨直肠肌不能松弛,出现反常的过度收缩,导致排便困难,肌细胞没有发生病理改变。耻骨直肠肌综合征的病理生理变化是耻骨直肠肌反常性收缩和耻骨直肠肌肥厚,两种病理生理变化同时存在。根据疾病的上述不同的病理生理变化,将肛门外括约肌和耻骨直肠肌组织学无明显改变,只是在排便时不能松弛,呈反常的过度收缩者,称为盆底痉挛综合征。耻骨直肠肌肌纤维肥大、痉挛、瘢痕纤维化者称为耻骨直肠肌综合征。

一、流行病学

盆底痉挛综合征和耻骨直肠肌综合征是一种常见的导致出口梗阻型便秘的疾病,在经产妇中发病率较高。且发病年龄较年轻,为6~81岁,男女比例约为1:1.15。这一特点与其他类型的出口梗阻型便秘不同,其他类型的出口梗阻型便秘一般女性明显多于男性,本病男女之比基本一致。

二、病因与发病机制

1. 感染和创伤 耻骨直肠肌的周围感染是常见病因之一,感染刺激该肌肉痉挛收缩,粪便通过耻骨直肠肌环时引起局部疼痛加剧,导致反射性收缩,以减少粪便通过,从而减轻疼痛。久之则形成反常收缩,长期痉挛性收缩就会引起肌纤维水肿、纤维化、瘢痕形成,导致耻骨直肠肌失去松弛功能。

2. 先天性因素 先天性耻骨直肠肌痉挛、肥厚也是常见原因之一。

3. 排便困难或长期腹泻 长期进行性加重的排便困难,排便过度用力,排便时间延长,便次频繁可导致耻骨直肠肌肥厚。另外,长期腹泻可诱发耻骨直肠肌痉挛、肥厚、反常收缩。

4. 精神和心理因素 患者因精神和心理因素引起排便不规律,如果畏惧排便,引起排便困难,造成肛门外括约肌和耻骨直肠肌痉挛。

5. 神经源因素 排便反射中的直肠-直肠反射的传入路为盆内脏神经,引起直肠收缩和内括约肌松弛。盆内脏神经的某种损伤可能引起耻骨直肠肌综合征。电生理研究结果表明使传导触觉的神经纤维,特别是Aβ纤维去极化,Aβ纤维产生突触前抑制,可使痉挛的肌肉松弛。Shafik等行肛门括约肌活检,结果发现便秘患者内括约肌神经丛有退行性变,从而影响直肠抑制反射活动,导致内括约肌不能松弛。

6. 肌源性因素 耻骨直肠肌、肛门外括约肌、肛门内括约肌等肌肉的功能性改变,用力排便时,它们不是松弛而是收缩,可能与神经肌肉传导点的异常有关。

三、分类

1. 放射学的分度　国内专家根据肛直角大小和耻骨直肠肌压迹将盆底痉挛综合征分成 4 度(表 15-5)。会阴下降的程度也可以表示本病的罹患程度。因而,这种分度法对盆底痉挛综合征的罹患程度的判断和疗效观察有一定参考价值。

表 15-5　盆底痉挛综合征的分度

分度	肛直角		耻骨直肠肌压迹		并发症*
	静坐	力排	静坐	力排	
I	正常	≤90°	无	无	无
II	≤90°	≤90°	无	无	无
III	<90°	≤90°	无	有	有
IV	<90°	<90°	有	有	有

注:* 并发症包括会阴下降、肠疝、内脏下垂。

2. 肛肠肌电图的分型　根据肛门外括约肌的静息电位以及模拟排便外括约肌的电位变化,将盆底痉挛综合征型便秘肌电图表现分为三种病理分型,I 型:高静息电位+矛盾运动(44.44%),II 型:高静息电位(33.33%),III 型:矛盾运动(22.22%)。

3. 根据病程和实验室检查结果的分度　根据临床表现和实验室检查结果将耻骨直肠肌综合征分为轻、中、重三度,并依此提出各项诊断指标(表 15-6)。

表 15-6　耻骨直肠肌综合征的临床分度

指标	轻	中	重
病程/年	3	3~5	>5
每次排便时间/分钟	15~25	25~30	>30
静息相肛管长度/cm	3.4~4.0	4.0~5.0	>5.0
排便相肛管长度/cm	3.5~4.5	4.5~5.5	>5.5
肛管肌电图	轻度异常	中度异常	重度异常
结肠传输标志物停留直肠上段时间/天	2	2~3	>4
50ml 球囊逼出试验	±	+	++

四、临床表现

正常人在静息状态下肛门外括约肌和耻骨直肠肌呈收缩状态,在排便时或在模拟排便动作时上述肌肉松弛,肛管上口开放,以利粪便的排出。盆底痉挛综合征和耻骨直肠肌综合征的患者,无论是外括约肌和耻骨直肠肌痉挛,或者是耻骨直肠肌肥大、瘢痕形成,当其排便时上述肌肉均不松弛反而呈过度收缩状态,致使肛管不能开放,排便困难。因此,二者的临床表现相同,患者均有显著的排便困难。

五、辅助检查

1. 排粪造影　排粪造影是诊断盆底痉挛综合征和耻骨直肠肌综合征的重要手段,特别是肛直角的大小变化有重要的诊断意义。肛直角代表盆底肌群(主要是耻骨直肠肌)的活动度。正常人静息状态下,耻骨直肠肌呈轻度收缩状态,肛直角约为 92°(72°~125°),而力排时该肌松弛,肛直角增大,约为 137°(105°~160°),以利排粪。若力排时耻骨直肠肌不松弛反而加强收缩,甚至持续痉挛,则肛直角不增大,或者保持在 90°左右或更小,符合上述标准即可诊断盆底痉挛综合征。

盆底痉挛综合征和耻骨直肠肌综合征排粪造影的典型 X 线征象:力排时肛直角不增大、耻骨直肠肌压迹和"搁架征",其中肛直角大小变化最为重要。

2. CT 和 MRI 检查 排粪造影不能显示肛直肠周围的软组织结构,难以准确定位肛直肠连接后部的耻骨直肠肌压迹。MRI 可显示耻骨直肠肌的异常收缩,肛直肠连接后方可见肥大的耻骨直肠肌。

3. 肛门直肠压力测定 盆底痉挛综合征及耻骨直肠肌综合征的患者肛管的静息压、最大收缩压明显高于正常人,肛管长度增加,直肠括约肌松弛反射消失、减弱或异常。

4. 肛肠肌电图检测 盆底肌电图主要描记外括约肌及耻骨直肠肌在静息状态下、用力收缩肛门、模拟排便时的肌电图的特征。耻骨直肠肌痉挛及肥厚的患者,肌电活动减弱,动作电位电压下降,时间缩短,肌纤维放电密度增加,并有较多的短棘波多相电位,排便时活动明显。耻骨直肠肌痉挛及肥厚伴有直肠前突、直肠内脱垂的患者肌电图表现较复杂,呈混合性损害,既有神经损害特征,又有肌源性损害的表现,这种患者治疗困难,预后较差。

5. 球囊逼出试验 球囊逼出试验阳性者,应怀疑是否为耻骨直肠肌痉挛或便秘伴会阴下降综合征;另外,直肠前突以及肛管黏膜脱垂的患者球囊逼出试验也有阳性者,故该项检查不能作为主要指标。但是,对于已经排除了其他引起出口处梗阻病变的患者,诊断的价值仍然是显而易见的,并且价廉。

6. 结肠传输试验 结肠传输试验在传统意义上是用来诊断结肠慢传输型便秘,但是,如果传输标志物在直肠上段和/或乙状结肠停留的时间延长,在排除了其他出口梗阻型便秘的情况下能较好地反映耻骨直肠肌综合征的严重程度。

六、鉴别诊断

鉴别诊断中注意盆底痉挛综合征合并的出口梗阻型便秘的其他类型,常合并直肠前突和直肠内脱垂。结合患者病史及辅助检查不难鉴别。

七、诊断

根据临床表现结合一下检查可诊断本病。①排粪造影检查时,不能迅速排出 200ml(500g)的钡剂,并在静息状态和力排时肛直角无明显增大,保持 90°左右或缩小。耻骨直肠肌压迹和搁架征。②结肠传输结果显示,直到检查的第 5 日,至少有 20%的标记物滞留在乙状结肠和直肠中。③盆底肌电图检查时,排便状态时肛门内、外括约肌和耻骨直肠肌运动电位明显多于静息状态运动单位电位。耻骨直肠肌综合征临床表现和盆底肌痉挛综合征基本相似,只有通过体检及相应的辅助检查来鉴别。④病理检查肌肉无病理变化。

八、治疗

盆底痉挛综合征是一种正常肌肉的功能紊乱,与其他功能紊乱性疾病的原因一样,心理因素可能起重要作用。治疗应以恢复正常肌肉的功能为主,而不应盲目切除或切断正常组织。对于症状较轻、病史短,特别是耻骨直肠肌痉挛、肥厚伴有反常收缩者,应先取非手术治疗,包括增加粗纤维饮食、足够量的饮水、缓泻剂、生物反馈疗法等。以上疗法可同时施行。

(一)非手术治疗

1. 饮食疗法 适用于症状轻、病史短、耻骨直肠肌痉挛或肥厚伴有反常收缩者,增加食物纤维摄入量,多吃富含纤维的食物。

2. 生物反馈治疗 肌电图生物反馈疗法能及时检测肛门内、外括约肌和耻骨直肠肌舒张和收缩状态,指导患者掌握正确的排便方式。

3. 肉毒杆菌毒素治疗 部分采用向外括约肌顶襻处注射肉毒杆菌毒素的方法,治疗效果满意,无明显的副作用。部分专家认为该法是在生物反馈治疗失败后可采用的一种简单、易行、安全有效的方法。

（二）手术治疗

手术治疗耻骨直肠肌痉挛综合征效果不理想，主要是使切断部分痉挛的肌肉，只能在短期内起到缓解的作用，待瘢痕形成后，将再次造成耻骨直肠肌痉挛。仅非手术治疗无效者才考虑手术治疗，但手术效果多不确切、易复发。手术失败的原因：未同时处理合并症、肉断端粘连复发、肛管直肠的顺应性未恢复。

1. 耻骨直肠肌部分肌束切除术

适应证：耻骨直肠肌综合征。

麻醉：鞍麻、骶麻或连续硬膜外阻滞麻醉。

体位：折刀位。

操作步骤：①切口：自尾骨尖上方1~1.5cm处向下至肛缘，切口长5~6cm。②游离耻骨直肠肌：术者左手食指插入肛门内，扪及后正中位肥厚的耻骨直肠肌，将其向切口方向顶起，分离耻骨直肠肌表面的软组织并将其切开。仔细分辨肥厚的耻骨直肠肌与外括约肌深部，用弯止血钳自尾骨尖下方游离耻骨直肠肌上缘，在耻骨直肠肌后面与直肠壁之间向下游离，达外括约肌上缘的深部。然后沿耻骨直肠肌与外括约肌交界处将耻骨直肠肌下缘游离。游离的耻骨直肠肌长约2cm。③切除部分全束耻骨直肠肌：将游离的耻骨直肠肌用止血钳钳夹1.5~2cm，在止血钳内侧将其切除，耻骨直肠肌断端缝扎止血。④缝合切口：用生理盐水或甲硝唑冲洗创面，检查直肠后壁有无损伤及活动性出血，放置橡皮条引流，缝合皮下组织及皮肤。

2. 闭孔内肌移植术

麻醉：骶麻或连续硬膜外阻滞麻醉。

体位：折刀位。

操作步骤：①切口：距肛缘1.5cm处的坐骨直肠窝左右两侧各做一长约5cm的切口。②解剖闭孔内肌下缘：切开皮肤、皮下组织及坐骨直肠窝的脂肪组织。术者左手示指插入直肠，在坐骨结节上2cm处触摸到闭孔内肌下缘，用拉钩牵开坐骨直肠窝内的组织，在左手示指的引导下用尖刀切开闭孔内肌筋膜。用锐性和/或钝性的方法游离闭孔内肌的下缘和后下部。③闭孔内肌移植术：将游离的闭孔内肌后下部、闭孔内肌筋膜缝合在肛管的每一侧的耻骨直肠肌、外括约肌深部和浅部之间。每侧缝合3针，即前外侧、正外侧和后外侧各缝合一针，3针缝合后一起打结。④缝合切口：检查无活动性出血后，放置橡皮条引流，缝合皮肤。

3. 耻骨直肠肌切断加皮下组织与直肠浆肌层缝合术

麻醉和体位：腰麻。取俯卧位，稍屈髋。

操作步骤：①切口：从尾骨尖处向下做正中切口，长3~4cm。逐层切开，暴露尾骨尖。②切断耻骨直肠肌：术者左手食指插入直肠，向上顶起耻骨直肠肌，以弯钳挑起此肌束，不做分离而直接钳夹切断，残端结扎止血，冲洗伤口。③皮下组织与直肠浆肌层缝合：将两侧的皮下组织经耻骨直肠肌残断与直肠浆肌层间断缝合。然后缝合皮肤切口。手术的优点：避免分离切除耻骨直肠肌，消灭切口内的死腔，减少切口内的积血、感染及窦道的形成概率。防止了耻骨直肠肌断端粘连而引起症状复发。

（刘宝华　刘正勇　李光焰　刘沂）

第四节　会阴下降综合征

会阴下降综合征（descending perineum syndrome，DPS）指盆底肌肉异常松弛引起的一系列临床症状群，如排便困难、排便不尽、会阴坠胀、大便失禁等。会阴下降综合征首先由Parks等（1966年）在研究直肠内脱垂时提出，是一种盆底肌肉失调性疾病。目前研究表明会阴下降的患者共同特点是多部位、多系统、多脏器松弛性改变，以盆腔脏器下降为主。

一、流行病学

盆底下降综合征是女性功能性便秘的常见类型,特别在经产妇女中发病率最高。

二、病因和发病机制

会阴下降的原因为随着年龄增大支配盆底肌肉的神经变性;妊娠或分娩过程中的盆底肌肉的创伤或者神经的损伤;排便困难时对神经肌肉持续性损伤等。

三、临床表现

1. 排便困难　排便困难是会阴下降综合征最突出的临床表现。患者常有排便时间长、费力、排空障碍,结果导致经常做无效的用力排便。部分患者在排便时需要插入一手指至肛门内,企图推回脱垂的黏膜。若脱垂的黏膜便后仍不能回缩,则直肠有持续的胀感,促使产生反复排便。

2. 会阴部疼痛　在疾病的晚期或者会阴下降严重者,患者在长期站立或久坐后,可有难以定位的会阴不适,平卧或睡眠时减轻。疼痛与排便无明显的关系。

3. 大便失禁　不正常的摒便可致盆底肌肉张力减低,其神经也将受到继发性改变。会阴下降者阴部神经伸展可伸长 20%~30%,导致不可逆的改变。患者大便失禁发生率明显高于其他类型的出口梗阻型便秘。

4. 尿失禁及阴道脱垂　有些女性患者有功能性排尿异常,多为应力性失禁。常伴有不同程度的阴道脱垂。

四、辅助检查

目前诊断会阴下降综合征的方法有排粪造影、肛门直肠压力测定、阴部神经潜伏期测定等、气囊逼出试验。

1. 排粪造影　静坐时会阴位置(耻骨直脐肌压迹中点)低于坐骨结节下缘,力排时会阴下降大于3cm。注意是否有直肠内套叠的漏斗征,直肠前突的囊袋状钡剂潴留等。

2. 动态磁共振成像　盆底动态磁共振图像在正中矢状面图像上采用耻尾线作为参照标准,测量各点至耻尾线纵垂线的距离。在排便时肛管近端下降超过 3cm,或者静息期该点低于坐骨结节下缘。

3. 肛门直肠压力测定　结果表明会阴下降患者的肛管压力明显降低,尤其是收缩压;直肠感觉容量增加。

4. 盆底肌电图检查　有神经源和肌源性损害。

五、诊断

会阴下降综合征的诊断主要依靠临床表现和辅助检查结果,最主要是排粪造影检查结果,其他检查手段是进一步明确肛门直肠的功能状态。临床表现为患者有长期过度用力排便史,直肠指诊发现患者肛管收缩力明显减弱,肛管测压结果表明肛管静息压、最大收缩压均降低,排粪造影发现肛管力排相肛管上端低于耻骨联合与尾骨连线 2cm,或会阴下降≥3cm(经产妇>3.5cm)。并可发现合并的直肠前突、直肠内脱垂等其他病变。

六、治疗

(一)非手术治疗

便秘患者常用的非手术治疗方法包括多饮水、多进含纤维素的食物,服用容积性泻剂。坚持提肛锻炼,争取重建盆底肌的部分弹性,如果有效,这种锻炼和避免用力排便的方式应该长期坚持。

（二）手术治疗

对于盆腔或腹腔内脏的松弛病变实施紧固手术,可以改变因这些松弛病变导致的通道阻塞,以及压迫之类的病变,起到缓解症状的作用。因而,外科手术治疗盆底松弛综合征具有一定的价值。目前,国内外对于会阴下降综合征的手术方法,主要是盆腔紧固手术,包括盆底重建、子宫固定、直肠悬吊及冗长乙状结肠切除,必要时加直肠前突修补等。

我国学者多首先采用硬化剂如鱼肝油酸钠、消痔灵等注射治疗。注射治疗无效者可行直肠黏膜纵性柱状缝合或经腹直肠固定或悬吊术,但手术前应考虑到术后仍然可能遗留部分症状,这可能与会阴下降综合征的盆底肌变性有关。

（刘宝华　刘沂　李光焰　刘正勇）

第五节　孤立性直肠溃疡综合征

孤立性直肠溃疡综合征(solitaryulcer of the rectal syndrome,SURS)是一种少见的良性肛肠疾病,特征性改变是直肠远端孤立性溃疡、红斑、息肉样损害。由于本病病因及临床表现多种多样,过去名称繁多,如孤立性溃疡、深部囊性结肠炎、直肠良性溃疡、隐性直肠脱垂、错构息肉等,直至1975年Rutter将此征命名为孤立性直肠溃疡综合征。

一、流行病学

孤立性直肠溃疡综合征是一种罕见的慢性疾病,北爱尔兰2010年的调查研究发现每年的发病率在1/100 000,仅20%的患者有孤立性溃疡、红斑、息肉样变。

二、病因与发病机制

孤立性直肠溃疡综合征的病因尚不清楚,可能与性别、年龄、排便习惯、外界暴力、缺血等有关。

三、临床表现

孤立性直肠溃疡综合征是多种疾病的综合征,病程多数为慢性,临床表现多种多样,几乎任何肛肠疾病的症状都可出现,亦可无症状。临床表现包括直肠出血、黏液便、里急后重、会阴部疼痛、排便不净感、排便梗阻感,最后直肠狭窄。还有部分心理障碍。本病常伴有直肠脱垂、直肠息肉和混合痔等。孤立性直肠溃疡综合征的病史较长,症状出现到明确诊断国外文献报道平均为3.5~5.5年,最长者达30年。

四、辅助检查

1. 排粪造影　排粪造影检查可以明确孤立性直肠溃疡综合征患者是否合并直肠内脱垂和外脱垂,以及存在隐匿的脱垂。还可以发现直肠排空延迟或者不完全,是否存在耻骨直肠肌的痉挛。

2. 直肠镜或结肠镜检查　镜下可见直肠壁黏膜溃疡、息肉状改变和黏膜红斑、颗粒状、充血等病理性改变。

3. 组织活检　孤立性直肠溃疡综合征特有的组织学改变。典型组织学改变为:①黏膜表面糜烂或浅溃疡形成;②黏膜肌层增生肥厚,平滑肌细胞向固有膜生长,并围绕肠腺;③固有膜内纤维组织增生;④腺体变性、破坏及增生反应;⑤部分有黏膜层及黏膜下层黏液池形成。另外,黏膜下常有异位腺体呈囊性扩张,故本病有时被描述为"深部囊性结肠炎"。黏膜下分割性黏液池,以及黏膜糜烂、溃疡和颗粒组织亦较常见。

五、诊断

孤立性直肠溃疡综合征没有特异性临床表现,体征主要局限于会阴部和直肠。直肠指诊可触及黏膜增厚、局部硬结和息肉。诊断主要依据临床表现特点和组织学改变的特征,有下列情况时应考虑为孤立性直肠溃疡综合征:①临床表现有血便、黏液便、排粪障碍及肛门疼痛等。②结肠镜检查发现直肠前壁或前侧壁黏膜有局限性糜烂或溃疡。③病理学检查有本征组织学改变的特征。

六、鉴别诊断

本病缺乏特异性,误诊率较高。

1. 孤立性直肠溃疡综合征　其典型的临床特征与直肠癌非常相似,本病的非特异性溃疡、增生性改变、绒毛状改变及便血等表现也容易被误诊为直肠癌。

2. 炎症性肠病　有直肠溃疡或黏膜充血的孤立性直肠溃疡综合征最易被误诊为克罗恩病或溃疡性结肠炎。

3. 其他疾病　本病还需与息肉、绒毛状腺瘤、肠结核、阿米巴病等鉴别。

七、治疗

孤立性直肠溃疡综合征的直肠溃疡可多年无改变,自动消失少见。

(一)非手术治疗

主要包括以下几个方面:①一般治疗:包括高纤维素饮食及容积性泻剂,改变大便习惯、防止摒便。②生物反馈治疗:生物反馈治疗可改善盆底功能紊乱,适用于盆底功能有障碍的患者。Keighley 应用生物反馈治疗 13 例,一年后 9 例溃疡愈合。③药物灌肠:硫糖铝保留灌肠:硫糖铝有促进溃疡愈合及细胞保护作用,但长期效果不明显。另外如苦参汤等中药制剂亦有一定疗效。

(二)手术治疗

1. 适应证　一般先行非手术治疗,非治疗无效者才考虑手术治疗,故对手术适应证应严格掌握。手术指征有以下几个方面:①有明确排便困难病史,如手助排便;直肠指诊时患者用力排便外推示指>3cm。②出现大出血症状,并排除引起大出血的其他病因。③排粪造影确实有直肠内脱垂。

2. 操作方式目前文献报道手术方式较多,主要有经肛直肠黏膜切除术、Delorme 术、经腹直肠固定术、结肠造口术等。由于本病发病率低、手术例数少、病因复杂,因此,各种的手术效果不尽相同,有些文献相差甚远。

(1) 经肛直肠黏膜切除:该手术简易、创伤小、并发症少。对于不伴有直肠脱垂的患者,该手术方法效果明显,能明显的改善症状,特别是息肉状的孤立性直肠溃疡综合征。

(2) Delorme 术:本手术可切除直肠溃疡,并将直肠腔缩小。

(3) 经腹直肠固定术:孤立性直肠溃疡综合征伴有直肠脱垂(完全或不完全)且症状明显是直肠固定术的手术指征。该手术有较好疗效。但手术创伤大、复杂。但是,手术不能完全改善排便障碍的症状。

(4) 其他手术方式:在上述手术效果不满意或失败,患者症状明显时,可行全结肠切除、结肠造口术等。

(刘宝华　刘正勇　李光焰　刘沂)

第六节　特发性尿潴留

特发性尿潴留特指非梗阻性、非神经源性尿潴留,是指由非梗阻性、非神经源性因素引起的膀胱内充满尿液而不能正常排出,多是由于逼尿肌活动低下和尿道括约肌松弛异常造成的,严重影响患者的生活质量,甚至造成肾脏损害。

一、病因与发病机制

1. 病因

（1）椎管内麻醉作用等。

（2）药物因素:抗胆碱药、抗抑郁症药、阿片制剂等。

（3）电解质紊乱:如低钾血症。

（4）精神因素。

（5）非神经病变因素引起的排尿功能障碍（Hinman综合征）。

2. 发病机制

（1）药源性尿潴留:大部分药物致尿潴留的机制并不清楚,但有些药物所致的尿潴留属于其药理作用的延伸。

（2）椎管内麻醉:椎管内麻醉患者术后产生尿潴留是比较常见的一种并发症,有研究结果显示,近40%的术后患者无法自主排尿,产生术后尿潴留的患者比例近45%。有关研究结果显示,超过70岁的术后患者是产生尿潴留的一个重要危险因素,其主要原因可能为老年患者不具有较高的抵抗力,松弛的盆底组织,腹肌及肛提肌不能有力收缩,神经功能无法迅速恢复,进而容易产生尿潴留。椎管内麻醉和术后镇痛药可抑制会阴、盆骶神经及排尿低级中枢,对于排尿反射也具有阻碍作用,这是尿潴留产生于术后早期的一个重要成因。而且越长的麻醉时间,越深的麻醉深度,阻碍排尿反射的作用越明显,尿液越难以排出。

（3）非神经源性神经性膀胱（non-neurogenic bladder,NNB）:NNB的特点是由不良的排尿习惯、心理或精神等非神经病变因素引起的排尿功能障碍,多伴有尿潴留、排尿困难的临床症状等表现,也叫Hinman综合征,近来,这种综合征已经获得较多方面的承认,并冠以非神经源性膀胱,假神经性膀胱等名称。NNB的主要特点是用现代的检查方法不能发现神经性缺陷或病变,而临床症状和膀胱的形态改变却符合神经性膀胱的变化。据文献介绍虽然NNB有一些尿路梗阻的表现,而并没有解剖上的梗阻,如尿道瓣膜等器质性病变的存在,导致患者出现了严重的泌尿系感染,最终出现了急性肾衰竭,需要透析来维持生命。

二、临床表现

药物导致的尿潴留一般为急性起病,通过减量、停药或非药物、药物治疗大多数患者的尿潴留可在短期内缓解或消失,造成严重临床后果者极少。术后尿潴留主要是指患者术后不超过8小时无法排尿,而膀胱内存在超过600ml尿量,或患者无法将膀胱自行排空而残余超过100ml尿量。

三、辅助检查

主要有膀胱镜检查、膀胱超声检查、CT和MRI检查等。

四、诊断

药物性尿潴留的诊断:①尿潴留与所用的药物存在因果关系。如果该药致急性尿潴留已有国内外文献报道则可能性更大。②停用可疑药物后尿潴留缓解或消失。③具有尿潴留的临床症状,如膀胱充盈、下腹部胀痛,体检时可见耻骨上球形隆起,触诊时表面光滑有弹性,叩诊有实音或浊音。④膀胱超声诊断时出现大量液平波反射。⑤患者无引起尿潴留的原发疾病（如前列腺增生症、膀胱结石、尿道梗阻或狭窄、肿瘤等）,或用患者的原发疾病的发生与发展情况无法解释。

术后尿潴留主要是指患者术后不超过8小时无法排尿,而膀胱内存在超过600ml尿量,或患者无法将膀胱自行排空而残余超过100ml尿量。

五、治疗

1. 药源性尿潴留的治疗　①减量或换药由于药源性尿潴留一般为急性病症,多数情况下无须治疗,只需停药或减量即可使尿潴留缓解和消失。如果通过减量不能减轻或使尿潴留消失时,则应立即停药,这对男性患前列腺增生症的患者尤其重要,以免导致需导尿和尿路感染,给后续治疗造成影响。②纳洛酮对于硬脊膜外和椎管内麻醉导致的尿潴留非常有效,但缺点是可以逆转吗啡的镇痛作用,因而不适宜用于术后尿潴留的治疗。③外周拟胆碱药氯化卡巴胆碱可用于抗胆碱药物(如阿托品、山莨菪碱等)所致的尿潴留,肌注或穴位注射新斯的明叮用于治疗抗胆碱药、吗啡和麻醉药所致的尿潴留。④肛注开塞露(40ml)对热敷、按摩、听流水声、肌注新斯的明无效的抗精神病药物和吗啡所致的尿潴留具有明显的诱导排尿的效果。

2. 药物治疗 对于轻度尿潴留,采用改变体位、局部按摩、热敷、听流水声、艾灸或针灸关元穴等方法使大多数患者的尿潴留症状得以缓解和消失。温热肥皂水或 0.9%氯化钠注射液 500~700ml 低压灌肠也有较佳效果。穴位按摩对精神药物所致的尿潴留有较好疗效,患者对治疗的依从性较高。

3. 骶神经调控(sacral neuromodulation,SNM) SNM 可以通过刺激这些神经来治疗非梗阻性尿潴留。骶神经调节可以恢复尿路控制系统内兴奋与抑制之间的正常平衡关系,既可以治疗尿频,也可以治疗尿潴留。特发性尿潴留患者如果术前每次排尿量>50ml,则治疗成功率会更高。SNM 经过多年的发展,目前已经越来越广泛的应用于临床,其对于非梗阻性尿潴留已经成为一种有效的治疗方法。

4. 导尿或穿刺抽尿 通过上述方法处理仍无效时,可采取导尿或耻骨上膀胱穿刺抽尿。导尿虽然见效快,但要在医疗机构中进行,也容易发生尿路感染。

(孙传洋)

第七节 尿道括约肌功能梗阻性疾病

逼尿肌-括约肌协同失调(detrusor sphincter dyssynergia,DSD)是膀胱排空过程中的功能异常。国际尿控协会(International Continence Society,ICS)将其定义为:在明确的神经系统损伤情况下,逼尿肌收缩时,尿道和/或尿道周围骨骼肌出现的不自主收缩,其临床特征是逼尿肌自主/不自主收缩时出现的外扩约肌(external urethral sphincter,EUS)的不自主收缩。这种逼尿肌同尿道外括约肌或者膀胱颈之间的不协调会导致排尿期的梗阻,导致排尿期膀胱内压明显升高,从而导致残余尿增多,反复泌尿道感染(肾盂肾炎),上尿路积水和肾衰竭。在缺乏明确的神经系统异常的情况下,逼尿肌收缩功能收缩合并括约肌松弛障碍的临床状态称为"功能障碍性排尿",一般是继发于行为异常。这是两个完全不同的疾病定义,值得引起大家的重视。

DSD 由一系列梗阻性症状群组成,会导致进展性的上尿路积水,甚至肾衰竭。脊髓损伤,各种脊髓术后患者是此病的高发人群。该病的治疗目的为避免由反复排尿梗阻引起的一系列并发症,治疗手段包括药物治疗(α 受体阻滞剂,M 受体阻滞剂等),导尿,括约肌切断,神经调节,经尿道注射肉毒杆菌毒素,尿道支架等。对于非神经源性的排尿功能异常,盆底训练和生物反馈有治疗价值。

一、流行病学

DSD 是继发众多神经系统疾病后导致的排尿功能异常性疾病,很多种疾病可以引发这一特有状态,但是每种疾病又不是肯定会引发类似病理状态,因此目前关于 DSD 确切的流行病学数据尚未可知。

二、病因与发病机制

1. 病因 DSD 一般由脑干(脑桥排尿中枢)和骶髓(骶排尿中枢)之间的神经损伤所引起,病因包括:创伤性脊髓损伤,多发硬化,多系统萎缩,骨髓增生异常,横断性脊髓炎,脊髓型颈椎病,脑瘫,结核性脑膜炎等。DSD 一般认为是因为脊髓上神经损坏后,对下尿路抑制减弱后所导致的抗失禁机制异常扩大所引起的,是神经源性膀胱的一种表现形式,其出现代表了上运动神经元损坏。然而,较 DSD 来说,排尿期间的持续性球海绵体反射能够更敏感的反应上运动神经元损坏导致的膀胱功能障碍,但是其特异性则有所降低。

2. 发病机制　当 DSD 发生时,逼尿肌收缩同时尿道括约肌的不随意收缩,从而形成排尿期膀胱压力异常升高。从生理学角度看,这可能是由于 PMC 和 Onuf 核之间的脊髓束被破坏,导致逼尿肌收缩时尿道闭合压力升高所导致。

DSD 常见于脊髓损伤和多发性硬化症患者,但 DSD 类型和病情严重程度同疾病间没有明确的关系。颈椎损伤与 DSD 发展密切相关,此外有 20%~25% 的多发性硬化症患者会发展为 DSD。DSD 患者中也发现多达 50% 的先天脊柱裂和其他影响脊髓束的少见疾病,如横贯性脊髓炎,HTLV-1 和脑卒中。

DSD 是神经源性膀胱中上尿路损坏的重要原因(通过影响膀胱收缩力,顺应性从而导致肾衰竭),因此及早明确诊断非常重要。

三、分类

Blavias 等人提出了通过典型的肌电图表现诊断 DSD 的标准。从而将 DSD 分为以下三型:

Ⅰ 型:排尿期逼尿肌收缩时括约肌活动逐步增加,尿流终止;括约肌收缩停止后,逼尿肌收缩压力也随之降低,但仍高于括约肌阻力,随之尿流出现。

Ⅱ 型:排尿过程中括约肌间歇性收缩导致间断性尿流。

Ⅲ 型:逼尿肌收缩时括约肌持续性收缩,导致膀胱无法有效排空。

四、临床表现

DSD 因为存在排尿过程中膀胱逼尿肌和尿道括约肌之间的不协调性,导致了排尿期膀胱高压,尿流率缓慢,间断排尿,残余尿增多/尿潴留,继而导致上尿路积水,反复肾盂肾炎,最终肾衰竭。尿流率可以在整个排尿期都很缓慢(括约肌持续痉挛状态)或者不规律间断性低尿流率(括约肌间断性痉挛)。DSD 临床症状多种多样,但其根本原因为排尿期高压导致的膀胱功能损坏所导致。患者可出现全身疲劳症状、排尿困难、排尿踌躇、间断排尿、残余尿增多/尿潴留、反复泌尿道感染、膀胱区疼痛不适、尿频、尿急、各种类型尿失禁、肾积水、肾功能衰竭的所有临床症状。而非神经源性的排尿功能异常疾病,虽然其成因同 DSD 相差较大,但是其造成的功能异常却和 DSD 基本相同,因此就有着和 DSD 大致相同的临床表现。区别在于此类疾病临床症状一般较轻,且存在波动性,时轻时重,个别患者呈进展性加重,多以尿频、尿急、膀胱区不适等症状为主,严重的上尿路损坏发生概率较 DSD 低。

五、辅助检查

1. 肌电图测定(EMG)　虽然针式电极被认为是测定肌电图的金标准,但患者不适是阻碍其应用的主要因素。

2. 排尿期膀胱尿道造影(VCUG)　在 DSD 患者排尿期时,VCUG 检查显示同时发生的尿道狭窄性影像和 EMG 显示的括约肌活动增强明显相关。

3. 尿道压力测定　尿道压力辅助测量也可以用来诊断 DSD。笔者单位使用具有独立膀胱测压和尿道测压的三腔 7Fr 气态尿流动力导管进行尿道压力测定。

六、诊断

DSD 只能在神经病理影响了中枢神经系统的情况下发生,而另一种非常相似且极易混淆的疾病是:神经系统完好的患者排尿过程中盆底和尿道括约肌的不随意收缩,应称为"功能障碍性排尿"而非 DSD。诊断可通过结合肌电图的尿流动力学检查(联合/不联合同步影像透视、排尿期膀胱尿道造影或同步尿道测压)进行确诊。

七、鉴别诊断

DSD 是功能性排尿梗阻性疾病,需要与不同原因的器质性梗阻,逼尿肌无力或其他功能性疾病相鉴别：

1. 膀胱出口器质性梗阻　这类疾病的共同特点是膀胱颈以外(包括膀胱颈本身)器官本身出现异常,舒张功能减低,纤维化程度加大,引起排尿管腔受限,从而导致排尿期尿流流出受阻,从而引起排尿期梗阻表现,此类疾病常见的有前列腺梗阻性疾病、膀胱颈梗阻、尿道狭窄、尿道肿瘤或结石类疾病。此类疾病通过综合性问诊、尿流动力学检查、影像学检查及内镜检查等可以明确诊断。

2. 逼尿肌无力　膀胱自主收缩力可能受到膀胱肌肉功能、神经支配、情绪影响、外来药物作用、年龄等因素影响,因此任何原因诱发的逼尿肌无力都需要同 DSD 鉴别。

3. 帕金森病　部分患者出现排尿功能障碍,包括排尿困难、尿失禁等。其尿流动力学检查结果一般为逼尿肌活动过度,内外括约肌协同良好,但是部分患者存在括约肌松弛不良的状况或者括约肌延迟松弛的现象,这种现象同 DSD 非常容易混淆,需要注意鉴别。

4. 排尿功能异常　排尿功能异常是一种非神经源性疾病,一般由不良生活习惯(如反复憋尿)或不良精神状态导致,患者一般无神经系统损伤病史,临床表现为排尿踌躇、排尿等待、间断,伴储尿期刺激症状,残余尿可增多,严重时出现尿潴留等严重问题,此类疾病尿流动力学表现同 DSD 非常相似,应该仔细询问可能存在的神经系统损伤病史,寻找可能存在的神经系统损伤证据,需要同 DSD 仔细鉴别。

5. 神经源性低顺应性膀胱　神经源性低顺应性膀胱属于神经源性膀胱范畴,很多患者同时伴发逼尿肌无力,压力性或急迫性尿失禁等症状,尿流动力学检查可发现:膀胱顺应性明显降低,膀胱安全容量明显减少,膀胱敏感,逼尿肌无力等表现。临床表现可为排尿困难、尿失禁、上尿路积水、肾功能损坏/肾功能衰竭等表现,需要同 DSD 鉴别。

6. 引起上尿路积水的各种其他疾病　引起上尿路损坏的各种疾病都需要进行鉴别:上尿路结石、肿瘤、各种原因导致的输尿管狭窄、腹膜后纤维化及腹膜后肿物压迫、先天性疾病如肾盂输尿管连接部狭窄、重复肾等。

八、治疗

治疗的目标是主要提高患者的安全性还是生活质量,或是两者皆有。应定期反复进行尿动力学检查,以确定既往采用的改善或解决 DSD 的干预措施是否能长期持续有效。

DSD 的治疗旨在消除或显著减少外括约肌或者括约肌周围的阻力,其目的是将储尿和排尿压力降低到 $40cmH_2O$ 以下,以防止长期并发症,可以通过药物和手术方式达到这一目的。

1. 药物治疗　现暂无循证医学证据证明 α 受体阻滞剂、抗痉挛药物、膀胱内灌注奥昔布宁对 DSD 治疗有效。因此,上述药物暂无法列为治疗 DSD 的药物。

2. 导尿　间歇性导尿(IC)仍是管理 DSD 相关症状的主要方法。在治疗因膀胱顺应性降低引起的进行性肾积水时,作者建议患者仅通过导尿排空膀胱,且在病情稳定前不要尝试自行排尿。对于因不能进行间歇性导尿导致身体状况下降的患者,可以考虑留置尿管。这些情况下推荐使用耻骨上造瘘管,因为留置导尿管会对感觉和活动能力下降的患者产生很大损害。与 IC 患者类似,不推荐在无症状的留置导尿管患者中筛查尿液培养物。

3. 尿道外括约肌间注射肉毒杆菌毒素(BTX-A)　BTX-A 是一种神经肌肉接头处乙酰胆碱释放抑制剂,可使局部肌肉收缩力降低 3~6 个月。BTX-A 可经膀胱镜或超声引导经会阴入路注入外括约肌部位。

4. 尿道支架　尿道支架是治疗神经性膀胱的一种有争议的治疗方法。治疗的目的是在尿道外括约肌上放置一个不可压缩的、坚固材料来维持尿路开放。暂时性和永久性的支架都可用来治疗 DSD。

5. 尿道括约肌切开术　由于留置导管的并发症,对于不能留置尿管的男性 DSD 患者,外括约肌切除术一直是最传统的治疗方法。这一过程消除了外部括约肌的阻力,人为导致尿失禁,然后用外部工具如阴茎套替代治疗。外括约肌切除术的目的是稳定或改善肾功能,预防尿毒症,降低逼尿肌漏点压,稳定或消除膀胱输尿管反流(VUR),减少或消除留置导管的可能。成功的外括约肌切除术后,70%~90%的患者可以改善膀胱排空状况和稳定上尿路功能。这种治疗方法主要用于男性四肢瘫痪患者,以及保守治疗失败后残余尿量增加和排尿压力增高的患者。目前括约肌切开术最成熟的技术是利用针状电极从精阜近端尿道的11、12或1点钟位置)切开,终点为球部尿道,也可以用环形电极来完成切除。患者括约肌切开术后平均残余尿量从术前的210ml下降到100ml。

DSD是神经源性膀胱患者的一个复杂临床问题,对肾功能、生活质量甚至预期寿命都有深远的影响。目前有多种医疗手段和微创手术方法来治疗DSD患者,选择哪种方法取决于患者的身体情况、社会状况和医生的偏好。不幸的是,在DSD患者中缺乏前瞻性研究和长期随访研究。此外,神经源性膀胱患者是一个非常异质性的群体,就其共病、随访和社会状况而言,在这一患者群体中实施合理的研究非常困难。对于DSD患者来说,虽然传统上使用冷刀进行外括约肌切开术是一种金标准的手术方法,但激光括约肌切开术和括约肌间注射BTX-A可能是一种发病率较低、疗效相似的合适选择。然而,一旦有了更多的资料,即使是对阴部神经阻滞和神经调节等侵入性较低的治疗方法,在今后对DSD患者的管理中也可能发挥更大的作用。

(张鹏)

【参考文献】

[1] 杨立胜,何安琪,刘刚.直肠前突的外科治疗进展[M].中华结直肠疾病电子杂志,2017,6(5):410-413.

[2] 杜永红,薛雅红,金黑鹰.直肠前突影像学诊断的研究进展[J].世界华人消化杂志,2016,24(14):2198-2203.

[3] 孙文平,李东平,彪雷.直肠前突治疗现状[J].实用中医药杂志,2013,29(11):974-976.

[4] KIM L J H,LEE Y P,SUH L K W. Changes in anorectal physiology following injection sclerotherapy using aluminumpotassium sulfate and tannic acid versustransanal repair in patients with symptomaticrectocele:a retrospective cohort study[J]. BMC Surg,2018,18(34):1-8.

[5] NALDINI G,FABIANI B,MENCONI C,et al. Treatment of obstructed defecation syndrome due to rectocele and rectal intussusception with a high volume stapler(TST STARR-plus)[J]. Tech Coloproctol,2018,22(1):53-58.

[6] LISI G,CAMPANELLI M,GRANDE S,et al. Transperineal rectocele repair with biomesh:updating of a tertiary refer center prospective study[J]. Int J Colorectal Dis,2018,33(11):1583-1588.

[7] RAMAGE L,SIMILLIS C,YEN C,et al. Magnetic resonance defecography versus clinical examination and fluoroscopy:a systematic review and meta-analysis[J]. Tech Coloproctol,2017,21(12):915-927.

[8] SHI Y,YU Y,ZHANG X,et al. Transvaginal Mesh and Transanal Resection to Treat Outlet Obstruction Constipation Caused by Rectocele[J]. Med Sci Monit,2017,23:598-605.

[9] MUSTAIN C. Functional Disorders:Rectocele[J]. Clin Colon Rectal Surg,2017,30:63-75.

[10] LIU Z,YANG G,DENG Q,et al. Efficacy observation of partial stapled transanal rectal resection combined with Bresler procedure in the treatment of rectocele and internal rectal intussusception[J]. Zhonghua Wei Chang Wai Ke Za Zhi,2016,19(5):566-570.

[11] REN X H,YASEEN S M,CAO Y L,et al. A trans-anal procedure using TST STARR plus for the treatment of obstructed defecation syndrome:a mid-term study[J]. Int J Surg,2016,32:58-64.

[12] KIM M,MEURETTE G,RAGU R,et al. Current surgicaltreatment of obstructed defecation among selected European opinion leaders in pelvic floor surgery[J]. Tech Coloproctol,2016,20:395-399.

[13] EMILE S H,ELFEKI H A,YOUSSEF M,et al. Abdominal rectopexy for the treatment of internal rectal prolapse:a Systematic Review and Meta-analysis[J]. Colorectal Dis,2017,19(1):13-24.

[14] VAN IERSEL J J,PAULIDES T J C,VERHEIJEN P M,et al. Current status of laparoscopic and robotic ventral mesh rectopexy for external and internal rectal prolapse[J]. World J Gastroenterol,2016,22(21):4977-4987.

[15] 葛思堂,左芦根.顽固性功能性便秘的外科治疗进展[J].局解手术学杂志,2018,27(10):757-761.

[16] 张萍.直肠前突并直肠黏膜内脱垂68例手术治疗体会[J].实用临床医药杂志,2010,14(19):125-126.

[17] 钱群,陈文豪.耻骨直肠肌综合征:出口梗阻型便秘的难点[J].临床外科杂志,2018,26(4):250-252.

［18］赵亚婧,潘晓晔,张轶,等.3D 高分辨率肛门直肠测压技术对盆底痉挛综合征的诊断价值［J］.天津医科大学学报, 2018,24(3):236-240.

［19］龚绍江,刘雪琴,张科,等.经直肠肌松解加横缝术治疗耻骨直肠肌综合征效果分析［J］.中国现代普通外科进展, 2017,20(1):55-57.

［20］吴晓伟,李华,赵霞,等.动态仿真直肠排粪造影对盆底痉挛综合征的诊断价值研究［J］.现代生物医学进展,2017,17 (5):930-932,946.

［21］RANGAN V,ZAKARI M,HIRSCH W,et al. Clinical and manometric characteristics of women with paradoxical puborectalis syndrome［J］. United Eur Gastroenterol J,2018,6(10):1578-1585.

［22］PILONI V,BERGAMASCO M,MELARA G,et al. The clinical value of magnetic resonance defecography in males with obstructed defecation syndrome［J］. Techn Coloproctol,2018,22(3):179-190.

［23］PAYNE I,GRIMM L M. Functional Disorders of Constipation:Paradoxical Puborectalis Contraction and Increased Perineal Descent［J］. Clin Colon Rectal Surg,2017,30(1):22-29.

［24］LIU G,CUI Z,DAI Y,et al. Paradoxical puborectalis syndrome on diffusion-weighted imaging:a retrospective study of 72 cases［J］. Scient Rep,2017,7(1):2925.

［25］MORRISSEY D,EL-KHAWAND D,GINZBURG N,et al. Botulinum toxin ainjections into pelvic floor muscles under electromyographic guidance for women with refractory high-tone pelvic floor dysfunction:a 6-month prospective pilot study［J］. Female Pelvic Med Reconstr Surg,2015,21:277-282.

［26］CADEDDU F,SALIS F,DE LUCA E,et al. Efficacy of biofeedback plus transanal stimulation in the management of pelvic floor dyssynergia:a randomized trial［J］. Techn Coloproctol,2015,19(6):333-338.

［27］刘开才,李永才,王丽丹,等.排粪造影诊断已产妇女会阴下降综合征的价值［J］.长江大学学报(自科版),2017,14 (8):47-49.

［28］CHAUDHRY Z,TARNAY C. Response to comment by Petros:anatomy and cure of descendingperineum syndrome［J］. Int Urogynecol J,2018,29:607.

［29］CHAUDHRY Z,TARNAY C. Descending perineum syndrome:a review of the presentation,diagnosis,and management［J］. Int Urogynecol J,2016,27:1149-1156.

［30］SUN H,SHENG W Q,HUANG D. Solitary rectal ulcer syndrome complicating sessile serrated adenoma/polyps:A case report and review of literature［J］. World J Clin Cases,2018,6(14):820-824.

第十六章

盆底器官脱垂性疾病

第一节　概　　述

盆腔器官脱垂(pelvic organ prolapse,POP)是指盆底支持组织缺陷、损伤的后果,在中老年女性中较为多见,发生率仅次于生殖道炎症和肿瘤,在女性健康研究中,50～79 岁年龄段女性40%有不同程度的POP,在养老院中甚至多达43%～76%。近年来,随着人类寿命的延长,女性 POP 发病率也逐年上升,北京大学人民医院对北京市房山区某自然村 18 岁以上常住已婚女性进行问卷调查和妇科检查,结果显示尿失禁合并子宫脱垂为31%,合并阴道前壁膨出为 59.7%,合并阴道后壁膨出为 44.8%。近年来提出盆底解剖、修复和重建的新观念,对传统的观念和治疗方式提出了挑战,所以重新强调和认识 POP 有着非常重要的意义。朱兰等人对此类患者的盆底支持组织的形态学研究发现,POP 患者体内肌纤维萎缩和变形,提示损伤与薄弱的盆底结构有关。

从 1975 年国际泌尿妇科联盟(IUGA)成立至今,尤其 20 世纪 90 年代以来,人们在盆底解剖及病理生理学方面有了突破性的发展,对盆底疾病有了崭新的理解和认识并出现了新的学说,带给临床的则是手术术式和治疗方法的革新。

1. 女性盆底整体理论的提出　1990 年 Petros 和 Ulmsten 提出了女性盆底结构解剖学整体理论(integral theory),它使现代解剖学对盆底结构描述日趋细致。整体理论认为,盆底是一个相互关联的有机整体而并非各部分的简单叠加,是一个平衡的、相互关联的、由肌肉、结缔组织、神经组成的有机整体。用整体理论修复盆底功能障碍,主要强调加固盆底的重要受力结构,即重要的肌肉、神经及结缔组织。

（1）吊桥理论:盆底是一个相互关联的有机整体。吊桥主要依靠悬吊钢缆的张力支撑。削弱任何一部分结构,都会导致整体失衡,盆底支撑力量和功能受破坏。盆底类似吊桥的结构由盆底韧带及筋膜等结缔组织构成的盆底板支撑阴道、膀胱构成,其张力受盆底肌肉舒缩的调节。

（2）吊床假说:将支持女性尿道和膀胱颈的盆腔内筋膜和阴道前壁比喻成吊床结构。腹压增加时,盆筋膜周围与盆筋膜腱弓相连的肛提肌收缩、拉紧吊床结构,尿道被压扁,尿道内压能有效抵抗升高的腹内压,而控制尿液排出。尿道闭合压的维持依赖于压力沿着耻骨膀胱筋膜和阴道前壁的支撑结构向膀胱颈和尿道近端的有效传导,肛提肌板是稳定这一结构的重要成分。如果这一支撑结构被破坏,膀胱尿道产生过度活动,腹压增加时,阴道压缩尿道的力量减弱,尿道不能正常闭合而增加抗力,从而发生尿失禁。

（3）整体理论:提出了全新解剖学分类:六种解剖学缺陷,描述了三种独立的关闭机制。六种解剖学缺陷包括:尿道周围阴道（吊床）缺陷、膀胱颈区域的过度紧张/瘢痕、耻骨尿道韧带松弛、子宫骶骨韧带松弛/肛提肌板以上部分的阴道松弛、阴道旁缺损,和横纹肌损伤。三种独立的关闭机制包括:尿道关闭机制、膀胱颈关闭机制和自主关闭机制。

（4）"三腔室"和"三水平"理论

1）"三腔室"理论:是指从垂直方向将盆底结构分成三腔室:前盆腔包括阴道前壁、膀胱、尿道,其功能障碍表现为下尿道功能障碍性疾病,与压力性尿失禁密切相关;中盆腔包括阴道顶部、子宫,其功能障碍表现为盆腔器官膨出性疾病,主要以子宫或阴道穿隆脱垂以及肠膨出、直肠子宫陷凹疝形成为特征;后盆腔包括阴道后壁、直肠,其功能障碍主要表现为直肠膨出和会阴体组织的缺陷。

2）"三水平"理论:即在水平方向上将阴道支持轴分为三个水平:第一水平为顶端支持,由宫骶韧带-主韧带复合体垂直支持子宫、阴道上 1/3,是盆底主要的支持力量;第二水平为水平支持,由耻骨宫颈筋膜附着于两侧腱弓形成白线和直肠阴道筋膜附着于肛提肌中线,水平支持膀胱、阴道上 2/3 和直肠;第三水平为远端支持,耻骨宫颈筋膜和直肠阴道筋膜远端延伸融合于会阴中心腱,支持尿道远端。

不同腔室和水平的脱垂之间即相对独立,又相互影响。例如第一水平缺陷可导致子宫脱垂和阴道顶部脱垂,而第二、三水平缺陷常导致阴道前壁和后壁膨出;但阴道顶部脱垂在行骶棘韧带固定术后可发生阴道前壁膨出。因此,不同腔室、不同阴道支持轴水平共同构成一个解剖和功能的整体,在现代盆底解剖学中不再被孤立理解。

2. 盆底器官脱垂定量分期法　1996 年美国国际尿控协会盆腔器官脱垂及盆底功能障碍分会主席 Bump 提出 POP 量化分期系统（POP-Q）（图 16-1）。

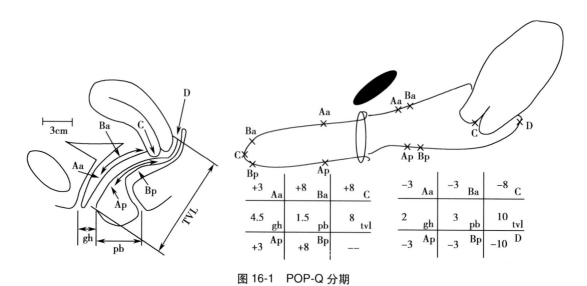

图 16-1　POP-Q 分期

（夏志军　栾溦）

第二节　直肠脱垂

直肠脱垂(rectal prolapse)是指直肠壁部分或全层向下移位时的一种病理状态。只有黏膜层下移被称为直肠黏膜脱垂,又称为不完全脱垂。直肠黏膜全层或部分乙状结肠向下移位,被称为直肠全层脱垂,又称为完全脱垂。

一、病因与发病机制

1. 病因　发病原因尚未完全清楚,以下因素可能与发病有关。

(1) 解剖因素:小儿骶尾骨弯曲度较小,直肠较垂直,当腹内压增高时,直肠缺乏有效支持而容易脱垂。直肠前陷凹腹膜反折过低,腹内压增高和肠襻压迫均可使直肠前壁突入直肠壶腹部导致直肠脱垂。

(2) 腹内压增高:长期腹泻、便秘、慢性咳嗽、重体力活以及排尿困难等引起腹内压增高,可导致直肠脱垂。排便时异常用力,使肛提肌及盆底组织功能减弱,也是直肠脱垂的常见原因。

(3) 盆底松弛学说:随着年龄的增加,尤其是老年人,直肠缺乏周围的固定组织,如侧韧带松弛、系膜较游离,以及盆底、肛管周围肌肉的松弛等均是直肠脱垂的原因。正常状况下位于盆底的小肠在直立位重力的作用下,有压迫盆底及直肠向远端移位的趋势,从而形成脱垂。女性患者妊娠期胎体对盆腔压迫,血流不畅,直肠黏膜慢性淤血减弱了肠管黏膜的张力,使之松弛形成脱垂。相关因素有超重婴儿、第二产程的延长、产钳的应用、多胎、产后缺乏恢复性锻炼等。

(4) 其他:外伤、手术引起腰骶神经麻痹,致肛管括约肌松弛,引起直肠黏膜脱垂。

2. 发病机制　目前关于直肠脱垂的发病机制有4种学说。

(1) 滑动疝学说:直肠脱垂患者有一个共同的解剖特点,就是直肠前陷凹异常低而深。1912年,Moschointg就描述了这一现象,提出直肠脱垂是一种滑动疝,直肠前陷凹腹膜反折过低,直肠膀胱或直肠子宫陷凹过深,构成疝囊。当腹腔压力增高时,直肠前壁受压,腹腔内容物将直肠前壁推入直肠腔内,严重时经肛管向外脱出。目前认为这是导致直肠脱垂最重要的发病机制。

(2) 会阴下降综合征学说:该学说于1966年由Parks提出。认为腹壁收缩用力时直肠前壁更紧密地覆盖在肛管上口,但不突入其中,即活瓣(flap valve)自制理论。若因某种原因直肠排空异常,则求助于进一步的腹壁用力,致盆底肌肉弹性下降甚至消失,整个盆底下降。如果长期、过度腹壁用力加压排便长达数年以上,便后的盆底复位反射效果下降,直肠前壁黏膜陷入肛管不易复位,并刺激齿线的神经末梢产生坠胀感,使患者更用力排便,形成恶性循环,最终使会阴持续下降而形成会阴下降综合征(drscending perineum syndrome),如果继续发展则导致套叠或脱垂。

(3) 肠套叠学说:1967年Devadhar提出。认为首先是直肠黏膜感觉下降,引起直肠扩张,大块粪便嵌塞,反射性引起强有力的直肠肌肉系统收缩,强调存在"关键点"——最大的感觉减弱并引起肌肉过度收缩的一点,处于恒定的可预知的位置,一般在骶骨岬下5cm处,直肠肌肉系统的过度收缩力长期集中于这一点,使直肠前壁凹入直肠腔,逐渐产生套叠样变化,最终形成脱垂。

(4) 提肌功能障碍综合征学说:认为由于长期用力排便、神经病变或全身衰竭引起提肌板下垂,直肠尾骨缝、裂隙韧带和提肌悬带下脱并分离,提肌裂隙增宽并下降使直肠颈处于腹内压的直接作用下,引起所有裂隙内脏器都失去提肌及其韧带的支持而松弛,这时若用力排便,在下降的粪便之前提肌收缩未能开放直肠颈,此时增加的腹内压通过宽的提肌裂隙传导,进一步关闭直肠颈,引起套叠和脱垂。

二、分类

根据直肠脱垂的程度,分为不完全性脱垂和完全性脱垂两种。

1. 不完全性脱垂　为直肠下端黏膜与肌层分离,且向下移位形成皱襞,直肠黏膜层脱出肛外,脱出物呈半球形,故又称直肠黏膜脱垂或直肠内脱垂。可以是部分黏膜或全环黏膜脱垂。脱垂部分为两层黏膜,与肛门之间无沟状。

2. 完全性脱垂 为直肠全层脱出,严重时直肠和肛管均翻出肛门外,故又称直肠外脱垂。脱出的直肠呈圆锥形,脱出部可以直肠腔为中心呈同心圆排列的黏膜环形沟。脱出组织多,严重时其长度可超过10cm,形状呈宝塔状,黏膜皱襞呈环状排列,脱垂部分为两层折叠的肠壁组织。成人大多是完全性脱垂,女性较多。直肠外脱垂是否是直肠内脱垂发展而来,是否是一个疾病的两个不同阶段,目前尚有争议。

完全性直肠脱垂临床上又分为Ⅲ度:

Ⅰ度:直肠壶腹内肠套叠,即隐性直肠脱垂、内脱垂。

Ⅱ度:直肠全层脱垂于肛门外,肛管位置正常,肛门括约肌功能正常,不伴有肛门失禁。

Ⅲ度:直肠和部分乙状结肠及肛管脱出于肛外,肛门括约肌功能受损,伴有肛门不完全性或完全性失禁。

三、临床表现

直肠内脱垂时主要表现为肛门坠胀、排便不尽感、肛门阻塞感等排便障碍的症状。部分患者在排便时有下腹和腰骶部胀痛,病程较长者可引起不同程度的肛门失禁表现。

完全性脱垂时可表现为排便时肿物自肛门脱出,即直肠外脱垂。直肠外脱垂初发时肿物较小,排便时脱出,便后自行复位。以后肿物脱出渐频,体积增大,便后需手助托回肛门内,可伴有排便不尽和下坠感。最后在咳嗽、用力甚至站立时亦可脱出。随着脱垂加重,肛门松弛明显,引起不同程度的肛门失禁,常有黏液流出,导致肛周皮肤湿疹、瘙痒,黏膜糜烂,破溃后有血液流出。直肠外脱垂较少出现肛门坠胀、排便不尽感、排便阻塞感等排便障碍的症状。

直肠内脱垂检查时,触及直肠壶腹部黏膜折叠堆积、柔软光滑、上下移动,内脱垂的部分与肠壁之间可有环形沟。

完全性脱垂检查时让患者下蹲后用力屏气,使直肠脱出肛门外,呈椭圆形或宝塔状,表面黏膜有"同心环"皱襞。

四、辅助检查

1. 排粪造影 排粪造影是诊断直肠内脱垂的主要手段。该检查可以明确内脱垂的类型,也可显示黏膜脱垂的深度。排粪造影的典型表现是直肠壁向远侧肠腔脱垂,肠腔变细,近侧直肠进入远端的直肠和肛管,鞘部呈杯口状。并常伴有盆底下降,直肠前突及耻骨直肠肌痉挛等。直肠内脱垂的排粪造影有以下几种影像学的改变:

(1) 直肠前壁脱垂:肛管上方直肠前壁出现折叠,使该部呈凹陷状,而直肠肛管结合部后缘光滑延续。

(2) 直肠全环内脱垂:又被称为直肠套叠。排便过程中肛缘上方6~8cm直肠前后壁出现折叠,并逐渐向肛管下降,最后直肠下段变平而形成杯口状的鞘部,上方直肠缩窄形成锥状的套入部。

2. 盆腔动态磁共振检查 不仅可以明确直肠脱垂情况,还可以了解骶曲结构是否异常,是否合并子宫、膀胱等盆底结构下移等。

3. 钡灌肠造影 了解有无过长的乙状结肠。

4. 结肠镜检查 可排除造成脱垂的肠道新生物、炎症、痔等病变。

5. 肛门直肠测压 能客观地评估肛管直肠功能,尤其是伴有排便功能障碍的患者,对判断排便功能障碍的原因有帮助。

五、诊断

直肠脱垂的患者病史一般较长,直肠外脱垂依据典型的病史与肛门部肿物脱出体征诊断不难。直肠内脱垂往往表现为明显的肛门坠胀、排便不尽感、肛门阻塞感等。因为缺乏特异的体征,通常需要结合排粪造影或盆腔动态磁共振检查完成诊断。

六、鉴别诊断

1. 内痔　内痔脱出可见梅花状痔块,充血呈暗红色,易出血,痔块间是凹陷的正常黏膜,外观呈放射状。直肠指诊,括约肌收缩有力,而直肠黏膜脱垂有括约肌松弛,直肠外脱垂时外翻的肠管呈环形。

2. 直肠肛门肿瘤　常有便血、排便习惯、大便形状等改变,直肠指诊时可扪及质地较硬肿块,指套常有血迹,通过肠镜活检明确。

七、治疗

尽管有明确的解剖学改变,非手术治疗仍是大多数患者的首选。

（一）非手术治疗

1. 建立良好的排便习惯,让患者了解直肠脱垂发生、发展的原因,认识到过度用力排便会加重直肠内脱垂和盆底肌肉神经的损伤。排便困难时应避免过度用力,以及排便时间过久。

2. 直肠脱垂多伴有盆底肌肉松弛,盆底下降,甚至阴部神经的牵拉损伤。因此,坚持提肛锻炼,可增强盆底肌肉及肛门括约肌的力量,从而减轻症状。

3. 调节饮食,提倡多食富含纤维素的蔬菜、水果等,多饮水。必要时可服用润肠通便药物,使大便软化易于排出。

4. 药物治疗针对直肠脱垂并无特效,但从中医的角度来讲,直肠内脱垂属于中气下陷,宜补中益气、升举固脱,可采用补中益气汤或提肛散等。临床上应根据患者的症状个体化选择用药。

5. 胶布贴合法适用于幼儿早期直肠脱垂。将脱垂直肠复位后,将脱垂肠管推到括约肌上方,取俯卧位,用纱布卷堵住肛门,再将两臀部靠拢,用胶布固定。

（二）手术治疗

对于长期（大于 6 个月）非手术治疗失败患者,可选择手术治疗。手术的目的是除外脱垂、改善肛门失禁、便秘或排便障碍等。迄今为止,报道的术式较多,按照常规的路径,直肠脱垂的手术方式可分为经会阴修补术和经腹修补术两大类,常见有如下几种。

1. 经会阴修补术　适于小的脱垂或体质虚弱、伴有严重疾病的老年患者。经会阴修补术在功能方面疗效较差,表现在大便失禁和紧迫感。直肠贮袋的切除或重建会进一步损害已经下降的括约肌功能,降低患者的控便能力。相较于经腹修补术,其复发率较高。

（1）直肠黏膜下和直肠周围硬化剂注射疗法:患者一般取胸膝位,经肛门显露直肠,距肛缘约 8cm,在其相同的高度的左右两侧及后侧向黏膜下层注入药物 5~8ml。再采用直肠指诊引导,将穿刺针达左右骨盆直肠间隙,边退针边注射,呈扇形分布。再将穿刺针沿直肠后壁进针 4cm 左右,达直肠后间隙,注入药物。每个部位注入药量 10~15ml。通过药物的致炎作用和异物的刺激,使直肠黏膜与肌层之间、直肠与周围组织之间产生纤维化而粘连固定直肠黏膜和直肠,以防止其脱垂。常用的硬化剂有消痔灵、5% 鱼肝油酸钠等。如果肛周皮肤消毒不严格,可发生肛周脓肿。

（2）直肠黏膜套扎法:膝胸位、截石位、左侧卧位均可。充分扩肛,显露直肠黏膜,用组织钳钳夹齿状线上方 2cm 左右的直肠松弛的黏膜,将胶圈套至黏膜的根部完成套扎。同法在不同点位、不同深度多次套扎,直至脱垂或套叠的直肠黏膜得到纠正。之后套扎的黏膜逐渐缺血坏死,随后脱落,套扎处黏膜与黏膜下层形成瘢痕愈合,从而起到粘连固定的作用。

（3）直肠黏膜间断缝扎术:先以组织钳夹持齿状线上方 3cm 处的直肠前壁,提拉组织,随后以大弯血管钳夹持松弛多余的直肠前壁黏膜底部,稍向外拉,以 3-0 可吸收线在其上方缝合 1 针,使局部黏膜固定于肌层,以 3-0 号可吸收线在大弯血管钳下方贯穿黏膜,然后边松血管钳边结扎。将第一次缝合的组织稍向外拉,再用组织钳在其上方 3cm 处夹持松弛下垂的黏膜,再以大弯血管钳在其底部夹持,注意不能夹住肌层。继以 3-0 可吸收缝线在上方结扎 1 针,再如第一次的方法用丝线结扎黏膜。

(4) 直肠黏膜切除术(Delorme 手术):在距齿状线 1.5cm 以上四周黏膜下注射 1∶200 000U 去甲肾上腺素生理盐水,总量 50~80ml,使松弛的黏膜隆起。用电刀在齿线上 1~1.5cm 处环形切开黏膜层。组织钳夹住远端黏膜边缘,一边向下牵拉一边用组织剪在黏膜下层做锐性分离,显露直肠壁的肌层。环形分离一周,一直分离到指诊发现直肠黏膜过度松弛的情况消失,无脱垂存在,整个直肠黏膜呈平滑状态时为止。一般游离下的黏膜长度为 5~15cm,黏膜管游离的长度主要依据术前排粪造影所显示的直肠内脱垂的总深度而定。注意切勿分离过长,避免膜吻合时张力过大。将分离后的黏膜下肌层做横向折叠缝合。再间断吻合直肠黏膜。

(5) 经肛吻合器直肠切除术(stapled transanal rectal resection,STARR):同第十四章第二节内容。

(6) 吻合器痔上黏膜环切术(procedure for prolapsing hemorrhoids,PPH):用"PPH 吻合器"将痔上方的直肠黏膜脱垂带环形切除。扩肛后,用一个特制的圆形肛管扩张器导入肛门内部,使黏膜脱垂部分复位。移去扩张器的内心,导入肛镜缝扎器,荷包缝合脱垂黏膜。旋开圆形吻合器,使其钉转头深入到荷包线上端,然后将缝线打结。拉动缝线,使脱垂黏膜层置入吻合器的空腔中,闭合吻合器,将脱垂黏膜切除。

(7) 经会阴直肠乙状结肠部分切除术(altemeier 术):在齿状线近侧 1.5~2.5cm(保留直肠肛管移行区)以电刀或超声刀环形切开外层直肠至肌层。在前方打开下降的盆底腹膜进入盆腔,向两侧及后方切开外层肠管并将之完全翻转,从而使套叠的双层肠管复位为延续的单层肠管。选定脱垂肠管无张力情况下,以预定的上切缘为指引,继续游离肠管及系膜。离断近端肠管,再行全层端端吻合完成结肛或直肛吻合。

2. 经腹修补术 保留直肠对于获得满意的排便控制力非常重要。多数修补基于相同的外科原则:直肠游离、脱垂复位、提升直肠并固定于骶骨。

(1) 直肠固定术

1) 直肠缝合固定术:游离直肠后,将直肠提升,用不可吸收线将直肠系膜缝合固定于骶前筋膜和骶骨岬。

2) 后侧入路网片直肠固定术:游离直肠后,将网片置入游离的直肠系膜后方,激发炎性粘连,使肠管固定于骶前筋膜。

3) 前方入路直肠悬带固定术:将阔筋膜或合成材料补片置于直肠前方,并缝合于骶骨岬。为了避免肠梗阻的风险,改良的 Ripstein 术包括后方固定网片于骶前筋膜,侧方网片向前方缝合于直肠壁,故意留下前方间隙。

(2) 直肠缝合固定+乙状结肠切除术(fry kmang old berg 术):在直肠固定术基础上切除冗长的乙状结肠,进一步降低复发率,增加便秘的缓解率。手术切除了"无神经支配"的结肠段从而显著降低了术后便秘的发生率。

(3) 腹腔镜腹侧补片直肠固定术(laparoscopic ventral mesh rectopexy,LVMR):同第十五章第二节内容。

随着腔镜技术的发展,所有经腹术式均可在腹腔镜或机器人下完成,其优点包括微创、疼痛轻、恢复快、腹部切口美观、更短的住院日等。然而,经腹入路的直肠各种悬吊固定手术仍然存在一些争议,主要表现在是否切除冗长的乙状结肠、是否应用补片悬吊等。另外,在选择经腹入路与经会阴入路的问题上也争议较大。总体来讲,目前倾向于:会阴入路尤其适合高龄、体弱不能耐受腹腔手术的患者。经腹入路手术有更少的复发率等。

(童卫东 黄彬)

第三节　子　宫　脱　垂

子宫从正常位置沿阴道下降,宫颈外口达坐骨棘水平以下,甚至子宫全部脱出阴道口以外,称子宫脱垂(uterine prolapse)。

一、病因与发病机制

1. 盆腹动力异常妊娠,盆腔巨大肿物,骨盆下肢功能异常所致运动功能异常。

2. 外源性损伤,如直肠曼式术后、膀胱全切术后、重度会阴撕裂等医源性损伤及骑跨伤等外伤性损伤。

3. 重体力劳动或负重性运动,如扶持瘫痪患者、搬运重物、举重运动员等。

4. 与慢性疾病相关,如长期便秘、糖尿病、慢性肝肾疾病等长期消耗性疾病。

5. 先天性组织缺损,如甲状腺退化、神经肌肉发育异常等,未产妇发生盆底功能障碍可能与雌激素水平下降导致的组织萎缩有关。这些均是加重或促成盆腔脏器脱垂的影响因素。

二、临床分度

检查时以患者平卧用力向下屏气时子宫下降的程度,将子宫脱垂分为3度:

Ⅰ度轻型:宫颈外口距处女膜缘<4cm,未达处女膜缘;重型:宫颈已达处女膜缘,阴道口可见宫颈。

Ⅱ度轻型:宫颈脱出阴道口,宫体仍在阴道内;重型:宫颈及部分宫体脱出阴道口。

Ⅲ度:宫颈与宫体全部脱出阴道口外。

目前国外多采用 Bump 提出的盆腔器官脱垂定量分度法(pelvic organ prolapsed quantitation,POP-Q)。此分期系统使分别利用阴道前壁、阴道顶端、阴道后壁上的各2个解剖指示点与处女膜的关系来界定盆腔器官的脱垂程度。与处女膜平行以0表示,位于处女膜以上用负数表示,处女膜以下则用证书表示。阴道前壁上的2个点分别为 Aa 和 Ba 点;阴道顶端的2个点分别为 C 和 D 点;阴道后壁的 Ap、Bp 两点与阴道前壁 Aa、Ba 点是对应的。另外还包括阴裂(gh)的长度,会阴中心腱(pb)的长度,以及阴道的总长度(TVL)。测量值均用厘米表示(表16-1)。

表 16-1　盆腔器官脱垂评估指示点(POP-Q 分度)

指示点	内容描述	范围
Aa	距处女膜缘3cm 的阴道前壁处	-3 至+3cm
Ba	阴道顶端或前穹隆到 Aa 点之间阴道前壁上段中的最远点	在无阴道脱垂时,此点位于-3cm,在子宫切除术后阴道完全外翻时,此点将为+TVL
C	宫颈或子宫切除后阴道顶端所处的最远端	-TVL 至+TVL
D	有宫颈时的后穹隆的位置,它提示了子宫骶骨韧带附着到近端宫颈后壁的水平	-TVL 至+TVL 或空缺(子宫切除后)
Ap	阴道后壁中线距处女膜3cm 处,Ap 与 Aa 点相对应	-3 至+3cm
Bp	阴道顶端或后穹隆到 Ap 点之间阴道后壁上段中的最远点,Bp 与 Ap 点相对应	在无阴道脱垂时此点位于-3cm,在子宫切除术后阴道完全外翻时此点将为+TVL

注:POP-Q 分度应在向下用力屏气时,以脱垂最大限度出现时的最远端部位距离处女膜的正负值计算:阴裂的长度(gh)为尿道外口中线到处女膜后缘的中线距离。会阴中心腱的长度(pb)为阴裂的后端边缘到肛门中点距离。阴道总长度(TVL)为总阴道长度。

POP-Q 通过3×3格表记录以上各测量值,客观地反映盆腔器官脱垂变化的各个部位的具体数值(表16-2)。

表 16-2　盆腔器官脱垂分度（POP-Q 分度法）

分度	内容
0	无脱垂，Aa、Ap、Ba、Bp 均在-3cm 处，C、D 两点在阴道总长度和引导总长度-2cm 之间，即 C 或 D 点量化值<（TVL-2cm）
Ⅰ	脱垂最远端在处女膜平面上>1cm，即量化值<-1cm
Ⅱ	脱垂最远端在处女膜平面上<1cm，即量化值>-1cm，但<+1cm
Ⅲ	脱垂最远端在处女膜平面上>1cm，但<（阴道总长度-2cm），即量化值>+1cm，但<（TVL-2cm）
Ⅳ	下生殖道呈全长外翻，脱垂最远端即宫颈或阴道残端脱垂超过阴道总长度-2cm，即量化值>（TVL-2cm）

注：POP-Q 分度应在向下用力屏气时，以脱垂完全呈现出来时的最远端部位计算。应针对每个个体先用 3×3 表格量化描述，再进行分期。为了补偿阴道的伸展性及在内在测量上的误差，在 O 和Ⅳ度中的 TVL 值允许有 2cm 的误差。

除以上解剖学分期，还应建立一套标准有效的描述盆腔器官脱垂引起功能症状的分级标准，手术前后分别询问患者泌尿系症状、肠道症状、性生活情况等，才能更精确地评价盆腔器官的功能及手术效果。

三、临床表现

1. 症状　轻症患者一般无不适。重症子宫脱垂对子宫韧带有牵拉，并可导致盆腔充血，使患者有不同程度的腰骶部酸痛或下坠感，站立过久或劳累后症状明显，卧床休息则症状减轻。重症子宫脱垂常伴有排便排尿困难、便秘，残余尿增加，部分患者可发生压力性尿失禁，但随着膨出的加重，其压力性尿失禁症状可缓解或消失，取而代之的是排尿困难，甚至需要手助压迫阴道前壁帮助排尿，并易并发尿路感染。外阴肿物脱出后经卧床休息，有的能自行回缩，有的经手也不能还纳。暴露在外的宫颈和引导黏膜长期与裤子摩擦，可致宫颈和阴道壁发生溃疡而出血，若继发感染则有脓性分泌物。子宫脱垂不管程度多重一般不影响月经，轻症子宫脱垂也不影响受孕、妊娠和分娩。

2. 体征　不能回纳的子宫脱垂常伴有阴道前后壁膨出、阴道黏膜厚角化、宫颈肥大并延长。

四、诊断

根据病史及检查所见容易确诊。妇科检查前，应嘱咐患者向下屏气或加腹压（咳嗽），判断子宫脱垂的最重程度，并予以分度。同时注意有无溃疡及其部位、大小、深浅、有无感染等。嘱患者在膀胱充盈时咳嗽，观察有无溢尿，即压力性尿失禁情况。注意宫颈的长短，并做宫颈细胞学检查。如为重度子宫脱垂，可触摸子宫大小，将脱出的子宫还纳，做双合诊检查子宫两侧有无包块。应用单叶窥器进行阴道检查。当压住阴道后壁时，嘱患者向下用力，可显示出阴道前壁膨出的程度，以及伴随的膀胱膨出和尿道走行的改变。同样，压住阴道前壁时嘱患者向下用力，可显示肠疝和直肠膨出。直肠检查是鉴别直肠膨出和肠疝的有效方法。

五、鉴别诊断

1. 阴道壁肿物　阴道壁肿物在阴道壁内，固定、边界清楚。

2. 子宫黏膜下肌瘤　患者有月经过多病史，宫颈口见红色、质硬之肿块，表面找不到宫颈口，在其周围可及宫颈。

3. 膀胱膨出　分娩或产后过早体力劳动会导致阴道前壁损伤，与膀胱紧连的阴道前壁向下膨出，在阴道口或阴道口外可见，称膀胱膨出（图 16-2）。

4. 直肠膨出　分娩后，直肠向阴道后壁中段逐渐膨出，在阴道口能见到膨出的阴道后壁黏膜，称直

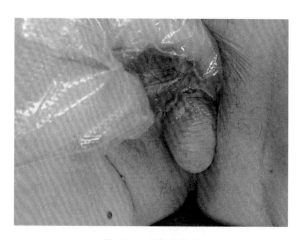

图 16-2　膀胱膨出

肠膨出(图 16-3)。

5. 阴道前壁脱垂　可以发生在远端部分,即膀胱输尿管间嵴的远端,叫做前膀胱膨出(图 16-4);前壁脱垂如果发生在输尿管间嵴的近端部分,叫做后膀胱膨出(图 16-5)。两种类型常同时存在(图 16-6)。

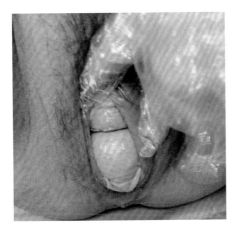

图 16-3　直肠膨出

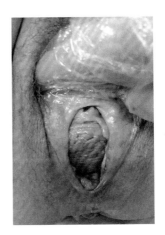

图 16-4　前膀胱膨出

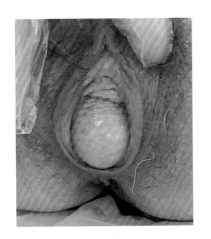

图 16-5　后膀胱脱膨出

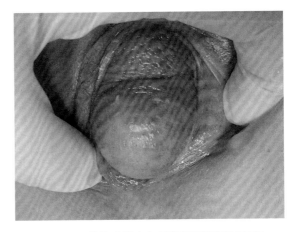

图 16-6　前膀胱膨出与后膀胱膨出同时存在

六、治疗

(一) 非手术疗法

1. 盆底肌肉锻炼和物理疗法　可增加盆底肌肉群的张力。盆底肌肉(肛提肌)锻炼,也称 Kegel 锻炼。可用于所有成人子宫脱垂患者,重度手术可辅以盆底肌肉锻炼治疗。单独采用盆底肌肉锻炼治疗适用于 POP-Q 分期 Ⅰ 度和 Ⅱ 度的子宫脱垂者。嘱咐患者行收缩肛门运动,用力收缩盆底肌肉 3 秒以上后放松,每次 10~15 分钟,每日 2~3 次。辅助生物反馈治疗效果优于自身锻炼。

2. 放置子宫托　子宫托是一种支持子宫和阴道壁并使其维持在阴道内而不脱出的工具(图 16-7)。POP-Q Ⅱ~Ⅳ 脱垂患者均可使用。以下情况尤其适用于子宫托治疗:患者全身状况不适宜手术;妊娠期和产后;手术前放置可促进膨出面溃疡的愈合。子宫托可能造成阴道刺激和溃疡,所以子宫托应间断性地取出、清洗并重新放置。放置子宫托也应定期复查,否则会出现严重后果,如瘘的形成、嵌顿、出血和感染等。

3. 中药和针灸　补中益气汤(丸)等有促进盆底肌张力恢复、缓解局部症状的作用。

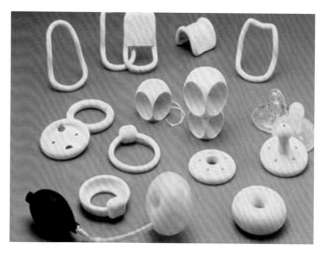

图 16-7　各种子宫托

（二）手术治疗

对脱垂超出处女膜且有症状者可考虑手术治疗。手术的主要目的是缓解症状、恢复正常的解剖位置和脏器功能,有满意的性功能并能够维持效果。常选择以下手术方法,合并压力性尿失禁者应同时行尿道中段悬带吊术或膀胱颈悬吊手术。

1. 阴道闭合术　阴道闭合术是一种有效、快速、相对简单的阴道闭合方法。但有下列缺点:①手术和破坏了阴道性生活功能;②手术如保留子宫可能发生子宫出血,但由于阴道闭锁,进入宫腔受阻,难以确定出血原因;③膀胱底与膀胱尿道交界部固定于直肠前壁,尿道膀胱后角展开,引起压力性尿失禁,并很难治疗;④手术不解决肠脱垂问题,而且疾病还可以进展。由于手术不能纠正与解剖缺陷相联系的子宫或阴道脱垂,并可能造成排尿或排便的不适症状,因此手术仅适用于无法耐受大范围手术患者。术前需行宫颈细胞学检查和诊断性刮宫以除外宫颈和内膜病变。其适应证为,年龄大于 70 岁,重度子宫或阴道穹隆脱垂且没有性生活要求的绝经后女性。如果患者还有伴侣,需要其伴侣理解并同意手术。禁忌证:①有正常性生活或有性生活要求;②阴道炎、阴道溃疡,中重度子宫颈糜烂改变,宫颈溃疡;③宫颈癌前病变,宫颈癌,子宫内膜癌;④严重内科合并症不适宜手术者。

2. 曼式手术　曼氏手术包括宫颈截除及阴道前后壁修补术。将阴道壁切除呈三角形,以宫颈为底边,然后围绕宫颈行截断术。这样做的好处是暴露阔韧带底部,使剩余宫颈前的支撑结构便于相互拉近。但这一术式并不适于所有子宫脱垂者,它只适用于Ⅰ、Ⅱ度子宫脱垂、阴道前后壁Ⅰ、Ⅱ度膨出,或宫颈延长,希望保留子宫者。由于宫颈被截断,故对于有生育要求的患者,这一术式是绝对禁忌的。其他禁忌证包括阴道炎、阴道溃疡,中重度子宫颈糜烂改变,宫颈溃疡;宫颈癌前病变,宫颈癌,子宫内膜癌等。

3. 阴式子宫切除术　从 20 世纪 50 年代开始,阴式子宫切除术就广泛应用于子宫脱垂的治疗,并成为当时治疗脱垂的标准术式。但该术式的主要问题是忽略了术后肠膨出的存在。没有纠正或预防性处理这一解剖缺陷导致了子宫切除术后阴道穹隆脱垂的高复发率。

阴式子宫切除术主要适用于以子宫脱垂为主要症状,不合并或合并轻度的阴道前后壁膨出者,尤其适合于肥胖、糖尿病、冠心病、高血压等内科合并症不能耐受开腹手术的患者。禁忌证为阴道狭窄、盆腔重度粘连、怀疑子宫或附件恶性肿瘤者。

4. 骶骨阴道固定术　该术式最初由 Anthune 及 Savage、Falk 报道经腹切口将脱垂子宫直接固定于骶骨。后来应用腹部筋膜作为悬吊物以起到固定作用。用人工材料将阴道穹隆悬吊固定于骶骨是一项很重要的改革,因为这些合成材料可起到相同作用而且没有张力。在阴道长度由于以往手术而缩短的情况下,阴道穹隆不能直接固定于骶骨,故采用此种方法尤为重要。骶骨阴道固定术是纠正阴道穹隆脱垂十分有效和持久的方法。其适应证:①阴道穹隆中重度膨出者,尤其是既往有手术史,复发性阴道脱垂伴有阴道缩短及既往手术瘢痕形成者,在这些患者中,骶骨阴道固定术可以最大程度的保留阴道长度;②子宫Ⅱ~Ⅲ度脱垂患者,对年轻患者尤为适合。在行全子宫切除术的同时行经腹或腹腔镜骶骨阴道固定术;少数脱垂希望保留子宫者可在阴道后穹隆、子宫下段与骶骨表面间插入悬吊物行骶骨、子宫阴道固定术。

骶骨阴道固定术是纠正阴道顶端脱垂伴肠疝及全阴道外翻的一组手术中的一个重要方法,但对于合并的阴道前壁和/或后壁重度脱垂,即前盆腔和后盆腔缺损,则需要同时应用另外的术式加以纠正,骶骨阴道固定术只纠正中盆腔缺陷,而对前、后盆腔缺陷则不适合应用。

5. 骶棘韧带悬吊术　骶棘韧带悬吊术重新悬吊子宫切除术后脱垂的阴道顶端,其适应证为Ⅱ~Ⅲ度子宫脱垂或穹隆膨出患者。对于骨盆韧带和结缔组织支持作用严重削弱或缺失的患者,骶棘韧带为顶端固定提供了持续坚固的支撑点。

6. 高位宫骶韧带悬吊术　子宫切除术后的阴道顶端悬吊是治疗有症状子宫脱垂手术的必不可少的步骤。近十几年已有数种阴道穹隆悬吊术的效果得到承认并广泛应用于临床,包括骶骨阴道固定术、骶棘韧带悬吊术、髂尾肌筋膜固定术、高位骶韧带悬吊术等。其适应证为中盆腔缺陷,即子宫或阴道穹隆脱垂,以及子宫直肠窝疝。禁忌证主要为宫骶韧带松弛薄弱者,其他如急性泌尿生殖系感染、合并严重内科疾患无法耐受手术等。

7. 全盆底重建术　详见第二十二章第二节内容。

(夏志军　栾滦)

第四节　盆　底　疝

疝囊在骨盆盆缘以下的腹内、外疝称为盆底疝(pelvic floor hernia)(图 16-8)。疝的内容物多为小肠、乙状结肠或大网膜,偶见膀胱、输卵管或 Meckel 憩室等。从解剖部位可以分为:盆底腹膜疝(peritoneo-cele)、会阴疝(perineal hernia)、坐骨孔疝(ischiatic hernia)和闭孔疝(obturator hernia)。盆底腹膜疝主要表现为患者持续或渐进性的盆腔疼痛、下坠感、性功能障碍、尿失禁、排便不尽感等不适;严重者出现盆腔器官脱垂等症候群。坐骨孔疝和闭孔疝,常表现为肠梗阻,临床上需要高度警惕,这个部位往往容易小肠疝入,形成嵌顿性疝。

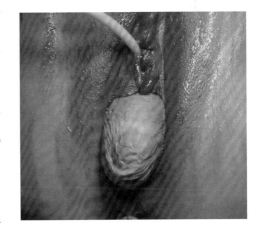

图 16-8　盆底疝

一、流行病学

盆底疝的发生往往与老龄化及组织器官退行性变化有关。流行病学调查显示,盆底疝是中老年人的常见病,女性多见;其发病率年龄段分布差异,50~59 岁约为 12.5%,60 岁以上者为 76.7%。盆底疝的发病率较高,临床诊治有一定困难,严重影响着患者的生活质量。因此,对盆底疝的研究已成为当今医学关注的热点之一。

二、病因与发病机制

盆底疝形成原因很多,大体可分为三类。

1. 盆底解剖学改变　盆底松弛是造成直肠子宫陷凹加深,形成腹膜疝的病理基础,常合并直肠外脱垂、直肠内脱垂、直肠前突、膀胱膨出、阴道或子宫膨出等;常见的导致盆底解剖学改变的因素包括:①高龄、多产女性、肥胖、分娩损伤;②骨盆宽大、子宫前倾等致直肠子宫陷凹宽大;③手术因素:经阴道或经腹子宫切除术、结直肠手术等,术中未重建盆底;④先天性因素:胚胎时直肠子宫陷窝之间未完全融合。

2. 腹腔内组织和器官解剖学改变　导致腹内组织和器官解剖学改变的因素包括:①乙状结肠冗长、下垂;②直肠系膜松弛;③子宫后倾压迫。

3. 腹内压增加　引起腹内压增加的临床常见因素包括:①习惯性便秘;②妊娠分娩;③慢性支气管炎、阻塞性肺气肿以及支气管哮喘等。

三、分类

盆底疝根据解剖部位可分为四类:

1. 盆底腹膜疝　指腹盆腔脏器或组织,自直肠与阴道之间或直肠与前列腺之间向下突出,形成盆底腹膜疝,又称直肠子宫陷凹疝。此类疝的内容物多为小肠或乙状结肠,有时也可能为子宫及附件。

2. 会阴疝　由于子宫切除或直肠癌 Miles 术后盆腔空间增大、盆底支持组织受到损伤,腹盆腔内的组织器官经薄弱的盆底腹膜陷凹疝出形成。也被认为是术后的并发症。

3. 坐骨孔疝　腹盆腔脏器或组织经坐骨大孔、小孔疝出的,称坐骨孔疝,亦称臀疝或坐骨疝。坐骨孔疝又可分为梨状肌上坐骨孔疝、梨状肌下坐骨孔疝和棘下坐骨孔疝。坐骨孔疝临床极为罕见,多发生在中年以后的女性,尤以经产女性为主。男性少见。

4. 闭孔疝　腹盆腔脏器或组织经闭孔疝出并嵌入闭孔内,称为闭孔疝。常见的疝内容物为小肠、腹膜外脂肪,其他疝内容物包括膀胱、输卵管、阑尾、结肠以及大网膜等。

四、临床表现

由于疝内容物及疝的解剖部位与类型不同,其临床表现也有差异。

盆底腹膜疝常常会压迫直肠,导致直肠肛门坠胀、排便费时费力、排便不尽感、便次多等排便功能障碍症状,临床上常常诊断为出口梗阻性便秘。部分患者还可以出现直肠胀痛、性功能障碍、尿失禁等。

会阴疝一般有明确盆腔手术史,多见于 60 岁以上的老年女性,常常表现为排便困难、下腹部、会阴部或直肠坠胀感等症状。在增加腹压做排便动作时,会阴区常出现一软包块。

坐骨孔疝少见,临床表现往往不典型。可在坐骨大小孔部位出现压痛,疝内容物较大时,可于臀部出现一包块,咳嗽时有冲击感。如包块发生嵌顿,可出现肠梗阻表现。

闭孔疝患者常见于老年女性,疝内容物常常为小肠,容易形成肠管壁疝(Richart 疝)。典型的表现是反复出现的不全性肠梗阻症状,可伴随患侧大腿内侧、髋臀部疼痛,即 Howship-Rhomberg 征(80% 阳性)。因闭孔疝位置较深,体格检查、包括直肠指检很难触及包块,女性患者阴道指诊可能有阳性发现。

五、辅助检查

1. 排粪造影　可为盆底疝的诊断提供影像学依据,尤其是盆底腹膜疝,并可以明确伴随的直肠内脱垂、直肠前突等出口梗阻型便秘相关因素。

2. MRI 排粪造影　临床开展的并不普遍。该技术被认为是目前盆底研究最佳的影像检查手段,可完整分析排粪时肛直角、肛管开放盆底腹膜疝、耻骨直肠肌功能、盆底位置及会阴下降程度等。该检查对盆底腹膜疝和会阴疝有较大诊断价值。

3. 盆腔造影　能清楚显示盆底腹膜轮廓,对盆底腹膜疝和会阴疝有较大诊断价值。可以与排粪造影同时做,即盆腔、阴道、直肠三重造影。

4. 盆腔 CT 或 MRI　能清楚显示盆腔各脏器之间位置,准确判定疝的类型及疝内容物性质。主要用于对闭孔疝、坐骨孔疝检查。

六、诊断

盆底腹膜疝患者往往有排便功能障碍表现,结合排粪造影与盆腔造影检查,诊断不难。

会阴疝一般有子宫切除或 Miles 手术史,会阴部常有包块突出,结合盆腔造影或 CT 检查可明确诊断。

坐骨孔疝和闭孔疝常有反复不全性肠梗阻表现,常伴有臀上臀下、坐骨神经痛或 Howship-Rhomberg 征。因病变部位较深,常需结合 CT 或 MRI 检查明确诊断。

七、鉴别诊断

1. 会阴下降综合征　会阴下降是指盆腔脏器如乙状结肠、小肠和子宫等的下缘普遍下垂至耻尾线以下,其病理基础主要是盆底松弛;而盆底疝则是局限性地疝入子宫直肠窝或者膀胱直肠窝,压迫直肠前壁及肛管上缘。

2. 直肠肿瘤　直肠肿瘤也可表现排便困难、肛门坠胀、排便不尽感等,病程后期出现腹胀、腹痛等肠梗阻表现。肠镜、CT 等检查可鉴别。

3. 耻骨直肠肌综合征　是一种以耻骨直肠肌痉挛性肥大,致使盆底出口处梗阻为特征的排粪障碍性疾病。排粪造影检查可明确。

八、治疗

伴有肠梗阻的盆底疝,根据病情轻重,往往需要按照急腹症处理,根据梗阻的原因、疝的类型做相应的处理。

不伴有肠梗阻的盆底疝,需要根据症状及其严重程度综合考虑治疗方案。一般首先选择综合的保守治疗,包括:减少或消除增加腹压的因素,多进食含纤维食物、多饮水,养成良好的排便习惯,必要时可辅以口服通便药物。对于临床症状较重,手术意愿强烈的患者,可考虑手术治疗。手术原则应针对病因及疝的类型,以纠正异常解剖缺陷、改善临床症状为目的。一般需要修补盆底缺损、直肠悬吊固定等。

盆底腹膜疝手术途径有经腹径路、经会阴径路和经腹会阴联合径路。经腹径路能充分解剖并修复盆底后半部结构,关闭盆底腹膜缺损,悬吊固定直肠与子宫,可切除冗长的乙状结肠。近年来,经腹腔镜腹侧补片悬吊术(laparoscopic ventral mesh rectopexy,LVMR)在这一疾病应用取得良好效果。

会阴疝疝囊较小且临床症状不明显时可保守治疗。疝超出阴道外口、有溃疡形成或症状严重者应手术。手术入路分经阴道、经腹及两者结合途径。经阴道手术原则是分离并高位结扎疝囊,用子宫骶韧带、直肠阴道隔组织和两侧肛提肌边缘行疝修补术。经阴道入路损伤较小,但不能同时处理并存的直肠全层内脱垂,剪除阴道黏膜瓣时要考虑到手术后瘢痕挛缩等原因造成阴道狭窄的可能,以防术后出现性交困难。经腹手术包括抬高直肠子宫陷凹、封闭直肠阴道间隙、固定阴道穹隆至子宫骶或子宫圆韧带,具有不引起阴道畸形的优点。有直肠脱垂可作直肠悬吊、固定。

坐骨孔疝手术路径包括经腹径路和经臀径路。经腹径路可全面探查腹腔情况,于疝环口内下方适当切开,避免损伤坐骨孔处的神经和血管,还纳疝内容物,用梨状肌肌瓣修补。也可运用生物补片适当修剪后修补坐骨孔疝。

闭孔疝手术途径包括经腹入路和经腹膜外入路。根据术前的相关检查可选择不同的手术方式,对于术前诊断明确,估计肠管无坏死的,可采用经腹膜外入路。对于考虑有肠管坏死的,选择经腹径路,可快速探查腹腔情况,容易显露、保护神经血管束,最大限度地避免了因损伤异常血管而导致的致命性出血,是肠梗阻、肠坏死治疗之首选。但考虑到小肠是最常见的疝内容物,且容易发生嵌顿坏死,所以通常采用经腹入路较为安全。闭孔疝的缺损修补方式包括简单的缝线缝合关闭缺损以及置入人工补片等。

(童卫东　黄彬)

【参考文献】

［1］郑勤田,刘慧姝.妇产科手册［M］.北京:人民卫生出版社,2016:310-311.

［2］NITTI V W.泌尿妇科经阴道手术［M］.李叶,张毅,主译.北京:人民军医出版社,2014.

［3］郑勤田,刘慧姝.妇产科手册［M］.北京:人民卫生出版社,2016:310-311.

［4］罗德毅,杨童欣,邓拓,等.保留阴道壁血供分离技术在经阴网片置入术中的运用［J］,中华泌杂志尿外科,2016,37（12）:896-898.

［5］杨童欣,沈宏.妇科泌尿盆腔脏器脱垂手术治疗新进展［J］.妇产与遗传,2015,5（1）:49-52.

［6］秦昌富,邢蓬蕊,陈杰,等.盆底疝的发病特点及治疗现状［J］.中华疝和腹壁外科杂志(电子版),2017,11（1）:24-26.

第十七章

大便失禁

　　大便失禁在老年人群,尤其是女性,发病率较高。大便失禁虽不危及生命,但会显著影响患者的心理、情感和社会幸福感。由于尴尬和自卑等原因,许多患者不愿就医。近十年来,对大便失禁的认识和治疗有了较大进展。通过饮食矫正,止泻药,骨盆肌肉锻炼和生物反馈等保守治疗能够有效改善部分患者的症状。对于保守治疗欠佳者,可以选择手术治疗或者神经调节治疗。但外科手术治疗的适应证相对局限,主要适用于肛门括约肌的机械断裂所致的大便失禁。神经调节治疗的短期疗效较好,但远期疗效还有待进一步证实。大便失禁的治疗目标是在减少大便失禁频率的基础上,力求改善患者生活质量。因此,成立能够集检查、连续诊疗以及规律随访为一体的诊疗中心,有助于提升大便失禁患者的治疗效果和满意度。

一、病因与发病机制

　　大便失禁发生的原因包括先天性畸形或后天结构异常、退行性和功能性疾病以及神经障碍性疾病等。

　　1. 先天性的风险因素

　　(1)肛门直肠的异常:肛门直肠异常在新生儿发生比例为 1∶3 000 至 1∶5 000。先天肛门直肠异常存在异常的节制机制,包括横纹肌发育不良,肛管敏感性丧失(从而导致大便失禁)和肠运动紊乱导致直肠扩张溢出性大便失禁。

　　(2)先天性巨结肠病:多达 50% 先天性巨结肠患儿接受手术治疗后出现大便失禁,其可能原因是长段结肠的损失、残留结肠高振幅传播收缩活动((high amplitude propagating contractions,HAPCs)增大而促进粪便快速到达新直肠,直肠内压力超过肛门外括约肌张力导致大便失禁。

　　2. 中枢神经系统异常

　　(1)帕金森病:帕金森病患者中枢神经系统和肠神经系统多巴胺能神经元丧失,导致患者自发性肌张力障碍,肛门外括约肌矛盾收缩,造成肛管静息压力以及收缩压力降低出现大便失禁。

　　(2)多发性硬化症:约 68% 的多发性硬化症患者存在不同程度大便失禁,30% 的患者每周至少出现一次大便失禁。多发性硬化患者存在肛门直肠敏感度降低,肛管静息压力以及收缩压力降低的情况,这些可能是导致大便失禁症状出现的原因。

　　(3)脊髓损伤:脊髓损伤对大便失禁的影响较为复杂。约 75% 患者有大便失禁症状,其中三分之一的患者每月都会出现大便失禁。脊髓损伤造成的直肠收缩过度、肛门松弛,造成直肠扩张容积降低,直肠敏感性受损,对肛门外损括约肌的有意识控制受损,从而出现大便失禁。此外,马尾或椎弓根病变影响近端结肠传输,直肠感觉迟钝,肛管静息压力降低,同样可致大便失禁。

3. 自主神经系统异常

(1)糖尿病:据报道糖尿病患者大便失禁发病率率约为7%。其具体机制尚未明确,可能与继发于自主神经病变的异常、胃肠感觉运动功能障碍,直肠敏感性降低,以及阴部神经病变造成外括约肌无力相关。

(2)肠道疾病:任何原因(如肠炎、肠液分泌过多、肠道吸收不良、肠道过敏等)导致的急性腹泻,即使患者肛门括约肌功能正常,如果腹泻症状重,可导致暂时性大便失禁。如果患者肛门括约肌功能受损,大便失禁症状会更严重。

4. 直肠切除术　直肠切除可以直接导致直肠容积减少,也可能造成意外(医源性)括约肌损伤。这些都是可能导致患者术后大便失禁的原因。

5. 盆腔放疗　前列腺、妇科、膀胱,直肠和肛门恶性肿瘤的放射治疗可能导致大便失禁,其发病为3%~53%。其可能原因包括放疗导致的直肠顺应性降低和直肠炎,括约肌瘢痕形成累及功能受损,阴部延长神经末梢运动延迟。

6. 括约肌损伤风险因素

(1)产伤:分娩过程中容易导致肛门括约肌撕裂。部分或全部肛门括约肌断裂所致肛门括约肌功能障碍是造成大便失禁的主要发病机制。此外,阴部神经分支,包括运动和感觉纤维在分娩期间容易被拉伸或挤压,这些均可导致不同程度的大便失禁症状出现。

(2)肛门手术:肛门手术是除产伤外最常见的导致大便失禁原因。有统计显示50%的肛门手术患者术后存在肛门失禁症状。其中,肛瘘术后发生肛门失禁的发生率最大,其次是痔切除术。

7. 直肠脱垂　据统计,约三分之一的直肠脱垂患者有明显的大便失禁。直肠脱垂合并大便失禁的病理生理学基础尚不清楚,可能是多因素的,包括脱垂的直肠重复扩张肛门括约肌造成括约肌功能受损,肛门括约肌功能失调导致肛门压力降低,以及阴部神经受损。

二、分类

大便失禁分为三类:
1. 被动大便失禁(患者无意识排出)。
2. 急迫性大便失禁(患者主动尝试保留大便但是仍无法控制粪便排出)。
3. 粪便渗漏(大便渗漏,排泄大体正常)。

三、临床表现

大便失禁的主要症状包括对固体粪便、液体/半成型粪便以及气体不同程度控制能力减弱。其中无意识的非自愿性排便被称为被动性大便失禁,而有意识主动应对的排便被称为急迫性大便失禁。患者主诉为大便渗漏,排泄大体正常称为粪便渗漏。大便失禁的继发症状主要由于粪便漏出引起,包括肛门瘙痒、肛周皮肤刺激、尿道感染等。

四、辅助检查

1. 肛门直肠压力测定　是检查肛门失禁患者肛门括约肌功能的首选方法。肛门直肠压力测定能客观评估肛门括约肌的压力,同时还可检测直肠感觉,直肠肛门反射,直肠顺应性。

2. 阴部神经末梢运动潜伏期测试　通过测量神经肌肉阴部末端和肛门括约肌之间的阴部神经完整性,检测阴部神经损伤程度,可以用于评估由于阴部神经损伤导致肛门括约肌功能受损,以及预测患者肛门括约肌修复手术效果。

3. 肛肠电生理肌电图　通过研究肛门外括约肌和其他盆底横纹肌在静息期间压缩及紧张时电活性的变化,绘制肛肠电生理肌电图。该检查能够发现可能存在的肛管括约肌以及盆底肌功能障碍。

4. 直肠腔内超声 直肠腔内超声检查能够清楚直观显示肛门周围组织结构,尤其肛管括约肌缺损和萎缩,肛管周围瘘管和脓肿的显示。直肠腔内超声检查能够检测括约肌缺陷并进行精确测量,这对大便失禁患者手术方式的选择至关重要。

5. 排粪造影 排粪造影可显示直肠排泄的过程,能够客观反映大便失禁患者是否合并直肠前突,直肠套叠或者直肠脱垂。

6. 磁共振检查 磁共振成像具有多层成像的优点,特别是该检查对于肛管括约肌成像清晰、与软组织高对比度。磁共振检查已经在术前评估括约肌损伤程度中得到应用。

五、诊断

1. 病史 全面仔细的病史采集至关重要。应该针对大便失禁的严重程度、发病时间、持续时间和临床亚型(被动尿失禁,急迫性尿失禁,粪便渗漏)进行分类记录。同时记录相关的症状(例如脱垂,尿失禁等),加重因素,既往治疗方法,以及详细的产科和外科手术病史和药物使用情况。

2. 体格检查 视诊注意评估会阴部瘢痕、皮肤破裂、会阴体变薄、瘘管、痔疮和/或黏膜脱垂,直肠脱垂,会阴下降异常,子宫/阴道脱垂和/或囊肿等。直肠指诊可以初步了解对患者肛管长度,括约肌厚度,是否合并直肠突出,以及评估会阴感觉异常。

(1)视诊:严重的大便失禁,特别是液体粪便,可以造成肛门周围皮肤糜烂和红斑。会阴检查有助于识别陈旧的创伤。会阴切开术或其他肛门手术造成肛门区域的瘢痕可提示大便失禁的病因。肛周视诊如发现肛周存在多个外口需要怀疑合并炎症性肠病,如存在同心圆皱褶和放射状褶皱的黏膜脱垂需要关注是否存在直肠脱垂以及会阴下降,存在会阴下降表明盆底虚弱,可以导致神经性大便失禁。女性患者需评估阴道。如阴道内有粪便提示直肠阴道瘘,这可能是由于产伤所致;如有直肠前突,需要评估阴道后壁在用力时是否到达阴道口。

(2)直肠指检:肛门指检可以评估肛周敏感性区域以及肛门皮肤反射。肛周区域敏感降低甚至消失提示神经损伤。如果观察到刺激后括约肌收缩,表明阴部神经正常。直肠指检也可评估肛管长度,耻骨直肠悬吊的完整性,以及骨盆底及会阴是否升高。

3. 评估大便症状严重程度和对生活质量的影响 大便失禁严重程度分级评估的标准化和可比性非常重要,常用和有效的分级体系主要依赖主观参数。常用的评分系统有佛罗里达克利夫兰诊所大便失禁评分(CCF-Fl)。美国结肠、直肠学会外科手术推荐更详细的评估工具如大便失禁严重程度指数(FISI)、大便失禁生活质量量表(FIQL)。

4. 球囊排出检查 球囊排出检查时,大多数正常人能在一分钟内将含有 50ml 水的球囊从直肠中排出。大便失禁患者表现为球囊排出时间明显延长。此项检查有助于鉴别肛管括约肌受损导致粪便渗漏或者正常情况下的粪便淤积和溢出。

5. 粪便及血液测试 对合并难治性腹泻的大便失禁患者进行粪便检查。其检查包括粪便感染筛查、粪便体积、渗透性以及所含电解质等。同样,血液测试有助于鉴别甲状腺功能障碍,糖尿病或其他代谢紊乱导致的大便失禁。

6. 内镜检查 可排除如直肠炎,直肠肿瘤,良性分泌瘤,单发性直肠溃疡,或炎性肠病等导致大便失禁的疾病,需要做腔内检查来评估直肠和远端结肠情况。对于大便失禁和腹泻同时存在患者,建议进行结肠镜检查。

7. 影像学检查 肛门超声在大便失禁患者中的主要应用是检测括约肌缺陷,可指导临床治疗方案选择。如果超声显示括约肌缺损超过 25%,则需要进行括约肌修复手术。排粪造影主要能够给予合并出口梗阻症状的大便失禁患者治疗方案选择提供参考。肛周磁共振成像能够清晰并且高对比度地显示肛门括约肌以及盆底肌的肌束。大便失禁患者肛门磁共振检查通常能够直观显示缺陷位置并进行精准测量。但对表现为被动性大便失禁患者,磁共振通常显示为完整但却显著逐渐变薄的括约肌,此时需经肛门超声检查进行验证。

六、鉴别诊断

大便失禁需与下列疾病鉴别：

1. 肛周污粪　可能与直肠黏膜脱垂、痔脱垂、粪便排空不全、卫生习惯差、肛门直肠性传播性疾病、肛门直肠新事物等有关。

2. 新生儿排便失禁或锁肛手术后排便失禁　系先天性发育不良或损伤括约肌所致。

3. 高位肛瘘、高位肛周脓肿、直肠癌等术后排便失禁　多系手术不当,切断了肛门括约肌和肛提肌所致。

4. 直肠脱垂常伴有不完全性失禁,系肛门括约肌收缩所致。

5. 卒中、休克、截瘫后失禁,应考虑神经障碍和损伤。

七、治疗

（一）非手术治疗

大便失禁患者非手术治疗需要达到的目标是：①优化粪便的一致性；②减慢肠蠕动；③尽量减少粪便在直肠的平均负荷,炎症情况应得到适当的重视和治疗,以纠正相关腹泻。识别和避免引起腹泻或便急情况的食物。适量的膳食纤维补充和液体摄入可能有助于增加粪便的体积。进行排便习惯和行为训练,养成规律性排便、避免强迫性排便。辅助性措施包括在肛周皮肤上涂抹隔离霜。如有需要,可采用药物减慢肠道蠕动或减少反射性括约肌松弛。

（二）物理治疗和生物反馈训练

应用盆底肌肉训练和生物反馈来修复功能失调的盆底肌肉一直是传统的大便失禁治疗模式。其目的是通常与上述非手术治疗措施共同进行,以期加强和协调盆底及肛门括约肌对直肠扩张的反应功能。该方法简单、无创、无副作用。大便失禁患者报告主观获益的比例为64%~89%。

（三）手术治疗

对于保守治疗无效的严重大便失禁患者,需要探索手术治疗方案,同时避免强迫性手术治疗。对于那些明显的、可通过外科手术纠正的结构畸形,应首先予以外科处理。痔疮或直肠全层脱垂,以及其他可能导致大便失禁症状的疾病(直肠周围瘘、直肠阴道瘘),在关注"大便失禁"的检查或处理之前,应予以纠正。

1. 括约肌修复　括约肌修复(括约肌成形术)是最常用的方法,手术目标是重建肛管周围的括约肌正常结构形成高压区。该手术短期效果较好,有效率为75%~86%。随着时间延长,约50%的患者在5~10年后仍能保持类似的疗效。通过对16项研究的系统回顾分析,900例接受括约肌修复手术,历时5年多随访发现,此种手术方式有效性尽管随着时间的推移疗效不断降低,但大多数患者对手术结果仍感到满意。

2. 骶神经刺激术　在过去的20年里,这种手术方式显著改变了大便失禁的治疗。无论患者是否存在括约肌缺损,它都显示出显著的短期和长期疗效改善。目前虽然对这项技术的确切机制尚不完全清楚,但可能的机制包括重新刺激功能失调的盆底和受体通路,激活与禁止排便机制相关的传入脑通路。此外,有证据表明,它可能影响结肠的起搏,甚至可能诱发肠蠕动后活动。在大多数情况下,这种治疗的效果是持续的,即时的和长期的。该术式并发症发生率较低,最常见的是电极感染和脱位,分别为3%和12%。

3. 膨胀剂的注入/植入　此种技术希望通过增强肛管或肛周的组织,被动增加出口阻力以期缓解大便失禁症状。但是因为缺乏具体的客观数据和选择标准,这项技术长期治疗效果还需要继续探讨。

4. 括约肌替换术

（1）磁性肛门括约肌植入:目的是通过增加被动出口阻力来增强括约肌功能,提高直肠压力以克服肛管闭合,缓解大便失禁症状。该方法目前虽然已在有限的可行性研究和案例系列中进行了测试,并显示了一些有希望的结果,但依然需要更多前瞻性数据对其远期疗效进行支持。

(2)动态股薄肌成形(转位)术:该术式通过游离自体股薄肌,远端断开,保留近端神经血管束,带蒂的肌肉在肛周形通过肛周隧道包裹着肛管(图17-1)。但是,有意识地使用这块肌肉和学习自主收缩的能力是非常困难。

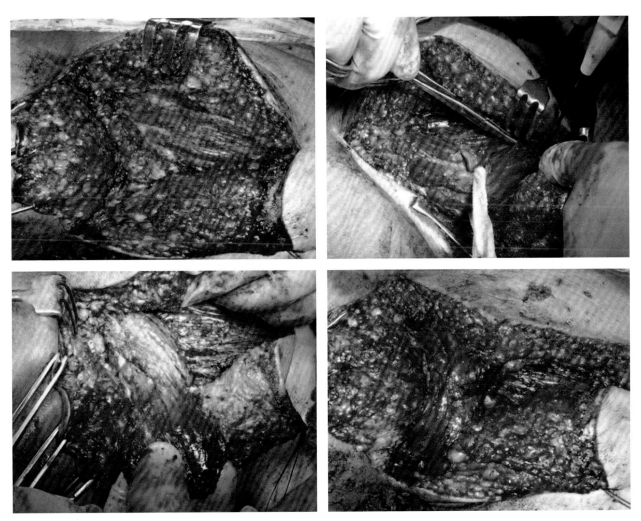

图 17-1 大便失禁动态股薄肌成形(转位)

5.粪便转移 当其他治疗方法失败时,结肠造口粪便转移仍然是一个比较公认且令人满意的选择。虽然不能在严格意义上恢复节制,并对身体形象产生影响,但是粪便转移可使患者恢复正常的个人和社会生活方式。

(钱群)

【参考文献】

[1] SALDANA R N,KAISER A M. Fecal incontinence-Challenges and solutions[J]. World J Gastroenterol,2017,23(1):11-24.

[2] DUELUND J J,LEHURPA. Sacral nerve stimulation for faecal incontinence-efficacy confirmed from a two-centre prospectively maintained database[J]. Int J Colorectal Dis,2016,31:421-428.

第十八章

尿 失 禁

第一节　压力性尿失禁

国际妇科泌尿协会(International Urogynecological Association,IUGA)/国际尿控协会(international continence society,ICS)联合提出的压力性尿失禁(stress urinary incontinence,SUI)的定义是:喷嚏、咳嗽或劳动、运动等腹压增高时出现不自主的尿液白尿道口漏出。其发病率各家报告不一中国成年女性 SUI 患病率高达 18.9%,在 50~59 岁年龄段 SUI 患病率最高,约为 28.0%。

一、病因与发病机制

1. 病因　压力性尿失禁两型中的尿道高活动型主要是由于盆底组织松弛引起的;主要原因有妊娠、多产、与阴道分娩损伤、阴道尿道手术、绝经后雌激素水平低、高强度活动(跑步、跳跃);长期腹压增高(慢性咳嗽、便秘)、盆腔巨大肿物、肥胖等。而尿道固有括约肌缺陷型是先天性缺陷造成的。

2. 发病机制　其发病机制目前尚不清楚。没有一种假说被广泛接受,但可能的机制包括以下几种:

(1) 压力传导理论(the pressure transmission theory):1961 年 Enhorning 提出的压力传导理论是关于尿失禁发病机制的最初理论。有研究发现神经肌肉的传导障碍使得腹压增高时不能反射性地引起尿道内压的升高。这类压力性尿失禁为尿道固有括约肌缺陷型。压力性尿失禁患者由于盆底松弛导致 2/3 近侧尿道移位于腹腔之外,在静止时尿道压力减低(仍高于膀胱内压),但腹内压增加时,压力只能传向膀胱而不能传递给尿道,使尿道阻力不足以对抗膀胱的压力,遂引起尿液外溢。这解释了膀胱颈高活动性的压力性尿失禁的发生机制。

（2）吊床理论（hammock theory）：尿道的关闭是由耻尾肌的前部分收缩形成所谓"吊床"所致。膀胱颈的关闭，称为"扣结"，是"吊床"以耻骨尿道后的部分阴道为媒介，由直肠的横向肌和肛门周围的纵向肌构成的"提举支托结构"的共同收缩完成的。阴道后穹隆肌电图的测定证实了这个假说。在无尿失禁的女性耻骨肌收缩向前拉阴道形成"吊床"而关闭尿道腔隙。如出现阴道壁松弛,则尿道不能关闭而产生尿失禁。

二、分度

压力性尿失禁严重程度的评价有主观分度和客观分度。

1. 主观分度　目前多采用 Ingelman-Sundberg 分度法。

轻度：尿失禁发生在咳嗽和打喷嚏时,不需要使用尿垫。

中度：尿失禁发生在跑跳、快走等日常活动时,需要使用尿垫。

重度：轻微活动、平卧体位改变时等发生尿失禁。

2. 客观分度　采用尿垫试验,推荐一小时尿垫试验。目前一小时尿垫的诊断标准并无统一,我国常用的标准如下：

轻度：0<1h 漏尿量<2g;

中度：2g≤1h 漏尿量<10g;

重度：10g≤1h 漏尿量<50g;

极重度：50g≤1h 漏尿量。

三、临床表现

几乎所有下尿路症状及很多阴道症状都可见于压力性尿失禁。其中腹压增加的情况下（如咳嗽、打喷嚏）不自主的溢尿是最典型的症状,而尿频、尿急、急迫性尿失禁和排尿后膀胱区涨满感也是常见症状。同时 80% 的压力性尿失禁患者伴有阴道膨出。

四、辅助检查

1. 压力试验（stress test）　包括排空后压力试验（empty supine stress test）和充盈膀胱的压力试验。两种压力试验是压力性尿失禁的初筛试验,如果咳嗽的同时发生漏尿,提示压力性尿失禁,虽然简单易行,但不能鉴别压力性尿失禁与急迫性尿失禁。压力试验阳性时,必须分清漏尿是由腹压升高引起（压力性尿失禁）,还是咳嗽诱导的逼尿肌收缩（运动性急迫性尿失禁）引起的,后者漏尿往往延迟,在咳嗽几秒钟后发生,停止咳嗽后漏尿也不停止,尤其是患者难以停止大量漏尿。

2. 指压试验（marshall-bonney test）　压力试验阳性时,应行指压试验（图 18-1）,亦称膀胱颈抬高试验。以中指及示指伸入阴道,分开两指置于后尿道两侧,注意勿将两指压在尿道上。将膀胱颈向前上推顶,尿道旁组织同时被托起,尿道随之上升,从而恢复了尿道与膀胱的正常角度。试验前,患者用力咳嗽见尿道口溢尿;试验时,嘱患者连续用力咳嗽,观察尿道口是否溢尿。如试验前咳嗽时溢尿,试验时咳嗽不查再溢尿,则指压试验阳性,提示压力性尿失禁的可能性大。该检查主要了解患者压力性尿失禁的发生是否与膀胱颈后尿道过度下移有关,对尿道固有括约肌缺失型压力性尿失禁无诊断意义。有时会因检者手法错误,直接压迫尿道而导致假阳性。

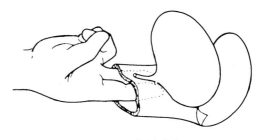

图 18-1　指压试验

3. 尿常规分析　应对所有尿失禁患者进行尿液分析,

是为了排除感染、血尿和代谢异常。如筛查结果提示 UTI 或者血尿,应进一步行尿培养。如果显微镜检查和培养证实存在尿路感染,需要观察尿失禁症状是否因尿路感染的治愈而得以改善。有时单纯的尿路感染会引起或加重尿失禁。

4. 排尿日记 排尿日记(voiding diary or bladder diary)是评估尿失禁患者状况的重要工具(表 18-1)。排尿日记提供了正规尿流动力学检查所不能提供的有关膀胱功能的重要信息:24 小时尿量、每天排尿的总次数、夜尿次数,平均排尿量及膀胱功能容量(日常生活中最大排尿量)。排尿日记用于诊断是否存在尿失禁的意义有限,主要用于鉴别压力性或急迫性尿失禁。

表 18-1 排尿日记示例

更换尿垫数量:1

使用尿垫种类:大尿垫

	在厕所排尿 (时间及数量/ml)		事件 (时间)	事件时的活动	液体摄入 (时间、类型、数量)
上床	22:00	240			200ml 水
	03:00	660	03:00	去卫生间的路上漏尿	
	05:00	540	05:00	准备排尿	
起床	07:00	150			200ml 咖啡 200ml 水
	08:45	35			
	11:45	160			
	12:00				200ml 柠檬汁
	15:40	60			
	18:00	100			100ml 酒 400ml 水
	19:40	60			200ml 可乐 200ml 水

注:分析结果:白天排尿7次。患者有夜尿症(睡眠时起床两次排尿)和夜尿增多(夜间尿量占24小时尿量比例增加;注意夜尿量不包括睡前的最后一次排尿但包括早晨的第一次排尿)。她有急迫性尿失禁,可能与傍晚摄入液体、咖啡因、酒精较多,夜间排尿量较大有关。

排尿日记是评估尿失禁患者状况的重要工具。排尿日记是患者保存数天的排尿记录,记录排尿频率和尿量的基本日记。大多采用为期三天排尿记录(包括工作和休息状态)。患者在指导下将每次排尿时间记录在图表上并测量尿量,并将尿失禁时间及与漏尿相关的特殊活动记录下来。还可以指导患者记录液体摄入量。

排尿日记用于诊断是否存在尿失禁的意义有限,主要用于鉴别压力性或急迫性尿失禁。

5. 残余尿(PVR)测定 膀胱排空不全可引起尿失禁。大量残余尿导致膀胱过度充盈,通过两种方式引起尿失禁。一方面,增加的腹压迫使尿液通过尿道括约肌,引起压力性尿失禁;另一方面,膀胱过度充盈引起逼尿肌不可抑制的收缩,引起尿失禁。如果两种情况同时存在,问题会更加复杂。

6. 尿垫试验(pad test) 在咳嗽-漏尿试验无遗尿时需进行尿垫试验。由于不同动作引起的漏尿程度不同,国际尿控学会制定了尿垫试验规范,以便对世界范围内的研究资料进行比较。尿垫试验有两类:短期试验和长期试验。在医院门诊作为短期试验,在家里做持续24~48小时试验为长期试验。前者包括20分钟尿垫试验、1小时尿垫试验、2小时尿垫试验;后者包括24小时尿垫试验和48小时尿垫试验。

7. 棉签试验(Q-tip test,cotton swab test) 棉签试验可用于测定尿道的轴向及活动度。患者取膀胱截石位,将一个消毒的细棉签插入尿道,使棉签前端处于膀胱与尿道交界处,分别测量患者在 Valsalva 动作前后棉签棒与水平线之间夹角的变化。如该角度<15°,说明有良好的解剖学支持;如果>30°或上行 2~3cm 说明膀胱颈后尿道过度下移,解剖支持薄弱;15~30°时结果不能确定解剖学的支持程度。对<30°而有压力性尿失禁者应进一步检查。

8. 其他检查 除初步评估以外,尿流动力学检查、泌尿系统影像学检查、膀胱镜及神经学等检查可以进一步评估尿失禁,辅助诊断。

五、诊断

1. 病史 尿失禁的病史是压力性尿失禁诊断的要点之一,只要患者在腹压增高情况下出现尿失禁,同时并不伴有尿频尿急和急迫性尿失禁的症状即可诊断。

2. 体格检查 包括一般状态、全身检查、盆腔检查和神经系统检查。

3. 初步评估 包括压力试验、指压试验、尿常规检查、尿常规检查阳性或存在下尿路症状的患者行中段尿培养检查,尿培养检查阳性者行药物敏感试验并进行抗生素治疗(以除外感染引起的排尿异常)。初步评估还包括工作和休息状态的排尿日记、测量残余尿,有条件的可进行棉签试验和尿垫试验。

4. 除初步评估以外,尿流动力学检查、泌尿系统影像学检查、膀胱镜及神经学等检查可以进一步评估尿失禁,辅助诊断。

5. 压力性尿失禁的诊断依据患者的主观症状和客观检查,并需排除其他类型尿失禁和膀胱疾病。

六、鉴别诊断

急迫性尿失禁在症状、体征上最容易和压力性尿失禁相混淆,可以通过尿流动力学检查来鉴别明确诊断。

七、治疗

压力性尿失禁的治疗可以分为非手术治疗和手术治疗。

(一) 非手术治疗

ICI 和英国国家卫生和临床医疗优选研究所(National Institute for Health and Clinical Excellence,NICE)建议对尿失禁患者首先应进行非手术治疗。一般认为,非手术治疗主要对轻、中度患者有效,对重度患者治疗效果不够理想,但可作为手术治疗前后的辅助治疗。对于年龄较大或者合并其他慢性疾病(如心血管疾病、卒中、糖尿病)的患者,由于无法耐受手术,非手术治疗可在某种程度上减轻症状。SUI 的非手术治疗方法主要包括:生活方式干预、治疗便秘等慢性腹压增高的疾病、膀胱训练、盆底肌训练、盆底电刺激治疗、佩戴子宫托和止尿器、药物治疗及射频消融等方法。根据患者的具体情况,个体化选择非手术治疗方案。

1. 生活方式干预(lifestyle interventions)及膀胱训练 生活方式干预又称为行为治疗。主要包括减轻体重、戒烟、禁止饮用含咖啡因饮料、生活起居规律、避免强体力劳动(包括提拎和搬动重物)、避免参加增加腹压的体育活动等。膀胱训练是通过改变排尿习惯调节膀胱功能,通过指导患者记录每日的饮水和排尿情况,填写膀胱功能训练表,有意识延长排尿间隔,使患者学会通过抑制尿急而延迟排尿。

2. 盆底肌训练(pelvic floor muscle training,PFMT) 盆底肌训练又称为凯格尔运动,是指患者有意识地对以耻骨-尾骨肌肉群(pubococcygeus muscle)为主的盆底肌肉群进行自主性收缩锻炼,以增强尿道的阻力,从而加强控尿能力。NICE 建议,在治疗师指导下的至少 3 个月的 PFMT 作为 SUI 患者和以 SUI 为主的混合性尿失禁患者的一线治疗(A 级证据)。锻炼时要正确、规律、维持一定时间。

盆底肌肉收缩期间无法正确隔离盆底肌肉或使用辅助肌肉的女性,生物反馈作为 PFME 的辅助治疗尤为有效。

3. 盆底电刺激治疗 盆底肌肉群的收缩包括主动运动(盆底肌肉锻炼)及被动运动,盆底电磁刺激后引起的肌肉收缩属于后者。但不作为 SUI 治疗的常规方法,对于无法正确、有效进行 PFMT 的患者,电磁刺激可以提供帮助。

4. 药物治疗 迄今为止,尚缺乏全球公认的既有效而又无副作用的治疗 SUI 的药物。美国食品药品管理局(FDA)尚未批准任何药物用于 SUI。我国 SUI 诊断和治疗指南提供了两类药物用于 SUI 的治疗:阴道局部雌激素治疗和选择性的 α1-肾上腺素能激动剂。其疗效有待循证医学证据验证。

5. 抗尿失禁子宫托 子宫托仍是子宫脱垂的非手术治疗的一线治疗方法,其优点是并发症少,患者经过学习后能够自己操作。近年,出现了一些新型子宫托,其设计有在为尿道和膀胱颈提供不同程度的支撑,以改善压力性尿失禁的症状。对于配合 PFMT 依从性较差的患者或治疗无效的患者,尤其是不适合手术治疗者,可考虑使用抗尿失禁子宫托。新型的治疗压力性尿失禁的子宫托在设计上有一个位于中线的把手或尿道旁有一叉状物,在耻骨后支撑尿道(图 18-2)。

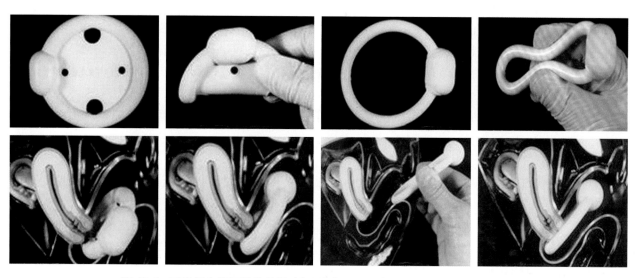

图 18-2 两种尿失禁环及其放置过程(注意环把手应位于尿道膀胱连接水平)

6. 射频治疗及其他 近年还有利用射频治疗压力性尿失禁获得满意疗效的报道。利用射频电磁能的振荡发热使膀胱颈和尿道周围局部结缔组织变性,导致胶原沉积、支撑尿道和膀胱颈的结缔组织挛缩,结果抬高了尿道周围阴道旁结缔组织,恢复并稳定尿道和膀胱颈的正常解剖位置,从而达到控尿目的。

（二）手术治疗

对于大多数压力性尿失禁(SUI)患者经非手术治疗无效后,采取手术治疗取得长期、确切疗效。手术方式有 150 余种,目前,主要有阴道无张力尿道中段悬吊带术、耻骨后膀胱颈悬吊术和膀胱颈旁填充剂注射术三大类。

SUI 手术适应证:①中、重度尿道高活动型压力性尿失禁;②尿道固有括约肌功能缺陷型压力性尿失禁;③保守治疗失败压力性尿失禁。

SUI 手术禁忌证:①伴尿道原因的排空困难;②膀胱逼尿肌不稳定;③严重的心、肝、肺、肾等疾病。

1. 阴道无张力尿道中段悬吊带术 悬吊带术可用自身筋膜(腹直肌、侧筋膜、圆韧带)或合成材料医用材料带。不同吊带材料、生产厂家、经不同途径有不同的手术名称。阴道无张力尿道中段悬吊术主要分为经耻骨后路径和经闭孔路径两种方式完成。NICE 建议将经耻骨后路径阴道无张力尿道中段悬吊术作为 SUI 的首选治疗术式(A 级证据),TVT 为代表性手术。经闭孔路径的代表性手术为 TOT 和 TVT-O 术。自体筋膜悬吊术(autologous fascial sling)的吊带材料主要为自体筋膜,也可以为同种移植物、异体或异种移植物。初次手术的治愈率为 82%~85%,用于复发后再次手术的患者治愈率为 64%。

适应证:①尿道高活动型压力性尿失禁;②尿道固有括约肌缺陷型压力性尿失禁;③合并有急迫性尿失禁的混合性尿失禁。

禁忌证：①未完成发育的患者；②妊娠患者；③计划妊娠的患者。

耻骨后路径阴道无张力尿道中段悬吊术有自下而上（TVT 术）、自上而下（SPAC 手术）路径完成吊带放置（图 18-3、图 18-4）。

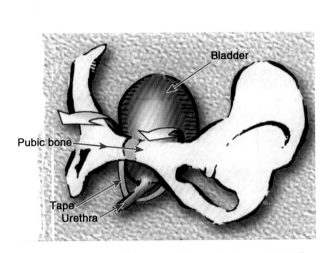

图 18-3　TVT 术（自下而上）路径完成阴道无张力尿道中段悬吊术

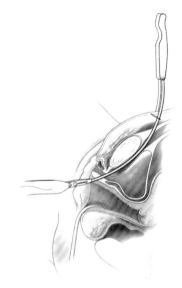

图 18-4　SPAC 手术（自上而下）路径完成阴道无张力尿道中段悬吊术

（1）经耻骨后路径阴道无张力尿道中段悬吊术：NICE 建议将其作为 SUI 的首选治疗术式（A 级证据），穿刺方式多为"由下至上"，也可以为"由上至下"。

适应证：①尿道高活动型 SUI；②ISD 型 SUI；③以 SUI 为主的混合性尿失禁。

操作方法：①于耻骨上 1cm 中线旁开 1cm 两侧切开皮肤 0.5cm。②于阴道前壁中线上距尿道外口 1cm 处锐性切开阴道上皮，切口向内延长 2cm。钳夹阴道上皮切缘，剪刀在尿道两侧阴道上皮下分离形成黏膜下隧道，并向同侧耻骨支方向前行数厘米，用于放置 TVT 穿刺针。③硬质支架插入 Foley 尿管中，穿刺时向对侧移动尿道，使其远离穿刺针，避免尿道损伤。④穿刺针进入黏膜下隧道，其尖端紧贴耻骨表面，一手置于阴道内，阴道穿刺针绕过骨后向上经皮肤切口穿出。⑤行膀胱镜检查有无膀胱损伤。确认无膀胱损伤后，卸下推进手柄，将穿刺针从腹壁拉出。剪断穿刺针与吊带连接处，止血钳钳夹固定吊带。相同步骤处理对侧。⑥在吊带与尿道之间放置一张开的止血钳，使两者间形成一间隙。此间隙可避免吊带对尿道的过度牵拉，降低术后尿潴留的发生率。⑦术者握持止血钳，使吊带与尿道之间位置固定，助手缓慢牵拉移去塑料外套，忌用力过大以免引起吊带过度牵拉。⑧2-0 号延迟吸收线连续缝合阴道切口，缝合腹壁切口（图 18-5）。

并发症：除出血、排尿障碍、尿潴留、泌尿系统感染外，耻骨后路径阴道无张力尿道中段悬吊术特有并发症膀胱穿孔（发生率为 0~25%）、尿道损伤、耻骨后血肿和吊带侵蚀。

①膀胱损伤：发生穿孔，多主张保留导尿管 5~7 天，所见文献报道的膀胱穿孔保守治疗均获成功。预防措施：A. 穿刺前充分排空膀胱；B. 穿刺钱可以紧贴耻骨上缘在耻骨后方注入含有肾上腺素的生理盐水，暂时"外推"膀胱而减少膀胱穿孔的风险；C. 术中弧形钢针

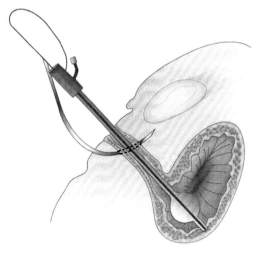

图 18-5　TVT 手术示意图

的走向应尽量贴近耻骨后方,同时以导引针控制膀胱颈及尿道的位置。TVT 在穿刺钢针未拔出之前,膀胱镜检查应为常规,及时发现膀胱壁有无穿通伤,如有可将穿刺钢针退出,再于旁开膀胱的位置穿刺。②吊带侵蚀:吊带侵蚀多发生在吊带磨损阴道黏膜表面而外露,引起阴道分泌物增多和性生活不适。发生率在 1.6%~12.27%,多发生在术后 6 个月以内,其中有 50% 以上需要再次手术去除外露吊带。

(2)经闭孔路径阴道无张力尿道中段悬吊术:经闭孔路径的穿刺方向分为"由外向内"和"由内向外"两种方式,完成的代表性阴道无张力尿道中段悬吊术为 TOT 和 TVT-O 术。由于解剖位置的不同,于耻骨后路径的阴道无张力尿道中段悬吊带术相比,放置体内吊带类似 U 形吊带更趋平缓,两者的治疗效果相似。

适应证:①尿道高活动型 SUI;②以 SUI 为主的混合性尿失禁。

禁忌证:尿道固有括约肌缺陷型压力性尿失禁(ISD)。

操作方法:①尿道口下方 1cm 处沿阴道中线纵行切开阴道黏膜层 2~3cm,Allis 钳钳夹阴道切口边缘并牵拉,使用手术剪和手指沿尿道两侧分离左右阴道黏膜与其下方的组织间隙至髂耻支后方。②在阴蒂水平左右旁开 4~6cm,两侧大腿皱褶皮肤处做一 0.5~1cm 手术切口为入点。③紧握穿刺针,针尖置于一侧的大腿根部切口处,针尖指向头侧直至穿破闭孔膜,同时有突破感。借助穿刺针的弧度,将穿刺针从大腿根部切口抽出带出吊带。同法操作对侧。④在吊带与尿道之间放置一张开的止血钳,使两者间形成一间隙。此间隙可避免吊带对尿道的过度牵拉,降低术后尿潴留的发生率。⑤当吊带调整至合适位置,助手将塑料外套移除。小心牵拉塑料套,防止吊带扭曲。紧贴大腿根部切口处剪去多余吊带。⑥2-0 号延迟吸收线连续缝合阴道切口,缝合腹壁切口(图 18-6)。

并发症:膀胱穿孔较罕见,不需常规膀胱镜检查、节省了手术时间、降低尿潴留。主要并发症为腿痛和吊带侵蚀。腿痛是该手术常见并发症。评估患者疼痛的部位、程度、持续的时间,给予非甾体抗炎药对症镇痛治疗。对持续不缓解者,可局部麻醉药注射和肉毒毒素注射治疗,仍无效则拆除吊带。

(3)阴道单切口微小吊带手术:2006 年,阴道单切口微小吊带系统问世(图 18-7)。这一术式避免了穿刺路径经过腹股沟以及大腿收肌,手术可以局麻下进行。体内置入部分为 8cm 长,1.1cm 宽的蓝色聚丙烯吊带,只需在阴道前壁做一个小切口,体表没有切口,有"U(U shaped)"和"H(hammock)"两种路径的无张力放置,严重的压力性尿失禁或低压力尿道(<20mmH$_2$O)用"U"路径,合并 ISD 的患者亦推荐用"U"路径。吊带两端各有一个 2cm 长的可吸收的固定顶端,为三明治结构,由微乔和普迪丝组成的可吸收棉网夹住,棉网在 90 天内完全吸收。

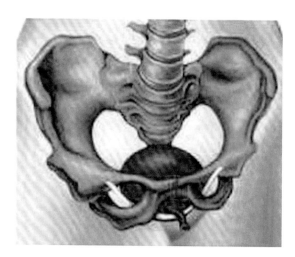

图 18-6 经闭孔路径阴道无张力尿道中段悬吊术

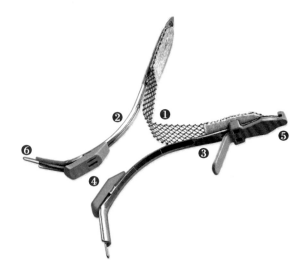

图 18-7 强生微小吊带系统
①聚丙烯网片;②无保护套的插入器;③有保护套的插入器;④指垫;⑤保护套;⑥释放导丝。

适应证:尿道中段吊带设计使用于治疗因"尿道高活动(urethral hyper-mobility)"和/或"尿道固有括约肌缺陷(intrinsic sphincter deficiency)"所引起的女性压力性尿失禁。

禁忌证:①妊娠的患者;②因为普理灵网片不会被明显拉伸,在未来有生长潜力的患者不应该接受此手术,包括未来计划妊娠的女性。

操作方法:

1) 切口:阴道前壁尿道口下 1cm 开始做一个 1.5~2.0cm 的切口(略大于 TVT/TVT-O 的切口)。

2) 分离:①"H"路径:用组织剪朝向闭孔膜的方向分离,和 TVT-O 的分离路径相同,剪刀碰到耻骨下支停止,不要突破闭孔内肌;②"U"路径:用组织剪呈 45°角朝向耻骨后分离,和 TVT 的分离路径相同,剪刀碰到耻骨边缘停止。

3) 用针持将没有保护套侧的插入器和释放导丝末端一起夹住,不要移去另一侧插入器上的保护套。

4) 放置吊带:

A. "H"路径:用持针器夹住插入器末端沿着分离好的尿道旁路径插入,插入器尖端与正中线成 45°,朝向坐骨耻骨支,同时保持持针器和插入器与地面水平,插入器尖端朝向 9 点的位置(图 18-8)。推进插入器到耻骨下支的边缘,保持插入器一直紧贴骨头,继续推进插入器直到它插入闭孔内肌,可用左手拿持针器,右手示指做指引,拇指放在器械的指垫上(图 18-9)。移去对侧插入器上的保护套,用持针器把插入器和释放导丝末端一起夹住,确认网片在尿道中段没有扭曲,沿着左侧分离好的尿道旁路径插入(图 18-10)。插入器尖端与正中线成 45°,朝向坐骨耻骨支,同时保持持针器和插入器与地面水平,插入器尖端朝向 3 点的位置(图 18-11)。对于"H"路径,可根据需要选择做膀胱镜。吊带的张力实行"宁紧勿松"原则,出现"枕头效应"(图 18-12)。张力调整好后用手术刀柄(或强生公司特制铁片)压住吊带三明治端,用持针器夹住释放导丝末端向外拉,用手捏住插入器末端朝外 90 度旋转退出插入器,对侧同样操作(图 18-13)。

B. "U"路径:用持针器将插入器和释放导丝末端一起夹住,与矢状正中线成 90°角,患者的右肩方向沿着之前分离好的尿道旁路径插入(图 18-14)。推进插入器直到碰到耻骨的边缘,放低持针器的把手,使持针器水平于地面。保持插入器的尖端持续紧贴耻骨后走行直到它碰到耻骨后面(图 18-15)。移去对侧插入器上的保护套,用持针器把插入器和释放导丝末端一起夹住,确认网片在尿道中段没有扭曲,沿着左侧分离好的尿道旁路径插入(图 18-16)。推进插入器直到碰到耻骨的边缘,放低持针器的把手,使持针器水平于地面。保持插入器的尖端持续紧贴耻骨后走行直到它碰到耻骨后面(图 18-17)。对于"U"路径,必需要做膀胱镜。吊带的张力实行"宁紧勿松"原则,出现"枕头效应"(图 18-18)。张力调整好后用手术刀柄(或强生公司特制铁片)压住吊带三明治端,用持针器夹住释放导丝末端向外拉,用手捏住插入器末端朝外 90°旋转退出插入器,对侧同样操作(图 18-19)。可吸收线缝合阴道前壁切口。

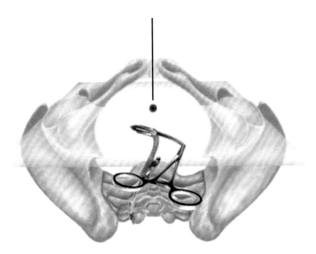

图 18-8　插入器尖端与正中线成 45°,插入器尖端朝向 9 点的位置

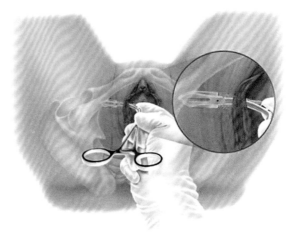

图 18-9　用左手拿持针器,右手示指做指引

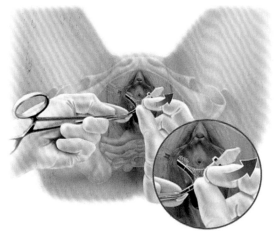

图 18-10 把插入器和释放导丝末端夹住,沿着左侧分离好的尿道旁路径插入

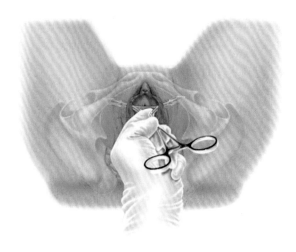

图 18-11 插入器尖端与正中线成 45°,插入器尖端朝向 3 点的位置

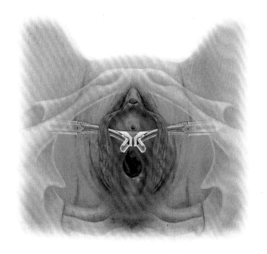

图 18-12 "枕头效应"

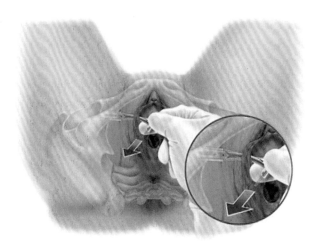

图 18-13 用手捏住插入器末端朝外 90° 旋转退出插入器

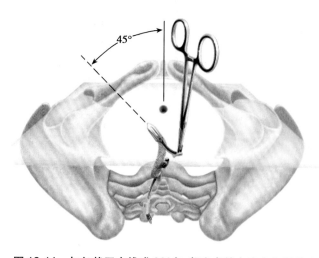

图 18-14 与矢状正中线成 90° 角,朝患者的右肩方向沿着之前分离好的尿道旁路径插入

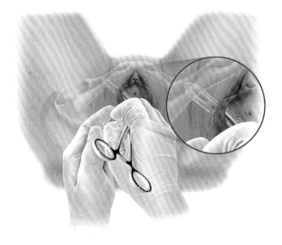

图 18-15 推进插入器直到碰到耻骨的边缘,放低持针器的把手,使持针器水平于地面

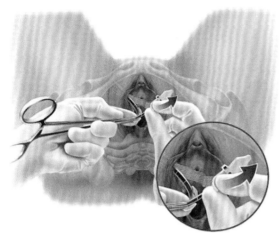

图 18-16　把插入器和释放导丝末端一起夹住,沿着左侧分离好的尿道旁路径插入

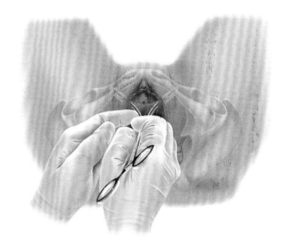

图 18-17　推进插入器直到碰到耻骨的边缘,放低持针器的把手,使持针器水平于地面

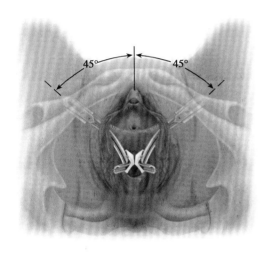

图 18-18　"枕头效应"

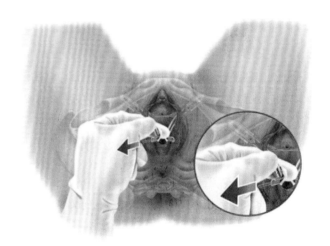

图 18-19　用持针器夹住释放导丝末端向外拉,用手捏住插入器末端朝外 90° 旋转退出插入器

　　并发症:阴道单切口微小吊带手术术后可进行日常活动(如走路、开车),2 个月内禁止重体力劳动和体育锻炼以减少复发,3 个月内禁止同房。这一术式更微创,有更少的网片留在体内,且体表无切口,远离肠管,血管和神经,手术安全性很高。术后无腿部疼痛,患者更舒适。提供两种手术路径,可以产生更精确的张力,但"U"路径有可能出现术后急迫症状或尿潴留。

　　(4)　自体筋膜悬吊术(autologous fascial sling):自膀胱颈及近端尿道下方将膀胱颈向耻骨上方向悬吊并锚定,固定于腹直肌前鞘,从而改变膀胱尿道角度,固定膀胱颈和近端尿道,并对尿道产生轻微的压迫作用。吊带的材料主要为自体筋膜,也可以为同种移植物、异体或异种移植物。初次手术的治愈率为 82% ~ 85%,用于复发后再次手术的患者治愈率为 64%。

　　2. 耻骨后膀胱尿道悬吊术(Burch 手术)　详见二十三章二节。

　　3. 膀胱颈旁填充剂注射术　膀胱颈旁填充剂注射治疗虽然与手术相比不太可能产生治疗作用,但能减轻很多女性的症状。适用于:尿道固有括约肌缺陷型压力性尿失禁;不能耐受其他抗尿失禁手速的患者。填充剂膀胱颈旁注射治疗有效率随时间下降,远期疗效较差,患者通常每 1~2 年需要进行再次治疗。

八、随访

推荐术后 6 周内至少随访 1 次,并建议此后长期随访。随访需要对手术疗效和并发症进行随诊。手术疗效评价分为:①治愈:咳嗽等腹压增高情况下无漏尿;②改善:咳嗽等腹压增高情况下有漏尿,1 小时尿垫试验漏尿量较治疗前减少 50% 以上;③无效:咳嗽等腹压增高情况下有漏尿,1 小时尿垫试验漏尿量较治疗前减少<50%。主观指标:患者使用问卷进行的自我评价,包括经中文验证的ⅡQ-7 和 PISQ-12。客观指标:当患者为改善和无效时建议排尿日记、1 小时尿垫试验和尿流动力学检查。

并发症随访包括记录近期并发症和远期并发症。其中近期并发症包括排尿困难、尿潴留、尿急、急迫性尿失禁(术前已存在或新发)、感染、发热、脏器损伤、死亡等。远期并发症包括吊带侵蚀、尿瘘、疼痛、性功能障碍等。观察和记录手术并发症时建议采用国际妇科泌尿协会(IUGA)推荐的"类别-时间-部位(category,time and site,CTS)"编码分类系统。

(周莹　孙智晶　朱兰)

第二节　急迫性尿失禁

一、女性急迫性尿失禁

急迫性尿失禁定义为伴随尿急的感受而发生的不自主漏尿,女性尤其是老年女性急迫性尿失禁发病率高,严重影响其生活质量,造成巨大的经济负担。21 世纪后,膀胱过度活动症(overactive bladder,OAB)用以定义与急迫性尿失禁密切相关的一组综合征,国际尿控学会(International Continence Society,ICS)将 OAB 定义为尿急,伴或不伴有急迫性尿失禁,常合并尿频和夜尿的一组症候群,与压力性尿失禁的症状有重叠。随后新药大量涌现。

(一)病因与发病机制

OAB 的病因目前尚未明确,有以下病理生理改变与 OAB 的发生有关:

1. 神经疾病及损伤　神经病变包括多发性硬化、卒中、糖尿病、阿尔茨海默病、脊髓硬化、脊髓发育不良等损伤了脑桥上及脑桥的排尿中枢使膀胱张力增加、反射亢进。动物实验表明谷氨酸及多巴胺对排尿活动有调节作用。骶上脊髓的损伤可影响脊髓对排尿的自主调节,导致膀胱感觉丧失或异常及膀胱括约肌功能障碍。78% 的脑血管疾病患者,40%~70% 的帕金森病患者经尿流动力学检查能发现逼尿肌反射亢进,患者临床症状表现为尿频尿急。

2. 膀胱出口梗阻　膀胱颈和膀胱括约肌功能异常可引起膀胱出口梗阻,压力性尿失禁的手术治疗可导致医源性膀胱出口梗阻。膀胱出口梗阻引起膀胱功能异常及不稳定。

3. 尿道支持组织薄弱　随着年龄增长、尿道括约肌薄弱、尿道近端缺乏支持可诱发排尿反射。动物实验显示度洛西汀作为 5-羟色胺及去甲肾上腺素再吸收抑制剂对括约肌活性具有调节作用,临床试验提示刺激骶髓、调节尿道括约肌可以治疗膀胱过度活动综合征及相应的急迫性尿失禁。

4. 逼尿肌高活动性　老年人群中 60% 存在膀胱高活动性,但收缩力降低、排空不全。组织学研究发现肌细胞间的突触连接增加、肌细胞和神经轴突退化明显。

5. 膀胱高敏感　膀胱中存在着无髓鞘、辣椒素敏感的 C 传入神经,它与膀胱疼痛及其他感觉包括充盈、急迫有关。传入神经活性增加可引起膀胱过度活动综合征。

(二)临床表现

1. 尿急　一种突发、强烈的排尿欲望,且很难被主观抑制而延迟排尿。

2. 急迫性尿失禁　与尿急伴随的或尿急后立即出现的尿失禁现象。

3. 尿频　为患者主观感觉排尿次数过于频繁。通常认为:成人排尿次数 24 小时≥8 次,夜间排尿次数≥2次,平均尿量<200ml时诊断为尿频。

4. 夜尿　排尿次数≥2次/夜,该排尿为患者因尿意而觉醒排尿。

（三）辅助检查

包括尿液常规检查、残余尿测定、排尿日记等、病原学检查、细胞学检查、膀胱镜检查、尿流动力学检查等。

（四）诊断

1. 病史询问　患者排尿情况及相关症状,有无排尿困难、尿失禁、排便状况等。记录患者的月经、生育情况,了解患者有无妇科疾病和神经系统疾病及治疗史、是否存在精神紧张抑郁,有无糖尿病、尿崩症、原发性醛固酮增多症等。

2. 体格检查　包括一般体格检查、神经系统检查及盆腔检查。盆腔检查可明确是否存在泌尿生殖道萎缩及盆腔器官脱垂。

3. 由于OAB的诊断有赖于患者的主诉,因此首诊医师应当询问患者的排尿及尿失禁情况。当患者存在OAB症状时,应排除其他病理情况,包括代谢疾病、膀胱癌、泌尿系感染、尿道炎、间质性膀胱炎及泌尿生殖道萎缩。

（五）鉴别诊断

诊断OAB应排除其他病理改变,因此鉴别诊断具有重要意义。

1. 精神因素引起的OAB　精神紧张可引起神经系统反射紊乱,导致OAB。精神性因素引起的尿频尿急,一般表现为间断性发病。应根据有无焦虑及心理疾病病史排除精神因素引起的OAB。

2. 尿量异常增多引起的尿频　尿频可分为生理性与病理性两种。生理情况下,因液体摄入过多、精神紧张或天气寒冷所致尿频为生理性尿频。利尿剂或含有利尿成分的降压药、咖啡、浓茶等,导致体内尿液产生过多,亦会出现尿频症状。同时应除外糖尿病、尿崩症、急性肾功能衰竭多尿期或原发性醛固酮增多症等。因此应根据病史和排尿日记,排除尿量异常增多引起的尿频。

3. 炎症引起的OAB　尿频、尿急是泌尿系感染时的常见症状。除此症状外,患者还伴有尿痛及发热等症状。尿常规检查,尿中白细胞增多,尿培养找到致病菌。

4. 膀胱出口梗阻及异物刺激　引起的OAB膀胱膨出可能会引起尿频、尿急,膀胱内结石及肿瘤刺激膀胱黏膜,产生继发性OAB症状。多数膀胱结石患者除尿频尿急外,常还伴有尿痛、血尿和排尿障碍,常因活动和激烈运动而诱发或加剧,可通过B超,X线摄片以及膀胱镜检查明确诊断。一些膀胱肿瘤患者的起始症状表现为尿频尿急和无痛间歇性肉眼血尿,可通过B超、膀胱镜以及CT检查排除。

5. 神经系统疾病导致的OAB　脊上神经系统病变(脑血管疾病、神经系统肿瘤)可引起逼尿肌反射亢进,引起OAB症状;同时还伴有膀胱容量减少和残余尿增加。

（六）治疗

OAB的治疗原则是去除原发病,改善症状。对于有明确病因引起的OAB,应积极治疗原发病。应注意的是:OAB并非一种疾病,只是影响生活质量的一组下尿路症候群,应认真评估治疗给患者带来的收益和风险及副作用,不要单纯追求症状的缓解而忽视患者的整体感受和生活质量的改善。

具体治疗方法同第十二章第十五节内容。

（史宏晖　朱兰）

二、男性急迫性尿失禁

男性急迫性尿失禁(UUI)不仅影响到心理健康,工作效率和整体健康相关的生活质量,也带来巨大的社会经济负担。在英国,膀胱过度活动尿失禁相关的费用目前估计为8亿英镑/年。

（一）病因与发病机制

男性急迫性尿失禁的风险因素包括神经系统疾病,膀胱的各种炎症过程,膀胱出口功能障碍,生理衰老和社会心理压力,或者该病症本质上可能是特发性的。

此外,肥胖、饮酒、体力劳动、教育程度低、已婚及良性前列腺增生等都是 UUI/OAB 患病的促进因素,对患者的生理、心理、社交、性生活等多方面存在着严重影响,其中对睡眠和精力的影响最大。这是因为大多数储尿症状通常归因于前列腺肥大。UUI 患者中最常见的发现是逼尿肌过度活动,这是尿流动力学检查到的不自主膀胱收缩,通常与膀胱充盈期间相应的紧迫感相关。增大的前列腺和随后的膀胱出口梗阻可导致膀胱适应和膀胱收缩异常(即逼尿肌过度活动)。排除可以类似 OAB 样症状的其他病症也很重要,例如泌尿系感染,膀胱结石和原位癌。横断面和纵向研究表明,导致 UUI 的多种风险因素包括年龄增大、抑郁症、饮酒和体能减弱等。

UUI/OAB 的发病机制尚不十分明确,致病机制的理论包括中枢神经系统、外周神经系统等不同水平及膀胱平滑肌本身的抑制失控和异常兴奋。虽然症状提示存在无抑制性膀胱收缩,但也可由其他形式的排尿和尿路功能障碍引起。目前所研究的主要机制包括膀胱相关的支配神经中 C 纤维的敏感性上调、脑桥上损伤所导致的抑制减少、钙钾等相关离子通道调节失调以及膀胱上皮信号改变和膀胱间质细胞相关受体上调所导致的活动增强。

(二) 临床表现

男性急迫性尿失禁通常与多种因素相关,因原发病不同伴随不同相关症状。常见的主要症状是伴随尿急或紧随其后出现不自主漏尿,体征是观察到伴随尿急或紧随其后从尿道出现不自主漏尿。可以表现为在原发病基础上不同的形式和程度,可以是两次排尿间的少量漏尿或某些事件诱发的大量漏尿:如流水、准备开门时、性高潮或室外温差等。

(三) 辅助检查

1. 尿液和血液分析　尿液分析及尿细胞学检查、血肌酐检查、血 PSA 等。

2. 频率-容量表(FVC)/膀胱日记　频率-容量表(FVC)或排尿日记能够记录患者日常活动期间的排尿模式。建议使用 3 天的频率-体积图表或膀胱日记(例如指示排尿的白天和夜间频率,失禁发作,排尿量,24 小时尿量),对于报告混合性尿失禁的男性通常非常有用。膀胱日记还提供了有用的基线,在治疗后可以对症状进行比较,EAU 指南建议在 3～7 天。应特别评估频率和尿量,频率和夜尿患者中区分多尿和夜间多尿的益处。确定夜间多尿的存在(老年患者 24 小时输出>33%,25 岁及以下患者>15%～20%),包括其他参数,如尿急发作或尿失禁发作,以及液体摄入量,由个人临床情况决定。

3. 残余尿测定　残余尿增加合并膀胱高压可能导致上尿路问题。如果残余尿量增多的同时伴随泌尿系感染,可能需要治疗残余尿量增多,因为在感染的残余尿存在的情况下,尿路感染不可能被根除。残余尿的显著增多会降低功能性膀胱容量,同时会导致尿急、尿频、急迫性尿失禁以及夜尿增多的出现。

4. 尿垫试验　可以检测一定时间段内发生的尿失禁,并通过在标准化状况下测量尿垫重量变化来量化尿失禁的量。

5. 尿流动力学检查　压力流量研究提供有关逼尿肌功能的有价值信息。

6. 膀胱镜检查　急迫性尿失禁患者的膀胱镜检查仅用于排除导致镜下血尿的其他病因如膀胱肿瘤、间质性膀胱炎、反复感染,复发的尿失禁术前检查,下尿路术后尿失禁。对尿道狭窄,阻塞性前列腺,膀胱结石或肿瘤的存在进行个体化检查。

7. 影像学检查　泌尿系超声、前列腺成像、其他影像膀胱尿道造影或计算机断层扫描(CT)等。

(四) 诊断

应包括全面的病史采集,体格检查,血液、尿液分析和排尿后后残留尿量测定、尿流动力学检查及其他一些影像学检查。

1. 病史及问卷　简明的病史包括患病时间、症状、病情变化、治疗情况等,病史可以采用问卷交流形式获得。此外,病史中应包括现在和过去相关疾病史、手术史及药物使用情况等。

2. 体格检查　腹部检查以检测任何腹部或盆腔肿块(例如可触及的膀胱)和外生殖器。会阴检查感觉是否丧失,前列腺大小和结节的直肠检查以及盆底张力。通过评估括约肌张力的直肠指检还提供了关于骶神经功能的信息,这可用于排除神经原因。AUA 指南还建议检查腿部是否有外周水肿,以了解睡眠期间可能发生的流体移位,并建议是对有风险的人进行小型精神状态评估,特别是考虑使用抗毒蕈碱药物时。

3. 神经学查体 集中的神经学检查可用于筛查上部(例如多发性硬化症,帕金森病)或更低(例如骶神经根损伤)运动神经元疾病。通过观察其步态和举止,初步进行神经系统的筛查。轻度跛行、协调性缺乏、言语顿挫异常、面部不对称或其他异常都是神经疾病的轻微体征。详细的神经系统检查包括精神状态、感觉功能、运动功能、反射完整性,对于尿失禁患者神经系统检查重点在骶尾部检查,包括双下肢的感觉运动、会阴区的感觉运动等,临床上一般以肛门外括约肌代表会阴部的横纹肌,通过肛门外括约肌的功能来评估尿道外括约肌的功能。

4. 骶神经评价 是通过检查肛门括约肌的紧张度和控制能力,以及生殖器感觉和球海绵体反射来完成的。对于下尿路功能障碍的患者,详细的神经学检查,如感觉检查、运动检查等都是十分必要的。最常用的反射是轻触肛门黏膜皮肤交界处可以引起肛门外括约肌收缩,称为肛门反射,若该反射消失常提示骶神经损害,但有时正常人该反射也可能不明显。肛门的自主收缩力检查有助于判断盆底肌肉神经支配,球海绵体反射可以反映骶髓的局部反射,该反射消失常提示骶神经受损。尿失禁患者神经学检查的目的是排除神经学病因引起的尿失禁。在老年人还有智力和认知功能的评价等。

(五)治疗

治疗基本同第十二章第十五节内容,除此之外磁刺激治疗及针灸在临床治疗中也取得了一定的效果。

1. 磁刺激治疗 同电刺激不同,体外进行磁刺激的目的是刺激盆底肌和骶神经根,可以应用在骶尾部或者会阴水平治疗尿失禁。体表线圈产生电磁脉冲快速改变周围区域,产生神经刺激,有神经调节的可能磁刺激治疗尿失禁的机制尚不完全清楚,目前考虑主要与磁刺激产生的被动盆底肌训练或者激活深部盆底神经,通过刺激阴部神经的传入纤维,反射性的抑制逼尿肌的过度活动有关。

2. 针灸治疗 针灸作为祖国医学重要的诊治手段,在国内外已用于 OAB/UUI 治疗。2005 年 Emmons 和 Otto 随机选择 85 名女性患者进行对照试验,评估针灸对 OAB 尿失禁症状的临床疗效。患者接受 4 周针灸治疗后,膀胱治疗组的 OAB 症状有显著的缓解。国内大多以八髎穴为基础行相关组合治疗。由于标本量较小,缺少随访记录,加之不同经脉理论掌握程度应用及行针手法,临床专门应用于急迫性尿失禁的针灸治疗还很少。

(黄贤德 卫中庆)

第三节 混合型尿失禁

混合型尿失禁(mixed urinary incontinence,MUI)是指患者除了压力性尿失禁,还有尿急和/或急迫性尿失禁的症状。它是最常见的尿失禁,也最常见于女性。

一、流行病学

中国成年女性 MUI 患病率为 9.4%。随着年龄的增长,MUI 患病率升高,而且在 80 岁之后成为主要的尿失禁类型。西班牙 20~64 岁女性的问卷调查显示各类型尿失禁中,MUI 占 47%。挪威 EPINCONT 大样本研究调查显示 MUI 占 40%。中国成年女性的尿失禁类型构成特征与国外报道基本一致,占 31%。

二、病因与发病机制

MUI 发生机制复杂,无论以 UUI 或是 SUI 症状为主,均是解剖、生理、心理等多种因素综合作用的结果。由于两种尿失禁的相互影响,使膀胱尿道功能障碍复杂,其治疗也更加困难。伴有压力性尿失禁的急迫性尿失禁治疗还有些争论。

三、临床表现

患者主要表现为既与尿急又与运动、喷嚏或者咳嗽等腹压增高有关的尿液不自主漏出。

四、辅助检查

1. 尿流动力学检查 混合型尿失禁患者的应首先进行尿流率检查,尿流率多正常,无残余尿,尿流率降低者常见于合并有膀胱出口梗阻。膀胱出口梗阻是导致急迫性尿失禁的原因之一。残余尿增加也是急迫性尿失禁的原因,此时可合并充盈性尿失禁。

2. 膀胱测压检查 混合型尿失禁患者的膀胱测压主要测定膀胱感觉、容量、膀胱顺应性和稳定性。其中膀胱顺应性是评价混合型尿失禁患者膀胱功能的一个很重要的指标,原因在于低顺应性膀胱很可能导致混合型尿失禁。在治疗上对混合型尿失禁同时合并低顺应性膀胱的患者,如未能诊断出后者,治疗是难以成功的,而且还可能使上尿路受到损害。多数急迫性尿失禁的患者在常规尿流动力学检查时未能发现逼尿肌不稳定(DI),也有些检查时发现逼尿肌不稳定,却无急迫性尿失禁的表现。因此,逼尿肌不稳定在治疗急迫性尿失禁中的作用尚不能确定。

3. 尿道功能检查 主要为漏尿点压力和尿道测压等。尿道功能的检查不仅能通过观察尿道功能异常的程度,确定压力性成分的严重程度。也可发现是否伴有尿道内括约肌功能不良。由于女性混合型尿失禁的患者多合并尿道括约肌无力。特别是当患者的急迫性尿失禁成分极为明显时,压力性尿失禁易被掩盖,此时就更需要尿道功能检查。

此外如考虑膀胱出口部梗阻则需压力-流率检查来确诊。

五、诊断

混合型尿失禁的诊断需要根据病史、体格检查和必要的辅助检查来综合分析,做出诊断。

1. 混合型尿失禁患者的体格检查主要集中在尿失禁的分类上。要注意是否有膀胱出口部梗阻,特别是既往有过尿道手术的患者。由于既往的尿失禁手术而造成的膀胱出口梗阻常常是导致混合型尿失禁中的急迫性成分的原因之一。主要检查尿道周围的瘢痕状态,如体格检查时未发现尿道高活动性则提示压力性尿失禁并非解剖性成分所致。如果患者前次手术失败,又没有尿道活动过度,应该考虑其存在固有括约肌缺损是其压力性尿失禁的原因。

2. MUI 的诊断需要建立在以上患者临床症状评估以及尿流动力学检查结果的有机结合之上。

六、治疗

混合型尿失禁的治疗要比单纯性尿失禁的治疗复杂。重点在于判断急迫性尿失禁和压力性尿失禁在病因方面的权重以及各自的分类,以确定治疗的重点和先后次序。常用的治疗方法包括:盆底肌肉锻炼、药物治疗、局部注射治疗、电刺激治疗及手术治疗。

1. 轻度混合型尿失禁手术和非手术治疗都有效。两者可同时进行。

2. 如果混合型尿失禁以急迫性尿失禁成分为主,应首先治疗急迫性尿失禁,开始采用行为治疗、药物治疗和电刺激治疗。通过一段时间的治疗,医师可以初步判断所采用的非手术治疗是否有效。虽然只要压力性尿失禁成分存在,判断急迫性尿失禁的治疗效果有一定的困难。另外,治疗后急迫性尿失禁的改善,也可使压力性尿失禁得到一定的改善。

3. 如果混合型尿失禁以压力性尿失禁成分为主,可先用手术治疗,先治疗压力性尿失禁,术后继续治疗仍存在的急迫性尿失禁。原因是多数的压力性尿失禁得到成功的治疗,会使急迫性尿失禁有完全或较大的改善。然而,急迫性尿失禁的症状通常不会立即消失,一般要持续 3~6 个月。

4. 如果混合型尿失禁不合并尿道活动过度,可采用尿道充填剂注射治疗压力性尿失禁。如果合并有尿道活动过度,应施行尿道吊带悬吊术。

(戴毓欣　孙智晶　朱兰)

第四节　真性尿失禁

真性尿失禁是尿道括约肌功能损害导致的尿液不自主流出。真性尿失禁尤其是获得性尿失禁主要发生于男性,其中很大一部分是由于各种医源性因素所导致的尿失禁。由于该类患者的治疗难度较女性尿失禁明显增加,治疗策略也更为复杂,因而越来越被泌尿外科医师所重视,相关治疗的基础与临床报告也呈逐年上升的趋势,各种保守和手术方法的报道层出不穷。随着国内良性前列腺增生手术、前列腺癌根治手术的进一步普及,男性真性尿失禁患者在临床上并不罕见,且数量有所上升,本节主要就男性尿失禁尤其是获得性尿失禁进行阐述。

一、病因

真性尿失禁常见的原因为外伤(严重骨盆骨折等)、手术(前列腺摘除术、前列腺电切术或根治性前列腺切除术等)或先天性疾病引起的膀胱颈或尿道外括约肌损伤或功能不全。

二、临床表现

主要是拿重的东西、咳嗽或者是大笑的时候尿液不自主的从尿道外口流出来,平常平躺的时候不会有尿流出来,或者平常活动、走路的时候没有小便流出来。当压力增加也就是腹压增加的时候,有小便流出来,这时候称为压力性尿失禁。

三、辅助检查

排尿日记、尿垫试验、尿流率及残余尿测定、尿流动力学检查可辅助诊断。

四、诊断

1. 病史采集　对于怀疑出现真性尿失禁的患者必须通过详尽的病史和定向体检进行评估。在询问病史中以下内容非常重要:漏尿发生的时间;漏尿的频率的频率及诱发因素;任何前列腺或膀胱手术史或是有可能导致骶丛损伤的大腹部手术史;发生漏尿的程度;患者应用的药物;任何神经系统问题和/或腰背痛等神经、运动系统疾病;患者的勃起功能和排便情况。

2. 体格检查　患者处于卧位,重点检查腹部有没有包块,尤其是能否触及过度充盈的膀胱或疝气包块。检查包皮和外尿道口的外生殖器,重点看有没有尿道外口狭窄。

3. 辅助检查　如排尿日记、尿垫试验、尿流率及残余尿测定、尿流动力学检查等。

五、治疗

(一)非手术治疗

1. 首先,初诊为真性尿失禁的患者,尤其是手术后的获得性尿失禁患者,建议在6~12个月内首选保守治疗,因为其中有一些患者的尿控可在1年内得到改善。在这个过程中,患者可以使用尿垫、纸尿裤、阴茎夹或者避孕套式的集尿器或者保留耻骨上造瘘管。

2. 对于新发患者,建议至少进行3个月的盆底肌肉训练治疗,大多数研究认为盆底锻炼可以提高患者控尿力,但治疗时间较长,往往需要数月才能看到是否有效。此外,对于根治性前列腺切除患者来说,单独盆底锻炼或联合生物反馈的盆底锻炼是有益的。如果经过充分的保守治疗,仍然无法控制症状,则应考虑手术方案。

（二）手术治疗

1. 人工尿道括约肌（artificial urinary sphincter，AUS） 人工尿道括约肌是治疗男性真性尿失禁的金标准，其通过将可舒缩的环形袖带放置于球部尿道，从而最大限度地仿真正常尿道括约肌的功能，达到控尿，手术成功率达 75%，患者满意度达 92%。

手术入路：经阴囊单切口途径。

操作方法：患者取平卧位，消毒手术区 10 分钟，阴囊托高，铺无菌单。留置 F14 尿管，取阴茎根部腹侧弧形切口，长约 6cm，依次切开皮下各层组织，显露 3cm 长的尿道海绵体。游离尿道海绵体，钝锐交替游离尿道球部近端，将测量带绕过尿道测量尿道海绵体周径，将相应尺寸的袖套环绕尿道。经左侧外环口向深层钝性分离，于腹横筋膜深部与膀胱前分离出一个间隙，反复注水以排空储水囊内气体后，将其置入膀胱前间隙，注水 22ml。于右侧阴囊内游离出空间，将控制泵置于右侧阴囊内。以导管将各部件连接妥当，确保管路中无气体进入。彻底止血，见无活动性出血后以 3-0 可吸收缝线逐层关闭切口，无菌敷料覆盖。术后 48h 拔除尿管，7d 后出院，术后 6 周激活 AUS 控制泵。

在制定 AUS 植入手术计划时需考虑如下几个方面：①手术入路（经会阴或是经阴囊）：经会阴切口是经典术式，但也有人主张采用经阴囊横切口，认为此入路优点是手术时不需摆截石位，可减少对尿道球部的牵张，使尿道海绵体与阴茎海绵体更易分离；②袖套放置的位置（尿道球部或是膀胱颈）：常规应将袖套放置于球部尿道水平；袖套的尺寸从 3.5~14cm 不等，最常用于放置在球部尿道的袖套尺码是 4.0cm 及 4.5cm。大口径袖套主要用于膀胱颈部植入（8~14cm）。小口径（3.5cm）袖套的出现使得医师可以进步缩小周径，使袖套更加贴合于尿道外周，尤其是对于那些既往接受过放疗或是 AUS 植入术后尿道萎缩的患者，以及曾多次翻修将袖套放置在球部远端尿道周围的患者。使用小袖套患者的疗效与其他患者并无差别，且尿道侵蚀或疼痛等并发症的风险也无明显升高。

2. 球部尿道悬吊术 球部尿道悬吊术操作简单、费用低廉，逐渐被大家所接受，尤其是轻中度尿失禁，各种新技术层出不穷，主要悬吊方式有以下 3 种类型：骨锚球部尿道悬吊术，可调节的耻骨后尿道悬吊术和经闭孔尿道悬吊术。其中可调节的耻骨后尿道悬吊术可以在术中或术后调节吊带张力，避免出现吊带张力过大或过小，有效率达 80%。

3. 尿道旁注射填充剂 传统意义上经尿道注射填充剂的机制为减少尿道空间，增加尿道阻力，从而达到改善患者控尿的目的。该疗法改善率达到 45% 左右，治愈率 10%~25%。同时，注射疗法的疗效会随着时间的推移而下降，一般需再次注射，症状越轻的患者治疗效果越好，重度尿失禁可能较差。

总之，真性尿失禁的治疗仍较为复杂，对保守治疗如盆底肌肉锻炼 6 个月不改善的患者，根据尿失禁的严重程度，可分别行手术或其他方法治疗，如球部尿道悬吊和植入 AUS。AUS 是治疗重度尿失禁的金标准，球部尿道悬吊术可以有效治疗轻中度尿失禁患者；未来干细胞治疗可能会进一步发展，新的设备也会进一步研发出来，未来的治疗将更微创，成功率更高，并发症更少。

（沈百欣 卫中庆）

【参考文献】

[1] 中华医学会妇产科学分会妇科盆底组.女性压力性尿失禁诊断和治疗指南（2017）[J].中华妇产科杂志,2017,52(5)：289-293.

[2] TSUI A,KUH D,CARDOZO L,et al. Vascular risk factors for male and female urgencyurinary incontinence at age 68 years from a British birth cohort study[J]. BJU Int,2018,122(1)：118-125.

[3] CHUNG E,KATZ D J,LOVE C. Adult male stress and urge urinary incontinence-A review of pathophysiology and treatment strategies for voiding dysfunction in men[J]. Aust Fam Physician,2017,46(9)：661-666.

[4] NITTI V W,AUERBACH S,MARTIN N,et al. Resultsof a Randomized Phase III Trial of Mirabegron in Patients with Overac-

tive Bladder[J]. J Urol,2013,189(4):1388-1395.

[5] JOHNSEN N V,OSBORN D J,DMOCHOWSKI R R. The role of electrical stimulation techniques in the management of the male patient with urgency incontinence[J]. Curr Opin Urol,2014,24(6):560-565.

[6] 王阳赟,焦伟,史朝亮,等. 盆底磁刺激联合生物反馈治疗女性膀胱过度活动症的疗效观察[J]. 现代泌尿外科杂志,2019,15(2):98-101.

[7] ASLAM M Z,AGARWAL M. Detrusor myectomy:long-term functional outcomes[J]. Int J Urol,2012,19(12):1099-1102.

[8] LOVATSIS D,EASTON W,WILKIE D. No. 248-Guidelines for the Evaluation and Treatment of Recurrent Urinary Incontinence Following Pelvic Floor Surgery[J]. J Obstet Gynaecol Can,2017,39(9):309-314.

[9] 朱兰,郎景和. 女性盆底学[M]. 2版. 北京:人民卫生出版社,2014.

第十九章

慢性盆底疼痛性疾病

第一节　肛门直肠神经症

神经症(neuroses)这一术语是由苏格兰医师 William Cullen 于 1769 年首先提出来的。肛门直肠神经症(anorectal neurosis)既往又称肛门直肠神经官能症,是指患者由于自主神经功能紊乱、肛门直肠神经失调而发生的一组症候群,是以肛门直肠的幻觉症状为主诉的精神障碍性疾病。患者常以肛门直肠为中心的异常感觉为主诉,而各项专科检查肛门直肠并无器质性改变。临床多见于平时精神较紧张多疑、情志不畅、心情急躁或性格内向的人群,并且常因心理和社会压力因素等而诱发或加重。患者主诉症状常随情绪波动而进退,意志转移或暗示治疗症状可缓解。

一、流行病学

神经症是常见病,患病率相当高。WHO 根据各国和调查资料推算:人口中的 5%~8% 有神经症或人格障碍,是重性精神病的 5 倍。西方国家的患病率为 100‰~200‰,我国为 13‰~22‰。神经症也是门诊中最常见疾病之一。随着人们生活水平不断提高,社会生活压力增加,神经症发病率也随之升高。肛门直肠神经症作为神经症的一种,其发病率也呈现出上升趋势,其中女性发病率高于男性,而更年期或接近更年期女性往往更易发生。临床多见于平时精神较紧张多疑、情志不畅、心情急躁或性格内向的人群。

二、病因与发病机制

1. 与神经症有关的学说　目前有关神经官能症的发病机制尚未完全清楚,一般认为,与个体神经系

统功能减弱及不健全的性格特征有关,精神刺激与心理打击常常是诱因,与遗传因素也有关系。目前其病理主要有以下两大学说:

(1) 神经递质学说:该学说认为抑郁症病因为大脑神经递质在神经突触间的浓度相对或绝对不足,导致整体精神活动和心理功能的全面性低下状态。临床观察到抑郁症患者大脑缺少 5-羟色胺和去甲肾上腺素,抗抑郁药就是通过抑制神经系统对这两种神经递质的再摄取,使得突触间隙这两种递质浓度增加而发挥抗抑郁作用。

(2) 神经回路学说:2007 年,国际权威科学杂志《自然》发表了中科院上海生科院神经科学研究所客座研究员、美国杜克大学教授冯国平的研究成果,首度揭示了强迫、焦虑和压抑的生理机制,指出"皮质-纹状体-丘脑-皮质回路"出现信息传导不畅是神经症的病理原因,在《心灵杀毒 2.0—弗洛伊德的拼图》一书中进一步验证了神经回路学说。

2. 与神经症发病机制有关的心理学研究　以弗洛伊德为代表的精神分析学派认为,焦虑是理解所有神经症的关键。当本我的情欲与攻击驱力和超我要控制和调节这类驱力发生冲突时,自我如果不能运用理性机制来调节它们的冲突以及缓解冲突引起的焦虑,就不得不采用一些心理防御机制来避免焦虑,如压抑、投射、反向形成、固着等。行为主义心理学认为,不但人类正常的行为方式是刺激-反射的结果,病态的行为反应已是通过条件反射而形成的,神经症的产生可能就是如此。

3. 肛门直肠神经症的发病机制　西医学认为精神因素在本病的发病中有重要作用。它是由自主神经功能紊乱、直肠功能失调而产生的一组综合征,现代医学对本病发病机制迄今尚有不同认识,大多认为患者因患有慢性、顽固性肛门直肠疾病,且久治不愈或治疗不当,以及其他各种不良因素影响导致患者精神受到刺激,产生恐惧、悲观和疑惑,引起持续性精神紧张,如精神创伤疑病恐癌、局部疼痛刺激、医源性因素等,导致高级中枢神经系统兴奋和抑制过程失调,进而出现自主神经功能紊乱、肛门直肠神经活动失调而发病。

三、临床表现

神经症的共同特征:患者有精神活动能力降低,常有焦虑和烦恼,或为各种躯体不适感所苦;体格检查不能发现胞器质性病变或躯体疾病作为其临床症状的基础;自知力大都良好,无持久的精神病住症状;通常不把自己的病态体验与客观现实相混淆,常迫切要求治疗。其主要临床表现为:①愿症性分离症状或转换症状;②轻度抑郁症状;③恐怖症状;④强迫症状;⑤惊恐发作;⑥广泛性焦虑症状;⑦疑病症状;⑧神经衰弱症状;⑨其他神经症症状或上述症状的混和。其病程多迁延或呈发作性。

肛门直肠神经症患者主诉多为离奇、主观、幻想的症状,这些主观症状是以肛门直肠为中心的异常感觉,如自觉肛门直肠有特殊臭味、怪异声响、小虫爬行、疼痛、灼热、坠胀难忍、便意频频、异物阻塞、麻木、奇痒等。患者意识清楚思维正常,没有行为紊乱,但患者的个人心理素质较差,常伴有精神萎靡、悲观、失眠、多梦、食欲减退、消化不良、头痛、头晕、乏力、胸闷不适等全身症状。症状多呈阵发性发作,时好时差、情绪抑郁或急躁多语,甚者几欲轻生,严重影响个人及家庭生活、工作与学习。常因心理和社会压力因素等而诱发或加重,并且可同时表现出以上包括躯体和精神的多种症状。

四、辅助检查

国外研究表明,患者各项专科检查及轴助检查如:肛门指检、肛门直肠内镜、纤维电子结肠镜、盆腔内超声、腰椎或盆腔 CT 及磁共振,以及肛管直肠生理检查(包括肛管测压、直肠耐受容量和顺应性、直肠肛管反射及阴部神经运动终板潜伏期和直肠内黏性液体排空)、肛管直肠内超声和括约肌活检等一系列的物理及化验检查,均无与自述症状相应的器质性病理改变存在。

五、诊断

1. 躯体形式障碍的诊断标准

（1）符合神经症的诊断标准。

（2）以躯体症状为主要表现,包括对已经存在的躯体疾病或症状的过分担心,以及对通常出现的生理现象和异常感觉的过分关心。

（3）反复就医或要求医学检查,但检查结果阴性和医师的合理解释均不能打消其疑虑。

（4）上述症状使患者的社会功能受损。

（5）上述症状至少持续3个月。

（6）排除其他神经症性障碍、抑郁症、精神分裂症、偏执性精神病的上述症状。

2. 直肠神经官能症的诊断标准

（1）患者存在反复或持续肛门直肠的异常感觉为主诉症状,并且其症状常随情绪波动而进退,意志转移或暗示治疗症状可缓解,专科检查未及阳性体征,辅助检查并无器质性病变。

（2）患者对自身的各种生理征象及异常感觉表现出过分关注,反复就医或要求医学检查,但检查结果阴性和医师对其异常感觉做出科学合理解释亦不足以消除其固有的主观认识。

（3）临床上已排除可能引发肛门直肠异物感的其他器质性疾病。

（4）病程较长,且迁延不愈,发病时间常超过半年以上。

六、鉴别诊断

1. 各种肛门直肠疼痛性疾病　如直肠炎、肛提肌痉挛综合征、嵌顿痔、肛裂、肛周脓肿、肛窦炎、肛门直肠肿瘤、辛辣食物刺激等。临床上,细菌性痢疾、血吸虫病、阿米巴、肠结核等,严重时也可以引起直肠的炎症,引起里急后重感和腹泻以后肛门直肠痛。由于直肠、结肠套叠,直肠内气体或粪便积累,周围血管痉挛,刺激阴部神经而导致的提肛肌的痉挛,出现骶尾部的疼痛,这一症候群,即阴部神经症候群,又称肛提肌痉挛综合征。临床可通过特征性临床表现、钡剂灌肠 X 线摄片、肛门镜、直肠腔内超声、盆腔 CT 及 MRI、肠镜检查、大便细菌检查等相关检查,逐一排除以上疾病,并与溃疡性大肠炎、克隆病、痢疾、肠结核等疾病相鉴别。

2. 肛门瘙痒症　以肛门、阴囊或女阴瘙痒为主要表现,也可发生于其他部位,如手、耳、背部等,瘙痒多呈阵发性,夜间加重,长期搔抓可使肛门皱褶肥厚,部分患者可见肛周放射状皲裂。

七、治疗

肛门直肠神经症是一种由自主神经紊乱、直肠功能失调而产生的具有顽固性、长期性、难治性特点的疾病。若能联合精神心理治疗以及多种躯体疾病治疗,制定合理有效的治疗方案,患者的各方面症状都可得到明显缓解及改善。其中精神治疗是肛门直肠神经症患者各种治疗手段的最重要的一环。

（一）心理治疗

心理治疗是治疗躯体形式障碍的主要手段之一,常用的方法有认知疗法、支持性心理疗法、行为疗法、生物反馈疗法、森田疗法及精神分析法等。这些治疗的目的在于让患者了解疾病的本质,修正患者的观念以及减轻心理社会因素带来的影响,帮助患者对自身的健康和疾病建立一个相对正确的认识,具有一种相对正确的态度,并对自己的情绪反应和行为予以修正。

1. 认知疗法　是帮助患者矫正扭曲的认知,或改变各种不正确的看法,从而达到治疗患者,使患者改善或消除适应不良的情绪和行为。

2. 支持性心理治疗　通过指导、劝解、疏导、鼓励、安慰,达到一定的保证,让患者知道自己不是孤立无援的,树立起战胜疾病的勇气和信心,并进而从超负荷的心理压力下解脱出来,恢复心理的平衡,甚至最终治愈各种症状,这就是支持性心理治疗。

3. 行为疗法　是通过条件反射或学习以及适当的奖励和处罚来改进或改变人的行为,与此同时,人的态度和情感也会随着行为的改变而出现相应的改变。用于治疗神经症的行为疗法主要有:系统脱敏疗法和冲击疗法(暴露疗法)。

4. 生物反馈疗法　是在行为治疗的基础上发展起来的,通常需使用一些治疗仪器,比如肌电生物反馈仪,皮肤电反馈仪等。治疗时将患者体内生理活动的信息、记录下来,并经过仪器放大变成我们可以看见或听见的信号,让患者根据这些信息信号,在一定范围内调节控制自己的生理活动,通过反复学习和训练,患者掌握了这一技术,就可以放松自己,减轻或消除紧张焦虑等各种症状。

5. 森田疗法　森田治疗的理论认为,患者存在某种疑病的素质,总是过分担心自己的健康,同时患者又知道自己的症状是不正常的,力图摆脱它,但又摆脱不掉,循环往复反而进一步造成心理冲突,形成恶性循环。如果让患者在心理上"听其自然",放弃对疾病的抗拒,切断恶性循环,就可以使症状减轻或消失。

6. 精神分析法　传统的精神分析法是让患者自由联想,近年来主要是采用面对面的普通交谈方式,让患者充分表达潜意识中的意念,通俗的说就是倒出灵魂深处的想法,医师经由分析来了解患者的各种欲望和动机,认识患者对挫折、冲突或应激的反应方式,并对患者进行解释和帮助,经过长期的治疗,调整患者的内心世界,消除各种情感疙瘩,促进人格的成熟,提高对现实的适应能力。

（二）药物治疗

1. 药物对症治疗　药物治疗的目的主要是解除患者的焦虑、抑郁情绪和强迫症状等,并可缓解诸如疼痛、紧张、失眠等躯体不适症状,从而为心理治疗打下基础。如精神紧张不安、失眠时,可服用镇静剂,如地西泮(安定)、氯氮草(利眠宁)等;腹痛、腹泻时,可用解痉挛剂;自主神经功能紊乱,可服用维生素 B_1 等。其他的如伴有明显神经精神症状的患者亦可根据相关症状选用对症药物。如对于伴焦虑、抑郁症状以及一些共患疾病的患者,可选用抗抑郁药以减轻和消除疼痛症状,常用的药物 SSRIs、SNRIS、三环类、四环类等;对于出现明显焦虑、紧张、害怕、失眠、激越和自主神经功能亢进等障碍的患者,可采用抗焦虑药,但不宜长期使用,并应根据患者症状的变化,及时减少药物剂量直至停药,常用的抗焦虑药物为苯二氮草类以及其他抗焦虑药;对于一些共患疾病(具有精神病性症状)和一些具有优势观念的患者,可选用抗精神病药物,但在具体使用时,应注意药物的副作用,从小剂量开始,加量慢,给予最低有效剂量进行治疗。

2. 中医中药治疗　在中医学里分属"郁症"范畴,皆因情志抑郁所致。从《黄帝内经》到《本草纲目》,均有相关药物及配方记载。历代医家多从清热利湿、清热疏肝、滋阴安神予以辨证论治。

（1）湿热下注:治宜清热利湿,方用丹栀逍遥散加减、龙胆泻肝汤加减。

（2）清热疏肝:治宜清热润燥、疏肝解郁,方用玉女煎合金铃子散加减。

（3）滋阴安神:治宜滋养阴血、安神定志,方用甘麦大枣汤加当归、白芍、柏子仁、枣仁等安神之品。

（三）针灸治疗

通过穴位注射、电针疗法及常规针刺疗法对可起到调节神经功能,从而达到改善甚至消除患者症状的目的。选择阳陵泉、三阴交、长强、足三里等穴位,强刺激数分钟。人体穴位中的长强穴有丰富的神经分支经过,注射刺激该穴位,可刺激副交感神经兴奋反射性调节交感神经功能,兴奋大脑皮质促进自主兴奋,使感到疼痛的部位受到约束的感觉并消除其他症状。

（四）手术治疗

对于以神经性肛门痛为主要症状的肛门直肠神经症患者,常表现为无名性肛门疼痛,其性质可表现为刺痛、跳痛、坠痛、胀痛或收缩痛等,症状轻者仅为肛门疼痛,重则疼痛连及腰骶。其病因系患者遭受不良因素影响,致精神受到刺激,造成高级中枢神经系统兴奋和抑制过程失调,自主神经功能紊乱,交感神经异常兴奋,使内括约肌处于一种超敏状态,引起内括约肌的异常收缩而导致痉挛性疼痛。其特点为闲暇时易唤起患者的不良记忆,思想作用从而使疼痛发作。当患者处睡眠状态时恰属交感神经支配期,故而有夜间发病被疼醒的现象。临床通过消除炎症刺激虽可减少发作诱因,对减轻症状有一定的作用,但不能根治,易反复发作,在这种情况下可考虑行内括约肌离断术。

肛门直肠神经官能症在肛肠科临床较之其他疾病相对少见,而未被引起足够重视,因此常常因贻误治疗而致病程迁延。仅通过单一方法通常治疗效果不佳,为获得满意疗效,常需采用多方法综合治疗,而心理治疗为整个治疗中的关键。

（黄忠诚　颜伟）

第二节 慢性盆底疼痛综合征

疼痛是一种与客观或潜在存在的组织损伤相关的,或根据这种损伤进行描述的不愉快的感觉和情感体验。广义的盆腔疼痛指脐水平以下任何脏器功能障碍引起的疼痛。慢性盆腔疼痛(CPP)是指由各种功能性和/或器质性原因引起的以骨盆及其周围组织疼痛为主要症状,持续或者反复发作6个月及以上的一组疾病或综合征。慢性盆底疼痛综合征(chronic pelvic pain syndrome,CPPS)是一类临床常见的,涉及泌尿、生殖、神经、肠道、精神和心理等多系统和多学科的慢性疼痛综合征。

CPP 在没有明确的病理改变(如感染、肿瘤、创伤)时,称之为 CPPS。CPPS 与 CPP 均伴有下尿路症状以及肠道、骨盆底、妇科或性功能障碍等多种症状,并且疼痛与消极的认知、行为、性活动及情感有关。如果 CPPS 能确定于某个器官时,以该器官疼痛综合征命名,如:前列腺疼痛综合征、膀胱疼痛综合征、尿道疼痛综合征和(女性)外阴疼痛综合征等;不能定位于某个器官或出现在多个器官时则以 CPPS 命名。因缺乏有效的特异性指标,临床诊断时对上述两种情况进行区别往往比较困难。

CPP 常导致常常导致一个及多个脏器功能紊乱,并与心理异常(抑郁、焦虑)、性虐待及身体虐待引起的一系列躯体症状相关,需要较长时间的药物治疗和介入性治疗,给患者的家庭及社会生活带来不同程度的负面影响。临床常针对引起慢性盆腔疼痛的特异性病因进行治疗,但虽经全面评估,该综合征的病因尚不明确,其病理和临床表现也不一致,这些复合因素的同时存在导致对 CPPS 患者的评估、诊断和治疗非常困难,因此,治疗慢性盆腔疼痛要立足于缓解临床症状。

一、流行病学

慢性盆腔痛有其独特的流行病学特征。据英国一项大型数据库研究资料分析显示,CPPS 的年发病率为 3.8%,美国和法国为 2%,西班牙为 4%,与偏头痛、背痛、哮喘的发病率近似。据国外文献报道,CPPS 在女性中的发病率为 5%;而在患过盆腔炎的女性中,此病发病率可增加到 20%。在 18~50 岁的女性人群中的 CPPS 的发病率约为 15%,占妇科门诊患者的 10%~40%,其中 35% 的患者因慢性盆腔疼痛进行腹腔镜检查,15% 进行了子宫全切术。国外另一项研究显示在基层医疗机构内就诊的育龄期女性中,39% 的人有盆腔疼痛。而在所有医疗机构中的育龄期女性中,有 14.7% 的患者有盆腔痛,尤其多见于 26~30 岁的女性。

临床上尽管大多数盆腔疼痛发生在女性,男性也可能被诊断为慢性盆腔痛。男性患慢性盆腔痛的常见发病原因与女性类似,常与炎症有关,包含慢性非细菌性前列腺炎、慢性睾丸痛和前列腺痛。此外,男性盆腔痛还可见于其他疾病,是男性特有的盆腔痛诱发因素包括泌尿功能障碍和肠易激综合征。国外有关报道证实慢性盆腔痛在男性与女性间的发病率近似。

二、病因及发病机制

CPPS 确切的病因及发病机制目前仍不清楚,可能是免疫、神经和内分泌系统的功能障碍与心理因素之间相互作用的最终结果。

(一)病因

尽管 CPP 可由单一病因造成,但临床上往往为多病因共同作用的结果,相关因素涉及生殖系统、泌尿系统、消化系统、肌肉骨骼系统和心理疾患等方面。在对慢性盆腔痛患者评估时,需要用多种学科综合评价的方法。对于这些患者的诊断和治疗,要综合考虑盆腔器官系统及其他相关系统的相关知识,包括肌肉骨骼,神经系统及精神病等。相当一部分患者可能在不同程度上出现与膀胱、肠道功能障碍、性功能减退等其他系统或全身症状。另外也可能并发抑郁、焦虑以及吸毒等相关问题。盆腔疼痛的性别原因和器官原因见表 19-1 和表 19-2。

表 19-1　盆腔疼痛的性别差异性原因

女性	男性
感染、子宫内膜异位症、痛经(原发性:月经,排卵疼;继发性:肌瘤,子宫内膜异位,IUD),性交困难,单神经病,肌筋膜疼痛,外阴炎,膀胱炎,卵巢遗迹综合征,交感神经介导疼痛,盆腔充血,盆腔纤维化,盆腔神经性张力障碍,特发性盆腔痛	慢性前列腺炎和前列腺痛,睾丸痛间质性膀胱炎,输尿管梗阻
肠易激综合征和其他胃肠道功能紊乱	肠易激综合征和其他胃肠道功能紊乱
性虐待/身体虐待	性虐待/身体虐待
癌症疼痛	癌症疼痛
精神疾患	精神疾患
术后并发症(粘连)	术后并发症(粘连)

表 19-2　盆腔疼痛的器官特异性原因

生殖系统	内脏:子宫,卵巢,膀胱,尿道 躯干:皮肤,外阴,阴蒂,阴道 粘连:子宫内膜异位症,输卵管卵巢炎,生殖系统肿瘤
血管	盆腔静脉扩张/盆腔充血扩张理论
肌肉皮肤	韧带结构,肌肉(梨状肌,腰方肌,骶髂关节,闭孔内肌,耻骨尾骨肌) 骨骼(反射痛),肌筋膜综合征,盆底肌张力/痉挛
脊髓	退行性骨关节病,椎间盘突出症,颈椎病,脊髓/骶骨肿瘤,神经退行性疾病,尾骨痛
神经系统	神经痛/皮神经卡压(下腹部的手术瘢痕),髂腹下神经,髂腹股沟神经,生殖股神经,股外侧皮神经,带状疱疹(带状疱疹感染),脊柱相关神经压迫
胃肠道	肠易激综合征,腹型,癫痫,腹型偏头痛,复发小肠梗阻,疝气
泌尿系统	膀胱功能障碍,慢性(无菌)前列腺炎,慢性睾丸痛和前列腺痛
心理(心理/性别)	焦虑,抑郁,躯体化,物理或性虐待,吸毒成瘾,家庭问题,性功能障碍

(二) 发病机制

CPPS 发病机制可能与以下因素有关。

1. 中枢机制　国外研究显示,CPPS 患者中有心理异常者高达 67%,其中人格障碍为 31%~59%,伴有抑郁和焦虑者为 40%~60%。显而易见,疼痛与精神障碍存在普遍性与共病性,因而 Symreng(2005)推断,疼痛与抑郁(焦虑)可能存在共同的神经解剖通路和神经生理分子机制,可能是中枢抑制系统出现紊乱,致使二者共同的中枢兴奋性增强所致。

(1) Fenton 认为,CPPS 与大脑边缘系统功能异常有关。

(2) Zondervan 等指出,雌激素被认为是抑制阿片介导的应激镇痛,如果一旦卵巢功能障碍,造成雌激素分泌过多,雌孕激素比例失调(如盆腔淤血综合征),当疼痛发生时,女性的丘脑前部,腹侧基底神经节以及杏仁核的阿片受体结合力显著增强,从而提高了大脑对痛觉的敏感度,所以部分女性 CPPS 是大脑痛觉中枢受到高水平的雌激素影响所致。

2. 外周机制

(1) 盆底痉挛:目前,学者们较普遍认为,CPBS 的发病与盆底肌痉挛性收缩有关。盆底痛的产生并非单纯决定于肌细胞的损害,而是肌细胞的机械性和化学的改变兼而有之。

(2) 扳机点(TrP)痛:TrP 是指盆底触诊时发现的压痛小结节,通常它位于一条肌肉紧张带上最敏感的部位。Mense 指出,TrP 的形成是高浓度的内源性致敏物质刺激疼痛感受器反射性地促使传出神经末梢(运动终板)过度释放乙酰胆碱的结果。

3. Fenton BW 研究认为慢性盆腔疼痛与大脑边缘系统功能异常相关。大脑边缘系统功能异常假设的提出是基于对中枢神经系统疼痛传导途径的研究进展,特别是对中枢神经系统中前部皮质腹侧核团、海马及海马扁桃体部慢性疼痛及情感感知性疼痛等边缘系统的研究。

4. Tettambel 认为分娩、妇科腹腔镜手术、剖宫产手术、盆腔炎性疾病、外伤等引起的下腹下神经丛的损伤及由此引起的神经重建可导致慢性盆腔疼痛。

三、分类

慢性盆底痛综合征包括三大类,即慢性盆底肛直肠系统疼痛综合征、慢性盆底尿生殖系统疼痛综合征及盆底-肌肉神经系统疼痛综合征。

1. 妇科良性疾病 子宫内膜异位症、盆腔炎性疾病、盆腔粘连、盆腔静脉淤血综合征、子宫腺肌病、遗留卵巢综合征、残留卵巢综合征、子宫平滑肌瘤、输卵管子宫内膜异位症、肿瘤、输卵管结核、子宫全切术后输卵管脱垂。

2. 消化系统疾病 肠易激综合征、炎性肠病或其他原因引起的结肠炎、感染性肠道疾病、慢性不全性肠梗阻、肿瘤、慢性便秘、憩室炎、疝气。

3. 泌尿系统良性疾病 间质性膀胱炎/膀胱疼痛综合征、反复泌尿系感染、尿道憩室、慢性尿道综合征、膀胱肿瘤、放射性膀胱炎等。

4. 骨骼肌肉系统疾病 纤维肌痛、腹壁肌筋膜疼痛;盆底肌痛(肛提肌或梨状肌综合征);躯体形态发育异常;髂腹下神经、髂腹股沟神经及生殖股神经的神经痛;尾骨疼痛及背部疼痛。

5. 神经系统疾病 神经卡压综合征、神经瘤、扳机点疼痛。

6. 全身性疾病 结缔组织病、偏头痛、急性间歇性卟啉病、神经纤维瘤、淋巴瘤及心理因素均可引发慢性盆腔痛。

四、临床表现

CPP 的临床表现形式多样,可为局限性疼痛、放射性疼痛和/或牵涉性疼痛。放射性疼痛指神经干、神经根或中枢神经受到病变刺激,痛觉沿受累神经向末段传导,常见于椎间盘突出。牵涉性疼痛的解剖学基础为内脏和皮肤的传入神经均汇集至脊髓后角相应节段的神经元,故当内脏病变时,传入神经进入相应脊髓节段皮肤出现的疼痛,多见于深部器官痛。不同系统部位病因引起的慢性盆底疼痛综合征的临床表现各异。

1. 与慢性盆腔底痛综合征有关的妇科疾病

(1) 子宫内膜异位症与慢性盆腔疼痛:子宫内膜异位症是一种常见的合并有慢性盆腔疼痛症状的雌激素依赖性疾病,但其与 CPP 的相关性尚未充分明确。

(2) 盆腔炎性疾病与慢性盆腔疼痛:盆腔炎性疾病(pelvic inflammatory disease,PID)是育龄女性常见的上生殖道感染性疾病,多由逆行性感染引起,包含多种生殖道炎性病变(如子宫内膜炎、输卵管炎、卵巢炎、输卵管-卵巢脓肿、宫旁组织炎、腹膜炎、肝周炎等);主要致病菌为沙眼衣原体和奈瑟氏淋球菌;并发症为输卵管卵巢积水、异位妊娠、不孕和盆腔疼痛。多数 PID 患者盆腔疼痛症状轻微。最新研究显示:人种、婚姻状态、心理健康评分、吸烟及 PID 的患病次数均为 PID 患者出现 CPP 的影响因素。然而,均未发现由淋病奈瑟菌或沙眼衣原体引起的子宫内膜炎与 CPP 存在明确相关性。

(3) 盆腔静脉淤血综合征与慢性盆腔疼痛:盆腔静脉功能不全可导致静脉淤血,造成与下肢静脉曲张相类似的疼痛。盆腔静脉淤血综合征严重影响女性的社会生活和性生活,其主要症状是下腹部持续性或间断性的疼痛超过 6 个月,腹腔内压力增加时可引起或加重疼痛,月经期或劳累后腹痛亦加重,常伴有性交痛、尿频和便秘。妇科检查的典型体征是双合诊时卵巢部位的压痛。盆腔静脉淤血综合征易被误诊,目前主要依靠 B 超测量盆腔静脉的直径和腹腔镜下检查进行诊断。

（4）退化性子宫肌瘤与慢性盆腔疼痛：子宫肌瘤是女性生殖系统最常见的肿瘤，对于周围盆腔脏器可产生压迫而导致坠胀感。生长过快、扭转、绝经期萎缩均可造成子宫肌瘤缺血、变性，继而引起疼痛，疼痛多逐渐发作，或为间歇性。

（5）遗留卵巢综合征与慢性盆腔疼痛：子宫全切术后 CPP 的发生率约为 3%。相关发病机制可能涉及如下方面：卵巢囊性增大，造成卵巢周围炎；增大的卵巢压迫邻近组织；遗留的卵巢还可能向周围组织粘连附着。

（6）残余卵巢综合征：实验证明卵巢皮质被切断血供后仍能存活并继续发挥内分泌功能。因手术困难或其他原因而残余的无血供卵巢皮质，仍可在促性腺激素的刺激下发生功能性的变化，导致粘连部位卵巢残余物的体积增加，压迫邻近组织，引起疼痛。疼痛还常因合并炎症、子宫内膜异位症等而加重。

2. ICS 2002 中有关不同病因所致慢性盆腔底痛综合征临床表现

（1）膀胱疼痛综合征：和膀胱充盈有关的耻骨上区疼痛，常常伴有白天和夜间尿频，而缺乏感染的证据或者明显的病理改变。

（2）尿道疼痛综合征：在排尿时出现的尿道的反复疼痛，常表现为尿频和夜尿频，而缺乏感染的证据或者明显的病理改变。

（3）阴茎疼痛综合征：原发部位在阴茎而不是在尿道的疼痛，常常缺乏感染的证据或者明显的病理改变。

（4）前列腺疼痛综合征：持续的或者反复出现的前列腺疼痛，症状常常提示泌尿道和/或性功能障碍，而缺乏感染的证据或者明显的病理改变。

（5）阴囊疼痛综合征：持续的或者反复出现的阴囊疼痛，症状常常提示泌尿道或者性功能障碍，而缺乏感染的证据或者明显的病理改变。

（6）睾丸疼痛综合征：持续的或者反复出现的睾丸疼痛，症状常常提示泌尿道或者性功能障碍，而没有睾丸、附睾炎证据或者明显的病理改变。

（7）输精管术后疼痛综合征：输精管切除术后阴囊疼痛综合征。附睾疼痛综合征：持续的或者反复出现的附睾疼痛，症状常常提示泌尿道或者性功能障碍，而没有睾丸、附睾炎证据或者明显的病理改变。

（8）子宫内膜炎相关疼痛综合征：在子宫内膜炎存在的情况下，出现的慢性或者反复发作的盆区疼痛，但是子宫内膜炎不能完全解释所有的症状。

（9）阴道疼痛综合征：持续的或者反复出现的阴道疼痛，症状常常提示泌尿道或者性功能障碍，而没有阴道炎证据或者明显的病理改变。

（10）外阴疼痛综合征：持续的或者反复出现的和排尿相关的阴户疼痛，症状常常提示泌尿道或者性功能障碍，而没有炎症证据或者明显的病理改变。

五、辅助检查

CPPS 实验室检查的选择主要依赖于体检的结果，可以从血液检测到影像学评价。这些检测包括血液的检测和培养、妊娠试验、超声检查、CT、MRI 和诊断性神经阻滞。

经阴道超声能够帮助确定盆腔包块的来源、囊性或实性，彩色多普勒还能评价病变部位的血流情况，从而协助盆腔淤血综合征的诊断。MRI 及 CT 对于评价可疑恶性肿瘤、腹膜后病变或小体积肿物有价值。另外，静脉肾盂造影、消化道造影、腹部平片等亦有辅助诊断价值。内镜检查包括腹腔镜、膀胱镜和肠镜。腹腔镜诊断 CPP 的特异性强、敏感性高，其指征中约 40% 为慢性盆腔痛。

六、诊断

基于上述繁多类型的鉴别诊断，很容易意识到盆腔疼痛涉及问题的广泛，需要多学科的医疗人员参与患者的诊治。要有一个多学科小组以多专科会诊为基础，结合各种专科的诊断和治疗手段。小组成员为：

妇科医师,心理学家,物理治疗师,泌尿外科医师,胃肠科医师,神经学家,心理医师,社会工作者,内科医师,普通外科医师和疼痛医师。

慢性盆底疼痛综合征有以下 6 方面的特征:①持续 6 个月或更长时间;②经大多数治疗疼痛未完全缓解;③明显影响生活或工作时的身体功能;④抑郁症状(失眠、体重下降、胃纳差);⑤与病变不相称的疼痛;⑥家庭角色改变。

七、鉴别诊断

慢性盆腔疼痛应与盆腔癌性疼痛相鉴别。慢性不定位性疼痛还应考虑其他与妇科无关的疾病,如结核性腹膜炎、肠粘连、肠道蛔虫症和神经官能症等疾病。心理性慢性盆腔疼痛应与器质性下腹部疼痛相鉴别:器质性下腹部疼痛为锐痛、痉挛性、间歇性、可发生于任何时间、睡眠时可因疼痛而觉醒、沿神经分布途径放射、有典型压痛点、变化较快、可出现快速好转或更加剧烈、在手法检查后产生或加剧、不受情绪影响。心理性盆腔痛为钝痛、持续性发作、往往在觉醒后疼痛、遇有社会心理因素时发作、疼痛部位与神经分布不一致、无放射痛、呈转移改变及弥漫性、长年累月维持同样的疼痛、检查后不会触发或增加疼痛、处理人际关系不当时即会发生。

八、治疗

CPP 是一种常见的疾病,因其病因不明,病史复杂并缺少有效的治疗方法,对医务人员来说是一个重大的挑战。为了有效地治疗患者,正确识别疼痛的类型是绝对必要的。

因此,识别伤害性疼痛,躯体痛和内脏痛对于医师来说非常重要。伤害性疼痛由躯体的疼痛感受器被激活而产生,这些感受器包括温度感受器(感受寒冷和热)、机械感受器(感受拉伸或挤压)和化学感受器。躯体痛可能来自肌肉骨骼系统。它是一种以锐痛为主要表现,可以精确定位,并能够被复制的疼痛。内脏痛常为一种钝痛,常常难以精确定位。神经病理性疼痛是一种独特的疼痛,常表现为烧灼感,麻刺感或电击样疼痛。这种疼痛可来源于外周神经系统或中枢神经系统。神经病理性疼痛也可以被交感神经介导。典型的例子是复杂性区域疼痛综合征。此外,不同的疼痛发生机制可以同时存在,因此患者可能会出现复杂的多重性质的疼痛。同时我们一定要了解内脏的痛觉过敏和内脏牵涉痛。"内脏躯体会聚现象"的发生机制是支配内脏的神经与支配躯体的神经汇聚于同一个脊髓节段。因此,有时很难区别疼痛是来源于内脏还是来源于躯体。本文综述了以往的研究结果,发现只有 15% 的腹痛患者存在准确的器官特异性的诊断,这可以归因于内脏躯体会聚。

(一) 有关 CPPS 的疼痛治疗

确定了疼痛的类型以后,可以针对患者的诊断结论采用合适的治疗方法。

1. 药物治疗　由于引起骨盆痛的原因的多样性,治疗方法需要因病而异。不同类型的药物通过不同的机制来治疗盆腔疼痛,联合用药可能成功地缓解部分 CPP 患者的疼痛。药物治疗既是一门艺术也是一门科学,它方面要平衡药物的副作用,另一方面要获得最大的疗效和患者满意度。

(1) 非甾体抗炎药(NSAIDs):这些药物降低全身前列腺素的产生,对治疗盆腔疼痛有一定作用。由于前列腺素可以保护胃和促进血小板聚集使血液凝固,所以 NSAIDs 可能导致胃溃疡和凝血障碍。因此要关注药物的相互作用,例如抗凝剂华法林,可以增加潜在的或诱发严重的出血风险。非甾体抗炎药可减少肾血流量,影响肾功能。NSAIDs 可拮抗降压药物,使血压升高。

(2) 阿片类药物:阿片类药物常用来治疗许多种疼痛性疾病。但它可产生许多副作用,包括恶心、呕吐和呼吸抑制,并可产生耐药性以及潜在的药物成瘾和滥用等问题。本章将不讨论该种药物对慢性盆腔痛的治疗。

(3) 口服避孕药:口服避孕药通过另一种机制来治疗盆腔疼痛。有些女性可能会有周期性盆腔痛,这种疼痛与排卵、子宫内膜异位、经前期综合征(PMS)的种严重表现经前烦躁症(PMDD)有关。通过激素调节来阻止排卵,这种类型的疼痛可能会减轻。OCP 和 NSAIDs 的共同使用可以提高慢性盆腔痛的疗效。尽管目前有各种 OCP 剂型可供选择,建议应用之前,咨询妇科医师,以挑选最合适的 OCP 剂型。

（4）抗抑郁药:抗抑郁药的镇痛效果来源于单胺再摄取抑制作用机制的假说,它能增加 5-羟色胺 (5-HT)去甲肾上腺素(NE)的可利用性,增强脊髓下行抑制通路,同时抑制伤害性信息的上行传递功能。但这些机制的病理生理仍有进一步探索的空间。

（5）抗惊厥药:在治疗神经病理性疼痛时,抗惊厥药有显著的作用。有大量的研究比较了抗惊厥药 (加巴喷丁)、抗抑郁药(阿米替林)以及它们联合用药时对神经病理性神经痛的疗效。结果表明,治疗女性 CPP 时,单独应用加巴喷丁或者与阿米替林联合用药的疗效都优于单独应用阿米替林。此外,单独应用抗惊厥药治疗的副作用也较小。

2. 介入治疗　如果神经阻滞能肯定地暂时使症状缓解,则可以应用脉冲射频神经调节或神经毁损术来达到长期缓解疼痛的目的。通常情况下,神经化学毁损术的适应证是癌症疼痛。在进行任何介入治疗时,都要注意安全性和无菌操作。

常用的介入治疗有以下几种:触发点注射/A 型肉毒毒素;外周神经阻滞(腹股沟神经/生殖股神经/阴部神经);硬膜外类固醇注射(胸段/腰段/尾段);交感神经阻滞(下腹下丛/奇神经节);脊髓电刺激;鞘内药物输注泵植入。

3. 疼痛的作业治疗　与治疗其他的疼痛综合征一样,CPP 可进行多模式治疗。除药物和介入治疗外,康复医学范畴内的作业治疗是一种有效的治疗方式。随着作业替代疗法越来越普及,在美国已有 1/3 以上的人在使用这些方法。这些方法包括利用物理治疗、心理咨询、行为放松、按摩、热疗、冰疗、电刺激、针灸、镁剂治疗、口服维生素 B_1、咨询服务和矫正装置等对患者进行辅助治疗,但这些方面仍有待医疗团队做进一步探索。对由原发性痛经引起的 CPP 患者进行每天 12 小时的局部 38.9℃ 的热敷可以产生和口服布洛芬同样的治疗效果。在一项对 556 例患者进行的研究中,每天以维生素 B_1(100mg)进行疗程为 90 天的治疗,在 2 个月后疼痛的治愈率达到了 87%。盆底按摩可以减少盆底肌张力,用于治疗有排尿里急后重或尿频症状的间质性膀胱炎患者也是有效的。对这些疗法的进步临床探索会有很好的前景。

4. 经皮神经电刺激疗法(TENS)　该疗法在现今实践中越来越受欢迎。经皮神经电刺激装置包含有放大器和电极脉冲发生器,用来提供连续或间断的神经电刺激从而缓解疼痛。这种积累刺激使脊髓传入神经活化,从而激活抑制性环路。每日的刺激时间根据患者疼痛情况而定,一般推荐每天两次,每次 30 分钟至 2 小时。通常,病患可在 0~100Hz 对刺激频率进行调节。研究表明,提供适度的经皮神经电刺激治疗可以缓解患者的疼痛感。当然适当的咨询服务、设备使用的培训、选择适合的患者均是治疗显效的必不可少的要素。

5. 针灸治疗　多用于辅助治疗,仅在美国,每年有 200 万人接受此治疗。针灸是使用金属针穿透皮肤刺激体内的特定点,其镇痛机制包括神经体液机制,即通过释放内源性阿片类物质和单胺类物质对脊髓背角神经元持续抑制。2001 年,一个针对 32 000 名医师和物理治疗师进行的前瞻性咨询研究认为,针灸疗法的副作用很少。使用针灸一年内,91% 的人 CPP 症状有所缓解,41% 的人减少了镇痛剂的使用。一项多中心的临床研究评估了针灸、规律的锻炼、标准化的医学治疗用于治疗女性盆腔相关疼痛的疗效,结果认为把针灸治疗和标准化的医学治疗结合在一起后所获得的疗效会更好。对于盆腔疼痛的经典针灸穴位评估揭示了所选择的针灸治疗穴位事实上就是盆腔疼痛的触发点。同时,患者的合理的期望值以及执业医师的行为能像安慰剂一样减少患者疼痛。事实上,有些人认为针灸有"增强安慰剂的效果"。因此,对于针灸镇痛疗效的评估还有很多值得探索的地方。

（二）针对不同病因所致 CPPS 的治疗

1. 慢性盆底-肛直肠系统疼痛综合征　肛管-直肠部位的疼痛包括慢性肛门痛和痉挛性肛门痛两类,前者又分为肛提肌综合征和非特异性肛门直肠痛。它们都是非器质性疾病引起的疼痛,故称功能性肛门直肠痛(FARP),已列入 2006 年的罗马Ⅲ诊断标准。

（1）慢性肛门痛诊断标准（必须包括以下所有条件）：慢性或复发性直肠疼痛；发作持续至少20分钟；排除导致直肠疼痛的其他原因，如缺血、炎性肠病、隐窝炎、肌间脓肿、肛裂、痔疮、前列腺炎及尾骨痛。（诊断前症状出现至少6个月，近3个月满足标准）肛提肌综合征诊断标准：符合慢性肛门痛诊断标准且向后牵拉耻骨直肠肌时有压痛；非特异性肛门直肠痛诊断标准：符合慢性肛门痛诊断标准，但向后牵拉耻骨直肠肌时无压痛。

（2）痉挛性肛门痛（必须包括以下所有条件）：反复发生的肛门或下段直肠疼痛；发作持续数秒至数分钟；在发作间期无肛门直肠疼痛。在科研中满足标准的发病时间为3个月，但用于临床诊断和评估时，发病时间可不足3个月。

1）慢性肛门痛：可以由肛门和直肠的局部病变所致，也可以是来源于泌尿生殖道和脊髓腰骶段的牵涉痛。有报道，24%难治性慢性肛门痛的患者与阴部神经痛有关，使用治疗神经性疼痛的药物有良好的疗效。用局部麻醉药物阻滞阴部神经可以评估阴部神经在慢性疼痛综合征中起的作用。慢性非特异性肛门疼痛被认为与异常肛直肠压力有关，可能是肛门外括约肌功能障碍造成的。在这些患者中采用生物反馈训练可以收到效果。

2）痉挛性肛门痛：又称一过性肛门直肠痛、阵发性肛门直肠痛、肛门部假性神经痛。1935年Thaysen命名为痉挛性肛门痛。痉挛性肛门痛是一种急性、一过性的持续数秒钟到20~30分钟的直肠痛。家族性的痉挛性肛门痛可见于报道，故采集家族史非常重要。

有很多简单有效的措施可以解除痉挛性肛部痛患者的疼痛急性发作：进食或饮水、手指扩张、做排便动作或灌肠、热水坐浴及按摩会阴区。很多患者报告向会阴部加压可使疼痛缓解，他们常常蹲坐在一只脚的足跟上起到向会阴部加压的作用。或按摩耻骨直肠肌每天50次，按摩力的强度基于患者的忍受程度，疗程3~4周。若患者对以上治疗无效，Sohn等建议用特种直肠探头在直肠内作强力电刺激，使肛提肌过度疲劳，打断恶性循环，这种治疗无副作用，成功率为60%~94%，复发率低。有25%长期无症状，再次治疗仍有效在一些无对照报道中采用过很多药物，抗痉挛药物、硝酸甘油、硝苯地平、卡马西平、地尔硫草和沙丁胺醇等。Eckhardt等随机对照交叉试验中发现沙丁胺醇吸入可以显著缩短疼痛的持续时间。因为这是药物治疗痉挛性肛门痛的唯一的对照研究，而且使用相对方便，所以在疼痛即将发作时，沙丁胺醇是首选的治疗药物。应该让患者清楚认识到这种疼痛虽然相当麻烦，强度剧烈，VAS评分10分，但不是致命的，而且随时间变化可以缓解。可以采用心理学检查，以查明是否有抑郁症状。

2. 慢性盆底-尿生殖系统疼痛综合征

（1）痛性膀胱综合征：包括间质性膀胱炎和感染性膀胱炎。间质性膀胱炎治疗方法同第十二章第十七节内容。感染性膀胱炎的症状为耻骨上痛、排尿痛、尿频、尿急，伴脓尿和尿培养阳性。这些症状反映了细菌感染，应用抗生素有效。

（2）尿道疼痛综合征：这类综合征是以尿频、尿急、排尿困难为特点，有时伴耻骨上区和背部的疼痛以及尿踌躇，而没有客观异常表现。没有器质性疾病的证据，尿培养往往阴性。多种药物及有创治疗可用于尿道综合征，可采用膀胱内滴注多种抗炎药物或者腐蚀性物质，以及全身应用抗胆碱能药物、α-肾上腺素能受体阻断药、肌松药物等。骨骼肌松弛剂或者电刺激联合生物反馈疗法有较高的成功率。

（3）男性慢性盆底痛综合征

1）睾丸痛：对于慢性睾丸痛，如果病因明确，首先需针对病因进行治疗。精索静脉曲张、睾丸鞘膜积液极少造成慢性睾丸痛，而往往是无意中发现。慢性睾丸疼痛的传统治疗主要是抗生素和非甾体消炎药，旨在治疗可能存在的炎症过程。小剂量抗抑郁药、抗惊厥药、细胞膜稳定剂、阿片类药等通常对慢性睾丸痛也有效，在一部分怀疑交感神经引起的睾丸疼痛综合征患者中，通过局部麻醉药持续阻滞腰交感神经或口服抗交感类药物可以显著缓解疼痛。

2）前列腺疼痛综合征在泌尿科，没有明确疼痛感染和炎症病因的前列腺疼痛综合征占55%。50岁以下男性最常见。其主要临床表现是长期的尿急、排尿困难、尿流不畅以及会阴区不适和疼痛，前列腺液化验没有细菌和脓细胞。除了会阴区域的疼痛,患者往往主诉疼痛放散到下背部、耻骨上区和腹股沟区。和慢性睾丸痛不同,前列腺痛的患者可以有射精疼痛。虽然没有感染存在的证据,最常采用的治疗方法还是抗生素。某部分前列腺痛的患者尿流动力学异常,提示交感张力过高。口服 α 受体阻滞剂在改善排空功能的同时也可以改善疼痛;但是往往因为低血压等并发症使其应用受限制。有学者认为,前列腺痛患者盆底肌张力增高,盆底松弛措施和肌肉松弛药物对患者症状改善明显。治疗包括调整盆底的生物反馈、药物治疗和骶神经前根刺激。

(4)女性慢性盆底痛综合征

1)外阴痛综合征:1984 年,外阴疾病国际研究学会将外阴痛定义为慢性外阴部位不适,以患者主诉外阴区域烧灼样、针刺样的感觉。外阴痛包括多个亚型(组):外阴皮肤病、周期性外阴阴道炎、外阴前庭炎、外阴乳头状瘤病以及外阴区感觉迟钝。

外阴前庭炎的治疗比较困难,比较近期的一个研究认为,通过低草酸盐饮食和枸橼酸钙治疗后,75%的患者成功解除疼痛。83%的外阴前庭炎患者可以通过盆底肌肉的生物反馈治疗改善疼痛。比较温和的氢化可的松乳剂、软膏或雌激素软膏外用于阴道入口可减轻疼痛。在症状比较轻的外阴前庭炎患者,局部使用4%利多卡因溶液就足以顺利性交,而且没有明显不适。局部注射 γ 干扰素可以使50%患者疼痛减轻或完全消失。异丙肌苷能增强免疫功能,能改善60%患者的疼痛症状。

2)引起慢性盆底痛的妇科疾病:临床上,此类疾病很多,包括子宫内膜异位症、盆腔炎性疾病、盆腔静脉淤血综合征、遗留卵巢综合征、残留卵巢综合征以及输卵管结核等。慢性盆底痛可能是一个疾病的症状或是一个症状的一个部分。

子宫内膜异位症相关性疼痛:子宫内膜异位症是在子宫宫腔外出现的异位的子宫腺体和基质。这些患者可直到怀疑不育才出现症状。治疗包括药物及手术治疗。药物治疗包括口服避孕药、达那唑、醋酸甲羟孕酮、促性腺激素类似物。外科治疗目的是保存正常的宫腔解剖和去除凝固的、液化的增生异位子宫内膜。

盆腔淤血综合征相关性疼痛:盆腔淤血综合征见于绝经前期女性,因此提示性激素与血管扩张有关。该综合征常见的症状为盆腔的钝痛和酸痛,在站立、走路及举物时加重,而在平卧时减轻。另一个常见的症状是性交困难。外科治疗包括子宫切除和卵巢静脉结扎术。药物治疗包括口服避孕药,以抑制卵巢功能,以及间断应用 NSAIDS 药物和抗生素治疗。卵巢静脉的介入栓塞治疗也取得了一定的成功。

原发性痛经相关性疼痛:原发性痛经是绝经前期女性最常见到的阵发性盆腔痛,主要由经期子宫内膜释放前列腺素所致,常为下腹部、下腰部和腹股沟出现经期疼痛。绞痛常伴有恶心、呕吐、头痛、稀便和乏力。原发性痛经的治疗包括非甾体抗炎药和口服避孕药,80%患者对非甾体抗炎药有效。对非甾体抗炎药和口服避孕药无效的患者,可采用其他抑制月经激素的方法。继发性痛经应查明病因再进行治疗。

3. 慢性盆底-肌肉神经系统疼痛综合征

(1)尾骨痛:Simpson 首先采用尾骨痛来描述特征性的位于尾骨区触痛和疼痛的慢性疼痛综合征,坐位时加重,常见于女性和虚弱的老年人部分患者有尾骨部位外伤史,往往是坐姿时摔倒或是产伤,慢性尾骨创伤可能是由于不良的坐姿持续压迫尾骨。痛多在晚上发生或突然发生,在盆腔部有重力感,烧灼感,并有里急后重,疼痛可因大便或久坐而加重,故多见于长期看电视过久发生的尾骨痛有人称"电视臀",女性2倍于男性。一般先采用保守疗法。外科手术用于保守疗法无效的患者。告诫患者改良坐位姿势和改善坐垫。如果是尾骶关节脱位可用手法复位,经肛门直肠做局部轻柔按摩。内服非甾体抗炎药物如布洛芬局部封闭。6~8 个月后有效率可达88%。手术治疗采取尾骨切除术。如果是由损伤引起,治愈率可高达95%以上,手术适应证如下:①尾骨可移动;②移动尾骨时可以感知捻发音或其他响声;③尾骶关节压痛;④肛门收缩时尾骨部疼痛加剧。支持性精神治疗有帮助,特别是对恐癌症患者,Maory 用各种抗抑郁药治疗,57%在 6 个月后全部症状消失。若各种治疗都无效,可考虑骶神经根切断术。

(2)会阴部神经痛:本病主要发生于做过盆腔脏器手术的女性,50 岁以上多见,常有不安及恐癌症。

肛管、肛门手术甚至腰椎手术后也可诱发。骶神经根受压、盆神经缺血、泌尿器官症状等都是神经痛发病因素。抑郁症或癔症的精神症状有时可致真正的精神性疼痛。少数患者有紧张性头痛伴有直肠症状,这类患者又称为"头臀综合征"。检查无阳性体征可见。本病治疗以精神疗法为主。镇痛药物无效。

(3) 肛提肌痉挛综合征相关性疼痛:此类综合征是以排便困难、直肠疼痛为主要症状的综合征。多数由于盆部或生殖器官感染或会阴部外伤所致,但通常找不到明显病因。本病以女性较多见,在 40~60 岁时多发。患者述说他像是坐在一个"火球"上。疼痛可以位于直肠左右两侧。但通常位于左侧单侧。发生的机制不明。治疗包括热水坐浴,肛管按摩,会阴部热疗,局部注射皮质类固醇类药物,短期应用地西泮后 87% 的患者可缓解,12% 可复发。在痉挛发作时用电刺激以阻断其痉挛周期,有效率达 40%~90%。但是耻骨直肠肌电刺激法一般在出现症状后的 6 个月内治疗效果较好,若症状平均已存在 2 年或更长时间,其效果很差,骨骼肌松弛药例如美索巴莫 75mg,3 次/d,15% 的患者可获得一定的症状缓解。

(4) 会阴下降综合征相关性疼痛:患者奋力排便(摒便)时盆底肌肉张力减低,整个盆底显著降低。排便后直肠前壁黏膜臃垂于肛管。粗大的黏膜塞在肛管引起一种有很多粪便停于直肠的感觉,诱使患者进一步摒便,因而随着盆底下降牵拉神经,引起失禁并促发会阴部疼痛。临床表现为排便不尽感并有黏液排出。另一特征是肛门直肠部疼痛。疼的位置难以确定,长时站立或久坐疼部疼痛。平卧时减轻,疼痛与排便无关。首先保守治疗。给患者讲解摒便与发病的关系,养成不摒便的习惯,给刺激性坐药,或亲水性药物,使排便稍可畅快,保守无效时可以用外科手术修复(Sullivan 手术)。可采用直肠前壁黏膜套扎,切除或注射硬化剂能收到一定的疗效。

(5) 肛门内括约肌肥厚相关性疼痛:近年来,经肛门超声内镜检查发现一些特发性肛门痛患者家族,这些患者有内括约肌肥大,其肛门痛多在夜间发生。括约肌侧向切开术,减轻疼痛的效果肯定。

(三) CPPS 的心理治疗

生物-心理社会医学模式认为慢性疼痛所表现的功能异常是生理因素、心理因素、社会环境因素共同作用的结果,所有慢性疼痛均可导致心理性疾病,同时心理性疾病也可导致躯体功能的异常。医务人员必须认识到 CPPS 患者往往对自己的疼痛羞于启齿。而且他们更不希望自己是因为身心和心理因素才造成的慢性疼痛表现,或者说是癔症。他们也害怕性生活受到影响,因为盆底疼痛直接影响生殖器或者疼痛区域靠近生殖器,这会使患者感到不安。尤其曾有过性创伤其抵制心理治疗的可能性极大。考虑到心理因素在慢性盆腔痛患者治疗中的作用,这种反应并不令人惊讶。因此,对于主诉为慢性盆底痛患者,应仔细地询问患者的生活环境和生活习惯的特殊性,慎重地考虑他们的生活方式与疼痛之间的关系。这不仅可帮助临床医师更清楚地找到疼痛的发病原因,而且还可增加患者对致病因素的认识和对治疗的配合。一般情况下若疼痛持续 3~6 个月,患者有可能对药物、手术、理疗均无明显疗效,并且患者常常伴有情绪低落。

各种各样的心理治疗是基于个性化原则的,方法包括行为治疗、放松疗法、意向引导、自我假设、呼吸训练和生物反馈。其他对于慢性盆腔痛有效的方法还包括成组治疗、成对治疗和性治疗。邀请心理学家参与生物-心理-社会医学模式的治疗非常重要。心理学家通常会为慢性盆腔疼痛患者提供心理评估数据表心理干预方法,告知患者应激和情绪变化会对神经系统和肌肉的功能产生影响并导致疼痛。当患者通过医师的教育充分意识到情感因素导致的躯体功能的变化,患者能更加有效地控制其情绪的变化从而减轻疼痛。同时心理学家为医务工作者提供影响治疗策略制定的信息,最重要的是选择药物使用的最佳时机以提高药物治疗的效果。心理治疗的方法包括心理咨询、行为干预、放松训练、自我催眠、焦虑抑郁情绪的控制、积极情绪的培养、个体和夫妇间的性指导治疗和认知法等。治疗过程分为心理咨询、技能学习、行为调节及调节后的维持等阶段。

对于 CPP 的综合学科治疗法涵盖了妇科、心理、饮食和物理治疗等多个领域,这些领域的治疗效果有时反而比单纯的药物和外科手术治疗还有效。由于盆腔疼痛往往难以诊断和治疗,这就造成了此类患者缺乏应有的社会支持,因此,合理应用诊断方法和神经阻滞对多种器官系统做全面评估就显得十分重要循证医学更进一步支持,使用三环类抗抑郁药、抗惊厥药和阿片类药物对 CPP 的治疗有效。

CPPS 是一个很复杂的生理过程,机体内许多生化物质,包括无机离子多种神经递质、神经肽,还有多种中枢系统内的受体都参与疼痛的产生,但其机制十分复杂,目前尚未研究清楚,因而现有的治疗方法多种多样,而结果不尽人意。因此对于 CPPS 患者最好的诊断和治疗方法是多学科治疗,需要妇产科、泌尿外科、胃肠科、直肠科、神经科、疼痛科、心理学、精神病学和理疗科等多方面专家的齐心协力。

(黄忠诚　颜伟)

第三节　盆底癌性疼痛的处理

疼痛是癌症患者最普遍和痛苦的症状之一,严重地影响癌症患者的生活质量。癌性疼痛一般是指由肿瘤直接引起的疼痛。肿瘤侵犯或压迫神经根、神经干、神经丛或神经;侵犯脑和脊髓;肿瘤侵犯骨膜或骨骼;侵犯实质性脏器及空腔性脏器;侵犯或堵塞脉管系统;肿瘤引起局部坏死、溃疡、炎症等;在上述情况下均可导致严重的疼痛。在肿瘤治疗过程中所引起的疼痛,也被认为是癌性疼痛。盆腔恶性肿瘤患者晚期常常出现下腹部和/或腰背部顽固性剧痛,称为盆腔癌性疼痛,其严重影响患者的生活质量。如果疼痛得不到缓解,将使患者感到不适并极大地影响其活动、积极性、与家人和朋友的交往以及生活质量。越来越多的证据显示,肿瘤患者的生存期与疼痛控制相关。

一、流行病学

研究示初诊癌症患者的疼痛发生率约为 25%,而晚期癌症患者的疼痛发生率可达 60%~80%,其 1/3 的患者为重度疼痛。如果癌症疼痛(以下简称癌痛)不能得到及时、有效的控制,患者往往感到极度不适,可能会引起或加重其焦虑、抑郁、乏力、失眠以及食欲减退等症状,显著影响患者的日常活动、自理能力、社会交往和整体生活质量。因此,在癌症治疗过程中,镇痛具有重要作用。有 Meta 分析显示,59% 的癌症患者在癌症治疗的过程中出现疼痛,有 64% 的晚期癌症患者遭受着疼痛的困扰,有 33% 的患者治疗后依然会发生疼痛。

二、病因与发病机制

1. 伤害感受性疼痛发病机制　因有害刺激作用于躯体或脏器组织,使该结构受损而导致的疼痛。伤害感受性疼痛与实际发生的组织损伤或潜在的损伤相关,是机体对损伤所表现出的生理性痛觉神经信息传导与应答的过程。伤害感受性疼痛包括躯体痛和内脏痛。躯体痛常表现为钝痛、锐痛或者压迫性疼痛,定位准确;而内脏痛常表现为弥漫性疼痛和绞痛,定位不够准确。

2. 神经病理性疼痛发病机制　由于外周神经或中枢神经受损,痛觉传递神经纤维或疼痛中枢产生异常神经冲动所致。神经病理性疼痛可以表现为刺痛、烧灼样痛、放电样痛、枪击样疼痛、麻木痛、麻刺痛、幻觉痛及中枢性坠胀痛,常合并自发性疼痛、触诱发痛、痛觉过敏和痛觉超敏。

3. 急性疼痛和慢性疼痛发病机制　癌症疼痛大多数表现为慢性疼痛。慢性疼痛与急性疼痛的发生机制既有共性也有差异。慢性疼痛的发生,除伤害感受性疼痛的基本传导调制过程外,还可表现出不同于急性疼痛的神经病理性疼痛机制,如伤害感受器过度兴奋、受损神经异位电活动、痛觉传导中枢机制敏感性过度增强、离子通道和受体表达异常、中枢神经系统重构等。与急性疼痛相比较,慢性疼痛持续时间长,机制尚不清楚,疼痛程度与组织损伤程度可呈分离现象,可以伴有痛觉过敏和异常疼痛,常规镇痛治疗往往疗效不佳。

三、临床表现

临床上可因癌症发生骨转移、压迫硬膜外脊髓、侵犯神经、累计臂丛和腰骶丛而引起癌痛。其中临床证实的骨转移瘤占癌症患者的 1/3,而占癌症患者尸体解剖者的 2/3。因此,毫无疑问,骨浸润是癌痛的最常见原因。最容易转移到骨骼的肿瘤包括多发性骨髓瘤、乳腺癌、前列腺癌和肺癌。但当考虑疼痛是否为骨肿瘤引起时,临床医师应注意排除是否为邻近结构的牵扯痛。

癌肿引起硬膜外脊髓压迫时引起的癌痛,几乎均以疼痛为首发症状,疼痛可局限于脊柱中线位置,也可伴有神经根损伤引起的无力和刺痛。疼痛一般为钝痛,有规律性,随时间延长而加剧,且常因卧位或疲劳而加重。

癌肿侵犯神经时引起的癌痛,肿瘤侵犯或压迫躯体神经一般可引起持续性烧灼样疼痛及感觉迟钝,且常伴有间歇性刺痛。常有弥漫性痛觉过敏灶局限性感觉缺失,如果病变影响到运动神经则表现为肌无力及肌萎缩。

癌肿累及腰骶丛时引起的癌痛出现后数周到数月内发展为明显的无力和麻木。反射不对称及轻微的感觉运动障碍为相对早期的体征,而阳痿和大小便失禁很少出现。怀疑神经丛病变时必须与脊髓压迫马尾综合征及脑脊膜转移瘤相鉴别。肿瘤累及骶丛多伴有持续性重度下背部疼痛,且常进展为会阴部感觉缺失及大小便功能障碍,平片、断层摄片及放射性骨扫描常能显示骶骨肿瘤浸润。在此类情况下,对症治疗尤为重要。因为持续性疼痛很可能使患者失去活动能力、产生抑郁及患静脉血栓、压疮的危险性增加。

四、诊断

应该对癌症患者进行疼痛筛查,在此基础上进行详尽的癌痛评估。癌痛评估是合理、有效进行镇痛治疗的前提,应当遵循"常规、量化、全面、动态"的原则。

1. 主诉　疼痛程度分级法主要是根据患者对疼痛的主诉,可将疼痛程度分为轻度、中度、重度三类。

（1）轻度疼痛:有疼痛,但可忍受,生活正常,睡眠未受到干扰。

（2）中度疼痛:疼痛明显,不能忍受,要求服用镇痛药物,睡眠受到干扰。

（3）重度疼痛:疼痛剧烈,不能忍受,需用镇痛药物,睡眠受到严重干扰,可伴有自主神经功能紊乱或被动体位。

2. 数字模拟量表　使用一个被认证的评估量表来持续地评估疼痛剧烈程度能够提供关于患者疼痛强度随时间推移而变化的线索。评估量表也有助于疼痛治疗。每次评估应该采用相同的评估表。数字模拟量表是最简单的。患者用一个有十一个点的量表估计疼痛剧烈程度,即 0 代表没有疼痛,10 代表最剧烈的疼痛。

五、鉴别诊断

临床上盆底癌性疼痛需与以下盆底非癌性疼痛相鉴别:慢性盆腔炎症、慢性盆底疼痛综合征（CPPS）、盆腔创伤后、盆腔瘀血、盆底松弛、非器质性盆腔痛、性刺激失调、肠激惹综合征指累及小肠和大肠的运动功能紊乱、肌肉骨骼异常、泌尿系统疾病、心理性因素等。

六、治疗

在 1988 年,世界卫生组织对于癌症疼痛的治疗首次提出加拿大的三阶梯法,皇家医师学院的疼痛治疗指导方针和欧洲协会的姑息治疗都是以世界卫生组织的指导方针为依据,目前,三阶梯法是世界卫生组织公共健康首发的全世界治疗癌症疼痛的基石。这个阶梯法提供了一个临床上有用的方案,对可用的镇痛药分类并且根据患者的疼痛程度指导最初镇痛药的选择。如果疼痛轻微（1/10～3/10）,镇痛药物可从一阶梯选择。如果疼痛中等（4/10～6/10）,患者可以从二阶梯开始选用镇痛药物。如果疼痛剧烈（7/10～10/10）,患者可从第三步开始选用阿片类镇痛药物。在任意一步,都能添加辅助镇痛药以便优化疼痛控制效果。

目前临床治疗盆腔癌痛的方法很多,大多数瘤痛患者采用药物治疗。对于经过规范的药物治疗后仍不缓解的顽固性癌痛,或因严重的副作用不能继续药物治疗的患者,需要采用除药物治疗以外的其他治疗方法。国外有报道采用上腹下神经丛毁损术治疗盆腔癌性疼痛,国内应用较少。

(一) 治疗原则

癌痛应当采用综合治疗的原则,根据患者的病情和身体状况,应用恰当的镇痛治疗手段,及早、持续、有效地消除疼痛,预防和控制药物的副作用,降低疼痛和有关治疗带来的心理负担,提高患者生活质量。

(二) 治疗方法

1. 病因治疗　即针对引起癌痛的病因进行治疗。癌痛的主要病因是癌症本身和/或并发症等引起;需要给予针对性的抗癌治疗,包括手术、放射治疗、化学治疗、分子靶向治疗、免疫治疗及中医药等,有可能减轻或解除癌症疼痛。

2. 药物治疗　癌痛药物镇痛治疗的五项基本原则如下:①口服给药。②按阶梯用药。③按时用药。④个体化给药。⑤注意具体细节。

(1) 非甾体类抗炎药和对乙酰氨基酚是癌痛治疗的常用药物。不同非甾体抗炎药有相似的作用机制,具有镇痛和抗炎作用,常用于缓解轻度疼痛,类镇痛药用药剂量,不得增加非甾体类抗炎药物和对乙酰氨基酚剂量。

(2) 阿片类药物是中、重度癌痛治疗的首选药物。对于慢性癌痛治疗,推荐选择阿片受体激动剂类药物。长期使用阿片类镇痛药时,首选口服给药途径,有明确指征时可选用透皮吸收途径给药,也可临时皮下注射用药,必要时可以自控镇痛给药。

(3) 辅助镇痛药物,顾名思义能够辅助性增强阿片类药物的镇痛效果,或直接产生一定的镇痛作用;包括抗惊厥类药物、抗抑郁类药物、皮质激素、N-甲基-D-天冬氨酸受体(NMDA)拮抗剂和局部麻醉药等。辅助镇痛药常用于辅助治疗神经病理性疼痛、骨痛和内脏痛。辅助用药的种类选择和剂量调整,也需要个体化对待。

3. 非药物治疗　用于癌痛治疗的非药物治疗方法,主要有介入治疗、放疗(姑息性镇痛放疗)、针灸、经皮穴位电刺激等物理治疗、认知-行为训练以及社会心理支持治疗等。适当地应用非药物疗法,可以作为药物镇痛治疗的有益补充;而与镇痛药物治疗联用,可能增加镇痛治疗的效果。介入治疗是指神经阻滞、神经松解术、经皮椎体成形术、神经损毁性手术、神经刺激疗法以及射频消融术等干预性治疗措施。硬膜外、椎管内或神经丛阻滞等途径给药,可通过单神经阻滞而有效控制癌痛,有利于减轻阿片类药物的胃肠道反应,降低阿片类药物的使用剂量。介入治疗前,应当综合评估患者的体能状况、预期生存时间、是否存在抗肿瘤治疗指征、介入治疗适应证、潜在获益和风险等。放疗(姑息性镇痛放疗)常常用于控制骨转移或者肿瘤压迫引起的癌痛。

目前临床治疗盆腔疼痛的方法很多,大多数癌痛患者采用药物治疗。对于经过规范的药物治疗后仍不缓解的顽固性癌痛,或因严重的副作用不能继续药物治疗的患者,需要采用除药物治疗以外的其他治疗方法。如上腹下神经丛毁损术治疗盆腔癌性疼痛。

国内外有文献报道,交感神经阻滞能够缓解内脏疼痛。其中腹腔神经丛阻滞和上腹下丛阻滞分别对腹部及盆腔内脏疼痛具有较好疗效。国内外多数学者选择无水乙醇进行永久性阻滞,从而阻断疼痛向中枢的传导通路,达到长时间缓解疼痛的目的。无水乙醇对神经细胞及周围神经纤维的破坏作用表现为:神经元核仁和尼氏小体减少或消失,有髓神经纤维脱髓鞘,神经元和神经纤维变性,丧失正常传导功能。

(黄忠诚　颜伟)

【参考文献】

[1] 宋太平,巩跃生,魏淑娥. 新编大肠肛门病学[M]. 北京:人民卫生出版社,2018:934-935.

[2] ZHANG R,CHOMISTEK A K,DIMITRAKOFF J D,et al. Physical activity and chronic prostatitis/chroni pelvic pain syndrome [J]. Med Sci Sports Exerc,2015,47(4):757-764.

[3] MOAYEDNI A A,HAGHDANI S,KHOSRAWI S,et al. Long-term effect of extracorporeal shock wave therapy on the treatment of chronic pelvic pain syndrome due to non bacterial prostatitis[J]. J Res Med Sci,2014,19(4):293-296.

[4] MELLADO B H,FALCONEA C,POLI-NETOO B,et al. Social isolation in women with endometriosis and chronic pelvic pain [J]. Int J Gynaecol Obstet,2016,133(2):199-201.

[5] MAGISTRO G,WAGENLEHNER F M,et al. Contemporary management of chronic prostatitis/chronic pelvic pain syndrome [J]. Eur Urol,2016,69:286-297.

[6] GYANG A,HARTMAN M,LAMVU G. Musculoskeletal causes of chronic pelvic pain:what a gynecologist should know[J]. Obstet Gynecol,2013,121(3):645-650.

[7] PASTORE E A,KATZMAN W B. Recognizing myofascial pelvic pain in the female patient with chronic pelvic pain[J]. J Obstet Gynecol Neonatal Nurs,2012,41(5):680-691.

[8] TOYE F,BARKER K. A meta-ethnography of patients' experiences of chronic pelvic pain:struggling to construct chronic pelvic pain as 'real'[J]. J Adv Nurs,2014,70(12):2713-2727.

[9] CROFTS M,MEAD K,PERSAD R,et al. An evaluation of a dedicated chronic pelvic pain syndrome clinic in genitourinary medicine[J]. Sex Transm Infect,2014,90(5):373.

[10] CHEN X,HU C,PENG Y,et al. Association of diet and lifestyle with chronic prostatitis/chronic pelvic pain syndrome and pain severity:a case-control study[J]. Prostate Cancer Prostatic Dis,2016,19:92-99.

[11] SHIN J H,LEE G. Seasonal changes in symptoms in patients with chronic prostatitis/chronic pelvic pain syndrome:a seasonal follow-up study[J]. Scand J Urol,2014,48(6):533-537.

[12] ENGELERD S,BARANOWSKIA P,BOROVICKA J,et al. The 2013 EAU guidelines on chronic pelvic pain:is management of chronic pelvic pain a habit,aphilosophy,or a science? 10 years of development[J]. Eur Urol,2013,64(3):431-439.

[13] ZHANG K,X U B,XIAO Y X,et al. Chinese urologists' practice patterns of diagnosing and treating chronic pelvic pain syndrome:a questionnaire survey[J]. Beijing Da Xue Xue Bao,2014,46(4):578-581.

[14] SPEER L M,MUSHKBA R S,ERBELE T. Chronic pelvic pain in women[J]. Am Fam Physic,2016,93(5):380-387.

[15] CARUSO S,IRACI S M,CASELLA E,et al. Chronic pelvic pain,quality of life and sexual health of women treated with palmitoyletha-nolamide and α-lipoic acid[J]. Minerva Ginecol,2015,67(5):413-419.

[16] STEPHENS-SHIELDS A J,CLEMENS J Q,JEMIELITA T,et al. Symptom variability and early symptom regression in the MAPP study,a prospective study of urologic chronic pelvic pain syndrome[J]. J Urol,2016,196:1450-1455.

[17] AHANGARI A. Prevalence of chronic pelvic pain among women:an updated review[J]. Pain Physician,2014,17:141-147.

[18] HANSRANI V,MORRIS J,CARESSA L,et al. Is pelvic vein incompetence associated with symptoms of chronic pelvic pain in women? a pilot study[J]. Eur J Obstet Gynecol Reprod Biol,2016,196:21-25.

[19] MAKOVEY I,DOLINGA R,SHOSKESD A. 'Spousal Revenge Syndrome'-description of a new chronic pelvic pain syndrome patient cohort[J]. Can J Urol,2016,23:8176-8178.

[20] BHARWANI N,TIRLAPUR S A,BALOGU N M,et al. MRI reporting standard for chronic pelvic pain:consensus development [J]. Br J Radiol,2016,89(1057):6-15.

[21] QUAGHEBEUR J,WYNDAELE J J. Chronic pelvic pain syndrome:role of a thorough clinical assessment[J]. Scand J Urol, 2015,49(2):81-89.

[22] VAYNE-BOSSERT P,AFSHARIMANI B,Good P,et al. Interventional options for the management of refractory cancer pain-what is the evidence? [J]. Support Care Cancer,2016,24(3):1429-1438.

[23] HERSHMAN D L,LACCHETTI C. Prevention and Management of chemotherapy-induced peripheral neuropathy in survivors of adult cancers:American Society of Clinical Oncology guideline[J]. J Clin Oncol,2014,32:1-30.

[24] HAUMANN J,JOOSTEN E,EVERDINGEN M. Pain prevalence in cancer patients:status quo or opportunities for improvement [J]. Curr Opin Support Palliat Care,2017,11(2):99-104.

[25] LU F,SONG L,XIE T,et al. Current status of malignant neuropathic pain in chinese patients with cancer:report of a hospital-based Investigation of prevalence,etiology,assessment,and treatment[J]. Pain Pract,2017,17(1):88-98.

[26] JIANG Z,WU S,WU X,et al. Blocking mammalian target of rapamycin alleviates bone cancer pain and morphine tolerance via micro-opioid receptor[J]. Int J Cancer,2016,138(8):2013-2020.

第二十章

盆底畸形性疾病

第一节　直肠阴道瘘

直肠阴道瘘是指直肠与阴道相通,是两者之间上皮表面之间的先天性或后天性通道,后天多因为产伤所致,若处理不当会导致反复感染、复发率高,往往导致患者难言的病痛,生活质量下降。

一、流行病学

直肠阴道瘘的发病率不高,有文献报道约占肛管直肠部位瘘的5%。主要是由于分娩过程中会阴裂伤有关,特别是Ⅲ、Ⅳ度的外阴裂伤,即使进行了修补,其发生直肠阴道瘘的风险仍然很高。

二、病因与发病机制

直肠阴道瘘的病因复杂,除了与产科相关的因素之外,随着医学的发展,还有其他一些以往不多见的因素。比较多见的就是以下几种:

1. 产科自然分娩中的损伤 主要是分娩过程中胎头的长期压迫,会阴撕裂(Ⅲ、Ⅳ度为著),也有撕裂后修补时、缝线误伤肠壁造成的医源性直肠阴道瘘。

2. 吻合器术后并发症 肛肠科近年来经肛门直肠的吻合器的使用,特别是PPH或者TST等术式,一旦缝合的过深,吻合切除的组织过多,都有可能造成直肠阴道瘘。

3. 炎症性损伤 细菌性炎症、化学性药物及放射源性肠炎等,导致局部组织缺血坏死形成直肠阴道瘘。

4. 手术并发症 直肠癌手术或痔手术或局部注射硬化剂治疗时,手术导致的局部损伤或注射部位及注射药物剂量不当使局部坏死,后形成直肠阴道瘘。

5. 肛周脓肿 肛周脓肿反复发作,或脓肿范围较大,造成局部缺血坏死;脓肿切开引流手术等也可以形成直肠阴道瘘。

6. 先天性直肠阴道瘘 多与肛门闭锁并存。往往同时也伴有其他疾病,如直肠尿道瘘等。

7. 癌性瘘或放疗后出现的瘘 晚期内生殖器、盆腔内恶性肿瘤局部浸润转移、组织溃烂致直肠阴道肿瘤性瘘道形成。直肠或宫颈恶性肿瘤放疗后往往也会造成局部组织缺血坏死,最终形成直肠阴道瘘。

8. 其他 包括异物、憩室炎、贯通伤、肛交、麦角胺诱发等非正常原因所致的直肠阴道瘘。

三、分类

直肠阴道瘘目前国际上没有统一的分类方法。一般的分类是按瘘管在肛管或直肠内开口的位置来分类。可以分为:肛管阴道瘘、低位直肠阴道瘘、高位直肠阴道瘘。妇科可能更直接一些分为:低位、中位和高位直肠阴道瘘。低位瘘指位于阴道口和处女膜缘之间的瘘;中位瘘是指位于宫颈外口到处女膜缘之间的瘘;高位瘘指位于后穹隆的瘘,一般在阴道中上1/3(约6cm)。瘘位置的高低直接决定了手术方式的选择,所以一旦确诊直肠阴道瘘后,应明确位置,为选择术式提供依据。

四、临床表现

1. 症状 直肠阴道瘘的临床表现比较典型,一般患者的主诉就是阴道排气排便,严重者甚至造成便失禁。先天性的还可能因为瘘孔较小造成慢性不全性肠梗阻。后天的直肠阴道瘘,若瘘口很小可能完全没有症状或间断出现症状,有时候与大便的性状关系密切。若瘘口比较大,可表现为阴道出大便,并往往伴有会阴部的感染。

2. 体征

(1) 视诊:对于一般的低位和中位的直肠阴道瘘,截石位或者侧卧位的视诊,往往就可以发现直肠阴道壁缺如、畸形。如果局部有感染的急性期,还可以发现局部红肿,有时挤压可见有分泌物溢出。

(2) 直肠指诊:在完成视诊的基础上,可以结合指诊来进一步明确直肠阴道瘘的位置、大小、局部感染情况等,同时可以检查瘘口周围组织有无瘢痕、狭窄等情况。

五、辅助检查

直肠阴道瘘的检查相对比较简单,一般根据其发生位置就能够很好检查结果。常用的检查方法肛门镜或阴道窥器检查就能够完成,复杂的直肠阴道瘘还需要结合超声、磁共振、局部造影等手段来完善检查,综合评估。

1. 肛门镜或阴道窥器检查　肛门镜和阴道窥镜可以检查位置稍高的直肠阴道瘘,能够更加清楚地观察两者之间瘘管的情况,为后续治疗提供依据。

2. 腔内超声　经直肠或者经阴道的腔内超声适用于中低位的直肠阴道瘘,协助了解病变组织周围的情况。瘘管的走向及复杂程度,防止有多发瘘的漏诊。

3. 磁共振　盆底的磁共振多用于高位的直肠阴道瘘,可了解瘘管走行,与周围组织及脏器的关系。一般对于明确复杂的直肠阴道瘘有很大帮助。

六、诊断

直肠阴道瘘的诊断不难,主要是要明确位置的高低,要明确复杂的程度,往往视诊和直肠指诊就能够明确诊断。对于高位的复杂的可以结合肛门镜、阴道窥镜,在地灯的照射下从深处往外缓缓退镜,仔细观察,同时可以适当旋转镜身,从而达到全面的检查,防止漏诊。在诊断的过程中要结合病史,明确来源是先天性、医源性,还是外伤所致、放疗所致,这对于后期手术方式的选择至关重要。同时对于有肛门功能障碍的,在诊断过程中,要评估肛门功能,注意失禁的发生风险。

七、鉴别诊断

直肠阴道瘘诊断一般比较明确,不易发生误诊,但是也要注意与肛瘘、尿道直肠瘘等其他瘘的鉴别。

八、治疗

(一) 非手术治疗

1. 非手术治疗　包括局部冲洗与坐浴、少渣或无渣饮食、肠外营养、脓肿引流、有效的抗炎治疗等。单纯非手术治疗主要应用于肛门直肠损伤及伤口感染所致早期、瘘口新鲜、直径较小、炎症较轻的患者。

2. 生物胶或纤维蛋白胶　曾有国外学者报道过成功案例,但是因为造价较高、成功率比较低,国内开展较少,但对于高龄不能耐受手术的患者不失为一种选择。

(二) 手术治疗

直肠阴道瘘的治疗以手术治疗为主要治疗手段。但是对于手术方式的选择仍然存在很多争议,没有固定的手术方式。手术方式的选择不但与瘘的大小、位置和形成原因有关,而且与医师的选择习惯和对于手术的熟练程度有关。对于简单的低位瘘,可以经会阴、经阴道或者经肛管建立皮瓣并加强缝合,而经腹的修补只适合高位的直肠阴道瘘。但是无论采取哪种手术方式,都应该注意:手术方式和操作方式的安全性;直肠末端及瘘周围的充分游离;局部感染的有效控制;手术时机的准确选择。

1. 高位直肠阴道瘘的手术　高位直肠阴道瘘多采用经腹手术路径,如果瘘是结肠或直肠手术造成的,一般需要行病变肠段的切除,并有可能需要肠造口转流粪便,帮助愈合。如果是因为妇科或者泌尿科手术造成的,则一般需要分离子宫和膀胱,然后关闭瘘口,置入网膜、腹膜瓣或筋膜进行局部填塞。

2. 中低位的直肠阴道瘘的手术

(1) 直肠黏膜瓣推移术:目前被公认为是治疗中低位直肠阴道瘘的首选术式。

操作方法:①麻醉满意后,常规消毒、肛门拉钩拉开肛门,无菌导尿管自阴道瘘口经直肠瘘口插入直肠;②环绕瘘口做弧形切开黏膜瓣、包括黏膜、黏膜下层和内括约肌、两侧臂尽量要存分,基底部要两倍于黏膜肌层瓣头部宽度以保障黏膜肌层瓣血运良好;③存分游离黏膜瓣(要含部分肌层组织),显露阴道直肠隔及会阴体,注意创面要存分止血;④游离两侧切缘的黏膜及黏膜下层以松解内括约肌,以利于后者无张力吻合;⑤4号线间断缝合内扩约肌断端,黏膜瓣前移覆盖修补区,并间断缝合边缘,多余的部分可以切除;⑥阴道侧瘘口无须特殊处理,通畅引流即可,会阴部位最好进行负压引流。

（2）瘘管切除缝合术：经会阴切除整个瘘管，并逐层缝合，包括肌层、黏膜下层、黏膜层，缝合一般选用3-0可吸收缝合线。因为没有很好地解决压力问题，直肠为高压区，直肠侧瘘口没有彻底关闭，单纯从阴道侧修补，容易伤口感染裂开，复发率较高，最终导致手术失败。

（3）吻合器经会阴入路直肠阴道切除闭合术：2019年林宏城报道，应用吻合器经会阴切除闭合阴道直肠瘘15例，随访1~42个月，治愈13例，复发2例，取得了满意的疗效，大大提升了手术的成功率，特别是适用于医源性、创伤性、产伤造成的中低位直肠阴道瘘，值得推荐。

（4）组织瓣转移修补术：该手术是将健康且血供丰富的组织引入阴道直肠间隙，分隔开两侧瘘口缝合部分，通过加强该间隙达到促进组织愈合的目的。

3. 转流性肠造口 目前转流性造口主要应用在病情较为严重、复杂及克罗恩病的患者，对于挂线不能控制相关症状的，也可行转流性造口。

（李玉玮）

第二节 直肠尿道瘘

直肠尿道瘘是临床上比较罕见的一类疾病。是指直肠与尿道有一瘘管相通，大便可经尿道排出。可分为先天性和后天性两大类。先天性直肠尿道瘘多合并肛门闭锁，低位、中位和高位肛门闭锁均可见。小儿多为先天性，男孩为多，多见于先天性高位或中间位肛管直肠畸形。

一、流行病学

直肠尿道瘘的发病率很低，Looser等曾在纽约纪念医院回顾性地追踪了17年仅仅发现两例直肠尿道瘘的病例。也有学者在Mayo医院30年的病例进行回顾性分析仅发现36例直肠尿道瘘的患者，其中14例继发于前列腺切除术，6例发生于外伤创伤，3例是因为克罗恩病，4例继发于其他因素。在所有病例中90%以上都合并有泌尿系统感染，83%患者发现尿液从直肠流出，还有近一半的患者诉求有气尿或者尿中有粪渣现象。

二、病因与发病机制

从病因学角度，直肠尿道瘘主要分为：

1. 先天性因素 可并发先天性肛门异位、肛门闭锁或巨结肠；外伤性因素，常由骨盆骨折造成，多数并发尿道狭窄，偶有枪弹伤、锐器伤等原因引起。

2. 医源性因素 作为引起尿道直肠瘘的最常见原因，包括膀胱镜检、尿道扩张、前列腺癌根治术、经尿道前列腺电切术或前列腺癌放疗、冷冻治疗等造成的损伤；炎症及肿瘤浸润因素也可引起尿道直肠瘘，如克罗恩病等。

瘘的病理生理机制还不是很明确，主要的机制可能就是局部损伤，导致组织过度挤压，局部血管损伤，最终导致局部上皮组织坏死而形成瘘，所以血管损伤机制是目前对于炎症、肿瘤等造成直肠尿道瘘形成的发病机制的一种主流解释。再者就是因为泌尿生殖局部组织愈合能力较差，也是瘘产生的一个因素。

三、分类

直肠尿道瘘根据发病原因可以分为先天因素和后天因素两大类。其中后天因素占大多数，特别是医源性的损伤，有文献报道大概有60%的直肠尿道瘘来源于医源性，特别是前列腺电切术、膀胱镜检查、尿道扩张等。

按发病部位可以分为高位、中位和低位。具体来说就是指瘘出现的部位，在前列腺为高位瘘，在膜部为中位瘘，在球部尿道为低位瘘。

四、临床表现

1. 症状　一般直肠尿道瘘的患者可表现为气尿、粪尿、经肛门排尿或漏尿,并可伴有反复发作的泌尿系感染,或代谢性酸中毒症状;若并发尿道狭窄,可出现相应排尿困难,或不能从尿道排尿。相对较直肠膀胱瘘的持续性经肛门漏尿,直肠尿道瘘的漏尿仅在排尿期出现。而在休息期一般很少出现漏尿情况。少数患者因为尿液中氨的刺激,患者会出现比较严重的肛门湿疹瘙痒症状。

2. 体征　直肠指诊是最常规有效的检查手段。

五、辅助检查

1. 内镜检查　尿道膀胱镜检或直肠乙状结肠镜检(结肠镜)是最常规有效的检查手段;特别是膀胱镜检查,对合并尿道狭窄的,一方面可看到狭窄处的远端,以此推断直肠尿道瘘的大致位置;另一方面对没有合并尿道狭窄者,有时可看到大的尿道瘘口,甚至可以从尿道瘘口看到直肠。但是对小的瘘口作用不大。

2. 逆行尿道造影及排泄性膀胱尿道造影　显示直肠尿道瘘及并发尿道狭窄情况的首选检查。由于合并尿道狭窄或较长期的膀胱造瘘,常引起膀胱颈开放不良,单纯性排泄性膀胱尿道造影,近端尿道和瘘管往往显影欠佳。目前多采用排泄性加逆行尿道会师加压造影。

3. 其他检查　CT 增强并三维重建或 MRI 水成像检查也常常用来明确直肠尿道瘘的具体位置及开口,特别是对于复杂性直肠尿道瘘,包括部分因括约肌功能损伤导致瘘道显影困难的尿道瘘患者具有一定的价值。

六、诊断

直肠尿道瘘的诊断主要依靠病史及临床症状,通常可以非常明确的诊断,但是偶尔对于复杂的患者诊断也会比较困难。对于所有患者,在诊断中一定要尽量弄清楚瘘的大小、位置、局部上皮化程度、是简单瘘还是复杂瘘、是高位、中位还是低位瘘、有没有其他合并症;同时对于多次手术的复杂瘘患者还需要了解每次的治疗情况,特别是手术治疗情况。

七、鉴别诊断

直肠尿道瘘的诊断并不困难,根据病史、造影检查即可确诊。一般易与其他疾病相混淆,如直肠阴道瘘、直肠膀胱瘘等。

八、治疗

(一)非手术治疗

直肠尿道瘘最初可采取保守观察。患者行膀胱造瘘尿流改道,辅以对症抗炎、充分引流、少渣饮食及有效的临床护理,并根据具体病因,瘘道的位置、大小,有无既往手术史,行个体化对症处理,30%~50%能够自愈。但也有学者认为长时间的保守治疗可能导致尿道狭窄或尿道闭锁,而后者的治疗难度远大于直肠尿道瘘,预后亦不理想。如果条件允许,一般建议经过 6~8 周的保守治疗,若患者症状仍未出现缓解,再考虑采取手术方式修复损伤。

(二)手术治疗

目前为止直肠尿道瘘的手术方式很多,根据入路不同大致可以分为:经肛管入路手术、经会阴入路手术、经骶尾部入路手术、经腹腔入路手术(包括肛管贮袋吻合术)等术式。现在国内报道较多的是股薄肌填塞术。不管哪种手术方式,其最终目标是消除瘘道,恢复正常排尿、排粪功能,防止术后复发及并发症。介绍两个比较成熟的手术方式:

1. 经肛入路行经肛门肛管直肠黏膜瓣推移术　肛门直肠推移瓣修复及 Latzko 术式修复。作为传统术式,经肛门直肠推移瓣修复需在直肠前壁作一 U 形切口,分离出全层壁瓣覆盖瘘口,相对创伤及风险小,术后恢复快,并能够在无须结肠造瘘的情况下完成。Latzko 术式需对瘘作三层可吸收缝线闭合,并且术后留置导尿 3 周。

2. 股薄肌填塞术 患者全麻后取膀胱截石位,膀胱镜检查再次确定瘘口位置,首先于右侧股内侧上 1/3、下 1/3 沿股部长轴做横行切口,充分向下游离股薄肌,并将其远端肌腱附着处切断备用。患者更换为膝胸位,两腿分开,取会阴部倒 U 形切口,逐层切开皮肤、皮下组织、会阴腱,并游离直肠前壁,切除尿道直肠间的瘢痕组织至窦道上方约 3cm,可吸收线双层缝合直肠瘘口和尿道瘘口,将股薄肌远端转位,通过皮下隧道移植到直肠前壁与尿道之间,并填充固定(覆盖修补的瘘口上方至少 3cm)。

总之,直肠尿道瘘是一种比较罕见的盆底疾病。其发病率不高,但是一旦发生,往往治疗起来比较棘手,需要有一定基础的专科医师来确切治疗,切忌盲目手术,否则会造成难治性复杂性瘘,造成严重后果。

第三节 直肠膀胱瘘

直肠膀胱瘘是指膀胱与直肠之间形成了异常通道,常常造成直肠漏尿液或者尿中带粪渣,给患者带来极大的身体不适和身心痛苦,严重的还会造成一定的精神障碍,给患者本人及家庭都带来较大的心理压力和精神负担。

一、病因与发病机制

直肠膀胱瘘主要可以分为先天性和后天获得性。

1. 先天性因素 临床多见的是先天畸形,如肛门闭锁症伴随直肠膀胱瘘、直肠尿道瘘等,回顾文献仅有少数个案报道,这里不做过多介绍。

2. 后天获得性因素 常见的原因有手术、创伤、肿瘤、感染等因素有密切关系,特别是与手术操作的误损伤关系较大。尤其是临床中妇科手术和前列腺癌手术特别容易造成直肠膀胱瘘。腔镜技术的日益成熟,使得盆底手术更加微创,手术过程更加精细,但是在前列腺癌腔镜治疗中仍然有 2.8% 发生直肠损伤的可能。

二、分类

直肠膀胱瘘一般分类较为简单,主要根据膀胱瘘的位置来进行临床分类,与消化道一般有直肠膀胱瘘、乙状结肠膀胱瘘和小肠膀胱瘘三种分类。也有学者根据瘘孔大小给予分类,可分为小瘘(瘘孔直径 <1cm)、中瘘(瘘孔直径 1~3cm)、大瘘(瘘孔直径 3~5cm)、巨大瘘(瘘孔直径 >5cm)。近来也有按严重程度进行划分的,可以分为简单瘘和复杂瘘。简单瘘主要指局部瘢痕较轻,易显露,瘘孔小,易于修补的。复杂瘘指局部瘢痕严重,位置较高,不易显露,瘘孔巨大,修补困难,多次手术失败,甚至合并其他瘘道形成。

三、临床表现

1. 症状 直肠膀胱瘘典型的临床表现为水样便或者尿中出现粪渣。早期瘘孔较小时容易忽视漏诊,一旦瘘孔较大,往往容易诊断。并常常合并有泌尿系感染如尿频、尿急、尿痛等膀胱刺激症状或者里急后重等直肠刺激症状,也有出现高热等感染情况的。临床问诊时一般都有既往妇科、泌尿科或肛肠科手术史。多数患者的症状出现在术后 1~10 天内,常常是在术后尿管拔出后出现临床症状。但是文献也曾报道过术后 3 个月才出现症状的。

2. 体征

(1) 检查前一般嘱患者憋尿,给予直肠清洁灌肠处理,待检查时再行排尿动作,往往有助于观察并发现直肠漏尿孔。

（2）取膀胱截石位,先做肛门指诊,看看是否能够触及瘘道直肠侧的瘘孔凹陷或者瘢痕,如果可以要记录瘘孔大小、位置、活动度、单发还是多发等资料采集。

四、辅助检查

1. 肛门镜检查　退镜观察直肠是否有缺损或者瘢痕隆起。同时可以要求患者做屏气用力挤压下腹动作,看直肠是否有液体溢出,从而寻找瘘孔位置。

2. 内镜检查

（1）结肠镜检查:通过内镜的可视优势从直肠侧寻找直肠壁的破损或者隆起,并仔细观察在腹压增加情况下是否有尿液从肠壁溢出。

（2）膀胱镜检查:膀胱镜检查在制定手术方案,选择手术时机及方法,预防二次损伤,如输尿管损伤等方面有一定优势。以下情况一般需要行膀胱镜检查:

1）从直肠侧无法明确瘘孔,无法完成诊断时可以考虑膀胱镜检查;

2）需要防止再次损伤尿道,需要下 DJ 管等保护性处置时建议膀胱镜检查;

3）术前明确膀胱侧瘘孔位置、数目、大小等,为手术方案提供依据时;

4）伴有血尿,尿常规发现有严重泌尿系感染等,需要术前排除膀胱其他病变,如结石、膀胱黏膜炎症等;

5）直肠侧严重狭窄无法行直肠侧检查的,需要行膀胱镜检查。

3. 造影检查　一般采用稀释后的亚甲蓝逆行从尿道注入膀胱 200~400ml。在排便或排尿时观察液体的流出部位,从而判断直肠膀胱瘘的位置及瘘管的走行、长度、与周围组织的关系,为手术修补提供依据。

4. 其他检查　经直肠腔内超声、盆底磁共振对于瘘管的判断都有一定的指导意义。尤其是对于复杂的,手术修补失败,多次手术史的,一定要完善检查,术前存分评估,详细了解病情,再行手术治疗,方能大大提高手术成功率。

五、诊断

直肠膀胱瘘的诊断根据病史及体格检查和辅助检查,一般能够准确诊断。但是也要注意是否有其他合并症的存在,如女性患者是否同时合并有直肠阴道瘘或者膀胱阴道瘘。即使诊断明确了,也应该进一步明确瘘的位置、大小、数目、局部的感染程度及是否为复杂难治性瘘。对于复发瘘患者,一定要详细掌握患者之前的非手术治疗措施和既往手术治疗的详细资料,这些内容是我们下一步制定治疗计划的重要参考依据。

六、鉴别诊断

直肠膀胱瘘一般根据病史及检查可以明确诊断,但是也需要与以下一些疾病所鉴别:

1. 乳糜尿　因乳糜液逆流进入尿中所致,外观呈不同程度的乳白色,作尿乳糜试验呈阳性。如含有较多的血液则称为乳糜血尿。乳糜尿的特征是小便混浊如乳汁,或似泔水、豆浆,故名。要区别于膀胱直肠瘘时尿液中有粪渣的临床表现。乳糜尿的发病原因,目前认为是胸导管阻塞,局部淋巴管炎症损害,致淋巴动力学改变,淋巴液进入尿路,发生乳糜尿。

2. 病毒性肠炎所致的水样便　这类水样便一般是指稀水样的粪便,外观清稀,通常肠黏膜无破坏,主要由病毒感染或产毒素细菌感染引起。一般可以通过便常规等实验室检查明确诊断。便常规:粪便外观多为水样稀便,无黏液脓血;镜下检查白细胞、红细胞数量可判断有无炎症或出血。直接镜检:多用于食物中毒的辅助诊断。将可疑食物、呕吐物、粪便做涂片,革兰氏染色,在显微镜下根据细菌形态、排列及染色特性判断相关细菌类型。便培养:适用于细菌感染性疾病的排查,分离培养可判断病毒的类型。血清免疫学检查:适用于病毒感染性疾病的排查,进行相关血清抗体检测可判断病毒类型。

七、治疗

直肠膀胱瘘的治疗主要是手术治疗,只有极个别的案例可以通过留置导尿管,加用抗生素治疗而最终自愈。这种情况一般见于瘘孔甚小,仅针尖大小,可以通过硝酸银烧灼瘘孔边缘组织,留置尿管两周,保持膀胱空虚并抗炎治疗,最终可能达到自愈。

手术治疗方法较多,方法各异。一般根据瘘形成的原因和时间不同,选择的手术时机及手术方法也不同。

1. 先天性直肠膀胱瘘　这类瘘多合并有肛门闭锁,一般在出生确诊后就应尽早手术,手术在修补膀胱、直肠的同时也应该完成肛门成形术。

2. 外伤所致的直肠膀胱瘘　外伤所致的瘘尽可能要在 24 小时内完成修补手术,术中是否需要行乙状结肠造口目前仍然存在争议,大多学者认为应该在修复瘘口的同时行乙状结肠双腔造口,对于控制局部感染、促进瘘口愈合有益,能够大大提高手术成功率。如果是迟发性瘘,瘘管发现超过 2 周,那么立即修补不易成功,多采用三步法治疗。

（1）行乙状结肠双腔造瘘和膀胱造瘘,使粪尿分流,并定时做直肠冲洗,保持直肠侧清洁,促进愈合。

（2）在一期手术后 3 个月左右,局部盆腔炎症缓解控制良好,可以行膀胱直肠瘘修补。

（3）再 3 个月左右待瘘口完全愈合后,行乙状结肠造口还纳术,恢复肠道的连续性。此种方法成功率较高,但是前后耗时较长,临床工作中要结合实际情况,多与患者沟通。

3. 直肠或膀胱肿瘤导致的直肠膀胱瘘　这类瘘可行 Dixon 术或 Miles 术联合膀胱部分切除或全部切除,个别患者可以行全盆腔脏器切除术。如果是盆底手术并发较大的直肠膀胱瘘,原则上建议先行结肠造瘘,盆腔充分引流,待局部感染控制,再行瘘修补和造口还纳术,这样有利于手术成功率的提高。

4. 经骶骨入路行直肠膀胱瘘修补术　最为常见。

操作方法:采用全麻折刀位,麻醉满意后,常规消毒手术视野。

（1）自尾骨起至距肛缘约 2cm 处正中切开,如果瘘管位置偏高,可切除尾骨及 $S_{4\sim5}$ 骶骨以利于充分暴露术野,逐层分离至直肠系膜,显露直肠,注意保护括约肌,防止过度牵拉造成括约肌损伤。

（2）沿肠壁纵轴切开直肠壁 5cm 左右,探查瘘口位置,在瘘口外缘 0.5cm 环形切开直肠壁,并向膀胱侧分离,直至将膀胱侧瘘口一并完整切除(如果为肿瘤所致要术中冷冻病理以明确是否发生癌变)。

（3）充分游离直肠膀胱间组织,一般游离 2cm 左右备缝合之用,游离过程中要注意血运的保护,防止术后缺血坏死导致的修补失败。

（4）横向 3-0 可吸收线缝合膀胱切口,纵向 3-0 可吸收线缝合直肠切口。

5. 冲洗直肠腔,关闭直肠后壁切口,并逐层端端褥式缝合耻骨直肠肌及肛门外括约肌。

6. 局部留置引流,妥善固定,防止局部积血积液造成切口感染。

（李玉玮）

第四节　膀胱阴道瘘

阴道与膀胱之间的任何部位形成异常的通道就称为膀胱阴道瘘(VVF)。

一、流行病学

目前 80% 的 VVF 为妇科手术所致,其中最为多见的是广泛子宫全切术,发生率为 0.1%~0.2%,而大多数导致 VVF 形成的损伤并不能在术中被及时发现,其次为盆腔其他手术、盆底重建手术、泌尿相关手术及放疗。尽管我国尚没有大宗 VVF 的流行病学调查,但临床发展趋势已经表明,我国 VVF 的发生同样也主要与妇科手术有关。

二、病因与发病机制

引起 VVF 的原因有四大类：①妇科损伤；难产或产程过长时，膀胱和阴道过度受压损伤而导致膀胱阴道瘘；②外科手术损伤；③放射性损伤，常见于妇科恶性肿瘤放射治疗后；④盆腔恶性肿瘤，常见于晚期盆腔恶性肿瘤侵蚀膀胱和阴道时。

三、分类

VVF 根据解剖位置可进一步分为膀胱阴道瘘（vesico-vaginal fistula）、尿道阴道瘘（urethra-vaginal fistula）、膀胱尿道阴道瘘（vesico-urethra-fistula）、膀胱宫颈瘘（vesico-cervical fistula）、膀胱宫颈阴道瘘（vesico-cervical vaginal fistula）以及膀胱阴道直肠瘘（vesico-vaginal rectal fistula）等（图 20-1）。按照治疗难易程度分为单纯性尿瘘和复杂性尿瘘，其中单纯性尿瘘是指非放疗引起的瘘口小于 0.5cm 的单发性尿瘘；复杂性尿瘘是指曾经修补失败，瘘口大于 2.5cm，或瘘口位于近段尿道、膀胱颈部及膀胱三角区的尿瘘，通常由慢性疾病、恶性肿瘤、人工合成吊带裸露或放疗引起。

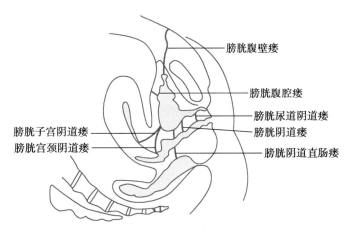

图 20-1　膀胱阴道道瘘的分类图示

四、临床表现

1. 症状　尿液不能控制的持续从阴道漏出，同时还取决于瘘口的位置、瘘口的大小以及膀胱颈部功能。根据瘘口位置可能会发生与体位有关的漏尿、压力性尿失禁、反复尿路感染、会阴部皮肤刺激、阴道积尿及阴道真菌感染等表现。有时久治不愈的下尿路刺激症状可因尿瘘形成明显缓解。瘘口位置较高的膀胱阴道瘘患者在站立时无漏尿，而平卧时却漏尿不止；瘘口极小者在膀胱充盈时出现漏尿，临床易误诊为压力性尿失禁；对于瘘口比较大的患者，膀胱内无法储存大量的尿液，常出现大量的漏尿，因此排尿量明显减少。如果患者出现阴道胀气或粪渣，需进一步检查明确是否同时存在直肠阴道瘘。

漏尿出现的早晚与尿瘘形成的机制有关。外伤或产伤导致的阴道前壁撕裂常即刻或在导尿管拔除后24 小时内出现症状。90%盆腔手术后的尿瘘在术后 7~30 天拔除导尿管后出现症状。放疗引起的尿瘘可能与逐渐出现的闭塞性动脉内膜炎和血供减少导致的组织坏死有关，可发生于放疗后数周甚至数年以后，其中有 25%的患者在数年内是没有症状的。VVF 常常引起患者严重的身体不适和心理痛苦，其预防和治疗是非常重要的人道主义问题。

2. 体征　主要内容是阴道相关的检查，包括阴道的深度、相关组织脱垂的情况、萎缩情况和阴道口的大小，阴道后壁皱褶炎性水肿的病例应同时进行直肠检查排除直肠损伤。

五、辅助检查

1. 亚甲蓝和靛蓝试验　初步诊断 VVF 的检查，经尿道将亚甲蓝注入膀胱，若阴道棉签或棉塞染色，则表明存在膀胱阴道瘘；若检查未得出诊断，尿道内放置 Foley 导尿管，可防止尿道口远端的棉塞染色，未染色但浸湿的棉签，静脉注射靛蓝时，棉塞被蓝染，均表明有输尿管阴道瘘，一般不推荐静脉用亚甲蓝，防止严重的过敏反应。同时还可以结合妇科双合诊以及窥阴器初步了解瘘口位置，以及阴道内组织情况。

2. 静脉肾盂造影（IVP）　可以确定输尿管阴道瘘的部位并有助于了解肾脏功能和输尿管通畅的情况。输尿管阴道瘘往往表现为肾盂积水和尿路显影中断。

3. CT 泌尿系影像(CT urography,CTU) 可以更清晰显示尿路图像,在 VVF 的诊断及术前评估方面,有着重要的作用。考虑到复合损伤的可能性,联合排泄性膀胱尿道造影对于复杂瘘、复发瘘、产科瘘与放疗相关瘘的诊断是有着重要的意义,尤其对于鉴别诊断 VVF 和输尿管阴道瘘,有着不可替代性的作用。

4. 膀胱镜+阴道镜检查 膀胱镜检查可以确定膀胱侧瘘口大小、数目、位置、周围组织情况(水肿、感染、狭窄、瘢痕形成情况)以及是否累及膀胱颈部、三角区、双侧输尿管开口位置,是否存在输尿管阴道瘘以及瘘口距离输尿管开口的距离,这些对指导手术方式和手术时机有着重要价值。此外,还能发现膀胱内异常情况,如膀胱黏膜有无炎症(急性期瘘口周围的黏膜炎性红肿,完全成熟的瘘口有光滑的边缘),膀胱内有无结石(有结石的可致手术失败)。如同时结合阴道镜检查,可更直观了解阴道侧瘘口的大小、位置,以及瘘口周围组织的情况,特别是针对部分妇科肿瘤术后引起的瘘口,更可观察局部有无肿瘤复发。

5. 病理学检查 对于放疗及恶性肿瘤引起的瘘口应常规行组织活检。

六、诊断

一般根据患者的既往病史、临床表现和相关检查(体格检查和辅助检查)即可明确诊断。

七、鉴别诊断

1. 压力性尿失禁 瘘口较小的 VVF,临床症状较轻微,有时也可仅表现为运动咳嗽时的漏尿现象,极易与压力性尿失禁相混淆,临床如遇到有盆底相关手术史的漏尿患者,尤其应当仔细检查,可通过亚甲蓝试验和膀胱镜检查鉴别排除。

2. 尿道阴道瘘 位于尿道内口以下者,尿道内括约肌未受损伤,排尿功能尚可得到一定的控制,漏尿现象尚不严重,可通过亚甲蓝试验和尿道镜检查鉴别排除。

3. 高位膀胱阴道瘘或膀胱宫颈(或子宫)瘘 平卧时漏尿,而站立时可暂无漏尿,可通过询问既往手术病史、亚甲蓝试验和 CTU 检查鉴别排除。

4. 输尿管阴道瘘 漏尿特点是患者同时有肾积水和漏尿表现,能自行排尿,系因一侧输尿管被损伤,尿液流入阴道,另一侧正常输尿管将尿液输入膀胱而经尿道排出。但如双侧性输尿管损伤的输尿管阴道瘘,则完全失去膀胱定期排尿的功能,而只表现为阴道漏尿。可通过询问既往手术病史、肾积水表现和 CTU 检查鉴别排除。

5. 膀胱结核或阴道结核所形成的尿瘘 无难产史或手术损伤史。膀胱结核多有长期膀胱感染症状,尿频、尿痛、脓血尿等。阴道结核所致的瘘管可无明显前驱症状。两种情况都可能有其他部位的结核病灶或结核病史。

八、治疗

(一)非手术治疗

部分 VVF 患者可通过各种保守治疗获得良好的疗效。VVF 最常用的保守治疗是单纯膀胱引流。一般而言,手术损伤后 7 天之内发现的小的 VVF 可以通过持续引流促使瘘口组织上皮化从而自然愈合。雌激素也被用于 VVF 的保守治疗并报道获得成功,考虑到雌激素的相关副作用,如果患者需要口服雌激素治疗,则建议可采用植物性雌激素。

(二)手术治疗

手术是治疗 VVF 的主要方法,处理方式比较复杂,手术方式也较多,对 VVF 进行正式外科修复的最合适方法是选择外科医师最熟悉的方法。经腹或阴道入路之间的选择取决于外科医师的经验、训练和手术的熟悉程度。无论采用何种入路,手术成功率都与第一次操作相关。传统上,瘘管的位置决定了手术入路,阴道内途径可以修补三角区以下和膀胱颈口瘘,而经腹途径适合修补三角区以上的瘘。但是,当具备良好的外科技术和组织条件时,即使是复杂的高位 VVF 也可以行经阴道途径的修补术。

1. **手术修补的时机** 对于瘘口的修补,选择手术时机很重要,手术时机是影响手术成功的重要因素,直接损伤的尿瘘和产伤应尽可能在损伤后 72 小时内修复,此时组织柔软,外观正常,易于解剖及无张力缝合。否则,手术的适宜时间应推迟为损伤后 3~6 个月,其他原因所致的尿瘘亦应等待 3~6 个月,尿瘘修补术后复发者应严格等待 6 个月,待组织炎症水肿消退、瘘道成熟、局部血液供应恢复正常后再行手术,注意术前严格控制感染。

Karr LK 等学者认为可以缩短等待的时间,因为缩短修补的等待时间,减少患者漏尿之苦,在明确膀胱阴道瘘诊断后,每 2 周检查一次,确认阴道周围组织愈合良好,炎症消退后(通常在损伤 4~8 周)予以修补,并认为这样不增加手术失败危险,与长时间等待结果无区别。如同时合并输尿管损伤者更宜早期手术。

Herbert 和 Vaughn 等学者建议修复时机应个体化,当瘘口的位置和邻近组织是柔软的、非炎症、上皮化、没有肉芽和坏死时,无须延长等待期,一些医师还使用类固醇和非甾体抗炎药物促使及早手术。据国内学者经验,为缩短修补等待时间,可在瘘发生后即给予抗生素及 5mg 泼尼松,每日 3 次,连续 10~20 天,然后进行手术修补瘘孔,施行效果满意。

对于肿瘤放疗所致的尿瘘应严格等待一年,待瘘道成熟,缺血性损伤稳定,以及明确肿瘤无复发后再行修补。

2. **术前准备** 一旦决定手术修补,在等待期间,患者需要进行一些相关处理。会阴护理非常重要,能让患者舒服且接受延迟处理,应该频繁更换护垫以减少炎性水肿和外阴刺激;绝经期女性可局部使用雌激素软膏促进阴道上皮增生,改善组织质量,增加修复的成功率;对营养不良者,术前应予高蛋白质饮食、补充维生素和微量元素,纠正贫血。手术应在月经干净后 3~7 天进行。术前 3 天用 1/5 000 高锰酸钾溶液坐浴,每天 1~2 次。术前于外阴、阴道及股内侧依次用肥皂水、清水洗洁,再用聚维酮碘溶液冲洗消毒,防止感染。此外,如果瘘孔靠近输尿管开口处,可在术前经膀胱镜放置或术中经膀胱放置输尿管导管,避免损伤输尿管。

3. **手术途径的选择** 手术途径包括经阴道途径、经腹部途径、经膀胱途径,以及经腹阴道联合途径。根据瘘口类型、性质、部位、大小、是否需要辅助手术及手术者技术擅长等决定手术途径选择。

(1) 低位瘘口:对于瘘口暴露清楚、阴道条件良好、低位瘘口(瘘口位于膀胱三角区内、膀胱颈部或近段尿道的尿瘘)可以通过经阴道途径修补,经阴道途径是可反复多次进行手术的途径,采取经阴道途径手术对患者损伤较小,术后恢复时间较短,修补失败时,仍可进一步选择其他途径再次进行修补。

(2) 高位瘘口:当瘘口位于三角区以上、通常以输尿管脊为分界,瘘口暴露困难、复杂性尿瘘或合并粪瘘时,可以选择经腹或经腹-阴道联合手术,瘘管周围瘢痕组织范围广泛、膀胱容量小或顺应性低,术中需同时行膀胱扩大术的尿瘘、术中需同时行输尿管移植的尿瘘、累及盆腔内其他结构的复杂性尿瘘、合并阴道狭窄暴露瘘孔困难的患者,禁忌采取经阴道途径。开放经腹途径修补成功率较高,但手术创伤较大,术后恢复时间较长,术后患者容易产生肠道并发症。

(3) 最经典手术途径是经阴道途径的 VVF 修补术,其修补的原理是封闭缝合瘘口相对简单,阴道壁的良好愈合能力是治愈瘘的关键,其操作相对简单、患者损伤小以及所需特殊器械少等优点而被推广普及。

4. **手术修补的方法**

(1) 经阴道修补 VVF:VVF 的手术方法很多,最传统、损伤最小、最推荐的是经阴道修补的方法(仰视或俯视体位)。常见的有三种手术方式:传统经典方式、大阴唇皮瓣修补方式和 Latzko 窦道不切除方式。

1) 传统经典手术方式:患者截石位,全麻,留置导尿,常规方式术前准备。头灯可以为手术医师提供更好的视野。对于阴道狭窄的患者,可行需要后外侧会阴切开术(伤口减张)。缝线两侧牵凯固定小阴唇,有条件的可以放置环形牵开器以获得最佳暴露。然后在阴道壁与尿道、膀胱壁之间的平面进行分离,此处组织疏松,易分离,出血少。将瘘口旁膀胱和阴道的瘢痕组织彻底切除,若瘢痕组织较广,可彻底切除瘘口边缘血运不良的瘢痕组织,将组织创缘修剪整齐,游离瘘口周围组织,确保缝合时组织间无明显张力(图 20-2)。

如瘢痕组织较广,切除组织较多时,可沿瘘管周围做一个倒 J 形切口,切口的长端可以延伸到阴道的顶点,这更有利于手术后阶段旋转和移动阴道皮瓣,减张伤口。用 4-0 可吸收线于膀胱侧创缘作横向间断缝合,第一层外翻缝合黏膜下层(不穿透膀胱黏膜层),第二层缝合肌层,再用 3-0 可吸收线作纵向间断缝合阴道侧瘘口(图 20-3)。除非复杂因素包括接受过放射治疗、先前手术失败和阴道组织质量差,在传统 VVF 修补术中是不使用嵌入组织的,只需将阴道后部游离组织移动并旋转,使其盖过瘘管闭合部位,关闭阴道黏膜(图 20-4)。缝合完毕后,做膀胱注水或亚甲蓝试验,检查瘘口是否漏液,如有漏液再加缝合。术后充分引流膀胱,使膀胱尽量处于空虚状态。

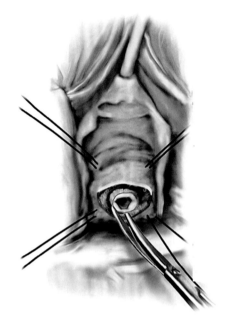

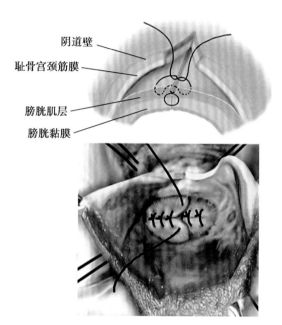

阴道壁
耻骨宫颈筋膜
膀胱肌层
膀胱黏膜

图 20-2 固定缝合,暴露瘘口(小瘘口),沿瘘口环形切开后,完全切除窦道或切除瘢痕化边缘,直到暴露出新鲜组织(大瘘口)

图 20-3 向各个方向广泛游离阴道黏膜,分层关闭瘘口,第一层用 4-0 可吸收线外翻缝合膀胱边缘,第二层缝合膀胱壁的肌层部分,重叠到第一层

2)大阴唇皮瓣修补方式:大阴唇皮瓣修补是在缝合阴道黏膜前,取大阴唇带蒂皮瓣转移至瘘口覆盖,使之充填在膀胱与阴道之间,可进一步减少复发的概率,常应用于膀胱三角区或近尿道 VVF 的治疗。比较经典的是 Martius 皮瓣(即纤维脂肪阴唇皮瓣)修补术。

Martius 皮瓣是来自大阴唇的长条状脂肪组织,具有较好的韧性和血供,外阴部动脉的分支向上和向前滋养皮瓣,闭孔分支在其侧边缘进入皮瓣,下唇动脉和静脉供给下部皮瓣,因此不会发生组织坏死的现象(图 20-5)。而且皮瓣可以根据所需的转移位置向上或向下轻松移动。前阶段手术步骤同传统手术方式,先关闭瘘管前两层,保持阴道皮瓣完整,去除阴唇的牵拉线;在大阴唇皮肤上做垂直切口,游离出带血管蒂的大阴唇皮下脂肪组织,并将皮下组织横向解剖至阴

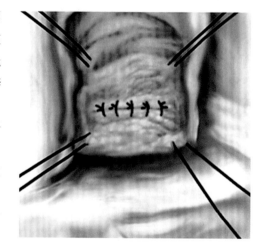

图 20-4 关闭阴道黏膜

唇边缘(图 20-6);再将皮瓣向后解剖至 Colles 筋膜,并在内侧分离至小阴唇和球海绵体肌。主血管供应位于基部,将全层皮瓣根部用引流管小心地环绕,皮瓣的上部和前部切断并缝合结扎,剩余的皮瓣除基部外

完全分离,在阴道组织和阴道壁之间建立隧道,借助止血钳将皮瓣从阴唇区域(通过隧道)牵引放置在瘘管部位上,并以无张力的方式间断可吸收缝线固定(图20-7)。最后阴道皮瓣如前所述覆盖和缝合,进行第四层缝合,术后轻微加压包扎,充分引流膀胱,使膀胱尽量处于空虚状态(图20-8)。

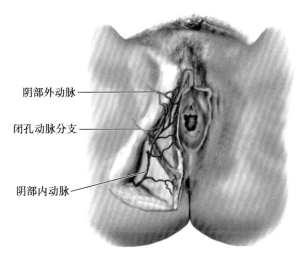

图20-5　大阴唇丰富的血供

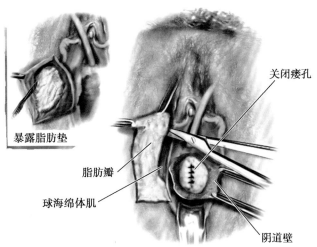

图20-6　暴露并游离大阴唇下方的脂肪组织

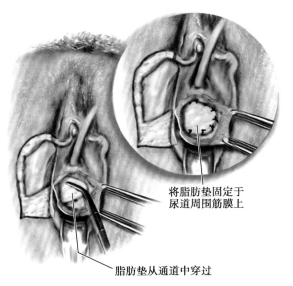

图20-7　将脂肪组织从阴道穿过,固定于尿道或膀胱周围筋膜上

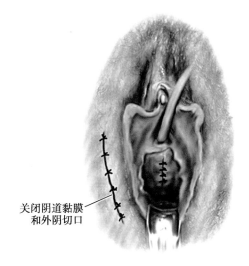

图20-8　关闭阴道黏膜和外阴的切口

3) Latzko窦道不切除方式:手术包括在不切除瘘管的情况下剥除瘘管周围的阴道壁,进行单独的分层闭合,包括膀胱,瘘管和阴道,该术式较容易操作且并发症低,术后可能的并发症有阴道缩短。患者截石位,全麻,留置导尿。暴露阴道,在阴道壁与尿道、膀胱壁之间的平面进行分离,在瘘口周围0.5~1cm环形切开阴道壁(图20-9),向瘘口周围充分游离阴道壁达2.5cm范围(图20-10),使膀胱瘘口得到充分游离,去除瘘口周围多余瘢痕组织,但保留窦道周围少许瘢痕,窦道并不切除,3-0可吸收缝合关闭瘘口,膀胱注水或亚甲蓝观察缝合效果(图20-11),多层缝合瘘口周围膀胱及阴道壁组织,关闭游离空间,关闭阴道壁(图20-12)。如果瘘口位置较高或游离充分,术中可不用脂肪垫或肌皮瓣。

国内沈宏教授提出了改良"深埋法"修补VVF,其主要的手术改变是把包括瘘口在内的阴道穹隆瘢痕作为整体进行分离。"深埋法"VVF修补术主要手术步骤:①在穹隆瘢痕边缘正常阴道壁上做环形阴道壁

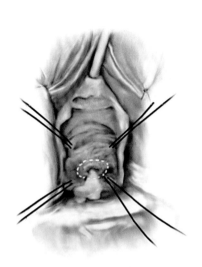

图 20-9 在阴道壁固定缝线以暴露瘘口,首先围绕
瘘口进行环形切开

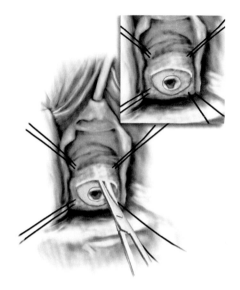

图 20-10 向各个方向锐性分离阴道黏膜达 2.5cm

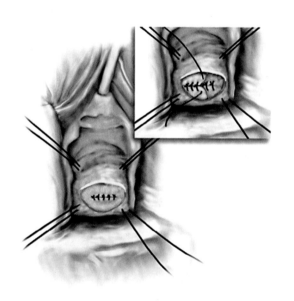

图 20-11 采用 3-0 可吸收线缝合瘘口边缘的阴道黏膜,注
意不要切开瘘口或翻新瘘口边缘,如果可能,将第二层的耻
骨宫颈筋膜缝合在第一层上

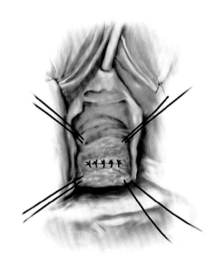

图 20-12 缝合阴道黏膜,完成修补

切口,游离阴道壁 1~2cm 后,带瘘口的穹隆瘢痕可见明显上移,被瘢痕牵张的瘘口可见回缩;②剪去瘘口
周围 0.5cm 以外的多余瘢痕,按 Latzko 手术方法连续严密关闭瘘口,膀胱注水 200ml 观察密闭效果;③缝
合膀胱及阴道组织第一层包埋消灭死腔;④继续第二层包埋;⑤缝合阴道壁。此方法可以明显提高第一次
膀胱阴道瘘修补的成功率,更显优势的原因是如果第一次修补失败,再次修补会比第一次修补更简单,因
为瘘口可能已经变得很小,多个瘘口已经变为单一瘘口,瘘口周围已经没有了大量瘢痕存在。

（2）开放经腹修补 VVF:一般而言,遇到以下情况时需要考虑选择经腹 VVF 修补术:①瘘管位置过
高;②阴道无法进入;③患者意愿;④之前多次修复手术失败;⑤需要同期行其他经腹手术;⑥医院条件;
⑦手术医师擅长经腹修补的路径方式。

传统开放经腹修补 VVF(俯视),即为经典 O'Conor 技术打开膀胱寻找瘘口的方法,为了暴露瘘口及
瘘管,往往需高位切开正常膀胱直至瘘口,手术创伤较大,同时术中容易损伤肠道,术后易致肠梗阻等并发

症,尽管手术成功率较高,但临床上往往并不是首选,而是被用来处理其他修补方式失败的病例。

经典 O'Conor 技术基于膀胱的完全切开以及它与阴道的广泛分离。患者平卧位(头低脚高位),全麻,留置导尿。常规下腹部正中切口直至暴露膀胱,膀胱在切开之前充分游离,打开膀胱后,如瘘口靠近输尿管开口,应预先插入输尿管导管标记以免损伤。在膀胱的后表面上进行充分的垂直切开术,从顶部向下到瘘管的部位,使瘘管包括在切口的远端部分中。为了便于以后闭合膀胱切口,膀胱的后切口可以横向弯曲,使得两个边缘在手术结束时缝合更加舒适。通过这个长切口,膀胱实际上在后壁上被切成两半,切口直至瘘管开口(图 20-13);悬挂缝合线可以沿着分开的膀胱壁放置,以暴露视野并在缝合时引导手术医师。修剪瘘口瘢痕组织,以获得活动性好、血供好的切缘,用 3-0 可吸收线纵

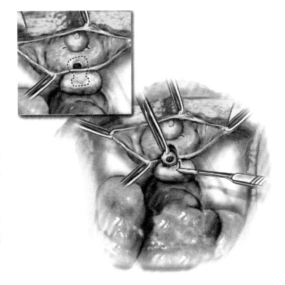

图 20-13　高位切开正常膀胱直至暴露瘘口,暴露双侧输尿管开口,切除瘘管和瘢痕化的阴道和膀胱

向缝合阴道侧瘘口,3-0 可吸收线横向缝合膀胱肌层,最后缝合膀胱黏膜(图 20-14)。若瘘口张力较大,可采用膀胱黏膜皮瓣转移覆盖,全层缝合膀胱后,可以将诸如腹膜或带蒂网膜放置在阴道缝合口的顶部以促进愈合,在耻骨后留置引流管,并留置膀胱造瘘管或经尿道导尿管,关闭切口(图 20-15)。

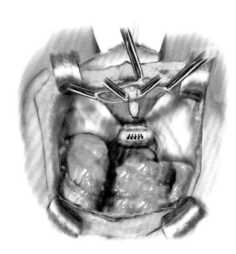

图 20-14　完成游离,注意游离面最好延伸到瘘口平面下,关闭阴道侧瘘口,开始关闭膀胱背面

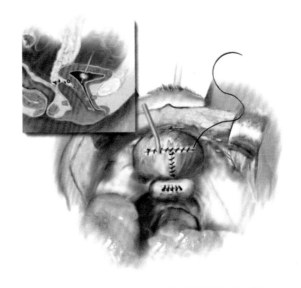

图 20-15　彻底关闭膀胱,留置膀胱造瘘管

(3) 腹腔镜经腹修补 VVF:需要经腹修补的 VVF,对腹腔镜操作熟练的外科医师可以通过腹腔镜途径进行修补。建议选用改良不打开膀胱定位瘘口方法,因为该方法能将膀胱两侧上下彻底分开,彻底切除瘘管,手术视野更直观,游离彻底,创伤亦较小,适应性较广。

操作方法:患者截石位,插管全麻。膀胱镜下置入双侧 5 号输尿管导管,留置导尿。脐上弧形切口,建立一个 12mm 观察孔(如患者曾进行过一次或一次以上的手术,不建议常规气腹)。于腹直肌旁双侧建立操作通道,左侧 5mm,右侧 10mm。使用腹腔镜剪刀,进行肠粘连松解,暴露手术视野。手术助手使用举宫器,将阴道残端向前向下顶向腹腔,辨识膀胱阴道交界。使用电钩沿举宫器指引以及膀胱镜指示瘘口方向,偏向阴道侧打开腹膜和阴道,确定瘘道,并进行充分分离。膀胱侧瘘口标记物为气囊导尿管及左右侧

输尿管导管。电钩横向分离阴道侧瘘口与膀胱侧瘘口之间黏膜移行连接处,在避免损伤输尿管开口的前提下,充分分离膀胱侧瘘口与阴道侧瘘口。经阴道或腹腔镜下关闭阴道侧瘘口。再次建立气腹,阴道内注水确认阴道瘘口关闭成功(无气泡)。切除膀胱侧瘘口周围僵硬的瘢痕组织,尽量保留质地正常的膀胱肌层及黏膜层。为确保瘘口周围血供,推荐使用 3-0 倒刺缝线对膀胱壁进行单层连续缝合,而非双层或多层缝合,可明显缩减手术时间。缝合完毕后,经导尿管行膀胱注水或亚甲蓝进行测漏实验,确保膀胱侧瘘口关闭。如有漏水处,可使用 3-0 单桥缝合线间断补缝。

尽管没有腹腔镜与开腹手术的随机对照试验,但常见的腹腔镜手术的优点有:视野暴露清晰、减少术中出血、减少术后疼痛、住院时间短、患者术后恢复快等。缺点包括外科医师的经验和专业知识要求较高、专业的手术仪器操作室设备以及手术时间较长等。

5. 尿流改道 部分 VVF 患者由于有肿瘤放疗病史,膀胱容积常常由于纤维化而严重受损,修补本身已经失去意义,或是尿道严重受损无法重建,因而需要进行尿流改道。一般采取输尿管皮肤造口、经皮肾造瘘、肠代膀胱皮肤造瘘术。

6. 达芬奇机器人技术应用 随着达芬奇机器人技术的不断成熟进步,国外学者率先进行研究,Bragayrac 等报道,应用达芬奇机器人腹腔镜系统为 4 例 VVF 患者实施了修补手术,手术中位时间 117.5 分钟,术中中位出血约 100ml,住院中位时间 1.75d,留置尿管中位时间 15.75 天。国内学者也开始尝试用达芬奇机器人技术进行膀胱阴道瘘修补术,并初步取得了较好的疗效。机器人腹腔镜技术作为一种新型的技术,改进了传统腹腔镜技术,其得到了很多泌尿外科专家的认可,机器人辅助腹腔镜下行 VVF 修补具备以下优势:①精细解剖,高清三维视图,视野放大 12 倍,可以清晰准确地进行组织定位和器械操作;②精准吻合,机械臂灵活、精确、可控性,同时消除腹腔镜下缝合产生的不必要颤动;③创伤更小、出血更少。

目前因达芬奇机器人辅助技术投入费用高、系统缺乏触觉反馈技术等在国内广泛推广还有很大的限制,但我们相信,随着以后该技术的进步,机器人辅助腹腔镜下 VVF 修补术将成为治疗膀胱阴道瘘的有效手术方式。

7. 复杂性 VVF 的处理 复杂性 VVF 是指满足以下一项或多项条件:①最大径>3cm 的瘘口及多发瘘口;②既往修补失败的瘘口;③距输尿管膀胱开口<0.5cm 的瘘口或继发严重的上尿路积水需要行输尿管膀胱再植的瘘口;④累及直肠等周围器官的瘘口;⑤因恶性肿瘤局部放疗后或泌尿系结核继发的瘘口。同时,因为复杂型 VVF 瘘口周围组织瘢痕化严重、血供较差,给外科修补带来了巨大挑战。

修补复杂性 VVF 遵循的原则是准备修补区应有足够的血液供应,局部组织无感染和癌变,有足够的手术视野,易减张缝合瘘孔,介入血供丰富的组织及术后通畅的尿液引流。

虽然复杂性 VVF 修补的方式较多,但是目前仍没有标准的治疗手段。经腹部手术有以下优点:①暴露充分解剖层次清楚;②能同时处理膀胱阴道瘘或输尿管损伤;③可利用邻近组织瓣进行修复;④术中修补后立即可了解有无漏尿。但经腹修补手术与经阴道修补手术相比,可能出现伤口并发症、对胃肠道干扰大、术后需 3~6 个月时间恢复膀胱容量和缓解尿路症状。因此对于瘘口较大、瘘口周围组织瘢痕化严重、瘘口间走行复杂的多发瘘、累及输尿管末端或其他盆腔脏器的 VVF 患者,建议采用经腹途径修补。经阴道修补手术具有对胃肠道功能影响小、手术创伤小、术后恢复快等优势,对于非巨大的 VVF、瘘口周围瘢痕化较轻的重复修补手术的患者可优先选择该术式。对于有多次经腹手术史,腹腔内脏器粘连严重、腹膜后组织血供较差的患者,推荐首选经阴道修补治疗。

注意事项:最佳的 VVF 修补术应遵循以下几项基本原则:充分暴露瘘道,清创,去除失活和缺血的组织;处理原发病(如结石、结核、恶性肿瘤等),尽可能清除异物(如缝线、合成材料等);仔细分离受累的两个器官间隙;组织游离足够,无张力缝合;按相应解剖层次逐层紧密缝合,避免错层关闭;多层缝合,缝线不要重叠;必要时术中可使用带血管蒂的移植物;修复手术后应进行充分的尿路引流;预防和治疗感染(适当应用抗生素);充分止血。如有梗阻性病变存在,应同时矫治。

术后处理:术后常规留置导尿管 2~4 周(具体时间需根据术中情况决定),不建议长时间的留置导尿管,可能会增加尿路感染的风险和其他相关疾病的风险。若瘘口较大患者,或术中缝合欠满意的患者,建议同时留置膀胱造瘘管,以确保引流通畅。此外,术后需注意常规抗生素的应用、患者营养和蛋白的摄入以及保持导尿管或者膀胱造瘘管的通畅,若发现有堵塞情况,需及时疏通,必要时更换新的引流管。

并发症及处理:

1. 瘘管复发　VVF 术后瘘管复发是手术中的各种原因导致修补术后局部组织迟发性血管闭塞,局部再次缺血坏死,从而再次产生尿瘘。因此为了避免瘘管复发再次尿瘘,术中应该充分暴露瘘道、尽可能清除异物、仔细分离受累的两个器官间隙、组织游离足够、血供丰富、无张力缝合;必要时术中可使用带血管蒂的移植物;术后引流保持膀胱的空虚状态。

2. 出血与血肿　各种不同的 VVF 修补术皆因手术野小,粘连重,暴露困难,误伤周围较粗血管,或因周围瘢痕组织较硬止血困难,而造成术中出血不止或术后渗血形成血肿,所以剥离组织必须谨慎仔细,不能大片剥离,如遇到渗血而不能自止时可用盐水棉垫加压帮助止血。缝合应仔细,勿遗留空隙,以防渗血及血肿形成。

3. 感染　VVF 患者大多合并不同程度的尿路感染,瘘修补后创面仍接触被污染的尿液,以及手术对组织的损伤,使无活力组织增多或用多股丝线缝合造成创口内异物残留,以上种种因素都可使修补的瘘口感染化脓,导致愈合不良,再次形成瘘口。手术操作一定要符合无菌要求,组织损伤要降低到最小,采用单股无创伤缝合线,做好引流保持膀胱的空虚状态,这是预防瘘修补失败的主要措施。

4. 尿失禁　膀胱颈部尿瘘因组织缺损,修补极为困难,即使修补成功,术后也容易发生尿失禁,但是用修补阴道缺损的办法,重建膀胱和尿道的连续性可以降低术后尿失禁的发生率。对于那些膀胱颈部无缺损的病例也可由于内括约肌长期废用,膀胱颈部松弛或尿道过短,术后出现的压力性尿失禁症状,如经腹手术时,可将膀胱颈部固定于耻骨骨膜同时做尿道延长术,以防止压力性尿失禁的发生。

5. 输尿管狭窄、损伤　对输尿管口开口于病口边缘的病例,若术中处理不当,手术后可导致管口狭窄和损伤。对此可做输尿管膀胱移植术,但此手术较复杂,不但加大了患者的负担,也有可能发生输尿管道流或形成新的尿瘘。为此,马毅等提出以下措施以避免术后输尿管狭窄和损伤的发生:①手术中注视膀胱三角区,等待喷尿;②静脉注射靛胭脂,见到蓝色尿喷出当更为清楚;③见到输尿管开口后,立即插入输尿管导管。此时进行手术,输尿管开口在术者目视之下,损伤是可以避免的。此外,在缝合膀胱壁时,当膀胱黏膜水肿,外翻或边缘靠近输尿管口时,缝针不穿透黏膜,亦可避免输尿管口的损伤。

(吕坚伟)

第五节　输尿管阴道瘘

输尿管阴道瘘(ureterovaginal fistula)是指输尿管和阴道之间存在的异常通道,是女性泌尿生殖瘘之一,发病率为 0.5%～2.2%,发生原因主要为盆腔手术损伤输尿管,如根治性子宫全切术、妇科肿瘤放疗等。产科手术如剖宫产也可能导致输尿管阴道瘘。输尿管阴道瘘不仅对患者的身体造成了痛苦,而且在心理上增加了很大的压力。

一、病因与发病机制

输尿管阴道瘘多由妇科手术引起,特别是全子宫切除或广泛子宫全切术。在腹腔镜技术越来越普及的今天,电凝子宫动脉的过程也是容易导致输尿管损伤的危险因素。损伤部位多见于子宫动脉、主韧带、阴道侧穹隆或骨盆漏斗韧带等部位。

二、临床表现

阴道漏尿是输尿管阴道瘘的典型临床症状,漏尿一般多发生于术后 7～14 天,患者平躺、坐位及行走时均会发生漏尿。早期输尿管阴道瘘在漏尿症状之前患者常有发热、腹痛、腰痛等症状,且患侧肾区叩痛阳性。部分患者因输尿管梗阻可出现恶心、呕吐等消化道症状。如发生腹膜外尿液囊肿可形成包块并可通过查体发现,但在漏尿后包块即可消失。患者除阴道漏尿外,可以有正常的排尿习惯。部分患者可以出现间断漏尿;漏尿后发热和疼痛有所缓解。

三、辅助检查

1. 超声检查 输尿管阴道瘘患侧可出现肾盂积水、狭窄段以上输尿管扩张,膀胱充盈良好;膀胱阴道瘘患肾和输尿管正常,瘘口较大时膀胱充盈不满意。

2. 静脉尿路造影(IVU) 根据输尿管的损伤部位、梗阻程度不同,输尿管阴道瘘表现为输尿管不显影、输尿管与膀胱连续性中断,造影剂外溢范围与膀胱阴道瘘不同。

3. CT 尿路造影(CTU) 作为更精确、更快捷的影像学检查,可进一步明确瘘口位置、有无尿外渗及尿外渗范围,能够为术者判断病情和选择手术方式提供参考,可逐渐取代 IVU。

4. 磁共振尿路造影(MRU) 对肾功能差、不能耐受 IVU 或 CTU 检查的患者,可行 MRU 检查,该项检查无须造影剂,具有安全、高效的优点。

5. 膀胱镜检查 在输尿管阴道瘘诊断及鉴别诊断中起关键作用,通过膀胱镜检查,可达到以下目的:①观察膀胱内情况,部分输尿管阴道瘘患者同时伴有膀胱阴道瘘;②观察双侧输尿管开口排尿情况,结合亚甲蓝试验可鉴别膀胱阴道瘘与输尿管阴道瘘;③膀胱镜下可尝试性进行患侧输尿管置管。

6. 亚甲蓝试验 将亚甲蓝生理盐水溶液 200～300ml 通过导尿管注入膀胱,阴道内放入无菌纱条,观察纱条有无蓝染。输尿管阴道瘘因瘘口位于输尿管,亚甲蓝试验呈阴性,而膀胱阴道瘘的无菌纱条则被染成蓝色。

四、诊断

输尿管阴道瘘一般发生于盆腔手术后数天至数周,在瘘管形成之前,由于尿外渗会出现腰部或下腹部疼痛、发热等症状。一旦瘘管形成,表现为持续的阴道漏尿并且伴有正常排尿,可继发外阴湿疹、泌尿系统感染等。本病在临床上诊断比较容易,通过询问病史,检测漏液的肌酐和尿素氮,予泌尿系 B 超、CT 尿路造影(CT urography,CTU)、静脉尿路造影(IVU)、磁共振尿路造影(magnetic resonance urography,MRU)及膀胱镜和膀胱内注射亚甲蓝溶液等检查即可作出诊断。

五、鉴别诊断

本病应与膀胱阴道瘘相互鉴别。

六、治疗

输尿管阴道瘘的治疗原则是恢复输尿管的连续性,保护患肾功能,引流外渗尿液。目前对手术治疗时机的选择仍存在争议。大多数学者推荐早期手术,因为早期处理可降低输尿管狭窄致肾功能损害的可能性,缩短患者治疗时间,减少住院费用,同时也积极地消除了尿瘘给患者带来的身体上和精神上的伤害。

目前输尿管阴道瘘的治疗方法主要有输尿管支架管置入术、开放性输尿管膀胱再吻合术、腹腔镜下输尿管膀胱再吻合术等。无论选择何种手术方式均应遵循以下几点:瘢痕的充分切除,输尿管吻合口良好的血运,准确而无张力的吻合,良好的抗反流措施,术后尿管引流通畅和局部炎症控制完全等。

对于术中发现的输尿管损伤,应即刻处理,如输尿管血供相对较好,且损伤范围不大,可选择单纯输尿管损伤修补术或输尿管端端吻合术。如损伤范围较大则不建议行输尿管端端吻合术,推荐行输尿管膀胱再植术。如输尿管损伤水平较高,可行膀胱壁肌瓣输尿管吻合术。严重的高位输尿管损伤较罕见,可行回肠代输尿管或自体肾移植处理。

对于术后发现的输尿管阴道瘘,如输尿管损伤较轻,输尿管连续性较好,可通过输尿管镜置入输尿管支架,保持引流通畅,加强抗感染等治疗,推荐留置支架时间为3个月,部分瘘口较小的患者可通过输尿管支架引流完全自愈。符合内镜下留置双J管的患者包括:单侧输尿管损伤、患侧肾脏无感染、输尿管连续性存在、患者依从性高。

由于妇科手术造成的输尿管阴道瘘多为电凝损伤、错误的缝合,周围炎症反应程度轻微。瘘口通常多发生于输尿管下段距离输尿管开口5cm内,行输尿管膀胱再植手术无须游离太多的周围组织。因此,早期行修复手术是可行的。虽然,术中也会遇到组织粘连,但较容易分离。有报道认为输尿管阴道瘘一经确诊应及时处理,对于能耐受手术的输尿管阴道瘘患者应首选输尿管膀胱吻合术。有研究同样认为输尿管阴道瘘早期修复并不增加手术并发症及修复的失败率。

开放性手术创伤大,由于术后局部组织炎症反应、组织水肿粘连等导致解剖结构复杂,显露困难。同时,在输尿管置管术、输尿管修补术、输尿管端端吻合术中必须处理瘘管,很多复杂性瘘管位置较深,手术视野显露不好,周围组织粘连较重,手术操作难度较大,且开放性手术术后并发症较多、康复时间长、疗效较差。

目前随着微创手术越来越普及,腹腔镜下手术逐渐成为主流。腹腔镜下经腹入路输尿管膀胱再植术,使输尿管远离阴道,对阴道瘘口不需要做更多处理,可有效地防止复发。手术的关键在于输尿管下段的充分游离,保证有足够的长度。经腹入路可以在髂内外动脉分叉附近找到输尿管,沿输尿管走行向下剪开腹膜,根据输尿管扩张的形态分离到瘘管可能的位置,切断并封闭远端。如果盆腔粘连较重,无须游离出输尿管瘘管,此时可以向上游离输尿管到比较高的位置,从而保证输尿管足够的长度,减少吻合后的张力。同时注意输尿管应该在子宫下面走行,防止再次妊娠时压迫输尿管引起梗阻。输尿管吻合部位多选择在膀胱后顶壁,采用"插入式"输尿管膀胱抗反流吻合术,插入深度为1.0~1.5cm。此法能形成最稳定的乳头,构建很好的抗反流机制。输尿管膀胱吻合时应注意缝合不宜过多,5~6针为宜,否则容易造成吻合口狭窄。术后留置双J管1个月,使吻合部位度过急性水肿期,同时放置支架管有助于输尿管拉直,防止术后梗阻、扭曲和粘连。

对于全身情况较差,或局部组织炎症严重,组织广泛坏死的患者,优先处理原则是通过经皮肾穿刺引流术引流尿液,控制炎症,改善肾功能,待患者全身情况改善、稳定后再行二期手术。对于恶性肿瘤术后患者,考虑其全身整体状况及可能要接受放化疗,易导致输尿管阴道瘘复发或病情迁延不愈等情况的发生,建议行输尿管皮肤永久造口等尿流改道手术。

输尿管阴道瘘最佳治疗方案的确定取决于多种因素,包括输尿管瘘的原因、损伤的类型、患者的身体状态、患方的态度等。原则是在保持高治愈率前提下选择创伤尽量小的手术方式。

(孙传洋)

第六节　尿道阴道瘘

尿道阴道瘘(urethrovaginal fistula)是指尿道与阴道之间形成的异常通道,通常由外伤引起如发生于分娩、盆腔外伤及盆腔盆底手术之后,也有少数是发生于恶性肿瘤的放疗之后。当尿道阴道间的瘘道形成后,尿液不受控制地从阴道流出,会严重影响患者的生活质量,常常需要手术治疗才能最终解决问题,但这些瘘管的外科处理有时很复杂,在泌尿外科学中仍极富挑战性。

一、流行病学

尿道阴道瘘的发病率目前在国内外都缺乏详细的相关流行病学数据。国外研究发现,在行子宫全切除术后的患者中,手术后1年内大约1.27‰出现膀胱阴道瘘或尿道阴道,在接受抗尿失禁手术之后大约有1%的患者会出现尿道阴道瘘。

二、病因与发病机制

尿道阴道瘘在不同的人群其病因可能不同。在发达国家,尿道阴道瘘多由阴道手术引起,包括对抗尿失禁的手术、阴道前壁脱垂的修复重建手术和尿道憩室切除术等。而在欠发达国家中,其最常见的病因为第二产程护理不当或延长。在第二产程延长的情况下,膀胱颈和尿道被压迫而广泛缺血性坏死,这种缺血坏死常常扩展超过膀胱颈,最终可能会导致形成尿道阴道瘘同时伴有膀胱阴道瘘。其他的病因包括盆腔恶性疾病的放射治疗、各种创伤(包括骨盆骨折)、留置导尿管不当和阴道肿瘤。

三、分类

一般是根据瘘管发生的位置,大致可分为近、中、远段尿道阴道瘘。根据患者是否经过手术修补,可以分为初发性尿道阴道瘘或复发性尿道阴道瘘。

四、临床表现

1. 症状 尿道阴道瘘的临床症状主要取决于瘘道所在的部位及瘘的大小。较小的瘘可能只引起间断的、轻微的漏尿,而较大的瘘道会出现连续的漏尿。患者可出现各种症状,包括尿失禁,性交困难/骨盆疼痛,排尿功能障碍和反复的尿路感染。发生于尿道近侧端的瘘道常常伴有压力性尿失禁,如果瘘道位于膀胱颈部,那将会出现与膀胱阴道瘘相似的症状-持续性尿失禁。而超过尿道括约肌的远侧端瘘道可能完全无症状或只伴有发散状排尿。少数情况下,尿道远侧端的瘘道可能出现阴道排尿和假性尿失禁。

2. 体征

(1)局部视诊:嘱患者排尿,特别是让患者处于截石位时,可见尿液自阴道流出,尿道外口有或无尿液流出。

(2)阴道指诊:阴道前壁可触及瘘口或瘢痕组织的僵硬感。

五、辅助检查

1. X 线排泄性尿路造影 可见阴道与尿道有造影剂联通,目前是诊断尿道阴道瘘的客观检查之一,特别是对复杂的尿道阴道瘘患者更为重要。

2. 膀胱尿道镜检查 可用膀胱镜或输尿管镜观察,在直视状态下直接观察到瘘口部位及大小,确定瘘道与膀胱颈或瘘道与尿道的解剖关系,评估有无尿道狭窄,同时可进一步排除有无合并膀胱阴道瘘。

3. 超声检查 具有无创、无辐射、无对比剂过敏等优点,在尿道阴道瘘诊断中有其优势,但其分辨率有限,受个人经验等人为因素影响,在尿道阴道瘘诊断中有一定的局限性。

4. CT 尿道造影 能清楚地显示尿道阴道瘘口的部位、尿道损伤情况以及与邻近组织关系,其缺点是存在可能的造影剂过敏及对图像质量及处理要求高。

5. 其他 检查包括腔内超声(经直肠或经阴道)、亚甲蓝试验、影像尿流动力学检查等。所有这些检查法都是为了评估瘘管部位、大小及与周围组织关系,但只能做术中的参考。

六、诊断

尿道阴道瘘的诊断重点和难点都在于明确瘘口的部位,典型的病例可通过体检等检查就可以直接发现瘘管部位及大小,而对于一些瘘道较小、位置较隐蔽的病例,则需要结合病史、临床症状特征、详细的体检发现、辅助检查等来协助判断瘘道的部位、大小以及与周围器官的关系。由于多达20%的病例可合并存在膀胱阴道瘘,所以充分评估整个下尿路是很有必要的。膀胱尿道镜检查时应该对膀胱做详细检查以排除合并有其他瘘道,同时也要评估是否合并存在尿道狭窄等情况。影像尿流动力学检查可以准确地显示任何有关联的尿失禁特征,包括合并逼尿肌功能障碍的特征。

七、鉴别诊断

尿道阴道瘘需与以下疾病相鉴别:压力性尿失禁、膀胱阴道瘘、输尿管阴道瘘。

八、治疗

(一)非手术治疗

未合并阴道排尿或尿失禁症状的远侧端瘘道可采取保守治疗即暂时的临床观察。

(二)手术治疗

尿道阴道瘘的外科修复较困难,其原因主要有:广泛的软组织缺损,局部缺乏用于多层修复的有活力组织。行修复术时常常使用可旋转的阴道壁皮瓣,也可使用前壁和后壁的膀胱皮片管状瓣。较小的瘘道可通过在尿道内植入 Martius 组织瓣行多层封闭得到治疗。较大瘘道则需要进行广泛的手术,来进行尿道重建。

手术时机的选择目前备受争议。多数学者提倡患者伤后 3 个月至半年后进行修复手术,该时期内瘘口周围组织粘连较轻,瘢痕软化,炎症较轻,容易成功。对放射性损伤形成的瘘道等待 1 年。有的学者则提倡在阴道组织感染和炎症控制之后应尽快进行手术。对于合并有尿道狭窄/闭锁的患者,有学者认为如尿道狭窄/闭锁小于 1cm,阴道够宽,处理尿道狭窄/闭锁与尿道阴道瘘修补术一期完成。对于尿道狭窄/闭锁大于 1cm,同时存在阴道重度瘢痕狭窄,则先处理尿道及阴道狭窄,待狭窄解除并稳定 3 月以上行二期的尿道阴道瘘修补术;青春期患儿,待阴道条件具备后再修补。

适应证:尿道阴道瘘如果有漏尿或尿失禁症状,给患者生活造成困扰,则需要手术。

禁忌证:如果是近期进行过局部的放射治疗则应等待 2 年左右,在放射治疗对局部组织生长修复能力的不利影响消退后再考了手术修补瘘。其他的禁忌证如全身重要脏器功能严重障碍,手术或麻醉的耐受力低下等。

术前准备:术前可常规行阴道擦洗,对于绝经或显著萎缩性阴道炎的患者,术前可局部应用雌激素 2周,以利于手术及术后伤口愈合。术前对合并感染的患者使用抗生素。

操作方法:患者为截石位,术区皮肤及阴道内消毒,留置导尿管,必要时耻骨上膀胱造瘘。使用环型拉钩暴露手术视野,使用 Allis 钳暴露阴道壁,寻找瘘口。在瘘口边缘 2~5mm 处环形切开阴道前壁黏膜,在尿道壁与阴道壁之间平面分离达瘘孔周围 1~3cm 处,将瘘管周围瘢痕及血运不良组织完整切除,以可吸收线纵行缝合瘘口的尿道黏膜或 8 字缝合关闭与尿道腔相通的瘘口,然后根据患者局部组织情况,做 2~3层加固缝合。

对于大的尿道阴道瘘的修补,可沿阴道前壁以瘘口缘为出发点作一个倒置 U 形或 J 形切口。在阴道壁下盐水浸润情况下,游离阴道前壁皮瓣,直至膀胱颈或以上水平,暴露尿道旁筋膜,皮瓣的大小依瘘的大小和位置而定。如果计划伴行抗尿失禁手术,应从膀胱颈位置水平的皮瓣边缘横向游离阴道壁,然后进入耻骨后间隙。先用可吸收线缝合瘘道处的黏膜缘,然后进行尿道旁筋膜的垂直缝合,此时可以在尿道筋膜周围使用 Martius 瓣或者其他辅助瓣。最后修复阴道前壁,包括使用 Martius 皮瓣,并成功覆盖原来的瘘道。

尿道阴道瘘修复术中辅助性皮瓣的使用在一些病例是手术成功的关键。多种辅助性瓣可用于尿道阴道瘘的修补中,其中包括常用的 Martius 阴唇脂肪瓣(球海绵体肌瓣)、股薄肌瓣、腹直肌瓣、肌皮瓣、阴道壁瓣、纤维蛋白胶、游离的阴唇皮片及生物补片等。根据患者的情况和术者的技术可以选择不同的手术方式,或多种手术方式相结合:阴道黏膜瓣尿道成形术、阴道前壁皮瓣尿道成形术、阴唇皮瓣尿道成形术、球海绵体肌瓣移植修补术、腹股沟皮瓣尿道成形术及生物补片修补术等。

合并压力性尿失禁的处理:尿道阴道瘘修补术后可能发生持续性压力性尿失禁。在行瘘道外科修复术同时矫正压力性尿失禁还是术后治疗存在分歧。一些学者主张合并近端或中段尿道阴道瘘的需要同时处理,另一些学者认为需要等瘘道完全闭合,并再度评价压力性尿失禁后才进行矫正。但是对于压力性尿失禁伴随远端尿道阴道瘘则都主张要同时进行矫正。

术后管理:术后要充分保证尿液引流,使膀胱尽可能处于空虚状态。口服抗胆碱能类药物能减少膀胱刺激症。术后3~6个月内避免性生活。

总的来说,尿道阴道瘘修补术的成功率不稳定,但是尿道阴道瘘修复术的成功率通常不会有膀胱阴道瘘修复术那样高。为提高手术后的成功率,常常需要进行两种或更多的治疗手段同时进行。

(杜广辉)

【参考文献】

[1] Marvin L C. CORMAN 结直所外科学[M]. 傅传刚,汪建平,王杉,译. 上海:上海科学技术出版社,2016:353-354.

[2] 王猛,王贵玉. 2016年版美国结直肠外科医师学会《肛周脓肿、肛瘘和直肠阴道瘘治疗指南》解读[J]. 中国实用外科杂志,2017,37(2):162-165.

[3] 彭慧,任东林. 直肠阴道瘘的诊断治疗现状[J]. 中华胃肠外科杂志,2016,19(12):1324-1328.

[4] LAMBERTZ A,LUKEN B,ULMER T F,et al. Influence of diversion stoma on surgical outcome and recurrence rates in patients with rectovaginal fistula-A retrospective cohort study[J]. Jnt J Surg,2016,25:114-117.

[5] 钟邦华,董明. 直肠阴道瘘诊治进展[J]. 中国实用外科杂志,2013,33(8):701-703.

[6] 李文胜,窦中岭,于国强,等. 尿道直肠瘘犬动物模型的建立[J]. 中华泌尿外科杂志,2017,38(21):870-874.

[7] BRAGAYRAC L A,AZHAR R A,FERNANDEZ G,et al. Robotic repair of vesicovaginal fistulae with the transperitoneal-transvaginal approach:a case series[J]. Int Braz J Urol,2014,40(6):810-815.

[8] JAVALI T D,KATTI A,NAGARAJ H K. A simplified laparoscopic approach to repair vesicovaginal fistula:the M. S. Ramaiah technique[J]. Urology,2015,85:544-546.

[9] MIKLOS J R,MOORE R D. Laparoscopic extravesical vesicovaginal fistula repair:our technique and 15-year experience[J]. Int Urogynecol J,2015,26:441-446.

[10] SINGH V,SINHA R J,MEHROTRA S,et al. Transperitoneal transvesical laparoscopic repair of vesicovaginal fistulae:experience of a tertiary care centre in northern India[J]. Curr Urol,2013,7(2):75-82.

[11] 胡佩胜,刘晋峰,陈海军,等. 早期输尿管镜检术加口J管置入术后治疗输尿管阴道瘘[J]. 现代泌尿外科杂志,2010,15(4):316-317.

[12] 范瑾,罗新. 输尿管瘘与输尿管阴道瘘临床处理[J]. 中国实用妇科与产科杂志,2014,30(7):505-507.

[13] SIDDIGHI S,CARR K R. Lighted stents facilitate robotic-assisted laparoscopic ureterovaginal fistula repair[J]. Int Urogynecol J,2013,24:515-517.

[14] CLIFTON M M,GOLDMAN H B. Urethrovaginal fistula closure[J]. Int Urogynecol J,2017,28(1):157-158.

[15] LEE D,ZIMMERN P E. Long-term functional outcomes following non-radiated urethrovaginal fistula repair[J]. World J Urol,2016,34(2):291-296.

[16] MARK D,MICKEY M. 妇科泌尿学与盆底重建外科[M]. 4版. 王建六,译. 北京:人民卫生出版社,2018.

第二十一章

性功能障碍性疾病

第一节　男性性欲障碍

男性性欲障碍(male hyposexuality)是指成年男性性幻想和对性活动的欲望持续地或反复地不足或完全缺乏,性行为表达水平降低和性活动能力减弱,性欲受到不同程度抑制的状态。DSM-Ⅳ定义为持续或反复的性幻想以及性活动欲望的缺乏或降低,并成为影响性行为表达的主要因素。性欲低下是常见的男性性功能障碍之一。患者大多既往性欲正常,因各种因素出现与其自身年龄不相适应、不一致的性欲淡漠,性行为表达水平降低和性活动能力减弱,性欲受到不同程度的抑制。性欲低下常常与其他男科疾病并发,如阴茎勃起功能障碍和早泄等,且相互影响,互为因果。长期在适当刺激下不引起性欲者称为无性欲(loss of sexual desire)。

一、流行病学

目前,在男科疾病中性欲低下在一般人群中的发病率有所增加,据估计大约有15%的成年男性患有性欲低下。性欲低下常常和其他性功能障碍同时发生、相互影响,如性欲低下患者常伴有勃起功能障碍和早泄。

二、病因与发病机制

引起性欲低下的原因复杂,可以是功能性,又可以是器质性。身体体质差、各系统疾病(如内分泌系统、神经系统等)、精神因素以及年龄增长等均可导致性欲低下。

1. 功能性因素

(1) 精神性因素:精神心理状态或社会、人际环境的关系抑制性欲的产生,是最为常见的引起性欲低下的因素。心理素质较为脆弱、紧张者,更易受外界影响,产生焦虑和压抑交织反复存在的心理紊乱状态,干扰大脑皮层的功能,而导致性欲低下。

(2) 社会因素:现代生活节奏快,竞争激烈,工作压力大以及人际关系的不协调会影响性欲。

(3) 情境因素:性交姿势、场合不合适,影响性交配合。

(4) 医源性因素:医师不恰当地做出性功能障碍的诊断,或患者自己错误的做出此诊断。

2. 器质性因素

(1) 内分泌系统疾病:性激素是诱发正常性欲的前提条件之一,其中下丘脑-垂体-性腺轴的功能对维持正常的性欲至关重要。雄激素是维持男性生精功能、男性第二性征的重要物质,能提高大脑皮层性中枢的兴奋性,激发性欲,产生性反应。雄激素水平低下,可直接导致男性性欲低下;甲状腺素异常也可以改变下丘脑-垂体-性腺轴功能,引起性欲低下。甲状腺功能亢进患者体内雌二醇分泌量增加及其代谢产物的清除减少,抑制间质细胞功能;甲状腺功能减退者,其能量代谢和能动性降低,表现出性欲低下。Cushing综合征患者血清皮质醇水平升高,抑制LH分泌,并使血清睾酮水平下降,也可造成继发性睾丸功能衰竭。艾迪生病和雄激素耐受综合征患者肾上腺皮质合成性激素减少,可致性欲低下。

(2) 神经系统疾病:脑血管疾患引起的偏瘫会导致性交频率降低,影响的严重程度与日常生活的受限程度相关。这些患者中,血清睾酮、FSH、LH、PRL水平均无明显改变,提示其性欲低下与激素水平无关。中枢神经系统病变所引起的勃起功能障碍和射精障碍还会影响患者对性生活的自信心,一部分患者还担心性生活会引起血压升高、心率加快、脑血管负荷加重,使脑出血性疾病复发,从而减少性交的次数。

癫痫在一部分患者中可影响下丘脑-垂体-性腺轴的功能,如性腺功能下降、功能性高泌乳素血症等,进而影响到患者的性欲。许多研究表明,癫痫会引起性欲低下,尤其是在癫痫发作控制不佳的患者中。

大部分导致痴呆和抑郁的脑退行性病变都会引起性欲低下。

(3) 男性生殖系统疾病:阴茎发育不全、包茎、阴茎硬结症、隐睾、睾丸或精索鞘膜积液、附睾结核、慢性前列腺炎、生殖器肿瘤、尿道损伤等,均可因机械性、生理性或心理性因素对性交造成一定负面影响,进而影响患者的性欲水平,导致性欲低下。

(4) 全身慢性疾病:大多数全身慢性疾病都会导致男性性功能低下。

(5) 年龄因素:随着年龄的老化,性欲和性活动能力会有一定的降低,这是一种生理现象。

(6) 药物因素:多种药物都与性欲低下有直接关系。能够引起男性性欲低下的药物有:①抗精神病药物:具有镇静作用的药物如吩噻嗪类、丁酰苯类、苯二氮䓬类和锂剂等;②抗高血压药物:如甲基多巴、呱乙啶等;③激素类药物:如雌激素等;④抗雄激素活性药物:如醋酸环酮、螺内酯等;⑤引起高催乳素血症的药物:如阿片制剂、内啡肽类;⑥抗组胺类药物:甲氢咪呱、苯海拉明等;⑦其他类药物:氮芥、长春新碱等。

（7）环境因素:有研究表明,人们常用的化合物、各种塑料、化学制剂、除虫（草）剂等有毒物质（如石油、煤气、氟利昂制造过程中释放的气体）可以导致男性体内雌激素水平增高,从而引起男性性欲减退。

（8）个人生活习惯:大麻、阿片、海洛因等小剂量能引起性兴奋,但如果大剂量或长期应用,则抑制性欲。男性酗酒者,慢性肝中毒可引起肝功能损害,血清雌激素水平升高而睾酮水平降低,引起性欲低下。

三、分级

1993 年国内马晓年等提出性欲低下分级标准,共分为四级:Ⅰ级:性欲较正常减弱,但可以接受配偶的性要求;Ⅱ级:性欲在某一阶段后出现减弱或只在特定境遇下出现减弱;Ⅲ级:性欲一贯低下,每月性生活不足 2 次或虽然超过,但系被动服从;Ⅳ级:性欲一贯低下,中断性生活 6 个月以上。

四、临床表现

性欲淡漠,性生活频率低,缺乏性快感。同时缺乏性活动的主观愿望,包括性梦交和性幻想,缺乏性活动的意识,当性被剥夺时也不会有挫折感。常伴有神经抑郁、情绪低落等神经衰弱症状和阳痿等。

五、诊断

男性性欲低下诊断须详细询问病史,除对全身状况了解外,对性生活史方面如性欲、勃起、性交频率、性交持续时间、有无性高潮,尤应注意患者对自身性功能障碍认识的程度。全身体格检查须注意着重对外生殖器的检查,了解阴茎发育情况、有无畸形、睾丸大小及硬度,并着重检查有无阴茎海绵体疾病等。诊断要点主要为:

1. 病史中要了解有无其他系统性疾病以及药物使用情况。

2. 正常夫妻生活中,患者性兴趣、性要求明显减少,甚至没有;性交次数平均每月不足 2 次。

3. 正常强度性刺激不能引起性欲。

4. 性生活主动性差,多处于被动应付状态,与患者年龄和健康状况明显不一致。

5. 与体内性激素水平相关的性欲低下,内分泌检查可发现血清睾酮水平降低,雌激素或催乳素水平升高,如有垂体功能低下、高催乳素血症、甲状腺功能低下等疾病。

6. 功能性性欲低下多表现为短暂性和境遇性;而器质性性欲低下多为顽固性和持续性;自然性性欲低下患者年龄多在 50 岁以上。

六、鉴别诊断

功能性与器质性性欲低下鉴别点如下（表 21-1）。

表 21-1　功能性与器质性性欲低下鉴别表

项目	功能性	器质性
病史	多精神因素,无慢性疾病	有器质性疾病史或慢性病及服药史
病情	轻	重
病程	病程反复,一旦诱因解除症状可缓解	病程持续,有反复,不能恢复到原来状态
生殖器局部反应	无改变,阴茎夜间勃起检查正常	多有生殖器或神经系统异常,阴茎夜间无勃起
内分泌检查	无异常	有改变
结婚或心理治疗	易接受	无效

七、治疗

(一) 心理治疗

性欲低下的患者中大部分是由精神心理因素所引起的,即使在由各种疾病所引起的性欲低下中,也有相当一部分含有心理因素,所以主要采用咨询和精神心理疗法。向患者及其患者家属进行相关的性教育,让他们知道科学的性知识,对疾病有正确的认识,解除传统观念、思想顾虑等约束,积极配合治疗。总之,性欲低下多由于大脑皮层功能紊乱所引起,精神心理因素在发病过程中占有重要地位,精神心理疗法是治疗的首要方面。精神心理治疗的原理是根据高级神经中枢的条件反射原理,对于有性生活及性交经历的人,有后天获得的条件反射,通过视、听、回忆等刺激,可引起大脑皮层性中枢的兴奋。临床实践证实,对性生活无兴趣者,通过正常性生活的体验,使性欲发生积极的变化。

(二) 原发病治疗

对患全身性疾病、内分泌功能障碍及男性生殖系统疾病引起的性欲低下,应积极治疗原发病并辅以适当的精神或心理治疗,随着病因的解除和原发病的好转,性欲低下也将得到改善。

对于药物性引起的性欲低下,应停用对性欲有明显影响的药物,尽可能以对性欲影响较小的药物代替,或等待治疗结束后,性欲低下会逐渐恢复,或适当用中西药结合治疗以使其恢复。

治疗同时伴发的其他男科疾病,如阴茎勃起功能障碍和早泄等。一部分患者在阴茎勃起功能障碍获得治愈的同时,性欲低下也同时得到改善。

(三) 药物治疗

1. 人绒毛膜促性腺激素(human chorionic gonadotropin,HCG) 对于激发性性腺功能减退,病变通常在垂体或下丘脑,造成血清中 FSH、LH 的下降,进而引起睾酮水平的下降,可以肌注人绒毛膜促性腺激素治疗。

2. 雄激素 对于原发性性腺功能减退,由于病变在睾丸,造成血清睾酮水平的下降,因此睾酮替代治疗是很有必要的。临床研究认为,睾酮治疗可提高这部分患者的性欲和性幻想。睾酮治疗还可以与精神心理治疗同时应用,治疗一部分其他原因引起的性欲减退。

3. 左旋多巴 在对帕金森综合征患者的治疗过程中发现,一部分男性患者在服用左旋多巴治疗后,性欲得到增强。

4. 5-羟色胺拮抗剂 包括曲唑酮(trazodone)和芬氟拉明(fenfluraming)等。其中曲唑酮可阻断 5-羟色胺(5-HT)受体和阻滞突触前膜对 5-HT 的再摄取,通过影响中枢神经系统的 5-HT 递质,进而影响到性欲水平。主要副作用有阴茎异常勃起、口干、嗜睡等。

5. 育亨宾(yohimbin) 是一种选择性的 α_2-肾上腺素能受体拮抗剂,能选择性的阻断外周神经节突触前膜的 α_2-肾上腺素能受体,扩张血管平滑肌,增加阴茎海绵窦内的血流量,常常被用来治疗勃起功能障碍。同时育亨宾也可通过影响中枢神经系统的 5-HT 和多巴胺递质,来增强男性性欲减退患者的性欲。

(薛珺)

第二节 阴茎勃起功能障碍

阴茎勃起功能障碍(erectile dysfunction,ED)是指阴茎持续不能达到或维持足够的勃起以完成满意的性交,病程 3 个月以上。由于社会生活节奏的加快、男性社会压力的增加、药物的滥用、人口老龄化的加速等多种原因,使这一发病率原本就很高的疾病越来越严重地影响到广大男性的健康,近年来发病率有增高的趋势。

一、发病率

阴茎勃起功能障碍的发病率随着年龄的增长而升高,美国流行病学调查显示,<40 岁患病率仅为

1%~9%,60~69岁患病率增高至20%~40%,79~80岁患病率增高至50%~75%。我国上海市于1993—1994年进行了一项类似的研究,对1 582例40~70岁中老年男性进行问卷调查,结果显示,40岁以上人群ED的发生率为73.1%,其中40~49岁年龄组的发病率为32.8%,到了70岁以上,这一数据上升至86.3%。

二、病因与发病机制

正常勃起需要神经、内分泌、海绵体及心理因素等多方面因素共同协同,并受全身性疾病、营养与药物等多因素的影响,任一因素异常均会造成勃起功能障碍,然而,许多生理或病理的情况都能对以上的四个方面中的一个或多个因素产生影响,我们称之为勃起功能障碍的危险因素或病因。常见导致阴茎勃起功能障碍的病因如下:

1. 年龄　年龄是导致阴茎勃起功能障碍独立的危险因素,阴茎勃起功能障碍的发病率随着年龄的增加而增高,随着个体的衰老,人体各器官功能下降都会直接或间接地导致阴茎勃起功能的下降,如高血压、动脉粥样硬化、冠心病等这些病理情况的出现都会导致阴茎勃起功能障碍的发生。

2. 心理因素　心理因素对于阴茎勃起的发生维持起着重要的作用,正常男性阴茎的勃起除了健康的器官以外,同时也需要有健康的心理状态。不良的性教育和性经历、不适当及不充分的性刺激、夫妻双方感情的不和睦、焦虑抑郁的心理状态,这些心理因素如何作用影响人的性反应勃起过程,目前仍不完全清楚。性行为和阴茎勃起是下丘脑、边缘系统和大脑皮质控制的,因此,兴奋性和抑制性的信息被传递到脊髓勃起中枢,进而诱发或抑制勃起。有两种有可能的机制用以解释心理性勃起功能障碍的勃起抑制机制:正常骶髓以上的中枢抑制作用被扩大,引起大脑对脊髓勃起中枢的直接抑制;交感神经过度活动或者外周儿茶酚胺水平增高,增加了阴茎平滑肌的张力影响了必要的松弛。

3. 心血管疾病　心血管疾病与阴茎勃起功能障碍的关系较为肯定,其本身的危险因子如年龄、吸烟、高血脂等同样也是勃起功能障碍的危险因子,勃起功能的改变可能是全身动脉粥样硬化的早期表现。

4. 内分泌因素　正常的阴茎勃起需要内分泌因素参与,许多内分泌疾病均会伴有较高的ED发生率。常见内分泌疾病如性腺功能减退、甲状腺疾病、肢端肥大症、高催乳素血症等因T、LH、FSH、PRL等分泌异常而对勃起功能产生影响。

5. 代谢性因素　以糖尿病及血脂代谢异常多见。糖尿病是最常见的内分泌性阴茎勃起功能障碍病因,发生率高达30%~70%,比非糖尿病患者高2~5倍。血脂代谢异常也是阴茎勃起功能障碍重要的危险因素,其机制尚无定论。

6. 神经性因素　正常勃起反射弧的任一部位受损均可导致阴茎勃起功能障碍的发生,这种情况或者发生于勃起中枢被累及导致中枢调节机制障碍而致阴茎勃起功能障碍,或者发生于正常勃起反射弧传导通路的损伤而致ED。前者常是中枢神经系统广泛病变的一部分,如脑血管意外、帕金森综合征、阿尔茨海默病、某些脑肿瘤等均伴有较高的阴茎勃起功能障碍发生率。另外,阴茎勃起功能障碍还是以中枢神经细胞广泛坏死和神经胶质增生为主要特征的多系统萎缩的早期主要表现之一。

7. 药物因素　影响男性性功能的常见药物(表21-2)。

表21-2　影响男性性功能的常见药物

	影响性欲药物	影响勃起药物	影响射精药物
抗高血压药	甲基多巴	甲基多巴	甲基多巴
	可乐定	可乐定	酚苄明
	普萘洛尔	普萘洛尔	胍乙啶
	肼屈嗪	肼屈嗪	
	利血平	噻嗪类利尿药	

续表

	影响性欲药物	影响勃起药物	影响射精药物
抗精神类药	吩噻嗪	吩噻嗪	三氟吡拉嗪
	阿米替林	阿米替林	阿米替林
	丙米嗪	氟哌啶醇	丙咪嗪
	氨基氧化酶抑制剂	甲硫哒嗪	甲硫哒嗪
	镇静抗焦虑药	镇静抗焦虑药	
	巴比妥类	巴比妥类	
	氯氮䓬	氯氮䓬	
	地西泮	地西泮	
抗雌激素类	促皮质激素	雌激素类	
	雌激素类	环丙氯地孕酮	
	螺内酯	甲羟孕酮	
	甲羟孕酮	西咪替丁	
	环丙氯地孕酮		
	氟化酰胺		
其他	抗组胺类		
	氯丙丁酯		
	二苯基海因		

8. 不良生活方式如吸烟酗酒 吸烟是勃起功能障碍发生的一个独立危险因素,常导致动脉性 ED 的发生。

三、分类

根据国际勃起功能问卷(表 21-3)分类:≤7 分属重度,8~11 分属中度 ED,12~16 分属中轻度,17~21 分属轻度 ED,≥22 分正常。

表 21-3 国际勃起功能问卷

您在过去 6 个月中:

	0	1	2	3	4	5	得分
1. 对阴茎勃起及维持勃起信心如何?		很低	低	中等	高	很高	
2. 受到性刺激后有多少次阴茎能坚挺地插入阴道?	无性活动	几乎没有或完全没有	只有几次	有时或大约一半时候	大多数时候	几乎每次或每次	
3. 阴茎进入阴道后有多少次能维持阴茎勃起?	没有尝试性交	几乎没有或完全没有	只有几次	有时或大约一半时候	大多数时候	几乎每次或每次	
4. 性交时保持阴茎勃起至性交完毕多大困难?	没有尝试性交	非常困难	很困难	有困难	有点困难	不困难	
5. 尝试性交有多少时候感到满足?	没有尝试性交	几乎没有或完全没有	只有几次	有时或大约一半时候	大多数时候	几乎每次或每次	

总分

四、辅助检查

1. 实验室检查

（1）下丘脑-垂体-睾丸轴的激素水平测定:Spark 将内分泌障碍引起者分为四类:①病变位于睾丸者,表现为促性腺功能亢进性性腺功能低下症,其 FSH 水平增高,睾酮下降。②病变位于垂体者,表现为促性腺功能低下症,其 FSH、LH 有睾酮都低于正常。③病变位于下丘脑者,GnRH 受抑制,除 FSH、LH 及睾酮下降外,可有 PRL 增高。④隐匿性甲状腺功能亢进,某些隐匿性甲亢也表现为血睾酮增高,因蛋白结合睾酮增加的原因,根据血 T3、T4 同时增高,可以明确诊断。

1）睾酮:为必查项目,正常项目 9.5~30mmol/L。正常人血睾酮水平昼夜数值有差异,清晨是睾酮分泌高峰,因此上午 9 时取血为宜,所测睾酮为游离睾酮和结合睾酮的总和。前者占 1%~3%。睾酮水平低于正常者应考虑睾丸本身病变、垂体及下丘脑病变或甲状腺功能异常。

2）促黄体生成素与促卵泡激素:两者均受下丘脑脉冲释放 GnRH 的影响,也呈脉冲式分泌,故应多次混合血清测量为宜。正常值:LH<25IU/L,FSH 0~20IU/L。LH 及 FSH 二者均低下提示下丘脑或垂体病变。从而影响睾丸间质细胞合成睾酮,睾酮水平也相应下降。LH、FSH 水平升高表明病变在睾丸本身,不能反馈抑制 FSH 及 LH 分泌所致。当 LH 降低,FSH 正常时,睾酮减低多见于 LH 缺陷,即 Pasqualini 综合征。

3）催乳素:正常值为 0~15μg/L。催乳素分泌受多种因素影响,一般高于正常值 1 倍才有意义。高于 10 倍多为垂体肿瘤,且 PRL 升高常伴有睾酮下降。另外,有一些药物,如雌激素、甲基多巴、H₂ 受体拮抗剂西咪替丁、克罗米芬和吩噻嗪等也可导致催乳素的增高,在作出诊断前也应排除这类情况的存在。

（2）甲状腺激素测定及相关的诊断试验:当怀疑 ED 患者伴有甲状腺功能亢进或低下时应检测甲状腺素的水平,包括血清游离甲状腺素(FT_4)、游离三碘甲状腺原氨酸(FT_3)、血清总甲状腺素(TT_4)、总三碘甲状腺原氨酸(TT_3)以及促甲状腺激素(thyroid-stimulating hormone,TSH)的测定,当各检测指标处于临界状态一时难以判定时可进一步行相关的诊断试验,如促甲状腺激素释放激素(throtropin releasing hormone,TRH)兴奋试验、三碘甲状腺原氨酸抑制试验或甲状腺摄碘(^{131}I)率测定等进一步明确诊断。

（3）血糖测定及糖耐量试验:由于糖尿病患者有较高的 ED 发生率,对于有糖尿病危险因素或症状的 ED 患者应行血糖测定,空腹静脉血糖正常范围为 3.3~5.6mmol/L。如果血糖在正常上限附近而诊断困难时,可行口服糖耐量试验,正常人 2 小时血糖<7.8mmol/L,糖尿病患者>11.1mmol/L。

2. 阴茎海绵体内注射试验(intracavernous injection,ICI) 利用阴茎海绵体内注射血管活性药物诱发阴茎勃起以评价患者勃起功能的方法又称为化学假体试验。将多种血管活性药物如酚妥拉明、罂粟碱、前列腺素 E₁ 等混合或单独应用行阴茎海绵体内注射诱发阴茎勃起,注射后反应良好者可除外血管病变,反应不佳者并不肯定有血管病变,还需要行其他方面的检查进行综合判断。一般而言,如果勃起角度小于 90°,持续时间小于 30 分钟可以定性为化学假体试验阴性,排除心理性 ED 的可能,应行进一步的检查以明确可能存在的器质性病变。目前多应用前列腺素 E₁,其发生副作用较少。副作用主要有阴茎血肿、海绵体炎、尿道损伤及阴茎异常勃起等,阴茎勃起超过 4~6 小时,应及时处理降低海绵体内压力,使平滑肌恢复收缩力,小静脉开放改善缺氧状况,仍可恢复生理功能。

3. 彩色双功能多普勒超声检查 使用高频探头(5~10MHz)获得的图像不仅直观,而且具有很强的血流信号探测能力,无论在阴茎疲软还是处于勃起状态均可以清晰分辨海绵体动脉、尿道球部动脉和背动脉,在阴茎疲软时,动脉壁增厚使其产生的回声能够被探测到,在勃起状态,海绵体扩张并充满血液而显示为较低回声,动脉壁更容易被分辨。现在,应用海绵体内注射血管活性药物的方法诱发阴茎勃起然后行彩色双功能多普勒超声检查,形成了所谓的"药物性彩色双功能多普勒超声检查(pharmacopenile duplex ultrasonography,PPDU)"技术,使其诊断效率进一步提高。

4. 动脉最大收缩期流速(peak systolic velocity, PSV) 在血管内径一定时可反映海绵体血供的大小,是评估阴茎动脉功能的主要指标之一,可用于动脉性ED的诊断。虽然报道的正常值有一定差异,但公认PSV<25cm/s表明阴茎动脉供血不足,这里有两种情况需要仔细分析:①对于PSV<25cm/s,阴茎勃起良好者不能轻易作出动脉性ED的诊断,应想到有生理性解剖变异的可能,进一步仔细扫描或行选择性阴茎动脉造影等证实。②对于阴茎勃起差而PSV>25cm/s者不能轻易否定动脉性ED,应仔细扫描阴茎深动脉,以明确是否正好将取样点置于动脉的狭窄处。

5. 动脉舒张末期流速(end diastolic velocity, EDV) 是评价阴茎静脉闭合功能的重要指标之一。报道的EDV的临界值范围比较一致,为5~7.5cm/s,即可以EDV<5cm/s作为静脉闭合机制完全的指标。EDV越小提示静脉关闭机制越完全,这是由于EDV间接反映了勃起时静脉压的高低,静脉关闭机制越完全,静脉压越高,EDV越小,同时,获得的勃起越充分,海绵体内压也越高。

6. 阻力指数(resistance index, RI) 也是诊断静脉性ED的有效指标之一,它是同一心动周期中(PSV-EDV)与PSV的比值,间接反映了动脉血流和远端微循环(螺旋小动脉、海绵体间隙和小静脉)的情况。当静脉闭合机制完整,充分勃起时EDV小于0,则RI>1,反之则RI<1,说明存在静脉性ED的可能。

7. 阴茎肱动脉血压指数(penile brachial index, PBI) 是评价阴茎动脉供血情况的一个指标,其计算公式为:PBI=阴茎动脉血压/肱动脉收缩压。阴茎动脉血压采用袖珍多普勒超声探头监测,方法是将1.5~2.5cm宽的小型血压测量袖带缠绕于阴茎根部,超声探头置于阴茎背侧皮肤表面与阴茎纵轴成45°角,当探测到阴茎深动脉血流信号后给袖带充气直至血流信号消失,然后放气,当动脉博动恢复时测得的压力即为阴茎动脉血压。一般而言,若PBI>0.75,表明阴茎动脉血流正常;若PBI<0.6,表明阴茎动脉供血不足。

8. 夜间阴茎勃起(nocturnal penile tumesence, NPT) 1970年Kanacan提出NPT检测能鉴别心理性和器质性勃起功能障碍,他认为影响勃起功能的情绪紧张、焦虑、心理压力等精神心理因素在睡眠时不起作用,能出现正常的NPT;而血管性、神经性、内分泌性勃起功能障碍的患者,其器质性改变在睡眠时依然存在,因此,NPT反应异常。而且NPT监测是一种非侵袭性,较有临床应用价值的检查方法。为了获得NPT的准确信息,对NPT结果的判定应结合临床症状及病史综合考虑,最好能连续监测三个夜晚,并与其他检查方法综合应用。

9. 尼娃夜间阴茎勃起测定系统 是一种生物电测定系统,它可连续测定阴茎勃起次数、持续时间、长度、周径以及血容量的变化。

10. 阴茎海绵体造影(cavernosography) 阴茎海绵体造影用于静脉性ED的诊断,尤其对于拟行手术者以了解静脉漏的部位及程度,该检查需要在阴茎勃起的状态下进行,因为阴茎疲软时存在生理性的静脉回流,在勃起状态下基本不存在阴茎静脉的回流,此时注射造影剂能比较准确地反映阴茎静脉系统的异常。诱导勃起的方法有海绵体内血管活性药物注射法和连续灌注法,诱导阴茎充分勃起后,以80~100ml/min的速度注入30%~40%的泛影葡胺40~100ml,于注射造影剂30秒、60秒、90秒、120秒及900秒时分别摄正位和左右侧位片。当有静脉漏存在时就可在注射造影剂几十秒到几分钟内看到漏出部位的静脉显影和异常的海绵体显影,常见的X线表现有:①背深静脉和前列腺静脉丛或背浅静脉显影,严重者甚至有髂内静脉或肾盂膀胱显影;②阴部内外静脉显影;③阴茎浅静脉显影;④阴茎头部以及尿道海绵体显影,说明阴茎海绵体与尿道海绵体交通,造影剂流入龟头;⑤若阴茎中有一异常静脉直接汇入一侧股静脉,则有可能使股静脉显影;⑥在海绵体纤维化、海绵体炎等疾病时海绵体显影不均,浓度浅淡,显影延迟甚至出现单侧显影,间隔增宽;⑦有的患者可能出现会阴静脉丛显影;⑧多数患者可见两处以上的静脉异常显影。

11. 选择性阴茎动脉造影 适用于对于拟行手术者以了解阴茎动脉可能存在的病理改变的部位和程度,包括有无狭窄和/或梗阻,并明确其部位和范围,了解有无阴茎血管畸形如动静脉瘘等。

12. 盆内脏神经检测 勃起功能障碍患者须进行全面体检,并通过病史询问特别是手术史、外伤史以及全身慢性疾病史,注意神经系统检查,如会阴部感觉、腹壁反射、提睾肌反射及球海绵体反射等。常用的盆内脏神经检测有以下几种:

(1) 球海绵体反射潜伏时间(BCRL):是检查阴茎背感觉传入神经到骶髓,再通过运动传出神经至球海绵体肌或肛门括约肌的传导速度,中枢在脊髓 $S_{2\sim4}$ 节段。正常的潜伏期因实验室的不同可略有差异(27~42 毫秒),但不应超过 45 毫秒,两侧 BCRL 时间相差应小于 2~4 毫秒。如果此潜伏期延长或反射消失,则提示脊髓 $S_{2\sim4}$ 节段或周围神经系统存在病变。

(2) 尿道肛门反射潜伏期测定:可反映自主神经和躯体神经反射弧的结合关系。该反射弧包括从膀胱颈来的自主传入神经和球海绵体、坐骨海绵体以及肛门外括约肌的躯体传出神经,刺激膀胱颈内导管,可在肛门外括约肌记录到相应的反应,从刺激开始到记录到反应所经历的时间称尿道-肛门反射潜伏期,正常参考值为 46~75 毫秒。

(3) 阴部诱发电位:阴部诱发电位(pudendal evoked potentials,PEPs)可测量阴茎背神经经脊髓到大脑皮质后对刺激产生反应速度。

五、诊断

阴茎勃起功能障碍的诊断依赖于详细的病史询问包含患者的性生活史、婚姻史、生育史、服用药物史、手术创伤史以及相关疾病史等,并行全面体格检查、实验室检查以及特殊检查,以便对 ED 的诊断分型作出准确的判断。

六、治疗

阴茎勃起功能障碍主要分为心理性和器质性,二者之间具有密切的关系,大多数器质性阴茎勃起功能障碍患者存在不同程度的心理障碍,因此,任何类型的阴茎勃起功能障碍都不能忽略对心理方面的调整与治疗。同时,器质性阴茎勃起功能障碍也往往不是单一因素,有可能存在多种因素相互交叉作用。因此在治疗前要全面地进行评估,并治疗其可能的原发病。老年患者往往有很多复杂因素,年龄、伴发疾病、用药、伴侣关系、身体状况、性生活预期、心理社会预期等,需要泌尿外科、妇科、心理科、内科等多个科室进行协同诊断治疗。

(一) 性心理治疗

在治疗前须进行心理分析,充分理解患者夫妇双方冲突,并积极解决这些矛盾,重点是性行为方法指导和训练,以性感集中训练为基础并辅以生物反馈治疗。在治疗中,要详细进行性生活有关解剖、生理及心理等诸方面的指导。性感集中训练分三个阶段进行:第一阶段为非生殖器性感集中训练,通过对非生殖器的接触,提高患者身体感受力,缓解患者紧张焦虑心理;第二阶段为生殖器官性感集中训练,对生殖器官感官如视觉、触觉的训练,唤起性反应,建立勃起信心,但不进行性交。第三阶段是阴道内容纳和活动。通过以上三个阶段的训练解除心理紧张焦虑等不良情绪,以达到治疗目的。

(二) 药物治疗

1. 磷酸二酯酶 5 型(PDE-5)抑制剂 在性刺激时,阴茎海绵体非肾上腺素能非胆碱能(NANC)神经元及血管内皮细胞一氧化氮合酶(NOS)催化左旋精氨酸合成一氧化氮(NO),NO 激活鸟苷酸环化酶使环磷酸鸟苷(cGMP)合成增加,引起阴茎海绵体平滑肌和阴茎小动脉平滑肌的松弛,血液注入阴茎海绵窦,使阴茎勃起。同时,cGMP 又受磷酸二酯酶(PDE)的水解。西地那非(sidenafil)是高度选择性磷酸二酯酶 V型(PDE5)抑制剂,是目前药物治疗 ED 的第一线口服药物,它的安全性和有效性已得到肯定。

2. 激素类药物 这类药物主要用于内分泌性阴茎勃起功能障碍,因其治疗方法较容易,且疗效显著,在治疗中占有显著地位。较常见的是下丘脑-垂体-性腺轴功能障碍引起的性腺功能低下和高催乳素引起的阴茎勃起功能障碍。主要有两类药物溴隐亭、雄激素。

（1）溴隐亭：是一种口服的多巴胺受体激活剂，仅用于高泌乳素血症及肾衰竭维持血液透析时发生的勃起障碍，由垂体瘤所致高催乳素血症者还需定期复查血 PRL 水平，直至催乳素水平下降。垂体肿瘤用药后瘤体会缩小，但停药后肿瘤会增大。较大垂体肿瘤须手术切除。副作用有恶心、呕吐、头痛和眩晕等。

（2）雄激素：适用于原发性和继发性性腺功能减退，药物选择以长效睾酮为宜。对老年人还会造成 BPH 症状加重，PSA 水平增高，故年龄大于 50 岁以上者需定期进行肛门指诊和 PSA 监测，在前列腺癌及肾病、高血钙者中应禁用。

3. 局部应用血管活性药物

（1）经尿道给药：前列地尔是 PGE1 的合成形式，是一种强有力的平滑肌松弛剂，其可能机制是：PGE1 与阴茎平滑肌的 PGE1 受体结合，激活腺苷酸环化酶，使 ATP 转化为 cAMP，使细胞内 cAMP 增加而钙离子减少，导致平滑肌松弛；PGE1 直接与血管上皮受体结合，抑制交感神经末梢释放的去甲肾上腺素活性而扩张血管，海绵体血流量增加使阴茎勃起。当注入尿道后，药物经尿道海绵体吸收并通过静脉通道转运至阴茎海绵体。

（2）阴茎海绵体内注射：曾经是 ED 治疗具有里程碑意义的治疗方法。适用于各种原因所致的神经性和血管性 ED。随着治疗 ED 药物的广泛应用，这一方法已成为口服药物治疗无效或有并发症时的第二线治疗方法，并结合双功能超声、海绵体测压和海绵体造影技术用于血管性勃起功能障碍的诊断。目前用于海绵体内注射的血管活性物质主要有罂粟碱、α-肾上腺素能受体阻滞剂、前列腺素 E_1 等。

注射方法：注射部位为阴茎体部两侧面，相当于 1~3 点钟或 9~11 点钟处，以免损伤血管神经或尿道海绵体，注射时可有明显突破白膜感，回抽证实针头未穿入大血管后缓慢注入。拔出针头，压迫局部，并轻轻按摩使药物弥散。一般在 5~10 分钟内勃起。一旦阴茎勃起超过 4 小时即阴茎异常勃起，即应及时处理，吸出海绵体内瘀血，阴茎即可痿软，如不能痿软，可于海绵体内注入多巴胺 10mg、间羟胺 2mg，勃起仍不能消退者可行手术分流。

（三）真空负压装置（VCD）

真空负压装置适用于各种类型阴茎勃起功能障碍，禁忌证主要有海绵体纤维化、阴茎硬结症等，副作用主要有阴茎皮温降低、阴茎疼痛、射精困难、射精痛、皮肤瘀斑等。真空负压装置是利用真空负压通过提高阴茎海绵体血流，使阴茎充血胀大以达到最大长度和硬度，再用弹力收缩环置于阴茎根部，阻断阴茎静脉回流来延长勃起维持时间及硬度。真空负压装置诱发勃起的平均时间为 2.5 分钟。一般缩窄环最长放置时间为 30 分钟，因时间过长可造成阴茎缺血。如果性交时间超过 30 分钟必须解除收缩环，让阴茎勃起减退后重新开始。间歇性地增加负压 1~2 分钟，放松后，再逐渐增加负压 3~4 分钟，可获得较好的效果，负压不宜过高。

（四）手术治疗

1. 阴茎血管重建术　主要包含阴茎动脉血管重建和阴茎静脉手术，只适用于特定患者。如年轻患者阴茎海绵体供血血管严重损伤，阴茎动脉重建手术总体目标是为髂内动脉-阴茎海绵体动脉床的阻塞性动脉损害建立动脉旁路。对于继发性单纯动脉功能不全的血管源性勃起功能障碍患者，手术目的在于增加海绵体动脉灌注压和血流灌注。阴茎静脉手术也可用于先天性阴茎海绵体静脉异常引流的患者，但多数因 ED 接受静脉手术的患者都有明显的海绵体内组织病变，因此通过减少静脉血流的静脉手术可能只起到暂时缓解作用。

（1）阴茎动脉血管重建术（penile artery revascularization）：要求患者年龄<50 岁、无吸烟史。疾病多是由于骨盆或阴部外伤引起，并无全身性动脉硬化症、无内分泌性及神经性因素的动脉性勃起障碍。无静脉闭合功能不全性疾病。临床最常用的手术方式是将腹壁下动脉与阴茎背动脉吻合术和腹壁下动脉-海绵

体动脉吻合术。

（2）阴茎静脉血管阻断术（penile vein interruption）：阴茎静脉漏的手术分为两类：①静脉阻断术，选择病变异常静脉结扎或切除；②背深静脉动脉化手术。阴茎静脉漏的患者中，单纯背深静脉漏者仅10%，绝大多数几种静脉漏同时存在。对于前者采用选择性静脉结扎手术效果较好，对于后者则效果较差，需采用其他疗法。

2. 阴茎假体植入术

（1）适应证：①重度器质性勃起功能障碍患者：阴茎硬结症、阴茎海绵体纤维化、根治性前列腺切除术后、骨盆骨折并尿道损伤后、脊髓损伤所致 ED。②其他治疗勃起功能障碍方法无效的患者。③无全身性或局部性化脓性感染疾病。④无重度精神心理性疾病。

（2）手术路径：有冠状沟下径路、阴茎阴囊径路和耻骨下路径三种。术后并发症主要有：感染、糜烂、阴茎龟头弯曲、机械性并发症等。术后5~6周可尝试性交。

（薛珺）

第三节　男女性交障碍

男女性交障碍又称为插入障碍（insertion obstacle，IO）是指男子性欲正常，接受正常性刺激，阴茎能充分勃起，且维持较长时间的勃起状态，女方阴道通畅，但在尝试性交时，阴茎不能插入阴道，时程超过1个月。这是一种易被忽视的性功能障碍疾病。男女性交障碍有男方因素，也有女方因素。有心理因素，也有病理因素。

一、病因与发病机制

1. 男方因素　男方因素主要包括心理因素和器质性因素。

（1）心理因素主要表现在以下几个方面：①性知识的缺乏：对男女生殖器缺乏应有的感官认知和理性认识，初次性交，不清楚如何进行，找不到女性生殖道的位置，不懂得如何插入以及插入的方向角度等。②性格内向：该类型患者心理内向，不善于交流，不懂得如何交流，性生活时如何进行配合，如果女方配合不当，对阴茎的插入抵抗惧怕，性交就更加困难。③操作焦虑：当第一次插入失败后，产生焦虑心理，反复尝试失败，更加重挫败心理。

（2）器质性因素：主要包含男性生殖器畸形，如蹼状阴茎、骨盆畸形、隐匿性阴茎、阴茎阴囊型尿道下裂等。

2. 女方因素　引起女性性交障碍原因也包含心理因素和器质性因素两类。常见的原因有：①先天性缺陷，如先天性无阴道或阴道短小、处女膜闭锁及肥厚、处女膜伞、骨盆畸形等；②心理、生理和教育因素，如受宗教信仰、文化传统等影响形成的不合理的性理念，或不良性刺激，包括个人遭遇的痛苦性经历造成的精神创伤，导致对女性性行为的束缚及对性欲相当强的压抑，性交时带着焦虑恐惧的情绪，甚至罪恶感，对性刺激很难或完全不能产生性兴奋，阴道润滑不够或干涩；或精神过分紧张引起阴道痉挛，使阴茎插入困难或因引起疼痛等而使性交不能进行。如性交疼痛、阴道痉挛、性交出血、性交晕厥或性交意外，以前三者较为多见。2000年美国泌尿疾病基金会（American Foundation of Urological Disease，AFUD）将女性性交疼痛作为一个独立的疾病进行了重新定义，特别提出了非接触式性交痛的概念。

二、诊断

引起男女性交障碍的原因可以是器质性的，可以是心因性的，临床诊断时应全面考虑，并分清男方女方原因进行综合分析。

1. 采集病史　病史采集时夫妻双方均应在场,从男子性交过程如性欲唤起、阴茎勃起、插入阴道、维持勃起及射精五个环节详细询问病史进行定位诊断,寻找引起性交障碍的主要环节,分清男方因素还是女方因素。

2. 体格检查　须对男女双方进行详细体格检查,男方重点检查第二性征发育情况,明确是否存在先天性生殖器发育畸形如蹼形阴茎、尿道下裂、阴茎弯曲畸形、隐匿性阴茎以及先天性性腺发育不良等。女方同样须进行详细妇科检查包括外阴阴道发育情况、阴道是否通畅、有无痉挛,有无先天性发育缺陷存在。

3. 辅助检查　生殖激素测定、阴茎夜间勃起测定试验、阴茎彩色多普勒超声血流检查和阴茎神经电生理检查等,其检查目的在于进一步排除是否存在男方其他方面的性功能障碍因素。

三、治疗

男女性交障碍的治疗视病因而定,大部分系心理行为因素所引起,因此心理行为治疗起着重要作用。而伴有器质性疾病的应针对具体病因病情而采用手术或药物进行治疗。

1. 性治疗　男女性交障碍的性治疗指心理治疗和行为治疗,治疗首先应指导他们学习性知识及性技巧,参照 Masters-Johnson 的性感集中训练,分步进行,使男性知道,女性在性交前需要由男性的亲吻、爱抚等准备活动来激发女性的性冲动,才能使阴道变得润滑,使阴茎易于插入。在性活动中男方切忌强行、粗暴地插入阴茎,最好由女方将阴茎纳入阴道。使女性了解阴道具有很强的伸展性,可以容纳任何大小的阴茎,不必为男子阴茎的大小而担忧。充分认识到性和谐和性相容的重要性。告诉患者心理因素在性反应中的重要影响,性活动是双方的协调活动,与双方的情绪和情感有密切关系,如果女方情绪不佳,不想参加性活动,或夫妻感情不和时,最好避免性活动。通过加强语言交流和感情交流建立亲昵的夫妻关系。加强肌肤接触,在情绪兴奋及不厌恶基础上抚摸除生殖器以外的性敏感区,熟悉双方身体。在双方产生舒适感时接触生殖器,当找到妻子阴道时,用一个手指插入阴道,并逐渐过渡至两个手指插入,让妻子阴道适应容纳感觉时,就可尝试性交,多能顺利插入。

2. 联合药物进行治疗　不少患者由于长期性交障碍,产生焦虑抑郁等不良心理情绪,产生勃起功能障碍,容易出现勃起困难,可在性交前半小时至 1 小时服用西地那非,使性交前获得充分勃起。或者在医师帮助下行阴茎海绵体血管活性药物注射(酚妥拉明、罂粟碱等)使阴茎得到充分勃起,增强性交一次成功的机会。

3. 生殖器畸形矫正治疗　对于男方存在如尿道下裂、阴茎弯曲、蹼形阴茎、隐匿性阴茎等影响阴茎勃起插入的阴茎畸形疾病,可通过生殖器私密整形进行矫正手术治疗。对于女方存在影响插入的阴道畸形疾病可通妇科进行手术治疗。

(薛珺)

第四节　射　精　障　碍

射精障碍包括早泄(premature ejaculation)、不射精(anejaculation or absence ejaculation)、射精延迟(retarded ejaculation)、逆行射精(retrograde ejaculation)和射精痛(painful ejaculation)。本节主要讨论早泄、不射精和逆行射精。

一、早泄

早泄(premature ejaculation)的定义国际上尚未取得完全的一致。目前较公认的有以下三种定义:2000年美国精神病协会颁布的 DSM-Ⅳ-TR 定义男性在不希望射精之前,在性刺激最小的情况下,在插入阴道前、接触阴道和插入阴道后不久即发生射精,这种情况持久或者反复发生。世界卫生组织的国际疾病分类-10(ICD-10)将早泄定义为:性生活由于不能延迟射精达不到足够满意,表现为在性交开始之前或之后很短的时间(时间限定在性交开始前或之后15秒内)即射精或者不具备性交所需足够勃起硬度就射精。国际性医学学会(The Internationational Society for Sexual Medicine,ISSM)以循证为基础的全新定义(原发性和继发性):①射精总是或者几乎总是发生在阴茎插入阴道之前或者插入阴道后约1分钟内(原发性),或临床上射精潜伏时间显著减少,大约或者不足3分钟(继发性);②在所有或者几乎所有的阴道插入后射精无法延迟/控制;③产生消极后果:如苦恼、烦恼、挫折感、避免性接触。不同组织给出的PE定义略有不同,但均包含以下三点:较短的射精潜伏时间、较差的射精控制以及消极的情绪结果。

(一)流行病学

据报道,早泄是最常见的射精功能障碍,我国据报道可能有约1/3的已婚男性在不同程度上曾经或一直患有PE,发病率占成人男性的35%~50%,占射精功能障碍的90%左右。根据其发病时间可分为原发性早泄和继发性早泄。原发性早泄是指自第一次性生活开始至今,均有射精发生太快(插入阴道前或插入阴道后小于1~2分钟即射精)。继发性早泄是指先前射精正常,逐渐或突然发生射精时间短(通常不如原发性早泄短)。近年来提出两种新的PE综合征变异性PE和主观性PE。变异性PE是指非持续、不规律出现,代表着性生活的一种正常波动;主观性PE是指在性交过程中主观感受持续或非持续射精早于预期,但射精潜伏期在正常范围内甚至更长,不归入PE。

(二)病因与发病机制

早泄的病因较为复杂,不同的人有不同的原因,一般来说,青年时稍短,随着年龄的增长,性兴奋的降低,性经验的增加,多数人渐渐有所延长。传统观点认为早泄大都为心理性原因。现今研究集中在心理性和器质性因素两者的综合作用上,但迄今为止,仍未有一个理论能被广泛接受。普遍认为持续存在的心理性因素可能加重了潜在器质性因素而致早泄。目前认为心理因素是主要的,器质性因素是极少数。

(三)辅助检查

阴茎神经电生理检查常用的有阴茎背神经感觉诱发电位(DNSEP)和阴茎头感觉诱发电位(GPSEP)。DNSEP主要是通过刺激阴茎背神经末梢,记录脑电波的变化情况,以评价阴茎背神经向心性传导功能和脑神经中枢的兴奋性,来分析体性感觉诱发电位,研究发现早泄患者潜伏期明显缩短。也有研究提示早泄患者GPSEP潜伏期比正常人明显缩短,而GPSEP波幅比正常人明显提高,提示早泄患者阴茎背神经兴奋性特别是阴茎头感觉神经兴奋性较正常人为高,以致在性交时,射精反射易化,可能是早泄根本原因。

国内辛钟成等制定中国早泄患者性功能评价表(Chinese Index of Sexual Function for Premature Ejaculation,CIPE)应用于早泄患者性功能多方面评估,涉及患者性欲、勃起情况、射精功能、性生活满意度、延迟射精困难程度和心理因素等多项指标。每个问题依据严重程度由重至轻分为5个等级评分点,分别为1、2、3、4、5分,得分越低,问题越重。袁亦铭等的研究认为,Q4是主要临床指标,再加上Q5、Q6、Q7、Q10这五个问题(即CI早泄-5),与早泄显著相关。他们将CI早泄-5积18分作为分界点,来区别早泄患者,其敏感度达97.6%,特异度达94.74%。他们认为,轻度早泄为14~18分;中度早泄为10~13分,重度早泄为5~9分。结果提示,CI早泄-5可作为临床早泄患者评价的主要量化指标。Q2、Q3评估勃起功能,发现早泄患者中伴有轻、中度ED者占37.13%。这种结果提示,早泄患者中伴有轻、中度ED,可通过使用增强勃起功能的药物,如PDE5抑制剂得以改善射精功能(表21-4)。

(四)诊断

早泄的诊断主要依赖于全面的病史询问和阴茎神经电生理检查。早泄患者的病史询问相当重要,通过对患者病史询问了解其发病原因,对早泄的治疗具有相当的临床意义。了解患者急慢性疾病、创伤、手术、精神类药物和酒精滥用史、服药史、现病史起病情况、环境、持续时间、疾病进展情况、治疗情况,性生活史,家庭性教育情况,婚姻感情等。

表21-4 中国早泄患者性功能评价表(CIPE)

姓名: 年龄: 文化程度: 联系电话: 地址:

主诉:早泄(年) 合并勃起功能障碍(年) 婚姻状况:已婚:(年)

既往病史:糖尿病 高血压 外伤 其他

请根据您过去6个月的性生活实际情况回答下列问题,选择适当的编号标记(√)

Q1:您平时的性欲望或性兴趣的程度如何?
1. 很低
2. 低
3. 一般
4. 较高
5. 很高

Q2:性生活时阴茎勃起硬度足以插入阴道的频度如何?
1. 几乎没有
2. 少数几次
3. 一半左右
4. 多数时候
5. 几乎总是

Q3:性生活时,能够维持阴茎勃起直到完成性生活的频度如何?
1. 几乎没有
2. 少数几次
3. 一半左右
4. 多数时候
5. 几乎总是

Q4:性生活时,从阴茎插入阴道直到射精的时间有多久?
1. 极短(<30秒)
2. 很短(1分钟)
3. 短(2分钟)
4. 比较短(3分钟)
5. 不短(>3分钟,4分钟,5分钟,10分钟,20分钟,30分钟,40分钟)

Q5:性生活时,您试图延长性交时间的困难程度如何?
1. 很困难
2. 困难
3. 有些困难
4. 一般
5. 没有困难

Q6:总体而言,您对性生活的满意度如何?
1. 很不满意
2. 不满意
3. 一般
4. 满意
5. 非常满意

Q7:总体而言,您的配偶对性生活的满意度如何?
1. 很不满意
2. 不满意
3. 一般
4. 满意
5. 非常满意

Q8:性生活时,您的配偶达到性高潮的频度如何?
1. 几乎没有
2. 少数几次
3. 约一半左右
4. 多数时候
5. 几乎总是

Q9:您对圆满完成性生活的自信程度如何?
1. 很低
2. 低
3. 一般
4. 自信
5. 很自信

Q10:性生活时,有多少次感到焦虑,紧张或不安感?
1. 几乎总是
2. 多数时候
3. 一般
4. 少数几次
5. 几乎没有

评估方法:每个问题的答案中题号代表得分。

10道题的最高得分为50分。

1:得分为10~34分,确定有早泄。

2:得分34~36分,处于临界边缘状态,接近早泄。

3:得分36~50分,确定无早泄。

(五)治疗

1. 心理行为治疗 早泄的治疗需要夫妻双方共同参与,因为满意的性生活只有双方密切配合才能达到,因此在治疗过程中,要得到女方的充分配合及参与,这是成功的关键。临床治疗经验表明,在为解决他们的特殊问题需要采用特殊技术之前,应劝告大多数夫妻在性治疗计划的早期阶段,至少用1~2周时间进行非生殖器和生殖器性感集中训练。

（1）性感集中训练：包含非生殖器性感集中训练、生殖器性感集中训练、阴道容纳、阴道容纳与活动四个阶段，主要是使配偶双方通过视、触、闻、静养等多方面表达相互间的情爱而不是简单的性交。他们彼此提供和接受对方肉体给予自己的愉快感受。应该明确性感集中训练要达到的目的，是双方在爱抚中相互提供和接受愉快的感受。对于在性感集中训练引起的性欲，消除的办法可采取放松和休息。

（2）阴茎捏挤法：当性感集中训练进入到生殖器接触阶段时，教会女方使用一种特殊生理方法来延缓快速射精，具体方法如下：女方将拇指放在阴茎系带部位，示指和中指放在阴茎的另一面，正好为冠状沟缘上下方，稳捏压迫4秒钟，然后突然放松。施加压力方向是由前向后，而不是由一侧向另一侧，挤捏的压力视阴茎的勃起程度而定。充分勃起时用力捏挤，痿软时中等捏挤，使患者仅有压迫感而无不适感为宜。女方要用指头腹侧接触阴茎，避免用指甲捏挟或搔刮阴茎。如此反复进行，以提高男方射精控制能力。这种方法可缓解射精的紧迫感，坚持训练，可以改善射精能力，重建正常射精反射。

（3）牵拉阴囊法：研究发现在高度兴奋及高潮时可见到阴囊收缩、睾丸提高的现象，相反，向下牵拉阴囊和睾丸可降低兴奋性，延缓射精，从而达到治疗早泄的目的。

（4）停-动疗法：又称间歇刺激阴茎法是通过对阴茎的不断刺激降低其敏感性，达到提高射精阈值的目的。具体方法：男方仰卧，把注意力完全集中到体验由女方刺激阴茎而出现的感觉上，女方坐在男方旁边或两腿之间，用手慢慢地抚摸阴茎使其勃起，男方表示即将达到射精高潮时，即停止抚摸阴茎，让情欲消退。几分钟后，女方再继续抚摸阴茎，使男方再次兴奋。如此反复进行，使患者逐渐能耐受大量刺激而又不射精。间歇的次数逐渐减少，最后不需要中途休息，也能够经受长时间的连续刺激而仍不会过早射精。

由于心理行为疗法需要配偶的长期配合以及专业医师的指导，大部分患者无法坚持，所以行为疗法远期疗效均不理想，采用药物进行治疗成了许多患者的选择。主要有阴茎龟头局部应用表面麻醉剂 SS-cream 和口服药物两种方法，而局部用药往往因使用不当如用量过大等导致患者对性刺激不敏感，甚至导致射精延迟或不射精等，因此口服药物成了治疗早泄的首选。

2. 药物治疗　抗抑郁药物是目前常用的治疗早泄的药物，其作用途径大多与增加大脑中枢 5-HT 的含量有关。目前使用的抗抑郁药包括经典的三环类、四环类、单胺氧化酶抑制剂、选择性 5-羟色胺再摄取抑制剂（SSRIs）以及其他抗抑郁药。SSRIs 是 PE 治疗的革命性改变。抗抑郁药往往影响多个神经递质系统，对多种受体有亲和力，因此也具有各种各样的药物副作用，包括对性反应周期的影响。

（1）SSRIs：包括帕罗西汀、氟西汀、舍曲林等药物，是近年来广泛使用的新型抗抑郁药，因为副作用少、安全性高，深受医师和患者的青睐。SSRIs 治疗早泄也是在发现它们有延迟射精的药物副作用时开始的，SSRIs 引起不良性功能反应的药物由高到低的顺序是帕罗西汀（64.171%），舍曲林（56.14%）和氟西汀（54.138%）。他们对射精潜伏期时间的延长作用的程度依次是帕罗西汀>氟西汀>舍曲林。达帕西汀是一种短效 SSRI，目前已被欧洲、中国等多个地区和国家批准用于早泄治疗，而其他 SSRIs 均未获得正式批准应用于早泄的治疗。达帕西汀因其特殊的药代动力学特点尤其适用于按需服用治疗早泄，达峰时间仅1.3 小时，半衰期短，24 小时即清除95%。副作用主要包括剂量相关的恶心、腹泻、头痛、嗜睡，对男性性功能影响较小，因服药导致 ED 的比例 2.3%~2.6%。

（2）氯丙咪嗪：是最早应用于治疗早泄的抗抑郁药，属三环类抗抑郁药，其治疗 PE 机制可能是同时作用于 5-HT 转运体和去甲肾上腺素转运体以抑制 5-HT 和 NE 的再摄取。药物副作用较为突出常见的是恶心、呕吐等胃肠道反应，其他的还有咽干、嗜睡等副作用，现在氯丙咪嗪渐渐被作用更加特异、副作用更加小的选择性 5-HT 再摄取抑制剂所代替。

（3）去甲肾上腺素：α 受体阻滞剂通过抑制会阴部射精群肌的收缩来抑制射精反射的最后射出，可显著提高患者的 IELT，也可用来治疗早泄，但是由于它通过增加射精相关肌肉的收缩阈值，往往会导致射精无力和患者的性快感缺失，目前已经很少应用去甲肾上腺素 α 受体阻滞剂治疗早泄。

二、不射精症

不射精症是指性交时阴茎能够坚强勃起至插入阴道内,性交时间很长,但达不到情欲高潮和性快感,不出现射精。在清醒状态下从未发生过射精者为原发性不射精,曾在阴道内有过正常射精,其后渐渐出现不射精的为继发性不射精。根据其病因又可分为器质性不射精症和功能性不射精症。

(一)病因与发病机制

1. 器质性因素 器质性不射精是由于神经系统的病变使性刺激的传导减弱或是不能将性刺激冲动传导至射精中枢,或是射精中枢本身的病变导致射精冲动的发放失败,或是由于射精反射中的效应器官收缩无力,无法将精液排出。常见病因如下:

(1)先天性发育异常:如先天性睾丸发育不全引起的雄激素缺乏,不足以启动兴奋,又如先天性精囊、前列腺缺如,则没有精囊和前列腺的分泌物,可造成不射精。先天性射精管异常亦会造成不射精。

(2)脊髓损伤及神经系统病变:脊髓损伤是器质性不射精症的最常见的原因,在 T10 以上的脊髓损伤,由于其下位的脊髓仍然具有自主反射性,输精管、精囊、射精管、前列腺、膀胱颈等处的神经支配仍然是完整的,而且位于骶髓的泄精中枢完好,$S_{2\sim4}$ 的感觉纤维与控制会阴部肌肉收缩的运动神经也未受到损伤,出入射精整合中枢的纤维也是完整的,此类患者由于整个射精反射存在,仅仅是失去了大脑皮层和其他高级中枢的调控而已。发生于 T_{10} 以下的脊髓损伤,由于破坏了射精反射的回路,中断了整合中枢和交感神经元之间的联系($T_{10}\sim L_2$),或是整合中枢下的一处损伤,削弱了交感纤维的传入冲动和运动纤维的传出冲动,此类患者的射精反射不再存在。神经系统的病变往往也是引起不射精的原因,如糖尿病性周围神经病变、多发性硬化累及周围神经病变等,均可阻断射精反射。

(3)手术和外伤引起神经损伤:如腰交感神经节切除术($T_{12}\sim L_5$)、主髂动脉手术、前列腺切除术或直肠癌根治性切除术、腹膜后淋巴结清扫术等引起神经损伤,阻断了射精反射而不射精,脊髓损伤、骨盆骨折及尿道损伤均会引起不射精。

(4)药物影响:许多药物如抗精神药物、抗抑郁药、抗高血压、镇静药、抗雄激素等均可引起射精抑制。另外,慢性酒精中毒、尼古丁中毒和吸毒等也可引起射精抑制而不射精。

2. 功能性因素 这类为临床上常见,大多为精神因素引起的功能性不射精。功能性不射精症又可分为原发性不射精和继发性不射精两种类型。

(1)原发性功能性不射精症:在清醒状态下从未有过射精,其常见原因有以下几种:①性知识缺乏,如不知道阴茎插入后需要较大幅度抽插,阴茎头部未能得到充分刺激达不到射精反射兴奋阈值,引起不射精。②性生活不协调,由于夫妻感情不佳妻子冷遇等,高级射精中枢受到抑制而不射精。③性刺激不足,可能由于婚前手淫等不良刺激习惯导致婚后性生活龟头刺激强度不足以射精。

(2)继发性功能性不射精症:指原先有过射精史,后因某种原因发生了不射精,有的表现为选择性不射精如与妻子性交不射精,而婚外性生活却能射精,均因性兴奋达不到射精阈值所致。

(二)诊断

不射精症的诊断较容易,主要依赖于病史特点,须注意与逆行射精进行鉴别。不射精症患者阴茎勃起功能正常,性交时阴茎能勃起,插入及维持勃起均正常,但缺乏性高潮及性快感,没有射精。而逆行射精患者是有性高潮及性快感的,有射精动作,但精液逆行进入膀胱,因此性交后尿液检查可检及精子。

器质性不射精症患者任何情况下均不能排精,而功能性不射精患者睡眠时可有遗精现象,或者手淫时有射精,或者婚外性生活时有射精等,当考虑器质性病因时,须进行详细检查,如生殖系统、神经系统等以寻及病因。

(三)治疗

1. 性心理治疗 很多不射精患者都存在心理上的问题,也有的是由于心理认识的差异导致了不射精的产生,同时不射精的症状往往加重了患者心理上的负担,两者交互影响,形成恶性循环。因此,对于不射精患者心理治疗显得尤为重要。同时,也要加强患者夫妇的性知识教育,告知患者功能性不射精是由于性兴奋达不到射精反射阈值所致,性交时须注意思想集中,并注意性交的方法,加强性刺激,以利达到射精阈值。

2. 药物治疗　麻黄碱是肾上腺能受体兴奋剂,可使交感神经节后纤维释放儿茶酚胺,能增强输精管平滑肌的收缩,对射精有促进作用,但对高血压、冠心病及甲状腺功能亢进者忌用。用法:睡前口服麻黄碱50mg,对部分患者有一定效果。

3. 电动按摩器　阴茎震动刺激治疗不射精患者是首选的,不管对于心理性的还是部分器质性患者都有效,通过体外电动按摩器进行刺激阴茎龟头及冠状沟区,并调节按摩强度及频率,一般3~5分钟即可有射精冲动,通过这种人工诱发的射精冲动可使患者体会到射精的具体感觉,从而建立起正常的射精反射。同时也可在射精冲动来临时,插入阴道内,进行阴道内射精。

4. 经直肠探头电刺激诱发射精　对于采用阴茎电动按摩器进行治疗无效的患者可采用经直肠探头电刺激诱发射精,其原理即通过电极直接刺激前列腺、精囊、射精管、输精管等诱发规律收缩,将附睾等处精液射出。

三、逆行射精

逆行射精(retrograde ejaculation)是指男性患者性欲正常、阴茎能够正常勃起,能插入阴道进行性交,有射精动作和高潮感受却无精液排出,性交后尿液检查时可发现大量精子。它的发病率要低于不射精症,中国男性的发病率为1%~4%。

(一) 病因与发病机制

1. 膀胱颈部解剖异常或尿道内括约肌神经损伤　最常见是良性前列腺增生手术切除术后,由于术后膀胱颈内括约肌损伤,约90%的患者术后会发生逆行射精。

2. 神经损伤及病变　双侧腰交感神经节切除术后、直肠癌术后、盆腔淋巴结清扫术后、腹主动脉瘤切除术后均可造成逆行射精。脊髓损伤造成膀胱括约肌交感神经供应中断,糖尿病引起交感神经病变亦可导致逆行射精。

3. 机械性梗阻　严重的外伤性尿道狭窄、炎症性尿道狭窄等导致由于尿道阻力增加,导致射精时精液受阻。外伤性骨盆骨折常可引起后尿道损伤导致狭窄,同时骨折碎片又可破坏膀胱颈部的结构,导致膀胱颈关闭功能不良造成逆行射精。另外,长期排尿困难亦可使膀胱颈部张力下降,导致关闭无力。

4. 药物因素　服用抗高血压、抗精神病等药物、服用α-肾上腺素能受体阻滞剂,如利血平、呱乙啶、苯甲呱及溴苄铵等都可引起平滑肌收缩无力而出现逆行射精,抗精神病药物也可以引起膀胱颈环形平滑肌的收缩无力导致逆行射精。

5. 先天性因素　先天性宽膀胱颈、先天性尿道瓣膜或尿道憩室、先天性脊柱裂等导致先天性的膀胱颈关闭不全。

因此,逆行射精病因大多数为器质性,亦有少数原因不明的特发性逆行射精。

(二) 诊断

逆行射精患者诊断过程中,病史的询问相当重要。询问患者是否注意到性交后有白色的液体和尿液的同时流出也很重要。若在性交时有性高潮,有射精感觉而无精液从尿道外口射出或排出精液极少者,应怀疑有逆行射精可能。可通过性交后或手淫后立即对尿液进行镜检,若尿液中有大量精子,即可诊断逆行射精。对于从来都没有注意到的逆行射精或是在青春期以前就开始发生的逆行射精,其病因就很有可能是特发性逆行射精。对于慢慢从可以正常射精逐渐到逆行射精的患者,病因多考虑为神经系统病变所造成,如糖尿病性周围神经病变。其他的则能够指出一个确切的时间,如良性前列腺增生手术治疗后或是广泛的腹膜后淋巴结清扫术后。

（三）治疗

逆行射精治疗的目的是恢复男方生育能力,主要包括药物治疗、手术治疗和人工授精三种方法。

1. 药物治疗 主要包含肾上腺素能兴奋药和抗胆碱能两种类型药物。对于糖尿病等有原发病可首先治疗原发病,因膀胱颈部受肾上腺素能受体,受交感神经控制,采用α-肾上腺素能交感神经激动剂,如盐酸麻黄碱、假盐酸麻黄碱等可增强内括约肌的收缩力而成功纠正逆行射精,可使部分或全部特发性逆行性射精转变为顺行性射精,防止精液逆流进膀胱。药物治疗对糖尿病、腹膜后淋巴结切除、交感神经切除等所致的逆行射精也有较好疗效。抗胆碱能药物对降低副交感神经活性及相对增加膀胱颈张力有一定作用,但这方面的研究使用报道不多。

2. 手术治疗 手术的目的在于使松弛扩大的膀胱颈紧缩,重建内括约肌,恢复正常射精。手术方法是膀胱颈紧缩术,适用于曾行膀胱颈手术者如 Y-V 成形术,不适用于糖尿病神经病变和尿道狭窄而引起者。精阜增大可经尿道用电切镜切除肥大的精阜,但有可能因术后瘢痕致射精管闭锁。定期尿道扩张术对尿道狭窄者有效,它能轻轻按摩精阜,疏通射精通道等处的轻微梗阻,确保其通畅,从而使一部分逆行射精患者的症状得到缓解。膀胱尿道镜检查也可起到这种尿道扩张作用。

3. 人工授精 这是对于因逆行射精而致男性不育者应用最广泛有效的方法。但由于尿液的低渗透性和低 pH 值对精子的活率和活力有明显损害作用,因此必须通过对精液和尿液的混合物进行处理,尽可能减少尿液和精液的接触时间,以利于患者进行人工授精,解决患者生育问题,可先服用碱化尿液的药物如碳酸氢钠使尿液变成碱性,理想的 pH 值为 7.5~8.5,在射精前患者还应多饮水以使尿液稀释。在射精后标本立即按照人工授精实验室程序用标准的试剂处理,并准备人工授精。

（薛珺）

第五节　女性性唤起障碍

女性性唤起障碍(female sexual arousal disorders,FSAD)又称性感缺乏,指女性对性刺激缺乏反应性,在性活动中反复不能达到或维持充分的性兴奋(通常是缺乏主观性兴奋或生殖道润滑),从而导致抑郁或人际交往关系困难。FSAD 可能是先天的,也可能是后天的;可能是经常性的,也可能出现在某些特定的情况中。罹患 FSAD 的女性往往出现性回避、性交疼痛和/或性关系紧张。

Masters 和 Johnsons 首次建立了性反应四个阶段的研究模型,即:兴奋、平稳、高潮(或高潮)和消退。其中,女性性兴奋和性唤起有广泛而复杂的生理变化,包括盆腔充血、阴道润滑、外生殖器肿胀、乳房肿胀、乳头勃起等。

正常情况下,女性经历性兴奋和性唤起时,第一个生理变化是盆腔血管的扩张,液体通过血管壁的渗漏经阴道黏膜渗入阴道,为性交期间提供润滑,这一变化可以在一分钟内迅速发生。此外阴道上 2/3 段变宽、阴道下 1/3 段变窄、小阴唇充血肿胀,阴道开口变小。女性亦会有意识地或不自觉地收缩生殖器部位的肌肉。这些变化共同构成了"润滑-肿胀反应",促进阴茎进入阴道。

FSAD 出现在性唤起和性兴奋阶段,由于身体缺乏性欲望和刺激作出的"润滑-肿胀反应",从而影响女性对性交的欲望和满足感。

临床发现,实际上许多性唤起障碍的女性,其生殖道并未出现病理性改变。故目前有学者提出新的"诱因动机"模式。认为性欲是刺激与应答系统相互作用的结果,性欲并非发生于性唤起之前,而是性唤起的结果或者两者几乎同时发生。两者都是对性刺激的应答,而不应被认为是两种不同的感受。性唤起代表的是生殖道变化的主观感受,而性欲代表的是愿意发生性行为的主观感受。

一、流行病学

近期对医学文献的回顾发现,22%~43%的女性经历过某种类型的性功能障碍,大约 20%的女性存在阴道润滑障碍。美国的流行病学调查显示性唤起障碍的发生率为25%,至少有4700万女性深受其扰。北京协和医院调查发现女性性唤起障碍的患病率为18.9%。但事实上,许多女性并没有寻求医学帮助,且FSAD也可能与其他类型的性功能障碍同时存在,难以区分,故FSAD的发病率仍有待商榷。

二、病因与发病机制

性唤起的生理反应依赖于血管与神经系统的完整性,任何影响这两个系统的因素,都会导致女性性唤起障碍。FSAD的病因相当复杂,多是生理和心理因素的共同作用的结果。

1. 心理因素 性活动过程中任何不良情绪,包括紧张、不安、厌恶等,都可以导致性唤起障碍。包括:慢性轻度抑郁症(心境恶劣)、情绪压力、过去性虐待史、情感虐待、丧亲之痛、自我形象问题、与性伴侣的关系、其他精神健康障碍(严重抑郁症、创伤后应激障碍或强迫症)等。

2. 生理因素 任何对血管神经系统的损伤均可造成性唤起障碍。包括:骨盆血管受损导致血流减少、盆腔神经受损导致性唤起障碍、损害血管的内科疾病(冠状动脉疾病、高血压、糖尿病)、哺乳、引起激素水平变化的内科疾病(甲状腺疾病、肾上腺疾病、卵巢切除)、由于衰老(更年期)、卵巢功能早衰导致的性激素水平降低、药物的副作用(抗抑郁药、抗精神病药、降压药、镇静剂、避孕药或其他含激素的药)、阴道炎、盆腔炎等炎性疾病造成性行为时的疼痛。

值得注意的是,足够的雌激素水平对于维持阴道壁形态很重要,但是不与生殖道的性唤起有直接关联。当有足够的性刺激时,低水平的雌激素并不一定阻碍生殖道的性唤起应答。目前对于性激素与性唤起关系的研究结论尚未统一。

三、分类

临床上,我们可以发现,某些女性的FSAD是先天的,其一生中从未经历过正常的"润滑-肿胀反应"。而另一部分女性的FSAD则是在疾病或情感创伤后,或经手术、癌症放疗或药物治疗后逐渐出现的。FSAD可以发生在不同的性伴侣和许多不同的境遇中,也可以仅在特定的性伴侣或特定的境遇下出现。不同的原因导致了性唤起障碍病程的长短及其是否为境遇性,并决定了FSAD的治疗方法及预后。

近年来,另有部分学者将FSAD分为三个亚型:主观型:对性刺激完全无反应;生殖道型:缺乏性快感和性满足;混合型:既没有性兴奋所引起的生理反应,也没有心理上的欣快感。其中,混合型在临床上最为常见。

四、临床表现

FSAD的症状在性生活的整个过程中,持续或反复地、部分或不完全地不能获得或维持性兴奋的阴道"润滑-肿胀反应",不能产生足够的液体来润滑阴道,缺乏性兴奋和性快感。性交往往是痛苦和令人失望的。然后,女性可能会避免性行为,造成亲密关系困难。临床上,为描述方便,部分学者将FSAD分为以下四级:

Ⅰ级:女性在性活动中有时或者在某些特定境遇下出现阴道润滑不足或反应较慢的表现。

Ⅱ级:女性经常出现阴道润滑不足或反应过慢的现象,对性生活有一定影响。

Ⅲ级:阴道润滑不足或反应很慢导致明显焦虑、不安或不适。

Ⅳ级:阴道润滑严重不足或几乎没有润滑反应,给性生活造成很大困扰,也令本人及伴侣感到深刻的失望。

五、辅助检查

鉴于性功能障碍的是患者主观体验的这一特点,相关自身评估量表也可以协助诊断。目前推荐等级为A、国际通用的女性性功能评价量表(female sexual function index,FSFI)由Rosen等于2000年制定。该量表内一共有 19 项问题,涵盖女性性功能障碍的 6 个维度,包括性欲低下(desire disorder)、阴道湿润障碍(lubrication disorder)、性唤起障碍(arousal disorder)、性高潮障碍(orgasmic disorder)、满意度障碍(satisfaction disorder)和性交疼痛(pain disorder)。中文版女性性功能量表(Chinese version of female sexual function index,CVFSFI)已经由北京协和医院翻译完成,其信度与效度均经过验证。

其次,注意排除可能影响性功能的药物,如有必要,可抽取血液和尿液样本进行实验室检查,以排除先前未确诊的糖尿病或其他疾病。此外还需进行全面的体格检查、盆腔检查及激素水平测定。

其他辅助检查包括女性生殖道血流、阴道 pH 值、阴道顺应性及生殖道震动感应阈值等,在实施性刺激前后分别测定、比较。利用彩色超声多普勒测定阴蒂、阴唇、尿道、阴道和子宫血流速率,了解充血程度。

六、诊断

女性性反应很难定量评价,许多指标不易测量,在对 FSAD 进行诊断时采集全面的医学、性生活和社会心理病史对性功能评价非常重要。对女性性功能障碍的问诊具有其特殊性,倡导使用 PLISSIT 模式,其内容包括:请求允许(permission)、信息适度(limited information),具体建议(specific suggestions)和加强治疗(intensive treatment)。此外,医师也可以使用所谓的"ALLOW"问诊模式,即:询问(ask),认可(legitimize),边界设定(limitations),开放(open up)及合作(work together)。

临床上,往往由妇科医师对 FSAD 作出诊断,DSM-4 与 DSM-5 的诊断标准有所出入,均列出以作参考:

1. DSM-5 至少需包括其中三项:对性没有兴趣;很少有与性相关的想法;减少或拒绝性行为;在性生活中的大部分时间都没有什么乐趣;即使存在性刺激,对性的兴趣依然不高;性生活过程中生殖器几乎没有感觉。

2. DSM-4 诊断标准

(1) 性兴奋的"润滑-肿胀反应"无法持续或反复不能达到性活动完成。

(2) 造成明显的痛苦或亲密关系困难,以及性唤起障碍不能更好地被另一个轴Ⅰ疾病(除另一个性功能障碍外)解释,也不完全是由于某种物质(如毒品、药物)或内科疾病造成的直接病理生理影响。

需要注意的是,所有定义对"润滑-肿胀反应"的概念并不明确。目前没有"金标准"来衡量性唤起所需的时长或水平。性唤起可能因女性而异,并取决于各种因素,包括性刺激开始时的情绪和来自性伴侣的刺激。事实上,在生理和主观唤醒水平上也可能存在差异,一些女性尽管有阴道血管充血的证据,但主诉没有性唤起,相反,另外一些女性报告没有阴道血管充血的证据,却依然有性唤起的主观感受。

七、鉴别诊断

对于女性来说,偶尔出现性唤起的问题是正常的,这些偶尔的困难与 FSAD 不同。诊断 FSAD 的关键是必须给患者造成情感上的痛苦或关系上的困难,并且只能由心理因素或心理和生理因素的共同作用引起。此外,部分学者认为 FSAD 的症状应持续至少 6 个月,且在 75% 以上的插入行为中出现相关症状,方认为其符合 FSAD 的诊断标准。

根据 DSM-Ⅳ-TR 的诠释,如果仅仅是生理因素引起的性唤醒问题,就贸然诊断 FSAD 是不合适的。如果性唤起困难是另一种严重心理障碍的症状之一,则也不应被诊断为 FSAD。如果女性是因为从伴侣那里得到的性刺激不充分,那也不能被认为是 FSAD。

此外,FSAD 还应与对性活动的普遍兴趣的丧失和其他性功能障碍相区别,如低性欲望障碍和性高潮障碍。低性欲望障碍的特征是在一段时间内缺乏性幻想和性活动的欲望;性高潮障碍将在下节详细阐述。

八、治疗

治疗因 FSAD 的原因而异。当存在生理性的病因时,需要对原发基础病等进行治疗。许多由于激素水平自然降低而导致润滑困难的女性得到了激素替代疗法(HRT)的帮助;药房里也有非处方药可以用来补充女性的天然润滑剂。如果患者只是偶尔受到性唤起方面问题的困扰,润滑剂等准备工作可有效地解决问题。

美国食品药品监督管理局(FDA)已经批准了一种治疗 FSAD 的医疗设备。EROS 临床治疗装置(EROS CTD)是一种小型真空泵,适用于阴蒂部位。泵会产生一种温和的吸吮动作,刺激该区域的血液流动。在临床试验中,该装置被证明在增加血流、感觉和阴道润滑方面是安全有效的。

一般来说,人们认为可能对改善性欲及性反应有帮助的药物分为如下四类,包括外周作用药物、中枢作用药物、性激素及抗抑郁药物:

1. 外周作用药物　通过介导血流和松弛血管平滑肌等机制直接作用于局部,促进生殖器充血后阴道湿润。但临床试验表明,外周作用药物对女性的作用不及男性,可能与女性的主观性性唤起与客观性性唤起并不一致有关。其次,由于受性激素水平的影响,这类药物对绝经后女性的作用不及绝经前女性,限制了其临床应用。

2. 中枢作用药物　鉴于女性的性体验更多依赖于主观上的性唤起,使用中枢作用药物可能比男性更为合适。中枢作用药物可通过作用于各种中枢性神经递质受体来提高大脑皮层和下丘脑的性兴奋,从而促进性欲和性反应。主要药物有黑皮质素激动剂、多巴胺激动剂等。

3. 性激素　临床对照试验表明,雄激素可明显改善手术卵巢切除女性的性生活,但对长期使用的副作用尚有待观察。雌、孕激素补充治疗也可通过改善泌尿生殖道萎缩、血管舒缩状态提高性反应性。性激素可全身用药,也可局部用药。

4. 抗抑郁药　通过增强多巴胺和抑制 5-羟色胺、催乳素等作用,提高性欲,如丁胺苯丙酮、曲唑酮、氟西汀等。

但目前为止,FDA 已经批准使用的药物为氟班色林(flibanserin,5-羟色胺受体拮抗药,一种抗抑郁药),三期临床试验表明,氟班色林可增加性生活满意度,并缓解与性欲相关的抑郁。其他正在研究中的药物包括睾酮+西地那非/丁螺环酮、短黑素肽、BP101(一种合成肽分子)、TBS-2 和 D-环丝氨酸(一种记忆增强药物),但目前结果表明正在开发中的新药效果似乎有限。考虑到 FSAD 的多因素特点,药物治疗必须建立在心理治疗和性伴侣关系和谐的基础上。

5. 心理治疗和行为治疗是非常重要的组成部分。通过心理或精神分析,或谈话治疗,发现导致发病的因素,采取相应的针对的心理指导。传统的心理治疗侧重于人际关系中的问题,寻求澄清问题,识别情绪,改善沟通,并促进解决问题的策略。

行为疗法的理论基础是认为人的行为模式是由学习而来,性冷淡或性感不足也是由于过去学习体验过程中条件反射建立的过程受到影响、干扰所造成的。行为治疗就是改变过去的错误行为方式,代之以正确的行为方式。性治疗师有专门的培训来帮助个人和夫妻克服性困难。治疗可以包括单独的女性或女性和她的伴侣(夫妻治疗)。治疗主要通过行为训练促进性表达、提高性快感体验,鼓励患者夫妇双方开展系列的感官及性感的家庭练习,促使女性在性体验的过程中充分放松,以改善性唤起。具体的方法包括性感集中训练、生殖器刺激训练及无须求性交训练等。

由于 FSAD 原因复杂,故个体对治疗的反应差异很大。与更年期有关的润滑困难通常预后良好。与压力有关的性唤起困难通常在压力源消失后得到缓解。夫妻双方通常在解决由性功能障碍导致的亲密关系问题后,方能觉察到性唤起的改善。整个过程需要夫妻双方协同合作并耐心等待。

目前尚没有确切的方法来预防 FSAD 的发生。健康、均衡的饮食、充足的休息、定期进行妇科检查以及在性生活出现问题后及时寻求咨询或治疗可以帮助减少 FSAD。

(娄文佳　孙智晶　朱兰)

第六节　女性性高潮障碍

在早期的精神疾病诊断和统计手册中,女性性高潮障碍(female orgasmic disorders,FOD)被称为"性高潮抑制"。目前,FOD 较为公认的定义是指女性有正常性欲,在性活动中受到足够强度和时间的有效刺激后,可出现正常的性兴奋期反应,但仍持续或反复发生性高潮困难、延迟或缺乏,获得的性快感水平较低,难以达到性满足,并导致显著的抑郁或人际关系困难。

性高潮具有复杂性与多变性,在强度、长度和收缩次数因人而异,个体在不同年龄段和境遇下亦可发生变化。此外,不同于男性,女性性高潮具有迟发性与多发性,虽然比男性性反应慢但很多女性在短时间内可达到多次性高潮。成熟女性较年轻女性的性经验丰富,可能比缺乏性经验的女性更容易达到高潮。

出现 FOD 女性在性活动中,可以出现性唤起和阴道湿润,亦能出现肌肉紧张,但在达到性高潮和释放紧张方面存在困难。这会导致伴侣双方出现挫败感,性体验无法得到满足。FOD 通常与其他性功能障碍同时发生。此外,缺乏性高潮会导致愤怒、沮丧、抑郁和其他人际关系问题。

一、流行病学

NHSLS 的调查结果表明,性高潮障碍是女性第二常见的性问题。流行病学研究估计性高潮功能障碍的患病率为 20%~40%。在美国和澳大利亚,性高潮问题的患病率估计在 21%~29%。在亚洲国家,女性性高潮问题的患病率甚至更高,例如伊朗女性性高潮障碍的患病率为 21%~37%。北京协和医院在中国开展女性性功能调查,发现女性性高潮障碍的患病率为 27.9%。然而,不同的研究对性高潮障碍的定义差异很大,亦缺乏有效的质控,故目前为止对女性性高潮障碍的患病率进行精确地评估尚存在一定困难。

二、病因与发病机制

FOD 可能是由于心理因素,或生理和心理因素的结合,而不是仅仅由于生理因素。一些社会心理因素,例如年龄、社会地位、婚姻状况等也与 FOD 相关。值得注意的是,前戏时间短、性唤醒不充分、缺乏适当或足够时长的性刺激、与伴侣的性沟通不通畅等都可能会导致女性在性活动中无法达到高潮,但这些不能被视作 FOD 的病因。

1. 心理因素 过去的性虐待、强奸、乱伦或其他创伤性经历;情感虐待;害怕妊娠;害怕被性伴侣拒绝;害怕高潮时失控;自我形象问题;与性伴侣的关系问题,如夫妻感情不和等;生活压力,如经济问题、失业或离婚;对性或性快感的内疚;关于性的宗教或文化信仰;其他精神健康障碍,如严重抑郁症;在童年、青春期和成年期受到抑制性行为的教育。

2. 生理因素 骨盆血管损伤;脊髓损伤或骨盆神经损伤;药物(抗精神病药、抗抑郁药、麻醉药)的副作用或毒品带来的损害;内科疾病:多发性硬化症等;阴道血液循环障碍(如腹主动脉瘤、血栓性梗阻、动脉炎、动脉硬化等)内分泌疾病(如 Addison 病、甲状腺功能异常、垂体功能减退、糖尿病等);妇科因素:如盆底手术等;割礼(非洲、中东和亚洲部分地区的一种文化习俗);年龄(1/3 的女性报告在更年期后出现性高潮问题)。

三、分类

根据 DSM-Ⅳ-TR,如果女性从未在知觉状态下通过任何手段体验过性高潮,称原发性性高潮障碍;如果有过性高潮史而目前再也不能达到性高潮,则称继发性性高潮障碍。

四、临床表现

FOD 的女性多具有正常的性欲,多能在不同程度上或迟或早地对性刺激作出应有的反应,也能经历与享受爱抚的快感,出现阴道的润滑和生殖器的膨胀反应。但在至少75%的性活动中,在正常的性兴奋阶段后持续延迟或没有性高潮。为研究方便,部分学者将性高潮障碍分为以下四级:

Ⅰ级:既往有性高潮史,但目前性高潮缺失。

Ⅱ级:在足够强度和有效时间的刺激下,女性性兴奋出现 20 分钟以上,但仍难出现性高潮。

Ⅲ级：从未获得性高潮，或除性高潮障碍外，还同时合并性欲低下、性唤起障碍及性感缺失。

Ⅳ级：从未获得性高潮，并经多种治疗仍无改善。

五、辅助检查

对于绝大多数性高潮障碍的病例，无须做特别的体格检查和实验室检查，可以根据采集到的病史的提示，酌情进行。

近年来，量表的使用越来越广泛，研究人员逐步地将有关个人或人际困扰的问题纳入调查，并制定量表进行评估，包括推荐等级为 A、国际通用的女性性功能评价量表（female sexual function index，FSFI）等。

六、诊断

FOD 是通过医学和心理病史以及性高潮失败的历史来诊断的。对于临床医师或性治疗师来说，根据年龄、性经验和性刺激的充分性，了解这个问题持续了多长时间，是否低于合理水平，以及它是完全性的还是境遇性的，这些都将给诊断带来特别的帮助。根据 DSM-Ⅳ-TR，对 FOD 的诊断标准如下：

（1）在正常兴奋期后持续或反复延迟或没有高潮；

（2）导致明显的痛苦、窘迫或人际关系困难；

（3）FOD 不能更好地由另一个轴心 Ⅰ 型障碍（另一类型的性功能障碍除外）解释，或无法由某种物质（如毒品、药物）或基础疾病直接解释。

七、鉴别诊断

FOD 女性要么没有性高潮，要么经常难以达到高潮。但是，临床上女性偶尔缺乏这种反应是正常的，或者只有特定类型的刺激才能达到高潮。偶尔不能达到性高潮或依赖某种特定类型刺激的情况与 FOD 不同，不能诊断为 FOD。

另外，许多女性喜欢通过刺激阴蒂等方式来达到性高潮，亦不能诊断为 FOD。

八、治疗

FOD 的治疗方法包括非药物治疗和药物治疗，与药物治疗方案相比，非药物治疗有两个主要优点，其不具有药物的副作用，而是重新建立性功能和提高性满意度。

1. 非药物治疗　包括定向自慰、感官焦点、认知行为疗法、系统脱敏、性疗法、夫妻沟通训练、教育干预、性健康模式、催眠技术、焦虑减轻技术、性交协调技术（CAT）、凯格尔运动、性一致性训练（OCT）、基本咨询、创伤治疗、建模、角色扮演等。其目标是通过改变消极态度、减少焦虑和学习自我刺激，帮助女性认识自身的生殖器，并在性方面变得更加从容舒适。尤其对于原发性性高潮障碍，如果患者从未获得过充分的、有效的性刺激，可以向她们普及性知识和技巧，最大限度地提高刺激质量，加强刺激强度，帮助她们通过自慰等自我训练方式获得初次性高潮，找到高潮的感觉，再指导患者运用到性交实践中来，这样双方的性满意程度就会不断提高，性高潮障碍将会逐步得到纠正，这种方法往往简单高效。同时还要注意削弱或消除对高潮反射的无意识的过分抑制。比如患者在成长过程中形成对性的厌恶或罪恶感，这与她们对性快感的追求形成内心冲突，从而妨碍和抑制了女性性反应。此时应该辅以适当的心理治疗，克服抑制力量。性感集中训练的目的就是减少女性的焦虑，从语言交流过渡到非语言交流，在此基础上结合手法刺激敏感区，当女性在心理和生理上均准备好后再开始性交。

对于继发性性高潮障碍的患者，医师要把治疗重点更多地放在指导双方的情感交流和提高性交技巧上，指导性伴侣双方学习性知识，增进双方间的交流，让男性了解女性阴蒂、G 点等在性高潮中的作用，并学习能提高女性性反应的手法，帮助伴侣间建立起和谐和亲密的关系。对于生理原因所致的女性性高潮障碍则需针对具体情况及原发病进行特殊治疗。

此外,还可进行盆底肌肉锻炼,训练患者交替收缩和舒张盆底肌肉,通过训练提高盆底肌群的张力和性交时阴道感觉的敏感性。

2. 药物治疗 目前研究显示可能有效的药物包括睾酮、雌激素、替勃龙、西地那非、安非他酮、精氨酸等。

FOD 一个多维问题,受个人、社会文化、宗教和政治环境因素的影响。在评估或治疗干预时,临床医师需注意上述因素。许多患有 FOD 的女性可以通过心理治疗和指导性的性锻炼来达到性高潮。然而,这并不意味着她们能够一直或在任何情况下达到高潮,也不意味着他们总能对高潮的强度和质量感到满意。夫妻通常需要首先解决情感关系问题后方能有效改善 FOD。整个治疗过程需要时间,需要医师、家庭、伴侣及个人的共同合作努力。

当前尚未发现确切的方法预防 FOD。然而,减少生活压力是有正面积极意义的。为既往的心理创伤或当前亲密关系中出现的问题及时寻求咨询或心理治疗,可以有效减少 FOD 的发生。

(娄文佳 孙智晶 朱兰)

第七节 性交疼痛障碍

性交疼痛障碍(sexual pain disorders,SPDs)又称 coitus pain,其定义在学术界至今依然备受争议。根据 DSM-IV 和 ICD-10,将其定义为持续存在或反复发生的与性交有关的外阴、阴道局部或下腹部轻重不等的疼痛或不适,并造成显著的抑郁、沮丧和/或人际关系困难。Basson 等亦对定义作了扩展,认为 SPDs 可发生在性交时阴茎向阴道内插入或在阴道内抽动时,也可能发生在性交后。另一相关术语为"dyspareunia",亦翻译为性交痛或性交困难。区别于各种不同程度的性唤起或性欲障碍,任何程度的疼痛都是难以被患者所接受的。在性生活中经历 SPDs 的患者可能会感到尴尬或羞愧,可导致人际关系出现问题,患者甚至完全回避人际关系。

SPDs 的症状早在古埃及的蒲草纸抄本中就已被描述,1874 年 Barnes 首次提出 dyspareunia 一词,到了20 世纪,外阴区域与疼痛相关的特殊位点、相关诱因亦逐步被报道,不少学者认为性交痛与炎性反应相关,所以迄今为止不少相关症状的英文名词都被缀以"-itis",包括:中心外阴炎(focal vulvitis)、前庭腺炎(vestibular adenitis)、中心外阴前庭炎(focal vestibulitis vulvae)和外阴前庭炎综合征(vulvar vestibulitis syndrome)等。但事实上,存在 SPDs 的女性可能高估感染的频率,持续疼痛带来的情绪问题及两性关系紧张可能导致其他变化,而这些变化亦可能成为造成疼痛的病因。

一、流行病学

有学者认为性欲低下是人们最常经历的障碍,性交痛则是最少见的。目前认为大约 15% 的女性在生活中的某个阶段可能会出现 SPDs,在被强奸或性虐待的女性中,发病率则要高得多。SPDs 在绝经后女性中较常见,发生率为 8%～22%。北京协和医院在中国开展女性性功能调查,发现女性性交疼痛障碍的患病率为 14.1%。

在性交困难的女性中,平均有 26% 会出现 SPDs。SPDs 女性中,少于 20% 会因此出现短时间的抑郁(1个月左右);大于 50% 的 SPDs 女性的抑郁时间为几个月到半年,而剩余的那部分女性的抑郁持续时间会长达半年或以上。

二、病因与发病机制

神经病理学认为,外阴前庭、尿道和膀胱有相同的胚胎起源,这些部位可同时发生疼痛,比如间质性膀胱炎常常会伴有前庭部位的疼痛。外阴和前庭由阴部神经支配,来源于下腹下丛和尾交感链神经节的自主神经也参与生殖道的感觉,并参与慢性炎症后长期神经性疼痛的发生。生殖道和泌尿道的传入神经与来自背部、腹部和盆腔的皮肤肌肉的传入神经相交叉，可能与牵涉痛有关。阴道最敏感的部位是邻近前庭的区域，阴道远端的神经支配更加丰富，对触觉和温度觉敏感，是性交痛的好发部位。尽管前庭是内脏起源的，但是其神经支配类似于皮肤的神经支配，有时会主诉有锐痛。

30%至40%的女性因性交困难向性咨询师寻求帮助，结果发现她们的身体问题导致了疼痛。以下是导致性交痛的常见因素：

1. 外阴疼痛综合征　局灶性外阴痛（外阴前庭痛），是指疼痛由接触前庭而触发。诊断主要根据特征性的病史，诱发试验（+），并排除其他病因。弥漫性外阴痛，指无任何刺激情况下发生的自发性外阴刺痛烧灼感等。可伴有或不伴有性交痛，或仅表现为性交时疼痛加重。

2. 泌尿生殖道萎缩　泌尿生殖道萎缩是围绝经期或者绝经后女性性交痛的主要原因。由于外阴、阴道和尿道上皮表达大量雌激素受体，对于自然绝经或者医源性绝经后血浆中循环雌激素水平的下降非常敏感。低雌激素状态下外阴和阴道形态改变，性唤起时缺乏足够的润滑，均能导致性交痛。

阴道润滑不足是性交痛的重要原因。阴道润滑不足与性唤起障碍有关，除与低雌激素水平有关外，其他可能原因还有性伴侣之间关系不和谐，或者使用某种药物（比如治疗降压药、抗抑郁药、抗组胺药和抗胆碱药物）。

3. 阴道痉挛　是指围绕阴道的盆底肌不自主收缩，阻止外来物插入。其原因是会阴肌或者肛提肌痉挛。原发性阴道痉挛可能与心理障碍、情境及社会心理原因有关，而继发性阴道痉挛通常是躯体疾病的保护性反射。与某些妇产科疾病、某些慢性病及药物使用有关。

4. 下尿道疾病　膀胱疼痛综合征/间质性膀胱炎，膀胱炎，尿道憩室等可有性交痛。

5. 外阴阴道炎　白色念珠菌性阴道炎和滴虫性阴道炎能造成性交时浅表生殖道疼痛。而细菌性阴道病不会引起性交痛。

6. 局部肌张力高　盆底肌筋膜痛综合征、梨状肌综合征、肛提肌痉挛综合征等本质上都是指某些盆底肌群的高张力。病因包括炎症、分娩、盆腔手术、子宫内膜异位症和创伤，肌肉痉挛可以一直持续到原发病消退后，或者没有可确定的病因。性交时扳击点通常会引起阴道、外阴、直肠或者膀胱的牵涉痛，也会引起远离部位如大腿、臀部或下腹部疼痛。诊断主要依靠典型的病史和体格检查。

7. 产后　会阴侧切修补术或者产科撕裂伤后继发的会阴疼痛可延续到产褥期后。有报道7%~10%女性产后12个月仍有性交痛，解剖改变、持续性炎性肉芽组织、扳击点形成都是可能的原因。以往轻微的盆底肌筋膜痛分娩后也可能加重。诊断该病时必须排除阴道炎、皮炎及局限性外阴痛。

8. 子宫内膜异位症　深部性交痛是子宫内膜异位症的常见症状。特别是深部子宫内膜异位症累及宫骶韧带或者阴道直肠隔时。

9. 子宫后倾　尽管子宫后倾是一种正常的位置变异，一些女性会有深部性交痛。性交时改变体位可能会有帮助。子宫内膜异位症患者有时会出现子宫后倾位。

10. 盆腔器官脱垂　盆腔器官脱垂通常不会引起疼痛，但病情严重时可能会有性交痛。

11. 手术后性交痛　子宫切除术后，即使阴道残端已经愈合良好，但是碰触阴道顶端也可能导致疼痛。病因可能是持续性或者复发性盆腔疾病，输卵管脱垂，盆底肌痉挛，或者神经痛。

12. 子宫肌瘤　患子宫肌瘤的女性性交痛发生率与不患子宫肌瘤者相同，但是对某个患者来说子宫肌瘤可能是性交痛的原因，特别是后壁较大肌瘤的情况下。

13. 附件疾病　如卵巢囊肿可能会引起深部性交痛。

14. 盆腔粘连　可继发于手术、盆腔感染、子宫内膜异位症等。

15. 精液过敏　表现为性交后外阴阴道瘙痒、烧灼、水肿、红斑等，有时会伴有全身症状，如呼吸困难、吞咽困难、鼻结膜炎、全身荨麻疹、血管性水肿、胃肠道症状，甚至过敏性休克。大多数患此病的女性年龄不足40岁，与精液接触后立即或者在1小时内发病。

16. 心理性性交痛　大多数性交痛患者有生理上及心理上的双重病因。

17. 外阴皮肤病   扁平苔藓,糜烂性扁平苔藓是最常见的外阴扁平苔藓,表现为丘疹样糜烂,伴有白色条纹或者白色边界。可以仅累及小阴唇和前庭,严重者可导致结构破坏,小阴唇消失和阴道狭窄,造成性交痛和性交困难,甚至排尿困难。

由此,SPDs 发生的原因构架十分复杂,目前认为,几乎所有的性交痛均是生理因素、心理因素及社会属性共同作用的结果。疼痛会性生活过程中经性伴侣诱发,但并非仅在性生活时发生。即便存在比较确定的原发诱因,当阴茎插入时女性所感受到的疼痛依然是多种因素造成的,包括生理性因素(如神经功能障碍)、性功能因素(如性欲、性唤起存在问题)、情绪因素(如担忧和过度警觉)以及伴侣关系(如罪恶感和愤怒)。上述因素都会导致在初始病因解决后疼痛依然持续存在。而且这些因素常常相互交叉、相互联系、错杂并存。

三、分类

SPDs 有原发与继发之分:原发性的性交疼痛是指开始性生活后即出现疼痛,这种类型通常与错误的性教育、性虐待、对性的恐惧或痛苦的初次性体验有关。继发性的性交疼痛是指曾有过良好的性生活,后因种种因素出现疼痛,通常有医源性的病因,但可能是某种创伤的结果,例如强奸。

四、临床表现

1. 症状   SPDs 可以出现在外阴或者阴道较表浅的部位,也可以出现在盆腔深部,有时是多部位的,甚至波及下腹部或腰骶部。疼痛不适可由碰触外阴而引发,可能在性交开始即出现,有些患者主诉疼痛局限于前庭部位,有些主诉是阴茎插入时阴道本身的疼痛,如果压迫子宫颈还会引发盆腔痛。疼痛部位有些集中固定在某一区域,并且往往性交后数小时消退;有些疼痛部位则游走不定,时轻时重。部分患者主诉 SP-Ds 在性交后数小时出现,并伴随身体其他部位的疼痛不适。为描述方便,部分学者将性交疼痛分为以下四级:

Ⅰ级:性交时不适感或轻度疼痛。

Ⅱ级:性交时或抽动时阴道浅部疼痛。

Ⅲ级:性交时阴道深部疼痛或疼痛在性交结束后仍然持续存在。

Ⅳ级:性交疼痛严重乃至性交不能进行。

2. 体征   SPDs 的体格检查是必要的,主要是明确疼痛或者不适的部位,发现潜在的疾病,并对患者进行正常解剖和性功能的宣教。患有性交疼痛障碍的患者往往对盆腔检查很顾虑,检查前应该与患者交流以往检查的经历,安抚患者并得到口头同意。某些预防性措施可以缓解焦虑,帮助患者配合检查,如应用小号窥具和局部麻醉药物等。如果强行检查只会加重已有的创伤。

(1)外阴检查:仔细观察外阴有无病变,视诊有无生殖器溃疡、皮肤颜色、弹性等。皮肤变薄干燥往往提示萎缩或者硬化性苔藓,而红斑和增厚提示皮炎。检查时一定要注意手法轻柔,观察细致。棉签试验是妇产科诊断诱发性外阴前庭痛的标准试验。患有性交疼痛的女性常表现为痛觉过敏(allodynia,即给予一个正常无痛的刺激后,如棉签触碰后即感知疼痛)和感觉过敏(hyperpathia,非常轻的触摸即引起疼痛)。该检查必须系统进行,确保会阴部的所有区域都被检查到。注意检查前先触摸股内侧、臀部和阴阜,一般这些区域不会引起疼痛,并且能够帮助患者更适应感觉检查。

(2)双合诊及三合诊检查:首先检查有无腹部触痛和扳机点。可以让患者平卧时抬高头肩部来使腹肌紧张,如果疼痛持续则更可能来源于肌筋膜痛。阴道检查主要是检查阴道侧壁、穹隆、阴道直肠隔、宫颈、子宫和附件。宫颈触痛可能与急性盆腔炎性疾病、既往宫颈炎或手术创伤有关。有时阴道痉挛只发生于性交过程中,盆腔检查无异常,盆底肌张力评价还不甚精确。

(3)阴道窥器检查:应该用窄的、温暖的、湿润的阴道窥器来最大限度地缓解不适。注意有无解剖异常、分泌物、窦道、糜烂、溃疡及萎缩等。

（4）压力-疼痛测量:尽管棉签试验在临床实践中非常实用,但无法保证压力的一致性,容易出现测量误差。一种新的仪器,外阴压力测量仪,可施加标准化的压力,用于测量压力—疼痛阈值。一套由五个外阴压力测量仪组成的装置,可以施加从3~950g区间共26个预设压力值。每个外阴压力测量仪均是一个含有不同压缩率弹簧的便携设备。每个设备的终端是一个一次性的棉签,是唯一接触测试区域的部分。该在许多研究中已经用于测量前庭压力-疼痛阈值。外阴压力测量仪可以再现诱发性外阴前庭痛患者在性交疼痛中受到的刺激/烧灼感。其他测量工具还包括阴道痛觉检测计等,用于辨别患者是否患有慢性盆腔疼痛(CPP)。

五、辅助检查

1. 实验室检查　检查内容主要取决于病史和体格检查的结果。阴道分泌物应该进行pH测定和微生物检查。以排除阴道黏膜萎缩和细菌性阴道病、滴虫及真菌性阴道病。

2. 血清学检测　性激素异常是性交疼痛的常见原因,因此应抽血检测血雌二醇、总睾酮、游离睾酮、白蛋白、性激素结合蛋白(SHBG)、卵泡刺激素和催乳素。

3. 盆腔超声检查　深部性交痛或盆腔肿物者应行盆腔超声检查,除外肿瘤、子宫内膜异位症等因素。

4. 病理学检查　如果阴道镜检查发现外阴可能存在皮肤病、上皮内瘤变或者新生物,应行外阴或阴道活检。

5. 问卷与量表　用于评估性交痛的问卷多种多样。针对SPDs的女性,目前最广泛使用、已验证的疼痛测量工具为McGill-Melzack疼痛问卷(MPQ)。它由一系列疼痛描述符组成,包括感官、情感和评价,同时也提供疼痛总体评分指数。疼痛恐怖化量表(PCS)的使用价值也很重要,因为它纳入了伴随疼痛体验的情绪和认知方面的内容。

六、诊断

诊断SPDs需要依靠病史和体格检查。

1. 病史　这一症状最初发生于何时、持续多长时间、当时的情况和氛围如何、疼痛的具体位置(如表面,深处,单侧还是双侧)、时间及性质,以及是否只针对特定的性伴侣或性行为。其他病史包括外伤手术史、月经史、婚育性交史等。问诊常见问题如表21-5所示。

表21-5　性交疼痛问诊时常用的语句

你有以下情况吗?	可能的情况
身体、性以及情感上的虐待或焦虑?	PFD,阴道痉挛
下腰痛或髋关节疼痛?	PFD,平滑肌瘤
尿频、尿急、排尿困难或尿不净?	PFD,IC,平滑肌瘤
慢性便秘或肛裂?	PFD
症状开始前或者发病期间是否服用口服避孕药(尤其是20个月以上的炔雌醇,或孕激素诺孕酯,或屈螺酮)?	HMPVD
卵巢功能是否被亮丙瑞林、醋甲孕酮抑制?	HMPVD,AV
性交疼痛发病前是否有性欲减低或者阴道润滑减少?	HMPVD,AV
围绝经期或者绝经期症状如潮热或夜间盗汗?	HMPVD,AV
接触过敏原或者皮肤对化学物质过敏?	SPVD,LSC
反复酵母菌(培养阳性)感染?	SPVD,RC
持续黄色阴道分泌物?	DIV,LP,滴虫病,STI,精液过敏

续表

你有以下情况吗?	可能的情况
持续白色阴道分泌物?	RC
阴道或者外阴局部外用药后烧灼感或者过敏反应?	SPVD,LSC
性交后烧灼感?	PPVD,SPVD,HMPVD,LP,LS,精液过敏
从第一次性交起即存在疼痛,且从未有过没有疼痛的性生活体验?	PPVD
第一次使用卫生棉条时疼痛么?	PPVD
脐部敏感性增加?	PPVD
性交后出血?	VGF,LS,LP,DIV
外阴瘙痒?	RC,LS,LP,DIV,LSC,VIN,浆细胞性外阴炎
夜间瘙痒?	LS,LSC,RC
腹泻?	IBS
排卵期出血或疼痛?	子宫内膜异位症
(阴茎)插入深部时的性交体位会加重疼痛?	子宫内膜异位症,IBS,子宫腺肌病,卵巢包块,平滑肌瘤
外阴溃疡、撕裂、裂隙?	RC,LS,LP,AV,LSC
痛经?	子宫内膜异位症,平滑肌瘤
慢性盆腔疼痛?	子宫内膜异位症,平滑肌瘤,ov,PFD,PID,STI
阴道内有异物梗阻?	Recto,PFD,阴道痉挛,平滑肌瘤
分娩后出现疼痛?	AV,VGF,PFD,HMPVD
排尿后滴沥不净?	尿道憩室,PFD
外阴或阴唇结构或颜色改变?	LS,LP,女性生殖器割礼
阴蒂感觉变迟钝?	LS
经常骑车?	PN
剧烈的腹部肌肉锻炼或者普拉提?	PFD
疼痛主要位于阴蒂?	带状疱疹后遗神经痛,PN
自性交疼痛发病开始,是否还有完全无痛的性生活? 如果是:	
你是否口腔病变或者黏膜出血?	LP,黏膜类天疱疮
高危人乳头瘤病毒感染或者宫颈不典型增生的病史?	VIN

注:PFD:盆底功能障碍;IC:间质性膀胱炎;HMPVD:激素介导和诱发的 vestibulodynia;PPVD:原发性 provoked vestibulodynia;SPVD:继发性 provoked vestibulodynia;PN:阴部神经痛;LS:硬化性苔藓;LP:扁平苔藓;AV:萎缩性阴道炎;DIV:脱屑性炎症性阴道炎;PID:盆腔炎性疾病;IBS:肠易激惹综合征;VGF:外阴裂隙性肉芽肿;RC:复发性外阴阴道念珠菌病;VIN:外阴上皮内瘤变;LSC:慢性单纯性苔藓;STI:性传播疾病。

2. 体格检查 进行妇科检查了解疼痛的部位及程度。可以反映出是否存在会阴创伤、阴道感染、阴道黏膜萎缩,以及其他的解剖因素(如阴道横隔、纵隔或斜隔,局部的阴道痉挛)。

诊断并不困难,主要是根据患者的主诉进行诊断,关键是查找原因。一般地说,原发性的性交疼痛除了性无知或初次性交处女膜破裂引起的暂时性疼痛外,主要是先天性的发育缺陷或顽固性心理因素所致;继发性的性交疼痛又固定在某区域,多数为器质性病变或生理性改变所致;境遇性和游走不定的性交疼痛,通常是心理因素。性交困难亦可与其他性功能障碍同时发生。

DSM-Ⅳ-TR 对 SPDs 的诊断标准如下:

1. 与性交有关的复发性或持续性生殖器疼痛,可能发生在性交之前、期间或之后。

2. 受影响者因疼痛而痛苦抑郁,或导致人际关系问题。

3. 疼痛并非完全由迷走神经症或润滑不足引起,也不是由另一种疾病引起,也不是完全由药物、毒品或疾病状况的直接影响导致。

七、治疗

一般来说,婚前接受性教育和患者进行性咨询都是必要的。咨询可以提供关于性唤起和性高潮的生理方面的信息,为如何改进性技巧提供建议,并有助于识别和重塑对性的负面感受,改善伴侣之间的交流,解决可能是性关系因素的问题。遭受虐待或强奸的女性可经帮助克服由创伤经历引起的恐惧和问题。性交疼痛的治疗视病因而定。

1. 外阴疼痛综合征或弥漫性外阴痛　患者可于性交前10分钟局部涂抹5%利多卡因凝胶,缓解或者预防疼痛的发生,也可在性交后使用。该类患者由于浅层盆底肌肌张力大,对压力敏感,物理治疗也可能有效。

2. 泌尿生殖道萎缩　治疗上首先要处理躯体或心理原发病,应用局部水性或油性润滑剂可能有效。但要注意油性润滑剂可能增加乳胶避孕套破裂的风险。同时需提高性技巧,达到最佳性唤起时再插入阴茎,从而提高天然润滑度。

3. 阴道痉挛治疗　应去除感染或炎症等促发疼痛的病因,缓解肌肉紧张的盆底肌锻炼。阴道痉挛不是患者的意识所能控制的,可以进行脱敏疗法,该种疗法必须致力于恢复患者的意识控制。在尊重以及保持患者的安全不会受到更多伤害的前提下,应用阴道扩张器,指导患者自己插入扩张器,逐渐加大尺寸,教会患者能无痛状态下自如地控制阴道口肌肉张力。必要时可以辅助局麻药物甚至镇静剂。对创伤后应激障碍,以及其他一些过去创伤的后遗症的治疗,这一疗法也是至关重要的。

4. 局部肌张力高　治疗应个体化,明确扳击点位置,然后阻滞或者减弱引起疼痛的刺激。

5. 产伤后继发的会阴疼痛治疗主要是病因治疗,手术恢复解剖,切除肉芽组织及盆底物理治疗等。

6. 子宫内膜异位症　手术或者激素治疗都能缓解性交痛。

7. 手术(子宫切除术)后性交痛　5%利多卡因局部注射可能有用。三环类抗抑郁药等治疗神经痛的药物也可能有效。

8. 盆腔粘连　通过腹腔镜诊断及治疗,75%分解粘连后能获得长期缓解。

9. 外阴皮肤病　主要是局部药物治疗。

考虑到SPDs的复杂性与持续性,对其的治疗必须是多学科协调进行,而不是仅基于一种方式诊断和治疗性交痛。目前已证明多学科综合治疗适用于大部分的性功能障碍,且在其他慢性疼痛疾病的治疗中亦具有临床可行性和成本-效益优势。理想状态下,绝大部分性交痛患者的治疗由一名临床医师、一名心理/性治疗师及一名物理治疗师组成,每种治疗内容的组成部分都必须根据临床症状合理制定。

(娄文佳　孙智晶　朱兰)

【参考文献】

[1] 黄宇烽.实用男科学[M].北京:科学出版社,2009:505-525.

[2] 刘继红.性功能障碍学[M].北京:中国医药科技出版社,2004:286-324.

[3] 李峻,杨炼,王进,等.阴茎海绵体静脉漏的造影表现分析[J].中国中西医结合影像学杂志,2017,15(4):448-450.

[4] LUE T F. Erectile dysfunction[J]. N Engl J Med,2000,342(24):1802-1813.

[5] KATSIKI N,WIERZBICKI A S,MIKHAILIDIS D P. Erectile dysfunction and coronaryheart disease[J]. Curr Opin Cardiol,2015,30(4):416-421.

[6] FAFIOLU A S,ADEBAYO A M,AKANDE T O,et al. Erectile dysfunction among male hypertensives in a tertiary health facility in South-West Nigeria[J]. Glob J Health Sci,2014,7(1):154-160.

[7] 陈利生,陈守信,唐庆来,等.插入障碍的诊断和治疗[J].中华男科学,2004,10(1):46-48.

[8] 张建中,李宏军.早泄治疗的新进展[J].中华男科学,2018,24(10):933-936.

［9］ BOTH S. Recent Developments in Psychopharmaceutical Approaches to Treating Female Sexual Interest and Arousal Disorder ［J］. Current Sexual Health Reports,2017(9):192-199.

［10］ ZHANG C,TONG J,ZHU L,et al. A Population-Based Epidemiologic Study of Female Sexual Dysfunction Risk in Mainland China:Prevalence and Predictors［J］. J Sexual Med,2017,14(11):1348-1356.

第二十二章

原位盆底重建术

第一节　原位肛管直肠重建术

原位肛管直肠重建术又称原位肛门重建术,是通过在会阴部人工修复肛管直肠及与排控粪便相关结构,恢复肛门结构和功能。

早在 1902 年,Chetwood 就首先报告利用肌肉转移的外科矫正术治疗大便失禁。其后国内外学者通过 70 余年的理论研究和临床实践,肛门重建术已有了长足的发展,已由起初利用简单的生理反射重建的生物性肛门,逐步发展到排便自制能力较完善的生理性肛门。本节主要介绍肛管直肠完全缺损状态下的重建,外括约肌以股薄肌替代。

一、适应证

1. 直肠癌行腹会阴联合切除术中或术后。

2. 外伤致肛管直肠完全缺损术后二、三期手术。

3. 先天性直肠肛管畸形、肛管括约肌缺如,患儿年龄在 5 岁以上者。

4. 肛门失禁程度按肛门括约肌功能评分(6 分法)为 0~2 分者。

二、术前准备

1. 术前应仔细检查肛门缺损和失禁程度,根据临床评分、钡灌肠检查、腔内超声或肛管直肠 MRI 评估肛门括约肌的残存情况,外括约肌肌电图测定、直肠肛管测压等检查结果,定出肛门失禁程度,设计肌肉移植术式。

2. 术前应按结肠手术要求进行肠道准备。

3. 有结肠造口者于成形术之后再考虑关闭造瘘口。

4. 外伤性肛门失禁合并一侧下肢损伤时要选用健侧股薄肌进行移植。

5. 会阴有前期手术者,重建手术时首先切开会阴,打开盆底通道。

三、麻醉与体位

1. 麻醉　连续硬膜外阻滞麻醉或全身麻醉。

2. 体位　仰卧,两下肢外展位,截石位。

四、手术设计

1. 利用结肠浆肌层折叠重建内括约肌。

2. 直肠壁折叠重建直肠瓣。

3. 利用肛提肌缝合重建肛管直肠角。

4. 固定结肠于骶前重建骶曲。

5. 利用股薄肌细长、起点位于肛门周围特点,便于切取和肛门外括约肌成形和重建。术中尽量游离股薄肌,以保证足够长度,同时保留肌肉血供和神经支配。肛周绕形方向有顺时针和逆时针,形状有"U""ρ""σ"等。

五、操作方法

1. 内括约肌的重建　内括约肌用结肠末端浆肌层替代,首先剥离结肠末端黏膜6~8cm,正常的结肠黏膜容易剥离,要根据结肠黏膜的不同情况,采用不同的方法,以保证黏膜的完全剥离,且又不引起副损伤。①对于正常的结肠黏膜可用手擦法进行剥离。先用四把组织钳在黏膜下等距离钳夹固定结肠近端,从结肠断端边缘处开始,先用手术刀剥离开一部分黏膜,然后右手示指上包裹一层纱布,边将肠管翻出,边向上剥离黏膜,直到剥离到所要求的长度。②如果患者同时患有慢性结肠炎,黏膜层常增厚并与其下各层常紧紧粘着在一起,这样就要改用刀刮法进行剥离,仍先从结肠末端边缘处开始剥离,但注意刀片应与结肠黏膜面和剥离方向成一锐角,以免损伤肌层,因为黏膜下层内含有较粗的血管丛和淋巴网,所以剥离过程中,会有不同程度出血,一般只需用盐水纱垫压迫数分钟,即可止血。如不慎将肌层损伤,在损伤范围较小情况下,可用细丝线进行修补缝扎止血,以免重叠肌层后创口继续出血,形成血肿而影响括约肌功能。如损伤范围过大,不得不将损伤肠管切除,但这样可能会引起肠管过短而使手术陷入被动的局面。③在一些同时患有血吸虫等肠道寄生虫疾病患者,无论是用手擦法还是刀剥法都很难将直肠黏膜完全、彻底地剥离干净,这就需要采取黏膜下注射剥离术进行剥离,可用生理盐水,为了止血也可加入适量的肾上腺素,注射到黏膜层,将黏膜层与肌层分离开来,再用手擦法或刀剥法进行剥离。④在一些肠道准备不是很充分的患者,为了避免肠内容物污染腹腔,还可用封闭式肌层剥脱法进行剥离结肠黏膜。先用止血钳在结肠末端钳夹住,然后向下翻转肠管,将肌层与黏膜层剥离开来,注意动作一定要轻柔,保证黏膜层的完整性,否则达不到保护的作用。

黏膜剥离完之后,将浆肌层袖状上翻再向下套叠使三层肠肌层重叠在一起,重叠长度为3~4cm。在肠系膜侧、系膜对侧及肠管两侧等距离,用4号线将肠管黏膜与翻转后肌层上缘缝合4针,结扎并保留,以备缝合在会阴部皮肤上,然后再用3个0肠线,在缝合的丝线之间,等距离缝合4针,结扎并保留,以备缝合在会阴部皮肤下层。再用4号丝线将重建括约肌的下缘通过肠管浆肌层,固定在肠管上(图22-1)。在较肥胖的患者,常因肠壁较厚,肠壁上附着的脂肪垂和系膜上所含的脂肪较多,使翻转肠管相当困难。这时可将影响手术操作的脂肪垂全部剪除,还可将肠管系膜修剪一部分,但要注意保留营养该段肠管的结肠动

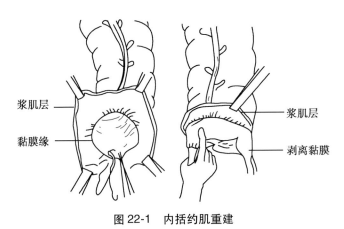

图 22-1　内括约肌重建

脉弓的分支。同时要彻底止血,以免形成血肿,影响远端肠管血供,造成肠管坏死。

2. 直肠瓣的重建　在距离切断的近端结肠断端上方 5cm,结肠对系膜侧,通过浆肌层,行间断 Lembert's 缝合,针距约 3.5cm,然后在肠管两侧加强 2～3 针,形成皱襞,其襞瓣占肠腔 1/2(图 22-2)。在缝合时,切忌将肠管缝穿、以免造成肠瘘,但缝合组织也不能缝合得太少,以免缝线脱落,达不到手术目的。

3. 肛管直肠角的重建　首先修补肛提肌,重建肛提肌隧道。用 7 号丝线从骶尾侧纵形缝合残留的肛提肌,使肛提肌裂隙缩小并向前移,以形成像堤坝一样的组织突起,这样当肠管拖下时,组织突起将肠管向前架起从而形成一角度。修复残存的尿道直肠肌,用 4 号线在尾骨直肠肌、尿道直肠肌及两侧肛提肌上各缝合一针作 4 根定点线,将已重建好内括约肌和直肠瓣的结肠性直肠,从新建的肛提肌隧道中拖出,利用预留的 4 根定点线,通过浆肌层固定肠管这样后侧修复好的肛提肌像堤坝一样将肠管向前架起而形成一角度(图 22-3)。在肠管末端,近顺时针方向,环绕好股薄肌后,将结肠性直肠末端向骶尾侧固定使肛门口后移,这样一前一后形成肛管直肠角。

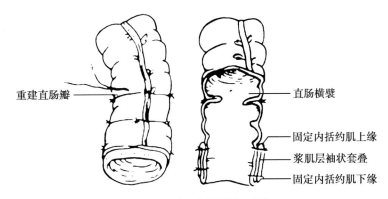

图 22-2　直肠瓣(横襞)重建

如果肛提肌缺损严重,可采用以下方法加以弥补:①沿盆腔壁向上游离残存的肛提肌,然后再纵形缝合,使盆底肌肉向上移,形成新的肌性肛直肠角。②若肛提肌缺损较为广泛,用 10 号丝线纵形缝合两骶尾侧的残留组织,拉拢打结组织张力较大且不能形成满意的堤坝(肌性肛直肠角),无法从后方将结肠性直肠向前抵住,这时就需要采取重建肠管性肛直肠角方法了。缝合肠管两侧缘,使肠管成角,形成肠管性肛直肠角。将肠管从肛提肌隧道内拖出,也用 4 根定点线来固定。

4. 骶曲的重建　将结肠性直肠经会阴隧道拖出,调整好位置后在骶窝前形成骶曲,将肠管用 1 号丝线同骶前组织和骶骨周围组织间断缝合固定(参见图 22-3)。在缝合时,所缝合的组织一定不要多,以免缝合太深,从而引起骶前静脉或输尿管损伤。

5. 外括约肌的重建(股薄肌移植及肛门重建整形术)

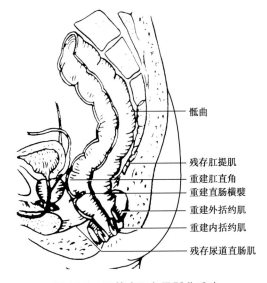

图 22-3　肛管直肠角及骶曲重建

股薄肌位于大腿内侧的浅层,内收长肌的后

方。肌腹长,呈圆锥形,上部宽,下端扁平,起于耻骨联合下部及耻骨弓的下半部,肌肉垂直下行,经过股骨内髁后下方,附着于胫骨上端内侧,其作用为内收、屈曲和内旋大腿。该肌的神经支配是闭孔神经的分支,血液供应来自股深动脉,神经血管束从肌肉的上 1/4 进入股薄肌。由于该肌的血管神经分支恒定、肌纤维长等特点,是肛门外括约肌成形术的理想选择肌肉之一(图 22-4)。

(1) 取肌肉发育良好一侧的股薄肌。

(2) 于膝关节内侧上方相当于股薄肌下 1/3 处作一次 2m 长纵行皮肤切口①,切开皮肤分离股薄肌。沿肌肉走行方向向下于胫骨内髁处作皮肤切口②,显露股薄肌肌腱附着点,将其切断。分离切口①与②之间皮下间隙,将股薄肌下 1/3 段完全游离。于股薄肌上 1/4 处再作皮肤切口③,将②与③之间一段的股薄肌完全游离。将已游离好的下 3/4 长度的股薄肌肌条由切口③拉出。游离肌条时不可钳夹,切勿损伤肌肉近心端的闭孔神经和股深动脉分支,以保证肌条的血液供应。用温盐水纱布包裹肌条备用。缝合切口①及②(图 22-5)。

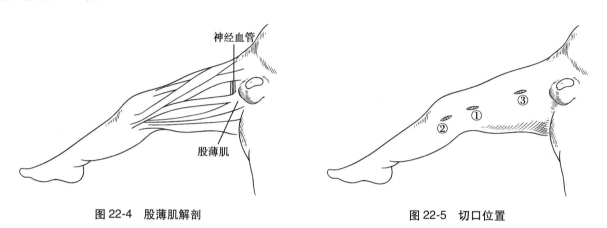

图 22-4 股薄肌解剖　　　　　　　　　　图 22-5 切口位置

(3) 从会阴部切口向股薄肌根部做一皮下隧道。打通皮下隧道时,应尽量沿皮下进行,以免损伤阴部内动脉。剪开会阴浅筋膜,所剪开的缺口一定要足够大,以免股薄肌通过时,被这一坚韧的筋膜绞窄住而使远端缺血坏死。股薄肌沿隧道拖出至会阴切口后,按顺时针方向围绕结肠性直肠一圈。松紧的程度,以肠管内可通过一示指为宜。太紧术后会引起大便困难,太松大便控制又不佳。所围的股薄肌最好与重建的内括约肌有部分重叠,这样才与正常肛内、外括约肌相对位置相仿。由会阴部切口向左侧坐骨结节做一皮下隧道,并在左侧坐骨结节处作一长约 2cm 皮肤切口,与皮下隧道相通。将股薄肌末端由左侧皮下隧道拉出,通过皮肤切口,将其末端缝扎固定在左侧耻骨结节韧带上。该韧带为一坚韧的致密结缔组织,当确实缝合在其上时,缝针会感到有种突破感。如果股薄肌远端没有缝合在耻骨结节韧带上,而是缝在其周围疏松结缔组织上,必将导致股薄肌的脱落,而无法发挥其功能。

用 4 号丝线通过肠管浆肌层与皮下组织间断缝合 4 针,以固定股薄肌,并与肛提肌上的固定点相对应,形成一隧道,供股薄肌收缩时,在其中滑行。这 4 针的缝合位置一定要适当,如果所形成的隧道太小,将会引起股薄肌绞窄坏死,导致手术失败。如果过于宽松,又起不到固定股薄肌的目的,也会引起股薄肌术后控制大便功能不强。纵行缝合会阴部切口使重建肛门口靠骶尾侧,便于形成新的肛直肠角。将结肠性直肠末端浆肌层上部与皮下缝合,再将结肠末端浆肌层下部向骶尾侧方向与皮肤缝合。

对于肛管直肠在前期已完成重建,只需后期行外括约肌重建者,可采取以下步骤:①离肛门 1.5cm 处的 6 点及 12 点分别作 2cm 长的纵切口。于肛门前、后切口深层围绕肛门作环形的皮下隧道。分离左侧皮下隧道时显露出左侧坐骨结节。同时作肛门前至大腿切口③之间的皮下隧道(图 22-6)。②用血管钳经肛门 6 点和 12 点的切口挑起肛门前后正中缝。并于 3 点、9 点处作同样小切口,分别于左右侧肛提肌中分出一条肌束,使股薄肌条能通过肛门前后正中缝及肛提肌束深层而起固定和滑车的作用(图 22-7)。③将股薄肌条通过肛门与大腿的皮下隧道拉至肛门 12 点处切口下空隙,按顺时针方向拉至左侧肛提肌束下,经肛门后6点切口正中缝下拉至右侧肛提肌束下方。环绕肛门一周(图22-8)。④股薄肌条环绕时,术者应于肛门内置一手指,同时拉紧肌条位手指有紧缩感。然后将肌条第二次通过肛门前切口隧道,将肌条末端固定缝合于对侧坐骨结节骨膜上。于肛门前后切口各置橡皮片引流,缝合所有皮肤切口(图22-9)。

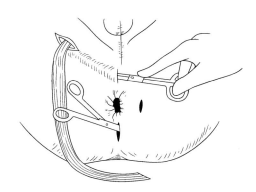

图22-6　肛周皮下隧道"σ"

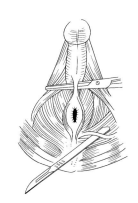

图22-7　股薄肌固定和滑车的作用

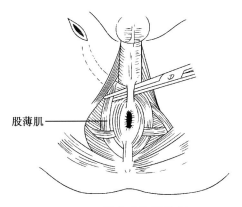

股薄肌

图22-8　股薄肌肛周绕行

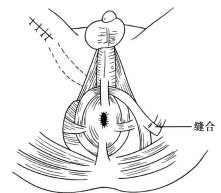

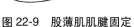

缝合

图22-9　股薄肌肌腱固定

六、术后处理

1. 有结肠造口患者术后6小时后可进半流饮食,无造口患者术后暂禁食3~5天,减少排便污染。

2. 术后48小时拔除橡皮片引流。注意肛门创口清洁护理。至少卧床休息1周。

3. 2周后开始训练内收、外展术侧大腿,感知收缩和放松肛门技巧,培养定时排便习惯。并用手指扩肛1~2周,然后改用扩肛器扩肛至术后6个月。

七、排便功能评定

术后排便功能评定的方法很多,但大多是凭主观判断,近年来随着科学的进步,各种测试方法不断出现,但由于排便功能的复杂,至今尚无非常完整、合理的评定方法。

1. 1969年Kelly以临床表现及钡灌肠造影,观察其排空、充盈及溢钡情况来评价,但由于排便控制十分复杂,单一的客观指标难以完全反映排便的功能。

2. 1984年Wing Specl国际会议把排便功能简单的定为4级,即正常、黏液污染、污粪及排便失控。

3. 1986年Gry Boski以肛管直肠测压法来评分,认为畸形的程度与肛管直肠的压力成正比,一般以静止压及收缩压的高低作为指标。

4. 李正教授等以便意、便失控的有无及程度作为临床评分标准,并以6分法评定(表22-1)。

表 22-1 6 分法临床评分标准

项目	临床表现	评分
便意	有	2
	偶有	1
	无	0
排便失控	偶污粪,每 1~2 周 1 次	3
	经常,每周 1 次以上	2
	经常,加稀便时失控	1
	完全失控	0

注:评分标准:5~6 分为优,3~4 为良,0~2 分为差。

此外,结合肛门括约肌肌电图的测定及直肠测压法、钡灌肠检查以了解耻骨直肠肌的位置及功能,作为综合评分法。

5. 张庆荣评定标准 ①优:排便功能与正常人基本相同;②良:能完全控制成形便,不能很好控制稀便;③较好:有稀便污染衣裤,需经常带垫;④无效:无排便感觉,完全失禁。

6. 钡灌肠对排便功能的评价 钡灌肠可反映耻骨直肠肌的位置与功能状态,以弥补测压,肌电图反映的不足,其评分与临床符合率可达 60.4%。与直肠测压及肌电图显示相一致。

(1) 直肠肛管角的确立:直视下反映耻骨直肠肌功能与位置,以直肠轴线中心线上距耻骨联合中心的最近、最远点作 2 条连线,肯定了正常患儿为锐角(X>79.0°±11.6°),无肛患儿此角开大,若大于 95° 即有排便失控,大于 115° 则排便完全失控,说明了无肛术后其角开大,并向下偏移。

(2) 肛管长度在无肛术后一般缩短,约为 1.7cm 或 2.2cm。

(3) 肛管显影与溢钡,正常情况下肛管不显影,亦不溢钡。

(4) 直肠肛管交点方位,代表直肠肛管角的位置,若有移位,则反映提肛肌群与直肠肛管间的关系失常。

7. 肌电图 对肛门直肠畸形合并瘘外括约肌功能的检测与评价:肛门直肠畸形合并瘘患儿常有外括约肌偏移,近年来以肌电原理,显示肛门外括约肌电位波幅频率均上升,说明了骶 3、骶 4 及盆腔神经对括约肌支配的反射通路正常,故认为肌电图可反映外括约肌的发育程度、位置、范围以及术中辨认时的应用。一般采用皮肤表面电极,其结果与针电极相似,特别是提出三环系统及单绊自制的新概念以后,把外括约肌控制排便价值提高到新的阶段。正常的外括约肌静止压时可显示连续肌电活动。自主收缩时,无论是频率,还是波幅均明显上升。异常则低于正常肌电表现。静止时波幅可低于 $30\mu V$。自主收缩时波幅低于 $150\mu V$,这就可说明括约肌功能不佳,但不能肯定其程度。

若以肌电图评分与临床评分比较,两者是符合的,其符合率约占 60%,故可以相辅相成。

8. 肛门直肠测压 指标如下:

(1) 肛管直肠静止压及肛管高压区长度:即肛门内括约肌处于收缩状态时,外括约肌的收缩,使肛管维持一定压力,谓静止压(静息压),正常儿为 3.02kPa,肛管高压区长度为 2.6cm。若小于 3.02kPa 或小于 2.6cm,则说明术后不能维持高压状态,肛管缩短,排便失控。可作为评分标准之一。

(2) 直肠松弛反射:当直肠受扩张刺激时出现的反射,反映内括约肌功能的协调性,由于术后肛周瘢痕、黏膜脱出等原因,松弛反射与排便失控具有相关性。

(3) 直肠贮存能力:以直肠适应性反应、顺应性和意识性直肠感觉阈表示。①当直肠内容物移动的收缩波传入直肠时,直肠可产生持续收缩减弱或舒张。失控儿的适应性频率可明显低于正常儿,说明了贮存能力不佳。②直肠顺应性是表示直肠肠腔内容物增加的容积,与相应增加的腔内压力相互间的关系,是直肠壁弹性的反映,正常时少量粪便可不产生便意而贮存,而患儿的顺应性偏低,说明了贮存能力不佳而失控。③意识性直肠感觉阈,正常儿为 30~50ml,而患儿偏低,如为 10~20ml 即产生不适或痛感,说明此时乙状结肠强力收缩,加上括约肌功能不全,即可产生排便失控。④肠蠕动,当患儿乙状结肠、直肠受刺激时,可出现不规则的高大蠕动或推进蠕动,且伴有排便,而正常儿却无此表现,这说明了新建直肠功能不成熟。

所以直肠测压可对各种排便控制因素进行检测,有助于评定失控的程度,指导临床拟订治疗方案,并可结合肌电图及临床表现等进行分析。

肛门直肠测压检查可客观地反映闭肛术后排便失控,治疗前肛门括约肌的功能;肛管高压区过短,肛门直肠压力差过小,直肠肛门松弛反射或收缩反射缺如,或不健全,是闭肛术后排便失控在测压中的重要表现;可作为随诊过程中动态观察的各种客观指标。

1977 年福冈讨论会拟订参照标准:安静状态下与直肠波形不相同的肛管持有波形;直肠内加压 2~3 秒后,肛管压可慢慢下降,恢复到静止压;用不同的刺激,显示同样的肛管压力下降;肛管压力下降至少要测试 3 次以上;评定内括约肌功能,即收缩率标准,正常儿为 12~16 次/min,新生儿 6~9 次/min。

(谢尚奎)

第二节　全盆底重建术

全盆底重建术(经阴道置入网片)实质是指经阴道置入网片替代物,用来替代损伤的盆底筋膜,恢复其整体盆底结构,完善盆底器官相关功能,达到盆底器官功能重新建立的术式。其他术式均不能够作为盆底功能重建的术式。全盆底重建术包含了盆底筋膜的替代、双侧盆底腱弓的固定、双侧骶棘韧带固定、阴道旁的修饰、整体盆底器官的解剖复位和功能恢复。

任何手术的概念均源于对其发病机制的理解。整体理论的基本原则是"形态结构的重建导致功能的恢复"。因此以整体理论为依据的盆底重建手术不同于传统手术。整体理论认为,盆底是由肌肉、韧带、神经和结缔组织支撑的一个相互关联的系统,其中结缔组织最易遭受损伤。盆底的整体状况比局部状况重要得多。整体理论的临床应用能够指导手术医师寻找功能障碍的解剖因素及可能需要修补的受损结构。从整体理论发展起来的手术特点集中在两方面:一方面,用聚丙烯带子加强受损的韧带和筋膜,另一方面,保留阴道组织及其弹性,尤其在阴道的膀胱颈区域,可减少患者的疼痛和尿潴留。盆底重建手术强调将手术的侵袭性降到最低,要求手术方法要适当,不要盲目扩大,技术要安全。如为了避免患者术后远期的并发症,在任何可能的情况下,应考虑保留子宫和阴道组织。盆底重建手术强调保护和加强组织,主张尽可能少的切除阴道组织或最好不切除阴道组织,以免阴道缩短和性交困难。在需要的部位准确植入特制的吊带,以形成胶原的人造新韧带,以此来修补受损的前部或后部韧带。保留组织和缝合时采用无张力技术,将最大限度地减轻疼痛,避开在阴道的膀胱颈区域,即"关键弹性区"手术,就可在排尿期为膀胱颈的漏斗形成保留足够的弹性,从而最大限度地减少术后尿潴留。

整体理论的主要观点是在阴道的前、中、后 3 个部位中,筋膜和韧带的结缔组织损伤不但可引起脱垂,还可引起盆底异常的症状。前部组织(耻骨尿道韧带、吊床、尿道外韧带)的缺损常会引起压力性尿失禁和粪失禁;中部组织(耻骨宫颈筋膜、子宫颈环、盆腱弓筋膜)损伤时除引起膀胱膨出、阴道旁缺损、高位膀胱膨出之外,还会导致异常排空和尿频尿急;后部组织(子宫骶骨韧带、直肠阴道筋膜和会阴体)的缺损则除了会导致肠膨出、子宫脱垂和阴道穹隆脱垂以外,还会引起夜尿症和盆腔疼痛。

另外,还需注意的是,盆底的结缔组织即使损伤很轻微,也可引起明显的异常症状。因此基于整体理论的盆底重建手术强调形态结构的重建导致功能的恢复。首先,用于治疗严重脱垂的手术同样适用于那些症状表现严重、但实际上仅有轻微脱垂的患者。其次,症状成为重要的手术指征,尤其对于具有阴道后部症状的患者更是如此。因此整体理论的诊断强调症状的诊断。无论如何,在选择一种特殊的手术方法之前,手术医师应努力去评估结缔组织结构的强弱状态,使手术具有针对性,并思考功能性解剖对手术可能做出的反应。

尽管盆底重建手术的目标是功能重建,但重建手术不是万能的,不能保证一次手术能够解决患者所有的问题,因此,这种重建也只能是有限的功能重建。比如说,老年人和年轻人对同一手术的功能恢复就会有不同的要求。老年人可能说只要解决脱垂问题就可以了,而年轻人会考虑更多的要求,如阴道的美观、性生活满意度等。因此,对于患者的目标和医师的目标之间,如果存在较大的不一致,尤其是当患者的目标和要求高于医师的目标和要求时,手术医师一定要在术前与患者进行充分彻底的沟通,明确手术适应证,谨而慎之的进行手术,避免不必要的医患纠纷。

盆腔脏器脱垂多与盆腔筋膜、结缔组织、组织锚定结构的损伤及松弛有关,澳大利亚女性盆底学科专家 Petros 提出的盆底三层次支持结构也支持了上述观点。对于 POP-Q 分期Ⅲ~Ⅳ度盆腔脏器脱垂患者，筋膜往往损伤较重，通常的修补难以达到满意的效果。故应用各种类型的聚丙烯网片系统植入替代损伤的筋膜可较好的解决这一问题。根据 Petros 教授的整体理论，从 3 个水平对受损筋膜进行修复，使子宫、膀胱和直肠恢复至正常的解剖位置(图 22-10)。尽管近年来美国食品与卫生监督局已先后 2 次发出关于慎用网片植入相关手术的警告，但对于Ⅲ~Ⅳ度严重的脏器脱垂患者来讲，该术式仍是目前治疗效果最好的手术方法。目前广大学者都在致力于如何减少其网片侵蚀、暴露等并发症的发生，探索新型材料的网片成为目前迫切需要解决的问题。无论如何，这一应用移植物替代原有薄弱筋膜组织的思维是值得肯定的。

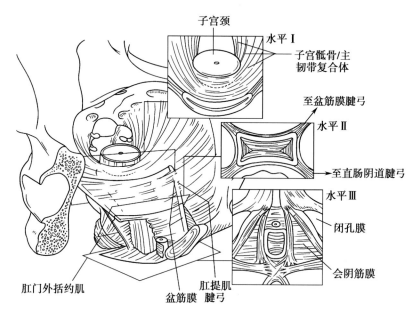

图 22-10　盆底支持组织的三个水平

一、适应证

1. POP-Q 分期Ⅲ度以上的盆腔脏器脱垂(包括子宫脱垂、膀胱脱垂或直肠脱垂)。

2. 重度盆底疝。

3. 以膀胱脱垂及直肠脱出为主的重度盆腔脏器脱垂和/或合并排尿排便功能障碍。

4. Ⅲ度以上顶端膨出患者，包括阴道穹隆疝和/或小肠疝。

5. 阴道前后壁修补或子宫切除等手术后盆腔脏器脱垂复发患者。

6. 重度筋膜缺损和损伤者。网片的植入指征一定要有重度的筋膜缺损和损伤，否则不需要网片的替代治疗。

7. 患者主观积极要求治疗，无严重合并症和手术禁忌证、无心理和精神疾病。

二、禁忌证

1. 同时伴有盆腹腔恶性肿瘤患者。

2. 拟妊娠或妊娠期女性。

3. 合并全身系统疾病，无法耐受手术患者。

4. 合并心理严重障碍或精神疾患患者。

5. 合并骨盆或股骨器质性病变，无法满足术中体位要求；严重骨质疏松的高龄患者。

6. 主诉症状与查体不相符。

7. 持续服用抗凝药物。

三、术前评估

盆腔器官脱垂情况包括阴道前后壁的脱垂情况,常用国际标准的 POP-Q 评分进行评估。客观辅助检查评估系统包括盆腔器官功能检查(电刺激生物反馈治疗仪)、膀胱功能检查(尿流动力学检查设备)、直肠功能检查(肛门直肠压力测定设备)。

女性盆底功能障碍性疾病(FPFD)是中老年女性的常见病,目前对其发病及治疗的研究均已取得相当的进展,但对其诊断多单纯给予临床凸显症状诊断,未给予整体功能评估,且 FPFD 涉及多个学科,病情复杂,临床上很少有单一病种出现,大多数为多个部位多个器官脱垂,或合并有下尿路及直肠症状。各个学科诊断各有侧重,名称繁多,诊断不完整、不准确,甚至同一种疾病出现不同诊断。对于疾病诊治缺乏统一的认识,临床诊断不完善,使该类疾病不能得到临床足够的重视。我们在临床工作中,逐渐总结出一套对 FPFD 的整体诊断,目的在于对该类患者进行全面量化评估。

1. FPFD 临床整体诊断模式的组成按评估系统不同分为主观功能评估系统、临床体征评估系统和客观辅助检查评估系统三方面。

(1) 主观功能评估系统:主观功能评估系统包括:前盆腔(膀胱)症状、中盆腔(子宫)症状、后盆腔(直肠)症状及盆腔疼痛。

1) 前盆腔压力性尿失禁症状:压力性尿失禁(SUI)的诊断依据国际尿控学会的定义,即在腹压增加时出现不自主的尿道内尿失禁。包括:①一个症状:患者诉说在用力时(泛指喷嚏、咳嗽、大笑、抬重物)腹内压突然增高的诸种情况发生不自主漏尿;②一项体征:指在增加腹内压时立即可以看到尿道内有尿液漏出;③一个条件:是指在膀胱内压超过最大尿道压时出现不自主漏尿而且逼尿肌并无收缩。

2) 中盆腔子宫脱垂症状:中盆腔子宫脱垂症状为患者自觉有阴道异物感。

3) 后盆腔排便功能障碍症状:功能性便秘诊断标准如下(表 22-2)。

表 22-2　功能性便秘功能失调诊断标准

　1. 必须满足以下两条或两条以上的诊断标准
　　　a. 持续排便张力≥25%
　　　b. 排便时伸入的块状或坚硬的器械进入可达至少 25%
　　　c. 出现不完全排空感至少占排便的 25%
　　　d. 按照指南策略进行治疗,至少有 25% 排便症状缓解(如数码排空、盆底支撑)
　　　e. 每周排便次数少于 3 次
　2. 若无泻药辅助,通便工具几乎无作用,且不满足肠易激综合征(IBS)的诊断标准
　3. 不满足肠易激综合征的诊断标准

注:要求便秘症状持续至少 6 个月,后 3 个月满足以上列出的标准可诊断功能性便秘。

4) 盆腔疼痛的分级按 VRS 法,即语言描述分级法,具体方法是将疼痛划分为 4 级,Ⅰ:无痛,Ⅱ:轻微疼痛,Ⅲ:中度疼痛,Ⅳ:剧烈疼痛。让患者根据自身感受说出。

(2) 临床体征评估系统:临床体征评估系统包括:盆腔器官查体、阴道前后壁膨出情况。其诊断依据 POP-Q 评分。

(3) 客观辅助检查评估系统:客观辅助检查评估系统包括:盆腔器官功能检查(盆底功能诊断仪)、膀胱功能检查(尿流动力学检查设备)、直肠功能检查(肛门直肠动力检测设备)。

为了统一、直观的评价盆底功能障碍,我们将 POP-Q 评分与主要主观症状相结合,总结出以下的评估法:AYX(A:前盆腔系统;X:是否合并压力性尿失禁,是:X=1,否:X=0;Y:前盆腔脱垂程度,Y=0~Ⅳ)、BYX(B:后盆腔系统;X:是否合并排便功能障碍,是:X=1,否:X=0;Y:后盆腔脱垂程度,Y=0~Ⅳ)、CYX(C:中盆腔系统;X:是否合并阴道异物感,是:X=1,否:X=0;Y:中盆腔脱垂程度,Y=0~Ⅳ)、PYX(P:盆腔疼痛;X:是否合并性生活障碍,是:X=1,否:X=0;Y:盆腔疼痛程度,Y=Ⅰ~Ⅳ)。设计诊断:AY0-ⅣX0-1BY0-ⅣX0-1CY0-ⅣX0-1PYⅠ-ⅣX0-1。

2. FPFD 临床整体诊断模式的意义　目前对 FPFD 单一疾病的诊断并不困难,对 SUI 的诊断一般采用国际尿控学会的分类进行诊断,而对于盆腔脏器脱垂(POP)的患者多采用 POP-Q 评分标准进行诊断,但全面评估显现很多不足,不具有整体性,对尿道、阴道及直肠症状不能进行全面整体的诊断,医师一般根据主要临床症状给予诊断及治疗,尤其泌尿外科对有 POP 的 SUI 患者并没有给予 POP 的诊断。而实际上排尿状态的改变受盆腔脏器脱垂的影响;不论是子宫脱垂、膀胱膨出还是直肠膨出均能影响排尿功能。盆底重建术能够改善膀胱收缩功能。因此如不考虑脱垂因素,很难全面的指导治疗,使治疗后期出现不足。当治疗 SUI 后发生排尿困难,此时医师多考虑吊带和手术的问题,比如是否吊带过紧或位置不良等,而忽略了 POP 所致的尿道成角,给临床工作带来很多隐患。

四、术前准备

1. 术前行尿液、血液、粪便及肝、肾功能等常规检查。

2. 宫颈液基细胞学检查排除宫颈病变。

3. 超声检查排除子宫及双侧附件恶性疾病可能。

4. 常规肠道准备及清洁灌肠。高龄患者术前 2~3 天给予缓泻剂,无渣饮食,必要时给予补液治疗。

5. 尿流动力学检查了解有无并发压力性尿失禁、急迫性尿失禁及排尿障碍。

6. 术前 1~2 周给予阴道消毒上药,避免置入物置入后出现感染、暴露、侵蚀等风险,阴道、宫颈黏膜溃疡患者术前局部用药至治愈后手术。

7. 为预防手术时间过长,减低患者发生静脉血栓的风险,要求患者围手术期进行截石体位锻炼及佩戴抗血栓压力袜。

8. 心理准备　对于大于 65 岁的高龄患者来说,患者的心理准备、医师的良好交待及术前的体位锻炼尤为重要。对于患者来说,患者需要正确认识自己的病情,一般而言,择期手术患者的心理反应大多表现较为缓和,但患者术前若无适应过程,则很容易出现不良情绪反应,主要特征为焦虑、不安、紧张、恐惧、抑郁、消极、悲观等不良心理状态,特别是在近手术日期时患者的焦虑达高峰,不能很好配合手术,影响手术的顺利进行,也影响治疗效果。

9. 体位锻炼　体位锻炼对于行全盆底重建手术的患者来说是十分必要的术前准备。术前 5~7 天每日行术前截石位锻炼对于缓解由术中体位影响导致的术后疲劳综合征可起到良好作用。医疗机构成立专门的围手术期体位锻炼小组和心理护理小组对于接受手术的围手术期患者均能起到良好作用。

五、操作方法

患者采取全身麻醉。取截石位,臀部超出手术台边缘约 10cm,大腿屈曲与床面成 90°。

1. 麻醉状态下再次评估脱垂的位置以及程度,确定手术方式。

2. 前盆腔重建

(1) 安尔碘再次消毒阴道、尿道口、外阴以及穿刺点处的皮肤。留置气囊导尿管。向下牵拉宫颈前唇以暴露脱垂的阴道前壁,Allis 钳标记阴道前壁切口两端指示点:远端指示点位于距尿道外口 4cm 处,大概在尿管球囊稍上方,注意避开尿道近端和膀胱颈位置。如位置过低则手术波及膀胱颈及尿道壁,术后易引起尿频尿急等刺激症状、排尿障碍以及压力性尿失禁。近端指示点位于宫颈下方 1cm 左右(图 22-11)。

(2) 水分离术分离膀胱阴道间隙:首先,将标记切口的两把 Allis 钳向上提起,以拇指和示指轻捏提起阴道壁的两侧,并向下推压,通过这个动作可以推离阴道壁下方的膀胱使之远离阴道壁,为下一步的操作提供更充分的手术空间(图 22-12)。

(3) 水分离时,要注意分离的深度和广度都要充分。首先向两钳间膀胱阴道间隙注射生理盐水以充分水分离。深度要达到膀胱阴道筋膜下方并不能进入膀胱,即将阴道全层与膀胱分离,分离过深会损伤膀胱组织,过浅则达不到正确的组织间隙,会使之后的组织分离层次错误、出血增加,并影响手术效果。另

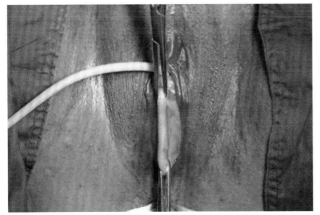

图 22-11 Allis 钳牵拉宫颈前唇以暴露脱垂的阴道前壁

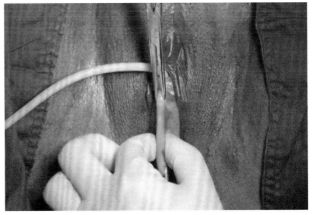

图 22-12 以拇指和示指轻捏阴道壁,并向下推压,使膀胱远离阴道壁

外,分离范围也要充分,在阴道中部及两侧均要进行水分离(图 22-13)。一般每个方向均注射 30~40ml 生理盐水,总量在 100ml 左右。

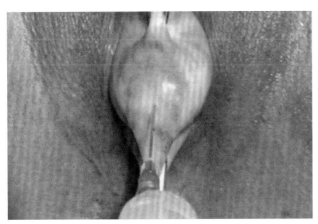

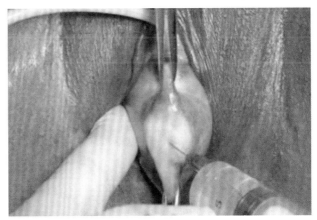

图 22-13 在阴道中部(左)及两侧(右)进行水分离

(4)于两把 Allis 钳夹持的指示点之间切开阴道前壁,Allis 钳夹持切缘。随后锐性分离使耻骨宫颈筋膜保留在切开的阴道壁上,以减少术后网片的阴道侵蚀(图 22-14)。钝锐结合分离膀胱阴道间隙直达双侧闭孔内肌。触诊闭孔肌、耻骨降支、坐骨棘等解剖标志,并进一步扩大膀胱旁间隙及阴道旁间隙。水分离成功时,阴道壁全层与膀胱的分离就会变得非常容易。一定要分离阴道壁全层,如水分离过浅未达到筋膜层,则会出现分离困难,出血增多。而且术后容易出现网片暴露。

(5)锐性分离宫颈环旁,上推膀胱。如果患者宫颈肥大或直径大于 2cm,可纵行楔形切除部分宫颈肌层组织(图 22-15),于宫颈肌层近主韧带处留置两根单股普利灵缝线,相距约 1cm;另于切口远端阴道壁(耻骨宫颈筋膜)处也留置两根普利灵缝线,相距约 1cm(图 22-16)。

(6)皮肤切口:左右各做两个皮肤穿刺口作为放置网片深浅两翼的通路口。第一个皮肤穿刺点为双侧生殖股皮褶与尿道外口水平交界处,在皮肤上做出标记,用于放置前部网片的浅带。

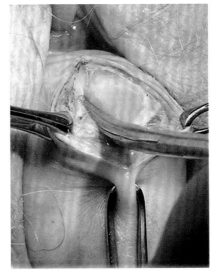

图 22-14 锐性分离阴道全层与膀胱

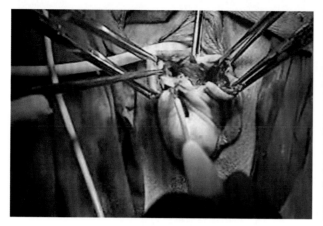

图 22-15 宫颈肥大者，楔形切除宫颈组织

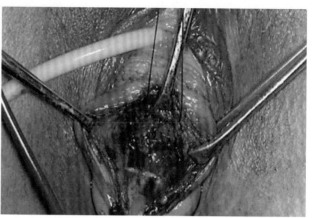

图 22-16 于切口远端阴道壁（耻骨宫颈筋膜）处留置普利灵缝线

第二点为大腿内侧，位于前一标志点外侧 1cm，下方 2cm，用于放置前部网片的深带。切口长度均约 4mm（图 22-17）。

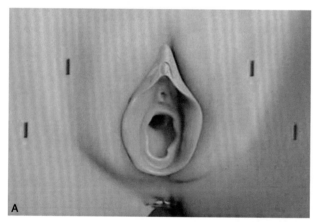

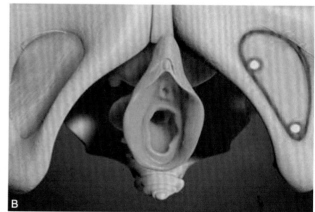

图 22-17 穿刺时的皮肤穿刺点和对应的闭孔区域穿刺点
A：皮肤穿刺点；B：闭孔区域穿刺点。

（7）准备及固定网片：网片分为前路及后路。将前路网片头端和尾端分别用事先留置好的普利林线固定于宫颈环肌层和远端阴道壁的耻骨宫颈筋膜上。

（8）穿刺：穿刺分为左右两侧分别进行。没有固定的要求先穿哪一侧，一般根据据术者的习惯进行，多数以优势手操作侧为先行穿刺侧，因多数人为右利手，故多以患者的左侧先行穿刺（图 22-18）。

（9）以左侧穿刺为例，穿刺时首先穿刺第二点，术者将左手示指和/或中指置入左侧阴道旁间隙，将带导丝的导引器从后外侧皮肤切口穿入，在距坐骨棘 1cm 的盆筋膜腱弓处深入阴道旁间隙（图 22-19）。将导丝头端线圈通过穿刺针内的槽道穿出导管尖端，在术者左手手指的配合下，用器械或手指将导丝头部线圈从阴道内引出，并将前路网片后翼的三角形末端套入线圈内固定，沿穿刺路径原路撤出穿刺针，牵拉出网片后翼，其过程（图 22-20）。

（10）导引器从皮肤第二穿刺点穿入，于距坐骨棘 1cm 处穿过盆筋膜腱弓进入阴道旁间隙①将左手示指置入左侧阴道旁间隙，从皮肤切口穿入导引器；②穿刺针在距坐骨棘 1cm 的盆筋膜腱弓处穿出至阴道旁间隙；③穿出的穿刺针抵术者左手示指；④于穿刺针前端槽孔内推出导丝前部线圈；⑤左手示指配合下将线圈引出阴道旁间隙外，备用；⑥将网片后翼套入线圈内，沿穿刺路径原路撤出穿刺针，带出网片后翼末端然后穿刺第一点（图 22-21），术者仍将左手手指置于阴道旁间隙，在耻骨弓附近顶住闭孔内肌以利导引器前进,于距耻骨弓 1cm 处沿盆筋膜腱弓穿过闭孔膜进入阴道旁间隙。其余步骤同进行第二点穿刺时类似,将导丝头端线圈穿出穿刺针槽孔,并将其从阴道内引出,将前路网片前翼的方形末端套入线圈内固定,沿原路撤出穿刺针后,即牵拉出网片前翼,过程如(图 22-22)。同法处理对侧。

（11）导引器从皮肤第一穿刺点穿入,于距耻骨弓 1cm 处沿盆腔筋膜腱弓穿过闭孔肌及闭孔膜进入阴道旁间隙。

（12）调整网片:调整网片体及双翼的位置及松紧度,以使网片平整铺于膀胱阴道间隙之中,衬垫于膀胱下方,并使其没有张力(图 22-23)。确认无活跃出血后,可吸收线连续扣锁缝合阴道前壁切口。

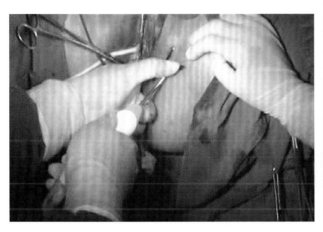

图 22-18　先行后外侧切口的第二点进行穿刺

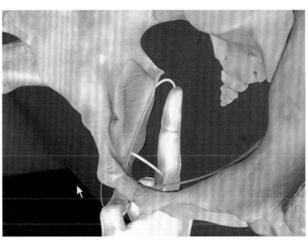

图 22-19　前盆腔穿刺第二穿刺点穿刺示意图

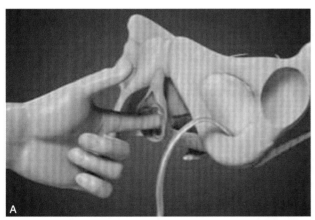

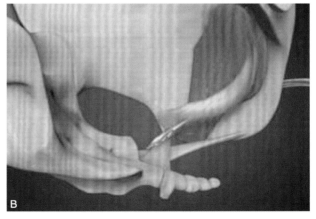

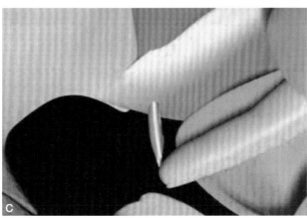

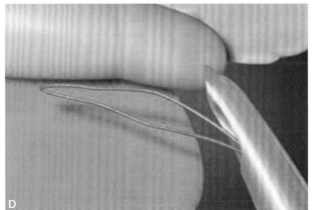

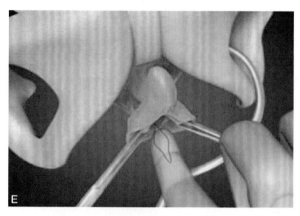
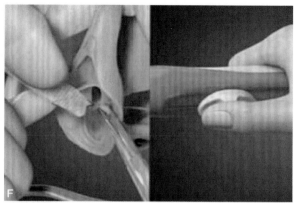

图 22-20　后外侧切口的第二点穿刺过程

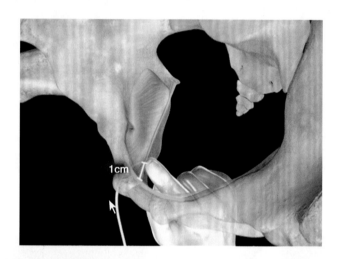

图 22-21　前盆腔穿刺第一穿刺针穿刺示意图

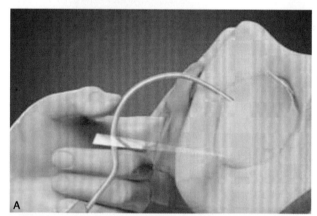
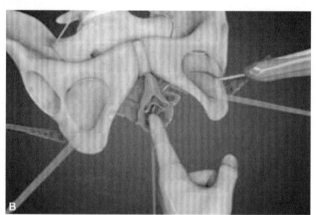

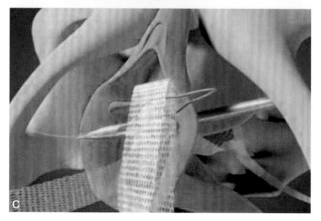

图 22-22　前内侧切口的第一点穿刺过程

A:将左手示指置入左侧阴道旁间隙,从皮肤切口穿入导引器;B:穿刺针在距坐骨棘 1cm 的盆筋膜腱弓处穿出至阴道旁间隙,穿出的穿刺针抵术者左手示指;C:于穿刺针前端槽孔内推出导丝前部线圈,将网片方形前翼套入线圈内,原路撤出穿刺针,牵引出网片前翼。

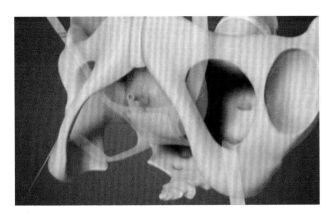

图 22-23 调整铺平网片,使之没有张力

（13）膀胱镜检查:前路网片植入后,常规行膀胱镜检查膀胱有无损伤以及双侧输尿管口喷尿情况（图 22-24）。

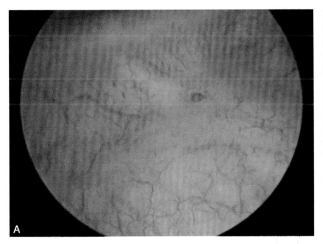
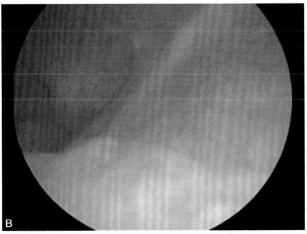

图 22-24 前盆腔重建后膀胱镜检查无损伤（A）及输尿管喷尿（B）

3. 后盆腔重建

（1）切口确定及水分离:Allis 钳标记阴道后壁切口两端指示点:远端指示点位于阴唇后联合内侧 1cm 处,近端指示点位于宫颈后唇下方 1cm 左右。两钳间直肠阴道间隙注射生理盐水进一步水分离,与前盆腔重建时一样要注意分离充分,一般在阴道中部及阴道左右侧各注射生理盐水 30~40ml,注射总量一般在 100ml 左右。

（2）分离后壁:纵行切开阴道后壁,Allis 钳夹持切缘。随后钝锐结合分离阴道和直肠旁间隙直达双侧坐骨棘和骶棘韧带水平。

（3）锐性分离宫颈环旁,下推直肠。于子宫颈环处留置单股普利灵缝线,于切口远端阴道壁（阴唇后联合内侧 1cm 处）处留置两根普利灵缝线,相距约 1cm。

（4）准备及固定网片:将预置的普利灵缝线缝合固定后壁网片的前后端。

（5）穿刺:首先选择后壁网片植入的皮肤穿刺点:于肛门外 3cm 及下 3cm 处切开皮肤,切

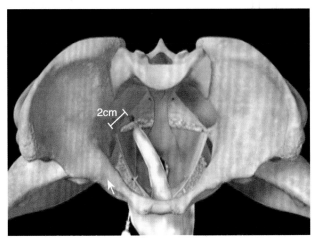

图 22-25 后盆腔穿刺位点穿刺示意图

口长约 4mm。将带有导丝的穿刺针从穿刺口插入,穿过坐骨直肠窝,在肛提肌下方前进,用另一只手的手指从阴道内深置于左侧骶棘韧带进行导引,于距离坐骨棘内侧 2cm 处穿过骶棘韧带,同法处理对侧(图22-25、图 22-26)。后盆腔重建时,穿刺针从皮肤穿刺点穿入,于距坐骨棘内侧 2cm 处穿过骶棘韧带进入阴道旁间隙。

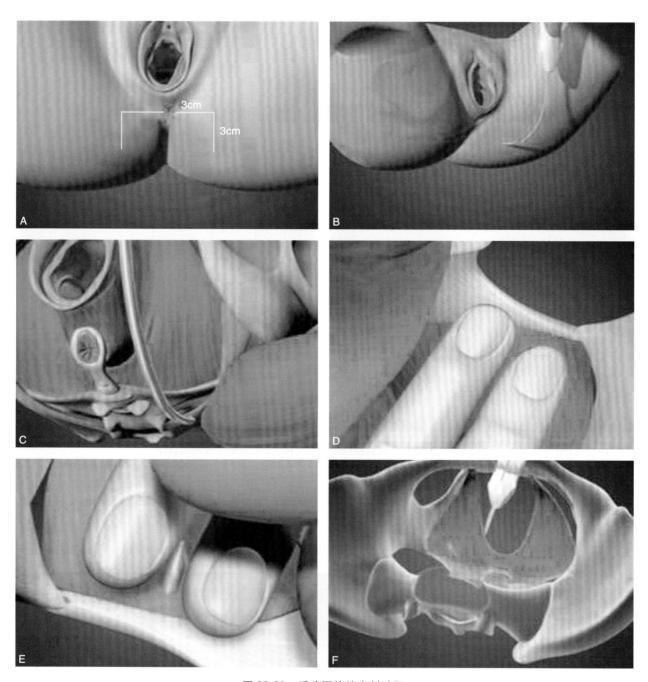

图 22-26 后路网片的穿刺过程

A:选择皮肤穿刺点于肛门外 3cm 及下 3cm;B:从皮肤切口穿入导引器;C:显示导引器进入坐骨直肠窝;D:将左手示指置入左侧阴道旁间隙,触摸骶棘韧带进行导引;E:穿刺针于距坐骨棘内侧 2cm 处穿过骶棘韧带进入阴道旁间隙;穿出的穿刺针抵术者左手示指;F:穿刺成功后穿刺针位置的上面观。

(6) 置入网片:同前壁网片的置入方法相同,将后壁网片的两翼通过导丝拉出,固定。同法处理对侧。

(7) 调整网片:调整网片及双翼的位置及松紧度,以使网片平整铺于直肠与阴道之间,并保持没有张力(图 22-27)。此时手指在肛管内做"上挑动作",以保证后路两个网带不压迫直肠。确认无活跃出血后,可吸收线连续扣锁缝合阴道后壁切口。完成后盆腔的重建。

（8）再次调整前后壁网片的松紧度。紧贴皮肤剪断网翼,缝合皮肤切口,完成前后盆腔重建(图22-28)。

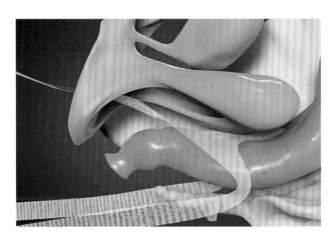

图 22-27　调整、铺平网片,保持无张力

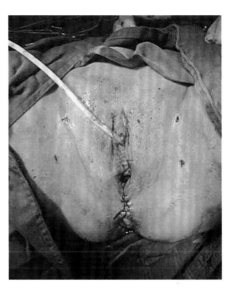

图 22-28　缝合皮肤切口,完成前后盆腔重建

（9）常规直肠指诊检查,无异常。阴道内置涂有雌三醇软膏的安尔碘纱布 2 块,48 小时后取出。术毕。

六、注意事项

1. 阴道壁切口的选择　保留子宫的前壁切口:从尿道口下 3~4cm 开始切 3~5cm 的矢状切口(即从宫颈下 1cm 至膀胱颈上 1cm);保留子宫的后壁切口:在阴道后壁下半部行 3~5cm 的矢状切口延伸到外阴。如需要修补会阴,也可以行钻石形(或称菱形)切口,覆盖上述矢状切口的下半部和会阴。术中同时行阴式子宫切除术者阴道切口选择有 2 种:①阴道切口可从宫颈切口进入,但需交付 T 形切口有潜在愈合不良导致网片暴露的风险;或者行"横口竖缝",即将原横行切开的"宫颈切口"纵向缝合,与阴道前后壁的切口相延续,这样既减少了愈合不良导致网片暴露的风险,又增加了阴道长度。②先缝合子宫切除后的切口后再分别于阴道前壁及后壁另做切口,以避免 T 型切口带来的阴道内切口愈合不良风险。在同时行阴式子宫切除的手术中,关闭腹膜是至关重要的。

2. 注意三对穿刺点的选择　第一对皮肤上穿刺点位于平尿道口水平摸到耻骨降支粗隆外 1cm 处,该穿刺点的确定仍需要术者的手诊获得才最准确,因为不同患者骨盆形态的个体化差异,其体表标志也不完全固定;相对应的盆底内悬吊点位于白线(肛提肌腱弓)上距离耻骨下缘 1cm 处。第二对皮肤上穿刺点大约在第一个穿刺点外 1cm,下 2cm 处,此标志也非固定不变,每个患者仍需术者手诊触及耻骨降支外上 1cm 处方可确定;相对应的盆底内悬吊点位于白线(肛提肌腱弓)上距离坐骨棘 1cm 处。第三对皮肤上穿刺点位于肛门水平外 3cm,再下 3cm 处,盆底内悬吊点位于骶棘韧带上距离坐骨棘 2cm 处。

3. 水分离过程是网片置入过程的关键　阴道壁上夹持 2 把 Allis 钳并向上提拉,阴道壁被提起,拇指和示指对合阴道壁向后推挤膀胱使产生潜在组织间隙。一般在阴道中部间隙及阴道左右侧间隙各注射生理盐水 30~40ml。阴道表皮应"胖而不白",不应有"风团样"痕迹,否则说明分离层面过浅,需继续分离。

4. 穿刺针路径　穿刺前路第一点时,穿刺针稍水平弧度向内直进针,指向导引手手指,到位后穿刺针手柄顺弧度从白线上穿出。穿刺前路第二点时,穿刺针是弧度向下直进针,(有时有跨过坐骨支的动作),穿刺针指向导引手手指,穿到闭孔内肌后手柄向内侧旋转,让穿刺器弧度和骨盆弧度贴合,在闭孔内肌走行,导引手指引穿刺器到位后从白线上穿出。

保证前壁网片侧面和腱弓吻合,达到"侧侧吻合"效果。穿刺后路的第三点时穿刺针先弧度向内进针,再弧度向上直进针,(有时有稍稍向下压的动作,寻找骶棘韧带),穿刺针指向导引手手指,到位后穿刺针顺弧度从骶棘韧带上穿出。(穿刺过程中导引手要隔着肛提肌引导穿刺器直至骶棘韧带)。

5. 注意术中膀胱副损伤 该术式中膀胱损伤常见,故需注意。在前盆腔重建中,前片浅支(前壁第一穿刺点)穿刺时最易发生,术中要间歇观察尿管尿液颜色。必要时可行膀胱镜确认是否存在网带穿刺后膀胱损伤。尤须注意的是,在膀胱周围出现粘连时容易出现此情况,故一般需确认分离至闭孔内侧角,方可行导引器的穿刺。

6. 穿刺针穿刺过程中,穿刺时要稳,禁忌左右上下过度移动穿刺针。

7. 当穿刺针穿过应用挡板保护膀胱或直肠,以免损伤。

8. 注意网片需平铺于膀胱后及直肠前,使盆腔器官调整到正常解剖位置,并保持无张力状态,以避免因组织过度紧张,由于撕拉造成新的盆底支持结构的损伤。

9. 术中应充分游离阴道壁,尽量分离缺损空间使网片覆盖范围广;分离后的阴道壁需保持一定的厚度,且 U 形缝合侧壁筋膜,以起到加厚阴道壁的作用,可减少网片侵蚀。多余的阴道壁不必剪去,术后阴道壁会自然回缩,可保持网片处于无张力状态。

10. 带出网片外翼时,注意动作轻柔,不要夹带周围组织,不应牵拉过紧,给后续调整留有余地。

11. 网片要加固固定,避免网片移动、固缩,致使网片挛缩。网片一端应缝合于宫颈环,另一端固定于阴道前壁或后壁。

12. 在进行前盆底重建时,缝合阴道前壁之前,进行膀胱镜探查,进一步排除膀胱损伤。

13. 术中应充分闭合阴道壁,避免死腔形成。术后阴道内留置安尔碘纱布 48 小时后取出。

14. 术毕,患者截石位恢复平卧位时,双下肢应先后顺次恢复,以避免造成低血压,甚至昏迷。

七、术后处理

术后 48 小时取出阴道内纱条。常规留置导尿管 96h,拔除尿管后常规检查膀胱残余尿量,并观察自主排尿情况。术后第 3 天始应用雌激素软膏涂抹阴道黏膜,连用 2 周。术后 3 月起开始随访,一般至术后 24 个月。

(夏志军 栾濛)

第三节 原位膀胱重建术

膀胱肿瘤是泌尿系统中最为常见的恶性疾病之一,全膀胱根治性切除术是治疗浸润性膀胱肿瘤的金标准。膀胱全切术后尿流改道术归结为三种:①需佩戴集尿袋的通道式尿流改道,以 brick 膀胱为代表,手术操作简单,疗效较好,并发症少,手术死亡率低;②经腹壁造口需自行插管排尿的异位控尿流改道,如 Kock 膀胱及 Mainz 膀胱,由于尿可控,明显提高患者生活质量,被认为是尿流改道发展史上的重大进展;③与尿道吻合的经尿道排尿的新膀胱术,其特点是恢复了尿道排尿,生活质量比异位可控代膀胱又有提高。Studer 对原位回肠肠代膀胱术首次成功的探索,更使得膀胱替代成形及原位排尿技术达到了新的高度。原位肠代膀胱术因其提高患者的生活质量,同时避免皮肤造口,尿液经集尿袋或插管引出使患者身体、心理受到很大损伤的害弊端而更容易被患者所接受。同时根据多年的临床研究,原位肠代膀胱术与其他术式相比,并未增加手术的风险及相关并发症经过最近三十多年的发展,以原位回肠肠代膀胱术、原位乙状结肠肠代膀胱术为代表的原位肠代膀胱术式已被证实是一种尿控率高、并发症少、肾功能损害轻的有效的治疗膀胱肿瘤的重要方法,其用肠道制作的储尿囊赋予患者一个"新膀胱",这使得膀胱肿瘤患者更愿意早期及接受膀胱肿瘤膀胱根治性切除,提高了生存率。

一、适应证

同膀胱癌行根治性膀胱切除术的适应证相似,术前必须排除骨、肺和淋巴结的转移,以确定手术的必要性。决定原位膀胱术成功的最重要因素是患者能接受长期随访的依从性。

二、禁忌证

原位新膀胱手术具有一些禁忌证。存在严重的肝、肾或小肠功能不全,或尿道括约肌功能障碍的患者必须采用其他的尿流改道方式。如果存在尿道癌或术前后尿道精阜旁活检提示将来吻合口的边缘有肿瘤存在,是绝对的禁忌证。

三、术前评估

尿流改道术中肠管的选择:由于胃肠与膀胱同为管腔结构,且都具有容纳与排移内容物的作用,因而膀胱全切后应用胃肠替代膀胱成为可能,这种应用已有 100 余年历史。鉴于解剖及消化作用的考虑,回肠、盲升结肠、乙状结肠成为常用的替代材料,对此我们列表比较(表 22-3)。

表 22-3　回肠、盲升结肠、乙状结肠替代材料比较

	解剖特点	优点	缺点
回肠	肠管材料充足,游离度大,管腔小于结肠,憩室、息肉病变少见	去管后尿流动力学特征改善明显	影响机体营养代谢,尤其是维生素 B_{12} 的吸收,黏膜回吸收能力强,易发生酸中毒
升结肠	有独特的回盲瓣结构,有阑尾存在,管腔宽大,位置较固定	因独特的回盲瓣及阑尾结构,应用于异位尿流改道较多见	
乙状结肠	有 40~50cm 长,管腔宽大,肌层肌厚,结肠带最为宽深,较为游离,接近尿道膜部,与膀胱有相同的神经支配	应用于原位代膀胱最为方便和科学,对尿液生化几无影响,在消化作用中影响细微	

随着研究及临床应用的进展,学者们对尿流改道提出了更高的要求,不但要求保护肾功能,延长生命,同时还要提高患者的生命质量。经尿道排尿的正位可控膀胱正受到愈来愈多的重视。正位可控性尿流改道尿液可控的保证来源于两方面:①尿道括约机制作用;②顺应性好,压力低的贮尿囊。尿道括约机制的发挥主要是在于手术中膜部尿道的保护,对于贮尿囊的设计目前种繁多,有 40 余种之多,较为流行的是将肠管剖开后进行重组缝合,重组后的贮尿囊形状接近球形,因而扩大了容量,降低了内压。从肠管解剖及生理角度解释,去管后的肠管其收缩再也不能达到协调,相反,各部的收缩相互受到抑制及消减,从而达到降低内压的作用。

目前,原位肠道代膀胱术的术式重多,包括原位 W 形回肠膀胱术、原位 S 形回肠膀胱术、原位 U 形回肠膀胱术、原位 Kock 回肠膀胱术、原位 Studer 回肠膀胱术、原位乙状结肠球形膀胱术、去带盲结肠膀胱术、原位胃代膀胱术等。这些术式的原理大同小异,其最终目的都在于制作一个低内压、高容量、高顺应、无输尿管反流及原位排尿的理想的储尿囊,其区别主要是在构建新膀胱的方式以及抗反流机制上。且每种术式的都有其自身的优缺点,因此具体术式的选择则根据不同医疗机构的研究与自身经验。

四、术前准备

术前肠道准备只需要进行两次清洁灌肠即可。术前一天的晚上开始给予上肢皮下注射低分子肝素预防深静脉血栓,也有助于预防术后盆腔淋巴囊肿的形成。患者在即将进行手术时才进行备皮。

五、体位与麻醉

1. 体位　手术采用轻度过伸仰卧位。

2. 麻醉　全身麻醉。

六、操作方法

（一）回肠原位膀胱术

1. 构建储尿囊　所需的回肠肠段长度约54cm,取自距回盲部25cm处,采用4-0可吸收线单层连续浆肌层吻合恢复肠道连续性。采用尺测量回肠肠段的长度,沿肠系膜缘一次量取10cm或15cm的肠段,量的过程中不要拉伸肠管。冲洗肠管。避免硬膜外麻醉,因为这样会导致肠管的痉挛从而使得肠管"缩短",当肠管松弛后就会显得太长。远端肠系膜可以横断至一级弓血管,而近端肠系膜切开不要太多,要保护好一级弓血管从而使得将来储尿囊有较好的血供。

2. 采用2-0可吸收线连续缝合关闭肠系膜裂孔　当缝到储尿囊的肠系膜时必须缝得比较表浅,以保护新的血供。采用4-0可吸收线单层连续浆肌层缝合关闭回肠肠段的两断端。回肠肠段的远端40~44cm的肠壁沿对系膜缘打开。

3. 将输尿管远端劈开1.5~2cm,用4-0可吸收线将输尿管和储尿囊的输入襻按Nesbit法连续缝合进行吻合。即采用端-侧吻合法将输尿管与储尿囊回肠输入襻的对系膜缘正中旁纵向切口吻合,两个输尿管分别吻合。将7F或8F输尿管导管置入输尿管。为了防止输尿管导管的滑脱,在吻合口近端3~4cm处用快速可吸收4-0缝线的将输尿管和支架管缝合在一起。打结要很松,以免影响输尿管血供。将输尿管最远端的周围组织缝合到回肠输入襻以减轻吻合口的张力。

4. 将输尿管导管从输入襻最远端有肠系膜覆盖的肠壁穿出。这样肠壁瘘管在术后5~8天依次拔除输尿管支架管后可自行封闭。将打开的肠管折叠成U形,然后采用2-0可吸收线将中间的两边连续缝合以构建储尿囊。然后将U形肠襻两端对折形成一个包含4段折叠回肠段的球形储尿囊。

5. 将前壁开口的下半部分完全关闭,上半部分关闭一半时,手术者将手指从开口处插入储尿囊找到储尿囊的最低点。在储尿囊的最低点开一直径为8~10mm开口,开口要靠近肠系膜,离回肠折叠边缘2~3cm,注意离开缝线处。出口要与盆底平行,不要形成漏斗形,防止发生扭转。

6. 用6根2-0可吸收线将新膀胱下端开口和膜部尿道进行吻合。最后方的2根旁正中缝线要穿过Denonvilliers筋膜,只带上3~4mm的膜部尿道外组织。最前面的2针只带上很少一点尿道组织并且要穿过阴茎背深静脉复合体。侧面的两针要带上尿道外3~4mm组织,只带上尿道黏膜的边缘少量组织。通过在储尿囊肠壁出口边缘和尿道黏膜之间缝合,能使两者完美对合,这样储尿囊的浆肌层和尿道括约肌就能够很好的贴合。这样可以防止小肠的黏膜位于肌层之间,减少术后吻合口瘘的概率。通过缝合时带上背侧的Denonvilliers筋膜和腹侧结扎的阴茎背深静脉复合体能够减少吻合口的张力。在将6根缝线打结前将18F的尿管插入,先将腹侧1点和11点的两针打结,然后是中间的3点和9点,最后是背侧的5点和7点。

7. 在彻底关闭储尿囊之前,将10F的膀胱造瘘管经过肠系膜有脂肪的部位放置入储尿囊。然后冲洗储尿囊,清除各种凝块并检查有无渗漏。

（二）乙状结肠新膀胱术

1. 采用全麻加连续硬膜外麻醉。患者取平卧位,脐下缘插入气腹针建立人工气腹后穿刺插入腹腔镜,分别在左下腹、右下腹穿刺各放置2个Trocar做工作通道。腹腔气压维持在10~15mmHg。手术床取30°头低足高位。男性于腹膜返折最低位稍前上方横行切开腹膜,分离输精管及外侧方的精囊,切开获氏筋膜,进入前列腺直肠间隙,贴前列腺后壁向下分离达前列腺尖部尿道交界;然后转到膀胱前壁,倒V形沿膀胱轮廓切开腹前壁腹膜,分离膀胱腹壁间的粘连,进入耻骨后间隙。向两侧分离并离断膀胱侧韧带,包括离断位于其中的双侧输尿管,留待开放阶段处理。继续向下方分离、离断前列腺血管蒂;切开双侧盆内筋膜在前列腺的返折部,暴露前列腺尖;分离耻骨后间隙,暴露前列腺前壁达尖部,在耻骨前列腺韧带上方以超声刀和双极电刀配合切断血管筋膜复合体。切断前列腺尖部尿道,将膀胱、前列腺、精囊组织完全游离切除。女性首先在腹腔镜下分离子宫、行次全切除,保留子宫颈。子宫颈和膀胱间隙分离膀胱达膀胱颈,转而切开下腹壁腹膜,分离膀胱前壁达耻骨后间隙,分离切断膀胱侧韧带后于膀胱颈远端横断尿道,将膀胱完全切除。

2. 在脐和耻骨联合间中部作 6~8cm 长切口,截取乙状结肠 15~20cm,行直肠乙状结肠吻合恢复消化道的连续性,以聚维酮碘冲洗游离乙状结肠腔,于截取的肠襻两端后侧各留下长 3~4cm,宽 1cm 结肠带,于肠段中点对侧缘中央留下一约 5 分硬币面积大小的结肠带浆肌层。剔除对系膜侧两条结肠带及结肠带间浆肌层,保留黏膜及黏膜下层。由于乙状结肠下端与直肠连接部 3 条结肠带扩宽并融合,纵行肌呈均匀分布,此处去带可作环肠管周最大限度剔除肌层。剔除结肠带时,助手以皮钳夹住结肠带,使其处于稍紧张状态,术者以小半圆刀于纵行肌层内面剥离结肠带。肠壁环形肌纤维呈杂乱状环绕肠周,可在去带乙状结肠腔内充满生理盐水时平行于肠管纵轴将环行肌作多处切断,留置 F22 三腔导尿管,用 2-0 肠线将后尿道残端与乙状结肠中点预留开口处行端侧吻合,间断吻合 5~6 针。输尿管内置入 8F 硅胶管,与乙状结肠两端行 Leaderbetter 抗反流方式吻合。

3. 用 6 根 2-0 可吸收线将膀胱下端开口和膜部尿道进行吻合,最后方的 2 根旁正中缝线要穿过 Denonvilliers 筋膜,只带上 3~4mm 的膜部尿道外组织。最前面的 2 针只带上很少一点尿道组织并且要穿过阴茎背深静脉复合体。侧面的两针要带上尿道外 3~4mm 组织,只带上尿道黏膜的边缘少量组织。通过在储尿囊肠壁出口边缘和尿道黏膜之间缝合,能使两者完美对合,这样储尿囊的浆肌层和尿道括约肌就能够很好的贴合。这样可以防止小肠的黏膜位于肌层之间,减少术后吻合口瘘的概率。通过缝合时带上背侧的 Denonvilliers 筋膜和腹侧结扎的阴茎背深静脉复合体能够减少吻合口的张力。在将 6 根缝线打结前将 18F 的尿管插入,先将腹侧 1 点和 11 点的两针打结,然后是中间的 3 点和 9 点,最后是背侧的 5 点和 7 点。

4. 术后处理 保持各管道通畅,根据患者情况一般术后 1 周内拔除耻骨后引流管及切口旁引流管,3 周拔除输尿管内支架管及尿管。

(三)输尿管新膀胱吻合术

在可控性肠膀胱术中,输尿管与肠膀胱吻合后要求不发生反流,不造成梗阻,这就要求吻合口要具有类似括约肌的功能,又不出现吻合口狭窄。在输尿管与肠膀胱吻合前,有些学者先将双侧输尿管合并以后再放入贮尿囊。目前因为直接吻合法容易出现尿液反流,多已不用,用的方法有隧道法、乳头法和隧道加乳头法。

1. 隧道法 有黏膜下隧道、浆肌层隧道和壁外隧道三种,一般在肠膀胱后壁的不同解剖层次内将输尿管走行一段距离后再吻合。根据输尿管的口径,肠膀胱压力的估计等,走行距离视情况而定,对于同一个患者,壁外隧道要求的距离要大于黏膜下隧道,黏膜下隧道对于正常口径的输尿管一般要求 2~3cm。在壁外隧道的设计中如贮尿囊为结肠,多将输尿管埋于结肠带处。隧道法吻合的优点是吻合口处较牢固,很少发生狭窄。

2. 乳头法 在 Kock 手术中将输入段回肠作套叠形成乳头,再与输尿管吻合,从而利用回肠套叠乳头达到抗反流的目的;更为简便的方法是切开输尿管下端约 1.5cm 翻转形成乳头后与肠膀胱吻合。乳头法尤其是回肠套叠乳头操作复杂,技术要求高,术后乳头脱失较多见,据 KocK 最初统计术后早期乳头瓣套叠滑脱约 50%,而不得不再次手术。乳头法由于是黏膜对黏膜的吻合,术后发生狭窄的机会相对较少。

3. 隧道加乳头法 将输尿管潜行后再形成乳头,目的是加强抗反流作用。另外有些学者利用肠襻发生向心性蠕动发挥抗反流作用,在输尿管与膀胱之间插入一段回肠,Freiha 将插入肠段水平折叠对此法进行了改进,在利用阑尾作输出道的术式中有学者将输尿管与末端回肠作端端吻合,利用回盲瓣达到抗反流目的。临床也有将回肠纵形折叠包绕输尿管作抗反流的应用报道。

七、注意事项

矮胖患者由于盆腔较窄,行原位膀胱手术的难度最大。这些患者用于做储尿囊的回肠系膜较厚。因此将回肠段折叠成球形的难度较大,但是通常还是能够成功的。由于这些患者的肠系膜也较短,导致储尿囊和尿道之间的距离比预计的要长。为了获得足够的长度以达到无张力吻合,必须使远端肠系膜进行最大程度的切开松解,但又不能损伤储尿囊或回肠的血供。小心切开储尿囊肠系膜表面的腹膜,切开方向要垂直于肠系膜血管方向,从而使得肠系膜进一步延长。在将储尿囊与尿道吻合前,必须将储尿囊肠系膜和骶骨岬间的乙状结肠或小肠移除。可以适当拉伸或弯曲骨盆从而缩短储尿囊和尿道之间的距离。可以在吻合口的两侧各缝一针将储尿囊和盆底带上,以减轻吻合口张力。通过这些方法,构建无张力吻合口通常是可以达到的。

八、术后处理

1. 每 6 小时采用生理盐水冲洗尿管和耻骨上造瘘管以防止导管堵塞引起新膀胱的破裂的风险。

2. 术后第一天开始采用肠外营养,患者恢复饮食后立即停止。为防止出现术后腹胀和促进肠道功能恢复,从术后 3 天开始可以加用拟副交感药物(如皮下注射 0.5mg 新斯的明,持续 3~6 天)。如果怀疑有输尿管堵塞可以冲洗外置的输尿管导管。术后 5~8 天依次拔除输尿管导管。术后 8~10 天储尿囊造影排除漏尿后可拔除耻骨上造瘘管。拔除造瘘 48 小时后再拔除尿管,利于耻骨上造瘘口的愈合。拔除尿管后患者出现代谢性酸中毒的风险显著增加。如果患者出现酸中毒,可能主诉有嗜睡,疲劳,恶心,呕吐,厌食和腹部烧灼感等症状。通过静脉血气分析监测碱剩余从而了解酸中毒情况,最开始 2~3 天一次,随后可根据血气情况适当延长间隔时间。如果碱剩余是负值则需要矫正。实际上所有患者都需要采用碳酸氢钠治疗(2~6g/d),持续 2~6 周。储尿囊引起的盐丢失综合征会引起低血容量,脱水和体重下降。因此要确保术后每天 2~3L 液体入量,同时还要增加患者饮食中盐的摄取;每天还要监测体重。

3. 患者自行排尿的早期可以采用坐位排尿,白天 2 小时一次,晚上设闹钟 3 小时一次。排尿时要放松盆底肌,然后稍微增加腹压。可以通过手压下腹和向前弯腰协助排尿。残余尿早先采用导尿结合耻骨上超声检查的方式测定,目前只需使用超声测量。患者出现的尿路感染和菌尿症都要积极处理。如果血气分析结果显示机体代偿良好,可以逐渐延长排尿间隔(每次延长 1 小时),由 2h 逐渐上升至 4h。患者必须延长排尿间隔从而使膀胱容积增加到 500ml 的理想容量,即使出现尿失禁也应该坚持。储尿囊容积的增加可以明显改善患者的控尿能力。Laplace's 定律(压力=张力/半径)指出随着储尿囊半径的增加,储尿囊内的压力可以随之降低,形成一个低压系统。

4. 术后控尿能力与以下因素相关:手术技术(术中尿道及盆底神经的保护情况),盆底肌训练及患者的年龄。可采用直肠指诊的方法来教会患者进行有效的括约肌训练,检查者可以通过手指对括约肌收缩力的感知来指导患者调整括约肌收缩训练,让患者能够只收缩肛门括约肌,这样能够保证患者将来能够进行满意的括约肌训练。盆底括约肌训练应每天坚持,每小时收缩 10 次,每次收缩持续 6 秒,直到获得较为满意控尿能力。

(丁留成)

【参考文献】

[1] 李春雨,汪建平.肛肠外科手术学[M].北京:人民卫生出版社,2015:812-816.

[2] 朱兰,郎景和.妇科盆底学[M].北京:人民卫生出版社,2008:167-169.

[3] 夏志军,宋悦.女性泌尿盆底疾病临床诊治[M].北京:人民卫生出版社,2016.

[4] 丰有吉,沈铿.妇产科学[M].2 版.北京:人民卫生出版社,2010:387-398.

[5] 王建六,魏丽惠.女性盆底障碍性疾病研究进展[J].中国妇产科临床杂志,2005,6(1):5-7.

［6］朱兰.女性盆底障碍性疾病手术治疗新概念［J］.继续医学教育,2005,19(5):41-42.

［7］金玲,王建六,张晓红,等.盆腔器官脱垂术后复发相关因素分析［J］.中国妇产科临床杂志,2005,6(1):8-12.

［8］鲁永鲜,刘昕,刘静霞,等.经阴道行阴道旁修补术在阴道前壁及膀胱膨出治疗中的应用［J］.中华妇产科杂志,2005,40(3):154-158.

［9］朱兰,郎景和,丁小曼,等.阴道后壁"桥"式缝合术的应用［J］.中华妇产科杂志,2005,40(12):859-860.

［10］COLLINET P,BELOT F,D EBODINANCE P,et al. Transvaginal mesh technique for pelvic organ prolapse repair mesh exposure management and risk factors［J］. Int Urogynecol J Pelvic Floor Dysfunct,2006,17(4):315-320.

［11］李学增.外科护理学［M］.北京:人民卫生出版社,1998:72.

［12］任常,朱兰,郎景和.改良全盆底重建术治疗重度盆腔脏器膨出［J］.中国医学科学院学报,2007,29(6):760-764.

第二十三章

盆底疾病腹腔镜手术

第一节　肛门直肠疾病腹腔镜手术

　　腹腔镜技术兴起于20世纪80年代末,其具有微创、简便、患者易接受等特点。近年来以腹腔镜腹部外科手术为代表的微创外科已经被广泛应用于临床诸多领域,经历了从良性疾病的治疗到恶性肿瘤的根治性手术的历程,经历了从传统的开腹手术到被誉为"第二次革命"的腹腔镜手术的过渡。其发展史可分为三个阶段:第一阶段是20世纪90年代初,开始了以腹腔镜胆囊切除为主的良性病变脏器的切除与功能修复;第二阶段是20世纪90年代中后期,开展了胃肠道恶性肿瘤的切除;第三个阶段是21世纪初,这个阶段进入了消化道肿瘤微创外科快速发展与普及的时代。近年来,腹腔镜技术又正在经历从多孔腹腔镜手术向单孔腹腔镜手术乃至经自然腔道内镜下的体表无切口手术的演变。

一、适应证

目前已有大量文献报道腹腔镜技术广泛应用于肛门直肠疾病的检查及治疗,如诊断性腹腔镜检查、良恶性肿瘤的直肠切除、恶性肛门疾病的切除、直肠悬吊术、肠造口术等。

二、禁忌证

高龄、体弱,伴有严重的心、肺或其他脏器功能不全,无法耐受全麻或长时间气腹者;腹腔严重粘连;重度肥胖;合并易出血的疾病;部分肿瘤侵犯周围组织,盆壁有浸润或转移者。

三、术前准备

1. 营养支持评估为营养不良的患者应于术前给予肠内营养支持。纠正低蛋白血症、水电解质代谢紊乱。

2. 改善贫血若血红蛋白低于 70g/L,可于术前输注红细胞悬液。

3. 纠正内科伴随疾病。

4. 皮肤准备术区备皮,注意清除脐孔内积垢。

5. 留置胃管并非必需,特别是对于肺功能较差的患者,留置胃管可以增加术后肺部感染的机会。但术中携带胃管以备用是必要的,因为有时需要用胃管排出麻醉时注入胃内的气体,增加下腹部手术的操作空间。

6. 术前 30 分钟给予静脉滴注抗生素预防感染。

7. 确定永久造口的位置对于需要肠造口的患者,术前请造口师确定并标记造口位置。通常选取脐与左侧髂前上棘连线中上 1/3 处,再根据患者站、坐、卧、蹲等不同姿势适度调整,确定合适的永久造口部位。需要遵循的原则:造口尽量经过腹直肌,以减少造口旁疝的机会;尽量选取在皮肤平整处,以便于造口袋的粘贴;应选择在患者本人可以直视到的位置,方便自行护理;还需考虑患者平时的穿衣习惯,特别是系裤带的习惯。

8. 肠道准备 同盆底疾病的术前准备内容。

9. 心理准备 医护人员应熟练应用好心理学知识,做好患者的术前指导,帮助解决患者因缺乏疾病知识、惧怕手术或其他问题而产生焦虑、不安的心理因素。对于过度焦虑、紧张的患者,可适当使用镇静、安眠药物,以保证其休息。

10. 器械准备

(1) 腹腔镜设备腹腔镜主镜、冷光源、监视器、高流量气腹机、冲洗水泵、摄像系统。

(2) 手术器械气腹针、5~12mm 穿刺套管(Trocar)、肠管无损伤抓钳、分离钳、施夹器、止血夹、剪刀、持针器等。

(3) 特殊要求器械超声刀、LigaSure 血管封闭系统、高频电刀、一次性切割缝合器、一次性吻合器。

四、麻醉与体位

1. 麻醉 全身麻醉。

2. 体位

(1) 改良截石位大腿应当与腹壁几乎平行,右腿要更低一些,以免影响术者操作;右上肢贴于躯干侧,方便术者和扶镜手的站位,左上肢外展,以利于术中输液和采血。放置完各穿刺套管后调整为头低右倾位,其目的是将小肠自然搁置于右上腹,以便术野的显露。

(2) 平卧位中转俯卧折刀位对于行腹骶联合手术的患者,可采用先平卧位,待腹部操作结束,再中转为俯卧折刀位,行肛周及会阴部手术的方式。

五、操作方法

1. 手术人员站位 术者站在患者右侧,扶镜手站于术者左侧,器械护士站于术者右侧,助手站于患者左侧,监视器置于患者尾侧。

2. 建立气腹 在脐上缘做切口,气腹针穿刺建立气腹。既往有腹部手术史的患者,为避免穿刺造成腹腔内误损伤,可酌情采用小切口切开进腹的方式。气腹机流量要求至少 30L/min,气腹压力设定 12mmHg。对于术前评估心肺功能较差的患者,可在不影响操作空间的情况下,适当降低气腹压。

3. 穿刺孔的位置 通常在脐上缘置 10mm 穿刺器,矮小的患者穿刺点可适当上移,根据术者习惯,也可将穿刺点选取在脐右上处。主操作孔通常位于右下腹右髂前上棘内 2cm 处,可选择 12mm 穿刺套管。右中腹平脐腋前线交点置 5mm 穿刺套管作为辅助操作孔。左下腹脐旁锁骨中线置 5mm 穿刺套管作为助手主操作孔。可根据术者习惯或手术难度建立 5mm 助手副操作孔,推荐位置为左侧髂前上棘内上方两横指处。为方便操作,各孔距离不小于 8cm。

4. 具体手术步骤参见各论。

六、注意事项

1. 腹腔镜手术应在具备良好的开腹手术经验基础上进行。

2. 腹腔镜直肠手术也应遵循 TME 原则、无瘤原则、无菌原则。

3. 游离乙状结肠时应保证在 Toldt 筋膜浅层,避免损伤输尿管、生殖血管及神经等。当肿瘤侵犯严重时,解剖结构紊乱,辨认输尿管困难,可术前行输尿管插管。

4. 游离肠系膜下动脉时应于根部裸化,便于钳夹、离断,必要时可剥离血管外膜。

5. 清扫血管根部淋巴结时,应注意保护周围神经及淋巴管。

6. 游离至双侧精囊时要注意血管神经束的保护。

7. 术中吻合不牢靠或测漏实验阳性的患者必须做回肠保护性造口。

8. 吻合后不常规做测漏实验,如果吻合器上的吻合环不完成,必须做测漏实验。

9. 吻合后采用在腹腔镜视野下放置肛管,或者卵圆钳夹棉球经肛门伸至吻合口处等方式了解有无吻合口出血。

七、术后处理

1. 心电监护、吸氧。密切关注患者生命体征、各引流管引出液性质及引出量、尿量,并做好记录。

2. 给予静脉补液、抑酸药物、化痰药物。抗生素预防感染一般不超过 48 小时,通常使用二、三代头孢菌素和抗厌氧菌药物。如果青霉素或头孢类药物过敏,可选择喹诺酮类抗生素。

3. 患者胃肠功能恢复后,可逐渐恢复饮食。近年来也有学者提倡快速康复的理念,笔者认为快速康复应选择合适的患者实施,而并非适合全部的人群。

4. 术后 3 天左右拔除尿管,对于既往有前列腺增生症状的患者,术后第 1 天就可以给予盐酸坦索罗辛等药物,拔除尿管时间可延长至 5~7 天。

5. 对于行肠造口的患者,一方面注意疏导患者的心理问题,另一方面需要告知造口护理的相关知识。保护性回肠造口可在明确无吻合口瘘后,于术后 2~3 个月行二期手术还瘘,也有学者提出术后 2 周还瘘的概念。不论何种选择,术前必须行肛门指诊,必要时行经肛门泛影葡胺等对比剂造影。

八、常见并发症

1. 腹腔内出血 多因术中视野不清、解剖不熟、操作粗糙导致不必要的血管损伤所致。少量出血,可积极止血后继续腹腔镜手术,如出血量较多,应立即中转开腹手术。

2. 输尿管损伤　正确的解剖层次是避免输尿管损伤的关键,对于直肠手术来讲左侧输尿管较右侧更容易受损。术中容易损伤输尿管的操作:①分离肠系膜下血管时,层次过深;②分离乙状结肠至输尿管横跨左侧髂动脉上方段,不慎将左侧输尿管提拉至肠系膜侧;③直肠肿瘤侵犯腹膜反折,游离肿瘤周围组织时,过度向外侧游离。

3. 肠管损伤　多因对肠管不正确的牵拉、钳夹或热损伤所致。术中发现的肠管损伤应及时修补,术后2~3天出现的延迟性穿孔,应果断剖腹探查。

4. 吻合口瘘　多为吻合口张力过大、肠管血供差、肠内容物过多、吻合口远侧通过性差或患者营养状况差所致,术后1~3天发生的吻合口瘘,多为术中吻合不良。一旦发生吻合口瘘,应予以禁食补液,并积极观察患者局部及全身状况。如腹腔感染不重,全身情况尚可,在保持引流通畅的同时,应积极应用高效的抗生素,必要时冲洗盆腔。如保守治疗无效,应积极手术治疗,推荐近侧肠造口转流,必要时放置多管引流、冲洗。

5. 肠梗阻　其发生原因主要为:①术后肠壁水肿和渗出致早期炎性肠梗阻;②离子紊乱致麻痹性肠梗阻;③小肠进入系膜裂孔或盆底,导致机械性肠梗阻;④迷走功能失调引起假性肠梗阻。肠梗阻的预防:术中操作轻柔、严密止血、减少创伤;吻合前检查肠管有无扭转;术毕反复冲洗并洗净术区;鼓励患者早期下床。肠梗阻的治疗:一旦发生肠梗阻应首先分析原因;对于炎性肠梗阻和麻痹性肠梗阻,应保守治疗,包括禁食水、必要时的胃肠减压、全肠外营养支持、维持水电解质和酸碱平衡等;对于机械性肠梗阻,特别是判断发生血运障碍时,应立即再次手术治疗。

(高峰　徐明)

第二节　压力性尿失禁腹腔镜手术

目前,治疗压力性尿失禁(stress urinary incontinence,SUI)的腹腔镜手术主要是指腹腔镜 Burch 手术。1991 年 Vancaillie 和 Schuessler 首次报道 Burch 手术在腹腔镜下完成,现已逐渐替代了传统的开腹手术方法。即腹腔镜下暴露 Retzius 间隙,将膀胱颈水平筋膜固定于髂耻韧带(Cooper 韧带)上,纠正膀胱颈的过度活动。

Burch 手术曾经是抗尿失禁的金标准术式。其有效性与尿道中段悬吊带手术相当,但是并发症相对较多。Sivaslioglu 报道,262 名患者随访 7 年,成功率 84%。结果表明,腹腔镜和开腹 Burch 手术相比,随访 1~5 年主观治愈率无差别。目前腹腔镜 Burch 手术主要用于需要同时进行腹腔操作的患者,比如同时行子宫切除或者盆底重建的患者。

一、适应证与禁忌证

1. 适应证　中、重度解剖型压力性尿失禁。
2. 禁忌证　尿道内括约肌障碍引起的压力性尿失禁;未完成发育的患者;妊娠患者;计划要妊娠的患者。

二、操作方法

1. 充分暴露耻骨后间隙,即尿道膀胱交接处和膀胱颈底部(膀胱三角)外侧的阴道前壁至同侧的髂耻韧带-库柏(Cooper)韧带。
2. 用延迟吸收或不吸收缝线缝合膀胱颈旁 1cm 外阴道筋膜组织和同侧的 Cooper 韧带(图 23-1),每侧共缝 2~3 针,注意缝线不能穿透阴道黏膜层,打结的松紧以抬高尿道膀胱连接处且不能阻塞膀胱出口

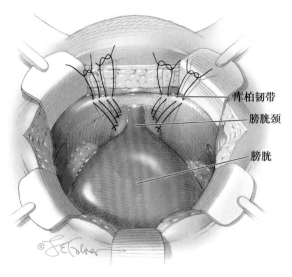

库柏韧带

膀胱颈

膀胱

图 23-1 Burch 示意图

为度。一般主张使膀胱颈上抬 2cm 左右。

3. 腹腔镜 Burch 手术优点：①不需要腹部切开；②手术视野清晰，组织放大使剥离更加精细，术后并发症如伤口感染、耻骨后血肿及逼尿肌不稳定等减少，术后恢复快；③住院时间短；④同时可行其他妇科手术，解决其他妇科疾患；⑤无需自付昂贵吊带费用（中国），无异物存留体内。腹腔镜下 Burch 手术缺点：①操作技术要求高，需较长的学习期；②手术时间长；③老年女性全身一般状况差者，不能耐受较长时间的麻醉和特殊体位。

三、常见并发症

所有压力性尿失禁手术后最常见的不良事件（通常为 5%~10%）有泌尿道感染、治疗失败、新发膀胱过度活动、排尿障碍、生殖道脱垂及膀胱穿孔。少见事件（通常为 2%~5%）包括失血过多、伤口感染、疼痛、神经损伤及切口疝，窦道和瘘罕见。

1. 术后排尿障碍　术后排尿障碍是治疗压力性尿失禁手术最常见并发症之一，多数症状较轻，仅表现为术后排尿费劲、需用力、抬高臀部排出或分次排尽，无残余尿。症状较重患者可出现慢性尿潴留、排尿不尽、充溢性尿失禁、逼尿肌不稳定和终日尿湿等，有的行尿道扩张术后内括约肌损伤，完全性尿失禁。对于术后排尿困难的患者处理：轻度术后排尿障碍常系术中膀胱尿道水肿、痉挛、感染等引起；有的可能为术前原存在轻微逼尿肌功能减弱，这些排尿障碍症状多为短暂性，经 1 月左右多可恢复，不需特殊处理，可予消炎、解痉药以及物理疗法、盆腔电刺激等对症治疗。如术前存在排尿不尽、淋漓不尽、排尿中断、延迟，甚至尿潴留等病史，体检中存在外阴阴道萎缩，术后易发生排尿障碍。术后发生尿潴留者，推荐进行耻骨上膀胱造瘘引流，有利减轻尿道水肿，缩短从导尿到脱离尿管的时间，也便于观察排尿功能是否恢复及残余尿的评估。有报道可使用胆碱能受体激动剂，如卡巴胆碱、氯贝胆碱等，可能增加逼尿肌收缩，改善尿潴留。严重者经保守治疗无效，可拆除缝线。

2. 逼尿肌不稳定　逼尿肌不稳定是术后复发常见原因，发生率 5%~20%。最早在 1979 年被报道，多认为是由于膀胱颈部压力升高或逼尿肌神经功能异常所致；有的系缝合线或吊带材料的刺激引起，如果术前没有进行尿流动力学检查，则很难判断逼尿肌不稳定是术前就存在的还是术后发生的。对于术后发生的尿失禁，除了应进行膀胱测压等检查，还应考虑膀胱镜检查，了解膀胱颈位置和运动情况，除外膀胱异物。静脉泌尿系造影可观察是否有异物刺激；尿常规检查和培养可明确是否存在尿路感染。有少数复发是因为尿道不稳定，多由耻骨后出血、血肿、血肿机化、纤维化等，导致尿道壁僵直和括约肌关闭不全。此外，肥胖、慢性咳嗽、酒精、吸烟等影响也可能导致逼尿肌不稳定，应仔细询问病史和检查，进行个体化评估并做出治疗决策。此外手术医师的经验和技巧也很重要，通常应当由经过培训且具有一定经验的医师进行操作，培训中最好有手把手地指导实践，再开始独立进行操作，是减少并发症，保证手术成功的条件。

3. Burch 手术本身的并发症　如出血、耻骨后血肿、耻骨炎、膀胱输尿管损伤、膀胱颈过度矫正而引起输尿管扭曲或尿道受压和逼尿肌不稳定外，腹腔镜 Burch 手术还有套管部位比较大的筋膜缺损可引起肠管嵌顿。腹腔镜 Burch 手术的最常见并发症为膀胱损伤。膀胱损伤可开腹进行修补，也在腹腔镜下完成修补，因损伤多发生膀胱前壁和侧壁，腹腔镜下操作并不困难，多能完成修补。腹腔镜 Burch 手术的并发症与腹腔镜技术密切相关，该术式的开展须有良好的腹腔镜技术。另外，腹部手术史是并发症高危因素。

（陈娟　朱兰）

第三节　盆腔器官脱垂腹腔镜手术

一、腹腔镜高位子宫骶韧带悬吊术

（一）适应证

既往的临床和基础研究结果均显示宫骶韧带坚固耐牵拉，即使是重度盆腔器官脱垂患者，其宫骶韧带仍然可以利用。继 1957 年出现 McCall 后穹隆成形术（经阴道在中线部位折叠缝合两侧骶韧带及其间的腹膜关闭子宫直肠窝用于防止肠膨出）之后，经过改良，将阴道穹隆悬吊于缝合后的骶韧带上。而高位骶韧带悬吊术（HUS）就是在这种术式的基础上又经过变异和改良而成的。适用于：中度以上症状性子宫或阴道穹隆脱垂；子宫直肠窝疝。

（二）禁忌证

1. 宫骶韧带松弛薄弱者。

2. 泌尿系和生殖道炎症急性期。

3. 合并严重内科疾患不能耐受手术者。

（三）操作方法

子宫骶韧带悬吊术通常经阴道进行，也可以通过腹腔镜完成。"高位"是指在坐骨棘水平缝合宫骶韧带，将穹隆悬吊得更高，使保留的阴道更长。腹腔镜高位子宫骶韧带悬吊术的具体操作方法如下：

1. 如需切除子宫者，先按照常规的腹腔镜步骤切除子宫。明确双侧输尿管走行后在其内侧注射肾上腺素盐水，水分离输尿管与同侧宫骶韧带之间的间隙，打开腹膜，游离自阴道残端后壁（宫颈后部）的宫骶韧带全层。

2. 在坐骨棘水平，用不可吸收缝线将宫骶韧带连续自身缝合 2~3 针并且将宫骶韧带与耻骨宫颈筋膜和直肠筋膜（宫颈周围环后侧）缝合，然后拉紧打结以缩短宫骶韧带并悬吊阴道顶端（子宫），同法处理对侧。

3. 同时修复其他盆底部位特异性缺陷。

4. 对保留子宫的患者，如果已经完成生育并且有宫颈延长，可以同时行宫颈截除术，以实现更好修复。

5. 手术成功的关键是同时修复阴道顶端筋膜的所有缺陷。有回顾性研究发现使用不可吸收缝线术后仅有 1% 的患者脱垂超出处女膜水平；而使用延迟吸收缝线该比例则为 6%，所以为了效果更确切持久建议缝合使用不可吸收线。

（四）术后处理

详细了解术中情况及术后有无特殊护理要求和注意事项。及时测量体温、脉搏呼吸、血压并观察其变化。

1. 严密观察阴道出血量、色、性质，观察外阴和会阴部有无渗血、渗液、血肿等。

2. 保持外阴部清洁与干燥。

3. 尿管护理　由于术中有输尿管损伤或扭曲梗阻的风险，因此术后应严密观察有否腰痛症状，注意尿色和尿量。

4. 臀部疼痛　向患者解释这是术后常见的症状，并不会留下后遗症，必要时给予镇痛药物或拆除缝线。

（五）常见并发症

1. 因宫骶韧带高位悬吊须达坐骨棘水平，所以这种手术发生输尿管扭曲、损伤、梗阻的机会较高，文献报道在 1.0%~10.9%。经阴道的高位骶韧带悬吊术应在缝线打结固定后进行膀胱镜检查，而腹腔镜高位骶韧带悬吊术因为经过充分水分离后推开了输尿管,不需要常规行膀胱镜检查。

2. 术中缝合造成肠损伤的约为 0.5%。

3. 如果缝线穿过宫骶韧带时位置较深、靠外侧、靠后,可能发生骶神经卡压,有研究发现 3.8% 的患者术后立即出现 S_2 至 S_3 皮区的疼痛和感觉神经病变,拆除悬吊缝线后疼痛缓解。

4. 术后新发性交痛约占 8.7%。

5. 其他并发症,如盆腔血肿、盆腔脓肿、慢性盆腔痛等,都很少见。

熟知输尿管与宫骶韧带之间的解剖关系,术中正确地识别宫骶韧带,术中利用"水垫"充分分离宫骶韧带与输尿管可以减少输尿管扭曲、缝扎的并发症。而在缝合前用纱垫挡开肠管,可以避免缝合肠管。在缝合前通过将韧带向腹侧牵拉,避免缝合过深,能使骶神经的损伤降至最小。

二、腹腔镜骶骨阴道(子宫)固定术

1962 年 Lane 首先报道了开腹骶骨阴道固定术治疗阴道穹隆脱垂,文献报道其治愈率为 65%~100%,复发率为 0~6%。之后逐渐开展了保留子宫的子宫骶骨固定术。骶骨阴道(子宫)固定术目前已被多数人认为是治疗顶端脱垂的最有效术式,它是将阴道(子宫)通过网片悬吊于骶骨的前纵韧带上。而在 1998 年出现了经腹腔镜的骶骨固定术。多项随机对照研究均提示腹腔镜与开腹骶骨阴道固定术两组顶端脱垂复发率和手术并发症均无显著差异,而腹腔镜组的出血量和住院时间更少。腹腔镜骶骨阴道固定术的主观满意度高达 87.1%~89.4%。然而研究也发现腹腔镜组比开腹组的阴道前壁脱垂复发率更高(18.3% vs 1.6%),但均无症状,不需要再次手术。而腹腔镜组的后壁脱垂复发需要手术的和需要各类手术(包括取出网片)的总病例均高于开腹组(2.5%、6.7% 和 0.8%、1.7%)。但研究同时提示腹腔镜阴道固定术能明显改善急迫性尿失禁、膀胱过度活动和排空障碍等相关的泌尿系问题。因为保证了足够的阴道长度,所以腹腔镜阴道骶骨固定术比较适合性活跃的年轻患者。

(一) 适应证

1. 中度和重度症状性顶端脱垂患者。

2. 中盆腔缺陷行其他盆底重建手术后失败者。

(二) 禁忌证

1. 阴道短的患者。

2. 阴道炎、阴道溃疡等生殖道急性感染者。

3. 严重内科合并症不能耐受手术者。

(三) 操作方法

手术的目标是将宫颈(阴道残端)与骶岬下方的前纵韧带固定在一起实现提拉阴道穹隆(子宫)的作用。

1. 患者取膀胱截石位,常规腹腔镜操作。膀胱返折腹膜处注射副肾盐水形成"水垫"后弧形打开膀胱腹膜返折,分离膀胱宫颈(阴道残端)间隙 4cm×3.5cm,完全暴露宫颈(阴道残端)前壁。

2. 将患者向左侧倾斜 30 度以充分暴露骶前间隙,于右侧直肠旁骶骨前打开后腹膜,向下沿右侧骶韧带打开至双侧骶韧带附着处,分离宫颈(阴道)直肠间隙约 4cm×3.5cm。1-0 可吸收线连续缝合分离后的右侧后腹膜并从右侧腹壁穿出,提拉并暴露 S_1 前面的骶骨棘间韧带。

3. 将聚乙烯 15cm×10cm 网片剪成 10cm×3.5cm 和 3cm×3.5cm 条状网片。用 1-0 不可吸收线分 2 排将 10cm×3.5cm 的网片中央部分横向缝于宫颈(阴道残端)前壁(略高于膀胱三角水平)共 6 针以分散张力,分别于两侧阔韧带无血管区打洞,将网片两端从前往后经阔韧带穿出。用 1-0 不可吸收线分 3 排将 3×3.5cm 网片一端纵向缝合在宫颈(阴道残端)后壁(直肠返折水平)上共 6 针,一排为宫颈(后穹隆)筋膜,另两排分别为双侧宫骶韧带及筋膜,再将从阔韧带穿出的网片与此网片缝合。

4. 上举子宫（阴道残端）以判断其与骶骨的距离。用 1-0 不可吸收线在 S_1 水平间断缝合骶骨前纵韧带 3 针。用 1-0 不可吸收爱惜邦线将网片下端和双侧宫骶韧带中央缝合 3 针。调整网片使阴道保持轻微的张力使子宫颈（阴道残端）距处女膜在 9cm 以上即可，但不要过度牵拉阴道顶端。

5. 用 1-0 可吸收线连续缝合关闭后腹膜至网片与宫骶韧带附着处，同法关闭膀胱腹膜返折，将网片完全包埋在腹膜后。

（四）术后处理

1. 详细了解术中情况及术后有无特殊护理要求和注意事项。及时测量体温、脉搏呼吸、血压并观察其变化。

2. 严密观察阴道出血量、色、性质，观察外阴和会阴部有无渗血、渗液、血肿等。

3. 保持外阴部清洁与干燥。

4. 排尿护理　同 TVT 手术。

5. 预防网片侵蚀　同 TVT 手术。

6. 出院指导　同 TVT 手术。

（五）常见并发症

美国和日本的两项全国性调查显示接受腹腔镜阴道骶骨固定术的患者总的并发症发生率为 6.18%，严重并发症为 5.52%，而泌尿生殖道并发症发生率为 1.1%。

1. 近期并发症

（1）出血：骶前区域血管交通支丰富，静脉丛撕裂可导致大量出血，因此行阴道（子宫）骶骨固定手术的医师应随时准备处理骶前出血。局部压迫可能暂时止血，但去除压迫后常常再次发生出血，并且压迫可能进一步损伤小静脉。最初可试行缝合、银夹夹闭、烧灼或骨腊等方法止血。如果这些方法无法有效止血时，可以应用无菌的不锈钢止血钉止血。

未生育女性正常的阴道轴是朝向 S_3 和 S_4 的，因此有学者建议将网片固定到该位置。但是北京协和医院通过解剖新鲜和固定的尸体发现这个部位紧邻血管（图 23-2）。骶前静脉横干走行于 S_1 和 S_2 间隙稍偏下方，在 S_3 和 S_4 水平骶静脉已分出多个分支交通形成静脉丛，如果在这个部位穿刺缝合，损伤血管的风险明显高于在 S_1 和 S_2 水平操作。

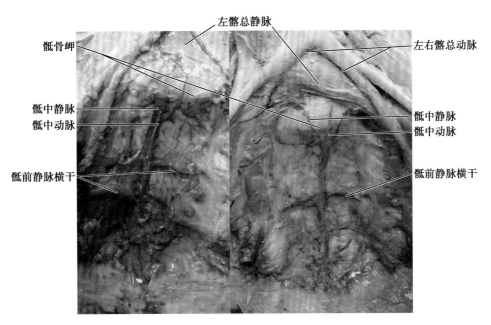

图 23-2　骶前血管解剖

为避免骶前出血,在靠近骶骨时必须小心进行分离。分离暴露时注意骶前区的骶中动静脉和输尿管及肠管,防止损伤,应在充分分离的情况下选择 S_1 至 S_2 无血管进行穿刺缝合以避免引起大出血。同时由于左侧髂总静脉在髂总动脉的内侧,在打开骶骨前腹膜时应上提腹膜以免伤及下方髂总静脉。

（2）肠道和泌尿系损伤:右侧输尿管和乙状结肠也是容易损伤的部位,文献报道其发生率分别为3.1%和1.6%。术中需要注意辨识清楚二者的走行并将其游离后拉向侧方以避免损伤。

2. 远期并发症

（1）术后新发压力性尿失禁:发生率8%～60%不等,可能与术前脱垂的脏器压迫造成的梗阻经手术得以解除有关,可同时行抗尿失禁手术预防压力性尿失禁。有报道术前没有压力性尿失禁的盆腔脏器脱垂患者接受骶骨阴道固定术同时行 Burch 手术可以显著减少术后压力性尿失禁的发生,并且不增加其他下尿路的症状。但同步施行预防性抗尿失禁手术是否有必要尚无统一意见。

（2）尿潴留:有文献报道术后有 4% 的患者出现尿潴留,可能与阴道上抬后尿道位置改变有关。术中应避免缝合时阴道牵拉过紧。大部分患者经过短期留置尿管后可以逐渐恢复自主排尿,对于始终无法自主排尿的患者需要考虑再次手术治疗。

（3）网片侵蚀:发生率为 3.4%～12%,约 1.7% 的患者需要取出或者修剪网片。同时行全子宫切除术的患者网片侵蚀发生率更高（60% vs 24%）,因此行骶骨阴道固定术时是否同时行子宫切除术需要充分向患者交代,慎重决定。还有研究发现吸烟和使用膨化聚四氟乙烯（ePTFE,Gore-Tex）网片也是骶骨阴道固定术后发生补片侵蚀的危险因素。

为减少网片侵蚀,术中应尽量分离阴道全层,并且充分缝合网片表面的阴道壁,减少血肿及感染的发生。有作者发现与其他类型的合成网片（如聚乙烯或聚四氟乙烯补片）的侵蚀率为 3.1%～5.0% 相比,聚丙烯网片的侵蚀率最低（0.5%）,因此我们推荐使用聚丙烯网片进行悬吊。

（4）肠梗阻:肠梗阻的发生率约为 0.1%～5%,因小肠梗阻需要手术治疗的约为 1.1%。而从手术至小肠梗阻发生的中位间隔时间从 11 天到 5.3 年（1 月到 20 年以上）不等。

为避免肠梗阻的发生,如果术中将网片剪成人字形分别用于固定阴道前后壁时,需要注意补片的双臂不能交叉,以避免肠管嵌入后形成肠梗阻。腹膜包埋补片也可降低小肠梗阻的发生。

（5）便秘:有 9% 的患者术后出现了便秘。这可能与补片压迫肠管、阴道位置上抬后肠道角度改变有关。

（6）阴道后疝（肠管经直肠子宫陷凹出）:可能与手术抬高了阴道前壁使阴道后壁张力降低有关。应用不可吸收缝线、更为细致的改良 Halban 后穹隆成形术可能预防阴道后疝的发生。

（7）盆腔疼痛和性交痛:文献报道盆腔疼痛和性交痛的发生率约为 20% 和 6%。其原因可能有:网片侵蚀、阴道牵拉过紧等。

（8）其他:罕见的并发症包括:臀肌坏死性肌筋膜炎、腰骶脊椎关节盘炎。为避免使阴道轴过度向前或导致椎间盘炎,缝合部位不能选择骶岬。

（任常　孙智晶　朱兰）

第四节　膀胱疾病腹腔镜手术

治疗膀胱疾病的手术需要在狭小的盆腔空间内进行。因此,腹腔镜技术在治疗膀胱相关疾病中具有明显的优势。与开放性手术相比,腹腔镜膀胱手术具有可多角度观察、放大手术野等优势,手术操作精确,分离解剖仔细,可以减少术中出血和损伤,术后并发症少、术后恢复快,切口美观等优点。目前,腹腔镜技术主要应用在对膀胱癌行根治切除上,同时在膀胱憩室、膀胱扩大成形等良性疾病中也有应用。根治性膀胱切除腹腔镜手术包括常规腹腔镜手术和机器人辅助腹腔镜手术。目前腹腔镜手术的可行性、围手术期治疗效果已经得到证实。与开放手术相比,腹腔镜手术对术者的操作技巧要求较高、手术时间较长,总体并发症、术后切缘阳性率以及淋巴结清扫效果等结果与开放手术相近,但具有失血量少、术后疼痛较轻、恢复较快的特点。机器人辅助腹腔镜根治性膀胱切除术可以使手术更精细和迅速。单孔腹腔镜手术的可行性已得到证实,但手术难度极大,手术耗时长,手术器械及技术上还有待于进一步完善。本文重点以将主要以腹腔镜下根治性膀胱切除术予以阐述。

一、适应证

根治性膀胱切除加尿流改道术是治疗肌层浸润性膀胱癌的金标准,是提高浸润性膀胱癌患者生存率、避免局部复发和远处转移的有效治疗方法,该手术需要根据肿瘤的病理类型、分期、分级、肿瘤发生部位、有无累及邻近器官等情况,结合患者的全身状况进行选择。主要适用于:$T_{2\sim4a}N_{0\sim x}M_0$ 浸润性膀胱癌;高危非肌层浸润性膀胱癌 T1G3(高级别)肿瘤;BCG 治疗无效的 Tis;反复复发的非肌层浸润性膀胱癌;TUR 和膀胱灌注治疗无法控制的广泛乳头状病变及膀胱非尿路上皮癌;此外,对非手术治疗无效、保留膀胱治疗后肿瘤复发可行挽救性膀胱切除术。

二、禁忌证

患有显著增加手术危险性的疾病,如有严重合并症(心、肺、肝、脑、肾等疾病)不能耐受手术者;患有严重出血倾向或血液凝固性疾病。

三、手术范围

根治性膀胱切除术的手术范围经典的根治性膀胱切除术的手术范围包括:膀胱及周围脂肪组织、输尿管远端,并行盆腔淋巴结清扫术;男性应包括前列腺、精囊,女性应包括子宫、部分阴道前壁、附件。如果肿瘤侵犯尿道,女性膀胱颈部或男性前列腺部,或术中冰冻发现切缘阳性,则需行全尿道切除。对于性功能要求高的年龄较轻男性患者,保留神经血管束可以使部分患者保留性功能。对于选择原位新膀胱作为尿流改道方式的患者,尽可能保留支配尿道的自主神经可以改善术后尿控。女性如肿瘤没有侵犯阴道前壁可尽量保留,绝经期前的女性如卵巢未受侵犯可以保留。

盆腔淋巴结清扫是根治性膀胱切除术的重要组成部分。目前主要淋巴结清扫术式有标准淋巴结清扫和扩大淋巴结清扫两种。标准淋巴结清扫的范围是髂总血管分叉处(近端),生殖股神经(外侧),旋髂静脉和 Cloquet 淋巴结(远端),髂内血管(后侧),包括闭孔、两侧坐骨前和骶骨前淋巴结。扩大淋巴结清扫在标准淋巴结清扫的基础上向上扩展至主动脉分叉处,甚至可以扩展至肠系膜下动脉水平,包括髂总血管、腹主动脉远端及下腔静脉周围淋巴脂肪组织。

四、操作方法

1. **男性患者膀胱根治性切除术**　①游离双侧输尿管;②双侧盆腔淋巴结清扫,淋巴结清扫术应与根治性膀胱切除术同期进行,应清除双侧清扫范围内的所有淋巴脂肪组织;③在直肠膀胱陷凹的第二腹膜反折处下,横行切开腹膜,打开 Denonvillier 窝;④倒 U 形腹膜切开以暴露膀胱前壁和 Retzius 间隙;⑤分离膀胱和前列腺侧韧带;⑥横断背深静脉复合体,暴露前列腺尖部和尿道;⑦环形游离尿道,用 Hem-o-lok 夹闭阻断以防漏尿,离断尿道。

2. **女性患者膀胱根治性切除术**　女性患者的手术体位及术前准备与男性膀胱根治性切除术患者类似,但需要术前阴道填塞。不同之处在于切开膀胱和阴道前壁的腹膜反折处,显露直肠前面的外科分离平面,沿膀胱后壁整体切除阴道前壁的狭长带。切除的膀胱标本可通过阴道完整取出。

3. **尿流改道术式**　尿流改道术尚无标准治疗方案,目前有多种方法可选。尿流改道方式与术后并发症相关,尿流改道方式的选择需要根据患者的具体情况,如年龄、伴随疾病预期寿命、盆腔手术及放疗史等,并结合患者的要求及术者经验慎重选择。医师术前应与患者充分沟通,告知患者尿流改道的各种手术方式及其优缺点,共同决定尿流改道方式。保护肾功能、提高患者生活质量是治疗的最终目标。神经衰弱精神病、预期寿命短、肝或肾功能受损的患者不宜采用复杂性尿流改道术。

随着腹腔镜技术的普及,腹腔镜手术或机器人辅助的腹腔镜手术也已应用于多种尿流改道术。现多采用在腹腔镜下行膀胱切除术后通过小切口在腹腔外行尿流改道术。完全腹腔镜下同时完成根治性膀胱切除及尿流改道术也日趋成熟,利用直线切割闭合器进行回肠的裁取并吻合以及原位新膀胱的制作,可以缩短手术时间。目前主要有以下几种尿流改道术式:原位新膀胱术;回肠通道术;输尿管皮肤造口术;其他尿流改道方法,如经皮可控尿流改道术等。无论采用何种尿流改道方式,患者术后应定期复查,了解是否存在上尿路梗阻、感染以及结石情况,及时治疗以保护肾功能。接受原位新膀胱手术的患者需要更密切随访。

五、常见并发症

根治性膀胱切除术属于高风险的手术,围手术期并发症可达 28%～64%。

1. 术中出血是常见术中并发症　早期因对盆腔解剖缺乏系统认识,术中出血较常发生,术中输血率较高。随着对盆腔器官解剖结构及供血血管认识的提高,目前较少发生严重的术中大出血。较常出血的部位是背深静脉复合体和膀胱侧韧带及前列腺两侧神经血管束。辨识出 Denonvillier 筋膜,分离出膀胱前列腺后平面,膀胱前列腺可向上托起,两侧血管蒂使用 Hem-o-lok 夹闭后离断,控制血管满意且较以前缝扎时间缩短。背深静脉复合体的处理还是以 8 字缝扎为主。

2. 肠瘘是较严重并发症　发生肠瘘后患者住院时间明显延长,经济负担加重,身心均受到影响。因此,减少肠瘘并发症的发生是全膀胱切除术特别需要重视的。术前应重视肠道准备,践中均不进行任何术前肠道准备。如果用小肠作为回肠膀胱或回肠新膀胱,术前并不需要肠道准备。所需做的全部准备仅是术前一天的午夜后要求患者禁食(NPO)。尽管目前有文献报道,对于选择性结直肠手术不需要进行机械性肠道准备,许多泌尿外科医师仍为使用结肠的尿流改道术进行某种方式的机械性肠道准备。如果患者术前接受过盆腔照射,多数医师会推荐术前灌肠,以排出直肠和乙状结肠的大量粪渣。所有患者均应在临手术前标记出欲行尿流改道造口的位置。术中尤其注意吻合口血供,若血供不良,需要切除缺血肠管重新吻合。吻合缝合技术也是预防肠瘘的关键因素。术后营养支持,预防低蛋白血症是预防肠瘘的必要措施。尿瘘并发症也是不可忽视的,尿瘘后引流管长期放置,患者的心理压力较大,延长住院日,加重患者经济负担。尿瘘发生与吻合口血供及缝合技术密切相关。

(沈百欣)

第五节　前列腺疾病腹腔镜手术

由于前列腺特殊的解剖位置与毗邻关系,治疗前列腺疾病的手术需要在狭小的盆腔空间内进行。因此,腹腔镜技术在治疗前列腺相关疾病中具有明显的优势。目前,腹腔镜技术主要应用在对前列腺癌行根治性切除上,同时在良性前列腺增生症等良性前列腺疾病中也有应用。腹腔镜前列腺癌根治术于 1997 年首次应用,它具有视野清晰、创伤小、操作精细等优点。与传统开放手术相比,腹腔镜操作有术中出血量少、术后有更好的控尿功能及勃起功能、住院时间短等诸多优势,目前已基本取代传统开放术式而成为前列腺癌根治的标准术式。

一、适应证

随着手术方式的进步及对疾病本身了解的深入,对于高危(T_{2c} 以上、PSA ≥ 20ng/dl、Gleason ≥ 8 分)的前列腺癌患者,即使是伴有远处转移的晚期患者,也可以有选择地进行根治术。①临床分期:适应于临床分期 $T_{1～2c}$ 的患者。$T_{3～4}$ 的患者在结合辅助治疗的基础上可以进行筛选。②预期寿命:预期寿命 ≥ 10 年可选择根治术。③健康状况：身体状况良好，没有严重的心肺疾病的患者。④PSA 或 Gleason 评分高危患者的处理：对于 PSA>20ng/dl 或 Gleason≥8 分的局限性前列腺癌患者符合上述分期和预期寿命条件的，根治术后可给予其他辅助治疗。

二、禁忌证

患有显著增加手术危险性的疾病，如严重的心血管疾病，肺功能不良等；患有严重出血倾向或血液凝固性疾病；已有淋巴结转移（术前通过影像学或淋巴活检诊断）或骨转移；预期寿命不足 10 年。

三、体位

腹腔镜前列腺癌根治术尤其是经腹腔途径手术，需要摆放大角度的头低脚高位，有助于肠管移向头侧，以便更好暴露术野，避免肠管损伤，也方便操作器械进入盆腔。需要注意妥善固定患者，防止向头侧滑落。另外，需要麻醉师注意大角度头低脚高位可能带来的气道压增加、球结膜水肿等异常麻醉状况。

四、操作方法

手术入路：目前腹腔镜前列腺癌根治术主要有经腹腔、经腹膜外、经膀胱三种途径。其中腹膜外途径不经过腹腔，术后对胃肠道功能影响小，恢复快。经膀胱途径仅在部分中心开展，具有最大限度保留前列腺周围组织，血管神经束的特点。经腹腔及经腹膜外两种途径技术都很成熟，本文将以经腹腔途径予以阐述。

1. 经脐部放置观察孔，可根据个人经验选择三孔法或五孔法。观察肠管无损伤后将床位调成大角度头低脚高位。

2. 从膀胱外缘与脐内侧皱襞之间切开腹膜，在两侧脐皱襞内，膀胱前缘做倒 U 形切口，切断脐正中韧带进入耻骨后间隙，显露盆腔内筋膜，分离切断前列腺韧带，用 2-0 可吸收线缝扎阴茎背静脉丛，向头端牵拉膀胱，同时助手牵拉导尿管气囊，判断膀胱颈的位置，超声刀切开膀胱颈，显露前列腺基底部，切开尿道前壁，退出尿管，离断膀胱尿道连接处；确认膀胱颈后壁和三角区的位置后，打开膀胱颈后壁。

3. 在膀胱后方显露输精管前部和精囊，提起输尿管分离切断，显露精囊尖部，夹闭精囊动脉。

4. 继续在前列腺后方向足侧分离 Denonvillier 筋膜。这里注意避免损伤直肠。对于不同的患者可以采用不同的筋膜技术：筋膜内技术适合需要进行保留盆内脏神经的手术，而筋膜外技术适用于较晚期或高级别的肿瘤。

5. 前列腺两侧游离，切开前列腺外侧覆盖血管束的筋膜，凝切断前列腺包膜动脉。切断前列腺两侧筋膜，血管神经束尽可能保留。

6. 紧贴前列腺尖部剪开尿道前部，牵拉显露并且切断尿道侧壁和后壁，紧贴游离前列腺后方。切断直肠尿道肌，切断背静脉丛，移除切除标本；3-0 可吸收线先在自 5 点和 7 点处顺时针或逆时针缝合，插入 F20 三腔导尿管，导尿管气囊充水后，膀胱内注水 150ml，检查吻合口是否漏水。

7. 结束手术，检查手术创面有无出血，放置腹腔引流管。

五、注意事项

腹腔镜前列腺癌根治术中常见的问题包括控制阴茎背深静脉复合体出血、预防术后尿失禁、保留性神经功能等。

六、常见并发症

1. 出血、直肠损伤为术中常见并发症。

（1）术中出血盆腔内血供丰富,清扫淋巴结易损伤髂血管,分离筋膜易撕裂血管及背深静脉复合体出血,影响手术视野。处理好前列腺尖部阴茎背深静脉复合体是预防大出血的关键,术中先按解剖层次游离出背深静脉复合体,避免切开盆筋膜时误伤血管,离前列腺包膜太近容易引起出血,损伤血管或在缝合时出血,可用双极电凝止血,勿用双极电凝反复止血,提高气腹压至20mmHg止血或纱布压迫止血,缝合结扎,减少手术出血量。

（2）直肠损伤发生率0.5%～9.0%,导致肠瘘等严重并发症,应及时发现并做相应的修补。

2. 尿失禁、尿漏、阴茎勃起功能障碍、膀胱吻合口狭窄等为术后并发症。尿控功能:主要是尿道括约肌的损伤引起术后尿失禁,一旦术中连接膀胱颈的后尿道括约肌受损或尿道周围神经受损,尿道压力降低,导致尿失禁的发生。术中精确地辨认膀胱颈与前列腺连接部、前列腺尖部等,尽量保留完整的膀胱颈组织,充分显露膀胱颈结构再予离断;仔细分离尖部,清晰暴露后尿道,长度足够保留,保留尿道周围支持组织。性功能:主要与神经血管束内的神经纤维有无损伤相关,对于合适的患者可以通过合适的筋膜技术达到保留血管神经束,保留性功能的目的。吻合口漏及狭窄:因尿道膀胱吻合复杂,常规腔镜吻合角度有一定限制,术后易发生吻合口漏和狭窄。

综上所述,腹腔镜下治疗前列腺相关疾病,视野开阔,能够更清晰、更精确地识别解剖结构,提供准确的分期,选择合理的术式,扩大盆腔淋巴结清扫范围,安全、微创、有效、经济、手术时间短、出血量少、中转开腹率低,术中精细操作,可有效减少及避免神经损伤及并发症的发生,提高根治效果,延长生存期与生存质量,有更广泛的应用前景。

（沈百欣）

第六节　腹腔镜盆腔淋巴结切除术

在盆腔淋巴结切除过程中,观察需要切除的侧盆腔间隙并确定合适的清扫边界是非常重要的。解剖上需要沿着神经丛的盆腔壁侧(内缘)、髂外血管(上边缘)、骨盆侧壁(侧边缘)、髂内血管(背侧边缘)和膀胱(腹侧边缘)进行。此外,在膀胱下动脉分叉处以外,应解剖淋巴结组织最尾端的部分,该部分由侧壁、盆腔神经丛和提肌包围。建议完全切除膀胱下动脉根部和Alcock管周围的淋巴结组织。穿过盆腔侧壁的小动脉和小静脉应使用合适的血管离断设备仔细切开,以防止不必要的出血。在一些转移性外侧淋巴结的病例中,需要沿着周围的神经丛和/或髂内血管行整体切除,以确保切缘的要求。

腹腔镜右侧方盆腔淋巴结切除术手术范围:盆腔淋巴结转移率最高的部位为No. 263d及No. 283淋巴结。盆腔淋巴结切除术应清扫髂内和闭孔间隙的淋巴结。髂内淋巴结清扫范围的外侧是髂内血管及其前干的各个分支,内侧边界自泌尿生殖筋膜延伸至盆丛神经,其尾侧延伸至阴部神经管(Alcock管),No. 263d与No. 263p的分界为膀胱上动脉。闭孔淋巴结的内侧边界是覆盖髂内血管各内脏分支、膀胱及血管神经束表面的膀胱腹下筋膜,外界是髂外静脉腰大肌内缘及闭孔内肌,尾侧延伸至闭孔及肛提肌表面,背侧边界为骶丛及梨状肌表面。

一、适应证与禁忌证

1. 适应证　适用于子宫颈浸润癌、子宫肉瘤、Ⅰb以上的子宫内膜癌、卵巢癌、输卵管癌、外阴癌侵犯腹股沟深部淋巴结、膀胱癌、中高危前列腺癌、低位直肠癌等。

目前,对于低位直肠癌盆腔淋巴结切除术的手术指征存在巨大争议。手术的决策受患者盆腔淋巴结转移风险、盆腔淋巴结是否肿大及其影像学特征、放化疗的应用及对治疗的反应、局部放疗的剂量、医师个人经验以及患者意愿等多种因素影响。建议在制定手术决策时,按预防性、存在临床疑诊盆腔淋巴结转移及临床诊断转移等3种情况考虑手术指征。

（1）直肠癌预防性盆腔淋巴结切除术。

（2）直肠癌伴可疑盆腔淋巴结转移患者选择性盆腔淋巴结切除术。

（3）直肠癌伴临床诊断侧方转移患者新辅助放化疗后行盆腔淋巴结切除术。

2. 禁忌证

（1）患者健康状况较差、合并症多，不能耐受大型手术。

（2）侧方转移淋巴结侵犯梨状肌、骶丛神经或包绕髂外动静脉者。

（3）盆腔淋巴结转移同时伴有远处转移而无法达到 R0 切除者。

（4）原发肿瘤无法达到 R0 切除。

（5）侧方及腹膜后淋巴结较广泛转移（C 级推荐）。

二、术前准备

1. 治疗前应优先采用高分辨 MRI 评估盆腔淋巴结的状况，MRI 对判断是否存在肿大淋巴结较 CT 和 PET-CT 有更高的敏感性。

2. 对术后侧方复发转移的监测优先采用增强 CT，诊断疑似时，可考虑优选高分辨率 MRI 进一步确诊，PET-CT 可作为适当补充。

3. 影像学检查 应对盆腔淋巴结情况进行常规报告，尤其是髂内及闭孔周围淋巴结肿大情况（A 级推荐）。推荐报告淋巴结的短轴直径，可将初诊时盆腔淋巴结短径 5～10mm 作为临床疑诊盆腔淋巴结转移的阈值，而将≥10mm 作为临床诊断盆腔淋巴结转移的阈值。结合淋巴结的混杂信号及不规则形态，具有更高的诊断准确率。但需要更多的临床研究评价其诊断价值及一致性。

4. 对放化疗前达临床疑诊或临床确诊转移的盆腔淋巴结，放疗后淋巴结缩小程度较小时≤33%～60%，仍有较高的盆腔淋巴结阳性率及复发率，仍应考虑存在肿瘤残留。放化疗后侧方肿大淋巴结影像学上消失的概率小，影像学上消失或显著缩小的淋巴结，随访过程中复发率或手术后病理阳性率可能很低。常规剂量的新辅助放化疗并不能很好控制业已存在的盆腔淋巴结转移，术前存在明确盆腔淋巴结肿大的患者，即使接受常规新辅助放化疗，仍有相当比例会出现局部复发（A 级推荐）。有必要开展多中心前瞻性临床研究，观察此类患者追加盆腔淋巴结切除术的疗效。增加局部放射剂量能否起到更好的局部控制，也是今后的研究方向。

5. 术前使用吲哚菁绿染料能够在 92% 的患者中发现盆腔淋巴结；使用蓝染料能够使 41% 的淋巴结染色；使用纳米碳悬液也较传统方法增加盆腔淋巴结检获率。但目前无大宗病例对照研究报道术中淋巴结示踪能增加阳性盆腔淋巴结检出率。

三、麻醉与体位

1. 麻醉 全身麻醉。

2. 体位 头低 30°取膀胱截石位。

四、操作方法

1. 医师站位以男性腹腔镜右侧方盆腔淋巴结切除术为例，建议经验丰富的术者站在患者的右侧，第一助手站在患者的左侧。对于右侧盆腔淋巴结切除术有部分术者习惯站在患者左侧，第一助手站在患者右侧（图 23-3）。

2. 游离泌尿生殖平面的内侧辨认输尿管，并在输尿管的外侧切开腹膜，并向远端切开至输精管，以建立操作入口（图 23-4）。向内侧牵拉切开的腹膜和输尿管，从输尿管及髂内动静脉内侧壁之间开始，分离盆神经丛。逐步向远端分离，并向上下扩大间隙，直至显露膀胱下血管，使盆神经丛及输尿管与淋巴结组织分离形成游离的内侧面（泌尿系筋膜平面）（图 23-5）。

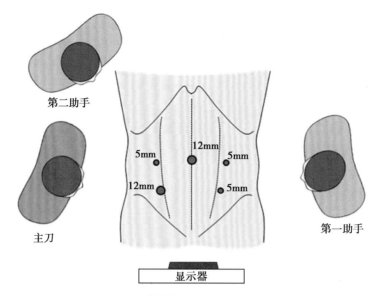

图 23-3 穿刺孔位置及手术医师站位

第二助手

主刀

第一助手

显示器

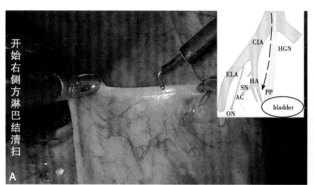

开始右侧方淋巴结清扫

A

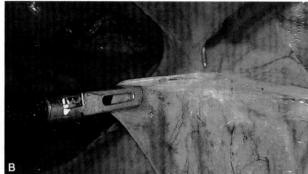

B

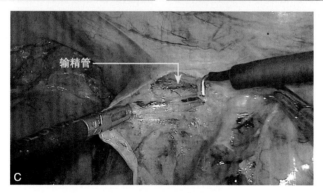

输精管

C

图 23-4 沿输尿管切开腹膜至输精管

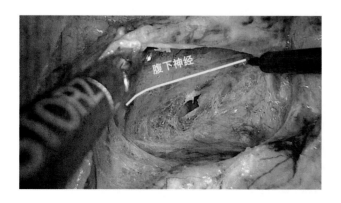

腹下神经

图 23-5 游离后的泌尿生殖筋膜平面

3. 游离泌尿生殖平面的外侧面 沿着输精管转向外侧(图23-6),在切开的腹膜处可观察到髂外动脉,其后方紧贴着髂外静脉,术中不难辨认。向内侧轻柔牵拉髂外血管,在髂腰肌内面与髂外血管之间分离淋巴结组织,注意保护生殖股神经。沿髂腰肌内面钝锐结合逐步向远端扩大分离,在靠近髂血管分叉处有闭孔神经的近端以及附近穿行的臀上动静脉,注意避免损伤。沿髂腰肌内面分离后继续沿闭孔内肌内面分离,闭孔神经多可通过钝性分离从淋巴结组织中显露,尽量减少电刀和超声刀对其可能造成的电和热损伤(图23-7~图23-11)。

4. 髂内动脉分支的处理 在髂内外动脉分叉处由近及远裸化髂内动脉的起始部,处理淋巴结组织的近端。首先,要明确髂内动脉的分支有哪些、在处理髂内动脉时可见到的分支有哪些。此处血管分支众多,是侧方淋巴结清扫的难点部位。处理髂内动脉时,可见到的髂内动脉分支有(图23-12):①臀上动脉;②脐动脉;③闭孔动脉;④膀胱下动脉;⑤臀下动脉。应逐支分离显露,且多有伴行静脉,注意避免误伤。从根部夹闭离断需处理的血管(血管应尽量保留,但膀胱上、下动静脉周围淋巴转移率高,如距离转移淋巴结近则需切断)。

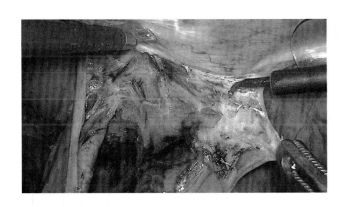

图23-6 沿输精管进一步切开腹膜至输精管和髂外血管交叉处

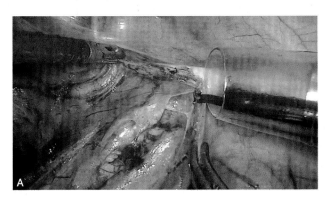

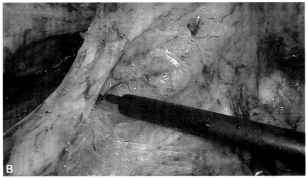

图23-7 清除髂外和髂总血管表面淋巴结

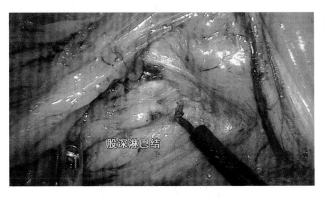

股深淋巴结

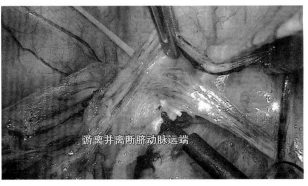

游离并离断脐动脉远端

图23-8 外侧平面游离拓展:清除股深淋巴结　　图23-9 外侧平面游离拓展:离断脐动脉远端

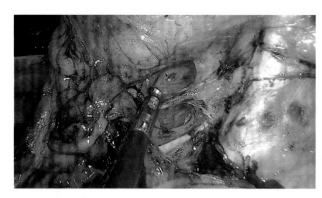

图 23-10　外侧平面游离拓展:游离暴露闭孔神经和
闭孔动静脉

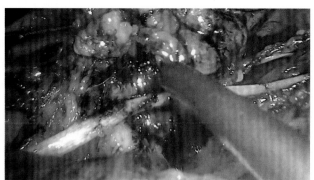

图 23-11　全长游离保护闭孔神经

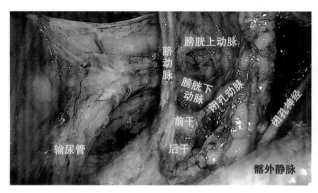

图 23-12　髂内动脉分支

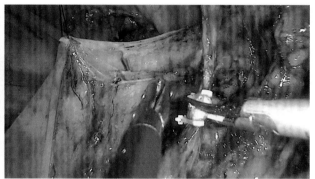

图 23-13　离断脐动脉近段

处理完淋巴结组织近端后,继续沿髂内动脉表面向远端分离即可显露脐动脉起始部。裸化脐动脉起始部后继续沿髂内动脉向远端分离,显露闭孔动脉。闭孔动脉远端已经离断,故此处只需从根部夹闭、离断。至此脐动脉周围获得相对充分的空间,接着借此空间裸化脐动脉。

裸化脐动脉完毕后,继续沿髂内动脉向远端逐步分离,注意辨认膀胱下动脉起始部,在根部夹闭离断。继续沿髂内动脉向远端分离,直至完全游离淋巴结组织。(其间可见到向外侧穿行的臀下动脉),远端与TME间隙相通以减少术后淋巴积液的发生(图 23-13~图 23-21)。

5. 关闭腹膜　彻底止血,检查残留,整块取出标本,创面关闭(图 23-22)。

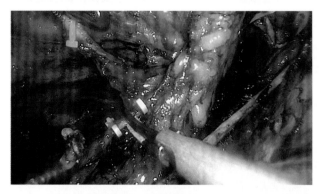

图 23-14　离断闭孔动脉近段

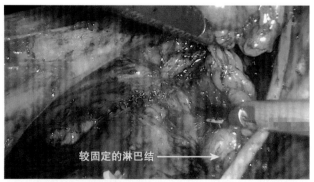

图 23-15　进一步向髂内动脉远端解剖

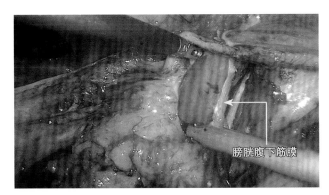

图 23-16　分离膀胱下筋膜

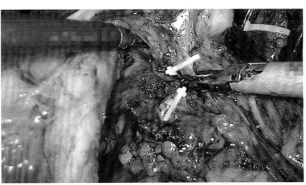

图 23-17　离断膀胱上动脉远端

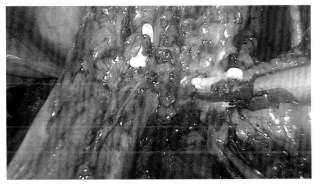

图 23-18　离断膀胱上静脉远端

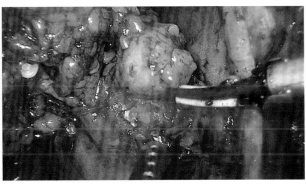

图 23-19　整块清扫固定的 283 组闭孔淋巴结和 263D 组淋巴结

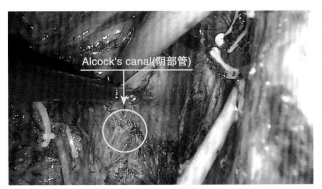

图 23-20　清扫至阴部管

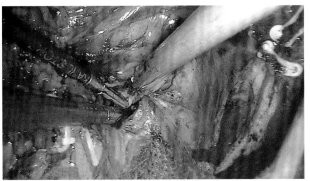

图 23-21　清扫间隙与 TME 间隙相通以减少术后淋巴积液的发生

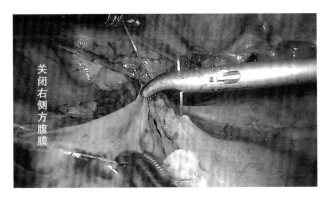

图 23-22　创面检查后关闭腹膜

五、注意事项

1. 不推荐常规行双侧盆腔淋巴结切除术;当影像学上双侧侧方均存在临床疑诊或临床诊断的盆腔淋巴结转移时,或当一侧侧方有可疑转移淋巴结、且临床诊断具有多个危险因素时,可考虑行双侧盆腔淋巴结切除术(C 级推荐)。

2. 若无可疑淋巴结紧邻盆丛神经时,推荐常规行保留盆丛神经的手术方式。若盆丛神经怀疑受侵犯,则推荐切除受累侧盆丛神经。行双侧盆腔淋巴结切除术时,应尽可能保留一侧完整或部分的盆丛神经(B 级推荐)。

3. 盆腔淋巴结切除术时是否切除髂内血管前干或其部分内脏支(脐动脉、膀胱上动脉、膀胱下动脉和闭孔动脉等)应根据淋巴结位置及与血管毗邻关系决策(B 级推荐)。若转移淋巴结毗邻髂内血管走行区域、或位于膀胱下动脉远端及阴部内动脉远端,可考虑髂内血管切除。若行双侧侧方清扫髂内血管切除时,应尽量保留一侧的膀胱上或下动脉,以保证膀胱血供及泌尿性功能。推荐常规尽量保留髂内血管后干及臀上动静脉(C 级推荐)。

(陈文斌　周喜乐)

第七节　腹腔镜下膀胱扩大术

膀胱扩大术常用于治疗神经系统疾病或其他病因所致的膀胱容量下降,重建保守失败的膀胱尿道功能障碍。1898 年 Mickuliz 首次将肠道作为膀胱扩大的材料。随着手术技术及材料工程学的进展,除了可选用回肠、乙状结肠等材料,也出现了生物补片等材料应用于临床。膀胱的功能是储存和排空尿液,如储存尿液容量下降、膀胱顺应性下降导致膀胱内压力升高,进一步引起双肾积水,影响肾功能导致一系列的疾病发生。因此使膀胱容量扩大有利于降低膀胱内压、保护肾功能,减少排尿次数及夜间遗尿的发生,有利于提高患者的生活质量。

膀胱扩大术常见术式包括开放回肠膀胱扩大术、开放乙状结肠膀胱扩大术,近年来随着腹腔镜技术及机器人辅助腹腔镜技术在临床的不断普及,使得完全腔内膀胱扩大术成为可能,这里介绍腹腔镜下回肠膀胱扩大术、腹腔镜下乙状结肠膀胱扩大术、机器人辅助腹腔镜回肠膀胱扩大术、机器人辅助腹腔镜下乙状结肠膀胱扩大术等四种术式。

一、腹腔镜下回肠膀胱扩大术

(一) 适应证
任何病因导致的膀胱容量及顺应性的下降,或难治性(所有保守治疗失败)膀胱过度活动症的管理;结核性或放射性膀胱挛缩;治疗无效的严重间质性膀胱炎;神经源性膀胱中的低顺应性膀胱。

(二) 禁忌证
严重尿道狭窄,短期内不能治愈者;膀胱尿道括约肌功能不良者;回肠有病变者(如结核性病变或多发性憩室等);全身或泌尿系统仍有活动性结核患者。

(三) 术前评估
1. 病史评估　每一个接受膀胱扩大的患者均应详细采集病史,包括基础疾病、引起膀胱挛缩的病因、神经系统疾病是否控制平稳。

2. 尿流动力学检查　是评估膀胱挛缩的重要检查,通过尿流动力学检查可以了解膀胱容量、顺应性、逼尿肌收缩力、逼尿肌不稳定收缩。影像尿流动力学检查可了解患者真实膀胱容量,如无影像尿流动力学检查设备则建议行膀胱造影了解膀胱挛缩情况,提供手术依据。

3. 肾功能评估　术前应常规进行肾功能评估,了解肌酐、电解质、尿素氮等各项参数。对于肾功能严重受损的患者,由于行肠道膀胱扩大术后肠道可以重吸收尿液中的氯离子等,引起代谢性酸中毒,因此这类患者不适合行该术式。

（四）术前准备

1. 肠道准备　术前 2 天开始流质饮食,术前 1 天口服复方聚乙二醇（福静清）等缓泻剂,辅助清洁灌肠,保证排出大便为清水样。

2. 洁尿培养及尿常规　术前应控制尿路感染,根据洁尿培养结果选择合适抗生素,直到尿培养阴性。

3. 泌尿系 CT 增强检查　应常规进行泌尿系 CT 增强检查,了解肾积水、膀胱壁厚度,排除泌尿系肿瘤等疾病,如怀疑膀胱肿瘤则应行膀胱镜检明确诊断。

4. 泌尿系结核患者应正规抗结核治疗半年以上待病情稳定时方可行手术治疗。

5. 术前留置胃肠减压。

（五）麻醉与体位

1. 麻醉　全身麻醉。

2. 体位　取平卧位。髋关节稍外展,便于术中同时行会阴部操作,双上肢注意保护臂丛神经及肌肉的麻痹及损伤。监视器置于床尾,术者利于患者左侧,助手立于患者右侧,器械护士立于术者的左侧。

（六）操作方法

1. 全麻成功后取平卧位。采用头低脚高位,约 30 度,有利于术中暴露膀胱。留置导尿,消毒铺巾,包括会阴部。

2. 气腹的制备和放置套管一般采用五孔操作。首先在脐下缘作一半环形切口至腹直肌前鞘,长度约 1cm,布巾钳提起腹直肌前鞘用 5mm Trocar 或穿刺针穿刺,刺入腹腔,充入 CO_2 至压力 12~15mmHg,置入 10mm Trocar 及 30 度腹腔镜,腹腔镜监视下分别于左、右腹直肌旁下两指及麦氏点、反麦氏点置入 5mm、5mm、10mm、12mm Trocar 共 4 个穿刺套管,并置入相应腹腔镜手术器械。腹壁如有瘢痕、脐尿管囊肿、脐尿管未闭、脐疝、脐周静脉曲张等为脐部穿刺的禁忌,可选择腹直肌外侧缘左下或右下 1/4 为穿刺位点。

3. 在膀胱背面第二个腹膜弓处切开腹膜,打开膀胱反折腹膜,下推膀胱。在膀胱外侧、中线靠近脐正中韧带处向前向下分离,直到耻骨。在中线上切断脐尿管,分离至耻骨联合下方,横断耻骨后间隙结缔组织。充分游离膀胱,将膀胱做一纵形切口,见膀胱壁双输尿管口清晰可见,注意保护之。部分可将膀胱上方部分切除,保留膀胱颈完整性。

4. 距回盲部 15~20cm 切取 30~40cm 长回肠段标记,在回肠两端肠系膜乏血管处开口,对系膜处切开肠管,用切割闭合器将回肠吻合段做"裤衩"样吻合,并在系膜开口处封闭回肠吻合口,检查吻合口通畅度并加固缝合"裤衩"处。缝合吻合肠管系膜防止内疝。

5. 将 30~40cm 游离肠攀在对系膜缘纵行切开,注意稀释聚维酮碘冲洗消毒。予 3-0 可吸收倒刺缝线将肠攀整形成接近于帽状,将肠攀呈帽状和切开之膀胱壁连续缝合,依次从不同方向,逐渐缝合关闭新膀胱腔,术后留置膀胱造瘘管,伤口引流管一根置于盆腔。关闭切口。

（七）注意事项

1. 术中可将增厚的部分膀胱壁切除,利于吻合口愈合。

2. 游离肠管不宜过长,过长容易引起排空障碍,诱发水电解质紊乱。

3. 如输尿管原有狭窄,引起回流和肾盂、输尿管积水,应移植狭窄部近端的输尿管,输尿管不宜分离过长,以免坏死、扭转。

4. 肠膀胱吻合口宜大,以防术后收缩狭窄。

5. 建议放置膀胱造瘘管引流,以免大量黏液将导尿管堵塞。

（八）术后处理

1. 禁食 3~5 天。肠蠕动恢复后进流质饮食。

2. 术后保持导尿管及膀胱造瘘管通畅,术后 1 周常规采用生理盐水冲洗膀胱,每天 1~2 次。

3. 应用抗生素预防感染。如原发病为结核,术后还应用抗结核药物。

4. 膀胱造瘘管于术后 3~4 周拔除,拔除造瘘管后 1 周可拔除导尿管,嘱患者利用腹压排尿,备好自我清洁导尿管,早期需辅助自我清洁导尿管,如排尿后残余尿小于 30ml 可不用自我清洁导尿管。

5. 术后 6 周、3 个月、6 个月及 1 年应复查肾功能电解质、血常规、尿常规、B 超等,3 个月、6 个月复查膀胱造影了解膀胱容量。

二、腹腔镜下乙状结肠膀胱扩大术

(一) 适应证

任何病因导致的膀胱容量及顺应性的下降,或难治性(所有保守治疗失败)膀胱过度活动症的管理。适用于便秘或女性患者;膀胱容量稍小,容量大于 150ml;结核性或放射性膀胱挛缩;治疗无效的严重间质性膀胱炎;神经源性膀胱中的低顺应性膀胱。

(二) 禁忌证

1. 严重尿道狭窄,短期内不能治愈者。

2. 膀胱尿道括约肌功能不良者。

3. 结肠有病变者(如结核性病变或多发性憩室等)。

4. 全身或泌尿系统仍有活动性结核患者。

(三) 术前评估

同腹腔镜下回肠膀胱扩大术。

(四) 术前准备

同腹腔镜下回肠膀胱扩大术。

(五) 麻醉与体位

同腹腔镜下回肠膀胱扩大术。

(六) 操作方法

1. 全麻成功后取平卧位。采用头低脚高位,约 30°,有利于术中暴露膀胱。留置导尿,消毒铺巾,包括会阴部。

2. 气腹的制备和放置套管:一般采用五孔操作。首先在脐下缘作一半环形切口至腹直肌前鞘,长度约 1cm,布巾钳提起腹直肌前鞘用 5mm Trocar 或穿刺针穿刺,刺入腹腔,充入 CO_2 至压力 12~15mmHg,置入 10mm Trocar 及 30°腹腔镜,腹腔镜监视下分别于左、右腹直肌旁下两指及麦氏点、反麦氏点置入 5mm、5mm、10mm、12mm Trocar 共 4 个穿刺套管,并置入相应腹腔镜手术器械。腹壁如有瘢痕、脐尿管囊肿、脐尿管未闭、脐疝、脐周静脉曲张等为脐部穿刺的禁忌,可选择腹直肌外侧缘左下或右下 1/4 为穿刺位点。

3. 在膀胱背面第二个腹膜弓处切开腹膜,打开膀胱反折腹膜,下推膀胱。在膀胱外侧、中线靠近脐正中韧带处向前向下分离,直到耻骨。在中线上切断脐尿管,分离至耻骨联合下方,横断耻骨后间隙结缔组织。充分游离膀胱,将膀胱做一纵形切口,见膀胱壁双输尿管口清晰可见,注意保护之。部分可将膀胱上方部分切除,保留膀胱颈完整性。

4. 游离一段 15~20cm 乙状结肠段标记,离断乙状结肠,经肛门用肠道闭合器将乙状结肠两端进行吻合,检查吻合口通畅度。

5. 将 15~20cm 游离肠攀在对系膜缘纵行切开,注意稀释聚维酮碘冲洗消毒。予 3-0 可吸收倒刺缝线将缝合成接近于帽状,将肠攀和切开之膀胱壁连续缝合,依次从不同方向,逐渐缝合关闭新膀胱腔,术后留置膀胱造瘘管,伤口引流管一根置于盆腔。关闭切口。

(七) 注意事项

1. 术中可将增厚的部分膀胱壁切除,利于吻合口愈合。

2. 游离肠管不宜过长,过长容易引起排空障碍,诱发水电解质紊乱。

3. 如输尿管原有狭窄,引起回流和肾盂、输尿管积水,应移植狭窄部近端的输尿管,输尿管不宜分离过长,以免坏死、扭转。

4. 肠膀胱吻合口宜大,以防术后收缩狭窄。

5. 建议放置膀胱造瘘管引流,以免大量黏液将导尿管堵塞。

（八）术后处理

1. 禁食5~7天。肠蠕动恢复后进流质饮食。

2. 术后保持导尿管及膀胱造瘘管通畅,术后1周常规采用生理盐水冲洗膀胱,每天1~2次。

3. 应用抗生素预防感染。如原发病为结核,术后还应用抗结核药物。

4. 膀胱造瘘管于术后3~4周拔除,拔除造瘘管后1周可拔除导尿管,嘱患者利用腹压排尿,备好自我清洁导尿管,早期需辅助自我清洁导尿管,如排尿后残余尿小于30ml可不用自我清洁导尿管。

5. 术后6周、3个月、6个月及1年应复查肾功能电解质、血常规、尿常规、B超等,3个月、6个月复查膀胱造影了解膀胱容量。

三、机器人辅助腹腔镜下回肠膀胱扩大术

（一）适应证

任何病因导致的膀胱容量及顺应性的下降,或难治性(所有保守治疗失败)膀胱过度活动症的管理。

1. 结核性或放射性膀胱挛缩。

2. 治疗无效的严重间质性膀胱炎。

3. 神经源性膀胱中的低顺应性膀胱。

（二）禁忌证

1. 严重尿道狭窄,短期内不能治愈者。

2. 膀胱尿道括约肌功能不良者。

3. 回肠有病变者(如结核性病变或多发性憩室等)。

4. 全身或泌尿系统仍有活动性结核患者。

（三）术前评估

同腹腔镜下回肠膀胱扩大术。

（四）术前准备

同腹腔镜下回肠膀胱扩大术。

（五）麻醉与体位

同腹腔镜下回肠膀胱扩大术。

（六）操作方法

1. 全麻成功后取平卧位。采用头低脚高位,约30度,有利于术中暴露膀胱。留置导尿,消毒铺巾,包括会阴部。

2. 气腹的制备和放置套管:一般采用五孔操作。首先在脐内边缘以尖刀横行切开一个长约3mm皮肤切口,两把巾钳于切口两侧提起脐周皮肤,穿刺针垂直于皮肤方向穿破筋膜进入腹腔,充入CO_2至压力12~15mmHg,建立气腹成功。在脐正中上方两横指处纵行切开10mm切口,随后插入12mm套管,作为机器人镜头臂通道。然后拔出穿刺针,将气腹管与镜头臂套管连接。置入镜头,直视下放置其他套管。两个8mm套管分别置于平脐水平线两侧距脐8~10cm位置,其中左侧为机器人2号操作臂,右侧为机器人1号操作通道,第三个8mm操作臂通道放在右侧操作臂通道外侧8~10cm处。于左侧2号操作臂外上方8~10cm处,镜头臂通道水平放置12mm套管作为助手通道,视情况可于镜头臂通道外侧和左机械臂通道的上方再放置一个5mm套管作为第2个助手通道。腹壁如有瘢痕、脐尿管囊肿、脐尿管未闭、脐疝、脐周静脉曲张等为脐部穿刺的禁忌。

3. 连接机器人系统,机器人以脐正中线为轴向患者分开的两腿间移动。安装镜头,1号臂放置单极弯剪,2号臂放置双极 Maryland 钳,3号臂放置 Prograsp 抓钳,在镜头直视下将各器械插入腹腔,助手位于患者左侧。

4. 在膀胱背面第二个腹膜弓处切开腹膜,打开膀胱反折腹膜,下推膀胱。在膀胱外侧、中线靠近脐正中韧带处向前向下分离,直到耻骨。在中线上切断脐尿管,分离至耻骨联合下方,横断耻骨后间隙结缔组织。充分游离膀胱,将膀胱做一纵形切口,见膀胱壁双输尿管口清晰可见,注意保护之。部分可将膀胱上方部分切除,保留膀胱颈完整性。

5. 距回盲部 15~20cm 切取 30~40cm 长回肠段标记,在回肠两端肠系膜乏血管处开口,对系膜处切开肠管,用切割闭合器将回肠吻合段做"裤衩"样吻合,并在系膜开口处封闭回肠吻合口,检查吻合口通畅度并加固缝合"裤衩"处。缝合吻合肠管系膜防止内疝。

6. 将 30~40cm 游离肠攀在对系膜缘纵行切开,注意稀释聚维酮碘冲洗消毒。予 3-0 可吸收倒刺缝线将肠攀整形成接近于帽状,将肠攀呈帽状和切开之膀胱壁连续缝合,依次从不同方向,逐渐缝合关闭新膀胱腔,术后留置膀胱造瘘管,伤口引流管一根置于盆腔。关闭切口。

(七)注意事项

1. 术中可将增厚的部分膀胱壁切除,利于吻合口愈合。

2. 游离肠管不宜过长,过长容易引起排空障碍,诱发水电解质紊乱。

3. 如输尿管原有狭窄,引起回流和肾盂、输尿管积水,应移植狭窄部近端的输尿管,输尿管不宜分离过长,以免坏死、扭转。

4. 肠膀胱吻合口宜大,以防术后收缩狭窄。

5. 建议放置膀胱造瘘管引流,以免大量黏液将导尿管堵塞。

(八)术后处理

1. 禁食 3~5 天。肠蠕动恢复后进流质饮食。

2. 术后保持导尿管及膀胱造瘘管通畅,术后 1 周常规采用生理盐水冲洗膀胱,每天 1~2 次。

3. 应用抗生素预防感染。如原发病为结核,术后还应用抗结核药物。

4. 膀胱造瘘管于术后 3~4 周拔除,拔除造瘘管后 1 周可拔除导尿管,嘱患者利用腹压排尿,备好自我清洁导尿管,早期需辅助自我清洁导尿管,如排尿后残余尿小于 30ml 可不用自我清洁导尿管。

5. 术后 6 周、3 个月、6 个月及 1 年应复查肾功能电解质、血常规、尿常规、B 超等,3 个月、6 个月复查膀胱造影了解膀胱容量。

四、机器人辅助腹腔镜下乙状结肠膀胱扩大术

(一)适应证

任何病因导致的膀胱容量及顺应性的下降,或难治性(所有保守治疗失败)膀胱过度活动症的管理。

1. 适用于便秘或女性患者。

2. 膀胱容量稍小,容量大于 150ml。

3. 结核性或放射性膀胱挛缩。

4. 治疗无效的严重间质性膀胱炎。

5. 神经源性膀胱中的低顺应性膀胱。

(二)禁忌证

1. 严重尿道狭窄,短期内不能治愈者。

2. 膀胱尿道括约肌功能不良者。

3. 结肠有病变者(如结核性病变或多发性憩室等)。

4. 全身或泌尿系统仍有活动性结核患者。

（三）术前评估

同腹腔镜下回肠膀胱扩大术。

（四）术前准备

同腹腔镜下回肠膀胱扩大术。

（五）麻醉与体位

同腹腔镜下回肠膀胱扩大术。

（六）操作方法

1. 全麻成功后取平卧位。采用头低脚高位,约 30 度,有利于术中暴露膀胱。留置导尿,消毒铺巾,包括会阴部。

2. 气腹的制备和放置套管一般采用五孔操作。首先在脐内边缘以尖刀横行切开一个长约 3mm 皮肤切口,两把巾钳于切口两侧提起脐周皮肤,穿刺针垂直于皮肤方向穿破筋膜进入腹腔,充入 CO_2 至压力 12~15mmHg,建立气腹成功。在脐正中上方两横指处纵行切开 10mm 切口,随后插入 12mm 套管,作为机器人镜头臂通道。然后拔出穿刺针,将气腹管与镜头臂套管连接。置入镜头,直视下放置其他套管。两个 8mm 套管分别置于平脐水平线两侧距脐 8~10cm 位置,其中左侧为机器人 2 号操作臂,右侧为机器人 1 号操作通道,第三个 8mm 操作臂通道放在右侧操作臂通道外侧 8~10cm 处。于左侧 2 号操作臂外上方 8~10cm 处,镜头臂通道水平放置 12mm 套管作为助手通道,视情况可于镜头臂通道外侧和左机械臂通道的上方再放置一个 5mm 套管作为第 2 个助手通道。腹壁如有瘢痕、脐尿管囊肿、脐尿管未闭、脐疝、脐周静脉曲张等为脐部穿刺的禁忌。

3. 连接机器人系统,机器人以脐正中线为轴向患者分开的两腿间移动。安装镜头,1 号臂放置单极弯剪,2 号臂放置双极 Maryland 钳,3 号臂放置 Prograsp 抓钳,在镜头直视下将各器械插入腹腔,助手位于患者左侧。

4. 在膀胱背面第二个腹膜弓处切开腹膜,打开膀胱反折腹膜,下推膀胱。在膀胱外侧、中线靠近脐正中韧带处向前向下分离,直到耻骨。在中线上切断脐尿管,分离至耻骨联合下方,横断耻骨后间隙结缔组织。充分游离膀胱,将膀胱做一纵形切口,见膀胱壁双输尿管口清晰可见,注意保护之。部分可将膀胱上方部分切除,保留膀胱颈完整性。

5. 游离一段 15~20cm 乙状结肠段标记,离断乙状结肠,4-0 可吸收缝线间断缝合乙状结肠两断端,或用经肛门用肠道闭合器将乙状结肠两端进行吻合,检查吻合口通畅度。

6. 将 15~20cm 游离肠攀在对系膜缘纵行切开,注意稀释聚维酮碘冲洗消毒。予 3-0 可吸收倒刺缝线将缝合成接近于帽状,将肠攀和切开之膀胱壁连续缝合,依次从不同方向,逐渐缝合关闭新膀胱腔,术后留置膀胱造瘘管,伤口引流管一根置于盆腔。关闭切口。

（七）注意事项

1. 术中可将增厚的部分膀胱壁切除,利于吻合口愈合。

2. 游离肠管不宜过长,过长容易引起排空障碍,诱发水电解质紊乱。

3. 如输尿管原有狭窄,引起回流和肾盂、输尿管积水,应移植狭窄部近端的输尿管,输尿管不宜分离过长,以免坏死、扭转。

4. 肠膀胱吻合口宜大,以防术后收缩狭窄。

5. 建议放置膀胱造瘘管引流,以免大量黏液将导尿管堵塞。

（八）术后处理

1. 禁食 5~7 天。肠蠕动恢复后进流质饮食。

2. 术后保持导尿管及膀胱造瘘管通畅,术后 1 周常规采用生理盐水冲洗膀胱,每天 1~2 次。

3. 应用抗生素预防感染。如原发病为结核,术后还应用抗结核药物。

4. 膀胱造瘘管于术后 3~4 周拔除,拔除造瘘管后 1 周可拔除导尿管,嘱患者利用腹压排尿,备好自我清洁导尿管,早期需辅助自我清洁导尿管,如排尿后残余尿小于 30ml 可不用自我清洁导尿管。

5. 术后 6 周、3 个月、6 个月及 1 年应复查肾功能电解质、血常规、尿常规、B 超等,3 个月、6 个月复查膀胱造影了解膀胱容量。

（徐智慧）

【参考文献】

[1] CONG J C,CHEN C S,MA M X,et al. Laparoscopic intersphincteric resection for low rectal cancer:comparison of stapled and manual coloanal anastomosis[J]. Colorectal Dis,2014,16(5):353-358.

[2] 王锡山. 结直肠肿瘤类-NOTES 术之现状及展望[J]. 中华结直肠疾病电子杂志,2015,4(4):11-16.

[3] 池畔,李国新,杜晓辉. 腹腔镜结直肠肿瘤手术学[M]. 北京:人民卫生出版社,2013:101-108.

[4] 韩方海,张肇达,詹文华,等. 直肠癌保肛手术[M]. 北京:人民卫生出版社,2009:363-373.

[5] HSU T C. Abdominoperineal resection without an abdominal incision for rectal cancer has the advantage of no abdominal wound complication and easier stoma care[J]. Am Surg,2012,78(2):166-170.

[6] 池畔,陈致奋. 腹腔镜 TME 术中直肠前间隙的解剖分离技巧[J]. 中华结直肠疾病电子杂志,2015,4(6):591-595.

[7] 王锡山. 快速康复外科的现状与展望[J]. 中华结直肠疾病电子杂志,2014,3(2):79-83.

[8] ABDULLAH B,NOMURA J,MORIYAMA S,et al. Clinical and urodynamic assessment in patients with pelvic organ prolapse before and after laparoscopic sacrocolpopexy[J]. Int Urogynecol J,2017,28(10):1543-1549.

[9] COSTANTINI E,MEARINI L,LAZZERI M,et al. Laparoscopic Versus Abdominal Sacrocolpopexy:A Randomized,Controlled Trial[J]. J Urol,2016,196(1):159-165.

[10] DANDOLU V,AKIYAMA M,ALLENBACK G,et al. Mesh complications and failure rates after transvaginal mesh repair compared with abdominal or laparoscopic sacrocolpopexy and to native tissue repair in treating apical prolapse[J]. Int Urogynecol J,2017,28(2):215-222.

[11] FREEMAN R M,PANTAZIS K,THOMSON A,et al. A randomised controlled trial of abdominal versus laparoscopic sacrocolpopexy for the treatment of post-hysterectomy vaginal vault prolapse:LAS study[J]. Int Urogynecol J,2013,24(3):377-384.

[12] ICHIKAWA M,KASEKI H,AKIRA S. Laparoscopic versus abdominal sacrocolpopexy for treatment of multi-compartmental pelvic organ prolapse:A systematic review[J]. Asian J Endosc Surg,2018,11(1):15-22.

[13] KELLER V,RAMBEAUD C,BINELLI C,et al. Feasibility of sacrocolpopexy by outpatient laparoscopic surgery[J]. J Gynecol Obstet Hum Reprod,2017,46(10):727-730.

[14] MOURIK S L,MARTENS J E,AKTAS M. Uterine preservation in pelvic organ prolapse using robot assisted laparoscopic sacrohysteropexy:quality of life and technique[J]. Eur J Obstet Gynecol Reprod Biol,2012,165(1):122-127.

[15] OBINATA D,SUGIHARA T,YASUNAGA H,et al. Tension-free vaginal mesh surgery versus laparoscopic sacrocolpopexy for pelvic organ prolapse:Analysis of perioperative outcomes using a Japanese national inpatient database[J]. Int J Urol,2018,25(7):655-659.

[16] OW L L,LIM Y N,LEE J,et al. RCT of vaginal extraperitoneal uterosacral ligament suspension(VEULS) with anterior mesh versus sacrocolpopexy:4-year outcome[J]. Int Urogynecol J,2018,29(11):1607-1614.

[17] VANDENDRIESSCHE D,SUSSFELD J,GIRAUDET G,et al. Complications and reoperations after laparoscopic sacrocolpopexy with a mean follow-up of 4 years[J]. Int Urogynecol J,2017,28(2):231-239.

第二十四章

盆腔脏器联合切除术

第一节　全盆腔脏器切除术

全盆腔脏器切除术(total pelvic exenteration, TPE)。指整块去除盆腔器官的手术,这些盆腔器官包括直肠、膀胱和内生殖器官(在男性是指切除直肠、膀胱、前列腺和精囊;女性则包括直肠、膀胱、子宫及其附件的切除)。如果能达到组织学阴性切缘,可进行保留大小便控制能力的手术。全盆腔脏器切除术是一种破坏性极大的手术,排便、排尿和性功能都会受到不可恢复的损害,且有两个造口,生活质量受到很大的影响。故该术式的手术指征应严格掌握。手术指征掌握恰当,仍可以获得较好的治疗效果。日本国立癌症中心中央医院全盆腔脏器根治性切除 39 例,5 年生存率 63%,非根治性切除 14 例,全部在 3 年内死亡。

一、适应证

1. 直肠癌侵及膀胱三角区、前列腺或精囊,尚能整块切除,而无远处转移或远处转移灶亦能得到有效治疗者。

2. 膀胱癌侵及直肠或子宫癌侵及膀胱和直肠,而能整块切除者。

二、禁忌证

1. 癌肿局部浸润广泛呈冷冻骨盆者。

2. 虽然能整块切除,但有明显残留不可能达到根治性切除者。

3. 全身一般情况较差者。

三、术前准备

见腹会阴直肠癌切除术。腹部造口由造口治疗师确定并画出人工肛门和人工膀胱造口的位置。

四、麻醉与体位

1. 麻醉 气管内插管静脉复合麻醉或持续硬脊膜外麻醉。
2. 体位 头低脚高的截石位。

五、操作方法

1. 消毒会阴部皮肤时,自肛门塞入纱条或缝闭肛门,以免肠腔内化疗时,药物自肛门流出。下腹部正中切口,自耻骨联合至脐上 4~6cm,以采用右侧绕脐较好。

2. 切开腹膜后,用切口保护膜保护切口。进入腹腔后,应先行探查,探查顺序为肝、胆、脾、胃及十二指肠,然后提起横结肠,探查腹主动脉旁淋巴结有无肿大,从 Trertz 韧带处探查小肠;从回盲部探查结肠,了解有无多发性大肠癌,最后探查盆腔,确定癌肿能否整块切除,如果能够整块切除时,于肿瘤近端用布带结扎阻断肠腔,向结扎远端肠腔内注入 5-FU 1.0g。如果原发性肿瘤为膀胱癌,可自导尿管注入 5-FU 1.0g,并暂时夹闭导尿管。

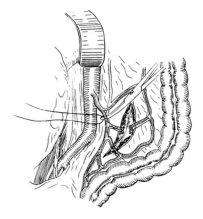

图 24-1 左结肠动脉分支下结扎切断肠系膜下动脉

3. 盆腔脏器的切除

(1) 提起乙状结肠,在乙、直肠系膜根部两侧剪开盆腔侧腹膜至膀胱直肠凹陷,两侧缘在此处对合,在左结肠动脉分支下结扎切断肠系膜下血管(图 24-1)。

(2) 用两把 Kocker 钳在拟行结肠造口处切断乙状结肠。肠管的游离与 Miles 手术操作相同,以直肠全系膜切除的原则分离直肠后间隙及两侧韧带至尾骨尖和盆膈。

(3) 显露两侧髂内动脉,在起始部用细导尿管悬吊、牵引,以便辨认从其发出的膀胱上、下动脉和闭孔动脉(图 24-2)。沿耻骨内侧面在耻骨与膀胱间隙分离膀胱至前列腺平面,此层面为疏松结缔组织,容易分离,出血少。到前列腺平面后将膀胱牵向一侧,分离膀胱后侧韧带,分离自髂内动脉分出的膀胱上、下动脉及其伴行静脉。若发现肿瘤已侵及盆壁不能行根治性切除或盆壁淋巴结转移不能清除干净,此时尚可终止手术。如继续手术,即可将膀胱上、下动脉及其伴行静脉结扎切断,然后同法处理对侧。

(4) 继续向下分离前列腺外侧韧带,前列腺外侧有较多的血管丛,逐钳结扎切断,较为稳妥,出血较少,分离直达前列腺尖,显露耻骨后间隙,分离切断耻骨、前列腺韧带,此时可触摸到导尿管,在前列腺尖部切断尿道(图 24-3)。

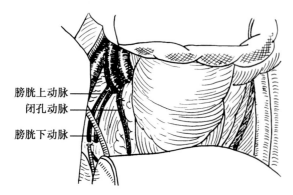

膀胱上动脉
闭孔动脉
膀胱下动脉

图 24-2 显露膀胱上下动脉和闭孔动脉

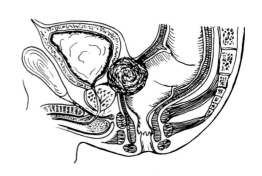

图 24-3 显露前列腺尖,切断尿道

（5）显露双侧输尿管,在进入膀胱处结扎、切断双侧输尿管(图 24-4)。此时膀胱、前列腺及其两侧和底部已完整分离,腹部手术组与会阴组会师后,膀胱、前列腺将与后方的直肠整块从会阴部切口移出。

（6）盆腔脏器整块切除后,用温热蒸馏水冲洗并仔细止血,并加用氮芥或 5-FU 浸泡和冲洗。缝闭盆腔腹膜,如果盆腔腹膜缺损较多,缝闭有困难时,可选用预防粘连的补片,光面向上与盆壁侧腹膜缝合以关闭盆底。

4. 回肠代膀胱的成形

（1）提起回肠末端,透光下看清楚血管弓走向,在保证充分血供的前提下,取距回盲部 10cm 处的末端回肠约 15cm,切断回肠两端。离断的回肠远、近端吻合,并缝合回肠系膜裂孔(图 24-5)。

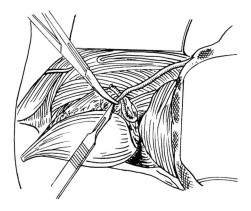

图 24-4　切断输尿管

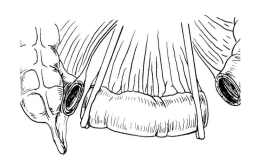

图 24-5　截取代膀胱的回肠

（2）游离的末段回肠的近端予以缝闭,以聚维酮碘或 1∶2 000 的新洁尔灭液冲洗游离段肠腔,修剪输尿管断端后,在游离肠段的缝闭端约 2cm 处切两个小口,植入输尿管(图 24-6),用 5-0 Vicryl 线或 5-0 Dixon 线将输尿管和回肠肠壁全层内翻缝合,并将输尿管与肠壁缝合固定 2~3 针(图 24-7)。

5. 回肠造口(人工膀胱造口)　在术前拟定位置(右下腹部,多由造口治疗师画出)切除直径约 2cm 的圆形皮肤及皮下组织,经腹直肌切口进入腹腔,将游离回肠末端(开放端)自造口处引出腹壁外。距断端 6~8cm 处浆肌层与腹壁缝合固定。人工膀胱造口(回肠造口)一般要求作成乳头状造口。乳头成

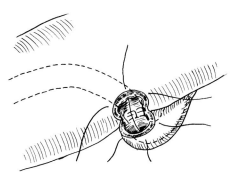

图 24-6　输尿管和回肠的吻合

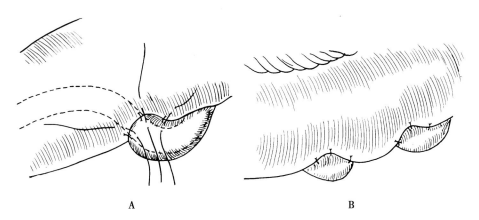

A

B

图 24-7　输尿管回肠端侧吻合
A. 输尿管和回肠的浆肌层内翻吻合;B. 吻合完毕示意图。

形的技巧是,缝针先穿过回肠断端的全层,然后再距断端1cm、3~4cm处穿过浆肌层后再与皮肤固定,对称缝合4针,打结后回肠末端即翻转成乳头状突起(图24-8),两针间再加缝1针,造口内置入Foley导尿管,气囊充水后导尿管接无菌尿袋。

6. 结肠造口(人工肛门造口)

(1) 在左下腹脐与髂前上棘连线中点处作一直径2.5~3.0cm的圆形切口,切除皮肤,切开腹直肌前鞘,分开腹直肌,切开腹膜,腹壁切口能容纳两指而不致过紧即可(图24-9)。

(2) 将乙状结肠断端拉出于左下腹造口,拖出2~2.5cm作人工肛门(图24-10)。拉出结肠浆肌层分别与腹膜、腹直肌

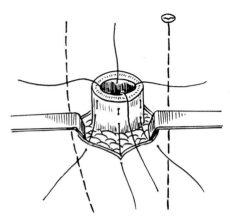

图24-8　回肠造口乳头成形

前鞘和皮下组织和皮肤间断缝合固定。至此回肠和结肠造口均完成(图24-11)。

7. 会阴部手术　用7号丝线双荷包缝闭肛门。会阴部梭形切口(图24-12),前起会阴体后方,后抵尾骨尖,两侧在坐骨结节内侧,距肛缘不能少于3cm切开皮肤及皮下组织,切除坐骨直肠窝内的脂肪组织,分离至盆膈(肛提肌)水平。在直肠后方在腹部组术者的协助下,与盆腔贯穿会师,然后逐钳结扎、切断肛提肌,分离在耻骨联合后方的直肠前壁和前列腺,沿耻骨内侧面与腹部组术者会师,盆腔脏器完全游离后从会阴部切口移出。彻底止血后,骶前留置双腔引流管,依次缝合切口各层组织,会阴部切口皮下留置烟卷引流(图24-13)。

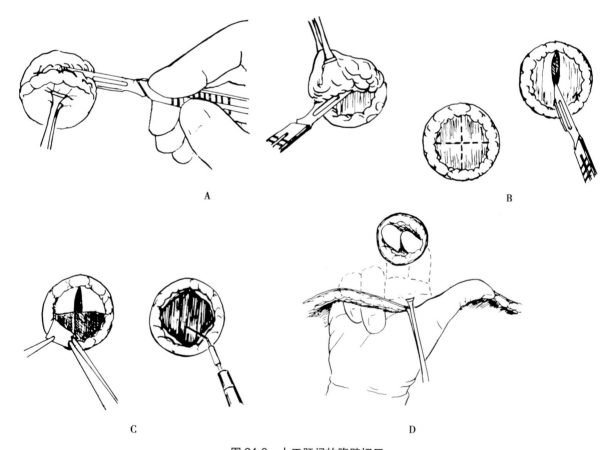

A

B

C

D

图24-9　人工肛门的腹壁切口

A.切除部分皮肤和皮下组织;B.十字切开腹直肌前鞘;C.剪去部分前鞘;D.造口可容纳两横指。

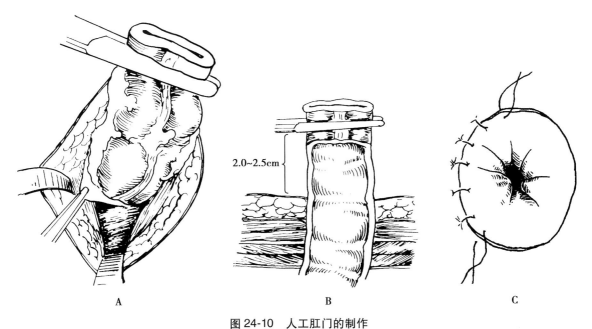

图 24-10　人工肛门的制作
A. 拉出乙状结肠近端；B. 拉出的乙状结肠高于皮肤 2.0~2.5cm；C. 造口乙状结肠与腹壁各层组织固定。

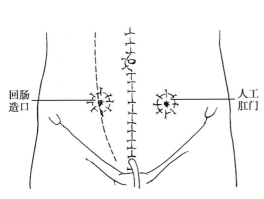

图 24-11　回肠、结肠造口完成示意图

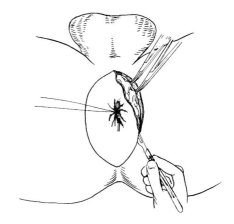

图 24-12　会阴部切口（男性）

六、注意事项

1. 术中沿解剖层面游离减少出血。

2. 离断回肠肠管时避免损伤其边缘动脉弓，防止术后回肠代膀胱缺血坏死。

3. 游离双侧输尿管时注意保护好输尿管的血供。

4. 新膀胱与输尿管吻合时尽可能使黏膜面对合，间断或连续缝合均可，缝合结束时应注意检查有无漏尿，有漏尿时需补充缝合。

5. 注意保护盆腔内脏神经，减少术后排尿功能及性功能障碍并发症。

6. 全部盆腔脏器切除后盆内遗留的巨大残腔是导致会阴部伤口感染及小肠梗阻合并症的重要原因，应妥善处理。

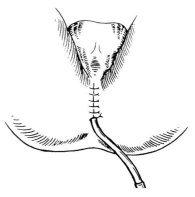

图 24-13　会阴部切口的缝合和骶前引流

七、术后处理

1. 常规给予全身支持、抗感染治疗。
2. 造口周围皮肤涂皮肤保护膏。
3. 观察代膀胱黏膜血运、排尿情况。
4. 观察乙状结肠造口是否回缩及伤口愈合情况。

（彭慧）

第二节　前盆腔脏器切除术

前盆腔脏器切除术(anterior pelvic exenteration)指整块去除前盆腔器官的手术,这些盆腔器官包括双侧输尿管下端、膀胱和内生殖器官(在男性是指切除双侧输尿管下端、膀胱、和前列腺;女性则包括双侧输尿管下端、膀胱、子宫及其附件的切除),并行盆腔淋巴结清扫,尿路重建。前盆腔脏器切除术是一种破坏性较大的手术,排尿和性功能都可能受到不可恢复的损害,且有造口,生活质量受到很大影响。

一、适应证

浸润性膀胱癌、宫颈癌。

二、禁忌证

1. 腹腔及远处转移、腰肌转移、骨盆承重部分破坏。
2. 与盆壁固定、坐骨神经分布区疼痛、下肢进行性水肿、侵犯盆壁大血管。
3. 全身一般情况较差者。

三、术前准备

见腹会阴直肠癌切除术。腹部造口由造口治疗师确定并画出人工膀胱造口的位置。

四、麻醉与体位

1. 麻醉　气管内插管静脉复合麻醉或持续硬脊膜外麻醉。
2. 体位　头低脚高的截石位,稍微伸展髋关节。

五、操作方法

以机器人手术为例:

1. 操作口的设计与机器人前列腺切除术相似,并在助手的对面添加一个 12mm 的操作口,基于左侧助手的示例(图 24-14)。

2. 切开覆盖在卵巢蒂上的腹膜,识别并切除卵巢血管(图 24-15A),使用 Hem-O-lock 夹进行结扎;或者在进行尖锐分离之前使用双极钳交替电灼(图 24-15B)。后腹膜覆盖在切开的卵巢蒂上,腹膜切口沿着子宫和膀胱方向的宽韧带延伸到输卵管外侧。当遇到圆韧带和主韧带时,将其切开。

3. 离断输尿管,沿着卵巢和输卵管切开后腹膜,抓住并提起切口腹膜的内侧边缘。输尿管被包绕,避免抓住任何输尿管本身,直截了当、尖锐地切开输尿管,直至膀胱水平。Hem-O-lock 夹用于结扎输尿管,并在每侧的这一水平上将其分离。

4. 膀胱后剥离,在子宫或阴道(后)和膀胱(前)之间切开腹膜,此切口可在腹膜反折水平处进行(图 24-16A)。行此侧切口(从东到西)后,膀胱和阴道之间的平面可以直接展开(图 24-16B)。在子宫操作器或阴道海绵棒就位后,沿着阴道前壁进行剥离,在膀胱后壁水平面上形成足够宽的边缘。如果需要行经阴道保留手术,可将此解剖降至膀胱颈和尿道水平。如果要切除前阴道壁的任何部分,可以进入阴道,前阴道壁与膀胱成块,从而在阴道内形成解剖平面。

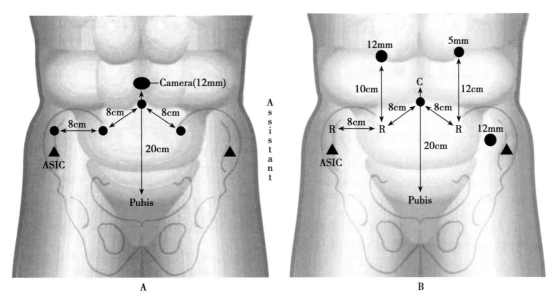

图 24-14　操作口放置,机器人端口(A)和辅助端口(B)

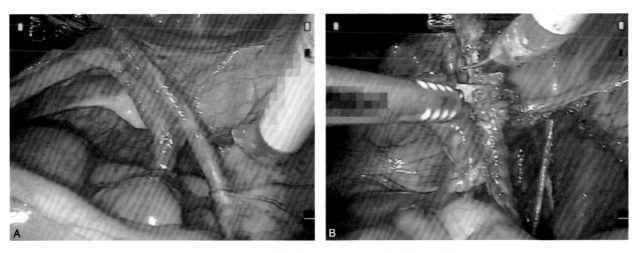

图 24-15　卵巢蒂(漏斗韧带)的切除(A)双极电灼和分离(B)

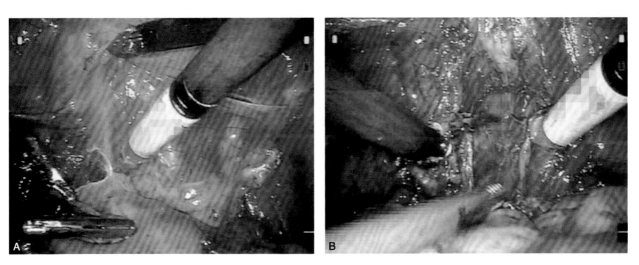

图 24-16　膀胱后剥离

A. 切开腹膜反折;B. 膀胱(前)与阴道(后)之间的钝性分离。

5. 横向解剖，在两侧脐韧带外侧切开腹膜。此切口沿着膀胱侧面进行，并延伸至输尿管上方、膀胱和子宫或阴道之间之前做的腹膜切口。钝性解剖可用于扩大侧膀胱周围空间，直至盆腔内筋膜水平。

6. 固定膀胱蒂，腹腔镜血管内吻合器用于控制和分割膀胱的血管蒂（图 24-17）。或者，使用双极电灼或 Hem-O-lock 夹固定这些血管蒂，然后进行锐性分割。如果前阴道壁与膀胱整块切除，切除的后平面可在阴道内。

7. 前盆腔切开，通过脐带内侧韧带和输尿管向前切开腹膜，使"膀胱"脱落。前间隙直接延伸至耻骨水平，暴露两侧的盆腔内筋膜。在

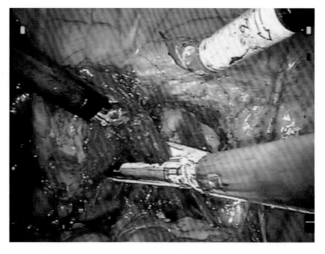

图 24-17　分离膀胱蒂

正位转移术中，保持骨盆内筋膜完整，以避免女性患者潜在的持续机制受到任何干扰。在非正位转移术中，切开骨盆内筋膜，以达到膀胱颈和尿道远端的完全离断。

8. 膀胱颈切开，在正位转移术中，谨慎地在膀胱颈水平处进行横切。使用 Foley 导管球囊在膀胱颈位置进行仔细和持续的评估，以帮助可视化膀胱颈解剖结构（图 24-18A）。这将有助于最大限度地延长盆腔内尿道长度，降低尿失禁的风险（图 24-18B）。在非正位转移术中，可以在远端切开尿道。在横切尿道之前，通常在膀胱（保留）侧放置一个大的 Hem-O-lock 夹，避免尿液溢出。如果前阴道壁已整体切开，整个膀胱和前阴道壁标本可通过阴道取出或放入内标本袋。

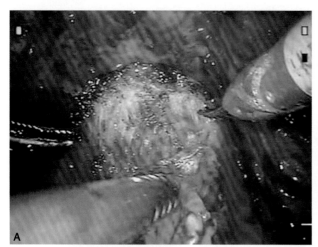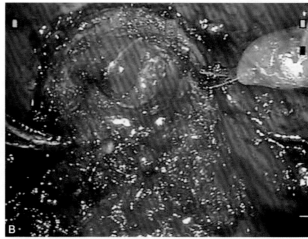

图 24-18　切开膀胱颈，正位转移术中于膀胱颈水平横断尿道（A），横断后留有足够长的尿道（B）

9. 标本提取，在正位转移的情况下，于适当的水平切断膀胱颈后，Foley 导管留在原位，完全游离膀胱标本的剩余部分，分离剩余的后外侧附着物。用一个大的 Hem-O-lock 夹夹闭（为了避免尿液溢出和污染）导管并切除，切割端放入骨盆，然后将样本放入不透水的可回收袋中。

10. 阴道重建/子宫切除/卵巢切除术，这部分手术可以在膀胱切除术之前或之后进行。上自输卵管和卵巢下至宫颈水平行钝而尖锐的切开。提起子宫，在子宫颈水平处环切腹膜（图 24-19A）。以双极钳电灼子宫颈水平的侧组织，在宫颈水平横断子宫。在保留阴道的手术，宫颈水平的小腔仍然是进入阴道的唯一开口，在 CT2 针上用 8 个 0 的 Vicryl 缝合线缝合（图 24-19B）。如果前阴道壁与膀胱整体切除，这一缺损可随着阴道壁的再次复位而闭合。使用 CT2 针上的 0-Vicryl 缝合线重建阴道，典型的方式是从尾端到头侧。

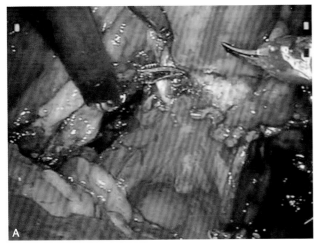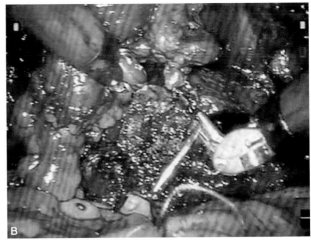

图 24-19　阴道重建/子宫切除/卵巢切除术

A. 在宫颈水平切开腹膜；B. 用可吸收线缝合缺损

11. 盆腔淋巴结切除，尖锐和钝性切除淋巴结，用 Hem-O-lock 夹止血。淋巴结切除术的边缘根据外科医师的判断而变化，一般包括闭孔淋巴结、髂外淋巴结和髂总淋巴结。

12. 标记输尿管，在卸下机器人之前，输尿管会回到骨盆。在每侧输尿管远端，一个完整长度的 3-0 Vicryl 针放置在一个 SH 针作为一个标签，并通过每侧的操作孔将末端带出来。对于正位新膀胱，3-0 次 Vicryl 缝合线（在 RB-1 针上）放置在尿道的 5 点和 7 点位置，并留在骨盆中。这些后缝合线有时很难以开放的方式放置，在机器人引导下进行预缝合更容易。

13. 尿路改道，卸下机器人，移除所有操作口。保持患者 Trendelenberg 姿势（即把非支撑侧骨盆朝向地面），以防止肠道进入骨盆。在脐与耻骨联合中间位置做 6~8cm 的切口，取出标本，并进行尿路分流。尿路分流是在体外进行的，行输尿管肠吻合术完成。将后尿道缝合于新膀胱颈的适当位置，并缝合前吻合口。

六、注意事项

1. 术中沿解剖层面游离减少出血。

2. 在游离输尿管和清扫盆腔淋巴结时，妥善处理子宫及相关韧带。

3. 游离双侧输尿管时注意保护好输尿管的血供。

4. 新膀胱与输尿管吻合时尽可能使黏膜面对合，间断或连续缝合均可，缝合结束时应注意检查有无漏尿，有漏尿时需补充缝合。

5. 注意保护盆腔内脏神经，减少术后排尿功能及性功能障碍并发症。

6. 注意盆丛筋膜的保护。

七、术后处理

1. 常规给予全身支持、抗感染治疗。

2. 观察代膀胱黏膜血运、排尿情况。

（彭慧）

第三节 后盆腔脏器切除术

一、经腹会阴联合后盆腔脏器切除术

后盆腔脏器切除术(posterior pelvic exenteration,PPE)是1965年周锡庚等根据Block和Enquist对女性肛管直肠的局部淋巴引流途径的研究,首倡的一种处理女性直肠癌,尤其是中段直肠癌的手术方式。其理论基础是Block和Enquist对女性肛管直肠的局部淋巴引流途径的研究,研究人员在女性肛管直肠不同部位注射染料,染料注射于肛管周围,可见直肠阴道隔与阴道后壁下2/3染色,而内生殖器未染色;注射于直肠下段,可见肛提肌、直肠阴道隔与阴道后壁、直肠子宫陷凹和阔韧带显著染色,子宫、输卵管、卵巢与坐骨直肠窝轻度染色;注射于直肠中段,可见阴道后壁上1/4、子宫直肠陷凹、阔韧带后下部与子宫骶骨韧带染色;注射于直肠上段,未见阴道后壁、子宫与附件染色。有5%~10.2%的女性直肠癌浸润阴道后壁、子宫或附件,阴道后壁十分薄弱,结缔组织疏松,淋巴通路丰富,因而直肠中下段癌有向女性盆腔组织器官播散的危险。为了达到手术的根治性,女性患者肿瘤浸润子宫颈及阴道壁时,应行包括子宫(或连同附件)、阔韧带、阴道后壁和后1/2阴道侧壁及其周围淋巴结在内的后盆腔脏器切除术。后盆腔脏器切除术是一种破坏性极大的手术,排便和性功能都会受到不可恢复的损害,且有人工肛门造口,生活质量受到很大的影响,故该术式的手术指征应严格掌握。手术指征掌握恰当,仍可获得较好的治疗效果。

(一)适应证

原则上适用于女性腹膜折返以下的直肠癌侵及子宫颈和阴道后壁时,尤其40岁以下。如肿瘤较小,病理恶性程度较低,Dukes A或B期,亦可先行麦氏术,术后加强随访,必要时行阴道后壁扩大切除。

(二)术前准备

1. 肠道准备 手术前3天吃半流食,术前1天进流食。术前一晚口服聚乙二醇电解质溶液,经口全消化道清洁灌肠,术晨温肥皂水500ml灌肠,在行肠道准备期间应注意水、电解质平衡,术前1天适当补液,同时行阴道准备。

2. 心理准备 做好患者思想工作,说明做肠造口(人工肛门)的必要性,以及参与社会活动不受影响的道理,使患者能主动配合。

3. 造口准备 术前1天标记好肠造口的位置。造口应位于左下腹腹直肌之间,造口周围皮肤5cm内是平坦的,患者能看清楚造口,以便自行护理。防止将造口坐在系裤带或患者坐位时腹壁皮肤的皱褶处而使人工肛门袋不易贴牢。

(三)操作方法

1. 麻醉 气管内插管、静脉吸入复合全身麻醉辅以连续硬膜外麻醉。

2. 体位与切口 取头低足高的截石位,下腹部正中切口向右绕脐,自耻骨联合向上止于脐上3~4cm。

3. 探查腹腔 打开腹腔,置入切口保护膜保护切口。按照从远及近的原则探查腹腔,重点探查肝脏、脾脏、大网膜、腹膜、全部结肠、结肠系膜、腹主动脉、肠系膜下动脉根部、膀胱、卵巢等处是否有转移结节及淋巴结。最后小心探查肿瘤,如果肿瘤侵出浆肌层,以干纱布将肿瘤隔离,避免直接接触肿瘤,防止肿瘤细胞脱落产生种植转移。

4. 乙状结肠游离 探查完毕后,用腹腔自动拉钩牵开腹腔,湿纱布垫或治疗巾把小肠移向右上腹部。助手向右向前牵拉乙状结肠,用超声刀或电刀将乙状结肠系膜与左侧腹膜的先天性粘连切开,向内侧沿Toldt筋膜表面游离,在髂总动脉表面容易发现生殖血管,在血管内侧左输尿管从上而下经过髂内外动脉分叉处表面(生殖血管、输尿管均在Toldt筋膜深面,髂血管表面,游离平面只要在Toldt筋膜浅面,就可以避免损伤)游离过程中注意保护。至肠系膜下动脉根部平面而后沿乙状结肠系膜与左侧后腹膜融合处(Toldt筋膜线)切开,向盆腔切开直肠左侧后腹膜至膀胱直肠陷凹处(或直肠子宫陷凹),然后从右侧沿右

Toldt 筋膜线向上方打开腹膜回到肠系膜下动脉根部,确定手术切除范围。术者左手拇指置于乙状结肠系膜前方其余四指位于后方,确定肠系膜下动脉位置,向左前方牵拉乙状结肠,用电刀或超声刀游离肠系膜下动脉根部,距离腹主动脉发出部位约 1cm 近端双重结扎切断,注意保护下腹上神经丛,然后继续沿 Toldt 筋膜表面向左侧游离,结扎切断肠系膜下静脉。至此乙状结肠游离完毕。

5. **直肠后方游离**　助手向左上方牵拉乙状结肠,沿直肠上动脉后方、骶岬前方、Toldt 筋膜延续下来的盆壁筋膜(骶前筋膜)与直肠内脏筋膜之间(Holly 平面)向下方直视锐性分离,此平面为疏松结缔组织,骶前静脉丛及双侧下腹神经均位于盆壁筋膜深面,分离平面正确不会出血。分离过程中注意骶尾骨形状为凹状,在骶岬处游离时超声刀或电刀方向要稍微朝向背侧,到骶4水平后电刀方向需转向腹侧,同时此处筋膜向直肠深筋膜增厚形成直肠骶骨筋膜(Waldeyer 筋膜),将其切断后直肠可拉直 3~5cm。同时助手要小心牵拉直肠,防止撕裂直肠系膜和损伤骶前静脉丛。一直游离至尾骨尖,切断骶尾韧带。然后置入纱布垫于直肠后方。

6. **游离直肠侧方及前方**　助手用 STMARKS 拉钩或 S 形拉钩将膀胱子宫拉向腹侧,将左侧卵巢输卵管及腹膜拉向左侧,术者左手将直肠牵向右侧,保持手术平面有定张力,沿之前确定的切除线及后方切除平面之间分别游离直肠侧方及前方。由于腹膜返折下方直肠前外侧分布下腹下神经丛(盆丛),此丛伴随髂内动脉的分支组成直肠丛、膀胱丛、子宫阴道丛等,分布于盆腔各器官。游离侧方时,尤其在侧方转向前方时,注意靠近直肠,贴近直肠固有筋膜层外侧游离,切开双侧侧韧带,避免损伤盆丛神经,有时侧韧带内有直肠中动脉经过,注意结扎止血。由侧方游离至前方,此处有女性的直肠子宫隔,至此腹部直肠全部游离完毕。前壁直肠癌侵及全层时,不必显露直肠子宫陷凹,可喷以黏胶或将直肠与子宫间断固定数针,以免恶性肿瘤细胞的脱落和播散。

7. **切除子宫附件**　切开后腹膜游离乙状结肠和直肠时,在两侧骶凹处显露卵巢血管,结扎切断,近端双重结扎。用有齿直止血钳在靠近子宫处将右侧输卵管和圆韧带钳住,向上并向对侧牵拉,使右侧圆韧带、侧韧带和骨盆漏斗韧带更为显著,各以一对血管钳将上述韧带夹住后切断并结扎,骨盆漏斗韧带的近端应双重结扎,同法处理另一侧子宫韧带。在韧带切断处,将骨盆后侧壁的腹膜切开,切口向前延伸至子宫膀胱凹前中钱,向后延伸与乙状结肠两侧的腹膜切口相会合。以钝性分离法将右侧输尿管显露,在其上方可见到子宫动脉、静脉,近靠子宫侧缘结扎切断子宫血管,近端双重结扎。同法处理对侧子宫血管。然后以血管钳夹住子宫膀胱凹腹膜切口的子宫侧边缘,将其同子宫向上和向后提起。将膀胱自阴道前穹隆向下向前稍作分离,然后以刀或剪在子宫颈下方横行切开前穹隆的阴道前壁,并向左右两侧穹隆伸延,先用大弯有齿血管钳夹住止血,然后再缝扎止血。输尿管应以深拉钩向前外方轻轻牵开以避免损伤。稍后与会阴部手术组由阴道两侧壁向上的纵行切开相会合。

8. **结肠造口**　于适当的部位切断乙状结肠及其系膜,远端粗丝线双重结扎后,外裹手套扎紧,放于盆腔内直肠后方。在左下腹脐与髂前上棘连线中点经腹直肌无皮肤皱褶处作一直径 2.5~3cm 的圆形切口,腹壁切口能容纳两指而不致过紧即可,将乙状结肠近端拖出单腔造口。造口肠管浆肌层分别与腹膜、腹直肌前鞘、皮下缝合固定,肠管断端全层外翻与皮肤缝合。缝合造口乙状结肠与侧腹壁之间的间隙,防止发生内疝。

9. **会阴部手术**　重新消毒会阴部、阴道、肛门,粗丝线荷包缝合关闭肛门。会阴部切口在前方应包括会阴和阴户后缘在内,以便整块切除直肠阴道隔和大部分阴道侧壁。先从直肠后方开始沿尾骨前方向腹侧游离,切除内外括约肌,至直肠后间隙与盆腔贯穿会师,然后向左侧分离肛提肌结扎切断,同法切断另一侧肛提肌。后方侧方切除肛提肌与盆腔贯穿会师后,即可由阴道两侧壁向上作纵行切开,直至腹部已横切开的阴道前穹隆两端为止,沿耻骨内侧面与腹部组术者会师,盆腔脏器完全游离后从会阴部切口移出。

10. **缝合**　盆腔脏器移除后,用大量的温蒸馏水经腹腔冲洗盆腔,使液体从会阴部切口流出,彻底止血。腹腔手术组清理腹腔,缝合盆底腹膜,必要时可以游离大网膜填塞骶前空腔。关闭腹部切口,腹腔一般不放引流。会阴部手术组于骶前留置双腔引流管,从会阴部切口旁戳孔引出。缝合阴道两侧壁,重建阴道开口,逐层缝合会阴部切口。

11. 术毕分别包扎腹部及会阴部切口,造口一期开放,安放人工造口袋。

(四)注意事项

1. 开腹 下方切口到耻骨结节时注意不要损伤膀胱,打开腹膜至膀胱上缘时注意偏向一侧,一旦损伤,及时缝合。

2. 乙状结肠系膜与侧方腹膜有先天性粘连,游离此粘连时注意不要误以为是 Toldts 线,平面过深易打开腰大肌筋膜,进入腹膜后平面。

3. 由外向内游离乙状结肠系膜时需注意在 Toldts 筋膜表面,左侧生殖血管和输尿管均在此筋膜平面深面。输尿管在髂内外血管交叉处最表浅,容易损伤,尤其在体形肥胖者该操作平面不易掌握,容易损伤。此筋膜向上延续为 Gerota 筋膜,要游离近端降结肠时平面在 Gerota 筋膜表面,防止打开该筋膜进入肾前脂肪层甚至进入肾后间隙。

4. 切断肠系膜下动脉根部时注意离开根部 1cm 左右,太靠近根部结扎切断可损伤下腹上神经丛。

5. 直肠后方游离平面在直肠固有筋膜和骶前筋膜之间,注意游离至骶 4 水平时两层筋膜增厚为直肠骶骨筋膜,游离时电刀需随骶骨凹陷平面转向腹侧,将此筋膜切断,如继续按原来方向可能损伤骶前静脉丛;侧方游离时注意贴近直肠,勿损伤盆丛,切断侧韧带时注意有时有直肠中动脉经过,注意结扎止血;前方游离时注意除非肿瘤位于前壁且侵出系膜,否则应保持女性直肠子宫阴道膈完整,勿损伤盆丛在前方器官的分支。

6. 如果肿瘤位于一侧并侵出系膜或浆膜,为保证足够的环周切缘,侵出处可选择性多切除一部分组织。

7. 会阴组游离直肠后壁进入盆腔后,腹部手术组应给予指导,防止盲目分离撕破骶静脉丛引起大出血。

8. 会阴组分离直肠前壁时,应从会阴浅横肌后缘进行,切断耻骨直肠肌和直肠尿道肌时应将直肠从骶前拖出后,向下牵引直肠,触摸到导尿管,遂分离切断,注意避免损伤后尿道。

9. 处理侧方淋巴结时切记保护髂外血管,防止损伤。

10. 结肠造口注意事项。传统的方法将乙状结肠直接拉出腹壁外行永久性造口。由于造口旁疝发生率极高,故近年来逐渐被放弃。乙状结肠经腹膜外从左腹直肌牵出腹壁行永久性肠造口术,可减少或延迟造口旁疝的发生,并且可消除结肠旁沟间隙,避免发生腹内疝及粘连所致的肠梗阻。同时相对固定了结肠,也可防止术后造口回缩或脱垂。但经腹膜外行肠造口应注意以下问题:

(1)在游离乙状结肠时,应分离到降结肠的远端,以防将乙状结肠牵出腹壁时呈锐角。

(2)左外侧通向腹壁造口的腹膜外隧道应足够宽,一般要能通过四指,以免压迫结肠系膜,影响血液循环。

(3)经腹直肌牵出的肠造口,如腹直肌过于强大,可切断少许,但一般不应切断腹直肌。

(4)造口肠段要足够长,并有明显动脉搏动,防止肠管坏死、回缩。

(5)间断缝合肠管经腹膜切口穿出处,防止形成腹内疝。并将腹直肌前鞘与肠管缝合数针。皮肤的真皮层与肠管用 3-0 可吸收线间断缝合。造口周围敷以凡士林纱布,立即开放。贴好人工肛门袋。

(五)术后处理

1. 直肠癌手术较大,术后应该严密观察生命体征,注意有无休克的发生和水电解质的失调,维持稳定的血压和尿量,必要时可以输血。

2. 平卧 5 天以上,因盆腔空虚,过早坐位,内脏下移,对盆底腹膜压力增大,易引起盆底疝。

3. 术后应留置尿管 5 天以上,拔管前先夹闭 1~2 天,每 4 个小时开放一次,以恢复膀胱的排尿功能。同时测定残余尿,如果小于 100ml 可以拔除尿管,如果大于 100ml,应该更换尿管,继续留置。

4. 盆腔引流管引流 3~5 天,引流液每天少于 50ml,无血性液即可拔除引流管。

5. 严密观察造口，及时发现和处理并发症。

二、达芬奇机器人辅助联合脏器切除术

由于传统开刀手术创伤大、风险高，腹腔镜甚至达芬奇机器人技术已经逐步应用到低位直肠癌的手术中。2009 年，美国的一位妇科医师 Lim 为一位宫颈癌术后复发的患者完成了世界上第 1 例机器人辅助全盆腔脏器切除术。2013 年，韩国结直肠外科医师 Shin 等开展了第 1 例男性直肠癌机器人全盆腔脏器切除术。2014 年，吕赤等报道了 1 例直肠子宫内膜异位症的机器人后盆腔脏器切除术。随着微创外科技术的迅猛发展，我国腹腔镜乃至机器人手术技术已日趋成熟。

由于盆腔空间狭小，在直肠癌手术操作方面，达芬奇机器人手术系统具有明显技术优势：①放大 10~15 倍的高清三维图像，赋予手术视野真实的深度感，增加医师对手术的把握，术中极少需要清洗镜头，大大降低术者的疲劳感，有助于缩短手术时间。有经验的术者还可借助视觉反馈来抵消机器人手术所缺失的触觉反馈。②主刀医师实时同步控制床旁机械臂的全部动作，无须长时间站立，显著降低了生理疲劳。③机器臂独特的可转腕结构，可以 540° 旋转，突破了双手的动作限制，使操作更灵活，尤为适合狭小空间内的手术。④计算机系统自动滤除术者动作中的不自主颤动，使操作更稳定。机器人还拓展了直肠癌微创手术的范围，使不能承受开放手术损伤的高龄老年患者、体质较差的患者以及身体肥胖无法进行腹腔镜手术的患者获得微创手术治疗的机会。

（一）麻醉与体位

1. 麻醉　气管插管全身麻醉。

2. 体位　截石位，两髋关节微屈，外展 45°，膝关节屈 30°，臀部垫高，右上肢内收（以便助手手术），患者固定后头低脚高 30°，右倾 15°，双下肢高度不高于腹部。

（二）操作方法

1. 采用 6 孔法，任意两孔间距离≥8mm。整个手术过程只需要一次对接。无须重新连接机械臂。观察孔（C）位于脐部右上方 2~3cm 处，放置 12mm Trocar；机械臂操作孔（R1）位于右髂前上棘与脐部连线的外 1/3 处，即右麦氏点；机械臂操作孔（R2）位于左锁骨中线稍内侧，C 孔与左肋弓连线上，距 C 孔至少 8cm；机械臂操作孔（R3）位于左腋前线稍内侧，R2 斜向左下方 8~9cm 处，低于 C 孔的水平线；助手操作孔（A1）位于 C 孔稍斜向右上方 8~9cm 处，右锁骨中线与右腋前线间，放置 12mm Trocar，此孔主要用于助手进行吸引、结扎、牵拉和上夹等辅助操作。助手操作孔（A2）位于耻骨联合正上方二横指处，放置 5mm Trocar，经此孔以 Alis 钳或吸引器等可以更容易深入狭窄的骨盆，更理想地完成暴露，与 R3 的器械共同形成更有效的对抗牵引（图 24-20）。在实际工作中，如果 A1、C、R2、R3 孔在一条水平线上排开，这必然造成机械臂间的碰撞，妨碍手术。

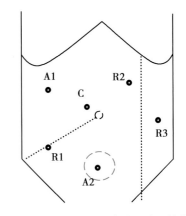

A 为助手操作孔；C 为观察孔；R 为机械臂

图 24-20　机器臂及操作孔位置

2. 腹盆组手术操作时，先行左侧 Toldt 间隙分离，高位清扫肠系膜下动脉根部淋巴结。直肠后方的操作应用骶前隧道式分离法沿着 Holy Plane 分离直肠系膜至尾骨尖，即分离至水平平面与垂直平面（肛提肌平面）交界处。在直肠两侧方，沿 Holy Plane 分离达肛提肌的起点处（肛提肌腱弓）的内侧。按个体化手术的原则，根据术前影像学资料及术中直肠指诊情况确定肿瘤所在方位及其上界。依此决定将直肠系膜从肛提肌上分离及切断的范围，患侧肛提肌应多切除，而健侧的 Holy Plane 则可多分离，以保留更多的肛提肌用于盆底重建（图 24-21）。

3. 在直肠前方，由于要完成直肠和子宫双附件的"整块"切除，并不能像传统直肠癌根治术那样切开腹膜反折。这里涉及的妇科手术部分由医院妇科医师完成。分离切断双侧卵巢悬韧带，距宫角 2mm 切断

子宫圆韧带。分离子宫两侧宫旁组织,紧靠子宫夹闭子宫动静脉,切开膀胱子宫陷窝腹膜,向下游离,直到将膀胱推向前方,向尾侧分离达宫颈下 1cm 阴道前壁(助手用举宫器托举宫颈)。提起阴道穹隆部,切开阴道前壁,向两侧延伸。横弧形切断阴道前壁达前半周,沿两侧阴道侧壁向下切开至肛提肌,直肠侧切缘与阴道前壁切缘完全会师(图 24-22)。肛提肌切断后用线性切割闭合器切断乙状结肠。近侧结肠经左侧腹膜外隧道于左下腹行永久性结肠造口。

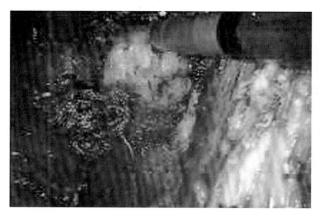

图 24-21　切除肛提肌可见其下方的坐骨直肠窝脂肪组织

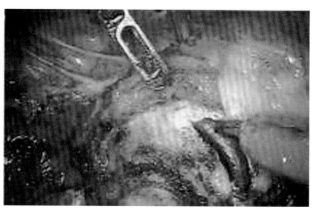

图 24-22　切开阴道前壁

4. 会阴部手术操作时,患者仍处于膀胱截石位,双荷包缝闭肛门后,切开皮肤显露肛门外括约肌。沿着肛门外括约肌及肛提肌与坐骨肛管脂肪组织之间的肛提肌外平面用电刀锐性分离。首先从尾骨尖平面与盆腔断面会师,沿两侧向上与已切断的阴道侧面会师,移除标本(图 24-23)。术毕,大量蒸馏水冲洗腹盆腔,3-0 倒刺线连续缝合关闭盆底腹膜。于盆腔及会阴部切口内各放置一根双套管引流。患者术中肛提肌保留较多,直接全层减张缝合残留肛提肌、皮下组织与皮肤以关闭切口。

达芬奇机器人辅助联合脏器切除是安全、可行、有效的,可以充分利用机器人手术系统的技术优势和微创手术创伤小、术后恢复快的优点,一次性完成原发灶及其他脏器的联合切除手术,并能有效减少患者的花费和多次手术造成的打击。相信将来随着经验的积累,机器人手术能解决更多的复杂病例。

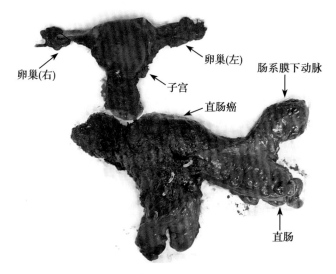

图 24-23　后盆腔脏器切除标本

(张伟华　张春泽)

第四节　直肠癌骶尾骨联合切除术

在结直肠外科领域,直肠癌骶尾骨联合切除术主要用于治疗侵犯骶骨的直肠癌、复发直肠癌或直肠后间隙恶性肿瘤,手术中最常见并发症是损伤支配肛门和尿道括约肌的神经造成相应的功能障碍,如果肿瘤侵犯骶骨超过骶髂关节下缘以上,术中需要牺牲 S_2、S_3 神经根,甚至 S_1 神经根。骶骨的截断水平非常重要,从 S_3 椎体下缘截骨不会影响括约肌的功能。截骨水平太高损伤双侧 S_2、S_3 和 S_4 神经根会引起尿失禁和大便失禁,男性患者还会出现阳痿。进行高位骶骨切除的患者术前应该清楚这种风险。保留单侧 S_2、S_3,对功能影响不大;只保留 S_2,括约肌力弱,但仍有括约肌功能。术后早期康复治疗,一年内可以恢复正常的膀胱功能。

一、适应证

1. 侵犯骶骨的直肠癌。

2. 直肠癌术后复发侵犯骶骨。

3. 直肠后间隙恶性肿瘤。

4. 骶骨转移性肿瘤,患者全身状况良好,原发病灶未找到或原发病灶可行手术者,此类患者手术后可缓解症状,延长生命。

二、禁忌证

1. 原发性骶骨恶性肿瘤,肿瘤侵犯腰椎、两侧骶骨。

2. 不能达到 R0 切除者。

3. 全身状况差,不能耐受手术者。

三、术前准备

1. 按肠道手术准备胃肠道,术前 2 日服肠道消毒剂,术前行清洁灌肠。

2. 备血,并尽量用新鲜血。

3. 盆腔 MRI 检查,评估骶骨受侵犯情况,腰骶神经有无受累,脊髓及神经根是否受累也需要评估。另外,MRI 血管成像还可判断是否需要血管栓塞等处理。

4. 麻醉成功后,置入双侧输尿管支架。

四、麻醉与体位

静脉复合麻醉,进行腹部手术。腹部手术结束后,患者改俯卧位时,加气管插管给氧,保证呼吸道通畅。做好术中监护,测量动脉压及中心静脉压等。并行上肢静脉切开,保证输血。

五、操作方法

1. 前方入路

(1) 取从脐上到耻骨联合的正中切口,不仅切开和闭合较快,而且不影响乙状结肠造瘘。进入腹膜腔,探查腹腔内外转移瘤。

(2) 乙状结肠、直肠的游离参见本书有关章节。

(3) 髂外动静脉需要游离,除外臀上动脉外,髂内动脉的其他分支均可结扎。结扎髂内静脉、骶骨侧静脉及骶骨正中静脉。

(4) 术中 X 线确定骶骨离断部位,切开之,螺钉定位,便于后续于后方分离时定位之用。

(5) 再造口等腹部操作完成后,将纱布垫置于骶骨和盆腔血管之间,避免后续后方操作时血管保护。将患者置于俯卧位。

2. 后侧入路切口

(1) 取骶尾部梭形或正中切口,切开皮肤和皮下组织,达深筋膜,从骶骨便于或在肿瘤软组织肿块以外掀起皮瓣(图 24-24)。

(2) 切断臀大肌纤维在骶骨后面的起点,需要暴露双侧的坐骨神经。坐骨结节是识别神经的解剖标记(图 24-25)。

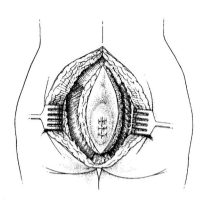

图 24-24　从骶骨便于或在肿瘤软组织肿块以外掀起皮瓣

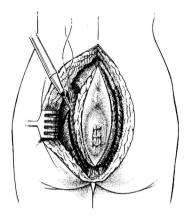

图 24-25　切断臀大肌纤维在骶骨后面的起点,需要暴露双侧的坐骨神经

（3）切断骶棘韧带、骶结节韧带,自后部进入盆腔,离断梨状肌,离断锥板,结扎硬脊膜,切除骶骨(图24-26)。

（4）标本需要手术团队和病理医师予以仔细评估。

（5）骶尾部可用带蒂的腹直肌皮瓣予以重建。

六、注意事项

1. 术中大出血在巨大的骶骨肿瘤术中,由于骶前静脉丛损伤或不得不进入肿瘤操作,可发生术中大出血,最高达 10 000ml,部分患者被迫停止手术。由于髂内、外动脉之间以及骶前静脉丛与椎管静脉丛之间存在大量的交通支,因此单纯结扎髂内动脉一般无效。此时有两种方法可资止血,一为参见本书所述骶前大出血的应急处理办法;第二为暂时阻断腹主动脉,然后可迅速切除肿瘤,一般可安全地完成手术。

2. 术中损伤硬膜囊将出现脑脊液漏,切除肿瘤标本以后,需将硬脊膜囊缝合修补,术后脑脊髓膜炎发生率高,需要加强抗生素应用。

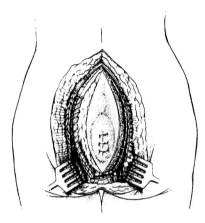

图 24-26　切断骶棘韧带、骶结节韧带,自后部进入盆腔

（王天宝）

【参考文献】

［1］PRUTHI R S,HEATHER S,HUBBARD J S,et al. Robot-Assisted Laparoscopic Anterior Pelvic Exenteration for Bladder Cancer in the Female Patient[J]. J Endourol,2008,22:2397-2402.

［2］FAWAZ K,KHALED F. Single-stage anterior high sacrectomy for locally recurrent rectal cancer[J]. Spine,2014,39(5):443-452.

［3］吴刚,叶锦,郭建新,等.经阴道手术辅助腹腔镜前盆腔脏器切除初步报告[J].中国内镜杂志,2009,15(7):712-714.

［4］王冰,席志军,周正飞.盆腔脏器联合切除术治疗原发及复发盆腔恶性肿瘤的安全性和有效性[J].中华泌尿外科杂志,2018,39(1):29-33.

［5］丁召,张秋雷,江从庆,等.乙状结肠造口改行结肠代膀胱在术后局部复发全盆腔脏器切除术中的应用[J].腹部外科,2014,27(4):276-278.

［6］黄颖,池畔,陈佩芳,等.机器人辅助后盆腔脏器切除(经盆 ELAPE 联合子宫双附件切除)[J].中华胃肠外科杂志,2018,21(1):83-85.

第二十五章

盆底外科再手术

第一节　痔的复发再手术

目前没有明确的关于痔术后复发的概念,患者和医者都极易混淆,根据有关文献和临床实际,业内广泛认为曾行过 1 次或 1 次以上痔手术,术后至少 6 个月原有症状复现称为痔术后复发。术后出现不同于术前症状和体征的不属于痔术后复发范畴,应属于新发痔或术后并发症。

一、痔复发的原因

痔术后复发原因较多,归结起来有下列因素:

1. 手术时原有症状未处理完全,例如患者有两处出血,术中只处理一处,或三处脱出只处理两处等。

2. 对症状处理方法不当,例如患者以外痔症状为主诉,术中采用痔上黏膜悬吊固定相关技术等。

3. 与痔症状相关的伴随病因未去除。慢性便秘、慢性腹泻、排便不良习惯、长期咳嗽、排尿困难等往往是出血性、脱出性痔的伴随病因,这些原因在术前、术后未得到有效处理,术后极易复发。

4. 术后皮桥水肿消退缓慢,长时间易形成结缔组织性外痔。

二、诊断

1. 有痔手术史,至少术后 6 个月后出现与前面术前有相同症状和体征。

2. 排除其他相同症状和/或体征的肠道、肛管直肠周围疾病。

复发性痔没有特别分类,其分类与痔分类方法相同,临床上常简单地分为内痔、外痔及混合痔三类,内痔按严重程度分为Ⅰ~Ⅳ度,外痔又分炎性外痔、血栓性外痔、静脉曲张性外痔和结缔组织性外痔。

三、治疗

复发性痔的治疗与痔的治疗原则相同,治有症状的复发痔,对无症状的体征原则上不需治疗。治疗方法以保守治疗为主,大部分近期复发痔可以经保守治疗缓解或症状消失。经保守治疗无效和复发痔长期有症状者可以选择再手术治疗。复发痔再手术的手术方式大致与痔手术方式相同,但在复发痔不同的伴随症状和体征情况下,在手术方式的选择上要求更加严格。主要手术方式:

1. 内痔结扎术 适用于二三期内痔。亦可用于内痔嵌顿发炎、血栓内痔。

注意事项:①内痔结扎时,结扎线必须在齿线上 5mm 之无痛区,可减轻疼痛。结扎要牢固,除较大痔核,结扎后可剪除一部分外,一般不作剪除,以防结扎线滑脱,造成出血。②作贯穿结扎时,应在黏膜下层通过,不得穿入直肠肌层,以免造成痔坏死脱落而结扎线不脱,形成直肠局部溃疡出血、感染等并发症。③内痔结扎后要及时还纳复位,以防嵌顿,1 次结扎 2 颗以上内痔时,肛门要作减压切口。术后肛管内填塞纱布不宜过紧,以防影响血液淋巴循环,造成肛缘水肿。④术日控制排便,避免引起伤口出血或痔核脱出,以及肛门疼痛、括约肌痉挛,造成痔嵌顿水肿。术后排便后,要及时坐浴,脱出痔核及时还纳复位、换药。⑤环状内痔结扎后为防止肛门直肠狭窄,术后 1 周开始定期扩肛。

2. 外痔切除术 适用于各种复发外痔经非手术治疗无效或有其他并发症的需手术治疗,可同时切除并发病变组织,是一局部根治疗法。

注意事项:①对瘢痕较多患者应尽量减少切除面积或同时行整形。②外痔较多时,尽量保存相对正常皮肤,可行局部环切,避免全环形切除。③术中尽量分离开括约肌皮下部,保留不应切除组织。

3. 混合痔外切内扎术 混合痔的外切内扎术、外剥内扎术手术方式大致类似,两种方式在术中往往同时应用。适用于有症状复发性混合痔。

注意事项:①痔之间的静脉丛可作潜行分离切除,以便保留皮桥。②一次切除最好不超过 3 个痔区。对切除较多患者,术中要检查肛门狭窄情况,最低要通过一示指。

4. 混合痔局部环切术 适用于复发性混合痔局部呈环形脱出。

注意事项:①尽量保存多点皮肤,缝合后黏膜不要外翻。②一次切除最好不超过 2 个弧形区。③术中要检查肛门狭窄情况,最低要通过一示指。

5. 吻合器痔上黏膜环切术(PPH) 适用于Ⅱ~Ⅳ期环形复发性内痔,以内痔为主的复发环形混合痔。有 PPH 手术史患者不建议再行 PPH,确有需要用时,在荷包缝合时尽量在原切口瘢痕线附近缝合,避免直肠内多个吻合口,取出吻合器困难时要注意吻合钉与之前吻合钉是否有交锁现象。

6. 选择性痔上黏膜切除钉合术(TST) 适用于孤立、局部、环形脱垂性Ⅱ~Ⅳ期复发性内痔、混合痔。研究证实,TST 术后出血、疼痛及吻合口狭窄发生率低于 PPH。

(谢尚奎)

第二节 肛瘘的复发再手术

曾行过 1 次或 1 次以上肛瘘手术,术后 6 个月切口不愈或原手术部位复发称为肛瘘复发或复发性肛瘘。肛瘘术后有易复发倾向,复发率为 25%~45%。

一、肛瘘复发的原因

肛瘘复发原因多且复杂,归结起来有下列因素:

1. 最大原因是手术时未正确找到内口。

2. 其次是多个内口仅处理了主要内口,遗漏内口及支管未能处理。

3. 手术时处理不当,残留死腔、引流不畅。

4. 术后换药不规范、桥形愈合。

5. 患者伴有特殊慢性疾病如结核、克罗恩病、溃疡性结肠炎等。

6. 异物残留,如挂线、引流物及填塞物等。

7. 误诊,误诊肛周各种囊肿、坐骨结节囊肿、骶尾部藏毛窦炎、骶前囊肿、直肠肛管癌为肛瘘,误诊不是肛瘘复发,需按实际疾病诊治。

二、分类

复发性肛瘘没有特别分类,其分类与普通肛瘘分类方法相同,临床上常简单地分为低位或高位两类,前者是瘘管位于肛管直肠环以下,后者是瘘管在肛管直肠环以上,也有从瘘管的形状分为直瘘、弯瘘及蹄铁形肛瘘。直瘘常为低位肛瘘,蹄铁形肛瘘常为高位肛瘘,弯瘘可以是低位肛瘘,也可以是高位肛瘘。从病理变化上,又可分为化脓性肛瘘及特异性感染所致的肛瘘。

三、检查方法

复发性肛瘘治疗的关键还是确定内口位置。确定内口方法很多,最好术前能够确定。

1. 触诊　外口较多的复杂性肛瘘,仔细触摸其管道的分支情况、走向,对判断内口方向有一定帮助。指检时手指涂足量的润滑油,应由外向内触摸,黏膜下脓肿及瘘口可触及包块和硬索,内口常位于齿状线附近,肛外的病变常对肛内的触诊有较大的提示。指检内口区的感觉常为扪及一凸起或凹陷的小结节,有时有少许触痛。少数患者内口闭锁或炎症反应不重时,指检常不能满意触及。触诊主观性强,不同检查者有一定差异,术前、术中均可应用。

2. 肛门镜检查　一般的肛瘘复发患者,齿状线区可充血肿胀,或可见红肿发炎的隐窝及凸起之结节,由于肛镜的扩张挤压作用,有时尚可见到脓水自内口向肠腔流溢,有时亦可从肛外病变处轻柔挤压,以观察可疑内口处有无分泌物溢出。肛门镜检查术前、术中均可应用,内口阳性率并不高,部分肛瘘复发患者,肛门不同程度狭窄,肛门检查困难。

3. 探针检查　探针检查不仅能帮助判断瘘管的走向、长短、深浅,与肛门括约肌的关系及有无合并脓腔均有重要意义。探针检查应与肛门直肠指检合并使用。探针宜使用银质带球头的,大小应适宜,探查的手法应轻柔,尽量避免造成人为假道。探针检查属有创检查,主要在术中应用。

4. 隐窝钩检查法　以两叶肛门镜或半圆形缝扎器扩开肛门,用肛窦沟探查可疑之肛隐窝,真正的内口探查常能轻易进入,有时有明显落空感。如探查遇有明显阻力,应尽量避免用暴力,否则易探成假道。该检查属有创检查,主要在术中应用。

5. 亚甲蓝染色法　手术中应用有着很强的实用性,清洁消毒肛管后,用肛门镜插入肛门,显露可疑肛隐窝,从外口插入一直径 1.0mm 左右塑料管,选用 2% 亚甲蓝与过氧化氢的 1∶2 混合液,从外口缓慢地注入,可以清楚地看见染色剂由内口中溢出,有时虽无明显的染色剂从内口处流出,但可见内口区域染色。

6. 瘘管造影　术前瘘管碘剂造影对部分复杂性复发肛瘘有一定帮助,因操作烦琐,临床应用不多。对特别复杂、特别高位可选用瘘管造影 3DCT,立体观察瘘管及内口位置。

7. 腔内超声检查　这是近年来在国内外较流行也较实用的方法。超声图像能比较清晰地显示内口的位置,瘘管与括约肌的关系,及有无脓腔等,对术前确定内口帮助较大,但肛门狭窄或疼痛患者检查受限。

8. MRI 检查 近年来在国内开展较多且诊断准确率高的术前无创检查方法。MRI 不同序列成像能比较清晰地显示内口的位置、瘘管走形及与括约肌的关系,有无脓腔、炎症等,是术前理想的检查方法。因检查成本、序列设计、读片等因素影响,在不少医院开展还有些困难。

9. 内镜检查 内镜检查对确定内口帮助不大,除非内口特别宽大,通过内镜很难观察到内口,不是常规检查。但作为鉴别诊断,建议对复发性肛瘘最好做内镜检查。

10. 如经上述方法仍不能确定内口位置,术中可仔细沿肛瘘瘘管行解剖学剥离,大多数可解剖至内口位置,边剥离时可边牵拉,或用探条探查等辅助方法,直到较准确地找到内口。

四、诊断

1. 有肛瘘手术史,有肛瘘症状和体征,符合肛瘘复发诊断标准。
2. 对症状体征不典型,又高度怀疑肛瘘复发者,诊断要参照直肠腔内超声和/或肛管 MRI。
3. 肠镜、CT 或 MRI 等检查排除肠道、肛管直肠周围疾病。

五、治疗

复发肛瘘同样不能自愈,几乎都需要再次手术治疗。根据瘘管深浅、曲直,可选用挂线疗法、肛瘘切开或切除术等。少数可行肛瘘切除后一期缝合或游离植皮。

手术治疗原则:①正确寻找、处理内口;②保护肛门功能;③切口引流要通畅。

复发性肛瘘的手术方式:肛瘘基本手术方式肛瘘切开、肛瘘切除和肛瘘挂线,其他传统手术方式是通过三种基本方法衍生而来。近年来有些新手术方式,比如 LIFT、肛瘘栓、视频肛瘘镜等。

1. 肛瘘切除术 适用于已纤维化的低位肛瘘。对于已纤维化的低位肛瘘,瘘管与周围组织关系清晰,肛瘘切除术是目前临床应用最多的主流术式。本术式病灶切除彻底,便于术后护理,切口愈合较快,对肛门的功能影响较小,肛瘘复发率低,是较为理想的一种肛瘘术式。

2. 肛瘘切开挂线术 适用于:①各类有内外口的肛瘘,尤其适用于高位肛瘘;②作为复杂性肛瘘切开或切除的辅助方法。

高位肛瘘是外科难治病之一,主要因其管道由炎症逐步蔓延、包裹形成,规律不十分明确,在治疗上极易产生肛门缺损,从而导致肛门失禁等并发症的发生。而肛瘘切开挂线术在高位肛瘘的治疗上有其独特的优势,是目前高位肛瘘的主流术式。该术式结合了肛瘘切开和挂线术二者优点,在预防肛门失禁方面,有着其他手术方法不可替代的作用。

3. 肛瘘切除缝合术 适用于瘘管组织与周围关系清楚的低位肛瘘。

肛瘘切除缝合术是去除病灶和解剖重建一次完成的肛瘘术式,可能是最符合外科原则的一种肛瘘术式,但由于术后肛门不可能处于静止休息状态,术后肛门排气或排便会严重影响切口的愈合,临床实践中要慎重选择。肛瘘切除缝合术适应证较窄,缝合切口感染的危险性较高,临床应用时存有较大的争议。

4. 肛瘘切开术又名肛瘘切开搔扒术 适用于:①成人初发低位单纯性肛瘘,病程较短,瘢痕组织较少,瘘管组织与周围关系不甚清楚者;②婴幼儿肛瘘。

5. 肛瘘截根术 适用于低位蹄铁形肛瘘、长管弯形肛瘘,特别适用于一个内口、多个外口的肛瘘。亦可作为高位肛瘘的辅助方法。本术式较肛瘘切开术和肛瘘切除术操作简便,疗程缩短,患者痛苦较少。

6. 肛瘘断管挂线术 适用于内、外口间距离较长的肛瘘。本术式具有损伤小,愈合时间短,利于保存括约肌等特点。

7. 肛瘘改道挂线术 适用于蹄铁形肛瘘。蹄铁形肛瘘又名马蹄形肛瘘,以后蹄铁形肛瘘为多见,是由于两侧坐骨直肠窝脓肿破溃后形成的瘘管,属复杂性肛瘘。蹄铁形肛瘘的治疗比较困难,手术方式很多,有切开术、分期挂线术、切除缝合术等等,术后均不同程度存在复发和肛门功能障碍等问题。本术式有利于保存括约肌,手术损伤小,疗程较短。

8. 肛瘘高位挂线、低位缝合术　适用于高位肛瘘,只有 1 条长瘘管者。

9. 肛瘘切开挂线、四岔归一引流术　适用于高位复杂性括约肌间瘘。

10. 肛瘘经内口探查根治术　适用于内盲瘘,内口清楚者。

11. 肛瘘皮肤造口探查根治术　适用于内盲瘘,内口不甚清楚,皮下瘘管条索清楚者。

12. 肛瘘黏膜造口挂线术　适用于外盲瘘。

13. 肛瘘黏膜挂线术　适用于黏膜下肛瘘。

14. 肛瘘拖捻引流术　适用于各类肛瘘。使用化腐生肌中药捻处理肛瘘内外口和瘘管,达到治愈肛瘘的目的。本术式并不是目前肛肠外科主流的术式,甚至可以说大部分肛肠外科医师都不愿采用本术式,术后肛瘘复发率高。

15. 婴幼儿肛瘘的切开术及挂线术　适用于婴幼儿肛瘘反复感染不愈、保守治疗无效者或复发者。一般选择肛瘘切开术。个别瘘管位置较高者,也可行切开挂线术。肛瘘的切开术和挂线术作为婴幼儿肛瘘常用的手术方法,有安全可靠、痛苦小、疗效佳、后遗症少的特点。

(谢尚奎)

第三节　直肠癌的复发再手术

直肠癌的局部复发目前尚没有统一的定义,但比较明确的是盆腔任何位置经组织学确认的复发,不管是单独发生还是与新诊断的远处转移同时出现。局部复发会严重影响患者的生活质量甚至导致死亡,回顾文献发现大约 1/3 的局部复发可以再次行手术切除,是否存在手术机会与患者的远期生存息息相关,姑息治疗的 5 年生存率只有 5%,而行新辅助加上手术的综合治疗,5 年生存率可超过 35%。因此,对于每个复发的患者,都应该根据实际情况,积极手术治疗。

一、流行病学和病因

随着 TME 治疗理念的推广,直肠癌的手术方式逐渐稳定,伴随经验的累积,外科医师手术技巧也逐渐成熟,加上无瘤理念的宣传,手术设备的更新和完善以及新辅助治疗逐渐被接受,直肠癌的局部复发率已明显降低。不同分期直肠癌的复发率也有有所不同,根据澳大利亚 Concord 医院的病历记载(1980—2014),Ⅰ 期 5 年复发率为 3.5%,Ⅱ 期 5 年复发率为 7.0%,Ⅲ 期 5 年复发率为 17.6%。直肠癌术后局部复发因素除了跟肿瘤的分期相关,还跟肿瘤大小,分化程度,环周切缘情况,肿瘤是否穿孔,是否行新辅助治疗等相关。

虽然很多研究已经明确肿瘤复发的相关因素,但组织病理学相关的高危因素是由肿瘤本身的特性决定的,大多是无法人为干预。目前发现可以降低复发的可干预因素主要有以下两个:扩大手术切除范围和术前行新辅助治疗。日本 Fujita 等人的随机对照研究(纳入 701 例患者)的结果表明,直肠癌行 TME+侧方淋巴结清扫局部复发率低于单纯行 TME。更加广泛的切除虽然可以减少骶前的局部复发,但超过 96% 的患者出现不同程度的性功能障碍。单纯行 TME,由于手术层面处于直肠筋膜和和盆腔筋膜之间,保留了自主神经,其性功能障碍的发生率仅为 19%~69%。新辅助治疗 Ⅱ、Ⅲ 期直肠癌已成为标准治疗方式,并写入 NCCN、ESMO 等指南,Dutch TME 随机对照研究纳入了 1 417 例患者,证实了术前接受新辅助放疗再行 TME 手术的 5 年局部复发率比单纯行 TME 低,其中行新辅助放疗组吻合口复发率有明显改善。Medical Research Council CR07 随机对照研究纳入了 1 350 例可切除患者,研究指出,术前行新辅助放疗的"三明治"疗法的 3 年局部复发率明显低于单纯术后行辅助治疗,而且提高了无病生存期。虽然上述两个研究证明了新辅助放疗可以明显降低局部复发率,改善吻合口复发,延长无病生存时间,但也增加了并发症发生率。Dutch 的研究进一步指出盆腔的放射治疗可以增加术后并发症率,发生包括大便失禁,肠功能障碍以及性功能障碍。总的来说,新辅助治疗以及广泛切除的方法可以降低局部复发率,但增加了并发症的发生率,针对不同的患者,应该根据实际情况制定具体的治疗方案。

直肠癌术后应特别注意以下症状:包括直肠出血,肠梗阻,慢性疼痛,恶臭性直肠分泌物,里急后重感以及盆腔的脓毒症,这些改变往往提示复发可能。

二、分类

直肠癌术后复发的时间相对恒定,30%~50%发生于术后2年内,术后5年发生复发的较为少见,同时文献指出直肠癌复发的中位时间正在逐渐延后。直肠癌局部复发的分类多样,梅奥诊所根据肿瘤复发所处的盆腔位置将其分为:前方邻近脏器、右侧盆壁、左侧盆壁、后方骶骨或尾骨。根据复发肿瘤侵犯范围将其进一步分为F0~F3,(F0:未发现侵犯,会阴部或小肠受累;F1:侵犯1处;F2:侵犯2处;F3:侵犯3处或3处以上)。此外,Wanebo等人模仿肿瘤的TNM分期进行TR分期,R(recurrence)表示复发,将复发分为TR1~TR5,其中,TR1表示非常局限的盆腔内的复发,TR5对应的是晚期的局部复发,肿瘤通常侵犯骶骨或者盆壁并且固定,呈冷冻骨盆状态(表25-1)。凯特琳纪念肿瘤中心根据复发部位进行解剖分类,将其分为中心型,前向型,后向型,侧向型,其中中心型还可以进一步分为吻合口复发和会阴部复发。前向型的复发通常累及泌尿生殖器官,后向型复发肿瘤常侵犯骶骨,侧向型复发是指肿瘤累及盆壁的结构(表25-2)。目前关于直肠癌局部复发的分类尚没有统一的标准,不同的中心都根据自己的经验采用不同的分类方法,以此协助医师制定治疗方案,判断是否可行手术治疗。同时,这些分类方法一定程度上也可以协助判断预后,如中心型的复发手术后再复发率低于其他类型的复发,而且R0切除率更高。

表25-1 Wanebo等人提出直肠癌局部复发的TR分期

类型	位置	类型	位置
中心型	吻合口、直肠系膜、直肠周围软组织、腹会阴联合切除术后会阴部	后向型	累及骶骨、骶前筋膜
前向型	累及泌尿生殖系包括膀胱、阴道、子宫、精囊、前列腺	侧向型	侵犯盆壁软组织或骨性骨盆

表25-2 直肠癌术后复发模式的解剖分类

	复发	浸润范围
TR 1~2	局部或微小侵犯	肠壁
	吻合口或局部切除部位的局部复发	T1 浸润至黏膜下层或者局限浸润肌层
		T2 固有肌层的全程穿透至浆膜下
TR 3	吻合口位置的局部/中等浸润	T3 浸润肠壁全层至直肠周围软组织
TR 4	局部或区域广泛浸润	T4 浸润至相邻的器官
	直肠或其他器官	前方:阴道,子宫,前列腺,膀胱,精囊
	腹会阴或其他手术方式后	后方:骶前组织(累及,但未固定)
TR 5	盆腔广泛浸润	侵犯骨盆骨性韧带结构
		后方:骶骨、低位骨盆/侧壁、骶结节/坐骨韧带

三、临床表现

直肠癌术后局部复发的临床表现可轻可重,和肿瘤侵犯范围并无明确关系。局部复发常是多种症状同时出现或相继出现,也可只有一种症状。约70%的复发是由于出现相关症状就诊后而发现的,其中疼痛为最常见的症状,痛多为不可缓解的钝痛,可能是由于肿瘤侵犯盆壁神经导致,疼痛部位不定,可向后或者臀部放射,引起类似坐骨神经痛的症状,常需要服用吗啡类药物才可缓解。复发也可引起直肠出血,常见间断性出血,多为鲜血,也可表现为血便,长期慢性消耗及出血,可出现贫血症状。其他较为常见的症状是泌尿生殖系统症状,常见血尿,尿频,肿瘤晚期可见尿路梗阻症状。还可出现肠梗阻,腹腔肿块等,如若既往行腹会阴联合切除术,还可以出现会阴部伤口的不愈合的情况。直肠癌复发未能行手术治疗,疾病逐渐发展,晚期会出现腹水、梗阻及恶病质状态。对于高危复发者,应特别注意,加强复查,及早治疗。直肠癌的复发是一种系统性的疾病,局部复发是单指盆腔范围病变,复发常包括其他系统的复发,常见肝转移,肺转移以及脑转移等,其他系统的转移也可合并相应的症状。

四、辅助检查

直肠癌患者存在着较高的复发风险,凭借规律的术后复查可以尽早发现复发及远处转移情况,因此更应该向患者宣教术后复查的重要性。目前公认较为合理的最低限度的复查要求应为,术后 3 年内每 6 个月规律的临床评估,包括血清 CEA 水平及胸腹盆部的 CT 检查。

CEA 的异常升高往往对直肠癌的复发有着提示作用,但检测 CEA 的水平并没有足够的敏感性,许多复发患者血清 CEA 水平并无升高,因此诊断时需要结合其他影像学检查。CT 检查对于软组织的分辨率没有 MRI 良好,但 CT 检查的优势在于对远处转移情况的评估,以及腹膜后淋巴结转移情况的评估。联合正电子发射型计算机断层显像(PET)的方法,PET-CT 可以对全身转移灶的代谢情况做良好的评估,也可以鉴别 CT 上较难鉴别的病灶影像。通常认为,对已确诊直肠癌局部复发并拟行手术治疗的患者,是必须进行 MRI 检查的。MRI 检查在软组织显像上的优势,可以很好地评估复发灶的浸润范围、与周围其他组织器官的关系,用于指导手术操作的范围、术式的选择、多学科的合作等治疗方案。通过超声内镜的方式,也可以较好的明确病灶浸润的深度,还可以在直视下观察肠壁的情况。怀疑输尿管受侵犯时,可以从 CT 上观察受侵犯情况,必要时也可完善静脉肾盂造影,明确有无输尿管梗阻。

五、诊断及鉴别诊断

由于既往有直肠癌的肿瘤手术史,对于直肠癌复发的诊断较直肠癌初发时更简单。手术区域及周围发现新生物时,优先考虑直肠癌的局部复发。部分保留肛门的患者通过直肠指诊可触及复发的肿块,可以直接方便的对病情做出初步的判断,也可通过直肠内镜进行病灶的活检,得到组织学的确诊。部分患者复发时可触及腹股沟肿大的淋巴结,必要时淋巴结的活检也可用于直肠癌复发的诊断。

根据 Enriquez-Navascues 等人 2011 年的标准,直肠癌局部复发的诊断需满足以下至少一条的主要标准及至少一条的次要标准。主要标准包括:①组织学确诊;②盆腔局部可触及的包块或持续不缓解的临床症状;③明确的盆骨侵袭;④阳性的 PET-CT 检查结果。次要标准包括:①多次 CT 或 MRI 证实进行性增大的肿块;②毗邻器官受到侵犯;③肿瘤标志物的持续升高;④局部 CT、MRI、内镜超声下显示的典型复发灶外观。

鉴别时主要注意排除直肠-会阴部附近的良性疾病,如肠道息肉等,以及其他来源的恶性肿瘤,如妇科恶性肿瘤、前列腺或膀胱恶性肿瘤等。部分恶性肿瘤也会导致血清 CEA 水平的升高,诊断时需注意鉴别。明确诊断困难时,可采取局部活检或 CT 引导下经皮活检以明确病理诊断。

六、治疗

外科治疗直肠癌复发应同时联合放化疗进行,可达到缩小复发灶、减少医源性播散、提高手术成功率等效果。未曾接受放疗的患者,可考虑于手术前 5~6 周内先完成标准剂量(45~50Gy)的术前放疗或放化疗结合治疗。部分患者放疗后,能有效地缓解局部症状,如缓解疼痛、减少阴道或会阴分泌物等。对于复发灶体积较大、活动度较差的患者,可以缩小肿瘤体积的同时,还有闭塞肿瘤周围小血管的作用,减少手术中的出血。对于考虑进行术后追加放疗治疗的患者,术中还可以在肿瘤切缘留置金属钛夹,用于标记术后的放疗范围。

手术前全面的检查和评估仍是必不可少的,需根据病灶的生长范围、浸润深度、周围组织及器官的侵犯程度等,决定具体的手术方案。必要时应联合泌尿外科、骨科、妇科等多个学科进行术前的讨论和方案的拟定。由于首次手术的影响,复发灶局部的正常解剖结构已遭受破坏,再手术时损伤到输尿管等重要结构的机会将会增加,再加上肿瘤血运丰富、周围粘连严重、放疗后组织增生等因素的影响,操作的难度、手术风险都会有着极大的提升。对手术者及其团队的手术经验、技术水平都会是巨大的考验。

(一) 不同复发部位的直肠癌治疗方法

1. 中心型、前向型直肠癌复发的手术治疗 这里讨论的中心型及前向型复发的手术范围包括:①肠道吻合口的复发;②会阴部的复发;③包括泌尿系统或耻骨在内的临近组织的复发。

切缘过于接近肿瘤以至残留有癌细胞、淋巴结清扫不彻底或是手术过程脱落的癌细胞发生种植,都可以导致腹腔局部的复发。由于中心型的复发有较大的机会再手术时达成肿瘤切缘阴性,在患者一般条件允许的情况下,可积极考虑手术切除。有经验的结直肠外科医师,甚至故意扩大切除范围,以获得更完整的肿瘤阴性切缘。

复发灶限于吻合口或肠系膜区域时,可行标准的腹会阴联合切除或超低位的 Hartmann 术。复发灶的侵犯、组织间的粘连,往往使得输尿管的解剖结构难以辨认,为注意保护输尿管,术前可以通过影像学检查了解输尿管情况,必要时可通过输尿管镜留置输尿管导管,方便术中进行辨认。男性的会阴部手术还应注意对尿道进行保护。

若发生泌尿器官的侵犯时,则建议行全盆切除术。病灶累及周围器官较为局限的,如复发灶仅仅侵犯膀胱或阴道后壁,仍有较高的可能保证切缘的阴性。全盆切除术在切除病灶的同时,应将男性受侵犯的膀胱、前列腺以及女性的阴道、子宫连同周围淋巴结和盆腹膜一同切除。同时,为保证基本的生理功能,还应在腹壁进行尿路的改道。有报道指出,即使手术技巧在逐渐提高、术后康复技术也慢慢在进步,全盆切除术仍有 2%~14% 的死亡率以及 33%~75% 的严重并发症的发病率。常见的并发症有腹盆腔脓肿、脓毒血症、败血症、肠瘘、肠梗阻等。因此,全盆切除术应当在手术医师有信心达到 R0 切除的情况下进行。

直肠癌复发侵犯耻骨曾被认为是手术的禁忌证。2015 年,Solomon MJ 等人提出通过腹会阴联合切除的方式,其关键步骤在于经腹部将膀胱与耻骨整块与前腹壁在耻骨联合处分离,然后经会阴部观察切除范围是否完全包含复发病灶,而即使耻骨被取出也不会影响盆骨结构的稳定性。该术式的远期预后效果还有待进一步研究证实。

2. 后向型直肠癌复发灶的手术治疗 局限性侵犯骶前筋膜,而尚未造成骶骨骨质破坏的局部复发,可以通过完整剔除骶骨骨膜达成肿瘤切缘阴性,但这样的手术方式会极大地增加术中出血的风险。Mirnezami AH 等 2010 年时曾给出自己的手术经验:通过低段骶骨的切除联合骶前血管丛的剥离,可以尽可能地避免术中的出血。

骶骨骨质一旦受肿瘤的侵犯,手术则需要同时切除受侵犯的骶骨,通常选择经腹联合经骶尾的手术方式进行。病灶位于低位骶骨,即骶 2、3 椎体间以下时,手术能避免对骶 1 神经根的损伤,从而较好地保证了患者术后泌尿系统的基本功能,降低并发症的发病率。不仅如此,手术切除的骶骨越高,也越影响骨盆的稳定性,手术的风险也将高于术后达到的收益。因此,复发灶侵犯骶 2 及以上椎体时,曾被认为是手术的禁忌证。Dozois EJ 等人于 2011 年发表了 9 例成功进行 R0 切除被直肠癌局部复发侵犯的高位骶骨的报道,其中 6 例侵犯至 S2 椎体,2 例侵犯 S_1 椎体,以及 1 例侵犯至 L_5/S_1 连接处,其患者的 5 年生存率为 30%。随后,Milne T 等对 49 例直肠癌局部复发的高位和低位骶骨切除术病例进行了回顾性研究,发现高位组和低位组在并发症的发生率上并没有明显的统计学差异。Solomon MJ 等于 2014 年提出完全经腹部进行骶骨切除的术式,然而这种手术方法的治疗效果尚未得到进一步证明。联合骶骨切除术后的骨盆重建也是手术的难点之一,通常运用钛类合金的钉棒或是生物型的类骨质填充物来进行术后的骨盆固定。

3. 侧向型直肠癌复发灶的手术治疗　通常侧向型的复发灶容易侵犯到盆骨或周围重要的器官上,如输尿管、髂血管、坐骨神经等,因此这类患者的预后也往往是最差的。肿瘤组织的切除也同时意味着组织器官的重建,不仅增加了手术的难度,也无法保证患者术后的生活质量,所以手术的必要性也颇具争议。由于手术的预后较差,极少有文献对这些患者术后的生存情况进行报道。Yamada K 等在 2001 年的文献报道,17 例侧方区复发术后患者的 5 年生存率为 0。Solomon MJ 等于 2015 年报道的 100 例患者中,有62% 的 R0 切除率及 45% 的 3 年生存率,这样的结果也是多个学科专家共同协助治疗后的结果。

手术应尽可能联合多学科的专家共同完成,并要求完整切除复发病灶。一旦肿瘤复发灶侵犯了输尿管,则需切除受侵犯的输尿管并进行尿路改道。需切除髂血管的手术,关键在于尽快地完成血管的重建,以避免血栓的形成以及筋膜室综合征的发生。重建可合理地使用自体血管或人造血管,但操作需极为谨慎,避免造成肿瘤医源性的血源播散。当坐骨神经受侵犯时,切除坐骨神经则较易于接受。Kameyama M 等在 1993 年对 3 例侵犯了坐骨神经的直肠癌复发患者进行了手术,经术后康复,3 位患者仅仅依靠及膝关节的足部支具便都可行走活动。

（二）直肠癌复发常见的手术方式

1. 腹会阴联合切除术　联合腹部及会阴部进行手术,可以很好地暴露盆腔的结构,有利于对盆腔进行探查,以明确受累的范围、方便手术操作、减少副损伤等。根据具体情况,经腹部可选择下腹正中切口或者左侧腹直肌切口。下腹正中切口方便手术探查及双侧侧方淋巴结的清扫,但与首次手术同切口进入腹腔时,容易损伤粘连肠管。左侧腹直肌切口不仅可以减少手术粘连带来的影响,还可以兼顾肠造瘘切口,但不方便处理右侧的侧方淋巴结。手术过程应注意打开髂血管的血管鞘,并沿途清扫髂血管附近淋巴及脂肪组织,向内清扫至直肠下动脉根部,向外清扫至腹股沟韧带上方。从髂动脉分叉处经膀胱侧间隙,一直到达肛提肌肌腱弓,沿途血管、神经周围的淋巴脂肪组织也需要一并清扫。会阴部切口应选择骶会阴切口,有利于对前方泌尿、生殖系统器官的保护。

2. 经会阴切除术　针对可切除的会阴局部病灶进行手术的术式,用于早期复发的切除及晚期局部症状的改善。体位通常选择分腿的折刀位,切口可选择尾骨至会阴中心腱的纵切口或尾骨尖下横弧形切口。

3. 经骶部切除术　通常作为晚期姑息或减状治疗的手段。体位选择折刀位,切口则可选择骶-会阴正中切口、骶骨下端横切口、左右骶骨旁切口等。术中尽可能完整保留脊髓神经根,保证患者术后基本排尿功能。

4. 全盆腔器官切除术　常用于有器官侵犯或期望达到 R0 切除的情况。因手术难度较大,手术应注意在多学科共同支持下完成。

5. 肠造口术　发生肠梗阻或因复发灶不可切除而行减状的患者。肠造口术不仅可缓解已发生的梗阻患者的症状,还可预防性地治疗放疗引起的局部副作用。手术前因充分考虑是否为永久造口,根据情况选择回肠末端或横结肠行造口,造口后还应对患者及家属进行充分宣教,提高患者的生活质量。另外,还可以通过术中或内镜下留置肠内支架的方法,达到解除梗阻的目的。

（黄美近）

第四节　前列腺癌的复发再手术

随着科学技术的进步、手术技巧的提升、手术并发症发生率的降低以及根治性前列腺切除术能够显著提高患者的生存率和生活质量等优点,目前约一半的前列腺癌患者选择接受根治性前列腺切除术作为初始治疗。前列腺癌根治术是目前治疗临床局限型前列腺癌的标准方法之一,与根治性放疗共同构成前列腺癌两种不同的确切性治疗方法。

一、流行病学

随着前列腺癌根治术的广泛开展,使许多临床局限性前列腺癌患者获得了根治和长期生存。随着手术技术的日益成熟,该手术的并发症发生率和患者死亡率不断下降。但是,临床上仍有约 40% 的患者在术后 5 年内发生了复发,其中多数为期望生存时间较长的年轻患者。然而前列腺癌初始治疗后发生复发却是一种很常见的现象,复发目前被分为两种不同类型:生化复发和临床复发。其中对于生化复发目前尚无统一的定义,目前得到普遍应用的标准为:术后连续两次血清 PSA 水平≥0.2ng/ml。临床复发又包括局部复发、淋巴结转移、骨转移及内脏转移四种不同类型。Bott SRJ 通过其大样本临床研究的数据证实根治性切除术后有 27% 的患者 10 年内发生前列腺癌的临床复发。

二、诊断

生化复发后的检查和评估. 明确生化复发后性质(局部复发还是远处转移)是进一步治疗选择方案的重要意义。PSA 复发时间<2 年,PSA 倍增时间<6 月及 Gleason 评分>8 分提示可能远处转移,PSA 复发时间>2 年,PSA 倍增时间>10 月及 Gleason 评分<8 分提示可能远处转移。

目前对有症状和/或 tPSA>10ng/ml 前列腺癌生化复发的患者推荐给予全身骨扫描、局部 CT 或 MRI 以期发现局部复发或远处转移病灶,但有文献指出这些传统影像学检查包括以胆碱为示踪剂的 PET-CT 检查在早期生化复发尤其 PSA<1ng/ml 时对于前列腺癌局部复发以及转移病灶的检出十分有限,因此,早期生化复发时往往不能给予患者及时的挽救性治疗。前列腺癌根治术后生化复发的评估重点之一是检查明确病灶的解剖定位。ECT 骨扫描以及腹盆腔 CT 检查对病灶的检出敏感性很低,且高度依赖于 PSA 水平(PSA>20ng/ml)和 PSA 速率。只有 11%~14% 的患者在生化复发后能通过 CT 检出病灶;而在 PSA 小于 7ng/ml 时,ECT 骨扫描的敏感性不足 5%;但是,胆碱 PET-CT 对病灶的检出敏感性明显优于传统的 ECT 骨扫描和 CT 检查。当 PSA 水平在 1~2ng/ml 时,其检出病灶的敏感性就可达 54.5%。

2015 年 EIBER 等在 248 例前列腺癌根治术后生化复发的患者中发现血清 PSA 值分别为 0.2~0.5ng/ml、0.5~<1ng/ml、1~2ng/ml 和 ≥2ng/ml 时[68]Ga-PSMA-HBED-CC PET-CT 病灶检出率分别为 57.9%、72.7%、93.0% 和 96.8%,明显高于全身骨扫描、CT、MRI 和以胆碱为示踪剂的 PET-CT 等检查,尤其在 PSA<1ng/ml 的情况下,[68]Ga-PSMA-HBED-CC PET-CT 可以在淋巴结直径小于 8mm 时即具有更高的检出率、灵敏度及特异度。因此[68]Ga-PSMA-HBED-CC PET-CT 可在前列腺癌早期生化复发尤其 PSA 较低、淋巴结直径较小时淋巴结转移病灶检出率较高。2016EAU 前列腺癌指南更新进一步表明在生化复发后,PSA<1ng/ml 时不推荐进行影像学检查;在 PSA≥1ng/ml 时,推荐胆碱 PET-CT 检查;只有在 PSA>10ng/ml 时才考虑 ECT 骨扫描以及腹盆腔 CT 检查。

三、治疗

对于根治术后生化复发患者的治疗选择目前还有一些争议,可供选择的治疗方法包括:等待观察、挽救性放疗、内分泌治疗(包括全雄激素阻断、间歇性内分泌治疗、抗雄激素药物单药治疗、抗雄激素药物联合 5α 还原酶抑制剂等)。经过对患者全面评估后,如未发生临床复发,通过前述的预测肿瘤是局部复发还是广泛转移的方法综合分析,局部复发可能性大者可选用等待观察或挽救性放疗,广泛转移可能性大者可选用内分泌治疗。如果患者已临床局部复发应选用挽救性放疗,如已广泛转移则应采用内分泌治疗。

1. 挽救性前列腺切除术 对于放疗后复发的患者,若预期寿命超过 10 年,并且放疗结束已至少 12 个月,在排除远处转移及严重的放射性膀胱炎和直肠炎后,应尽可能地采用挽救性前列腺切除术。放疗后挽救性 RP 是局部控制的最有效办法,但需兼顾纤维化和放疗后愈合延迟导致的并发症。

放疗后的挽救性前列腺切除术对手术医师的操作要求很高。由于放疗引起的纤维化及解剖结构的变化,放疗后行挽救性前列腺切除术比行标准的前列腺癌根治术并发症发生率要高得多。最常见的并发症包括阳痿、尿失禁、直肠损伤和膀胱颈挛缩等。经耻骨后挽救性前列腺切除术平均失血量和标准的前列腺癌根治术相似,随着近几年外科技术的改进,平均失血量可降至 900ml 左右,对少数患者在保证手术切缘阴性的条件下可适当保留单侧甚至双侧的神经血管束,并配合神经移植从而尽可能地保留患者的性功能。

另外,运用完善的适宜放疗计划和放射性粒子植入系统,术前准确评估患者并采用最恰当的手术操作步骤,可以明显降低并发症的发生率。

2. 膀胱前列腺切除术 膀胱前列腺切除术的指征:活检病理证实膀胱颈或精囊受侵、非顺应性膀胱和放疗后尿失禁、难以处理的放射性膀胱炎和膀胱挛缩。Garzotto 等认为膀胱前列腺切除术可以减少切缘阳性率,但 Gheiler 等发现切缘阳性常发生在前列腺尖部及侧面,膀胱前列腺切除术不会降低切缘阳性率,故只适合于晚期患者。大多数接受膀胱前列腺切除术的患者肿瘤病理分级高,体积大,术后肿瘤发生进展的可能性也高,故患者生存率较低,但这与患者的选择误差有关。可控性尿道重建能显著减少术后尿失禁的发生,但可能增加切缘阳性率和生化失败率。

3. 挽救性放疗 对于外照射后的前列腺癌复发,可选用近距离放疗,特别是年长(>65 岁)和有手术禁忌证的患者。挽救性近距离放疗必须满足:组织学上确局部复发,并排除远处转移的证据;轻中度前列腺,IPSS<20 分;患者预期寿命 5 年以上 10 年以下;四分之一 PSA 倍增时间较长(6~9 个月);二分之一 Gleason 评分 6 分;四分之三复发时 PSA<10ng/ml。近距离照射所致的并发症包括膀胱流出道梗阻、直肠损伤、膀胱颈挛缩、尿失禁等。

4. 冷冻治疗 随着 TRUS 分辨率的提高,更精确的冷冻源置放系统和外科操作的熟练,前列腺冷冻外科消融。已成为前列腺癌放疗后复发的挽救性治疗方式之一。初始临床分期为 T_{1-2} 期,治疗 PSA<10ng/ml 的放疗后复发患者适于行冷冻治疗。冷冻治疗常见的并发症包括尿失禁、梗阻症状、阳痿和严重的会阴部疼痛等。近年新出现的氩氦刀冷冻消融能使术后并发症显著减少,1 年和 2 年的无生化复发生存率分别是86% 和 74%。但冷冻治疗难以完全消融前列腺腺体和肿瘤,为了达到最大程度的局部控制,建议使用 2 轮冷冻-解冻循环和至少 5 个冷冻探针。

随着前列腺癌发病率不断上升,放射治疗后复发的患者也将愈来愈多。对这部分患者进行密切随访,全面评估,合理地选择最恰当的治疗方法,对提高其治愈率和延长生存时间有着重要的意义。最近还出现了一些新兴的治疗方法,包括四氯羟苯内消旋体的光动力学疗法、CV706 溶瘤腺病毒基因疗法等,均已在临床 N 期实验中证明有效,而且副作用较小,相信在不久的将来必然能给患者们带来福音。

(丁留成)

第五节 膀胱癌的复发再手术

膀胱癌中大约 75% 为非肌层浸润性膀胱癌(NMIBC),虽然其总体预后较好,但是极易复发。复发可以是原发肿瘤切除不彻底,存在术后残余肿瘤,也可以是多处起源的微小肿瘤的继续发展长大。目前,经尿道膀胱肿瘤切除术(transurethral resection of bladder tumor,TURBT)既是 NMIBC 的重要诊断方法,同时也是主要的治疗手段。该术式不仅保留了膀胱,而且操作简单,创伤小,并发症少,恢复快。术后通过联合膀胱灌注化疗药物预防肿瘤复发。即便如此,TURBT 术后仍有很高的术后复发率,小部分患者甚至会进展为肌层浸润性膀胱癌。

一、流行病学

对于 NMIBC,术后 100~200 天和 600 天是两个复发高峰期。一般术后第一年复发最多。T_a 期低级别肿瘤的 5 年复发率约为 50%;T_a 期高级别肿瘤的 5 年复发率约为 60%;T1 期低级别肿瘤的 5 年复发率约为 50%;T_1 期高级别肿瘤的 5 年复发率为 50%~70%;原位癌(Tis)的 5 年复发率为 50%~90%。

二、病因及发病机制

膀胱癌术后复发的学说有多种,主要为:

1. 时间和空间多中心瘤变学说 尿路上皮受致癌因素的广泛影响,肿瘤多处起源,先后发生。在可见肿瘤被切除后,其他肉眼看不见的病变可继续生长形成新的肿瘤。

2. 肿瘤细胞种植学说　肿瘤切除过程中肿瘤细胞可能脱落,向膀胱壁深层穿透,造成种植,发展为复发肿瘤。

3. 免疫抑制学说　任何手术都可能有肿瘤细胞脱离瘤体而残留体内或转移,机体免疫功能正常时,有可能将肿瘤细胞完全杀灭,否则这些肿瘤细胞成为肿瘤复发或转移的根源。

4. 肿瘤残留学说　文献报道,高危非肌层浸润性膀胱癌首次电切术后肿瘤残留率高达75%,从而引起膀胱癌的复发。

三、临床表现

血尿是膀胱癌复发最常见的症状,尤其是间歇性全程无痛血尿。也可表现为膀胱刺激症和盆腔疼痛,其他症状还有输尿管梗阻所致腰胁部疼痛、下肢水肿、盆腔包块、排尿困难。有的患者就诊时即表现为癌症晚期的恶液质的症状和远处转移的症状如体重减轻、肾功能不全、腹痛或骨痛。

四、辅助检查

1. 内镜检查　膀胱镜检查和活检 膀胱镜检查和活检是膀胱癌术后随诊中最重要的方法。通过膀胱镜检查可以明确有无膀胱癌复发,并明确膀胱肿瘤复发的数目、大小、形态、部位以及周围膀胱黏膜的异常情况,同时可以对肿瘤和可疑病变进行活检以明确病理诊断。部分患者可选用窄谱光成像(NBI)膀胱镜进行检查,研究发现有42%尿细胞学阳性而白光膀胱镜检阴性患者在接受 NBI 膀胱镜检查时发现膀胱肿瘤。膀胱镜检查时可选择硬性膀胱镜或软性膀胱镜,但对于男性患者如果条件允许建议行软性膀胱镜检查,不仅患者依从性好,而且视野清楚,无死角。

2. 影像学检查

(1) 超声检查:复发灶表现为肿块时可在超声下发现。但对于复发灶表现为扁平形或膀胱弥漫性增厚时,B 超很难发现异常。

(2) CT 检查:CT 在诊断膀胱肿瘤和评估膀胱癌浸润范围(特别是显示膀胱外肿瘤浸润)方面有一定价值。如果膀胱镜发现肿瘤为广基无蒂、恶性度高、有肌层浸润的可能时可行 CT 检查,以了解肿瘤的浸润范围。

(3) CT 泌尿道成像可替代传统 IVU 检查,并提供更多的检查信息,其缺点是有更多的射线暴露量。CT 仿真膀胱镜不能完全替代膀胱镜,但有其应用价值,是膀胱镜禁忌患者的替代和补充方法,但临床实用性还有待于进一步评估。采用 CT 仿真膀胱镜检查准确率为88%,对直径>5mm 的肿块能准确识别,并可以显示小至2mm 的黏膜异常。

(4) MRI:MRI 有助于肿瘤分期,有助于检查扩散至邻近脂肪的肿瘤、淋巴结转移以及骨转移情况,甚至可评价除前列腺以外的邻近器官受侵犯情况。动态增强 MRI 在显示是否有尿路上皮癌存在以及肌层浸润深度方面准确性高于 CT 或非增强 MRI。

(5) 骨扫描:主要用于检查有无骨转移病灶以明确肿瘤分期,在浸润性肿瘤患者出现骨痛或碱性磷酸酶增高时,或拟行根治性膀胱切除的患者怀疑有骨转移时可选择使用。

(6) 胸部检查:术前应常规作胸部 X 线检查,了解有无肺部转移。对肺部转移最敏感的检查方法是胸部 CT。

3. 尿细胞学及肿瘤标志物检查

(1) 尿脱落细胞学检查是膀胱癌术后随诊的主要方法之一。尿标本应尽量采用新鲜尿液。膀胱癌术后患者尿细胞学阳性意味着肿瘤复发可能。

(2) 尿膀胱癌标志物 BTAstat、BTAtrak、NMP22、FDP、Immuno Cyt 和尿荧光原位杂交技术(FISH)可用于膀胱癌术后的随诊,如结果阳性可能提示肿瘤复发可能。

五、治疗

1. 经尿道膀胱肿瘤切除术(TURBT)　TURBT 是 NMIBC 肿瘤复发后最主要的手术治疗方法。适用于 NMIBC 肿瘤术后复发,分期及分级未进展。

操作方法:患者全麻,取截石位,电切范围:先将肿瘤的突起部分切除,然后切除肿瘤的基底部分,深度达膀胱壁深肌层,电切镜下可见肌纤维或散在脂肪样组织。最后切除肿瘤基地边缘以外 1cm 以上的周边区域,将这三部分标本分别送病理检查。如果肿瘤较小,可以将肿瘤与其基底的部分膀胱壁一起切除送病理检查。

2. 经尿道激光手术　激光手术可以凝固,也可以汽化,其疗效及复发率与经尿道膀胱肿瘤切除术(TURBT)相近。目前,也可用于 TURBT 术后复发的再手术。研究报道激光手术可行肿瘤全层切除,不影响肿瘤病理分期。目前可用的激光有多种,如钬激光、铥激光、绿激光等。

3. 光动力学治疗(photodynamic therapy,PDT)　是利用膀胱镜将光敏剂与激光相结合的治疗方法。肿瘤细胞摄取光敏剂后,在激光作用下产生单态氧,使肿瘤细胞变性坏死。肿瘤多次复发、不能耐受手术治疗等情况可以选择此疗法。适用于 TURBT 术后复发和 BCG 灌注治疗失败患者。

操作方法:将浓度为 3% 的 5-ALA 缓冲溶液 50ml 经尿管注入膀胱,尽量保留较长时间(至少 30 分钟),经尿道置入球形或柱状激光散射光纤,激光功率设置为 2~3.9W,以波长为 633nm 激光行膀胱内照射 30~60 分钟。照射过程中须保持膀胱容量的恒定及避免膀胱出血,否则容量改变及血液吸收激光均对照射量产生影响。在照射时可用激光测量器测量光的强度,总光量应为直射光量的 5 倍。膀胱照射后通常留置 Foley 导尿管,使膀胱松弛,有膀胱痉挛者可使用解痉药物。

4. 根治性膀胱切除术　适用于反复复发的非肌层浸润性膀胱癌;BCG 治疗失败的患者;TUR 和膀胱灌注治疗无法控制的广泛乳头状病变及膀胱非尿路上皮癌等。

手术切除范围:膀胱及周围脂肪组织、输尿管远端,并行盆腔淋巴结清扫术;男性包括前列腺、精囊,女性包括子宫、部分阴道前壁、附件。如果肿瘤侵犯尿道、女性膀胱颈部或男性前列腺部,或术中冷冻发现切缘阳性,则需行全尿道切除。目前主要淋巴结清扫术式有标准淋巴结清扫和扩大淋巴结清扫两种。标准淋巴清扫的范围是髂总血管分叉处(近端),生殖股神经(外侧),旋髂静脉和 Cloquet 淋巴结(远端),髂内血管(后侧),包括闭孔、两侧坐骨前和骶骨前淋巴结。扩大淋巴结清扫在标准淋巴结清扫的基础上向上扩展至主动脉分叉处,甚至可以扩展至肠系膜下动脉水平,包括髂总血管、腹主动脉远端及下腔静脉周围淋巴脂肪组织。

根治性膀胱切除术的手术方式:目前根治性膀胱切除术的方式可以分为开放手术和腹腔镜手术两种,腹腔镜手术包括常规腹腔镜手术和机器人辅助腹腔镜手术。与开放手术相比,腹腔镜手术对术者的操作技巧要求较高、手术时间较长,总体并发症、术后切缘阳性率以及淋巴结清扫效果等结果与开放手术相近,但具有失血量少、术后疼痛较轻、恢复较快的特点。

5. 尿流改道术　尿流改道术的方法有多种。目前主要有以下几种尿流改道术式:

(1) 原位新膀胱术(orthotopic neobladder):原位新膀胱术由于患者不需要腹壁造口,保留了生活质量和自身形象,已逐渐被各大医疗中心作为根治性膀胱全切术后尿流改道的主要手术方式之一。首选末段回肠去管化制作的回肠新膀胱。

(2) 回肠输出道术(ileal conduit):回肠输出道术是一种经典的简单、安全、有效的不可控尿流改道的术式,是不可控尿流改道的首选术式,也是最常用的尿流改道方式之一。

(3) 输尿管皮肤造口术(cutaneous ureterostomy):输尿管皮肤造口术是一种简单、安全术式。适用于预期寿命短、有远处转移、姑息性膀胱全切、肠道疾患无法利用肠管进行尿流改道或全身状态不能耐受手术者。由于输尿管直径小,皮肤造口狭窄的发生率较高。

6. 保留膀胱的手术方式 对于身体条件差,不能耐受根治性膀胱切除术的患者,可以考虑行保留膀胱的手术。但是该术式的选择指征必须严格控制,而且患者必须具有良好的依从性,才能得到较好的治疗效果。保留膀胱的手术方式有 TURBT 和膀胱部分切除术两种方式。但是,单一的手术切除难以达到理想的保留膀胱的效果,所以目前保留膀胱手术后,多需要联合化疗和放疗。

7. 不能根治的膀胱癌的手术治疗 姑息性膀胱切除:局部晚期膀胱癌患者常伴有出血、疼痛、排尿困难和尿路梗阻等症状,而这些症状会导致患者一般状态进一步恶化。对于存在顽固性血尿的晚期患者,姑息性膀胱切除及尿流改道是有效的手术方法。但一般只在没有其他选择的情况下采用。对于肿瘤侵犯输尿管口导致输尿管梗阻的患者。可选择姑息性膀胱切除及输尿管造口或永久性肾造瘘术以解除梗阻。

(杜广辉)

第六节　妇科疑难肿瘤复发再手术

初治的妇科肿瘤,包括宫颈癌、子宫内膜癌、卵巢癌、子宫肉瘤、输卵管癌、恶性滋养细胞肿瘤等,容易发生邻近脏器的侵犯和腹腔多处脏器的转移。复发的妇科肿瘤在这方面的情况更为突出,通常需要结直肠外科、泌尿外科及肝胆外科等医师术中协助处理。此外,包括骶前肿瘤在内,也经常需要相关专业的医师协助手术。疑难肿瘤的定义缺乏统一标准,目前可以定义为患者在初诊时肿瘤的良恶性无法定性,术中发现肿瘤具有恶性特征,需要依靠冷冻病理甚至术后病理才能作出确切诊断。术中及术后因无恶性特征未考虑恶性诊断,术后病理诊断为恶性肿瘤的病例也一并纳入疑难病例。术后复发病例或者再发病例往往也纳入疑难肿瘤病例。复发或再发的肿瘤是妇科疑难肿瘤诊断及治疗的难点。

复发的妇科肿瘤难以达到肉眼完全切除,那是否还有手术的必要?很多妇科肿瘤初治时就存在邻近脏器浸润或腹腔广泛转移,切除后复发的风险较高,并且容易形成巨大的、周围浸润的、广泛种植转移的复杂肿瘤,并伴随压迫、疼痛等症状,生活质量较低。减瘤术是妇科肿瘤手术常用的治疗手段,对于发生广泛盆腹腔转移,尤其是肠转移的晚期病例,能否达到最佳的肿瘤细胞减灭术,直接关系到肿瘤患者的生存期,成为影响临床预后的重要因素。

一、流行病学

妇科恶性肿瘤复发的风险较高。宫颈癌早期病变的患者,15%~61%将发生远处转移,而且 20%~30%的复发发生在放疗野中。ⅠB 期、ⅡA 期、ⅡB 期、Ⅲ期和Ⅳ期的复发率分别为 10%、17%、23%、42%和 74%。卵巢上皮性癌(卵巢癌)是妇科恶性肿瘤中病死率最高的疾病,超过 75%的患者即使初治获得完全缓解后依然会经历复发。子宫内膜癌复发率约为 15.4%。外阴癌术后复发率约为 12.6%。

二、病因与发病机制

妇科复发肿瘤实际上属于肿瘤转移,通过直接浸润和种植方式发生。直接浸润是肿瘤转移的前提,但不意味着有浸润就必然发生转移。肿瘤浸润是肿瘤细胞粘连、酶降解、移动、基质内增殖等一系列过程的表现。

三、分类

来源于妇科盆腔脏器的恶性肿瘤种类繁多,如卵巢癌、子宫内膜癌、子宫肉瘤、宫颈癌、输卵管癌等。初次手术切除后,有些患者经过放化疗,诊治及再次手术较为困难。妇科疑难肿瘤目前没有确切定义,查阅文献,可以概括为诊断困难病例,手术复杂病例或误诊误治病例等,术后复发病例大部分可归为妇科疑难肿瘤。妇科疑难肿瘤病例多为散发病例,胡伦颖等总结妇科疑难肿瘤包括:宫颈横纹肌肉瘤、宫颈残端多发性平滑肌瘤、卵巢原发性绒癌、子宫癌肉瘤、子宫内膜高分化腺癌、青少年恶性肿瘤(卵巢内胚窦瘤)、原发性上皮性卵巢癌、原发性输卵管腺癌、绒毛膜癌、子宫内膜异位症恶变、阴道壁平滑肌瘤、乳腺癌术后口服他莫昔芬导致子宫腺肌病恶变、子宫颈残端癌、妊娠合并淋巴瘤、侵蚀性葡萄胎并子宫穿孔、卵巢库肯勃氏瘤、双重癌、中晚期宫颈癌及中晚期卵巢癌等。

四、临床表现

盆腔肿瘤早期较少出现症状和体征,恶性卵巢肿瘤进展迅速,患者经常由于腹水及肿瘤引起的腹胀为首发症状就诊。另外,除了妇科方面的症状外,肿瘤侵及或压迫泌尿道、生殖道和肠管而出现相应症状,或肿瘤增大到一定程度时,可在体表扪及明显包块。肿瘤压迫直肠、膀胱时,可出现排便困难、大便变形、里急后重、尿频、排尿困难,甚至肾盂积水和肠梗阻的症状,通过肛诊可触及直肠壁外或侵入肠腔的肿物。肿瘤压迫下腔静脉可出现下肢水肿、静脉曲张;如果侵犯膀胱、输尿管或直肠,也可以出现尿血、便血,甚至直肠阴道瘘、膀胱阴道瘘或直肠膀胱瘘。此外,肿瘤部分坏死、液化和感染时患者会出现发热。单侧下肢水肿、尿路梗阻及坐骨神经痛三种临床表现可提示复发病灶累及骨盆侧壁,对手术方案的制定具有一定提示意义。

体征方面,通过腹部检查、妇科检查、直肠指诊和三合诊相结合,可触知肿物的大小、质地、形状、活动度以及与周围脏器的关系。患者可能伴有腹水征或肠梗阻的表现。

五、辅助检查

1. 实验室检查　通过实验室检查可以了解肿瘤的来源、性质并评估病情进展程度。可酌情进行腹水细胞学检查或化验溶血磷脂酸。绒毛膜癌的 HCG 水平检查敏感性及特异性均较高。内镜活检病理检查可以确定肿瘤性质,有时活检的是肿瘤周边有炎症、增生反应的组织,难以准确判断肿瘤的性质,需要穿刺活检。对于原发病灶部位难以确认或病理组织难以获取的,也可以进行手术探查。

2. 超声检查　因价格低廉且为非侵入性,常为初诊首选。能明确肿瘤的位置、大小,与周围组织的关系及淋巴结情况,并能分辨出肿瘤的性质(囊性和实性),可作为术前检查和术后随诊的首选方法。彩超对于妇科来源于卵巢的肿瘤鉴别诊断具有重要意义,与磁共振结合使用,多可明确卵巢来源肿瘤的诊断。当双侧卵巢正常时,可排除卵巢来源肿瘤。彩超能明确肿瘤的边界、邻近脏器受侵犯程度以及与大血管的关系,但对于鉴别肿瘤是否位于盆腔内有一定困难。混杂回声肿块,内有脂肪及钙化成分,是卵巢畸胎瘤的特征性表现。卵巢肿瘤表现为实性或半囊性半实性肿物,液性暗区混杂有杂乱光团,肿块界限不清晰,多伴有腹水。卵巢转移瘤表现为卵巢实质性肿块,边界清楚,其内回声均匀细小,多合并腹腔其他部位转移病灶。超声提示子宫肌瘤有液化坏死等征象者应考虑子宫肌瘤肉瘤变或不典型子宫间质肉瘤诊断。

3. 盆腔 X 线平片　X 线平片可以显示盆腔的软组织团块影,畸胎瘤可见钙化、牙齿或低密度减低的区域。

4. CT 及 CTA　是诊断盆腔肿瘤最广泛的影像学检查手段,能清楚显示肿瘤的大小、部位以及与周围脏器和大血管的关系等,可基本明确肿瘤边界及邻近脏器受侵犯的程度,对肿瘤的性质也有一定的判断。CT 三维重建技术:对肿瘤的肺转移及淋巴结转移等均具有一定的评估意义。

5. MRI　与 CT 比较具有多方位成像功能及良好的软组织对比分辨率,对肝脏转移、肾上腺转移及软组织样肿物具有鉴别诊断意义。浆液性囊腺瘤及黏液性囊腺瘤通常体积较大,浆液性者囊壁薄而均一,可为单房或多房;黏液性者囊壁厚,常为多房。畸胎瘤表现为混杂密度信号影,可为钙化、骨骼、牙齿等组织。转移性卵巢肿瘤 MRI 表现为双侧或单侧卵巢区肿块,呈现混杂密度,肿块增强后为不规则强化,CDFI 显示肿块及周围血流丰富(图 25-1、图 25-2)。

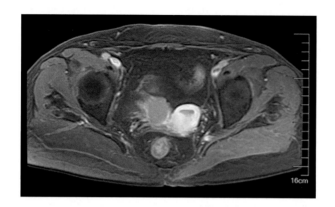

图 25-1　右侧附件区囊实混合性肿块影,边缘光滑,呈长 T1 短 T2 信号,并可见长 T1 短 T2 信号的不规则壁结节,与右侧输尿管关系密切,后方与直肠中段分界不清(患者右半结肠癌术后 2 年,为结肠癌卵巢转移)

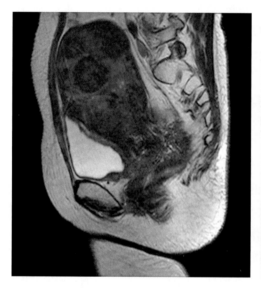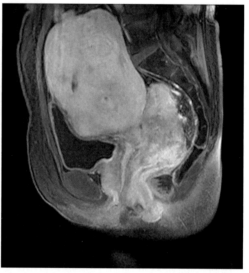

图 25-2　直肠壁不均匀增厚,呈稍长 T1 稍长 T2 信号,外膜毛糙,病灶明显向左侧直肠周围系膜脂肪内凸出,见多发的索条影伴有强化,达直肠周围筋膜;周围脂肪间隙见多个增大淋巴结。膀胱充盈良好,膀胱壁光滑,均匀,局部受子宫压迫。子宫体积不规则增大,信号不均,可见多发短 T2 信号团块,大小不等,内见长 T2 信号结节,增强后明显强化。左附件区多发囊性长 T1 长 T2 信号结节,强化不明显。盆腔少量积液(术后病理为子宫内膜异位症恶变)

6. 血管造影　血管造影对于判断肿瘤与盆腔大血管的关系及肿瘤的血运情况的判断具有一定的临床应用价值。

7. PET-CT　不常规推荐,但对于病情复杂、常规检查无法明确诊断以及需要判断远处转移情况的患者可作为有效的辅助检查,对原发病灶诊断、复发与转移病灶方面的探查均具有极高的诊断价值。PET-CT 通过显示病灶的代谢及功能活动信息可作为敏感性更高的影像诊断资料。卵巢癌复发多以腹膜转移形式出现,CT 及 MR 的敏感性不高,对腹腔内结节的定性也不准确,转移病灶到比较大的体积时才能确诊,而 PET-CT 对腹膜、肠系膜及脏器表面的转移病灶敏感性及特异性均较高,尤其对隐匿部位病灶的探查,与 CT 及 MR 相比具有绝对的优势。PET-CT 对宫颈癌复发及转移的判定也优于传统影像学方法。在转移淋巴结定性方面也明显优于 CT 及 MR,并且对盆腔外淋巴结转移的判定敏感性及特异性也具有决定性优势(图 25-3)。

8. 纤维结肠镜　评估切除范围。有可能获取活检组织(图 25-4)。

9. 病理活检　穿刺活检主要用于不可手术切除的病灶,可以指导非手术治疗。穿刺活检也可以用于合并严重心脑血管疾病而不能耐受盆腔手术的病例。

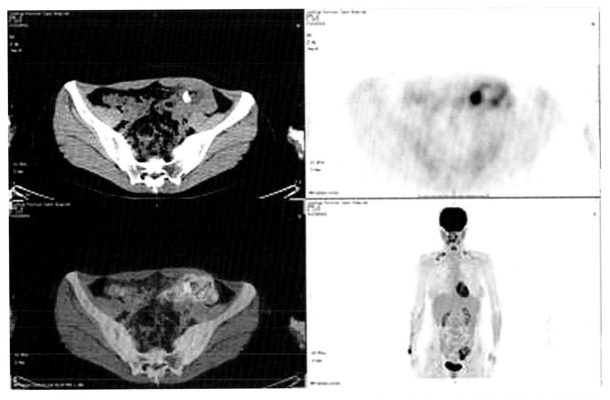

图 25-3　PET-CT 显示,左下腹不规则肿块,SUV_{max}:7.4,糖代谢增高,其内见钙化灶,考虑恶性畸胎瘤,但术后病理为良性畸胎瘤

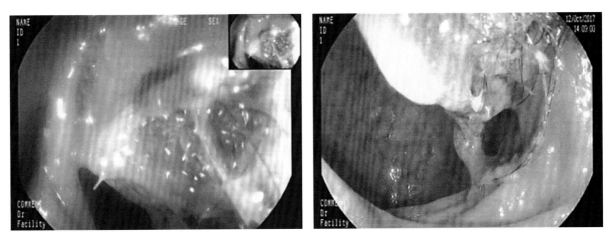

图 25-4　畸胎瘤侵入乙状结肠,肠镜下可见毛发样外观

六、诊断

根据病史、症状、体征及查体可以判断是否存在肿物,并初步判断肿物位置、邻近器官关系及性质。实验室检查可以进一步对肿瘤标志物、激素水平等指标进行判定。妇科复发性肿瘤根据既往妇科肿瘤病史,诊断并不困难,但大部分骶前肿瘤在术前难以通过临床表现及影像学检查明确诊断,需待术后病理结果才能明确诊断。

七、鉴别诊断

妇科的疑难肿瘤主要与邻近脏器来源的肿瘤以及转移性肿瘤相鉴别。原发于膀胱、输尿管、直肠的上皮源性肿瘤或间叶源性肿瘤有时候难以判断原发脏器,鉴别主要靠活检病理诊断,必要时可以穿刺取活检。提高诊断警惕性、仔细甄别肿瘤的临床特征及影像学特征、重视肿瘤标记物 CA12 5、AFP、HCG 等措施可以提高卵巢癌的术前诊断率;全面刮取子宫内膜和增加病理切片数量可提高子宫内膜癌的诊断率;早年的正常妊娠分娩经历可引发多年以后的绒毛膜癌的发生。宫颈癌及子宫内膜癌由于解剖关系的原因,诊断较为容易,绒毛膜癌根据 HCG 水平及其特异性临床特征鉴别诊断较为容易。卵巢癌、子宫肉瘤及输卵管癌的诊断较为困难。超声提示子宫肌瘤有液化坏死等征象者应考虑子宫肌瘤肉瘤变或不典型子宫间质肉瘤诊断。绒毛膜癌的妊娠经历对诊断较为重要。原发性输卵管癌发病率低,鉴别诊断较为困难。妇科疑难肿瘤主要鉴别诊断如下:

1. 宫颈横纹肌肉瘤(RMS) 好发于儿童及青少年,是一种软组织肉瘤,极为罕见,其预后优于原发于其他生殖系统的横纹肌肉瘤。

2. 宫颈残端多发性平滑肌瘤 本病无子宫肌瘤阴道流血的典型特征,肿瘤压迫膀胱及直肠带来的尿频、尿急、排尿困难和排便困难等症状是主要的临床表现,肿瘤活动度差,易误诊为恶性盆腔肿瘤。

3. 卵巢原发性绒癌 可分为单纯型及混合型,以混合型为多见。混合型指在其他恶性生殖细胞肿瘤(如未成熟畸胎瘤、卵黄囊瘤、胚胎瘤及无性细胞瘤)中同时存在绒癌成分。卵巢绒癌包括妊娠性和非妊娠性绒癌,妊娠性绒癌一般不是混合型。该类型肿瘤发展速度极快,预后差。

4. 子宫癌 肉瘤是同一瘤体内癌和肉瘤的结构同时存在的复合性肿瘤,癌和肉瘤的类型及比例不均一。有研究显示癌肉瘤为单克隆性,也是混合性肿瘤。

5. 中、晚期宫颈癌及卵巢癌 中晚期宫颈癌及卵巢癌,根据病史,诊断并不困难,但对转移病灶及手术可切除性的判定较为困难,需多学科协助诊断。

6. 子宫内膜高分化腺癌 由于更年期激素替代治疗的应用逐渐广泛,子宫内膜高分化腺癌发病率呈现上升趋势,来源于子宫内膜上皮,绝经后女性多见,以 50~59 岁高发。

7. 侵蚀性葡萄胎 具有恶性肿瘤行为,葡萄胎组织局部浸润子宫肌层,并可以向子宫外转移多发生在清宫半年后,良性葡萄胎恶变为侵袭性葡萄胎。

8. 青少年恶性肿瘤(卵巢内胚窦瘤) 卵巢内胚窦瘤多发于年轻女性,中位年龄为 19 岁,是卵巢恶性生殖细胞瘤中发生率最高的。缺乏特异性症状及体征,容易发生腹腔种植转移,腹部包块多因腹腔种植转移引起。

9. 原发性上皮性卵巢癌 上皮性卵巢癌包括输卵管癌和原发性腹膜癌,分子生物学特征表现为高度异质性,早期发现及诊断困难,发现时疾病均已经为晚期(图 25-5)。

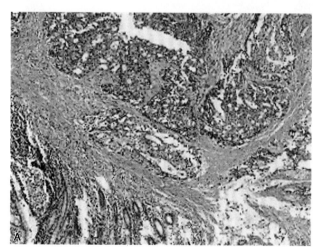
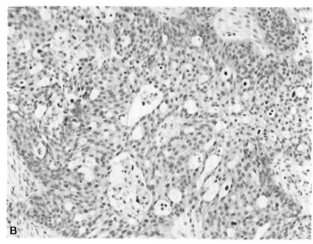

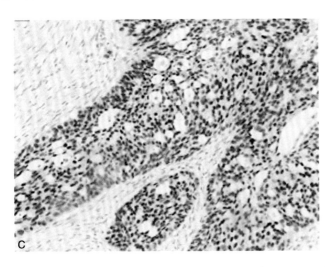

图 25-5　卵巢恶性肿瘤的 HE 染色及免疫组化

10. 原发性输卵管腺癌　多见于绝经后女性,病因不明,发病率低。表现为阴道排液、腹痛及盆腔包块的输卵管癌"三联征"。50%患者有不孕史,70%患者既往有输卵管炎。

11. 绒毛膜癌　绒毛膜癌常继发于葡萄胎、异位妊娠、流产或足月分娩以后,恶性度极高,多为育龄女性。发生于未婚女性的卵巢为原发性绒毛膜癌。

12. 子宫内膜异位症恶变　子宫内膜异位症指具有生长功能的子宫内膜组织出现在子宫腔以外的部位,主要临床表现为痛经和不孕。虽为良性病,但是具有恶性肿瘤局部浸润、远处转移及复发等生物学行为,具有潜在恶性潜能,恶变部位多位于卵巢(图 25-6)。

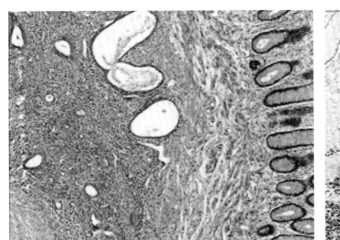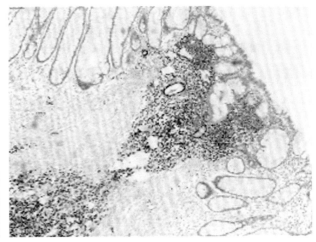

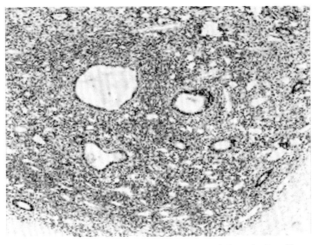

图 25-6　子宫内膜异位症恶变的 HE 染色及免疫组化

13. 阴道壁平滑肌瘤　临床少见的阴道壁良性肿瘤,易引起误诊,此病手术治疗预后好。

14. 乳腺癌术后口服他莫昔芬导致子宫腺肌病恶变　他莫昔芬仍是 PR 和/或 ER 受体阳性乳腺癌患者术后辅助治疗内分泌治疗一线药物。长期服用他莫昔芬会导致子宫内膜、宫颈、阴道及卵巢的病理改变,甚至恶变。

15. 子宫颈残端癌　指在子宫次全切除术后残留宫颈部分发生癌变。宫颈残端癌最早在子宫次全切除术后数月即可发病。

16. 卵巢转移瘤　指从其他器官转移至卵巢的肿瘤。库肯勃瘤是卵巢转移瘤的一种,指肿瘤生长在卵巢内,镜下可见印戒状黏液细胞,间质伴有肉瘤样的浸润的卵巢转移。由于卵巢转移瘤少见,临床特点及转移方式均不明确,因此术前诊断较为困难。对胃癌、结直肠癌及乳腺癌等肿瘤术中或术后发现单侧或双侧具有实性肿物的出现,应考虑到卵巢转移瘤的可能。卵巢转移瘤提示原发肿瘤预后不良(图 25-7)。

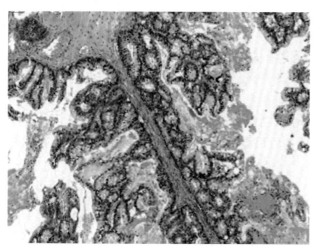
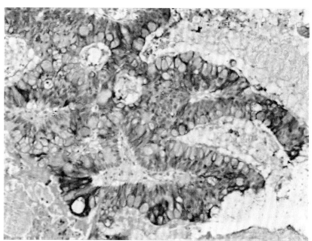
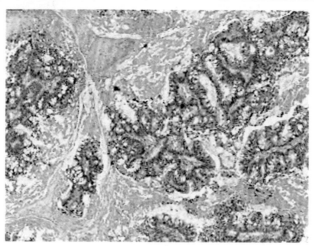

图 25-7　结肠癌卵巢转移的 HE 染色及免疫组化

17. 双重癌　指同一宿主单个或多个器官发生二个原发恶性肿瘤。双重癌有同时性和异时性二类,同时性指二个原发恶性肿瘤同时确诊或确诊间隔时间 6 个月以内者;发现第一种恶性肿瘤 6 个月以外发现另一种恶性肿瘤者为异时性。双重癌容易将另一种癌误诊为转移灶,错过治疗时机,应提高警惕,避免漏诊。

八、治疗

1. 放射治疗　放射治疗在卵巢癌治疗中可用于化疗后的残存局部病灶,大部分情况下不用于卵巢癌。宫颈癌的盆腔复发以放射治疗为主,高龄患者或两侧卵巢已经切除的手术患者可行阴道镭疗或 X 线阴道筒照射。宫颈浸润癌手术后复发的患者治疗应以放射为主,闭孔区复发灶较为常见,同时给予化学药物。对于阴道、宫颈复发病灶,可采用阴道腔内放射治疗,即后装治疗,剂量约为 7Gy。术后盆腔复发灶,体外给予 ^{60}Co 放射治疗,总剂量控制在 4~6 周 50~60Gy。宫颈癌放疗后盆腔复发灶,能手术切除者首先采用手术治疗,术后给予化疗;不能手术者,可行化疗及高能放射源放疗,在足量放射治疗后 2 年内复发患者不宜在次进行放疗。非足量放疗后半年到 2 年复发者可给予半剂量。对于放疗结束后 2 年以上患者,可再次给予减量或全剂量放疗方案。

2. 化学治疗　复发性卵巢癌,无化疗禁忌证的患者,应首选化疗,相对于其他肿瘤比较,化疗效果较好。对不能耐受化疗的患者,以减轻患者症状,改善生活质量的对症支持治疗为主要方式。盆腔动脉灌注化疗也是主要治疗方式之一。

3. 靶向治疗　目前针对妇科肿瘤治疗的一线/二线靶向用药主要包括四种,分别是抗血管生成药物、聚腺苷二磷酸核糖聚合酶(PARP)抑制剂、免疫抑制剂及表皮生长因子受体(epithelial growth factor, EGFR)抑制剂。FDA 批准贝伐珠单抗可用于治疗转移性宫颈癌,对于复发性或持续性宫颈癌患者可显著改善患者的总生存期及无进展生存期。卡博替尼单药对于复发性卵巢癌患者可显著延长生存期。舒尼替尼(sunitinib)、帕唑帕尼(pazopanib)、拉帕替尼(lapatinib)、西地布尼(cadiranib)等针对 VEGF 信号通路药物在卵巢癌中的应用仍在探索中,也采用单药或联合治疗应用于复发性宫颈癌。Olaparib 被 FDA 批准用于复发和维持治疗晚期 BRCA1/2 突变的卵巢癌者。Rucaparib 单药被 FDA 批准用于治疗有害种系和/或体细胞 BRCA 突变型相关的晚期卵巢癌的患者。目前,对于靶向治疗的临床研究是晚期妇科肿瘤的主要研究方向。

4. 免疫治疗　免疫检查点抑制剂是免疫治疗的研究热点,如细胞毒 T 淋巴细胞相关抗原 4(cytotoxic T lymphocyte-associated protein4, CTLA-4)、程序性死亡受体-1(programmed cell death protein 1, PD-1)以及其配体(programmed cell death 1 ligand 1, PD-L1)抑制剂等,其在黑色素瘤、结直肠肿瘤等多种肿瘤中均有应用,在妇科恶性肿瘤治疗方面也有一定进展。2018 年 FDA 批准 PD-1 抑制剂派姆单抗(Pembrolizumab)用于 PD-L1 阳性的晚期及复发宫颈癌的二线治疗。2018 年 NCCN 对宫颈癌、子宫肿瘤及卵巢癌的临床实践指南中也作为推荐,派姆单抗可用于高度微卫星不稳定性或错配修复缺陷的复发性宫颈癌、子宫内膜癌及卵巢癌。免疫治疗在妇科肿瘤领域已经到来。

5. 手术治疗　复发卵巢癌伴有重要脏器受压症状者,如肠梗阻、浸润出血等临床表现者,可以再次或多次进行肿瘤减灭术,对于无法进行肿瘤减灭术者,小肠或者结肠造瘘、内吻合等术式也可以达到减轻患者症状,改善患者生活质量的目的。宫颈原位癌术后复发者需手术治疗,可选择局部切除、部分阴道切除或全阴道切除及阴道再造术。复发宫颈癌放疗后盆腔复发、放疗后阴道、宫颈复发者均需手术切除,术后给予化疗。对于冷冻骨盆或有远处转移者,如出现肠梗阻等症状,可以给予姑息手术治疗,减轻患者症状,改善生活质量。多学科合作下的手术治疗妇科来源的肿瘤,首选(联合脏器切除)根治性切除,若失去根治性切除机会,则争取行姑息性大部分切除,以切除主要病灶、解除或减轻症状为治疗目的,术后辅以放疗、化疗等综合治疗。对于无法手术切除或术后残留病灶较大者,可采用介入方法治疗。以全盆腔器官切除术为例。

(1) 术前准备:术前需要详尽的病史、症状、体格检查并结合其他检查,比如超声、CT、MRI、血管及肾盂造影等,用来确定病变位置范围、了解盆腔各器官受累的程度,做好术前准备。因该手术比"单纯的前盆内脏清除术或后盆内脏清除术"更为复杂,因此应该与患者以及家属充分沟通交流后再行手术。肠道准备对于全盆腔脏器切除患者是必要的,准备方法与结直肠手术相同,对于伴有不全梗阻的患者应该谨慎给予机械肠道准备。术前当晚以及手术当天行清洁灌肠。

(2) 操作方法

1) 手术由三部分组成:①盆腔的脏器如膀胱、输尿管末端、直肠、结肠、内生殖器、阴道和尿道以及相关邻近组织的切除;②左下腹壁行人工肛门形成术;③右下腹壁行人工膀胱形成术。

2）体位:人字体位,或先取仰卧位,待腹部组手术结束后,采用截石位。

3）切口:中下腹部正中绕脐切口。

4）分离后盆腔脏器:①断乙状结肠,在骶前沿乙状结肠分离至直肠后面。如果后续考虑采用结肠代膀胱,可与此同时将肠段选好备用(方法与后盆腔器清除术相同);②打开盆腹膜,高位结扎骨盆漏斗韧带,切断子宫圆韧带,游离下段输尿管,在进隧道前切断输尿管、直肠侧韧带和宫旁的宫骶韧带、主韧带以及阴道旁组织的分离同后盆脏器清除术。

5）分离前盆脏器:从圆韧带向前打开膀胱底腹膜,沿耻骨后分离膀胱及尿道前的疏松组织,直至尿道外口附近。

6）清除淋巴结:清除盆腔淋巴结。

7）人工膀胱:可选用乙状结肠或回肠代膀胱,但全盆内脏切除术多采用后者。①乙状结肠代膀胱:选择乙状结肠段,长度视腹壁厚度而定,一般长 12～15cm,包含两个动脉分支,以利血液供应。肠段近心端缝合(两层)封闭。将游离好的乙状结肠移于右下腹,游离足够长度的输尿管吻合在结肠的无系膜侧。在输尿管端口一侧 A 点纵切一小口,扩大其吻合面积,再与结肠代膀胱上的相应位点 A、B、C 对应吻合。用可吸收缝线间断全层缝合,黏膜层需很好对合(图 25-8)。吻合前应置输尿管支架。吻合方法与前盆脏器切除术相同。游离的乙状结肠远端与右下腹壁开口缝合,方法同后盆清除术的结肠造口。②回肠代膀胱:选用距回盲部 10～15cm 的回肠段,长 15～20cm,切断此段回肠,使其成游离肠段,近心端缝合封

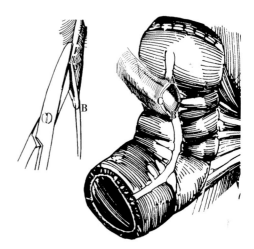

图 25-8　乙状结肠代膀胱

闭,保留血运。原回肠端端吻合,以保持连续性。关闭肠系膜孔,以防止小肠进入形成疝。将双输尿管吻合于游离回肠的近心端,远心端与腹壁缝合造口(与前盆脏器切除术相同)。

8）乙状结肠造口:如需切除全部直肠或残留直肠段与乙状结肠不能吻合时,在原皮肤切口外侧,左髂前上棘与脐联线中点或外 1/3 上方,腹直肌鞘外缘,做直径约 3cm 的圆形切口,切去皮肤及皮下组织,腹外斜肌腱膜作十字形切开,撑开腹横肌、腹内斜肌,切开腹膜,以能伸入两指为度。将结肠近端(造瘘口)从左下腹壁圆形切口拉出 3～5cm。

9）重建盆底:冲洗腹腔后,从前腹壁或侧腹壁分离一片腹膜,覆盖于盆底,间断缝合固定。腹膜后的空腔用凡士林纱布堵塞,一端由会阴部引出。盆底可加用多孔胶管作负压引流。分层关腹。包扎伤口。

10）会阴部手术:基本同后盆腔器清除术。切口从阴蒂前开始,沿左右两侧阴道前庭而下,汇合于肛门尾骨前。切除尿道、阴道和直肠的方法与广泛全宫加全阴道切除术、前盆脏器切除术相同。分离完毕可从会阴部位取出整个标本。

11）缝合盆底组织:盆底创面缺损较大,与腹部手术组配合彻底止血,缝合盆底组织,缩小创面。

12）缝合皮肤创面:缝合会阴皮肤、堵塞盆底创面。

13）阴道重建:需要者待术后病情稳定,会阴伤口有足够的肉芽、且很清洁时,可行阴道成形术进行阴道重建。

（3）注意事项

1）术前检查力求全面仔细,做好充分准备。治疗邻近大血管时需要行血管造影检查以避免术中损伤;术前做好肠道准备;术前置入输尿管支架,有利于术中辨认和保护输尿管。巨大的复发妇科肿瘤手术中大出血的风险 极大,因此术前对术中出血量要有充分的评估,并备足红细胞及血浆。若肿瘤较大、血供丰富,可于术前 24～72 小时行髂内血管栓塞。涉及联合脏器切除的患者,术前应组织相关学科进行 MDT

讨论,联合制订手术方案并进行术中合作。

2）术中尽量完整切除肿瘤,不破坏肿瘤组织和包膜。

3）进腹后,先松解粘连,充分暴露出肿瘤瘤体,辨认重要脏器和血管的位置及其与肿瘤的关系,沿肿瘤包膜分离或在假包膜内分离切除肿瘤。

4）肿瘤有时对组织的浸润表浅,可以从脏器表面剥离。有小面积侵犯,可以将受侵部位切除,缺损处缝合修补。如果肠管缺损的面积比较大,则需要切除该段肠管,断端吻合。

5）术中大出血的部位多是髂静脉或骶前静脉丛,应沉着冷静地迅速压迫出血点,用5-0血管缝合线缝合止血。如果仍然不能止血,术中可暂时阻断腹主动脉,对减少出血十分有利,也可结扎双侧髂内动脉,减少出血量后再找到出血点缝合止血。如果还不能止血,可用连续纱布条填塞压迫止血。关腹,术后3~5天取出纱布。

（4）术后处理

1）阴道出血:术后阴道引流量多,颜色鲜红,可能有活动性出血,应使用止血药物,必要时重新填塞阴道纱布。保守治疗无效时,应及时开腹止血。

2）术后感染:此手术创面较大,容易污染,术后宜选用较强抗菌药物。体温持续在39℃以上者,应及时取阴道分泌物和血液样本作细菌培养和药敏试验,并在药敏结果指导下用药。

（王丹波　张睿）

【参考文献】

[1] 李春雨.肛肠病学[M].北京:高等教育出版社,2013:93-94.

[2] 李春雨.肛肠外科学[M].北京:科学出版社,2016:44-45.

[3] 李春雨,汪建平.肛肠外科手术学[M].北京:人民卫生出版社,2015:640-644.

[4] 任东林.比技术更多——任东林肛肠外科手术集[M].北京:人民军医出版社,2013:6-7.

[5] BIRD T G. Outcomes and prognostic factors of multimodality treatment for locally recurrent rectal cancer with curative intent [J]. Int J Colorectal Dis,2018,33(4):393-401.

[6] WESTBERG K. Management and prognosis of locally recurrent rectal cancer-A national population-based study[J]. Eur J Surg Oncol,2018,44(1):100-107.

[7] YANG T X,MORRIS D L,CHUA T C. Pelvic exenteration for rectal cancer:a systematic review[J]. Dis Colon Rectum,2013, 56(4):519-531.

[8] SOLOMON M J. Sacrectomy via the abdominal approach during pelvic exenteration[J]. Dis Colon Rectum,2014,57(2): 72-77.

[9] SOLOMON M J. Lateral pelvic compartment excision during pelvic exenteration[J]. Br J Surg,2015,102(13):1710-1717.

[10] JILG C A,DRENDEL V. Diagnostic Accuracy of Ga-68-HBED-CC-PSMA-Ligand-PET/CT before Salvage Lymph Node Dissection for Recurrent Prostate Cancer[J]. Theranostics,2017,7:1770-1780.

[11] CHANG S J,BRISTOW R E,CHI D S,et al. Role of aggressive surgical cytoreduction in advanced ovarian cancer[J]. J Gynecol Oncol,2015,26(4):336-342.

[12] 蒋可平,郑建华.复发性子宫内膜癌的诊断与治疗进展[J].中国妇产科临床杂志,2015,16(5):468-470.

[13] 夏志军.女性泌尿盆底疾病临床诊治[M].北京:人民卫生出版社,2016:341-344.

[14] 曹泽毅.中国妇科肿瘤学[M].北京:人民军医出版社,2011:136.

[15] 刘继红.妇科肿瘤诊疗指南[M].北京:人民军医出版社,2010:58.

[16] 胡伦颖.妇产科疑难病案[M].北京:人民卫生出版社,2006:42.

[17] 葛来增.盆部外科学[M].北京:人民卫生出版社,2007:205-208.

第二十六章

盆底疾病的化学治疗

第一节　结直肠癌的化学治疗

结直肠癌的化学治疗(简称为化疗)根据治疗目的可分为新辅助化疗、辅助化疗以及姑息化疗,新辅助化疗和辅助化疗可统称为围手术期化疗。

直肠癌与结肠癌在围手术期治疗的区别在于,局部晚期直肠癌具有较高的局部复发风险,特别是中低位直肠癌,术前放化疗可改善直肠癌 R0 切除率,降低局部复发率。因此,TNM 分期在 T_3 或 N+以上的中低位直肠癌建议在手术前行新辅助放化疗,术后根据分期辅以辅助化疗。结直肠癌围手术期总治疗时间一般为 6 个月,术后一旦体能恢复,辅助化疗应在术后第 4 周后尽早开始。

晚期结直肠癌的治疗策略是以姑息化疗为基础的综合治疗,与最佳支持治疗相比,化疗可显著延长生存期及改善生活质量。目前用于治疗晚期结直肠癌的化疗药物包括:氟尿嘧啶(包括口服制剂卡培他滨)、奥沙利铂和伊立替康。近年来单克隆抗体与化疗联合方案的应用,使部分患者中位生存期延长至 30 个月以上。临床治疗中应综合考量患者的一般状态、原发肿瘤部位、基因类型、肿瘤负荷和治疗目标等因素而制订个体化的综合治疗策略。

一、常用化学及靶向治疗方案

1. 联合化疗方案

(1) 奥沙利铂为基础的方案:

1）mFOLFOX6：奥沙利铂 85mg/m²，静脉输注 2 小时，d1；LV 400mg/m²，静脉输注 2 小时，d1；5-FU 400mg/m²，静脉推注，d1，然后 2 400mg/m²，46~48 小时持续静脉输注。每 2 周重复，共 24 周。

2）CapeOX：奥沙利铂 130mg/m²，静脉输注 3 小时，d1；卡培他滨 1 000mg/m²，口服，每日 2 次，d1~d14。每 3 周重复，共 24 周。

（2）伊立替康为基础的方案

1）FOLFIRI：伊立替康 180mg/m²，静脉输注 90 分钟，d1；LV 400mg/m²，静脉输注 2 小时，d1；5-FU 400mg/m²，静脉推注，d1，然后 2 400mg/m²，46~48 小时持续静脉输注，每 2 周重复。

2）伊立替康 200mg/m²，静脉输注 90 分钟，d1；卡培他滨 800mg/m²，口服，每日 2 次，d1~d14，每 3 周重复。

（3）三药方案 FOLFOXIRI：伊立替康 165mg/m²，静脉输注，d1；奥沙利铂 85mg/m²，静脉输注，d1；LV 400mg/m²，静脉输注，d1；5-FU 1 600mg/(m²·d)×2d 持续静脉输注(总量 3 200mg/m²，输注 48 小时)，第 1 天开始。每 2 周重复。

2. 单药化疗方案

（1）卡培他滨：850~1 250mg/m²，口服，每日 2 次，d1~d14。每 3 周重复，共 24 周。

（2）简化的双周 5-FU 输注/LV 方案(sLV5FU2)：LV 400mg/m²，静脉滴注 2 小时，d1；5-FU 400mg/m²，静脉推注，d1，然后总量 2 400mg/m²，46~48 小时持续静脉输注。每 2 周重复，共 24 周。

3. 靶向及免疫治疗

（1）西妥昔单抗(仅限于 RAS 基因野生型患者)：首次 400mg/m² 静脉输注 2 小时，d1，其后 250mg/m² 静脉输注 1 小时，d1，每周重复；或者 500mg/m² 静脉输注 2 小时，d1，每 2 周重复。

（2）贝伐珠单抗：7.5mg/kg 静脉输注，d1，每 3 周重复；或 5mg/kg 静脉输注，d1，每 2 周重复。

（3）瑞戈非尼：160mg，口服，每日 1 次，d1~d21，每 28 天重复。

（4）呋喹替尼：5mg，口服，每日 1 次，d1~d21，每 28 天重复。

（5）曲氟尿苷替匹嘧啶(TAS-102)：35mg/m²(单次最大量 80mg)，口服，每日 2 次，d1~d5、d8~d12，每 28 天重复。

（6）Nivolumab(仅限于 dMMR/MSI-H 患者)：2mg/kg 静脉输注 d1，每 3 周重复，或者 200mg 静脉输注 d1，每 3 周重复。

（7）Pembrolizumab(仅限于 dMMR/MSI-H 患者)：3mg/kg 静脉输注 d1，每 2 周重复，或者 240mg 静脉输注 d1，每 2 周重复，或者 480mg 静脉输注 d1，每 4 周重复。

二、结肠癌围手术期治疗原则

结直肠癌围手术期治疗策略主要取决于分期。Ⅰ期结直肠癌患者术后 5 年生存率在 95% 以上，辅助化疗不能带来额外的生存获益，因此不需要辅助化疗。Ⅱ期结肠癌患者，根据分期及是否具有高危因素等综合分析，部分高危Ⅱ期患者可从辅助化疗中获益。Ⅲ期结肠癌患者术后复发风险相对较高，辅助化疗可延长无病生存时间(DFS)和总生存时间(OS)，如无禁忌证均应接受辅助化疗。

1. Ⅱ期结肠癌辅助治疗原则　Ⅱ期结肠癌是一组高异质性群体，是否需辅助化疗一直存在争议。总体而言，辅助化疗总体获益不超过 5%，因此应严格把握对Ⅱ期结肠癌患者进行辅助化疗的适应证。

目前共识认为，存在以下高危因素者需行辅助化疗：T4、组织学分化差(3/4 级，不包括 MSI-H 者)、脉管浸润、神经浸润、肠梗阻、肿瘤部位穿孔、切缘阳性或情况不明、切缘安全距离不足、送检淋巴结不足 12 枚。决定Ⅱ期结肠癌是否需辅助化疗的另一重要因素是微卫星不稳定性(MSI)。错配修复(MMR)基因突变或甲基化导致 MMR 蛋白缺失(dMMR)，可引起微卫星高度不稳定(MSI-H)，占全部Ⅱ期结肠癌的 15%~20%。研究显示，MSI-H 的Ⅱ期结肠癌患者预后良好，且不能从氟尿嘧啶类单药辅助化疗中获益，因此应对所有Ⅱ期结肠癌患者常规进行错配修复蛋白(MMR)检测。

Ⅱ期结肠癌患者根据是否具有高危因素和 MSI 状态，推荐以下辅助治疗方案：无高危因素且 MSI-H，首选观察;无高危因素且 MSS,可观察或单药氟尿嘧啶化疗;有高危因素且 MSS,可考虑氟尿嘧啶联合奥沙利铂化疗,单药氟尿嘧啶也是一种选择;有高危因素且 MSI-H,可选择氟尿嘧啶联合奥沙利铂方案化疗,但不宜采用氟尿嘧啶单药治疗。

2. Ⅲ期结肠癌辅助治疗原则 大多数Ⅲ期结肠癌患者可从辅助化疗中获益,降低死亡风险。与单药氟尿嘧啶相比,联合化疗方案(FOLFOX 或 CapeOX)能更好地延长 DFS 和 OS,因此首选联合化疗方案,对不能耐受奥沙利铂的患者可选氟尿嘧啶类单药。目前的数据表明,伊立替康及分子靶向药物(贝伐珠单抗和西妥昔单抗)不能延长结直肠癌术后患者的 DFS 或 OS,因此不推荐用于结直肠癌的辅助治疗。

3. 结直肠癌肝和/或肺转移化学治疗原则 根据治疗的时机和目的可以分为辅助治疗、转化性治疗和姑息治疗三类。辅助治疗有两种形式:肝转移灶切除后的术后辅助治疗,和可手术直接切除肝转移灶患者的新辅助治疗。本章节主要阐述辅助化疗和转化性治疗。

(1) 可切除结直肠癌肝转移的术后辅助治疗:辅助治疗的时间为 6 个月,即 FOLFOX(双周方案)12 个周期,或 CapeOX(3 周方案)8 个周期。如术前已经接受了新辅助化疗,则术前和术后的总化疗时间应为 6 个月。除非在术前已证实有效,不常规推荐对结直肠癌肝转移术后采用含伊立替康的方案辅助化疗。鉴于西妥昔单抗和贝伐珠单抗在Ⅲ期结肠癌的术后辅助治疗中的阴性结果,一般不常规推荐对于可手术切除的结直肠癌肝转移术后给予靶向药物辅助治疗。

(2) 可切除结直肠癌肝转移的术前新辅助化疗:术前新辅助化疗可以早期杀灭影像学不能发现的微小转移灶,缩小肿瘤提高 R_0 切除率,可对新辅助化疗药物进行体内药敏试验,指导术后用药,可甄别出快速进展即生物学行为差的患者,避免无效手术。前瞻性随机对照的临床研究证实术前新辅助化疗可以提高可手术切除结直肠癌肝转移患者的生存率。新辅助化疗以奥沙利铂或伊立替康联合氟尿嘧啶类药物的双药方案为主,如 FOLFOX、CapeOX 和 FOLFIRI,靶向药物不作为常规推荐。新辅助化疗过程中需每 2~3 周期进行疗效评价,及时评估后进行手术治疗。

(3) 潜在可切除结直肠癌肝转移的化疗:对于综合评估为潜在可切除的结直肠癌肝转移,原则上应给予强烈的治疗,以迅速缩瘤获得 R_0 切除的机会。常用的化疗方案包括,奥沙利铂或伊立替康联合氟尿嘧啶的两药联合方案(FOLFOX、CapeOX 或 FOLFIRI)联合靶向药物(西妥昔单抗或贝伐珠单抗),或三药方案(FOLFOXIRI)。治疗过程中及时评估,一旦转化为可切除肿瘤,应尽快手术。转化成功获得手术切除的患者,一般建议术后继续化疗,总化疗时间应为 6 个月。

三、直肠癌围手术期治疗原则

1. 早期及局部进展期直肠癌的治疗原则 早期直肠癌是指术前分期为 $T_{1-2}N_0M_0$ 的直肠癌,无须新辅助或辅助治疗。局部进展期直肠癌是指术前临床分期为 T_3 以上或 N+者。对肿物下缘距离肛缘 10cm 以内的局部进展期直肠癌患者(尤其是直肠肿瘤位于腹膜反折以下),推荐先进行新辅助放化疗,放化疗结束 6~8 周后进行手术,根据术后病理情况制订术后治疗方案。距肛缘 10cm 以上直肠癌的治疗参照结肠癌。

2. 新辅助放化疗(CRT)原则 局部进展期直肠癌局部复发危险较高,术前新辅助放化疗的目的包括降低肿瘤局部复发风险、化疗对放疗增敏、根除微小转移灶、增加病理完全缓解率(pCR)和保肛率、避免术后放疗引起的放射性肠炎风险等。推荐氟尿嘧啶为基础的术前同步放化疗和术后辅助化疗。奥沙利铂、伊立替康或靶向药物用于局部进展期直肠癌新辅助 CRT 的临床获益目前尚不明确,暂不常规推荐。

3. 术后辅助化疗原则 接受术前新辅助放化疗的局部晚期直肠癌患者,术后辅助化疗是否获益尚有争议。根据结肠癌术后治疗经验,推荐局部晚期直肠癌患者接受术后辅助化疗,辅助化疗方案参照结肠癌。辅助化疗应在术后第 4 周后尽早开始,最晚不得超过术后 8~12 周。术前未行新辅助 CRT,但经术后病理确定分期为 T_3 以上或 N+的直肠癌。术后 CRT 方案通常采用“三明治”式的治疗模式:辅助化疗-氟尿嘧啶同步 CRT-辅助化疗,总计 6 个月。

四、结直肠癌姑息化疗原则

1. 在治疗开始前应充分评估肿瘤情况和患者情况　目前 ESMO 指南推荐将晚期结直肠癌分成 4 组。0 组:技术上可直接行 R_0 切除的肝或肺转移,且无生物学相对禁忌证;1 组:潜在可切除的转移性疾病;2 组:不可切除的转移性疾病,同时肿瘤负荷较大并伴有相关症状;3 组:不能切除的转移性疾病,但无明显症状,肿瘤负荷小和/或进展缓慢。

2. 治疗目标和策略

0 组:治疗目标为治愈,因此首选手术切除辅以 6 个月的奥沙利铂/伊立替康为基础的围手术期化疗,有研究提示可改善 DFS,但 OS 是否获益存在争议。

1 组:该组患者治疗的目标是尽可能使肿瘤体积变小,从而达到 R_0 手术切除并获得长期无病生存或治愈。因此,本组患者应给予强烈的诱导治疗方案,通常可选择三药联合的化疗方案,或双药化疗联合靶向治疗。

2 组:该组患者治愈可能不大,治疗目标是尽可能延长生存期,并保证生活质量。首先推荐三药化疗或双药化疗联合靶向治疗,尽快降低肿瘤负荷改善症状。诱导治疗后获得疾病控制的患者,可考虑维持治疗。

3 组:不能切除的转移性疾病,治疗目标是控制疾病进展、改善生活质量,推荐双药化疗或单药化疗联合靶向治疗。

3. 药物治疗选择

(1) 诱导治疗:三药方案 FOLFOXIRI,双药方案(FOLFOX、CapeOx、FOLFIRI),单药方案(如患者不能耐受强烈初始治疗,可使用 5-FU/LV、卡培他滨、单药伊立替康等),经上述治疗后如患者一般状况未获改善,应予最佳支持治疗。

(2) 维持治疗:OPTIMOX1 试验结果表明,在接受 FOLFOX 作为一线治疗的转移性结直肠癌患者中,采用间歇使用奥沙利铂的"打打停停"(stop and go)策略,可减少神经毒性但并不影响总生存。因此,在使用双药联合化疗 3~6 个月后,如获得疾病控制,可停用副作用较大的奥沙利铂或伊立替康,继续方案中的其他药物维持治疗,直到肿瘤进展,可延长无进展生存期。

(3) 二线及后续化疗选择:二线化疗方案选择取决于一线治疗方案,以奥沙利铂为基础和伊立替康为基础的方案可互为一、二线。根据患者体能状况,选择单药或联合治疗方案。三线及以上的治疗,目前无标准方案,可根据患者一般状态、基因分型、MSI 状态等因素选择综合治疗方案(瑞戈非尼、呋喹替尼、TAS-102 等),或者入组临床试验。

五、结直肠癌靶向治疗

1. 结直肠癌靶向药物种类　主要包括抗血管生成抑制剂和抗 EGFR 单克隆抗体两大类。抗血管生成抑制剂包括单克隆抗体类(贝伐珠单抗、阿柏西普、雷莫芦单抗)、酪氨酸激酶抑制剂(瑞戈非尼、呋喹替尼),抗 EGFR 单克隆抗体包括西妥昔单抗和帕尼单抗。目前在国内上市且最广泛应用的靶向药物为贝伐珠单抗及西妥昔单抗,以下内容将针对这两个药物进行阐述。

2. 作用机制

(1) 贝伐珠单抗:贝伐珠单抗是通过特异性结合并阻断 VEGF(血管内皮生长因子),发挥对肿瘤血管的多种作用:使现有的肿瘤血管退化,切断肿瘤细胞生长所需氧气及其他营养物质;使存活的肿瘤血管正常化,降低肿瘤组织间压,改善化疗药物向肿瘤组织内的传送,提高化疗效果;抑制肿瘤新生血管生成,持续抑制肿瘤细胞的生长和转移。贝伐珠单抗单药的有效率较低,通常推荐与化疗联合使用。

(2) 西妥昔单抗:西妥昔单抗是针对 EGFR(表皮生长因子受体)的单克隆抗体,可与表达于正常细胞和多种癌细胞表面的 EGFR 特异性结合,阻断细胞内信号传导途径,从而抑制癌细胞增殖,诱导癌细胞凋亡。RAS 基因突变是西妥昔单抗耐药的预测因子,目前仅推荐使用于 RAS 基因野生型的晚期结直肠癌患者。西妥昔单抗单药治疗有效率较低,通常推荐与化疗联合使用。

3. 靶向药物的优势人群

(1) 贝伐珠单抗:目前针对贝伐珠单抗的使用尚无确切的疗效预测指标,RAS 基因野生型或突变型患者使用贝伐珠单抗联合化疗均有生存获益。

(2) 西妥昔单抗:西妥昔单抗的靶分子是 EGFR,研究表明,RAS 基因突变导致 EGFR 信号通路下游的通路活化,引起西妥昔单抗耐药。50%的结直肠癌患者存在 KRAS 或 NRAS 基因第 2、3、4 外显子的突变。因此,在使用西妥昔单抗治疗前必须进行 RAS 基因检测,全野生型的患者才可使用西妥昔单抗。2016 年 ASCO 年会研究报告显示,左半结肠癌 RAS 基因野生型患者使用西妥昔单抗联合化疗获益明显,右半结肠癌 RAS 基因野生型患者从西妥昔单抗治疗中无额外生存获益。

4. 靶向药物的适应证

(1) 姑息一线治疗及方案:目前在晚期结直肠癌一线治疗中有效的两个靶向药物是抗血管生成的贝伐珠单抗及抗 EGFR 的西妥昔单抗。

1) 贝伐珠单抗联合化疗方案:IFL、FOLFIRI、FOLFOX 及 CapeOX;IFL 方案联合贝伐珠单抗治疗晚期结直肠癌,将 OS 由 15.6 个月提高至 20.3 个月(AVF2107 研究)。贝伐珠单抗联合奥沙利铂为主的的化疗方案(FOLFOX/CapeOX)较单纯化疗显著延长 PFS(NO16966 研究)。贝伐珠单抗联合 FOLFIRI 方案作为一线治疗,其有效率为 58.7%,PFS 为 10.3 个月(FIRE3 研究)。贝伐珠单抗分别联合 FOLFOX 或 FOLFIRI 作为一线治疗,PFS 达到 11.3 个月,OS 达到 31.2 个月(CALGB80405 研究)。

2) 西妥昔单抗联合化疗方案:FOLFIRI 及 FOLFOX;在 RAS 野生型患者,西妥昔单抗联合 FOLFIRI 方案或 FOLFOX 方案均比单纯化疗带来明显的 PFS 和 OS 延长。由于西妥昔单抗联合化疗的客观有效率高,对于潜在可切除的患者的转化治疗应积极选用化疗+EGFR 抗体治疗。

(2) 维持治疗:现有证据显示,化疗联合贝伐珠单抗诱导治疗有效的患者,序贯使用贝伐珠单抗联合单药卡培他滨维持可以减轻毒副作用,延长生存期(CAIRO3 研究)。关于西妥昔单抗的维持治疗研究正在进行中,目前尚无高级别数据。

(3) 二线与跨线治疗:关于靶向药的二线与跨线治疗证据较少。一线使用贝伐珠单抗疾病进展后,二线继续使用贝伐珠单抗更换化疗方案较单纯化疗有更多生存获益(TML 研究)。西妥昔单抗的跨线治疗研究还在进行中,目前跨线治疗的证据尚不充分。

(4) 二线以上的治疗:西妥昔单抗在一线西妥昔单抗治疗疾病进展后,三线单药再次使用或联合伊立替康仍有生存获益,但后线的治疗选择受前期治疗方案影响很大。在标准治疗失败后,可以考虑临床研究或者瑞戈非尼等小分子治疗药物。

六、结直肠癌免疫治疗

Ⅳ期肠癌中肿瘤分子特征表现为 dMMR/MSI-H 的患者占 3.5%~5%,dMMR/MSI-H 肿瘤可能对 PD-1 抑制剂敏感,是多个瘤种中 PD-1 抑制剂的疗效预测标志物。PD-1 免疫检查点抑制剂 Pembrolizumab 和 Nivolumab 是人源化的 IgG4 单克隆抗体,可以和 PD-1 结合,阻止 PD-1 与 PD-L1 和 PD-L2 的相互结合,重新恢复免疫系统的识别与应答。基于Ⅱ期临床研究数据,目前 NCCN 指南推荐 Pembrolizumab 或 Nivolumab 用于 dMMR/MSI-H 转移性结直肠癌患者的二线或三线治疗。应用两个药物其中之一治疗后疾病进展则不建议再使用另外一个药物,目前多个在晚期肠癌中验证 PD-1 抑制剂的临床研究正在进行中。

尽管 PD-1 抑制剂的耐受性总体良好,但 21%~41%患者会出现严重的毒副作用,部分为免疫介导的副作用。最常见的免疫介导毒性发生在皮肤、肝、肾、胃肠道、肺和内分泌系统。肺炎是 PD-1 抑制剂最严重的毒副作用之一,接受 Pembrolizumab 或 Nivolumab 治疗的肺炎发生率在 3%~7%。

(张敬东 王琪玮)

第二节　肛管癌的化学治疗

在西方国家，人乳头状病毒（HPV）感染被认为是肛管鳞癌的第一位病因，80%~85%的患者能检测出HPV感染，在欧洲主要是16型和18型。肛门性交和多个性伴侣会增加HPV感染的机会，因而被认为是肛管癌的高危因素。其他的高危因素包括HIV感染、器官移植后长期使用免疫抑制剂、长期使用糖皮质激素、吸烟和抑郁。肛管癌治疗前要充分评估患者伴随的危险因素，合并HIV感染者，要积极抗病毒治疗，劝告患者戒烟。

一、局限性肛管癌的治疗原则

治疗的主要目的是在获得良好的肿瘤局部控制基础上保全肛门功能。标准治疗是以5-FU为基础的同步放化疗（CRT）联合全身化疗药物，CRT是目前肛管鳞癌的主要根治性治疗手段，有多个随机对照研究支持，为Ⅰ类推荐证据。与放疗同步的标准化疗是5-氟尿嘧啶（5-FU）和丝裂霉素C，具体为：5-FU每天$1\,000\,mg/m^2$，24小时持续静脉输注（CIV），d1~d4，MMC $12\,mg/m^2$（最大剂量20mg），静脉推注，d1，每28天重复，卡培他滨可替代5-FU。目前推荐CRT结束后的第26周进行终点评估，80%~90%的患者可完全缓解，局部复发率约为15%。外科手术的主要适应证是作为挽救性手段用于经过CRT不能完全缓解、CRT后再次局部复发或肿瘤区域曾经接受过放疗的患者。

二、转移性肛管癌的治疗原则

10%~20%的肛管癌患者会出现远处转移，最常见的部位为腹主动脉旁淋巴结、肝、肺、皮肤，总体预后不良，2年生存率约10%。治疗上以全身化疗为主，无标准化疗方案，具体方案取决于既往的治疗药物，目前常用的方案为顺铂联合5-FU，此外，卡铂、多柔比星、蒽环类以及伊立替康±西妥昔单抗均有报道用于治疗晚期肛管鳞癌并取得一定疗效。如果局部原发灶症状明显或局部肿瘤负荷较重的晚期肛管癌，也可以考虑在全身化疗的基础上加上局部放射治疗，以期缩小原发灶，控制局部症状。

（张敬东　王琪玮）

第三节　宫颈癌的化学治疗

宫颈癌是妇科领域发病率最高的恶性肿瘤，国家对宫颈癌筛查投入日趋增加，但其发病率和死亡率仍高居不下。高危型人乳头瘤病毒（HPV）的持续感染是导致宫颈癌发生的最关键因素。延长患者生存时间和改善预后的主要手段是根据临床分期及患者实际情况选择手术、放疗、化疗、靶向治疗及免疫治疗。其中，化疗主要用于晚期盆腔外有转移或者复发性宫颈癌并且不能耐受放疗或大范围手术的患者。如果治疗有效，化疗能够减轻患者疼痛及其他症状。根据一些RCT研究的结果，若患者曾经使用顺铂作为放疗增敏剂，在治疗转移性宫颈癌的过程中，以铂类为基础的联合化疗效果优于单药治疗。

一、一线联合化疗

顺铂是治疗转移性宫颈癌最有效的药物。但是，多数患者在发展成转移性宫颈癌之前已经接受过同步顺铂联合放疗，因而可能对单药铂类化疗不再敏感。诸如顺铂联合紫杉醇和贝伐单抗（1级推荐）、顺铂联合紫杉醇（1级推荐）以及顺铂联合拓扑替康（2A级推荐）等包含顺铂方案的联合化疗方案的疗效及安全性已经被多项临床试验证实。一项共纳入264例转移、复发或持续性宫颈癌患者的Ⅲ期RCT研究（GOG 169）比较了顺铂联合紫杉醇和单药顺铂的疗效。结果表明，相比于单药顺铂，两药联合显著提高了反应率（36% vs. 19%），并且将中位PFS从2.8个月延长至4.8个月。并且经顺铂联合紫杉醇治疗有效患者的生活质量得到显著提高。另一项纳入294例复发或持续性宫颈癌患者的RCT研究(GOG 179)评估了顺铂联合拓扑替康与单药顺铂之间疗效的差异。结果发现,相比于单药顺铂,联合拓扑替康之后,总反应率从13%提高到27%,中位PFS时间从2.9个月延长至4.6个月,中位OS时间从6.5个月延长至9.4个月。因此,FDA已经批准顺铂联合拓扑替康用于晚期宫颈癌治疗。但是,相比于顺铂联合拓扑替康方案,顺铂联合紫杉醇或者卡铂联合紫杉醇的毒性更小且患者依从性更好。一项纳入513例患者的Ⅲ期临床试验(GOG 204)比较了4种含顺铂的双药方案(顺铂联合紫杉醇、顺铂联合拓扑替康、顺铂联合吉西他滨、顺铂联合长春瑞滨)对于转移性或复发性宫颈癌的疗效。遗憾的是,由于中期结果显示顺铂无论是联合拓扑替康、吉西他滨还是长春瑞滨,效果均不如顺铂联合紫杉醇,因此该试验提早关闭。此外,相比于其他方案,顺铂联合紫杉醇在血小板减少和贫血方面的毒副作用更小,但是恶心、呕吐、感染和脱发发生率更高。最近的一项Ⅲ期RCT研究(GOG 240)将贝伐单抗加入研究方案中,共纳入452例患者,比较贝伐单抗联合顺铂和紫杉醇与贝伐单抗联合拓扑替康和紫杉醇治疗转移性、持续或复发性宫颈癌的疗效。相比于单纯两药化疗,加入贝伐单抗后,OS从13.3个月延长至16.8个月。但是拓扑替康联合紫杉醇(2A级推荐)疗效并未优于顺铂联合紫杉醇,提示该方案可以作为不适用顺铂患者的替代方案。需要注意的是,贝伐单抗会增加高血压、血栓形成、胃肠道穿孔等不良事件,但这些与患者报告的生活质量下降无关。2017年的一项纳入19项评估复发性、持续性或转移性宫颈癌的临床试验的结果发现相比于不含贝伐单抗的单纯化疗,贝伐单抗无论联合顺铂和紫杉醇还是联合拓扑替康和紫杉醇,均能延长OS。因此这两种包含贝伐单抗的方案均作为1级推荐用于治疗持续性、复发性或转移性宫颈癌。最近公布的一项纳入253例转移性或复发性宫颈癌患者的Ⅲ期RCT试验(JCOG0505)结果显示卡铂联合紫杉醇疗效不劣于顺铂联合紫杉醇。许多医师在临床使用卡铂联合紫杉醇方案是出于方便管理和毒性小的原因。JCOG0505研究的结果显示卡铂联合紫杉醇(TC方案)在OS方面不劣于顺铂联合紫杉醇(TP方案),并且采用TC方案治疗的患者的非住院时间更长。但是,对于从未用过顺铂的患者来讲,相比于TC方案,TP方案能够带来更长的OS(13.0个月 vs 23.2个月)。基于以上结果,卡铂联合紫杉醇作为1级方案推进用于之前接受过顺铂化疗的患者。最近一项比较TP和TC方案的系统性综述的结果也提示在治疗转移性宫颈癌过程中,TC方案在与TP方案拥有同等疗效的基础上具备更低毒性的优势。基于GOG 240和JCOG0505研究结果,贝伐单抗联合卡铂加紫杉醇被推荐为复发性或转移性宫颈癌的治疗(2A级推荐)。基于之前的研究,TC和TP方案逐渐成为转移性或复发性宫颈癌系统性治疗应用最广泛的方案。然而,对于不能使用紫杉类化疗药的患者顺铂联合拓扑替康仍旧是一种合理的替代方案。2019年,NCCN指南建议不再将顺铂联合吉西他滨作为一线联合方案进行应用,但非顺铂药物可作为不耐受顺铂化疗患者的替代方案。

二、单药治疗

顺铂通常被认为是最有效的药物被用作复发性或转移性宫颈癌首选的一线单药化疗方案,反应率可以达到20%~30%。应用顺铂后患者的OS可以达到6~9个月。因为数据表明顺铂和卡铂均有效且患者可耐受副作用,因此二者均被推荐用于一线单药化疗方案。综上所述,对于不能耐受手术或者放疗的复发性宫颈癌患者,顺铂、卡铂或者紫杉醇均是可以选择的单药化疗方案。

此外,Pembrolizuman可以作为PD-L1阳性或者MSI-H/dMMR宫颈癌的二线治疗(2A级推荐)。其他作为2B级证据推荐、被证明有效或者延长患者PFS的二线用药包括贝伐单抗、白蛋白结合型紫杉醇、多西他赛、氟尿嘧啶、吉西他滨、异环磷酰胺、伊立替康、丝裂霉素、培美曲塞、拓扑替康和长春瑞滨。

(张敬东　周明祎)

第四节　子宫内膜癌的化学治疗

子宫内膜癌是发生于子宫内膜的一组上皮性恶性肿瘤,好发于围绝经期和绝经后女性。子宫内膜癌是女性生殖系统三大恶性肿瘤之一，仅次于卵巢癌和宫颈癌。是发生于子宫内膜的一组恶性肿瘤，以来源于子宫内膜腺体的子宫内膜样腺癌最常见，近年来发病率在全世界范围内呈上升趋势。子宫内膜癌的化学治疗，是子宫内膜癌的辅助治疗方式。

一、子宫内膜癌术后辅助化疗

如果内膜癌患者的病灶局限在子宫，深肌层浸润、组织学病理证实低分化的患者预后差。尽管完成了术后辅助盆腔放疗，很多患者仍旧存在远端复发的风险。因此，一些学者认为在术后辅助放疗的基础上加用系统性化疗能够给患者带来获益。一些研究已经评估了系统性化疗对高危内膜癌的疗效。结果证明术后化疗和放疗的序贯治疗能够延长患者的PFS。但是，从目前研究结果来看，应用术后系统化疗尚未带来OS的延长，所以NCCN指南仍旧将此方案作为2B级推荐。进一步结论有待GOG 249研究结果的公布。目前，卡铂联合紫杉醇被推荐用作具有高危因素的内膜癌术后的辅助化疗。

对于分期较晚、病灶超出子宫的内膜癌患者，专家共识认为这部分患者复发风险高并且需要术后辅助治疗。然而，最佳的术后辅助治疗模式仍在不断探索中。如果患者的子宫外病灶局限于淋巴结或者附件，术后单用盆腔或大野放疗即可。但是，对于存有子宫外其他部位病灶的患者，术后辅助化疗很有必要。

二、复发或转移性内膜癌的系统性治疗

基于目前的研究，只要患者能够耐受，适用于转移性、复发性或高危型内膜癌的化疗药有很多种。推荐的联合用药方案包括：卡铂联合紫杉醇、顺铂联合多柔比星、顺铂联合多柔比星加紫杉醇、卡铂联合多西他赛、卡铂联合紫杉醇加贝伐单抗。此外，还有推荐用于HER2阳性浆液性癌的卡铂联合紫杉醇加曲妥珠单抗，以及针对子宫内膜样癌的依维莫司联合来曲唑。

一项3期RCT研究（GOG 177）比较了两种联合化疗方案用于晚期/转移性或复发性内膜癌患者的疗效。入组的273例患者被随机分入顺铂联合多柔比星加紫杉醇组以及顺铂联合多柔比星组。虽然三药联合化疗延长了OS，却增加了外周神经毒性等副作用的发生率。因此，该三药方案并未得到广泛应用。其他的多药联合方案的反应率从31%到81%不等，但持续时间都较短，中位OS也仅为1年左右。

卡铂联合紫杉醇越来越多地被用于晚期/转移性或复发性内膜癌，反应率为40%~62%。一项3期临床试验（GOG 209）将卡铂联合紫杉醇与单药顺铂、多柔比星、紫杉醇、非格司亭（一种粒细胞集落刺激因子）进行比较，结果表明几种方案治疗后患者的肿瘤结局相当，但卡铂联合紫杉醇的毒性低、患者耐受性好。因此，卡铂联合紫杉醇是目前多数患者的首选方案。对于紫杉醇禁忌的患者，多西他赛可以作为备选方案与卡铂联合使用。

一项2期临床试验评估了在卡铂联合紫杉醇基础上加用贝伐单抗后治疗晚期或复发性内膜癌的疗效。尽管该项研究由于某些原因早期关闭，后续一项回顾性研究将入组的15例患者和另外的27例也接受了卡铂联合紫杉醇加贝伐单抗治疗的晚期或复发性内膜癌患者进行汇总分析，结果发现PFS可达到20个月，OS可达到56个月，总反应率为82.8%。此外，亚组分析结果发现，初始接受过卡铂联合紫杉醇治疗，二线采用三药治疗的8例患者的反应率可以达到87.5%。

如果患者不能耐受多药化疗，单药方案包括紫杉醇、白蛋白结合型紫杉醇、顺铂、卡铂、多柔比星、脂质体多柔比星、拓扑替康和多西他赛。单药化疗用作一线方案时反应率可达21%~36%，用作二线方案时反应率可达4%~27%。一些临床医师更青睐脂质体多柔比星，因为其毒性低于多柔比星，并且反应率可以达到9.5%。研究发现MMR缺陷（dMMR）的患者对于PD-1抑制剂敏感。有研究结果表明dMMR的内膜癌患者应用帕博利珠单抗治疗后，客观反应率可以达到52%，疾病控制率可达到73%（3例完全缓解，5例部分缓解，3例疾病稳定）。因此，FDA批准帕博利珠单抗用于治疗MSI-H/dMMR，并且建议复发性内膜癌患者进行MSI-H或dMMR检测。

新的用于复发或转移性内膜癌的生物及分子治疗方法正在临床试验阶段。一项2期临床试验结果表

明,贝伐单抗治疗复发性内膜癌可以获得 13.5% 的反应率和 10.5 个月的 OS。替西罗莫司用作复发或转移性内膜癌治疗可获得 4% 的部分缓解率。基于上述结果,NCCN 指南推荐贝伐单抗或替西罗莫司用于初治时用过细胞毒性化疗患者进展后的单药治疗。

(张敬东　周明祎)

第五节　卵巢癌的化学治疗

卵巢癌是常见的妇科恶性肿瘤之一,通常为上皮源性,引起发病隐秘,发现时常为晚期。改善晚期卵巢癌预后主要依靠满意的初次肿瘤细胞减灭术(primary debulking surgery,PDS)和规范系统的术后化疗。

一、卵巢癌的新辅助化疗

目前,新辅助化疗(neoadjuvant chemotherapy,NACT)加上中间肿瘤细胞减灭术(interval debulking surgery,IDS)治疗晚期卵巢癌的疗效仍不确定。那些达到手术无肉眼残留(即 R0 切除)且术后接受完整化疗的患者预后最好。对于存有大块病灶、经过妇瘤医师评估确实无法做到 R0 切除的患者,或者不能耐受手术的患者,NACT 可作为一级推荐方案。但是,对于病灶明显局限在卵巢的患者,NACT 是不适合的。在开始 NACT 之前,应当通过 FNA、活检或者穿刺明确组织学类型,活检应当作为首选方式。紫杉醇联合卡铂或者脂质体多柔比星联合卡铂的静脉化疗是 NACT 以及 IDS 后辅助化疗的推荐方案。

紫杉醇联合顺铂的静脉或者腹腔(intraperitoneal,IP)化疗可以作为 NACT 和 IDS 后辅助化疗的标准方案。仅有的 2 期临床研究的数据表明多西他赛联合卡铂的静脉或 IP 化疗可用于 NACT 以及 IDS 后辅助化疗。一项 2 期的 RCT 研究评估了贝伐单抗联合卡铂和多西他赛与单纯化疗用于 71 例未手术的Ⅲ~Ⅳ期卵巢癌患者。结果提示,相比于单药化疗,加上贝伐单抗能够增加手术机会(88.6% vs 66.7%),但 PFS 并未得到延长。

一项 3 期国际联合 RCT 研究(由 EORTC-GCG 和 NCIC-CTG 共同发起)评估了 PDS 和 IDS 在治疗ⅢC~Ⅳ卵巢癌的疗效差异。结果发现两种治疗方案获得的中位 OS 相当(29 个月 vs 30 个月),但是接受 NACT 和 IDS 的患者并发症发生率低。对于该项研究最大的争议在于,研究得出的中位 PFS 和 OS 均低于接受 PDS 和术后辅助静脉化疗的美国晚期卵巢癌患者的平均水平(美国平均 OS 是 50 个月)。这项国际研究的中位 OS 比美国接受 PDS 及术后辅助化疗的 OS 短 20 个月,分析原因可能是该项国际研究中未纳入ⅢB 及早期患者,因此疾病风险相对低一些。此外,本研究中 PDS 和 IDS 并未达到满意肿瘤细胞减灭,比如有些患者残留病灶>1cm。

针对 EORTC-NCIC 研究的回顾性分析发现Ⅳ期大病灶肿瘤的卵巢癌患者能够从 NACT 中明显获益,相比之下,ⅢC 期患者能够从 PDS 中获益。因此,NCCN 卵巢癌指南编委会认为关于 NACT 用于潜在可切除的卵巢癌患者仍需更多的数据支持,目前在美国仍将 PDS 作为首选方案。美国一项大样本(586 例)的单中心研究报道接受 PDS 治疗的晚期卵巢癌患者的中位 OS 要长于接受 NACT 的患者。一项病例数超过 14 000 的研究报道 PDS 获得的 OS 比 NACT 延长几乎 2 年。最近的一项回顾性研究结果发现,经过 PDS 治疗后患者 2 年、5 年、7 年生存率分别是 96.4%、69.3% 和 50.4%;而 NACT 治疗后患者 2 年、5 年、7 年生存率分别是 87.1%、41.8% 和 32.6%。

二、卵巢癌的术后化疗

多数卵巢癌患者都会进行术后系统性化疗。对于肿瘤分期ⅠA 或ⅠB1 期 1 级的子宫内膜样卵巢癌患者术后可以不化疗,因为这部分患者仅通过手术生存率就能够超过 90%。卵巢癌术后辅助化疗的首选一线方案是静脉+/-腹腔化疗。

基于 RCT 研究结果,静脉/IP 化疗被推荐用于Ⅲ期并且已经完成满意 PDS(残留病灶<1cm)的卵巢癌

患者(1 级推荐)。做到无肉眼残留病灶(R0 切除)且完成术后辅助静脉/IP 化疗的患者可以达到最佳疗效。完成满意 PDS 的Ⅱ期患者也被推荐接受 IP 化疗,由于目前尚无 RCT 研究结果证据,该方案仍作为 2A 级推荐。但是 IP 化疗不推荐用于Ⅰ或Ⅳ期的卵巢癌患者。对于Ⅲ期卵巢癌患者,GOG172 研究结果表明,相比于静脉化疗,顺铂联合紫杉醇的 IP 化疗能将 OS 延长 16 个月。对于体能状态差,不适合 IP 化疗的患者,可以采用多西他赛联合卡铂(1 级推荐)或者脂质体多柔比星联合卡铂(1 级推荐)的静脉化疗。

卵巢癌术后辅助化疗的疗程数根据疾病分期有所变化。目前尚无证据证明卵巢癌术后辅助化疗一线方案需要 6 个疗程以上的联合化疗。对于晚期(Ⅱ~Ⅳ期)卵巢癌,推荐采用总疗程 6 个周期的静脉联合化疗,而对于早期 OC,推荐 3~6 个疗程的化疗。

根据目前 NCCN 专家组共识,推荐的静脉化疗方案包括:

1）紫杉醇 175mg/m² 第 1 天,超过 3 小时静脉输注,后续给予卡铂,超过 1 小时静脉给药,之后每 3 周一个周期,共 6 个周期(1 级推荐)。

2）剂量密集型紫杉醇 80mg/m² 于第 1、8、15 天超过 1 小时静脉给药,于第 1 天加用卡铂,超过 1 小时静脉给药,之后每 3 周一个周期,共 6 个周期(1 级推荐)。

3）紫杉醇 60mg/m² 超过 1 小时静脉给药,加上卡铂,超过 30 分钟静脉给药,每周化疗共 18 周(1 级推荐)。

4）多西他赛 60~75mg/m² 第 1 天超过 1 小时静脉输注,后加用卡铂,超过 1 小时静脉给药,每 3 周为一个周期,共 6 个周期(1 级推荐)。

5）卡铂加上聚乙二醇脂质体多柔比星 30mg/m²,每 4 周一个周期,共 6 个周期(2A 级推荐)。

上述方案也可用于 NAC。基于 MITO-7 研究的结果,卡铂联合紫杉醇的治疗方案推荐用于老年患者或体能较差的患者。值得注意的是,卡铂的用量可以根据患者的血清肌酐值进行调整。

推荐的 IP 化疗方案是第 1 天紫杉醇 135mg/m² 连续静脉输注超过 24 小时;第 2 天在紫杉醇静脉输注结束后,顺铂 75~100mg/m² 腹腔化疗;第 8 天紫杉醇 60mg/m² 腹腔化疗,之后每 3 周一个周期,共 6 个周期(1 级推荐)。证据来源的 3 期 RCT 研究中,紫杉醇的静脉输注持续超过 24 小时。尽管紫杉醇持续 3 小时的静脉输注更方便、毒性低、更容易耐受,但尚无证据表明能够跟 24 小时持续输注获得相同的疗效。值得注意的是,IP 方案中包含静脉给药,所以该方案也可以用于晚期远处转移的患者。化疗成分中不同组合具有不同的毒性谱。多西他赛联合卡铂会增加中性粒细胞减少的风险;静脉化疗紫杉醇联合卡铂与外周感觉神经病变有关;剂量密集型紫杉醇容易导致贫血、降低生活质量。目前尚无药物预防化疗引起的外周神经病变。紫杉醇联合顺铂方案的 IP 化疗能够造成白血病、感染、乏力、肾毒性、腹部不适和神经毒性。在 IP 化疗的最初临床试验中,因为副作用的原因,仅有 42% 的患者完成了 6 个周期的化疗。但是随着经验的不断积累,越来越多的患者能够完成 6 周期的化疗。尽管 IP 化疗采用较低的顺铂剂量 75mg/m² 能够降低毒性,GOG 252 研究结果证实降低顺铂剂量仍然不被推荐采纳。准备接受顺铂 IP 化疗、紫杉醇 IP 和静脉化疗的患者需要保证具有正常的肾功能。终止 IP 化疗的原因包括留置管并发症、恶心、呕吐、脱水和腹痛。无法接受 IP 化疗的患者应该接受静脉化疗。同时,可以通过选择合适的留置管和置管时机来减少留置管并发症。此外,专业护理也能减少并发症的发生。在 IP 化疗前后给予静脉水化能够有效预防肾毒性。化疗结束后,患者通常需要在门诊接受 5~7 天的静脉补液来预防脱水。目前,IP 化疗和静脉化疗究竟孰优孰劣仍有争议。

体能状态差、存有合并症、Ⅳ期或者高龄的患者可能无法耐受 IP 化疗或者其他联合方案的静脉化疗。铂类的单药化疗(如顺铂或者卡铂)或许更适合这部分患者。一项 3 期 RCT 研究(MITO-7)比较了卡铂联合紫杉醇的周疗与 3 周疗方案治疗晚期卵巢癌的疗效差异,结果证明二者中位 PFS 相当。但卡铂联合紫杉醇周疗的副作用小,能够改善患者的生活质量。因此,基于 MITO-7 这项 3 期的临床试验结果,卡铂联合紫杉醇治疗成为了老年患者及体能状态差患者的优选方案。

Armstrong 等报道Ⅲ期卵巢癌患者接受了满意的 PDS 后完成 IP 化疗,中位 OS 能达到 65.6 个月。另有研究表明Ⅲ期卵巢癌 PDS 达到无肉眼残留病灶后应用 IP 化疗 OS 可以达到 110 个月。JGOG 3016 研究结果表明,剂量密集型紫杉醇联合卡铂周疗方案能够在 3 周疗方案的基础上进一步延长 PFS(28 个月 vs 17 个月)和 OS(100.5 个月 vs 62.2 个月)。但是剂量密集型方案带来的高毒性往往降低患者的耐受性。

从 2017 年开始,NCCN 指南将卡铂联合脂质体多柔比星加入Ⅱ~Ⅳ期卵巢癌术后静脉化疗的一线方案中(2A 级证据)。这项变化是基于一项 3 期的 RCT 研究结果,研究共纳入 820 例Ⅲ~Ⅳ的卵巢癌患者,评估了卡铂联合脂质体多柔比星与标准方案卡铂联合紫杉醇方案的疗效与安全性,发现二者中位 OS 无差异。但是两种方案的毒性有差别,卡铂联合多柔比星具有高肝毒性、低神经毒性且脱发发生率低的特点,因此该方案被推荐用于具有高神经毒性风险或者想避免脱发的患者。

三、卵巢癌的维持治疗

紫杉醇被推荐用于Ⅱ~Ⅳ期卵巢癌一线治疗临床完全缓解后的治疗(2B 级推荐)。维持治疗方案的选择是基于 GOG 178 研究的结果。该研究将完成初始化疗的卵巢癌患者随机分成两组,一组接受紫杉醇 $135\sim175mg/m^2$,每 4 周一个周期,共 3 周期,另一组接受紫杉醇 $135\sim175mg/m^2$,每 4 周一个周期,共 12 周期的维持治疗。研究过程中的实际紫杉醇剂量从 $175mg/m^2$ 降为 $135mg/m^2$,结果表明相比于 3 周的维持治疗,12 周维持治疗更能延长 PFS。但是目前紫杉醇的维持治疗仍是 2B 级推荐,因为它会增加患者的外周神经毒性,而且 PFS 的延长并未转化成 OS 的延长。而且另外一项研究结果表明紫杉醇维持治疗并未带来获益。

帕唑帕尼也用作Ⅱ~Ⅳ期卵巢癌达到初治临床缓解后的维持治疗(2B 级推荐)。这是基于一项对比帕唑帕尼和安慰剂的 3 期 RCT 研究,结果表明帕唑帕尼维持治疗能够延长 PFS。由于应用帕唑帕尼并未延长患者的 OS,并且增加了 3 或 4 级高血压等副作用的发生率,因此 FDA 并未批准该药适应证。

四、复发性卵巢癌的治疗

针对复发性卵巢癌,单药治疗是不够的。一些药物备受青睐主要是因为其低毒性或者显著的有效性。

针对铂敏感复发性卵巢癌,铂类为基础的联合化疗 6 周期是首推方案(1 级推荐)。对于不能耐受联合化疗的铂敏感复发性卵巢癌患者,首选单药方案是卡铂或者顺铂。最佳联合化疗方案包括:卡铂联合紫杉醇(1 级推荐)、卡铂联合脂质体多柔比星(1 级推荐)、卡铂联合紫杉醇周疗、卡铂联合白蛋白结合型紫杉醇(针对紫杉醇过敏的患者)、卡铂联合多西他赛、卡铂联合吉西他滨、顺铂联合吉西他滨、卡铂联合吉西他滨加贝伐单抗。

卡铂联合脂质体多柔比星作为 1 级推荐用作复发性卵巢癌的治疗是基于最新的研究结果。卡铂联合脂质体多柔比星与卡铂联合紫杉醇疗效相当,但毒性谱不同,前者更易耐受。关于卡铂联合白蛋白结合型紫杉醇用于铂敏感复发性卵巢癌的治疗,来自一项 2 期研究的数据表明接受卡铂联合白蛋白结合型紫杉醇治疗后,患者的总缓解率能达到 79%,其中 39% 的患者能达到完全缓解。此外,最近一项纳入 22 例患者研究结果表明患者能够完全耐受卡铂联合白蛋白结合型紫杉醇的副作用,且无患者出现过敏反应。

对于铂耐药复发性卵巢癌,不含铂类的药物是首选,如多西他赛、口服依托泊苷、吉西他滨、紫杉醇周疗+/-帕唑帕尼、脂质体多柔比星+/-贝伐单抗、紫杉醇/贝伐单抗周疗、拓扑替康+/-贝伐单抗。可以进行单药的序贯治疗。一项 2 期研究(MITO-11)评估了紫杉醇周疗+/-帕唑帕尼治疗铂耐药或铂抵抗晚期卵巢癌患者的疗效,结果发现与单纯紫杉醇相比,紫杉醇联合帕唑帕尼能够延长 PFS。最近的一项 2 期、单臂研究(AEROC)评估了阿帕替尼联合口服依托泊苷治疗铂耐药或铂抵抗复发性卵巢癌患者的疗效,结果发现客观缓解率能够达到 54%,最常见的 3~4 级副作用包括中性粒细胞减少、乏力、贫血和黏膜炎。其他单药方案治疗后反应率都相差不多:拓扑替康 20%、吉西他滨 19%、脂质体多柔比星 26%、口服依托泊苷 27%。对于铂耐药的患者,多西他赛的反应率是 22%,紫杉醇周疗的反应率是 21%。此外,白蛋白紫杉醇总反应率能达到 64%,长春瑞滨反应率为 20%,异环磷酰胺反应率 12%。对于铂耐药的复发性卵巢癌患者,培美曲塞反应率可达21%。

五、卵巢癌的靶向治疗

1. 抗血管新生药物　一项3期RCT研究(GOG 0218)比较了贝伐单抗联合卡铂和紫杉醇作为卵巢癌一线方案与单纯化疗的疗效,结果表明接受贝伐单抗维持治疗的患者的中位PFS得到显著延长。此外,GOG 0218研究结果证明增加贝伐单抗能够有效缓解腹水。亚组分析结果发现,对于腹水明显的患者,相比于单纯化疗,增加贝伐单抗能够显著延长PFS和OS。另一项3期RCT研究(ICON7)也评估了贝伐单抗联合卡铂加紫杉醇用于卵巢癌一线治疗的疗效。ICON7研究的亚组分析结果发现,对于预后差的这部分患者,增加贝伐单抗能够显著延长OS。

目前,NCCN指南推荐将贝伐单抗联合卡铂加紫杉醇作为一线方案随后给予贝伐单抗维持治疗卵巢癌(2B级推荐)。考虑到两项3期RCT研究(GOG 0218和ICON7)的结果并未提示贝伐单抗能够显著延长全体患者的OS和生活质量,一些学者仍不推荐将贝伐单抗作为一线方案用作卵巢癌的治疗。根据目前NCCN指南建议,若患者初治过程中加用了贝伐单抗,那么可以在维持治疗中继续选择贝伐单抗,但是如果初治中未用贝伐单抗,将其作为维持治疗方案有待大样本的研究结果。

基于一项2期临床研究的结果,贝伐单抗单药治疗可用于复发性卵巢癌,尤其是伴有腹水的患者。贝伐单抗单药的反应率可以达到20%,但它可能引起高血压、动脉血栓形成或肠穿孔。因此,对于有胃肠道穿孔高危风险的患者,禁止使用贝伐单抗单药或者联合用药。

一些3期RCT研究(AURELIA、OCEANS)已经评估了贝伐单抗联合用药治疗复发性卵巢癌的疗效。AURELIA研究比较了贝伐单抗联合化疗(脂质体多柔比星、紫杉醇周疗或拓扑替康)与单纯化疗治疗铂耐药卵巢癌的疗效,发现联合贝伐单抗能够延长PFS和OS。但是加用贝伐单抗增加了高血压和2级以上蛋白尿的发生率。OCEAN研究评估了卡铂联合吉西他滨+/−贝伐单抗治疗铂敏感复发性卵巢癌的疗效,这些患者初治时未用过贝伐单抗。结果发现加用贝伐单抗后延长了PFS。但是,延长的PFS并未转化为延长的OS。化疗联合贝伐单抗组中有2例患者发生了胃肠道穿孔,1例患者死于颅内出血。GOG-0213研究评估了卡铂联合紫杉醇加贝伐单抗治疗铂敏感复发性卵巢癌的疗效。与单纯化疗相比,加用贝伐单抗稍延长OS。试验组和对照组中的大部分患者都发生了3级以上的副作用,但加用贝伐单抗组的副作用高于单纯化疗组(96% vs 86%)。最常见的副作用包括高血压、乏力和蛋白尿。

2. PARP抑制剂

(1) 奥拉帕尼:奥拉帕尼(AZD2281)对于BRCA1和BRCA2突变的患者疗效明显优于BRCA阴性的患者,尤其对于铂敏感的患者效果更佳。有研究评估了奥拉帕尼治疗复发性卵巢癌的疗效,总反应率可以达到34%,其中2%完全缓解,32%部分缓解。FDA批准奥拉帕尼治疗BRCA胚系突变的经过3线以上化疗的复发性卵巢癌。NCCN指南推荐奥拉帕尼单药治疗BRCA胚系突变的经过3线以上化疗的复发性卵巢癌,无论患者是铂敏感复发还是铂耐药复发。

最近的一项纳入295例患者的3期RCT研究(SOLO2/ENGOT-Ov21)评估了奥拉帕尼治疗接受过2线以上化疗的BRCA突变的铂敏感复发性高级别浆液性卵巢癌的疗效。结果发现,相比于安慰剂,奥拉帕尼显著延长患者的PFS。但奥拉帕尼维持治疗组患者的严重副作用发生率增加(18% vs 8%)。最常见的3级以上副作用包括贫血、乏力、中性粒细胞减少。奥拉帕尼组有1例患者死于治疗相关的急性髓系白血病。FDA批准奥拉帕尼用于曾对铂类为基础化疗有反应的复发性卵巢癌的维持治疗。并且NCCN指南推荐奥拉帕尼用作接受过2线以上方案化疗的复发性卵巢癌的维持治疗。

(2) 卢卡帕尼:一项最近的2期临床研究(ARIEL2)评估了卢卡帕尼治疗铂敏感复发性卵巢癌的疗效。结果发现,相比于BRCA野生型,卢卡帕尼治疗BRCA突变型患者的PFS显著延长。卢卡帕尼带来的严重副作用包括小肠穿孔(5%)和贫血(4%),治疗过程中2人死于疾病进展,1人死于败血症。FDA批准卢卡帕尼用于接受过2线以上化疗、BRCA突变的铂敏感和铂耐药的复发性卵巢癌患者。一项荟萃分析的结果表明,卢卡帕尼治疗铂敏感患者的总反应率是66%,治疗铂耐药患者的总反应率是25%。

(3) 尼拉帕尼:一项3期临床研究(NOVA)评估了尼拉帕尼维持治疗用于对复发治疗有效的铂敏感卵巢癌的疗效。结果表明相比于安慰剂,无论患者 BRCA 是否突变,尼拉帕尼均能延长患者的 PFS(12.9个月 vs 3.8个月)。对于存在 BRCA 胚系突变的患者,能够获得更为显著的 PFS 延长(21.0个月 vs 5.5个月)。尼拉帕尼引起的最常见3或4级副作用包括血小板减少(33.8%)、贫血(25.3%)和中性粒细胞减少(19.6%)。NCCN 之间推荐尼拉帕尼用作接受过2线以上化疗,并且对最近一次化疗有反应的铂敏感复发性卵巢癌的维持治疗。

(张敬东 周明祎)

第六节 膀胱癌的化学治疗

膀胱癌是常见盆底恶性肿瘤之一,严重威胁人类健康。膀胱癌主要起源于膀胱的尿路上皮。既往将膀胱黏膜上皮称为移行细胞,1998年 WHO 与国际泌尿病理学会联合建议用尿路上皮一词代替移行上皮一词,以区别鼻腔以及卵巢内移行上皮的叫法,使尿路上皮成为泌尿系统的专有名词。亦有约10%膀胱癌为临床细胞癌和腺癌。

膀胱癌需要依据疾病的不同类型进行治疗。临床上可以将膀胱癌分为非肌层浸润性、肌层浸润性和转移性膀胱癌3种类型。非肌层浸润性膀胱尿路上皮癌(non-muscle-invasive bladder cancer,NMIBC)的标准治疗方案应首选经尿道膀胱肿瘤切除术,术后根据复发危险程度决定膀胱内灌注治疗方案。对肌层浸润性膀胱尿路上皮癌(muscle-invasive bladder cancer,MIBC)、鳞状细胞癌、腺癌、脐尿管癌等采取以外科手术为主的综合治疗,$T_{2\sim4a}N_0M_0$ 期膀胱尿路上皮癌可选择新辅助化疗+手术治疗,根据膀胱外脂肪是否受侵、脉管内是否有瘤栓、盆腔淋巴结是否有转移等决定术后是否进行辅助性化疗和/或放疗。转移性膀胱癌以化疗为主,可采用姑息性手术、放疗缓解症状。本章节主要介绍内科治疗相关内容。

(一) 非肌层浸润性膀胱癌的治疗(NMIBC)(Ta,T₁ 和 Tis)

1. NMIBC 的危险度分 NMIBC 是指局限于黏膜层(Tis、Ta)及固有层(T_1),且未见肌层浸润的膀胱乳头状恶性肿瘤。Ta 和 T_1 期肿瘤的生物学行为差异显著,因固有层内有丰富的血管及淋巴管,因此 T_1 期肿瘤容易发生转移。影响 NMIBC 复发和进展的危险因素包括:肿瘤的数量、大小、分级、复发频率、是否合并原位癌。与复发相关的主要危险因素包括肿瘤的数量(≥8个)和复发频率(>1次/年);与进展相关的主要危险因素包括分期(T_1)、分级(G3或高级别)和存在原位癌。根据复发风险及预后的不同,将 NMIBC 分为3个不同危险程度组:

(1) 低危 NMIBC:原发、单发、TaG1(低级别尿路上皮癌)、直径<3cm,没有 CIS(注:必须同时具备以上条件才是低危非肌层浸润性膀胱癌)。

(2) 中危 NMIBC:所有不包含在低危和高危分类中的 NMIBC。

(3) 高危 NMIBC:以下任何一项:T_1 期肿瘤;G3(或高级别尿路上皮癌);CIS;同时满足:多发、复发和直径>3cm 的 TaG1G2(或低级别尿路上皮癌)。

2. 经尿道膀胱肿瘤切除术(transurethral resection of bladder tumor,TUR-Bt)后灌注化疗

(1) 膀胱灌注化疗:非肌层浸润性膀胱癌患者 TUR-Bt 术后5年内复发率为24%~84%。与原发肿瘤切除不彻底、肿瘤细胞种植或新发肿瘤有关;部分患者会进展为肌层浸润性膀胱癌,因此,推荐所有 NMIBC 患者进行术后辅助性膀胱灌注治疗,包括膀胱灌注化疗和膀胱灌注免疫治疗。

TUR-Bt 术后即刻膀胱灌注化疗能够杀灭术中可能播散的肿瘤细胞和创面可能残留的肿瘤细胞,可显著降低 NMIBC 术后复发。研究显示:2 844例非肌层浸润性膀胱癌 TUR-Bt 术后即刻灌注丝裂霉素 C,与36%的对照组患者术后复发,而灌注组的复发率为27%;一项Ⅲ期研究显示术后即刻灌注吉西他滨能使复

发率降低 34%。荟萃分析显示:2 278 例 NMIBC 患者,与对照组相比,TUR-Bt 术后即刻膀胱灌注化疗 5 年复发率降低 14%(从 59% 降低到 45%)。因此,建议所有 NMIBC 患者行术后即刻膀胱灌注化疗,应在术后 24 小时内完成。但在 TUR-Bt 术中膀胱穿孔或术后严重肉眼血尿的患者中不建议应用,因为灌注化疗可能导致细菌性脓毒症甚至死亡,严禁术后早期应用卡介苗进行膀胱灌注。

膀胱灌注方案包括早期灌注(诱导灌注):术后 4~8 周,每周 1 次膀胱灌注;之后维持灌注:每月 1 次,维持 6~12 个月。

①低危 NMIBC 患者:术后即刻灌注后肿瘤复发率很低,因此即刻灌注后不推荐维持膀胱灌注治疗。②中危 NMIBC 患者:建议术后即刻膀胱灌注后,继续维持膀胱灌注化疗,每周 1 次,共 8 周,随后每月 1 次,共 10 个月。③高危 NMIBC 患者:推荐术后膀胱灌注卡介苗(BCG)。若复发耐受 BCG,可选择术后维持膀胱灌注化疗。

目前,没有证据显示不同药物的维持灌注化疗方案疗效无显著差别,但均不推荐 1 年以上的膀胱灌注化疗。常用灌注化疗药物包括吡柔比星(每次 30~50mg)、表柔比星(每次 50~80mg)、多柔比星(每次 30~50mg)、羟喜树碱(每次 10~20mg)、丝裂霉素(每次 20~60mg)、吉西他滨(每次 1 000mg)等。

影响膀胱灌注化疗效果的因素包括:尿液的 pH 值、化疗药的浓度等。因此,为减少药物被尿液稀释,建议灌注前禁水 6 小时。化疗药物应通过导尿管灌入膀胱,并保留 0.5~2 小时。

膀胱灌注化疗的主要副作用:化学性膀胱炎,表现为尿频、尿急、尿痛等尿路刺激症状,严重者可伴有出血和膀胱黏膜脱落。副作用主要与灌注剂量和频率相关,轻者在灌注间歇期可自行缓解,需要多饮水。若出现严重的膀胱刺激症状,应延迟或停止灌注治疗,多数副作用在停止灌注后自行缓解。

(2)卡介苗(BCG)膀胱灌注治疗:术后辅助性膀胱内灌注 BCG 适用于非肌层浸润性膀胱癌的治疗。BCG 作用的确切机制尚不清楚,大多认为 BCG 能够诱导机体局部免疫反应,细胞介导的细胞毒效应可能起重要作用。膀胱灌注 BCG 能够预防肿瘤复发及控制肿瘤进展,但对患者总生存时间(OS)及肿瘤特异性生存未见显著改善。

绝对适应证:包括高危 NMIBC 和膀胱原位癌。

相对适应证:中危 NMIBC 患者。

不推荐:低危 NMIBC 患者应用 BCG 膀胱灌注治疗。

TURBt 术后联合 BCG 膀胱灌注较与单纯 TUR-Bt 显著降低 NMIBC 术后的复发风险,并降低中/高危患者肿瘤进展的风险。因此,高危 NMIBC,推荐 BCG 膀胱灌注免疫治疗。中危 NMIBC 术后 5 年复发率为 42%~65%,肿瘤进展风险为 5%~8%,一般推荐膀胱灌注化疗,部分患者可选择 BCG 灌注治疗。

BCG 膀胱灌注免疫治疗的最佳疗程尚无定论。由于术后膀胱有开放创面或有肉眼血尿等,即刻 BCG 灌注易引起严重的副作用,有造成结核播散风险,因此推荐术后 2~4 周后开始 BCG 膀胱灌注治疗。目前 BCG 一般采用 6 周灌注诱导免疫应答,再定期进行 3 周的灌注强化以维持良好的免疫反应。为获得临床获益,BCG 需要维持灌注 1 年以上,可使肿瘤进展的风险降低 37%。灌注维持时间从 18~27 周不等,最长维持灌注 3 年,但尚无证据表明任何一种方案明显优于其他方案。

BCG 维持灌注治疗的具体方案尚无定论。高危 NMIBC 患者,BCG 灌注治疗一般采用 60~120mg BCG,每次保留 2 小时,1 次/周,连续 6 周,诱导免疫应答;此后需维持 BCG 灌注 1~3 年(至少 1 年),随后分别在首疗程灌注后 3、6、12、18、24、36 个月时分别重复 BCG 灌注,1 次/周,共 3 周,保持和强化 BCG 的疗效。对于中危 NMIBC 患者,建议使用 1/3 标准剂量,其疗效与全剂量相同,副作用明显减少,但严重的全身毒性反应发生率并没有明显降低。

BCG 膀胱腔内灌注治疗的禁忌证:TUR-Bt 术后两周内;有严重血尿;外伤性导尿后;有症状的尿路感染患者。

BCG 膀胱腔内灌注的主要副作用：膀胱刺激症状、血尿和全身流感样症状，少见的严重副作用包括结核败血症、肉芽肿性前列腺炎、附睾睾丸炎、关节痛和/或关节炎、过敏反应等。

（3）膀胱原位癌的治疗：膀胱原位癌（Tis）属于非肌层浸润性膀胱癌，通常分化差，属于高度恶性肿瘤，易发生肌层浸润。如果 Ta、T_1 期膀胱癌或肌层浸润性膀胱癌伴有 Tis，则是膀胱癌复发进展的危险因素之一。Tis 的标准治疗方案是 TUR-Bt 术+术后辅助 BCG 膀胱灌注治疗。

BCG 膀胱灌注治疗的完全缓解率高达 72%~93%，显著高于膀胱灌注化疗（48%），能明显降低肿瘤复发率和疾病进展率。若患者无法耐受 BCG 灌注，也可选择灌注化疗。10%~20% 的完全应答者最终进展为肌肉浸润性膀胱癌，而无应答者占 66%。

BCG 治疗期间，每 3~4 个月定期进行膀胱镜及尿脱落细胞学检查，若治疗 9 个月时未达到完全缓解或发生肿瘤复发、进展，则推荐行根治性膀胱切除术。当 Tis 合并有肌层浸润性膀胱癌时，推荐行根治性膀胱切除术。

（4）TUR-Bt 后肿瘤复发的治疗：行 TUR-Bt 术后膀胱灌注化疗后复发的 NMIBC 患者，建议再次 TUR-Bt 治疗。术后可更换化疗药物重新进行膀胱灌注治疗，或选择 BCG 灌注，术前膀胱灌注化疗对再次 BCG 灌注的疗效无显著影响。对反复复发和多发者，建议行 BCG 灌注治疗或根治性膀胱切除。对于随访时出现 MIBC，或 BCG 灌注 3 个月后出现高级别 NMIBC，或 3~6 个月时发现 Tis，或 BCG 治疗中或治疗后出现高级别 NMIBC 的患者，考虑是卡介苗难治性膀胱癌，此类患者推荐行根治性膀胱切除手术。

（5）尿细胞学阳性：膀胱镜及影像学检查阴性的患者行 TUR-Bt 治疗，如果术后复查发现尿脱落细胞学阳性，但膀胱镜检查及影像学检查仍为阴性的患者，建议行膀胱镜下随机活检、上尿路细胞学检查，以明确肿瘤是否存在，必要时行输尿管镜检查。若随机活检病理发现肿瘤，推荐 BCG 膀胱灌注治疗，若完全反应需维持灌注；若无效或部分缓解，可选择全膀胱切除、更换药物灌注或参加临床试验药物等。若上尿路肿瘤细胞阳性同时输尿管镜及影像检查均阳性，需按照上尿路肿瘤治疗。若随机活检及上尿路检查均阴性，建议定期复查。

（二）肌层浸润性膀胱癌（MIBC）患者的治疗

治疗前需要行实验室检查及影像学检查，明确临床分期。MIBC 的治疗主要包括：根治性膀胱切除术、部分膀胱切除术、新辅助/辅助化疗、保留膀胱综合治疗等。根治性膀胱切除术同时行盆腔淋巴结清扫术，是 MIBC 的标准治疗方式。研究显示术前新辅助化疗联合根治性膀胱切除，可进一步改善患者的生存。本章节主要介绍内科治疗部分。

1. 新辅助化疗（Neoadjuvant chemotherapy） 临床分期 T_2~T_{4a}，淋巴结未见转移的患者，推荐行新辅助化疗联合根治性膀胱切除术；术后病理分期为 pT_3~pT_4 或淋巴结转移的患者行术后辅助化疗。由于目前缺少足够的循证医学证据支持，对于无法耐受以顺铂为基础的联合新辅助化疗的患者，不推荐卡铂替代顺铂，建议直接行根治性膀胱切除术，不推荐新辅助化疗。

常用的新辅助化疗方案包括：吉西他滨联合顺铂：4 个周期（21 天或 28 天为一周期均可接受，21 天方案延迟时间短，剂量依从性可能更好）。

DD-MVAC（剂量密集的氨甲蝶呤、长春碱、多柔比星和顺铂）联合生长因子，3~4 个周期。

CMV 方案：（顺铂、氨甲蝶呤和长春碱）3 个周期。

副作用主要包括：消化道反应、血液学毒性等。与无化疗组相比，术后 3~4 级并发症发生率及手术完成率并无显著差别。

2. MIBC 术后辅助化疗（adjuvant chemotherapy） MIBC 患者膀胱切除术后是否进行辅助化疗，目前尚缺乏前瞻性对照临床研究证据。但多项 Meta 分析显示：MIBC 患者术后辅助化疗能使死亡风险降低 23%，改善无复发生存期（DFS）。一项对 5 653 例行根治性膀胱切除术患者的回顾性分析显示，23% 患者接受术后辅助化疗，与未接受辅助化疗患者相比，显示辅助化疗能明显改善患者 OS。

高复发风险的患者术后接受含顺铂的联合化疗能显著降低肿瘤复发率。推荐 MIBC（$pT_{3/4}$ 和/或 pN+

M0),特别是未进行术前新辅助化疗的高复发风险患者进行术后辅助化疗。

3. 保留膀胱的综合治疗 对于无法耐受或不愿接受根治性膀胱切除术的 MIBC 患者,可以考虑行保留膀胱的综合治疗。但目前尚未达成共识,需谨慎考虑及选择。基本治疗原则是通过 TUR-Bt 治疗最大限度减瘤后行放化疗,化疗方案主要为以顺铂为基础的化疗。MIBC 施行保留膀胱综合治疗的 5 年总体生存率为 45%~73%,10 年总体生存率为 29%~49%。

4. cT_{4b}/N+ MIBC 的治疗 cT4bN0:推荐系统化疗或放疗联合化疗。化疗 2~3 个周期后评价疗效,40~45Gy 剂量放疗 3 周后评价疗效。若没有肿瘤则继续巩固治疗或姑息性膀胱切除术。若有肿瘤残存,可选择更改化疗方案、放疗或姑息性膀胱切除术。

cT_{4b}/N+:推荐系统化疗或同步放化疗,若评估疾病无进展,可增加放疗剂量或姑息性膀胱切除术。如伴发严重血尿、输尿管肾盂严重积水等可行姑息性膀胱切除及尿流改道。

5. 转移性膀胱尿路上皮癌的治疗 10%~15% 的膀胱癌患者在确诊时已出现转移,50% 接受根治性膀胱切除术的患者会出现复发或转移,其中局部复发占 10%~30%,其余多为远处转移。

主要治疗方法包括全身化疗、化疗联合放疗或单纯放疗等。尿路上皮癌细胞对于铂类、吉西他滨、多柔比星及紫杉醇等化疗药物敏感。基于顺铂的联合化疗是转移性膀胱尿路上皮癌的最重要的标准治疗方案。含铂联合化疗的总体反应率为 50% 左右,中位 OS 为 14 个月,五年生存率为 5%~20%。常用的一线化疗方案包括:GP、DD-MVAC(改良 MVAC 强化方案)和 MVAC 等方案。化疗方案推荐见表 26-1。

表 26-1 转移性膀胱尿路上皮癌化疗方案推荐

化疗		方　案
一线		
耐受顺铂	GP	吉西他滨 1 000mg/第 1、8 天静脉滴注,顺铂 70mg/m² ,第 2 天静脉滴注,每 3 周(21 天方案)为一个周期
	改良 MVAC 强化方案(DD-MVAC)	氨甲喋呤 30mg/m²第 1 天静脉滴注,长春碱 3mg/m² ,阿霉素 30mg/m² ,顺铂 70mg/m²第 2 天静脉滴注,每 2 周重复,化疗期间常规预防性应用粒细胞集落刺激因子
	CMV(可用于新辅助化疗)	氨甲喋呤 30mg/m² 、长春碱 4mg/m² ,第 1、8 天静脉滴注,顺铂 100mg/m²第 2 天静脉滴注,每 3 周为一个周期;一般应用 3 个周期
顺铂不耐受	卡铂联合吉西他滨	
	免疫治疗	阿特珠单抗(atezolizumab)
		帕姆单抗(pembrolizumab)
	吉西他滨联合紫杉醇	
	异环磷酰胺、多柔比星、吉西他滨序贯化疗(适用于肾功能及身体状态好)	
二线		
		多西他赛、紫杉醇、吉西他滨、培美曲塞、异环磷酰胺、阿霉素、ate-zolizumab、durvalumab、avelumab、pembrolizumab、nivolumab 等药物,根据患者耐受情况可选择单药或联合方案

6. 膀胱鳞状细胞癌(squamous cell carcinoma,SCC) SCC 可分为非血吸虫病性膀胱 SCC 和血吸虫病性膀胱 SCC,我国主要是前者。单纯的膀胱 SCC 推荐行根治性膀胱切除术,疗效优于放疗。另外,术前放疗加根治性膀胱切除术比单纯根治性膀胱切除术疗效更优,有助于预防盆腔复发。单纯放疗效果较差,不推荐单独应用。膀胱 SCC 化疗有效率低,NCCN 指南推荐可以选择紫杉醇、异环磷酰胺及顺铂方案化疗;另外,顺铂、吉西他滨及异环磷酰胺对膀胱 SCC 也有效。膀胱 SCC 的 5 年生存率约为 50%。

7. 腺癌(adenocarcinoma) 膀胱腺癌可分为三种:原发性非脐尿管腺癌、脐尿管腺癌、转移性腺癌。

(1)非脐尿管腺癌:原发性膀胱腺癌多发生于膀胱三角区及膀胱侧壁,疾病进展快,多为 MIBC,推荐行根治性膀胱切除术,术后辅以放疗。进展期和已远处转移的患者可以选择化疗,推荐选用 5-氟尿嘧啶为基础的化疗方案。

（2）脐尿管腺癌:脐尿管腺癌与脐尿管上皮增生及其内覆移行上皮腺性化生有关,约占膀胱腺癌的1/3。脐尿管腺癌发生在膀胱顶部前壁,可浸润到膀胱壁深层、脐、Retzius 间隙及前腹壁,远处转移风险较高。手术治疗是其最主要的治疗手段,包括扩大性膀胱部分切除术和根治性膀胱切除术。放疗和化疗的效果不佳。

（3）转移性腺癌:原发病灶主要来源于直肠、胃、子宫内膜、乳腺、前列腺和卵巢,采取以治疗原发病为主的综合治疗模式。

8. 膀胱小细胞癌(small cell carcinoma) 肿瘤多发于膀胱两侧壁和膀胱底部,一般肿瘤体积较大,具有高侵袭性高且易转移。采用化疗联合局部治疗的综合治疗模式。新辅助化疗有助于提高生存率,局部治疗方案包括外科手术或放疗,手术治疗应选择根治性膀胱切除术,病理分期为 T3、T4 的患者考虑行术后辅助化疗。新辅助化疗或辅助化疗一般采用顺铂和依托泊苷的联合化疗方案。

（张敬东　董茜）

第七节　前列腺癌的化学治疗

前列腺癌(prostate cancer)是男性泌尿生殖系统最常见的肿瘤之一。在我国,约 30% 的新发病例为临床局限型,主要为根治性手术或根治性放疗,预后较好。另外 70% 为局部晚期或广泛转移病例,预后较差。

局限性前列腺癌在治疗前应根据血清 PSA 浓度、肿瘤 Gleason 分级和临床分期确定临床治疗方案。根治性前列腺癌切除术及放射治疗均是根治性治疗手段。晚期前列腺癌主要采用内分泌治疗及对症治疗等综合治疗策略。

（一）根治性前列腺切除术后辅助治疗

1. pT_3N_0 由于肿瘤突破包膜或侵犯精囊等导致术后局部复发的风险较高,即使 PSA<0.1ng/ml,也推荐考虑针对前列腺窝的辅助放疗或者挽救性放疗。辅助应用内分泌治疗可能带来 PFS 延长,但没有 OS 获益。

2. pN_1 前瞻性随机对照临床研究证实根治术后早期联合辅助内分泌治疗 10 年的肿瘤特异性生存率和 OS 均显著提高。另外,术后辅助放疗可能获益,获益程度主要取决于肿瘤的特点(如 3~4 个以下转移淋巴结,Gleason 评分 7~10 分,$pT_{3~4}$,以及切缘阳性)。根治术后的辅助化疗尚无明确结论,仍处于临床试验阶段。

（二）前列腺癌的内分泌治疗

前列腺细胞在无雄激素刺激的情况下会发生凋亡,雄激素剥夺治疗是晚期前列腺癌患者的主要全身性治疗,也作为新辅助/辅助治疗联合放疗治疗局限性或局部晚期前列腺癌。手术去势后睾酮的平均水平是 15ng/dl,因此睾酮<20ng/dl(0.7nmol/L)应该是比较合理的去势水平。目前也有很多研究结果证实,睾酮水平越低,治疗效果越好。

雄激素剥夺主要通过抑制睾酮分泌(手术去势或药物去势)和阻断雄激素与其受体结合的途径实现。内分泌治疗的目的是降低体内雄激素浓度,抑制肾上腺来源雄激素的合成,抑制睾酮转化为双氢睾酮或阻断雄激素与其受体的结合,以抑制或控制前列腺癌细胞的生长。内分泌治疗的主要方法为去势和抗雄。

1. 去势治疗 手术去势、药物去势或雌激素治疗,PFS 及 OS 无显著差异。

（1）手术去势:可迅速降低睾酮水平,但是可能造成患者心理问题,应酌情考虑。

（2）药物去势:可应用黄体生成素释放激素类似物(LHRH-a)进行药物去势。在注射 LHRH-a 后,睾酮水平一过性升高,1周后逐渐下降,至3~4周时可达到去势水平,但是仍有10%患者睾酮不能达到去势水平。在初次使用LHRH-a时由于睾酮的一过性升高,建议在注射前2周或当时开始给予抗雄激素药物至注射后至少7天。

(3) 雌激素:可下调LHRH的分泌,抑制雄激素活性,直接抑制睾丸Leydig细胞功能,以及对前列腺细胞的直接毒性。最常用的雌激素是己烯雌酚,使用时要注意心血管事件的发生。

2. 抗雄治疗目的是去除或阻断睾丸来源和肾上腺来源的雄激素。最常用的药物为类固醇类药物(醋酸甲地孕酮等)和非类固醇药物(比卡鲁胺和氟他胺等)。抗雄药物单药治疗的有效性不如去势治疗;而对于抗雄治疗联合去势治疗,目前为止尚无前瞻性随机研究证实联合治疗比按顺序使用LHRH激动剂和抗雄药物有生存优势。

(三) 去势抵抗性前列腺癌的治疗

1. 去势抵抗性前列腺癌(castration-resistant prostate cancer,CRPC) 指睾酮达到去势水平后(<50ng/dl或1.7nmol/L),至少出现下面情况的一种:

(1) 生化复发:间隔1周以上连续3次PSA上升,2次升高均在PSA低点50%以上,并且PSA>2ng/ml。

(2) 影像学进展:新发病灶的出现,包括骨扫描提示2处或以上的新发骨转移病灶,或者是应用RECIST标准评价的新发软组织病灶。单纯症状上进展不能够诊断为CRPC,需要进一步的评估。

2. 无症状非转移性CRPC(M0 CRPC) 相对频繁的治疗后PSA监测,使得CRPC可以被更早发现,有研究表明,PSA开始上升的2年内,约有三分之一的患者会发生骨转移。对于转移风险较高的M0 CRPC患者的推荐:

(1) 在雄激素剥脱治疗的基础上联合阿帕鲁胺或恩杂鲁胺。

(2) 在上述两种治疗策略临床实行困难时可以选择使用阿比特龙联合泼尼松治疗。

(3) 若因为各种原因不接受上述治疗,也可以选择持续内分泌治疗的基础上观察。

(4) 不建议在临床试验之外使用化疗或者免疫治疗。

相对频繁的治疗后PSA监测,使得CRPC可以更早的发现,有研究表明,PSA开始上升的2年内,约有三分之一的患者会发生骨转移。

3. 转移性CRPC

(1) CRPC去势治疗:维持去势治疗可能获得的收益超过治疗可能带来的风险,目前所有的临床研究也都基于维持去势水平,因此在这类患者人群中应维持去势治疗。

(2) 转移性CRPC一线治疗药物:①阿比特龙:雄激素合成抑制剂醋酸阿比特龙(阿比特龙)。研究显示对于既往接受含多西他赛的化疗失败的转移性CRPC的患者,采用阿比特龙联合低剂量泼尼松对比安慰剂联合泼尼松给患者带来显著生存获益。阿比特龙组在影像学进展时间、PSA下降程度和疼痛缓解方面也显著改善。阿比特龙用法为1 000mg,每日1次口服。②恩杂鲁胺:研究显示对于既往接受含多西他赛的化疗失败的转移性CRPC的患者,恩杂鲁胺较安慰剂能显著延长患者OS。另外,一项Ⅲ期临床研究显示在初治的转移性前列腺癌中,恩杂鲁胺较安慰剂也能够显著改善患者的OS和PFS。因此,恩杂鲁胺成为多西他赛治疗前和治疗后转移CRPC患者的一种治疗选择,并且是不适合进行化疗患者的一个合理的选择。③多西他赛:多西他赛被FDA批准用于转移性CRPC的治疗。标准方案是75mg/m²,每3周1次,替代方案是50mg/m²,每2周1次,同时联合泼尼松5mg,每日2次口服。④卡巴他赛:卡巴他赛为一种半合成的紫杉烷衍生物,对多烯紫杉醇失败的激素抗拒前列腺癌的疗效由于米托蒽醌,可用于多西他赛化疗失败的转移性CRPC患者。Ⅲ期FIRSTANA研究表明,卡巴他赛对于未经过化疗的mCRPC患者具有临床意义。卡巴他赛与多西他赛相比,周围神经病变发生率较低,特别是20mg/m²(12% vs 25%)。因此,对于不适合多西他赛方案化疗或者已存在轻度周围神经病变的患者,可以考虑卡巴他赛。卡巴他赛用法为 25mg/m², 每 3 周 1 次。对于身体相对虚弱的患者, 可以考虑卡巴他赛 20mg/m², 每 3 周 1 次。

4. 前列腺癌骨转移的治疗 65%~75% 的前列腺癌会发生骨转移, 能够导致骨痛及病理性骨折等骨相关事件, 严重影响患者生活质量。双膦酸盐能够限制提高前列腺癌骨转移患者的总生存率及降低骨相关事件的发生率。放射治疗能够改善局部骨痛, 包括体外放射及放射性核素治疗。另外, 镇痛药物治疗也是缓解前列腺癌骨痛的主要方法之一。

5. 其他新型药物:奥拉帕尼(olaparib)是一种 PARP 抑制剂。有研究表明, 奥拉帕尼在 BRCA1 和 BRCA2 基因突变的 CRPC 患者中具有很好的疗效, 反应率高达 88%, 可能成为未来 mCRPC 治疗的又一选择。

(张敬东 董茜)

【参考文献】

[1] LE D T, URAM J N, WANG H, et al. PD-1 blockade in tumors with mismatch-repair deficiency[J]. N Engl J Med, 2015, 372: 2509-2520.

[2] OVERMAN M J, MCDERMOTT R, LEACH J L, et al. Nivolumab in patients with metastatic DNA mismatch repair-deficient or microsatellite instability-high colorectal cancer(CheckMate 142): an open-label, multicentre, phase 2 study[J]. Lancet Oncol, 2017, 18: 1182-1191.

[3] OVERMAN M J, LONARDI S, WONG K Y M, et al. Durable Clinical Benefit with Nivolumab Plus Ipilimumab in DNA Mismatch Repair-Deficient/Microsatellite Instability-High Metastatic Colorectal Cancer[J]. J Clin Oncol, 2018, 36: 773-779.

[4] THIND G, JOHAL B, FOLLWELL M. Chemoradiation with capecitabine and mitomycin-C for stage Ⅰ-Ⅲ anal squamous cell carcinoma[J]. Radiat Oncol, 2014, 9: 124.

[5] FRENEL J S. Safety and Efficacy of Pembrolizumab in Advanced, Programmed Death Ligand 1-Positive Cervical Cancer: Results From the Phase Ib KEYNOTE-028 Trial[J]. J Clin Oncol, 2017, 35(36): 4035-4041.

[6] LIONTOS M. Systemic therapy in cervical cancer: 30 years in review[J]. Crit Rev Oncol Hematol, 2019, 137: 9-17.

[7] MUSTE A A. Adjuvant sequential chemoradiation therapy in high-risk endometrial cancer: results of a prospective, multicenter phase-Ⅱ study of the NOGGO(North-Eastern German Society of Gynaecological Oncology)[J]. Cancer Chemother Pharmacol, 2013, 72(5): 975-983.

[8] SECORD A A. A multicenter evaluation of adjuvant therapy in women with optimally resected stage ⅢC endometrial cancer[J]. Gynecol Oncol, 2013, 128(1): 65-70.

[9] NOMURA H. Randomized phase Ⅱ study comparing docetaxel plus cisplatin, docetaxel plus carboplatin, and paclitaxel plus carboplatin in patients with advanced or recurrent endometrial carcinoma: a Japanese Gynecologic Oncology Group study (JGOG2041)[J]. Ann Oncol, 2011, 22(3): 636-642.

[10] LE D T. Mismatch repair deficiency predicts response of solid tumors to PD-1 blockade[J]. Science, 2017, 357(6349): 409-413.

[11] BRISTOW R E. Adherence to treatment guidelines for ovarian cancer as a measure of quality care[J]. Obstet Gynecol, 2013, 121(6): 1226-1234.

[12] VERGOTE I. Neoadjuvant chemotherapy or primary surgery in stage ⅢC or Ⅳ ovarian cancer[J]. N Engl J Med, 2010, 363 (10): 943-953.

[13] CRISTEA M. Practical considerations in ovarian cancer chemotherapy[J]. Ther Adv Med Oncol, 2010, 2(3): 175-187.

[14] DU B A. Incorporation of pazopanib in maintenance therapy of ovarian cancer[J]. J Clin Oncol, 2014, 32(30): 3374-3382.

[15] PIGNATA S. Pazopanib plus weekly paclitaxel versus weekly paclitaxel alone for platinum-resistant or platinum-refractory advanced ovarian cancer(MITO 11): a randomised, open-label, phase 2 trial[J]. Lancet Oncol, 2015, 16(5): 561-568.

[16] ZHANG J, GERST S, LEFKOWITZ R A, et al. Imaging of bladder cancer[J]. Radiol Clin North Am, 2007, 45: 183-205.

[17] MESSING E, TANGEN C, LERNER S, et al. Effect of intravesical instillation of gemcitabine vs saline immediately following resection of suspected low-grade non-muscle-invasive bladder cancer on tumor recurrence[J]. JAMA, 2018, 319: 1880-1888.

［18］ BALAR A V,GALSKY M D,ROSENBERG J E,et al. Atezolizumab as first-line treatment in cisplatin-ineligible patients with locally advanced and metastatic urothelial carcinoma：a single-arm,multicentre,phase 2 trial［J］. Lancet,2018,389：67-76.

［19］ BELLMUN T,DE WIT R,VAUGHN D,et al. Pembrolizumab as second-line therapy for advancedurothelial carcinoma［J］. N Eng J Med,2018,376：1015-1026.

第二十七章

盆底疾病的放射治疗

放射治疗(简称为放疗)是通过放射线的电离辐射消灭肿瘤细胞,从生物学角度讲,放射线进入肿瘤细胞后通过直接作用和间接作用(产生氧自由基)打断或损伤细胞 DNA 结构,从而杀灭肿瘤细胞。放疗的目标是使肿瘤接受高剂量放射线,正常组织接受低剂量放射线;通过高辐射剂量杀灭肿瘤细胞或肿瘤相关组织以控制肿瘤不再生长,同时使肿瘤周围正常组织的放射线引起的副作用降到最低。近些年来,随着放疗设备的不断进步,三维适形、调强放疗已经成为肿瘤放疗的主流技术。所谓三维适形放疗就是指在照射肿瘤体积过程中,照射野的形状必须在三维方向上与病变(靶区)的形状保持一致。而调强放疗是指在三维适形放疗的基础上靶区内及表面的剂量处处相等,必须要求每一个照射野内诸点的输出剂量能够按照要求的方式进行调整。最近出现的影像引导调强放疗、快速容积调强放疗、自适应放疗等一系列高级精确放疗技术,都是在三维适形调强放疗的基础上进一步优化、细化产生的。这些先进技术的出现,使得现代放疗治疗肿瘤靶区更加准确、治疗方式更加规范、疗效更加肯定、毒副作用更小。但同时也面临着患者接受放疗费用的提高,因此严格掌握各种放疗技术的适应证尤为重要。

放射治疗是晚期盆底肿瘤或局部复发患者最重要的治疗手段。大量研究已证实,手术联合放疗或放化疗的综合治疗模式较单纯手术治疗能明显提高疗效及治愈率,对于不能手术的患者,放疗可延长患者生存期,缓解症状,提高生活质量。近年来,放疗技术不断发展,新技术的应用更是为盆底肿瘤术后局部复发患者的治疗带来了令人鼓舞的疗效。

第一节　直肠癌的放射治疗

一、适应证

直肠癌放疗或放化疗的主要目的为新辅助或辅助治疗、转化性放疗和姑息治疗。新辅助或辅助治疗的适应证主要是Ⅱ～Ⅲ期直肠癌;新辅助长程同步放化疗结束推荐间隔5~12周接受根治性手术,短程放疗(25Gy/5次)联合即刻根治性手术(放疗完成后1~2周内)可推荐用于 MRI 或超声内镜诊断的 T3 期直肠癌;对于复发或转移并具有根治机会的患者建议行转化性放疗;姑息性治疗的适应证为肿瘤局部区域复发和/或远处转移。对于某些不能耐受手术或有强烈保肛意愿的患者,可以试行根治性放疗或放化疗。

1. Ⅰ期直肠癌局部切除术后,有高危因素者(切缘阳性,淋巴管/血管侵犯,组织学低分化或侵犯 sm_3),推荐行根治性手术;如拒绝根治手术者,建议术后放疗。

2. 临床诊断为Ⅱ或Ⅲ期直肠癌,推荐行新辅助放疗或新辅助同步放化疗。

3. 根治术后病理诊断为Ⅱ或Ⅲ期直肠癌,如果未行新辅助放化疗者,推荐行术后同步放化疗。

4. 局部晚期不可手术切除的直肠癌(T_4),必须行新辅助同步放化疗,放化疗后重新评估,争取根治性手术。

5. Ⅳ期直肠癌对于转移灶可切除或潜在可切除的Ⅳ期直肠癌,建议化疗或联合原发病灶放疗,治疗后重新评估可切除性;转移灶必要时行姑息减症放疗。

6. 局部区域复发直肠癌可切除的局部复发患者,建议先行手术切除,然后再考虑是否行术后放疗。不可切除局部复发患者,若既往未接受盆腔放疗,推荐行新辅助同步放化疗,放化疗后重新评估,并争取手术切除。

二、放疗规范

1. 靶区定义　必须进行原发肿瘤高危复发区域和区域淋巴引流区照射。

(1) 原发肿瘤高危复发区域包括肿瘤及瘤床、直肠系膜区和骶前区。

(2) 区域淋巴引流区包括真骨盆内髂总血管淋巴引流区、直肠系膜区、髂内血管淋巴引流区和闭孔淋巴结区。

(3) 有肿瘤和/或残留者,全盆腔照射后局部缩野加量照射,同时需慎重考虑肠道受照射剂量。

(4) 盆腔复发病灶的放疗:①既往无放疗病史,建议行复发肿瘤及高危复发区域放疗,可考虑肿瘤局部加量放疗。②既往有放疗史,根据情况决定是否放疗。

2. 照射技术　根据医院具有的放疗设备选择不同的放疗技术,如常规放疗、三维适形放疗、调强放疗、图像引导放疗等。

(1) 推荐 CT 模拟定位,如无 CT 模拟定位,必须行常规模拟定位。建议俯卧位或仰卧位,充盈膀胱。

(2) 推荐三维适形或调强放疗技术。

(3) 如果调强放疗,必须进行计划验证。

(4) 局部加量可采用术中放疗、腔内照射或外照射技术。

(5) 放射性粒子植入治疗不推荐常规应用。

3. 照射剂量　无论使用常规照射技术还是三维适形放疗或调强放疗等新技术,都必须有明确的照射剂量定义方式。三维适形照射和调强放疗必须应用体积剂量定义方式,常规照射应用等中心点的剂量定义模式。

(1) 新辅助或术后放疗,原发肿瘤高危复发区域和区域淋巴引流区推荐 DT 45.0~50.4Gy,每次1.8~2.0Gy,共25~28次。局部晚期不可手术切除直肠癌推荐长疗程的常规分割照射,不推荐25Gy/周、分5次完成联合即刻手术。新辅助放疗如采用其他剂量分割方式,有效生物剂量必须≥30Gy。术后放疗不推荐25Gy/周、分 5 次完成的短程放疗。

（2）有肿瘤和/或残留者,全盆腔照射后局部缩野加量照射 DT 10~20Gy,同时需慎重考虑肠道受照射剂量。

三、同步放化疗的化疗方案和顺序

1. 同步放化疗的化疗方案　推荐卡培他滨或氟尿嘧啶为基础方案。
2. 术后放化疗和辅助化疗的顺序　Ⅱ~Ⅲ期直肠癌根治术后,推荐先行同步放化疗再行辅助化疗,或先行 1~2 周期辅助化疗、同步放化疗再辅助化疗的夹心治疗模式。

四、局部复发直肠癌的治疗规范

可切除的局部复发患者,推荐先行手术切除,然后再考虑是否行术后放疗;也可根据既往放化疗方案考虑是否先行放化疗,然后再行手术。不可切除局部复发患者,若既往未接受盆腔放疗,推荐行术前同步放化疗,放化疗后重新评估,并争取手术切除。

五、并发症

放射性皮炎、腹泻、里急后重、肛门下坠、恶心呕吐、不全肠梗阻、肠粘连甚至肠穿孔、骨髓抑制等。

第二节　肛门癌的放射治疗

肛门癌治疗的方式包括同步放化疗和手术。根据肛管癌生物学行为以及治疗后反应情况,建议疗效评估应在治疗 3 月后,除非病变有明显的进展。一旦首程治疗失败,则应行手术治疗挽救。放化疗急性毒副作用包括皮肤反应、胃肠道反应;晚期毒副作用包括性功能障碍、下肢静脉血栓、里急后重、放射性肠炎、肛门狭窄以及膀胱功能障碍。调强适形放疗技术的发展,可以降低治疗毒副作用。

一、适应证

一些患者可能由于其他内科疾病或者其他原因无法接受化疗,临床也可以建议其行单纯放疗。这类患者中,如果原发病灶 3~4cm 以内,仍可获得较好的局部控制率。在肛门肿瘤治疗中 IMRT 由于 3-D 适形放疗。RTOG0529 研究确定了精确放疗模式下,肛门癌的放疗范围和处方剂量。大体肿瘤体积（GTV）根据影像学资料、临床信息、直肠指诊、内镜检查结果确定,GTVa 为原发病灶,GTV50 最大径≤3cm 的转移淋巴结,GTV54 为最大径>3cm 的转移淋巴结。CTV 为 GTV 加亚临床病灶区域以及淋巴引流区,CTVa 包括原发病灶、肛管,外放 2.5cm（避开空气和骨）,CTV45/CTV50/CTV54 分别为预防淋巴结照射区域、最大径≤3cm 的转移淋巴结区域和最大径大于 3cm 的转移淋巴结区域外放 1cm（避开骨、外生殖器、肌肉和小肠）。

二、淋巴引流区

直肠周围、骶前、双侧腹股沟、双侧髂外、双侧髂内淋巴引流区。处方剂量 T_2N_0 95% PTVa 54Gy/1.8Gy;95% PTV42 42Gy/1.5Gy;T_3N_0/T_4N_0 95% PTVa 54Gy/1.8Gy;95% PTV 45 42Gy/1.5Gy;任何 T、N+ 95% PTVa 54Gy/1.8Gy;95% PTV 54 54Gy/1.8Gy;95% PTV 45 42Gy/1.5Gy。

三、放疗方案的选择

高能放疗（光子能量大于等于 6mV）的 IMRT 和多野 3-D 适形放疗技术应该用于原发肿瘤的放疗,最低剂量 45Gy,1.8Gy/f(25 次>5 周)。PET-CT 可以考虑用于治疗计划。

对于 3-D 适形 RT 的初始靶区,应该包括腹股沟淋巴结、盆腔淋巴结,肛门,会阴,上界应在 $L_5 \sim S_1$,下界包括肛门并且包绕肛门和肿瘤至少 2.5cm 边界。外侧缘应该包括腹股沟淋巴结(从影像或者骨性标志来确定)。应该尽量降低股骨头的剂量。放疗 17 次(30.6Gy)后,再用上部的野给予 14.4Gy(8 次)以减少骶髂关节的剂量。对腹股沟淋巴结阴性的患者,放疗 36Gy 后应减少附加野对腹股沟淋巴结的放疗。治疗计划应为 45Gy/25 f>5 周。

对于使用 AP-PA 技术而不是推荐的多野技术治疗的患者,用前面的电子线匹配 PA 出口放疗外侧的腹股沟区域的剂量最少应该 36Gy。对 T_2 病灶,$T_{3/4}$ 病灶或者 N_1 病灶,对原发灶或者转移的淋巴结追加 9~14Gy(1.8~2.0Gy/f),并且通常应外扩 2~2.5cm 边界。追加剂量后总剂量为 54~59Gy/30~32Gy>6~7.5 周,对会阴的直接补量,可以在患者截石位使用光子或者电子线或者多野光子照射(AP-PA+成对外侧野,PA+外侧野,或者其他)。

对于未治疗的有症状的局限或者转移疾病的患者,以铂类为基础的方案是一个标准的治疗,同时局部应考虑放疗控制。放疗的方案依赖于患者的 PS 评分和转移病灶的程度,如果患者的 PS 评分较好和转移病灶局限,治疗相关野:原发肿瘤和盆腔转移瘤:45~54Gy,协同使用 5-Fu/顺铂化疗。如果患者是肝脏单个小病灶转移瘤,在系统治疗有效的基础上给予适当的 SBRT 放疗也是恰当的。如果转移病灶广泛,预期寿命有限,不同的治疗计划和放疗剂量也应该考虑,协同使用 5-Fu/顺铂化疗。

常见的复发性疾病是盆腔放疗和化疗后原发部位和淋巴结的复发。在这种情况下,如果有可能,应手术切除,如果不能手术,应基于患者的症状、复发的范围及之前的治疗情况考虑姑息放疗和化疗。

四、并发症

女性患者应考虑使用阴道扩张器并且应教育其阴道狭窄的症状。男性患者应告诉其有可能有不育的风险,并告诉其精子库的信息。女性患者应告诉其有不育风险,并且在治疗前应告诉其关于卵子及卵子库的信息。

第三节　宫颈癌的放射治疗

一、适应证

放疗是宫颈癌的主要治疗手段,各期均可应用。宫颈癌的放疗以腔内照射配合体外照射。外照射主要针对宫颈癌原发灶和盆腔蔓延及淋巴转移区域,腔内照射主要照射宫颈癌的原发病灶区域。

宫颈癌术后高危因素包括淋巴结阳性、切缘阳性和宫旁浸润。具有任何一个高危因素均推荐术后补充盆腔外照射+顺铂同期化疗(证据等级 1 级)±阴道近距离放疗。阴道切缘阳性及阳性切缘小于 5mm 者,阴道近距离放疗可以增加疗效。无高危因素者可以观察或根据是否存在中危因素(肿瘤大小、间质浸润、淋巴脉管间隙阳性)按照"Sedlis 标准"(表 27-1)补充盆腔外照射(证据等级 1)±含顺铂同期化疗(证据等级 2B)。

表 27-1　宫颈癌合并中危因素者术后盆腔放疗指征

LVSI	间质浸润深度	肿瘤直径(临床查体)
+		肿瘤直径(临床查体)任何大小
+	中 1/3	≥2cm
+	浅 1/3	≥5cm
−	中 1/3 及深 1/3	≥4cm

二、放疗靶区

根据妇科检查以及影像学情况确定肿瘤靶区(GTV),以宫颈癌直接扩散和淋巴结转移途径确定临床靶区(CTV)。外照射的治疗靶区包括子宫体、宫颈、宫旁、阴道(下界距离肿瘤至少 3cm)和相应的淋巴引流区。如手术或影像学检查未发现阳性淋巴结,照射范围需包括髂外淋巴结、髂内淋巴结、闭孔淋巴结和骶前淋巴结引流区。如淋巴结转移的风险较大(如肿瘤体积≥4cm 或ⅡB 期以上或真骨盆内有可疑/确定淋巴结转移),照射范围还要包括髂总淋巴结区。如已发生髂总或腹主动脉旁淋巴结转移,则需进行盆腔延伸野及腹主动脉旁淋巴结照射,上界应达肾血管水平(或根据受累淋巴结的范围调整上界更高水平)。如病变已侵犯阴道下 1/3,双侧腹股沟淋巴结也应包括在照射范围内。以 CTV 外放一定距离(0.5~1.5cm)形成 PTV。

三、放疗剂量

外照射剂量 DT45~50Gy/1.8~2Gy/5~6 周,靶区内剂量均匀性在±5%范围内,同时评估危及器官,如直肠、乙状结肠、膀胱、小肠、髂骨、骶尾骨、耻骨、股骨头、股骨颈等。对于不能切除的体积局限的肉眼病灶或淋巴结,可以采用调强适形放疗技术对病灶进行加量放疗,追加剂量一般为 10~20Gy。腔内照射:宫颈癌的腔内放疗有其自然的有利条件,宫颈、宫体及阴道对放射线耐受量高、放射源距肿瘤最近、以较小的照射体积可取得较大的放疗效果。内照射剂量 DT25~30Gy/5~6Gy/2~3 周。总的放疗时间限制在 8 周内完成。

四、并发症

1. 早期并发症 感染、阴道炎、外阴炎、皮肤干湿性反应、骨髓抑制、胃肠反应、直肠反应、膀胱反应和机械损伤等。

2. 晚期并发症 放射性直肠炎、放射性膀胱炎、皮肤及皮下组织的改变、生殖器官的改变、放射性小肠炎等。最常见的是放射性直肠炎,多发生在放疗后 1~1.5 年。主要表现:大便次数增多、黏液便、便血,严重者可出现直肠阴道瘘,其次常见的是放射性膀胱炎,多数在 1 年半左右,主要表现为尿频、尿痛、尿血、排尿不畅,严重者可出现膀胱阴道瘘。

五、放疗期间注意事项

每周复查血常规;放疗开始后行阴道冲洗,每日或隔日 1 次,直至治疗后 6 个月,再改为每周 1~2 次,坚持 2 年,避免阴道粘连。

第四节 子宫内膜癌的放射治疗

对于不能手术的子宫内膜癌可行根治性放疗,包括体外放疗联合近距离放疗。放疗是子宫内膜癌术后患者的辅助治疗。

一、适应证

术后放疗适应证:用于手术病理分期后具有复发高危因素者的辅助治疗或手术切除范围不足或切缘不净者的补充治疗。对于术后辅助放疗,只要阴道残端愈合就可以开始近距离放疗,一般在手术后 12 周以内进行。高危因素包括:年龄≥60 岁、深肌层浸润和淋巴脉管间隙浸润。按照分期及高危因素的辅助治疗原则如下:ⅠA(G1、G2),无高危因素:观察;ⅠA(G1、G2),有高危因素:阴道近距离放疗;ⅠA(G3),无高危因素:阴道近距离放疗或观察;ⅠA(G3),有高危因素:阴道近距离放疗;ⅠB(G1、G2),无高危因素:阴道近距离放疗或观察;ⅠB(G1、G2),有高危因素:阴道近距离放疗;ⅠB(G3),无需考虑高危因素:阴道近距离放疗±外照射放疗±化疗;Ⅱ(G1、G2):阴道近距离放疗±外照射放疗;Ⅱ(G3):外照射放疗±阴道近距离放疗±化疗;ⅢA~ⅣA:外照射放疗±阴道近距离放疗±化疗或化疗±阴道近距离放疗;ⅣB:化疗±外照射放疗±阴道近距离放疗。

二、放疗靶区

1. 体外放疗　针对原发肿瘤和盆腔内转移实体肿瘤部位,还要包括髂总、髂外、髂内淋巴结引流区、宫旁及上段阴道和阴道旁组织。宫颈受侵者还应包括骶前淋巴结区。腹主动脉旁淋巴结受侵者行延伸野照射,包括髂总动脉和腹主动脉旁淋巴结区域。延伸野的上界取决于具体的临床情况,至少达到肾血管水平上1~2cm。

2. 近距离放疗　治疗靶区包括全部宫体、宫颈和阴道上段组织。2015年美国近距离放疗协会(ABS)提出了CT或MRI引导下的子宫内膜癌根治性放疗靶区的定义。GTV主要是指MRI中T2加权影像中可见病灶范围。CTV是指MRI或CT上的全部宫体、宫颈和阴道上段部分。

三、放疗剂量

放疗野亚临床病灶剂量在45~50Gy;近距离放疗的剂量也与患者的具体临床分期和肿瘤情况相关。如果宫颈受侵,除了子宫体肌层剂量参考点,还要考虑A点剂量。可参考宫颈癌A点放疗总剂量。如果近距离放疗采用MRI影像勾画靶区,GTV区域的EQD2总剂量≥80Gy。根据不同分期,联合体外放疗,GTV及CTV区域的EQD2总剂量分别达到80~90Gy和48~75Gy。而OAR限量建议,乙状结肠和直肠D2cc:不超过70~75Gy,膀胱D2cc:80~100Gy,肠管D2cc:65Gy。

对于术后辅助放疗,剂量参考点在阴道黏膜表面或黏膜下0.5cm。针对阴道上段,高剂量率近距离治疗。体外放疗后补充近距离放疗者,常用剂量为4~6Gy×2~3f(黏膜表面)。术后只补充近距离放疗者,常用剂量为7Gy×3f(黏膜下0.5cm处),或6Gy×5f(黏膜表面)。

四、并发症

早期并发症:感染、阴道炎、外阴炎、皮肤干湿性反应、骨髓抑制、胃肠反应、直肠反应、膀胱反应和机械损伤等;晚期并发症:放射性直肠炎、放射性膀胱炎、皮肤及皮下组织的改变、生殖器官的改变、放射性小肠炎等。

第五节　膀胱癌的放射治疗

一、适应证

1. 表浅型T₁、G3病例,经尿道肿瘤切除后配合术后同步放化疗有可能提高局部控制率和长期生存率,可作为无法接受全膀胱切除或膀胱灌注治疗病例的选择。

2. 肌壁浸润型T₂~4a病例,经尿道膀胱肿瘤最大限度切除配合术后同步放化疗可作为根治性膀胱切除的替代治疗,将根治性膀胱切除作为同步放化疗后残存或治疗失败后的补救措施,可取得与根治性膀胱切除相当的疗效并能最大限度保存膀胱功能。

3. 存在手术禁忌证的病例或拒绝手术的肌壁浸润性膀胱癌,可行最大限度TURBT切除肿瘤再行根治性放疗或同步放化疗,放疗可取得40%以上CR率,25%左右的长期生存率,同步放化疗疗效优于放疗,完全缓解率在60%~80%,5年生存率在50%~60%,局部控制率在60%~80%,50%~80%的病例可保存正常膀胱功能。

4. 局部晚期膀胱癌或盆腔淋巴结转移膀胱癌通过术前放疗或同步放化疗可能降低临床分期,提高切除率。

5. 术后具有局部复发高风险病例(切缘不净,T₄ᵦ),通过术后放化疗有可能提高局部控制率和5年生存率。

6. 放疗是晚期不可手术病例姑息减症治疗的重要手段,能有效改善血尿、疼痛、尿频尿急和排尿困难等症状,提高患者生活质量,并综合化疗姑息延长患者生命。

7. 膀胱鳞癌通过术后辅助放疗可提高局部控制率,膀胱小细胞癌通过术后放化疗可提高生存率。

二、放疗技术

(一) 常规放疗技术

1. 定位仰卧位,普通模拟机定位前膀胱插管留置导尿,常规排空直肠定位和治疗,定位时注入膀胱造影剂 350~400ml,拍摄定位片。

2. 射线能量 6MV 或以上的高能 X 线。

3. 放疗剂量

(1) 根治性放疗:60~66Gy,1.8~2Gy/F。

(2) 术前放疗:40~45Gy/4~5 周。

(3) 术后放疗:50Gy/5 周,术后有残留者应局部推量至根治剂量。

4. 治疗靶区前后左右对称 4 野"盒"式治疗是最常用治疗技术,适用于大野和缩野照射。

大野边界:

1) 前后野:上界:L_5 与骶 1 椎体间隙;下界:闭孔下缘;侧界:真骨盆外 1.0cm,下外方保护股骨头,上外方保护部分髂骨。

2) 双侧野:上界:L_5 与骶 1 椎体间隙;下界:闭孔下缘;前界:造影定位片所见膀胱最前端外放 1.5~2cm,前上方可保护位于髂外淋巴结前的小肠,前下方可保护耻骨联合外的软组织;后界:造影定位片所见膀胱最后端外放 1.5~2cm,后上方应包全髂内外淋巴结,后下方可保护部分直肠后壁和肛管。

5. 缩野范围根治性放疗时,大野照射 DT 40~45Gy 后,应缩至膀胱或肿瘤局部加量,缩野后射野以包全膀胱及周边 1.5~2cm 边界或包全肿瘤并外放 1.5~2cm 为宜,4 野"盒"式治疗仍是最常用的放疗技术。

(二) 适形调强放疗技术

1. 体位和固定 仰卧位,体膜固定,应尽可能保持定位和每次治疗时膀胱和直肠状态的一致性,一般选择常规排空直肠定位和治疗,当需要照射全膀胱时,一般建议排空膀胱以减少照射范围如果需要照射膀胱局部时建议充盈膀胱以减少正常区域膀胱照射。

2. CT 模拟定位 CT 定位前 1 小时排空直肠膀胱,口服含肠道对比剂的饮用水 1 000ml 显影肠道,然后根据需要充盈或排空膀胱定位,体膜固定,静脉注射造影剂增强扫描。扫描范围自 L_4 椎体上缘至坐骨结节下 3cm,层厚 3~5cm,扫描后图像传输至计划系统进行靶区及危及器官勾画。

3. 靶区勾画及计划设计 GTV:膀胱镜和影像学所确定的膀胱病变范围及盆腔转移淋巴结病变;CTV1(膀胱及盆腔预防照射范围):包括膀胱、近端尿道(男性包括前列腺及其相应尿道)和盆腔淋巴引流区。CTV1 外放 0.7~1cm 为 PTV2;CTV2(缩野加量范围):包括 GTV 所累及的膀胱(弥漫性病变时)或部分膀胱(病变较局限时)及明确的盆腔转移淋巴结,CTV2 外放 1~2cm 为 PTV2。

计划设计:常用 5~9 个射野共面照射或旋转弧形照射,在各个照射野上对 PTV 适形,计算等剂量曲线和体积直方图(DVH)。

4. 放疗剂量 同常规放疗剂量安排。

5. 周围正常器官耐受量限制 直肠:V50<50%,V60<30%;膀胱:V50<50%,V55<30%;股骨头:V50<5%;小肠:最大剂量≤52Gy,V50<5%;结肠:最大剂量≤55Gy,V50<10%。

第六节 前列腺癌的放射治疗

一、适应证

放疗是局限期和局部晚期前列腺癌的根治性治疗手段,适应证为临床 $T_{1-4}N_{0-1}M_0$ 期。放疗和手术时局限早期(T_{1-2})前列腺癌的重要治疗手段。局部晚期($T_{3-4}NxM_0$)的前列腺癌不能手术切除,放疗+激素治疗是有效的治疗手段,综合治疗提高了局部晚期前列腺癌的局部控制率和生存率。晚期或转移性前列腺癌可以考虑姑息性放疗。

1. 局限期低危→观察或三维适形/调强适形放疗或粒子植入或根治性手术±盆腔淋巴结清扫→手术切缘阳性或前列腺包膜/精囊侵犯→术后放疗。

2. 局限期中危→三维适形/调强适形放疗±粒子植入或根治性手术±盆腔淋巴结清扫→手术淋巴结阳性→内分泌治疗。

3. 局限期高危局部晚期 N_1→三维适形或调强适形放疗+内分泌治疗(2~3 年)。

4. M_1→内分泌治疗+双膦酸盐(骨转移)→化疗(激素非依赖型,多西他赛为基础)。

二、局限期前列腺癌外照射的基本原则

建议应用三维适形或调强适形放疗技术:

1. 低危患者剂量为 70~75Gy,包括或不包括精囊。

2. 中危或高危患者的剂量提高至 75~80Gy。

3. 高危或更高危患者应考虑盆腔淋巴结照射,合并辅助内分泌治疗和/或新辅助内分泌治疗。

4. 高剂量照射>75Gy 时,建议应用图像引导放疗技术,如前列腺粒子标记、腹部超声定位、直肠充盈等,以减少 PTV 边界。

三、放疗技术

（一）根治性放疗

1. 定位 患者在定位前 1 小时前饮用 1 000ml 水+泛影葡胺 20ml,以使小肠显影,并充盈膀胱。定位前排空直肠,仰卧于腹部平架上,双手上举抱肘置额前,用热塑成型体膜固定下腹部。利用激光灯标记定位中心,在体膜上标记 3 个“+”字,然后用把 3 个不透光铅点贴在 3 个“+”字的中心。进行 CT 扫描,扫描范围为真骨盆上下 5cm,层间距 5mm。激光灯对准腹部平架上刻度为 15 的位置,保持患者不动,拿下体膜。在患者体表用皮肤墨水标记激光灯所示的体侧两个“+”和体表的前正中线。将定位 CT 图像传输至 TPS,等级确认。

2. 治疗计划设计

（1）靶区勾画

1）CTV:包括整个前列腺及其包膜。中危或高危患者,CTV 还需包括精囊。对于淋巴结转移可能性>15%,或者 T_2c~T_4 期且 Gleason 评分≥6 分的局限期前列腺癌患者,CTV 可以考虑包括盆腔淋巴结引流区(髂内、髂外和髂总)。

2）PTV:前列腺和精囊:CTV 外放,后方为 5mm,其他方向为 10mm。盆腔淋巴引流区:CTV 外放,头脚方向为 10mm,前后左右为 7~10mm。

3）正常器官:直肠、膀胱、双侧股骨头、小肠。

（2）剂量要求

1）大分割：PTV：前列腺精囊：95% PTV 67.5Gy/25F；2.7Gy/F；盆腔淋巴引流区：95% PTV 500Gy/25F，2Gy/F；直肠：V60<20%；膀胱：V40<50%；股骨头 V40≤5%。

2）常规分割：PTV：前列腺精囊：95% PTV 76Gy/38F；2Gy/F；直肠：V70<25%，V50<40%，V40<50%；膀胱：V50<50%；股骨头 V50<5%。

上级医师确认靶区，填写放疗计划申请单（包括处方剂量和正常器官剂量要求），提交给剂量师。剂量师完成计划设计。

3. 计划评价确认及报告签字　医师审核剂量分布和 DVH 图，确保计划设计达到剂量学要求，并予以确认。剂量师打印放疗计划，填写放疗计划剂量总结表，传输放疗计划至加速器治疗室。剂量师、物理师和放疗医师在放疗计划上签字。住院医师填写放疗计划单，上级医师签字。

4. CT 模拟机校位　根据计划要求，参考定位中心，找到并在患者体膜上标记治疗中心。把 3 个不透光铅点贴在治疗中心的 3 个"+"字的中心，做单层 CT 扫描。把扫描的 CT 图像与计划打印的治疗中心层 CT 图像进行比较，保证两者位于同一解剖层面。然后测量治疗中心与体表的距离，与治疗计划所得数据比较，保证误差在 1mm 以内。做 IGRT 的患者可以在治疗时在加速器上校位。

5. 治疗（加速器）　验证做 IGRT 的患者，根据治疗中心摆位后，做锥形束 CT 扫描，获取图像，采用骨配准与定位 CT 图像融合，读取患者在 X、Y、Z 三个方向上的平移误差，如果误差在 3mm 以内，开始治疗。如果误差超过 3mm，校正误差，重新锥形束 CT 扫描，读取误差在 3mm 内，再开始治疗。医师可以通过锥形束 CT 图像，了解前列腺、精囊位置和膀胱、直肠的充盈情况，以指导治疗。

IGRT 放疗开始时连续 5 次，以后每周 1 次。头 5 次如果误差在同一个方向，可通过调整患者体膜上的治疗中心来校正。

6. 放疗　在实施放疗过程中，要求患者按定位标准充盈膀胱，排空直肠。每周检查患者和放疗单，监测血象，予对症处理。

（二）根治术后放疗

放疗靶区为前列腺和精囊所在的瘤床，一般不包括盆腔淋巴结。处方剂量为 95% PTV 60~70Gy/30~35F，余同前列腺癌根治性放疗。

四、并发症

早期：放射性直肠炎、放射性膀胱炎、骨髓抑制、疲劳；晚期：放射性直肠炎、放射性膀胱炎、性功能障碍、股骨骨折、第二实体肿瘤。

五、预后

预后因素肿瘤分期，疗前 PSA 水平，Gleason 评分，淋巴结转移情况，远地转移情况；复发率局限期低危：6%~20%，局限期中危：36%~60%，局限期高危、局部晚期和 N_1：50%~100%。

（赵玉霞）

【参考文献】

［1］许峰，周继陶. 直肠癌局部复发的治疗现状及放射治疗进展［J］. 中国普外基础与临床杂志，2013，20（11）：1217-1221.

［2］李晔雄. 肿瘤放射治疗学［M］. 5 版. 北京：中国协和医科大学出版社，2018：1407-1409.

［3］PLOUSSARD G，DANESHMAND S，EFSTATHIOU J A，et al. Critical analysis of bladder sparing with trimodal therapy in muscle-invasive bladder cancer：a systematic reciew［J］. Eur Urol，2014，66（1）：120-137.

［4］AIZER A A，PALY J J，EFSTATHIOU J A. Multidisciplinary care and management selection in prostatecancer［J］. Semin Radiat Oncol，2013，23（3）：157-164.

第二十八章

盆底疾病的介入治疗

第一节　盆腔大出血的介入治疗

　　盆腔大出血可由多种原因引起,盆腔出血量在24小时内达600ml以上或1小时内达到200ml以上的出血,称为大出血,其来势凶猛,常可危及生命。传统保守治疗往往难以奏效,而外科手术治疗又常受各方面条件制约,且创伤大,难度极高。随着介入放射学的发展,在行盆腔血管造影寻找出血点的同时,进行相应的经导管栓塞病变血管的技术已逐渐成熟,并广泛应用于临床,显示出极大的优越性。

一、分类

　　1. 骨盆外伤大出血　骨盆外伤易导致骨盆骨折引起大出血,由于出血量大,往往引起休克。严重骨盆外伤的死亡率为25%~39%。对于大量失血原因可总结为以下几点:

　　(1) 多发伤出血,骨盆骨折常为严重多发伤之一,失血来自多处损伤组织。

　　(2) 髂血管(尤其动脉)破裂:髂血走行与盆腔密切贴近,当盆腔发生外伤时,髂血管发生损伤,造成猛烈出血。

　　(3) 盆腔静脉丛破裂:盆腔静脉丛非常丰富,且内无瓣膜,外无弹性致密组织的保护,一旦破裂出血量大,又难止血。盆腔静脉丛与盆壁骨面非常贴近,一旦外伤骨折,很易破裂而出血。

2. 盆腔手术后大出血　盆腔手术有时因手术创面较大,术中止血不充分等原因在手术后因创面渗血等原因导致大出血。

3. 产后大出血　产后大出血在临床较为常见,主要是指产后1天内患者大出血发生,持续性按压或按摩子宫,应用宫缩剂等保守无效。由于有较为急骤的发病,较为严重的病情,因此如果没有得到及时有效治疗,那么将会严重威胁患者的生命安全,极易造成产妇死亡。

4. 痔疮及痔疮术后大出血　痔疮严重时大便摩擦引起较大的血管损伤可能引起大出血。痔疮术后大出血分为原发性出血和继发性出血两种,分类依据是发生大出血的时间。原发性出血,一般发生在手术后的24小时以内,引起的原因多是手术的操作不当或者患者的不配合;继发性出血,多发生在手术后的1~2周,各种摧毁痔组织的疗法都是引发继发性出血的可能。

5. 膀胱肿瘤大出血　血尿是膀胱癌最常见的症状。常表现为间歇性肉眼血尿,若肿瘤侵袭较广可引起大出血。

6. 妇科肿瘤大出血　妇科肿瘤引起的大出血主要包括:宫颈癌若侵袭大血管可引起大出血;子宫肌瘤较大时宫腔增大,子宫内膜面积增加并影响子宫收缩等可重者可引起大出血。

二、临床表现

盆腔大出血可分为腹腔内出血,阴道出血,血尿及肛门出血。盆腔大出血的全身表现是创伤性失血性休克,其局部表现是腹膜后血肿的出现及增大。若是合并其他区域的损伤,将出现相应的表现,腹腔内出血和/或腹膜炎最常见。

如果患者处于低血容量休克,在积极抢救的同时必须立即重复对出血点进行判断,也就是要分清是腹腔内出血,还是腹膜后血肿。鉴别诊断对选择治疗方案至关重要。应输入晶体液或胶体液补充血容量,适当输入红细胞以提高携氧能力。

三、辅助检查

1. 实验室检查　血、尿、便三大常规、血型、凝血功能检查等。一般血红蛋白每下降10g/L,出血量为400~500ml。但是在出血早期,由于血液浓缩,血红蛋白值常不能准确反映实际出血量。出血速度也是反映病情轻重的重要指标。

2. 影像学检查　B超、CT、增强CT和肠镜等检查。若为腹腔内出血帮助明确出血部位及大致出血量。若为血管破裂出血,增强CT可显示盆腔动、静脉出血部位。

四、适应证与禁忌证

1. 适应证　内科治疗无效且介入治疗疗效确切的急性动脉出血性疾病的根治性止血治疗;无法立即进行外科手术的急性动脉出血性疾病的姑息性止血治疗。

2. 禁忌证　急性动脉性出血的患者病情紧急,需进行介入治疗来挽救脏器及生命,因此绝对禁忌证仅限定严重碘对比剂禁忌者。

相对禁忌证包括:①无法纠正的凝血功能障碍;②难以纠正的休克状态;③透析无效的严重肾功能不全。

五、操作方法

术中经皮股动脉穿刺,置入猪尾导管于腹主动脉、髂总动脉造影,观察盆腔血供情况。使用Cobra导管做选择性两侧髂内动脉造影,观察该动脉血管造影表现,结合临床病史或可疑病变部位,明确出血灶,必要时使用同轴微导管。DSA典型的血管破裂出血征象为对比剂外溢,并在其他血管分支对比剂影像消失后仍然存在。根据出血量多少表现略有不同:少量活动性出血表现为形状不规整的散在点状对比剂浓聚;

较大量的活动性出血表现为对比剂由某个血管分支向外呈云雾状扩散。明确出血部位后选择性插管,然后栓塞相关出血动脉。对于子宫肌瘤患者子宫动脉的栓塞治疗,首先应明确子宫动脉卵巢支或卵巢动脉是否参与瘤体供血。如果发现该血管参与瘤体供血或出血,须使用微导管超选择插管避过该血管,栓塞病变部位。栓塞物质可选用 PVA 颗粒。产后出血及宫颈妊娠术后出血患者一般使用明胶海绵栓塞。对于外伤患者可直接行髂内动脉前支弹簧栓栓塞以快速止血挽救患者的生命。损伤性出血在行栓塞前,导管头端一般应越过臀上动脉,可避免臀部肌肉疼痛及皮肤坏死,在注入栓塞剂时,应在透视监视下采用"低压流控技术"缓慢注入,防止反流误栓。栓塞完成后,重复造影见出血动脉闭塞,无造影剂外溢表现。在止血有效的情况下拔管。术后穿刺点压迫止血15分钟,绷带加压包扎,患者平躺,推回病房,带枕平卧8~12小时,穿刺侧肢体制动。术后 12 小时可鼓励下床活动,避免血栓形成。注意观察患者体温、血象等生命体征。

以往盆腔大出血患者在经内科保守治疗无效时,常采用外科手术治疗,但髂内动脉分支多、盆腔内血管侧支循环丰富和有较多的变异血管,导致外科手术难度大且复杂。盆腔大出血采用单纯的髂内动脉结扎术治疗,不能持久地止血,并且处于病情危重状态下的患者也难以承受此术,因而介入治疗成为盆腔大出血的相对首选治疗方法,尤其是对于盆腔急性大出血患者。选择性栓塞出血动脉,不仅致出血器官动脉压明显降低,有利于血栓形成,而且出血器官局部缺血缺氧而致收缩加强,特别是对于肿瘤出血所使用的末梢栓塞与近端栓塞联合应用,还可将侧支供血也加以阻断,有效止血,且髂内动脉超选择栓塞术后很少发生盆腔器官坏死。文献报道髂内动脉栓塞术后可再次妊娠。我们应该重视每位患者的"个性"状况,结合多学科,多专业知识为患者在介入栓塞治疗和开腹骨盆填塞或血管结扎术两种治疗间,寻找最为合理化的治疗。

六、并发症

1. 异位栓塞引起其他组织器官缺血梗死,栓塞治疗前应力争选择性插管,注射栓塞材料时应缓慢轻柔,避免反流。

2. 由于盆腔内膀胱、直肠、生殖器官和盆腔软组织常有多重血供,如对侧髂内动脉和盆腔外的交通支等。因此只要栓塞材料选择恰当、大小合适、选择性插管确切,很少发生缺血并发症。

第二节　盆腔肿瘤的介入治疗

盆腔原发性肿瘤起病隐匿,通常患者因为症状不典型而延误就诊,在得到正确诊断之前可间隔 4~6 个月甚至 4~5 年之久,因此肿瘤有足够多的机会长大。对于不能切除的盆腔晚期肿瘤,介入治疗可以缓解临床症状,延缓病情发展,提高手术机会。

一、分类

1. 直肠癌　直肠癌是临床最常见恶性肿瘤之一。直肠癌的主要治疗方法有手术切除、放化疗等。但直肠癌病因复杂,起病隐匿,确诊时多为中晚期,部分患者已失去手术机会,而放化疗并发症较多,晚期患者多难以耐受。随着影像学的发展,介入治疗越来越受到重视。

2. 膀胱肿瘤　膀胱肿瘤是泌尿系统最常见的肿瘤,绝大多数来自上皮组织,其中90%以上为移行上皮肿瘤。过去临床上对该病患者治疗主要为手术和放化疗,近年来对该病使用介入治疗也取得了良好的效果。

3. 前列腺癌　前列腺癌是老年男性的常见疾病,随着我国的人均寿命不断增长,饮食结果的改变及诊断技术的提高等,今年发病率呈升高的态势,介入治疗对于晚期前列腺癌疗效肯定,对患者症状的改善和生活质量的提高具有重要意义。

4. 妇科恶性肿瘤 妇科恶性肿瘤主要包括宫颈癌,子宫内膜癌,绒毛膜癌,卵巢癌等。目前临床治疗妇科恶性肿瘤主要有肿瘤切除术与药物治疗两种治疗方式。其中,肿瘤切除术对患者身体造成创伤较大,而药物治疗则对患者的副作用比较多,因此肿瘤切除术与药物治疗虽然具有一定的治疗效果,但是对患者的身体健康的影响也比较大。放射介入治疗则相对于以上两种治疗方式而言,不仅仅治疗效果较为良好,并且对患者造成的身体健康影响较小。

5. 子宫肌瘤 子宫肌瘤是女性生殖系统最常见的良性肿瘤,约50%的子宫肌瘤可致临床症状,以异常子宫出血、月经过多、盆腔疼痛及瘤体压迫症状为主。对于育龄期女性,子宫肌瘤亦影响生育能力,导致高流产率和低妊娠率。2015年加拿大妇产科医师协会指南将介入治疗作为与药物治疗、手术治疗并重的治疗症状性子宫肌瘤的手段。

6. 盆腔转移瘤 盆腔转移瘤是指盆腔外组织器官癌细胞经血路腹膜转移或腹膜直接种植生长所致。介入治疗能够延缓病情发展,改善症状,延长患者生存时间。

7. 盆腔肿瘤所致的其他疾病 主要包括盆腔肿瘤所致髂动脉和髂静脉受压狭窄、盆腔肿瘤侵袭转移骨组织所引起的并发症。

二、临床表现

盆腔肿瘤主要表现为盆腔肿块。血尿是膀胱癌最常见和最早出现的症状。尿频、尿急、尿痛亦是常见的症状,多为膀胱肿瘤的晚期表现,常因肿瘤坏死、溃疡或并发感染所致。少数广泛原位癌或浸润癌起始即有膀胱刺激症状,预后不良。前列腺癌85%的患者发病年龄超过65岁,高位年龄为70~74岁。前列腺癌多数无明显临床症状,可以表现为下尿路梗阻症状,如尿频、尿急、尿流缓慢、尿流中断、排尿不尽、甚至尿潴留或尿失禁。妇科恶性肿瘤主要临床正常包括:阴道流血、阴道排液等。子宫肌瘤常见症状有经量增多及经期延长、下腹包块、白带增多、压迫症状等。当盆腔肿瘤侵袭压迫髂动、静脉时主要表现为下肢动脉缺血,髂静脉、下肢深静脉血栓等。当盆腔肿瘤发生骨转移时患者主要临床表现是骨骼的疼痛。

三、辅助检查

1. 实验室检查 血、尿、便常规、肝肾功、肿瘤标记物等。
2. 内镜检查 肠镜、膀胱镜、阴道镜等检查。观察病变部位和范围,确定临床分期,并取病理活检。
3. 影像学检查 超声、X线、CT及MRI检查等。确定肿瘤侵袭范围,有无淋巴结转移,远处转移等。

四、适应证与禁忌证

1. 适应证 ①外科手术前或放疗前的辅助治疗;②不能手术切除的中晚期肿瘤;③复发性恶性肿瘤;④不能控制的肿瘤性出血;⑤外科手术后的辅助治疗。
2. 禁忌证 ①病情属终末期,恶病质,预计生存期≤3个月者;②心、肺、肝、肾等重要脏器功能衰竭者;③严重出血倾向和对比剂禁忌者。

五、操作方法

肿瘤介入治疗按操作方法分类主要分为血管内介入治疗和非血管内介入治疗:肿瘤血管内介入治疗主要包括肿瘤动脉灌注化疗,肿瘤动脉栓塞术和肿瘤动脉化疗栓塞术。非血管内介入治疗主要有对原发肿瘤和转移癌肿施行局部注射药物,以及射频、微波、粒子植入或冷冻等治疗。

1. 血管内介入治疗 根据肿瘤的部位和性质,先行选择性腹主动脉下段、髂内动脉、子宫动脉、膀胱动脉、骶正中动脉等造影,明确肿瘤部位、大小和供血情况。盆腔恶性肿瘤DSA检查主要见肿瘤血管和肿瘤染色。找出肿瘤的供血动脉,插入微导管,超选择性后插入肿瘤供血动脉分支,导管头越过重要动脉分支后,才能对患者进行下一步灌注化疗药物,栓塞等治疗。医师需根据患者的肿瘤类型以及一系列相关情况决定栓塞剂的剂量以及患者需要用到的化疗药物及剂量。血管内介入治疗从肿瘤供血动脉直接将化疗药物注入肿瘤区域内与全身静脉化疗相比具有局部药效浓度高、全身副作用小等优点。当肿瘤侵袭或压迫髂动脉等其他动脉血管时,可行动脉支架置入术,缓解下肢等缺血症状,若侵袭或压迫髂静脉等其他静脉,导致静脉狭窄和下肢深静脉血栓时,可行下腔静脉滤器置入术及静脉支架置入术,防止血栓脱落导致肺栓塞和使压迫静脉恢复血流。

2. 非血管介入治疗 射频消融术是在 B 超或 CT 引导下,经皮进入肿瘤组织,通过发射交变电流,使肿瘤组织中的离子产生振荡并产热,从而达到杀死肿瘤的目的。微波固化术治疗肿瘤的主要机制是利用微波的热效应以及肿瘤的不耐热特点达到灭活肿瘤的目的。放射性粒子治疗为内放射治疗,具有靶区高剂量、周围低剂量的特点。冷冻消融术将高压氩气和高压氦气用于冷冻治疗中,这种方法操作简单、靶向性强、适应性广,且对患者损伤小、并发症少、恢复快等优点。当肿瘤侵袭转移骨组织,可行骨水泥填充治疗,骨水泥聚合时产生的高温对肿瘤细胞及痛觉神经末梢细胞的破坏起到一种永久性的消融作用,并对转移性骨肿瘤具有良好的镇痛效果。

六、并发症

1. 化疗药物引起的副作用 介入治疗后 3~5 天内需充分补液、水化,加强止酸、止吐、支持和对症治疗。

2. 栓塞后综合征 出现恶心、呕吐、栓塞部位疼痛、发热和白细胞计数一过性升高等,多持续 3~7 天,经对症处理后均可缓解。

第三节 男性生殖系统介入治疗

介入放射学在男性生殖系统的应用广泛,如精索静脉曲张的栓塞,血管性阳痿的病因诊断等,同时可进行栓塞治疗静脉性阳痿。近年来,对于阴茎异常勃起认识的深入,介入栓塞方法已成为高流量异常勃起的首选治疗方法,效果良好。

一、分类

1. 精索静脉曲张 是睾丸发生病理改变,可造成精液异常,出现精子活力下降,数量减少,形态异常,进而造成男性不育。自 1996 年 Ahlberg 等实施精索静脉造影尤其是 1977 年 Lima 等首次应用栓塞硬化治疗精索静脉曲张以来,国内外学者对此进行了深入的研究,取得了较大的进展。

2. 血管性阳痿 是阴茎供血动脉或引流静脉病变所致的器质性阳痿,血管性阳痿中静脉性阳痿占25%,动静脉性阳痿占 23%,动脉性占 17%。在血管造影后,对其形态和功能均作出精确诊断,使治疗阳痿的效果大大提高。

3. 阴茎异常勃起 指男性在性行为时或脱离性刺激后,阴茎勃起持续超过 4 小时以上,性高潮后仍无法恢复疲软状态,伴有局部不适、疼痛或排尿困难等。

阴茎异常勃起病因:①非缺血性异常勃起也称为高流量或动脉性。②缺血性阴茎异常勃起也称低流量或静脉阻滞性较多见。③动静脉瘘。④其他如某些血液病等。

二、临床表现

原发性精索静脉曲张,如病变较轻,患者多数无明显症状,仅在体检时发现。症状严重时,主要表现为患者阴囊部酸胀,行走或劳动后加重,平卧后缓解,部分可有性功能障碍及不育。如平卧后静脉曲张不消失,可能是继发性静脉曲张,应进一步检查查明原因。血管性阳痿的症状主要是夜间阴茎勃起消失,对海绵体内注射血管活性物质反应差。阴茎异常勃起常见 5~10 岁和 20~50 岁。一般仅涉及阴茎海绵体,多数病例于夜间阴茎充血时发病。低血流量型阴茎异常勃起若持续数小时则因组织缺血而疼痛,阴茎勃起坚硬。高血流量型则阴茎很少疼痛,阴茎不能达到完全勃起硬度。通常有会阴或阴茎外伤史。

三、辅助检查

精索静脉曲张主要辅助检查有阴囊超声,精索静脉造影等。血管性阳痿主要的辅助检查为海绵体造影。阴茎异常勃起的辅助检查主要包括海绵体注射前列腺素 E1、夜间阴茎勃起监测(NPT)、彩色多普勒超声、阴茎动静脉造影、药物-海绵体造影等。

四、适应证与禁忌证

原则上所有的精索静脉曲张均可做介入栓塞治疗。明确的禁忌证有远端钳夹现象引起的精索静脉曲张,栓塞术后将加重血液回流障碍,使睾丸损伤加重。另外,腹膜后肿瘤、肾肿瘤压迫精索静脉,癌栓栓塞肾静脉引起的继发性精索曲张不宜行栓塞治疗。

海绵体造影适应于注射罂粟碱使平滑肌放松后,不能勃起或不能持久者,经脉冲多普勒超声检查,动脉扩张良好者;血流加快表示动脉功能良好者。

缺血性异常勃起是男科的急症,必须急诊处理,介入方法在缺血性异常勃起治疗的应用不被推荐。动脉性阴茎异常勃起较少见,仅在保守治疗无效时,采用介入性治疗方法。

五、操作方法

1. 精索静脉曲张　患者一般采取头高位,手术入路可选择右侧股静脉或右侧颈静脉,在精索静脉造影后对有明确逆流患者将导管深入到精索静脉头段或者尾段进行栓塞。如果造影发现侧支吻合者应在侧支吻合以下水平栓塞方可达到预期疗效。对于亚临床型精索静脉曲张,栓塞时应常规同时进行左右双侧精索静脉栓塞术,以减少复发,提高疗效。临床常根据造影结果及导管超选择程度选择合适的栓塞剂。如侧支血管小,分布广泛时使用硬化剂,单一无侧支精索静脉则硬化剂、金属圈或可脱离球囊均可选择。

2. 海绵体造影　使用血管活性药物及复方泛影葡胺注入海绵体内,使阴茎发生充分勃起,在透视下观察阴茎海绵体形态及海绵体、会阴部、骨盆内静脉有无漏及其具体部位。正常人阴茎勃起时阴茎末梢小动脉及阴茎海绵体平滑肌松弛,小血管及短路血管开放,海绵体内窦腔充血,无静脉回流,造影呈现均匀一致高密度条状阴茎海绵体影,两侧对称,海绵体间隔显示清晰,持续 6~10 分钟。静脉性阳痿患者,在上述造影中,迅速扩大的阴茎背深静脉或扩大的阴部内或阴部外静脉系统。有阴茎炎病史的患者,可见到多条静脉注入会阴丛,有中度静脉痿者,阴茎海绵体深静脉、阴部内静脉和前列腺静脉丛均可显示。故海绵体造影可显示静脉痿的部位。

3. 动脉性阴茎异常勃起　一般选择股动脉入路,双侧髂内动脉选择性插管、造影。经微导管注入明胶海绵行动脉栓塞,栓塞结束后再次造影明确栓塞效果。

第四节　直肠内支架植入术

既往对于直肠梗阻患者,造痿术往往是最终的选择。由于介入技术的发展,直肠支架对于治疗直肠梗阻是一个新的方式。在直肠狭窄的部位放置一个网状支架将肠道撑开,使狭窄或阻塞部位重新恢复通畅。大部分患者支架术后均可基本恢复正常饮食。

一、适应证与禁忌证

1. 适应证　①无法切除的原发性、复发性癌性消化道梗阻;②无法耐受手术的晚期癌性直肠梗阻;

③恶性组织侵润或压迫所致的直肠梗阻；④急性直肠梗阻，如急性直肠癌梗阻；⑤拒绝肠造口，同意或要求支架患者。

2. 禁忌证　①粪石或异物性梗阻；②凝血功能严重障碍患；③一般情况差，心肺功能不全不能耐受患者；④可疑直肠穿孔患者；⑤各种良性疾病所致的直肠梗阻；⑥梗阻距齿状线过近的患者。

二、术前准备

1. 影像学检查

（1）普通 X 线检查：通过腹部透视或摄腹部立、卧平片了解肠道梗阻性质、梗阻程度和梗阻部位。

（2）灌肠造影检查：以小剂量稀钡行气钡双对比造影观察梗阻部位、程度和有无结、直肠瘘等。也可用稀释的水溶性含碘造影剂性灌肠造影。

（3）其他影像学检查：利用 CT、超声等检查手段了解病变部位和周围情况、有无腹水及腹水量等。

2. 肠道准备　术前 3 天起限流食，大量饮水并清洁灌肠每日 1 次。术前 12 小时口服药物导泻。术前 6 小时完全禁食。对已有肠道梗阻症状者提前禁食，对完全性肠梗阻者及时给予留置胃管进行胃肠减压。

3. 对症处理　包括营养支持，纠正水、电解质平衡，肿瘤病因治疗，腹腔减压以及冲洗和消毒窦道等。

4. 器材准备　支架按支撑原理分类分为自扩式支架、球扩式支架、热记忆支架。支架按是否腹膜分为裸支架与覆膜支架。支架按。支架按输送器分为套管式、捆绑式、鞘管式。根据患者梗阻部位，梗阻长度选择适合的支架。

三、操作方法

放置直肠支架的操作方法相对简单。可直接用导管经肛门送入导丝或经直肠镜插入导丝，经替换硬导丝，并进行狭窄段造影了解情况后，即可引入输送器放置支架。其方法如下：

1. 将超滑导丝穿入猎人头导管，在 X 线监视下经肛门插入导管导丝，利用导管导丝相互交替使导丝进一步深入直至通过狭窄段。对于完全性直肠梗阻预计不能支架插入导丝者，则在 X 线监视下先将结肠镜插至狭窄部位，经结肠镜将超滑导丝插入狭窄段，使之深入上端肠腔。经导丝引入交换导管并尽可能深入，再换入超硬导丝。

2. 造影定位及与扩张　行狭窄段造影，观察狭窄段情况并做预扩张。

3. 引入输送器释放支架　支架两端越过肿瘤组织，释放支架后，支架自行膨胀撑开狭窄处。再次造影观察支架扩张后肠腔通畅情况，需要时再用球囊扩张成形（图 28-1）。

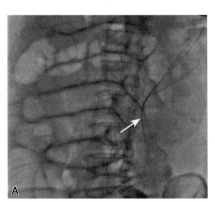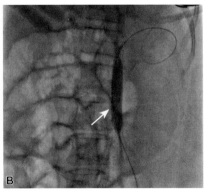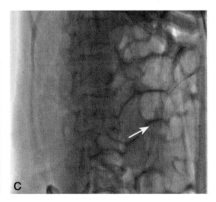

图 28-1　支架植入
A. 支架释放后；B. 球囊扩张支架；C. 球囊扩张后支架通畅。

（肖亮）

第五节　尿道内支架植入术

中枢神经或盆腔外周神经损害可引发神经原性下尿路功能障碍,膀胱储尿和排尿异常。常见病因有显性或隐性脊柱骶裂,糖尿病性膀胱病(DCP)及骨盆骨折及盆腔脏器根治性切除术损伤神经等。随着近年尿控学研究的深入,发现此类异常可引起持续性膀胱内高压,残余尿量增多,泌尿系感染,膀胱结石,反流性肾积水,肾功能损害等。研究表明,当持续性 DLPP>40cmH$_2$O 时就有发生上尿路积水的风险。处理此类患者的原则为低压储尿、控尿和低压排尿,以达到保护肾功能、提高生活质量的目的。对于神经源性排尿功能障碍,目前尚未找到一种理想的治疗方法:使用间歇性自家导尿受环境及文化影响,未必能被患者接受和坚持;长期导尿及膀胱造瘘也证实为不可取方法;对过去采用的尿道括约肌切开术,虽然能解除患者的排尿困难,但又造成的尿失禁,患者需用外集尿装置,外括约肌切开术的不可恢复性尿失禁和切开程度难掌握,使临床应用受阻。1988 年 Milroy 等成功使用不锈钢网状支架撑开尿道腔治疗尿道狭窄,1990 年 Chapple 等首次采用永久网状支架用于前列腺增生的治疗,取得较好的疗效。1994 年 Chancellov 等采用支架治疗神经性外括约肌痉挛,但仍有尿失禁的发生。想到这种方法是一种可逆性,创伤性较小的方法,国内廖利民报道,通过术前尿道测压放置支架,将膀胱颈和部分外括约肌撑开,达到控尿和排尿改善的目的。卫中庆报道,早期用治疗前列腺的网状支架治疗神经源性下尿路梗阻患者,支架内径 1.5cm,而改小内径又发生术后支架移位,滑入膀胱内。支架过小而移位,增大支架又出现尿失禁的矛盾困扰着网状支架治疗神经源性下尿路梗阻患者。此后设计改用两端膨大式的小支架,固定于后尿道,对逼尿肌无反射或反射低下并伴有内外括约肌痉挛的患者均取得较好的疗效,虽然术后仍有部分患者需要帮助排尿,但控尿良好,术后剩余尿量、肾积水程度均较术前明显改善。因此,应用个体化两端膨大式尿道记忆支架能,减少了尿失禁和支架移位,明显改善患者的排尿功能,减少膀胱剩余尿量,保护患者的肾功能,提高患者的生活质量,是治疗神经源性下尿路功能障碍的一种较好方法。

一、适应证与禁忌证

1. 适应证　中枢神经或盆腔外周神经损害可引发神经原性下尿路功能障碍,有显性或隐性脊柱骶裂,糖尿病性膀胱病(DCP)及骨盆骨折及盆腔脏器根治性切除术损伤神经的患者,尿流动力学检查示膀胱出口梗阻(BOO),膀胱有一定收缩力,及高压高阻的患者。逼尿肌高顺应性或后尿道相对高压的骶髓下神经原性排尿功能障碍。膀胱内颈经多次尿道扩张或电切开无效的患者。男性更适宜。

2. 禁忌证　尿流动力学检查提示逼尿肌无力、膀胱颈过于宽大、尿失禁明显、部分女性患者、年龄较小的儿童、对镍钛合金尿道记忆支架可能过敏的患者等。

二、术前准备

1. 常规围手术期准备。

2. 每例支架的制备(图 28-2)。

依据以下测定参数:B 超了解膀胱内颈的宽度,测得前列腺长径;尿流动力学检查测得尿道分布压(UPP),测量膀胱颈与最大尿道压之间的距离;动态膀胱尿道顺逆行造影,测定膀胱内颈宽度及膀胱颈与膜部尿道之间的距离(图 28-3)。

3. 控制严重的泌尿道感染。

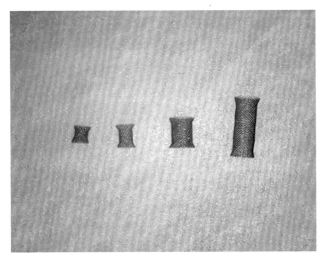

图 28-2 不同型号的改良两端膨大式的小支架

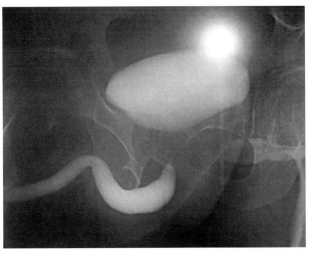

图 28-3 膀胱颈后尿道功能性梗阻

三、操作方法

尿道局麻或腰硬联合麻醉,部分脊髓损伤者,可采用全麻。膀胱截石位,用常温生理盐水作介质先在膀胱镜下了解后尿道"宽度",并应用输尿管导管测量尿道内口至精阜的长度,进一步确定制备的支架的管径和长度。充水后先行膀胱穿刺造瘘术。支架及观察镜放入置入器内(图 28-4),塑料管鞘由尿道推进入膀胱后,置入器退至后尿道,推进杆推出支架置于后尿道,退出置入器,通过膀胱镜,用异物镜夹住支架边缘,调整支架位置,换用 45℃ 温盐水将支架充分膨胀,使两端膨大的网眼嵌入尿道黏膜,膀胱颈至外括约肌之间尿道及近端部分外括约肌被支架完全

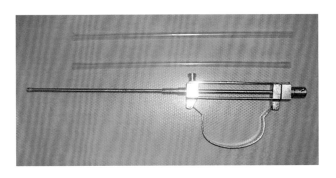

图 28-4 专用支架推进器

撑开,压迫下腹部或咳嗽,见尿液成线流出为佳,再嘱患者收缩肛门,能控制尿流或部分失禁为适度。术毕不留置导尿管。

四、随访

1. 评估指标　术前、术后进行相关指标测定:

(1)排尿日记:排尿次数、自排尿量、尿失禁程度。

(2)B 超测定肾积水程度(肾盂最大液性暗区宽度)、膀胱容量及剩余尿量。

(3)尿流动力学检查:最大尿流率(Qmax)、逼尿肌漏尿点压(DLPP)、最大膀胱内压(Pves max)、充盈期膀胱内压,压力/流率测定、尿道分布压(UPP)。

(4)动态的膀胱尿道造影。

(5)血清肌酐(Cr)、尿素氮(BUN)。

2. 随访　术后随访均恢复自行排尿,如出现尿失禁,经控尿锻炼达到控尿。若发现支架处结尿道石形成,经钬激光碎石,仍获满意排尿。尿道造影示后尿道开放,黏膜平滑,支架在位(图 28-5)。

在支架制备中,注重个体化,通过 B 超、尿流动力学检查、尿道造影及术中测定后尿道内径及长度,选定不同管径及长度的记忆合金支架。后尿道长度测定是选择支架长度的关键。由于超声切面很难同尿道

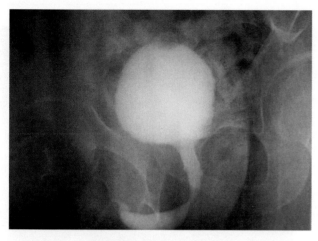

图 28-5　尿道造影示后尿道开放,黏膜平滑,支架在位

走向一致,测定的长度误差较大;尿道造影由于神经源性膀胱患者无法自主后尿道"开关",测定的长度亦只能作参考;尿流动力学的静态 UPP 测定,测定的内颈部压与膜部尿道压之间的距离较为明确,但受压力的分布变异,有时亦会有误差,因此术前选择支架要据以上结果综合考虑。术中通过膀胱镜直视下应用输尿管导管测定膀胱颈后唇与外括约肌的距离更有参考价值。支架安置的理想位置是不超过膀胱颈后唇 0.5cm,远端超过部分外括约肌(覆盖部分精阜),考虑支架及尿道变形的因素,制备的支架较测定的后尿道长度减少 0.8cm。术中通过膀胱镜下异物钳作支架的微调,再通过温盐水将记忆支架充分膨胀,使支架进一步固定,术后仅保留膀胱造瘘管,不留置导尿管,一方面便于观察排尿的改善情况,又能防止支架的移位。

经术后的随访,未有下尿路症状的加重,未有严重异物的尿路感染,因支架的上皮化,仅有一例出现网状支架的结石形成。但远期的疗效及相关并发症如何仍有待临床大样本病例进一步研究与探讨。

(卫中庆)

第六节　盆腔介入治疗技术

介入治疗技术(interventional therapy and technique)是以放射影像学为基础,在超声、CT、MRI、DSA 和 X 线透视等影像诊断设备的指引下,采用直接穿刺或 Seldinger 介入穿刺插管技术,对病变进行诊断与处理。这种方法具有创伤小、操作简便、定位准确、并发症少等优点,是微创外科技术的重要组成部分。

一、分类

根据介入途径不同分为经血管与不经血管两类:

1. 经血管介入放射学(vascular interventional radiology)　在影像设备的引导下,将专用的导管或器械,通过如股动脉等血管送入靶器官,进行造影诊断和治疗,包括活检、栓塞、球囊扩、支架置入或药物灌注等。

2. 非经血管介入放射学(non-vascular interventional radiology)　在影像设备的引导下,避开血管直接作局部病变穿刺活检;囊肿、脓肿或积液置管引流;局部注射麻醉药物以阻滞神经镇痛,或对原发肿瘤和转移癌肿施行局部注射药物,以及激光、射频、微波或冷冻等治疗。

二、常用盆腔介入治疗技术

1. 经血管介入治疗技术

(1) 经皮血管造影术:经皮血管造影术是所有血管介入技术的基本步骤,除对血管病变进行诊断性造影外,还可根据造影结果指定下一步介入治疗方案。

(2) 经导管血管内药物灌注术:经导管血管内药物灌注是将导管选择性插入靶血管内,经导管注入血管活性药物或化疗药物以达到局部治疗的目的。经导管血管活性药物灌注术主要用于血管收缩以控制组织器官的弥漫性动脉性出血。经导管化疗药物灌注术可使肿瘤局部化疗药物浓度增高,而将外周血药浓度降低,提高局部疗效,减少化疗药物的全身性毒副作用。也可用于能选择性插管的乏血供实体肿瘤的局部化疗。

(3) 经导管动脉内栓塞术及封堵术:经导管血管栓塞及封堵术是将人工栓塞材料或装置经导管注入

或放置到靶血管内,使之发生闭塞,中断血供或封堵血管瘘口,以达到控制出血、减少血供或治疗肿瘤性病变的目的。

(4)经皮腔内血管成形术:目前经皮血管成形术已广泛用于外周动脉、内脏动脉、冠状动脉及颈动脉等血管狭窄的治疗。基本原理是通过球囊扩张,是狭窄段血管内膜、中膜及动脉粥样硬化斑块撕裂,管壁张力下降,以达到血管通畅的目的。

2. 常用非血管途径的介入治疗技术

(1)经皮穿刺引流术:经皮穿刺引流术是常用的非血管介入操作技术,是通过经皮穿刺在阻塞扩张的生理性管道或病理性腔隙中置入引流管,进行引流治疗的技术。盆腔主要包括经皮脓肿或囊肿引流术,经皮造瘘术等。

(2)球囊扩张成形术:非血管管腔的球囊扩张成形术类似于血管扩张成形术,是指利用不同直径的球囊导管对血管以外的生理性管腔狭窄、阻塞性病变进行扩张,使其恢复通畅和排泄功能的治疗技术。盆腔疾病中球囊扩张成形术主要适用于输尿管狭窄和尿道的瘢痕性狭窄、输卵管阻塞等。

(3)支架植入术:支架植入术是利用支架输送器将预先压缩在输送系统中的支架沿导丝至狭窄的非血管管腔,跨越狭窄段时释放支架,利用支架持续向外的膨胀力扩张管径,解除梗阻。盆腔疾病中支架植入术主要适用于结直肠癌引起的肠梗阻。

(4)经皮肿瘤消融术:经皮肿瘤消融术是在影响设备的引导下,采用经皮穿刺的方式,对肿瘤进行物理或化学方式灭活,以达到治疗肿瘤目的介入治疗技术。依据影像学的引导设备分为:超声引导、CT引导、MRI引导。依据采用的肿瘤消融方式分为物理消融和化疗消融。物理消融的主要方式为射频消融、激光、冷冻及微波等方法。

(5)放射性粒子植入术:放射性粒子植入治疗又称组织间近距离放射治疗,是指将放射性核素包裹在金属包壳内制成细小棒状的种子源,通过细针插植途径将其按照一定的空间排布方式种植在肿瘤组织内,其发的低等γ射线对肿瘤长时间持续照射,从而灭活肿瘤。目前临床最常用的放射性核素为^{125}I和^{103}Pd。植入粒子的数量根据肿瘤大小、部位、类型等特点而定。目前盆腔肿瘤中临床上多用于治疗前列腺癌等。

(6)经皮椎体成形术:经皮椎体成形术是指通过经皮插入椎体的穿刺针注入骨水泥以达到加固病变椎体和缓解疼痛的微创介入治疗技术,适用于椎体原发及转移性恶性肿瘤,部分椎体良性肿瘤如血管瘤等,骨质疏松伴压缩性骨折,特别是伴有病变椎体疼痛的患者。经皮椎体后凸成形术是经皮椎体成形术的改良及发展,该技术采用经皮穿刺椎体内气囊扩张的方法先使椎体复位,并在椎体内部形成空间,然后在注入骨水泥。经皮椎体后凸成形术不仅可解除或缓解疼痛症状,还可以明显恢复被压缩椎体的高度,增加椎体的刚度和强度,使脊柱的生理曲度得到恢复,并可增加胸腹腔的容积与改善脏器功能。

(7)影像引导下经皮穿刺活检术:该技术是在影像设备如超声、CT等的引导下,利用活检针经皮穿刺取得病变组织进行细胞学、组织病理学、基因学或微生物病原学检查,以明确诊断并指导治疗的一种介入技术。例如应用恶性肿瘤活检组织进行组织学分型和相关基因突变检测可以指导化疗方案制定和选择靶向治疗药物,炎症性病变的细菌学检测可以指导抗生素治疗等。不同影像引导设备使用于不同位置的穿刺活检,浅表器官适合超声引导,盆腔深部器官则较适合CT引导,目前MRI引导方式因对活检器材和环境要求较高,尚未广泛应用。

(肖亮)

【参考文献】

[1]谢幸,苟文丽.妇产科学[M].8版.北京:人民卫生出版社,2014:204-313.

[2]陈孝平,汪建平.外科学[M].8版.北京:人民卫生出版社,2013:585-589.

[3]白人驹,徐克.医学影像学[M].7版.北京:人民卫生出版社,2014:392-393.

［4］马浩程,林乐涛,宋莉,等.症状性子宫肌瘤的介入治疗进展[J].中国介入影像与治疗学,2018,15(12):753-756.

［5］杨晶,白彬,徐伟,等.晚期结直肠癌的超选择性动脉化疗栓塞治疗[J].中国介入影像与治疗学,2016,13(11):674-677.

［6］杨建勇,陈伟.介入放射学理论与实践[M].2版.北京:科学出版社,2005:482-483.

［7］郭启勇.介入放射学[M].3版.北京:人民卫生出版社,2016:79-81.

［8］耿翔,钱峻,杨豪俊.腹腔镜结肠造瘘术和结肠内支架置入术在晚期结直肠肿瘤治疗中的价值[J].实用临床医药杂志,2017,21(21):122-123.

第二十九章

盆底疾病的生物反馈治疗

第一节 生物反馈概述

根据 BF Skinner 的传统理念,生物反馈的理论基础是"可操作式条件反射",如果存在意识和认知障碍的患者,是无法采用生物反馈疗法进行治疗的。因此,生物反馈的一个主要目标是自我监测,而后利用相关信息进行训练,最终实现自我调节。

运动学习(motor learning)是一个复杂的过程,在实践后可以获得新的相对永久的新运动技能。运动学习有三个阶段。第一阶段被称为认知阶段,涉及学习执行特定任务需要什么和如何正确执行该任务。在这个阶段,如果要使运动任务精确地复制出来,反馈(feedback)是必不可少的。第二阶段涉及新技能的"微调"。错误越来越少,直到最后,执行任务变得自动化,并且在执行过程中不需要太多注意,这是技能获取的第三阶段。尽管特定的运动学习任务的实践是最重要的,但反馈被认为是第二重要的变量。

在学习如何正确执行运动任务时,如一次有效的盆底肌收缩,执行人在每次尝试收缩期间或收缩后都会感知到感官信息或反馈。这种反馈可以是内部的(内在的:受试者自我评估或感知收缩)或外部的(增强的:在评估者或设备的帮助下反馈)。在盆底肌收缩这种情况,内在反馈意味着"感觉"肌肉收缩,其涉及本体感觉、运动知觉或触觉提示。在最初尝试进行盆底肌收缩的期间,许多女性不能收缩或不能感知盆底肌的收缩,因此几乎没有内在的反射。因为这个原因,语言指导,配合指诊评估对于盆底肌康复的初期阶段是非常重要的。随后,使用其他形式的增强反馈也很有帮助。

一、生物反馈的定义

生物反馈是利用仪器设备(通常是电子设备)无创性地监测人体某些内在的、正常的或异常的生理现象,并用可视或可听的信号形式表现出来,使患者可以用其监控并控制人体所产生的生理信号,而这些生理信号常常是在未被意识觉知的情况下发生的。生物反馈是一个操作性、认知和反应的过程,在此过程中,受试者学会如何可靠地改善盆底功能。它需要重复的反应和重复的教。生物反馈可以用来教导女性维持、加强、指导或消除身体动作或反应。生物反馈的终极临床目标是不需要外部生物反馈的"自我"控制。

二、盆底生物反馈技术

最早的盆底生物反馈装置是 Arnold Kegel 在 1948 年设计的一个简单的压力生物装置(会阴压力计)。

在盆底康复中,常用的生物反馈技术包括指诊(触觉)、语言、视觉、肌电图(视觉或听觉)、测压(简单或计算机化的)的方法;会阴或腹部超声;阴道哑铃。生物反馈也可以在膀胱镜检中做,可以让意识清醒的女性看到膀胱颈开放,并展示如何关闭。盆底生物反馈训练有助于形成条件反射,养成在咳嗽、跳跃、站立、行走、负重时收缩盆底肌的习惯。

盆底肌是一个"隐藏"的肌肉群。有盆底肌功能障碍的女性通常不知道这一肌肉群的存在,也无法发起任何自主收缩。在试图进行盆底肌收缩时,许多女性主要使用其他肌肉群,如臀肌和内收肌,或者做一个 Valsava 动作。很多女性在进行盆底肌训练时,很难保持正常的呼吸模式。当发生这种情况时,生物反馈是一种非常有用的工具,可以帮助女性和临床医师了解盆底肌的行为方式。生物反馈是一种有效地教会患者如何收缩、如何放松肌肉的方法。

1. 生物反馈增强盆底肌意识　在盆底肌再训练的早期,女性的肌肉的反应可能很小,在阴道触诊时,临床医师的口头反馈可以用来描述患者的肌肉反应,否则这位女性就不会注意到这种反应。这种积极的反馈可以促使女性收缩正确的肌肉并继续锻炼。在早期干预中,外部反馈似乎是一种合适的策略。为了能够发生收缩,肌肉需要完整的神经支配。如果某些患者神经支配虽然部分完整,但是患者不能自主触发盆底肌收缩,这时候只是通过语言描述指导患者进行正确的盆底肌收缩是无效的。为了患者获得最大的效果,通过生物反馈增强盆底肌收缩是有必要的。通过表面肌电生物反馈或阴道压力生物反馈显示肌肉工作,即使是非常小的反应,这有助于患者意识到并专注于适当的肌肉。它提供了操作性条件反射所需的反馈,可以激发患者更大的努力。因此,生物反馈对增强盆底肌意识非常有用。

2. 触觉和语言生物反馈(tactile and verbal feedback)　在盆底再训练中,触觉是一种廉价且容易获得的反馈形式。本体感觉、运动知觉和触觉感知盆底肌的收缩对形成收缩意识是有价值的。为了训练盆底肌收缩的挤压能力,可以通过将插入阴道的手指做向两侧或上下方向分开的动作,对盆底肌进行轻柔拉伸来提供本体感觉。因为肛提肌内有很多拉伸感受器,在很多情况下,女性都能反馈感觉到肌肉被拉伸,因此可以鼓励他们"将检查者手指向上拉"。这种方法也可以用在肌力训练计划中提供必要的阻力。应该教会女性一个有效的盆底肌收缩的不同动作,它不仅包括一个"挤压"的动作来拉动尿道向耻骨方向,还包括"提升"的动作。虽然临床医师的的指检和反馈对盆底肌训练很有帮助,因此也可以考虑患者进行自我手指评估。但是,受限于患者对正常盆底知识的了解,这个方法应用起来有一定难度。

3. 视觉反馈(visual biofeedback)　简单的视觉生物反馈可以通过手持小镜子观察盆底肌收缩时会阴的抬高,阴裂的缩小。这已在产后女性中成功应用。也可采用一些简单小装置进行,如把一个细长的塑料阴道探头放到阴道里,尾端留在阴道口可见。在正确的盆底肌收缩的时候,留在外面的部分会向下移动,如果收缩的时候盆底肌向上,则留在外面的部分会向上移动。

4. 运动感觉生物反馈(kinesthetic biofeedback)　阴道哑铃最早是 1988 年由 Plevnik 设计和描述的。在女性做直立的静态的日常活动时,不同重量的哑铃被放入阴道,置于高于盆底肌的水平。当哑铃在阴道内开始向下滑动时,就会产生反馈(运动知觉),导致女性收缩她的盆底肌,以防止哑铃掉出阴道。

5. 肌电生物反馈(electromyographic biofeedback)　运动单位去极化产生的电活动可以通过表面电极、针式电极记录。针式电极由于是侵入性的,所以在辅助盆底肌训练中很少使用。肌电生物反馈可以以视觉或听觉反馈的形式呈现。已经开发并使用了阴道内和肛门内表面电极来为盆底康复提供 EMG 生物反馈。可以在屏幕上以数字、条形或曲线给出反馈,显示随着时间的推移收缩强度的变化。肌电生物反馈是最常用的生物反馈方式。

6. 压力生物反馈(manometric visual biofeedback)　Kegel 设计了第一个测压装置,通过提供生物反馈,激励女性提高盆底肌的收缩能力。会阴压力计记录盆底肌收缩时产生的压力。这项技术可以评估收缩的压力-时间关系、耐力和协调性,以监测训练的进展,并对同一患者和不同患者进行比较。

7. 动态超声反馈　会阴超声已被证明比盆底表面肌电和会阴压力计更好地描绘盆底肌的功能。会阴超声已经被作为一种可靠的方法,向患者展示其盆底肌收缩产生的膀胱颈抬高。这项技术在初期不能自主收缩盆底肌的患者中得到成功应用。

8. 控制逼尿肌过度活动的生物反馈　生物反馈可用于不稳定收缩或膀胱括约肌协调障碍的患者。在膀胱测压期间，记录膀胱内压力，并将其以听觉和视觉信号呈现给患者。观察患者的尿流动力学图线，通过盆底肌收缩来抑制逼尿肌收缩。

虽然各种形式的生物反馈可以随时使用，并对个体患者非常有帮助，但生物反馈的价值也要根据改善的结果与成本来衡量。生物反馈能帮助理解盆底功能，教会正确的盆底肌协调收缩和评估治疗进展。盆底生物反馈能够指导患者进行正确的、自主的盆底肌训练，并形成条件反射。它能有效地控制控制不良的盆底肌肉收缩，并对这种收缩活动进行改进和纠正。

（李玉玮）

第二节　生物反馈治疗压力性尿失禁

尿失禁（urinary incontinence，UI）是女性常见疾病，国际尿控协会（International Continence Society，ICS）将其定义为"构成社会和卫生问题，且客观上能被证实的不自主地尿液流出"。国际上报道的女性尿失禁患病率为 9%~45%，我国成年尿失禁的患病率为 30.9%，压力性尿失禁（stress urinary incontinence，SUI）、急迫性尿失禁（urge urinary incontinence，SUI）和混合性尿失禁（mixed urinary incontinence，MUI）的患病率分别为 18.9%、2.6% 和 9.4%。女性尿失禁总患病率随年龄增加而递增，20~29 岁为 7.6%，≥90 岁者最高为 64.77%。

SUI 是指喷嚏、咳嗽、大笑或运动等腹压增高时出现不自主的尿液自尿道口漏出；尿流动力学检查表现为充盈性膀胱测压时，在腹压增高而无逼尿肌收缩的情况下出现不随意的漏尿。

1948 年美国妇产科医师 Arnold Kegel 发明的 Kegel 运动对女性压力性尿失禁康复效果显著，不仅可以改善 SUI 的症状，还能改善患者的症状。Kegel 指出为了使松弛或萎缩的盆底肌恢复，至少需进行为期 20~60 天，总计时长 20~40 小时的盆底肌训练。盆底肌收缩时可以看到明显的会阴抬高。盆底肌训练可以减少孕晚期和产后 6 个月内尿失禁的发生。英国国家卫生和临床医疗优选研究所（National Institute for Health and Clinical Excellence，NICE）建议，在治疗师指导下的至少 3 个月的盆底肌训练应作为对 SUI 患者和以 SUI 为主的混合性尿失禁患者的一线治疗。

盆底肌训练是一种有效的、低风险的干预措施，可以在不同人群中均达到显著改善尿失禁的作用，应该优于其他治疗方案被考虑。虽然随访 15 年后，其治疗尿失禁的结果令人失望，在治疗后 5~6 年仍然是有非常好的疗效。除对压力性尿失禁有效以外，对急迫性和混合型尿失禁也是有效的。经过盆底肌训练后，盆底肌收缩时尿道和阴道内压力都明显升高。为了使盆底肌训练有效，患者必须具备收缩盆底肌的能力，同时能够遵守训练计划。经过阴道评估可以了解患者能否收缩盆底肌。

收缩时运动单位募集的数量取决于做了多大努力，努力越大，则激活的频率越高、募集的运动单位越多。在无症状的女性，盆底肌大约由 33% 快肌纤维和 67% 慢肌纤维组成。肌纤维是由传出神经决定的。根据 Henneman 的体积原则，当横纹肌收缩的时候，首先募集的是慢肌运动单位，随着用力和负荷的增加，快肌运动单位被募集。

在任何肌肉训练中都必须要考虑的主要因素包括：超负荷（overload）、特异性（specifity）、保持（maintenance）和可逆性（reversibility）。由于骨骼肌通过 6 个月的训练后可以改善 25%~50%，通常推荐盆底肌训练持续 15~20 周。一般认为最初的 6~8 周的效果是由于神经适应（激活频率增加和募集更多有效运动单位）；肌肉肥大需要训练更长的时间。区分盆底肌与臀肌、腹肌和大腿内收肌对于盆底肌训练至关重要，需要特异性训练盆底肌。在咳嗽之前收缩盆底肌，仅仅经过一周的训练后，就能使压力性尿失禁减少 73.3%。通过反复多次的训练后，可以获得反射性收缩的能力。通过盆底肌训练可以改善肌力、募集速度和耐力，但是为了保持这种改善，需要保持规律性的练习。

Ferreira 等做了一项研究,比较正确指导下的盆底肌训练和无指导下盆底肌训练的差异,结果发现治疗 6 周后,在正确指导下进行盆底肌训练的患者各项指标改善均优于无指导的患者,这说明盆底肌训练要想取得更好的结果,需要正确的指导。这是由于很多患者在做 Kegel 运动的时候,不能正确地收缩和放松盆底肌。因此,经常推荐联合生物反馈来进行盆底肌训练。生物反馈可以帮助患者学习如何收缩盆底肌和提高训练效率,明显提高治愈率。但是,在 Hirakawa 等人设计的一项随机对照研究中,他们比较了有生物反馈辅助的盆底肌训练和无生物反馈辅助的盆底肌训练对 SUI 的影响,结果发现生物反馈辅助的盆底肌训练并没有由于无生物反馈辅助的盆底肌训练。一项荟萃分析纳入了 11 项随机对照研究,共计 649 例患者,4 项研究中采用肌电生物反馈辅助盆底肌训练,6 项研究中采用压力生物反馈辅助盆底肌训练,1 项研究采用电刺激联合盆底肌训练。结果表明生物反馈辅助的盆底肌训练并不比单独盆底肌效果更好。尽管不同研究报道了不同结果,生物反馈在压力性尿失禁治疗中还需更多设计严谨的随机对照研究。

(李玉玮)

第三节 生物反馈治疗盆腔器官脱垂

盆底是由封闭骨盆出口的多层肌肉和结缔组织构成。在盆底肌肉、筋膜和韧带的支持与悬吊作用下,盆腔器官保持在相对固定的位置。因各种原因引起盆底肌肉、筋膜及韧带损伤,未能很好恢复,或由于其他原因导致其张力降低、支持功能薄弱时,盆腔器官发生移位,这就是盆腔器官脱垂(pelvic organ prolapse,POP)。POP 是在中老年女性中常见的一种盆底功能障碍性疾病,其发病率较高,虽非致命性疾病,却严重影响患者的生活质量。

对于脱垂程度轻,且无特殊症状的患者,建议患者减轻体质量,改善排尿、排便习惯,饮食调节和进行盆底肌训练。正确的盆底肌训练可以增强盆底支持力,改善并预防轻、中度脱垂及其相关症状的进一步发展,对于效果不满意者,还可辅助生物反馈或电刺激等方法来增强盆底肌训练效果。

盆底肌训练能明显改善 POP 患者主观感觉,干预后自觉脱垂症状好转的患者数明显增加;能有效降低 POP 患者的脱垂症状评分;能有效改善阴道前壁脱垂患者的 POP-Q 分度,但是对阴道后壁脱垂患者则无明显改善;盆底肌训练还能明显改善 POP 患者的肌力和肌肉收缩的能力。盆底肌训练可以在生物反馈指导下进行。

通过盆底表面肌电评估也发现,采用盆底肌训练联合肌电生物反馈和电刺激的 POP 患者,盆底表面肌电值(快速收缩、持续收缩和耐力收缩)明显高于单独进行盆底肌训练的患者。因此,针对轻中度的 POP 患者实施电刺激联合生物反馈治疗较单独的盆底肌训练,更能有效改善患者的盆底肌肉功能,更加快速安全地提高治疗效果。

(李玉玮)

第四节 生物反馈治疗功能性肠病

功能性肠病是功能性胃肠病的一种,是一类具有多种中、下消化道不适症状,病因不甚明确,缺乏形态学和生化异常的临床常见疾病。其中,功能性便秘、功能性大便失禁、肠易激综合征临床最常见且最具有代表性。对于功能性肠病,多种药物、外科手术等传统治疗手段效果欠佳,长期治疗症状仍呈反复发作,不仅耗费大量人力物力,而且严重影响患者生活质量。生物反馈作为一种新兴的行为疗法,在治疗功能性肠病中发挥着越来越重要的作用,引起了大家的广泛关注。

1. 生物反馈在盆底功能紊乱导致的出口梗阻型便秘(outlet obstructive constipation,OOC)中的应用 OOC 的具体发病机制目前尚不十分明确,具有正常的结肠传输功能,往往与盆底肌功能紊乱,故排便时腹部肌肉、肛管直肠肌肉及盆底肌肉不协调工作导致直肠有效排空受阻有关,而与结肠传输功能无关。此外,直肠肛门反射减弱,直肠敏感性降低,直肠肛管动力异常均可导致便秘。盆底功能紊乱导致的 OOC 大致分为盆底弛缓型、盆底失弛缓型、混合型表现型。盆底弛缓型往往与盆底肌肌力下降、盆腔脏器及其固定韧带松弛和盆腔腹膜位置下移过低有关,而盆底失弛缓型往往与盆底肌痉挛、过度紧张等有关,混合表现型则两种类型同时具备。生物反馈治疗 OOC 应根据各个类型的不同特点并结合 Glazer 评估参数,通过上调盆底肌肌力、改善脱垂导致的出口梗阻,或者训练用力排便时松弛盆底肌张力,将盆底肌松弛和大便推进协调起来,从而达到改善 OOC 的目的。

2. 生物反馈在慢传输型便秘(slow transit constipation,STC)中的应用　STC 是由于结直肠功能紊乱,传导失常而导致的排便周期延长和排便困难。而生物反馈能提高大脑神经支配的肠活动,是其治疗 STC 的可能机制。现有的研究结果显示生物反馈治疗 STC 疗效差别很大。很多人认为在治疗慢传输型便秘时,运用生物反馈技术也会取得效果。毛燕宁等研究证实给予 STC 的患者生物反馈治疗,可以改善大便性状,增加排便次数,促进胃肠排空。国外 Brown 等报道了 4 例盆底功能正常的慢传输型便秘患者,均得益于生物反馈而避免手术,并且与训练前相比排便频率、轻泻剂的运用、生活质量等方面均有所改善,这种改善在平均 9 个月左右仍能维持而无须进一步治疗。Wald 报道,对于 STC 患者,生物反馈治疗有效率可达60%,且无任何危险性。但也有少数报道认为生物反馈治疗对 STC 无效。

3. 生物反馈对大便失禁(fecal incontinence,FI)的作用　生物反馈治疗 FI 的目的是强化骨盆底括约肌功能,增加患者对直肠扩张的感知能力,改善肛门协调运动(外括约肌收缩合并直肠感觉训练)。在患者模拟排便时,借助肛门直肠测压或盆底肌电图将不能被人体感知的异常指标,通过视觉或声音信号反馈给患者,患者有意识地通过调整腹部及肛门肌肉的收缩及放松来改善协调性、直肠敏感性,并循环纠正、训练、强化以期达到正常。而且有研究表明,焦虑或抑郁情绪可导致排便感觉迟钝,直肠顺应性降低,而生物反馈可通过心理训练减轻患者焦虑、抑郁情绪,全方位提高患者生活质量。

4. 生物反馈治疗肠易激综合征(irritable bowel syndrome,IBS)　IBS 是最常见的一种功能性肠道疾病,以腹痛、腹泻、便秘为主要临床症状,伴排便习惯改变及精神症状,其病理生理学基础是胃肠动力学异常和内脏感觉异常。IBS 的病因及发病机制至今尚未完全阐明,多数学者精神心理障碍是 IBS 发病的重要因素。故心理行为疗法在 IBS 治疗中占据着越来越重要的地位。生物反馈疗法可以反馈人体的生理心理状态,通过有意识的控制和心理放松训练,调节自身的身体功能,缓解焦虑/抑郁情绪。

(李玉玮)

【参考文献】

[1] VERMANDEL A,DE WACHTER S,BEYLTJENS T,et al. Pelvic floor awareness and the positive effect of verbal instructions in 958 women early postdelivery[J]. In Urogynecol J,2015,26(2):223-228.

[2] FLURY N,KOENIG I,RADLINGER L. Crosstalk considerations in studies evaluating pelvic floor muscles using surface electromyography in women:a scoping review[J]. Arch Gynecol Obstet,2017,295(4):799-809.

[3] DOORBARB S,ADAMS R,REBBECK T. Ultrasound-based motor control training for the pelvic floor pre-and post-prostatectomy:Scoring reliability and skill acquisition[J]. Phys Theor Pract,2017,33(4):296-302.

[4] 中华医学会妇产科学分会妇科盆底学组. 女性压力性尿失禁诊断和治疗指南(2017)[J]. 中华妇产科杂志,2017,52(5):289.

[5] 林忠,赵军玲,张政昌,等. 广西地区壮族女性盆底功能障碍性疾病状况调查[J]. 中国妇产科临床杂志,2012,13(5):342-344.

[6] 丁峰,宋岩峰,丘娜璇. 厦门社区女性盆腔器官脱垂流行病学研究[J]. 中国卫生统计,2012,29(6):797-800.

[7] VERGELDT T F,WEEMHOFF M,INTHOUT J,et al. Risk factors for pelvic organ prolapse and its recurrence:a systematic review[J]. Int Urogynecol J,2015,26(11):1559-1573.

[8] 杨欣,王建六,孙秀丽. 北京大学盆腔器官脱垂诊疗指南(草案)[J]. 中国妇产科临床杂志,2012,13(2):155-157.

[9] 李颖,徐换,郝赤子. 盆底肌训练治疗女性盆腔器官脱垂疗效的 meta 分析[J]. 中国康复医学杂志,2018,33(11):

1328-1332.

［10］ ALVES F K,RICCETTO C,ADAMI D B,et al. A pelvic floor muscle training program in postmenopausal women:A randomized controlled trial［J］. Maturitas,2015,81(2):300-305.

［11］ 李代容. 盆底康复治疗子宫脱垂的疗效观察［J］. 实用妇科内分泌杂志(电子版),2018,5(15):34-35.

［12］ RUSSO M,STRISCIUGLIO C,SCARPATO E,et al. Functional Chronic Constipation:Rome Ⅲ Criteria Versus Rome Ⅳ Criteria［J］. J Neurogastroenterol Motil,2019,25(1):123-128.

［13］ 路明,刘扬,温浩. 生物反馈训练治疗盆底肌痉挛综合征的临床疗效观察［J］. 中华结直肠疾病电子杂志,2016,5(1):60-63.

［14］ 黄世涯. 生物反馈治疗仪治疗出口梗阻型便秘疗效及护理观察［J］. 当代医学,2015,21(26):149-150.

［15］ 兰巧丽,郑恩典,陈艳. 高分辨肛门直肠测压与生物反馈训练在功能性大便失禁中的应用［J］. 中国现代医学杂志,2016,26(5):1-3.

［16］ MAZOR Y,EJOV A A,ANDREWS A,et al. Long-term outcome of anorectal biofeedback for treatment of fecal incontinence［J］. Neurogastroenterol Motil,2018,30(8):1350-1925.

［17］ COLLINS J,MAZOR Y,JONES M,et al. Efficacy of anorectal biofeedback in scleroderma patients with fecal incontinence:a case-control study［J］. Scand J Gastroenterol,2016,51(12):1433-1438.

［18］ VASANT D H,SOLANKI K,BALAKRISHNAN S,et al. Integrated low-intensity biofeedback therapy in fecal incontinence:evidence that "good" in-home anal sphincter exercise practice makes perfect［J］. J Neurogastroenterol Motil,2017,29(1):1730-1737.

［19］ LAIRD K T,EMILY E,SMITH T,et al. Short-term and long-term efficacy of psychological therapies for irritable bowel syndrome:asystematicreview and Meta-analysis［J］. Clin Gastroenterol Hepatol,2016,14(7):937-947.

［20］ AHADI T,MADJLES I F,MAHJOUB I B,et al. The effect of biofeedback therapy on dyssynergic constipation in patients with or without Irritable Bowel Syndrome［J］. J Res Med Sci,2014,19(10):950-955.

［21］ JOHNSON E J. Integration ofmindfulness and acceptance-based biofeedback for irritable bowel syndrome:the case of Peter［J］. Dis Colon Rectum,2016,44(3):145-147.

［22］ 刘李辉. 生物反馈治疗便秘型肠易激综合征的临床效果及安全性研究［J］. 现代诊断与治疗,2017,28(20):3730-3732.

第三十章

盆底疾病神经刺激调节治疗

　　盆底不仅是解剖学整体,更是受同一神经网络支配的功能整体。当部分盆底疾病保守治疗、药物治疗、手术治疗效果不理想时,神经刺激调节治疗有可能取得显著疗效。

　　神经刺激调节治疗是指利用特定参数的电流刺激神经根及其分支,重建或增强神经传导的兴奋性,唤醒本体感受器、诱导抑制性反射,从而达到增强肌肉收缩、改善盆底肌群感觉功能、反射性抑制膀胱异常兴奋、促进局部血液循环等作用。目前基础研究或临床应用较为广泛的包括骶神经电刺激、阴部神经电刺激、膀胱腔内电刺激、经皮神经电刺激(胫神经、阴部神经、阴茎背神经、阴蒂背神经)等。

　　神经电刺激技术是目前临床应用重要技术,在盆底疾病的治疗方面也历史悠久。早在19世纪70年代,人们就试图通过直接电刺激膀胱来改善排尿功能障碍,后来研究发现电刺激周围神经或骶神经可调控排尿活动。在19世纪80年代早期,Tanagho 和 Schmi 化设计了一种可植入的骶神经刺激电极用于调控膀胱活动,最早提出了骶神经电刺激的概念。McGuire 发现电刺激胫神经可抑制 OAB 并提出了胫神经电刺激的概念。到19世纪90年代后期,美国 FDA 批准骶神经刺激用于治疗尿失禁、尿潴留、尿频尿急综合征,2006 年批准用于膀胱过度活动治疗,2011 年批准用于大便失禁。此外,有研究表明阴部神经电刺激和经皮神经电刺激也可明显改善 OAB 症状。随着应用技术的发展和调控装置的国产化,神经电刺激临床应用更加广泛。

(廖利民　靖华芳)

第一节　盆底疾病骶神经调节治疗

　　骶神经刺激术(sacral Nerve Stimulation,SNS)又称骶神经调节术(sacral neuromodulation,SNM),是神经电刺激术的一种,指通过外科手段在体内埋藏电极,通过外接脉冲发生器,将一种短脉冲刺激电流连续施加于特定的骶神经,以此剥夺神经细胞本身的电生理特性,人为激活兴奋性或抑制性神经通路,干扰异常的骶神经反射弧,进而影响和调节骶神经效应器官的功能紊乱,从而达到治疗目的的微创手术方法。因其具有疗效肯定、后期可调控、副作用少、微创等优点,被誉为对传统治疗方法的革新。

1954 年 Boyce 尝试通过膀胱壁内植入电极,外接电刺激来治疗尿失禁,揭开了现代电刺激技术的篇章;1963 年 Caldwell 通过埋藏式电极对女性压力性尿失禁和大便失禁的治疗进行了有益尝试。1982 年,美国加利福尼亚大学在心脏起搏器的基础上,进行了首例 SNS 手术治疗脊髓损伤的尿潴留患者,取得初步成效。1990 年,Schmidt 报道,利用选择性神经切除术和特定骶孔电极放置可以促使膀胱完全排空。这一研究发现,推开了 SNS 技术成熟的大门。1990 年,MacDonagh 等对 12 例脊髓圆锥完整的上脊髓病变患者进行了骶前神经根刺激治疗,结果 6 例患者获得完全排便,其余 6 人也获得不同程度的好转。1995 年,Matzel 等对 3 例大便失禁患者进行了 SNS 治疗,有效提高肛门括约肌的横纹肌功能。1995 年德国外科医师 Matzel 等受治疗尿失禁的启发,对排粪失禁患者进行了 SNS 治疗,治疗效果颇为满意。针对植入式 SNS,经过 1998 年 Shaker 等用于顽固性急迫性尿失禁病患者及 1999 年 Schmidt 等通过 18 个月的观察,证明骶神经刺激治疗难治性尿激尿失禁安全有效。结合多家医学中心的研究报告,其临床疗效得以确认,得到美国药物食品管理局(FDA)及国民健康局(NIH)的临床治疗许可,在作用机制未明的情况下,明确指出该方法可以用于胃肠道和泌尿外科的治疗。

一、作用机制

骶神经效应器官主要是盆底器官包括下泌尿系统、下消化系统及性生殖系统,多为管(囊)腔器官。盆底器官的功能活动可分为 2 种形式:贮存与排泄,并进行着周期性的转换。这两种功能的正常转换,依赖于众多的神经反射(兴奋性和抑制性)参与其中,包括各自器官的内在反射、脊髓反射、脊髓桥脑反射和大脑的意识控制等。骶神经包括自主性的副交感纤维与随意性的躯体纤维,其中副交感传出纤维是盆底器官平滑肌的主要运动支配者,兴奋时平滑肌收缩,抑制时平滑肌松弛。副交感传入纤维起自 $S_2 \sim S_4$ 后根神经节,是内脏感觉(痛觉、扩张、便急等)的主要神经。躯体神经起自骶段($S_2 \sim S_4$)前角 Onuf 核,支配尿道外括约肌、肛门外括约肌和其他盆底横纹肌。躯体传入纤维起自 $S_2 \sim S_4$ 后根神经节,主要存在于阴部神经中,传导盆底皮肤感觉和性冲动。因此 SNS 可以利用特定参数的电流,对神经通路活动产生影响,从而调节盆底器官的功能性和神经性疾病,并对于异常感觉也有治疗效果。自主神经系统的盆丛对盆底器官的功能起到非常重要的作用,盆丛又称下腹下丛,由腹下神经、骶交感干的分支和盆内脏神经构成。盆内脏神经由 $S_2 \sim S_4$ 组成,以 S_3、S_4 最为主要且恒定,支配盆底三大系统的平滑肌、腺体和血管。一般认为盆丛仅含自主神经系统,但是 Juenemann 发现,起自 S_2 和 S_3 的一些躯体神经纤维,与盆内脏神经走行靠近,从盆脏内部下降,支配肛提肌和尿道膜部的横纹肌;同时肛提肌和尿道外括约肌也接受盆外阴部神经的分支支配。因此 SNS 不仅对自主性的平滑肌有作用,对于随意性的横纹肌也有作用。

由于骶神经构成的复杂性,导致 SNS 究竟通过哪种机制发挥作用,还缺乏研究证实。目前认为它可能通过多种传导通路发挥生理效应。早期对 SNS 认识,仅考虑 SNS 是通过传出神经,改善盆底括约肌复合体的横纹肌功能发挥作用。随着研究的深入,目前认为 SNS 利用盆底神经交错的特性,对下泌尿道、生殖系统和直肠、肛门等盆腔器官的传出和传入神经发生影响,起到综合调节的作用。

除了作用于骶神经控制区域的盆腔器官外,SNS 还被发现对于盆腔外脏器以及大脑中枢发生调节作用。SNS 可能通过改变结肠运动,特别是通过增加左半结肠的逆行蠕动波来改善节制和急迫性便失禁。

二、刺激神经选择

Varma 通过 5 例脊髓损伤患者研究了刺激 $S_2 \sim S_4$ 前根对直肠—肛管的动力学影响。5 例患者的直肠基础压平均为 2.44kPa(18cmH$_2$O),刺激 S_2 直肠压力上升至 35cmH$_2$O,刺激 S_3 上升至 55cmH$_2$O,刺激 S_4 上升至 30cmH$_2$O,即存在 $S_3>S_2>S_4$ 的关系,对乙状结肠的测压研究也得到了相似的结果。S_2 刺激引起孤立的低压结肠收缩,S_3刺激引发高压结肠运动活动,表现为蠕动。重复刺激导致蠕动增强,这种反应似乎与频率有关,可以增加结肠和直肠张力。由S_2到S_4刺激,外括约肌活动相应强度。MacDongh 对12例患者的研究,发现对结直肠的运动支配,存在着$S_3>S_4>S_2$的关系。可见S_3对乙状结肠和直肠的运动起着主要的支配作用,单独提供了约60%的腔内压力。骶神经刺激理论上在$S_2 \sim S_4$任何一侧均有效,但是一般在右侧S_3效果最好。临床鉴别刺激电极植入部位,除了X线骶孔定位外,还可以观察神经根受刺激后表现来定位。一般刺激S_2神经表现为会阴抽动、脚踝内旋或整条腿外旋,同时伴有脚趾的收缩;刺激S_3神经表现为肛提肌"钳子状"运动(盆底的升降而造成肛门收缩和放松,即 bellows 反应)和同侧大拇指趾屈;刺激S_4神经表现为肛提肌收缩和会阴部"波纹状"运动,不伴有腿和脚的运动。

三、操作方法

有些学者双侧植入骶神经刺激器,这在理论上是可行的,但很少有数据表明双侧刺激明显优于单侧刺激。另外一些学者行骶骨椎板切除术,并在双侧骶神经根放置包绕骶神经根的袖套式电极,该方法需要特殊的袖套式电极,并且因需行骶骨椎板切除术而变得更加复杂,未得到广泛使用。最初的电极需要固定到骶骨骨膜上,这为电极拆除带来不便。现在美敦力公司出品的自固定刺激电极带有倒刺,安置后不易活动,拆除也较容易,较好地解决了电极固定和拆除问题。早期的 SNS 先经过试验刺激后,去除试验电极,对比刺激和去除时症状变化,症状变化在50%以上,再行二次手术安置永久性刺激器。目前最常使用的是两个阶段植入刺激器,该方法的主要优点是在试验刺激过程中避免了电极的移位,同时很可能因为电极类型的不同而产生更好的刺激效应。FDA 已经正式批准了被称为"Two Stages"的 SNS 测试方法。该方法主要包括两个步骤:2~3周的周围神经刺激评估测试和永久性刺激器的移植。

患者在术前、术后要求记录排便或排尿日记2~3周,记录排泻次数,所用时间,有无不尽感、腹胀、腹痛等。可以采取电话、问卷或来院复查等形式进行随访。在试验阶段,采取局麻下进行,患者取俯卧位,下腹部放置1~2个枕头。骶尾部常规碘酒酒精消毒,触诊确定恰当的骶骨标志,选择合适的骶神经孔,一般选择一侧S_3,如果穿刺不成功或者未达到刺激点,可以换对侧,或者S_2、S_4神经孔。1%利多卡因局麻后,将穿刺针与体表呈60°角,针尾与中线平行,刺入神经孔。一般针尖再入3~4cm,即达要求平面。接通体外调节器电源,调节刺激频率与强度,观察相应的骶神经刺激反应,确认穿刺位置。然后拔出针芯,更换植入性刺激电极,以S_3为例,在C形臂X线机的引导下见植入性刺激电极的第三节位于第二或第三骶孔入盆腔处,对四个电极点进行测试刺激,并观察其反应。测试满意后,固定电极,拔出导引器套管。于右侧臀部局部浸润麻醉,取一长约5cm切口,将外接电源线与植入性电调节外接头连接,将其包埋至皮下,经皮下隧道并将外接电源线的起始部置于左侧臀部,缝合右侧皮肤切口。刺激器的参数通常波宽为210μs,频率为10~15Hz,电压强度根据个体进行调整,调整幅度从0.1V到10V,一般小于3V时获得感觉效果最佳。

对于排尿困难或失禁,记录3~7天的排尿日记,并与术前排尿日记或关闭刺激器后的排尿日记状态比较,如果急迫性尿失禁、次数、频尿急症状有50%的客观改善,以及主观症状明显改善,残余尿明显减少,表明 SNS 有效,考虑永久性植入起搏器。

对于便秘,经过临床2~3周的试验观察,如果患者能够达到以下指标:在不用泻药、灌肠和手助排便的情况下,患者自觉症状明显改善;每周的排便次数≥3次,和/或排便费力的次数减少≥50%,和/或排便不尽感的次数减少≥50%,则可以考虑安置永久性刺激器。

对于大便失禁,试验观察2~3周,如果患者大便失禁次数或1周内的大便失禁天数减少50%以上,认为试验有效,即可考虑降临时完结刺激器更换为永久刺激器。

植入手术前患者必须完全了解该方法可能带来的好处与危险,以及刺激器电池6~10年的有限寿命。孕妇不适宜该方法,因为目前尚不知道神经刺激是否对胎儿产生影响;另外,MRI 检查也是神经刺激器植入的相对禁忌证。

更换永久刺激器的方法是扩大原右侧臀部切口,将外接电源连接线与植入性电极外接头断开,抽出外连接电源线,将骶神经调节器与植入性电极连接,并将调节器包埋至皮下,缝合臀部皮肤切口即完成手术(图30-1)。

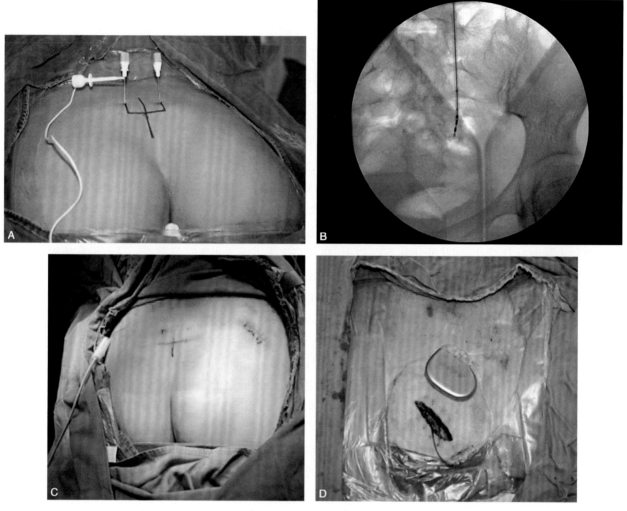

图30-1　更换永久刺激器
A.穿刺定位;B.植入电极定位;C.体外刺激试验;D.埋入永久刺激器。

四、临床应用

1. 排尿功能障碍　排尿功能障碍是一种常见的下尿路疾病,可以有明确病因,也可为特发性。包括急迫性尿失禁、尿急、尿频和非梗阻性尿潴留。从1991年以来,大量研究证明SNS对于排尿功能障碍的显著疗效,无论是短期观察还是长期观察,疗效在70%以上,因此在作用机制尚不明确的情况下,得到FDA的临床批准使用。

2. 大便失禁　大便失禁作为一种严重的临床症状,其原因较多,患者往往由一个以上的病理生理障碍引起。多项研究表明,SNS对括约肌肌力不足,甚至是括约肌受到损伤导致完全无收缩功能的大便失禁均有效。对先天性肛门闭锁术后的大便失禁也有效果。SNS对直肠顺应性也有影响。可以减少直肠顺应性的疾病,如硬皮病、放射性直肠炎和炎症性肠病引起的遗便。接受过结肠切除、前切除术或直肠脱垂手术的患者也曾因SNS而获得成功。但是,SNS的效果是否长期有效性,就要考虑患者个体的生理和形态学改变。到目前为止,还无法在术前准确预测出接受SNS治疗的大便失禁患者,是否长期有效。

3. 慢性便秘　SNS 对感觉、运动和中枢神经通路均有影响。因此,SNS 对慢传输型和直肠排空功能障碍型便秘均有一定效果。但其究竟是发挥直接作用,还是通过改善传入信息,纠正中枢神经反馈发挥间接作用,还有待进一步研究。此外,直肠排空功能障碍型便秘常常出现盆底协同失调和机械出口梗阻症状的重叠,这也在文献报道中出现相反结论的原因。对于 SNS 治疗慢性便秘的适应证,还需要进一步研究,根据病理生理异常制定严格的选择标准。

4. 肠易激综合征　多项研究报道,发现 SNS 短期内对腹泻型和混合型肠易激综合征(IBS)的症状有明显改善。但是否长期有效,对便秘型是否有效等问题,需要进行更大规模的前瞻性交叉研究,以评估 SNS 对 IBS 患者的治疗效果。

5. 混合泌尿和肠道疾病　对接受 SNS 治疗尿失禁(尿潴留和逼尿肌不稳定)患者的研究发现,同时存在肠道疾病(便秘和尿失禁)的患者可以主观改善其症状。SNS 对肠道和膀胱功能障碍的作用被认为是通过激活相同的传入通路而产生的。然而,不同的条件可能对不同的电极结构和刺激参数(脉冲振幅、频率、宽度和刺激方式)产生响应。未来治疗双障碍患者的困难在于确定电极结构和刺激参数设置,以达到最佳的改善效果。

6. 脊髓损伤和神经退行性疾　SNS 在治疗神经系统疾病方面,主要集中在伴有不完全脊髓损伤的患者的尿失禁和神经退行性疾病,主要是多发性硬化症和帕金森病。有证据表明,SNS 确实对严重神经功能障碍患者出现的尿失禁和大便失禁具有效果。未来关于 SNS 对神经系统患者肠、尿和性功能障碍的影响的研究有可能彻底改变这些疾病的治疗方法。其他疾病,如糖尿病神经病变导致的便秘,也可能受益于长期 SNS。有研究表明,无论是先天性脊柱发育不良导致神经损害,还是非神经因素导致的儿童尿失禁、尿频、夜间遗尿和便秘,均可以通过 SNS 治疗获得有益。

7. 疼痛综合征　推测盆腔疼痛综合征可能由组织缺血引起,SNS 通过增加流向盆底、膀胱和肠道的血流量或直接抑制脊髓水平的疼痛通路来减轻症状。有一些关于 SNS 在盆腔疼痛综合征治疗中成功的临床案例报道,包括间质性膀胱炎、慢性肛肠疼痛、睾丸疼痛、以及外阴/阴蒂疼痛。但是有一部分慢性盆底痛患者,具有严重的心理疾患,对于这类患者,SNS 有可能促使抑郁状态的出现。

8. 性功能障碍　初步数据表明,慢性刺激对勃起功能障碍的男性有益,女性患者可能在性欲、阴道润滑和高潮能力方面有改善。

五、技术优势

SNS 属于微创手术,一般不会有严重并发症,当出现不良事件后,可以去除刺激电极,患者返回术前状态,具有可逆性。目前尚无神经损伤的报道,主要问题有:电极移位、局部感染、局部疼痛、自主神经紊乱导致的头晕、恶心等并发症,但多不严重,拔除后即可消失。对神经刺激也有相关基础研究,发现长期植入该刺激电极后,光学显微镜下见植入组植入处骶神经根神经细胞结构保存良好,轴突无明显变性,无炎症细胞浸润及胶质瘢痕形成;透射电镜下观察,植入组髓鞘排列紧密,无脱髓鞘现象,神经元无核萎缩、核凹陷和异染色质增多等现象。免疫组织化学染色显示,与对照组相比,植入组植入处神经根中胶质纤维酸性蛋白、Bax、Bcl-2 和 Caspase-3 蛋白表达差异无显著性意义。后根神经纤维变性,骶神经根周围纤维结缔组织增生。电镜显示神经轴突正常,部分髓鞘有松散,粗面内质网和胶原分泌旺盛,提示纤维细胞增生。建议在达到治疗目的后,尽可能选择低电压和低频率的电刺激模式,减小对骶神经根的刺激强度。

综上所述,SNS 治疗顽固性便秘虽然机制不清,但其疗效确切,操作简单,具有可逆性,安全可靠,对患者的不良影响较小,具有良好的应用前景。结合我们自己的经验,考虑 SNS 的治疗设备是国外产品,价格昂贵是制约 SNS 临床推广的重要因素,因此要对 SNS 机制研究的进一步深入,开展多中心研究,扩大临床病例数,关键是实现设备的国产化,降低医疗成本。

(郑建勇　张波)

第二节　膀胱腔内电刺激治疗

膀胱腔内电刺激（intravesical electrical stimulation，IVES）是将带有刺激电极的尿管插入膀胱内，以生理盐水作为介质刺激逼尿肌，通过逼尿肌与中枢间尚存的传入神经联系通路，诱导膀胱产生排尿感觉，从而增加神经冲动传出，促进排尿或提高控尿能力。IVES 是一种保守治疗方法，既可增强膀胱感觉又能促进膀胱排空、减少残余尿量。

IVES 的作用机制目前尚未明确。有研究认为，IVES 以生理盐水为介质，通过兴奋膀胱壁上的低阈值机械性 Aδ 传入神经末梢感受器，使其传入冲动增加；冲动到达骶髓初级排尿反射中枢后，一方面继续上传至脑干和大脑皮质高级排尿反射中枢，产生排尿欲望，另一方面，沿盆神经传出，引起逼尿肌收缩，尿道内括约肌松弛，尿液排出。

一、适应证与禁忌证

1. 适应证　膀胱活动低下症；膀胱感觉减退。

2. 禁忌证　尿道损伤、泌尿系感染、膀胱过度活动、压力性尿失禁、机械性膀胱出口梗阻、膀胱及前列腺恶性肿瘤、孕妇或准备妊娠的患者、女性生理期患者、严重心血管疾病、肝肾功能不全者。

二、治疗前准备

查血常规、凝血功能、输血前筛查；尿常规；记录排尿日记，监测残余尿量；会阴部备皮。

三、操作方法

1. 仪器调试　打开刺激主机与配套软件；新建患者信息或对已有的患者信息进行修改和确认；设置治疗方案。

2. 操作流程

（1）协助患者仰卧位平躺于治疗床上，双腿分开。

（2）采用一次性导尿管及无菌导尿术排空膀胱。

（3）用一次性推注器或注射器经尿管向患者膀胱注入 150ml 生理盐水，关闭封堵器。

（4）打开封堵器，将无菌电极放入新的一次性导尿管内，将导尿管及电极一同经尿道插入膀胱内，电极另一端通过延长导线与主机输出端相连，另一阴性电极片贴于患者腹部的膀胱区。

（5）打开对应刺激通道，调节各项参数，至患者感觉最舒适为止，若患者膀胱感觉减弱或缺失，最大强度不得超过 20mA。

（6）治疗开始，每次治疗时间为 30 分钟。医务人员全程观察患者状态，一旦发现任何严重不适，立即停止治疗。

（7）治疗时间结束后软件自动切断输出电流，撤出电极，排空尿液，拔出导尿管，结束治疗。

（8）治疗过程中及结束后，询问患者治疗感觉，记录相应的治疗信息和反馈信息。

3. 治疗方案　IVES 疗法还没有统一的治疗方案。中国泌尿外科疾病诊断治疗指南推荐的常用刺激参数为脉冲幅度 10mA，脉宽 2ms，频率 20Hz，每天刺激 45~90 分钟，至少 1 周。目前研究表明，双相方波、低频率和短脉宽的 IVES，患者更易于接受，也利于延长仪器使用寿命。

四、注意事项

IVES 疗法是一种微创、安全的治疗方法，可能出现泌尿系感染、局部刺激症状等副作用，症状轻微，一般不足以引起并发症。也有研究提出，治疗中可能出现疲劳、腿抖、皮肤瘙痒等现象，可通过降低刺激强度、调整电极位置或暂停刺激解决。操作过程中需注意的问题有:保证无菌导尿操作;置管后将电极和导尿管固定稳妥,防止脱出;治疗期间全程观察患者状态,一旦发现任何严重不适,立即停止治疗。

(廖利民　靖华芳　邓涵)

第三节　经皮胫神经电刺激治疗

经皮胫神经刺激(PTNS)利用特定参数的电流,刺激骶2~4神经根的胫神经分支,干预排尿反射的神经通路,从而达到调节膀胱和尿道功能的作用。

早在1983年,McGuire等就首次提出胫后神经电刺激可以抑制脊髓损伤导致的膀胱过度活动。20世纪90年代Stoller将经皮胫神经电刺激技术用于治疗盆底功能疾病紊乱。Peters等的多中心随机实验和Finazzi-Agrò等的前瞻性双盲实验中,也证实了经皮胫神经电刺激疗效显著。Schreiner和Souto等研究分别显示PTNS的联合应用可提高膀胱训练及药物治疗的症状改善率。随着医疗技术的发展,先后出现经皮针型电极、经皮贴片电极,无线胫骨神经刺激等不同类型,并以其有效性高、创伤小、费用低廉及操作简便等优势,表现出较高的应用价值和广泛的应用前景,也被美国FDA纳入OAB的推荐治疗。

尽管很多研究试图阐述TPNS的作用机制,但目前仍无确切结论。多数研究认为,胫神经是包含腰4到骶3成分的混合神经,与支配膀胱和盆底肌肉的神经起自相同的脊髓节段,向下走行于比目鱼肌深面成为胫后神经,刺激内踝和内踝上5cm的胫神经走行部位,可使传入神经去极化,通过脊髓反射调节和脑网络调节起到调节膀胱功能的作用。也有研究认为PTNS可提高隐神经兴奋性,起到协同改善膀胱功能的作用。从中医角度讲,PTNS刺激部位类似于中医针灸的三阴交穴位(三阴交位于小腿内侧,内踝尖上3寸,胫骨内侧缘后际),可起到调节水液调节的作用。

一、适应证与禁忌证

1. 适应证

(1) 膀胱过度活动症或神经源性膀胱过度活动:目前膀胱过度活动症或神经源性膀胱过度活动的一线治疗方案是抗胆碱能类药物,但当患者不能耐受口干、便秘、视物模糊、认知损害等副作用时,可推荐性PTNS治疗。

很多研究报道了PTNS对OAB的影响结果,治疗"成功"比例为54.5%~79.5%,但每项研究对"成功"的定义有所不同,既有尿流动力学指标(逼尿肌过度活动减少、膀胱容量增加、逼尿肌无抑制性收缩出现的阈值)等客观评价,也有生活质量评分等主观评分。尽管存在这些差异,这仍具有很重要的临床意义。

(2) 非梗阻性尿潴留:PTNS也用于非梗阻性尿潴留的治疗,但这方面的经验仅限于几篇发表的论文。

(3) 慢性盆腔疼痛/盆底疼痛综合征:目前很少研究评估PTNS对慢性盆腔疼痛、盆底疼痛综合征的疗效。

(4) 大便失禁:目前PTNS被认为是难治性大便失禁的二线治疗方法,其原理与骶神经调节相同。也有研究者假设存在一种神经调控模式,可调节直肠感觉知觉、盆底肌激活,以减少不自主的肛门松弛和直肠收缩。

2. 禁忌证　刺激部位皮肤异常(溃疡、出血、感染、瘢痕等);排尿困难,严重心脑血管疾病,肝肾功能不全。

二、治疗前准备

查血常规、凝血功能;尿常规;记录排尿日记、测膀胱残余尿量。

三、操作方法

1. 针型电极(图 30-2)。

(1) 内踝、内侧胫骨边缘后局部皮肤无菌消毒。

(2) 34GA 针型电极插入胫骨后缘、距内踝 3~5cm 处,进针深度 3~4cm,大蹬指屈曲或其他足趾呈扇形展开,证明电极植入位置正确。

(3) 将另一个带黏性的电极置于内踝表面。

(4) 最后将针状电极和外置电极与刺激器连接。

2. 贴片电极(图 30-3)。

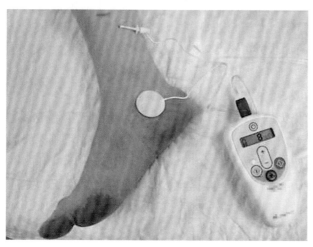

图 30-2　针型电极

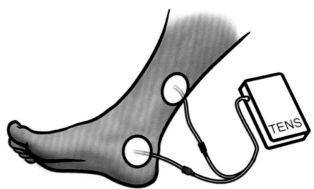

图 30-3　贴片电极

(1) 两个直径 5cm 的皮肤贴片电极分别置于内踝、内侧胫骨后缘。

(2) 导线与治疗仪相连。

3. 刺激方案　目前尚无统一的治疗方案。多数研究采用持续双向方波、刺激频率为 20Hz,脉宽 200μs,刺激强度 0~10mA 逐步调节(感觉正常患者,感觉舒适为止,感觉减弱或消失患者出现下肢痉挛为最大刺激强度),每周 1~3 次,每次 30 分钟,持续 12 周,其后每个月刺激一次维持疗效。

四、注意事项

没有大量文献报道 PTNS 治疗会出现并发症。只有少量研究报道针型电极穿刺部位可能给会引起局部瘀伤、出血和轻微疼痛;经皮表面电极胫神经刺激,并发症较少。在治疗中应注意以下问题:①若患者出现不适感,立即停止电刺激;②监测治疗期间排尿情况,是否存在排尿困难等;③使用针型电极时严格无菌操作。

(廖利民　靖华芳　王赵霞)

第四节　磁刺激治疗排尿排便功能障碍

人类在医学实践中运用磁场的能量有着非常悠久的历史,传统中医的保健和治疗手段中就包括磁疗。1896 年,法国科学家首次将电磁感应线圈产生的变化磁场作用于人体的头部,观察到了受试者神经功能的相应变化,患者感觉到了视觉幻觉以及晕眩,一些患者甚至当场昏厥。1910 年,有研究把受试者的头放在磁场中,受试者感到了微弱的、闪烁的光感。1945 年,Kolin 等利用青蛙肌肉神经标本首次证实时变磁场能刺激神经组织。1965 年,Bickford 首次在人体上证明了磁场能够引起肌肉收缩。1985 年,Barker 等人研究临床应用的脉冲磁场刺激神经并记录由此产生的神经和肌肉的动作电位技术。1985 年,第一次磁刺激人的大脑皮层成功。1987 年 Amassian 等、1990 年 Cohen 等通过磁刺激对大脑皮层的作用引起手指的活动。20 世纪 90 年代初,一项人体尿道横纹肌神经支配传导的研究中,开始将电磁刺激技术开始应用于泌尿科。随着磁刺激技术的发展,在更多的疾病,更多的领域得到了应用。

相对于其他传统的医疗技术来说,磁刺激从临床应用到现在虽然只有短短几十年的发展时间,而磁刺激作为一种无痛、无创而效果确切的临床诊疗方法,由于其明显的优势,已经在临床疾病治疗中得到一定范围的应用。但是磁刺激技术仍有很多方面需要继续研究,如治疗效果的证明以及磁刺激参数设置对人体安全性问题等,但是可以相信的是磁刺激技术有着极为广阔的发展空间和前景,必将在研究、诊断、治疗等领域得到更为广泛的应用。

一、作用机制

磁刺激是继电刺激之后广泛应用发展起来的一种康复理疗技术。它基于法拉第定律,磁刺激发生器利用高压、高能电流在磁场线圈内瞬间放电,诱导出高场强的磁场,在充满磁场内的带电离子之间产生漩涡,诱导神经组织产生局部微电流,使神经细胞去极化,从而兴奋神经纤维,运动神经终板介质释放,从而造成肌肉的收缩。总归一句话来讲就是利用电磁刺激诱使肌肉收缩,从而促进肌肉的康复。

二、适应证

随着磁刺激技术的进步,在临床科室的诸多疾病中有着广泛的应用,包括疼痛科、康复科、骨科、妇产科、泌尿外科等。

1. 在疼痛科应用 感应电场可增强神经细胞和相关酶的活性,使神经纤维去极化,从而产生神经冲动,促进镇痛物质的释放,提高机体的痛阈。如治疗肩周炎、颈椎病、腰椎间盘突出、骨关节疾病等。

2. 在康复科的应用 较多见的有脊髓损伤,多发性硬化,脑卒中,中枢神经系统肿瘤。

3. 在骨科的应用 高强度脉冲磁场可以提高钙转化,促进骨钙吸收,提高骨密度。如治疗骨质疏松、关节功能退化等。

4. 在妇科的应用 多用于产后盆底康复、产后乳腺康复、生殖系统康复等。

5. 在肛肠科的应用 主要用于排便障碍:排便不尽、排便不规律、便秘等。

6. 在泌尿外科的应用 如尿失禁、神经源性膀胱、膀胱过度活动症、尿潴留、遗尿、盆腔脏器脱垂、盆底疼痛、性功能障碍等。

三、禁忌证

虽然磁刺激技术应用范围广,但有些情况是不能使用磁刺激的:

(1) 白细胞总数在 $4.0×10^9$ 个/L 以下者;

(2) 刺激部位出血急性期或有出血倾向者;

(3) 严重的心、肺、肝及血液疾病者;

(4) 体质衰弱或过敏体质者;

(5) 靠近刺激部位有植入性金属或电子仪器(如心脏起搏器、金属节育环等)者;

(6) 肿瘤患者;

(7) 孕妇。

四、操作方法

疾病性质不同,刺激部位也不同,刺激骶神经可以改善排尿和排便功能;刺激盆底肌肉能够治疗尿失禁;刺激骶神经根治疗大便失禁等。磁刺激的治疗效果取决于刺激部位、刺激频率、刺激强度、刺激时间、刺激方式、刺激疗程等诸多因素。

1. 磁刺激治疗尿失禁 尿失禁的治疗分为手术治疗和非手术治疗,Burgio KL 等报道 60% 的尿失禁患者不愿采取手术治疗而倾向于非手术治疗,而保守治疗中更多的患者选择物理治疗而不非药物治疗。有文献报道盆底磁刺激治疗 SUI 治愈率 12.5%~53.9%,改善率 32%~41%。

2. 磁刺激治疗神经源性膀胱 神经源性膀胱常规治疗方法有药物治疗、间歇性清洁导尿、盆底功能训练、手术等。近些年,磁技术的发展,给神经源性膀胱患者带来一丝希望。华中科技大学同济医学院周宁等人在研究磁刺激对神经源性膀胱患者的疗效中发现,经过磁刺激治疗后,患者的日排尿次数显著减少,平均尿量较前有所增加,得出经过盆底磁刺激可显著改善部分神经源性膀胱患者的排尿功能,提高生活质量的结论。

3. 磁刺激治疗盆腔疼痛 磁场具有多种治疗作用,如镇痛、镇静、消肿及消炎作用,利用电和磁刺激缓解疼痛在临床上已经应用多年,相比电刺激而言,磁场具有无痛的穿透深层次神经结构的能力,使其在治疗疼痛性疾病方面具有独特的优越性。

4. 磁刺激治疗排便功能障碍 通过磁刺激治疗患者便秘情况可改善同时还发现便秘情况的改善,患者焦虑、抑郁情绪、生活质量也同步得到了改善。

五、技术优势

磁刺激技术是一种非侵入性、无痛、无创、无辐射刺激,不受衣物阻挡,使治疗过程更舒适,极大提高了患者的治疗积极性、依从性;设备操作便捷,有效减少临床工作量,提高医护人员的工作效率。与电刺激相比,没有腹部抽筋、腹泻、疼痛和出血等副作用。

(于洪波 卫中庆)

【参考文献】

[1] 戴莺莺,李香娟,蒋秀婵.女性盆底功能障碍性疾病的诊治进展[J].现代实用医学,2018,30(11):1422-1424,1432.

[2] 郑建勇,张波,李世森,等.骶神经调节术治疗顽固性便秘的在应用进展[J].中华结直肠疾病电子杂志,2015,4(2):8-10.

[3] PATTON V,WIKLENDT L,ARKWRIGHT J W,et al. The effect of sacral nerve stimulation on distal colonic motility in patients with faecal incontinence[J]. Br J Surg,2013,100(10):1396-1405.

[4] 刘明轩,侯春林,袁鸿宾,等.骶神经对下尿路的支配及功能影响的实验研究[J].第二军医大学学报,2016,20(5):298-300.

[5] FASSOV J L,LUNDBY L,LAURBERG S,et al. A randomized,controlled,crossover study of sacral nerve stimulation for irritable bowel syndrome[J]. Ann Surg,2014,260(1):31-36.

[6] DUDDING T C,THOMAS G P,HOLLINGSHEAD J R,et al. Sacral Nerve Stimulation:an effective treatment for chronic functional anal pain? [J]. Colorectal Dis,2013,15(9):1140-1144.

[7] LIBERMAN D,SINGH R,SIEGEL S W. Neuromodulation for Pelvic Pain and Sexual Dysfunction[J]. Curr Blad Dysfun Rep,2016,11(2):187-193.

[8] YAN P,YANG X,ZHENG W,et al. Prolonged electrical stimulation causes no damage to sacral nerve roots in rabbits[J]. Neural Regen Res,2014,9(12):1217-1221.

[9] JAQUA K,POWELL C R. Where are we headed with neummodulation for overactive bladder[J]. Cur Urol Rep,2017,18(8):59.

［10］　KAPLAN S A,CARDOZO L,HERSCHORN S,et al. Efficacy and safety of fesoterodine 8 mg in subjects with overactive bladder after a suboptimal response to tolterodine ER［J］. Int J Clin Pract,2014,68(9):1065-1073.

［11］　SLOVAK M,CHAPPLE C R,BARKER A T. Non-invasive transcutaneous electrical stimulation in the treatment of overactive bladder［J］. Asian J Urol,2015,2(2):92-101.

［12］　YAMANISHI T,HOMMA Y. SMN-X Study Group. Multicenter,randomized,shamcontrolled study on the effifficacy of magnetic stimulation for women with urgency urinary incontinence［J］. Int J Urol,2014,21:395-400.

第三十一章

盆底疾病的神经阻断治疗

第一节　膀胱肉毒毒素注射

肉毒毒素（botulinnum Toxin，BTX）是由肉毒梭状芽孢杆菌（clostridium botolinum）生长繁殖过程中产生的一种细菌外毒素，它是通过抑制神经末梢突触前膜内乙酰胆碱的释放来发挥作用。依据毒性和抗原性的不同，分为 A~H 八种血清型。其中 A 型肉毒毒素（botulinum toxin A，BTX-A）毒力强，是已知最强的细菌毒素，$0.1~1.0\mu g$ 剂量即可导致人死亡。BTX-A 由神经毒素及非神经毒素的血凝素成分组成，其结构包括轻链（相对分子质量为 50 000D）和重链（相对分子质量为 100 000D），轻链与肉毒毒素抑制神经递质的释放有关，为主要活性成分，重链与受体结合并促进轻链内化有关。

泌尿外科领域最早应用 A 型肉毒毒素是治疗逼尿肌-尿道外括约肌失调，Dykstra 于 1988 年首次报道了应用 BTX-A 注射治疗男性脊髓损伤（SCI）后逼尿肌-尿道外括约肌失调（detrusor sphincter dyssynergia，DSD）的患者，部分患者注射 BTX-A 后肌电图出现括约肌去神经的迹象，尿道压力剖面及残余尿降低持续平均 50 天。现肉毒毒素已广泛用于治疗如斜视、眼肌痉挛、面部抽搐、肌肉痉挛性斜颈、痉挛性发声困难、逼尿肌-尿道外括约肌失调及神经源性膀胱过度活动症等疾病，并取得了良好的效果。

我国国家食品药品监管总局目前仅批准上市了两种注射用 A 型肉毒毒素，分别为中国生产的衡力（Lantox）和美国生产的保妥适。

一、作用机制

目前普遍认同的 A 型肉毒毒素作用机制是"化学性去神经支配"，即：A 型肉毒毒素的表面受体已被鉴定为神经节苷脂和突触囊泡相关蛋白2（Sv2）家族，A 型肉毒毒素重链与横纹肌神经末梢-肌肉接头处突触前膜神经元的 SV2 受体结合，经细胞内化后，A 型肉毒毒素切割突触前末梢内的突触膜相关蛋白（SNAP-25）复合物，进而抑制含有神经递质的小泡与神经元细胞膜的融合。通过该机制神经递质囊泡不能作用于突触前膜，从而降低在突触间隙中的神经递质释放，阻断神经-肌肉接头兴奋传递，使肌肉失神经支配，产生较持久的肌肉松弛作用。此外其他研究还发现 A 型肉毒毒素还可作用于膀胱的传入纤维其他几种受体和神经递质，如神经激肽 A、一氧化氮、三磷酸腺苷、P 物质、降钙素基因相关肽，通过减少膀胱传入纤维神经递质的释放,以抑制感觉神经介导的膀胱收缩,从而减少炎性疼痛感觉和刺激的传入,进而缓解下尿路症状。

二、适应证

2010 年《膀胱过度活动症诊断治疗指南》指出,膀胱过度活动治疗原则首选膀胱训练及 M 受体阻滞剂、β_3 受体激动剂等药物治疗。

于 2018 年在《中华神经科杂志》发表了《中国肉毒毒素治疗应用专家共识》,针对下尿路障碍疾病使用肉毒毒素的适应证总结得出以下共识:①可以显著改善神经源性膀胱过度活动症(证据等级 A 级),治疗后可显著改善膀胱容量、膀胱顺应性、逼尿肌稳定性;②可明显改善特发性膀胱过度活动症(证据等级 A 级),治疗后可明显减少每日平均尿失禁发生次数,每日平均尿急发生次数,增加最大膀胱容量,提高生活质量;③脊髓损伤或者多发性硬化等导致的逼尿肌-尿道外括约肌协同失调,肉毒毒素注射治疗有效(证据等级 B 级),可明显改善患者残余尿量和排尿期最大逼尿肌压力。然而,在非神经源性膀胱过度活动症患者中使用 BTX-A 未获得 FDA 批准。

三、禁忌证

《中国肉毒毒素治疗应用专家共识》(2018 版)指出当患者应用某些损害神经肌肉接头的药物如奎宁、氨基苷类抗生素、吗啡等,或合并某些神经肌肉病变如重症肌无力、Lambert-Eaton 综合征、运动神经元病等,肉毒毒素的注射可能加重神经肌肉接头异常,诱发临床上远隔部位的肌无力症状,应该慎用。对于肉毒毒素制品中任何成分过敏者应禁忌注射。目前尚无充足证据证明孕妇应用肉毒毒素的安全性,对孕妇及哺乳期女性不主张使用(FDA 孕期药物安全分级 C 级)。

四、操作方法

A 型肉毒毒素属粉针剂,需冷冻储藏,临床使用前根据不同注射部位及适应证需求采用 0.9%氯化钠溶液进行配制,常用浓度范围为 2.0~5.0U/0.1ml,相同剂量肉毒毒素作用效果可能会受到配置浓度影响。配制过程中应避免剧烈震荡影响毒素效力,配置后 4 小时内使用。使用过程中应备有肾上腺素和其他抗过敏措施。注射后 3~14 天起效,作用通常持续 3~6 个月,随神经末梢处的神经芽生,递质传递功能恢复,肉毒毒素的神经阻滞作用逐渐消失。

治疗剂量方面,《中国肉毒毒素治疗应用专家共识》(2018 版)推荐成人膀胱过度活动症的常用剂量为 100~200U,可通过膀胱镜分 10、20 个点均匀注射于膀胱顶、体壁两侧的逼尿肌内。美国泌尿外科协会(American Urological Association,AUA)和欧洲泌尿外科协会(European Association of Urology,EAU)给出以下推荐:神经源性逼尿肌过度活动推荐剂量 200~300U(EAU:证据等级 1a 推荐等级 A),特发性逼尿肌过度活动/难治性膀胱过度活动推荐剂量 100U(AUA:三线治疗方案;EAU:推荐等级 A),间质性膀胱炎/膀胱疼痛综合征推荐剂量 100~200U(AUA:四线治疗方案;EAU:黏膜下注射加水扩张 推荐等级 A,逼尿肌及膀胱三角区注射推荐等级 C)、逼尿肌括约肌协同失调推荐剂量 100U。而在配制浓度与疗效的关系、每针注射量、是否避开膀胱三角区注射、首次注射无效后是否继续注射等问题上,各国学者观点存在较大差异,在撰写本书时尚缺少共识、指南和大规模统计学研究结果,外科医师的偏好和经验仍是这些问题的决定性因素。有关 BTX-A 在泌尿外科疾病中的具体应用亟待标准化规范指导。

五、并发症

注射 BTX-A 主要副作用为:①泌尿系感染:具体原因不清楚,可能与注射时将细菌注射至膀胱黏膜下及尿潴留有关;②尿潴留:主要为逼尿肌麻痹性损伤导致,虽然只是膀胱黏膜下注射,但 BTX-A 可能渗透至黏膜下肌层而产生作用,其产生的原因最主要可能与进针的深度及 BTX-A 注射液的浓度有关,理论上药物浓度越高,术后出现尿潴留的风险也越高;③过敏性休克:A 型肉毒毒素不能通过血脑屏障,一般无神经系统副作用,过敏反应也非常罕见,但药物注射前应常规准备肾上腺素和其他抗过敏等以备抢救。除此之外,有部分个案报道并发症有吞咽无力、眼睑无力、上下肢或躯干肌无力、视力受损,但均为一过性,未处理后均慢慢自行恢复。临床治疗中仅用纳克级常规治疗剂量是很安全的,倘若出现中毒症状,应尽早使用 A 型肉毒抗毒素救治。

六、技术优势

相较手术而言,BTX-A 注射在微创、安全性及可反复操作性等方面存在优势,既可降低尿失禁频率,又能提高储尿期膀胱逼尿肌压力,可为行为治疗和药物治疗失败的患者提供更多的选择。但目前泌尿外科有关 BTX-A 的研究有限,且学者们在注射区域、注射部位、注射点数、重复注射次数、重复注射间隔时间、疗效对比及在膀胱三角区注射能否缓解疼痛等实际操作上存在分歧,故治疗效果也是仁者见仁。

第二节 尿道外括约肌注射

目前尿道外括约肌注射技术在泌尿外科领域最常用于治疗逼尿肌-尿道外括约肌收缩失协调,而第一例有关 A 型肉毒毒素治疗下尿路疾病的研究就是该疾病。逼尿肌-尿道外括约肌收缩失协调是骶髓以上损伤后膀胱逼尿肌与尿道外括约肌收缩失协调,进而导致排尿障碍、残余尿量增多及膀胱内压增高。目前药物治疗往往副作用较明显,间歇性清洁导尿需患者长期配合,外科手术治疗存在疼痛、感染等并发症,而近年来尿道外括约肌注射 A 型肉毒毒素因其创伤小、可重复、安全、有效等优点逐渐引起临床医师的重视。

一、操作方法

1. 经尿道镜注射 患者采用截石位,常规插入 21F 膀胱尿道镜,将 200U 的 BTX-A 溶入 8ml 生理盐水中,镜下确定环形外括约肌后,经膀胱尿道镜插入 6F 膀胱注射针,分 8 针注射于外括约肌内,每针注射 1ml,潜行注射深度 1~2cm,注射点分布于外括约肌环形 3、6、9、12 点方向,每个方向纵向注射 2 针。治疗后留置尿管 6~8 天,口服抗生素预防感染,1 个月后再次行 B 超、残余尿测定及尿动力学测定。

2. 超声引导下经会阴穿刺注射 术前 3 小时灌肠,清理直肠。将 BTX-A 100U 溶于 1ml 生理盐水中,另外 0.2ml 生理盐水冲洗药瓶。患者取左侧卧位,左下肢呈伸直位,右下肢呈屈髋屈膝位。将腔内探头插入直肠(女性插入阴道),超声定位男性外括约肌方法:①超声图上前列腺下端低信号区;②动态超声图观察导尿管进入前列腺前遇到明显阻力时的部位;③通过捏龟头观察括约肌收缩。男性患者的前列腺是重要标记,前列腺尖下端即为括约肌。探头进入直肠后,以纵切面探测前列腺和尿道,找到尿道外括约肌。穿刺部位取尿生殖三角中下 1/3 处,略向前、向下穿刺,避免误入直肠,不需麻醉,常规消毒会阴部皮肤。穿刺针直径为 0.7mm,进针 1.5cm 后,用超声探头捕捉针尖位置,调整针尖行进路线,确认进入 9 点位后注入药液 1/3ml,超声图上能看见注入药物后括约肌鼓起。将针尖退至皮下分别再进针在 3、6 点位各注入 1/3ml,最后将冲洗液注入,以保证药物剂量。女性患者因为没有前列腺作为标记,需借助插入导尿管定位尿道,尿道括约肌在尿道中 1/3 处,同样分别在 3、6、9 点注入药液。每次注射后留针 20 秒以利药物弥散,防止药物流出。

二、注意事项

目前也没有指南或专家共识明确穿刺途径及注射数目的效果差异。注射途径尚且根据医师经验选择,但也有研究显示不同途径的治疗效果基本相同。多数医师经膀胱尿道镜下分四个点注射,操作相对容易,但需要注意的是经会阴穿刺注射若不依靠超声引导有一定难度,徒手穿刺注射准确率低,且有针尖穿入尿道、前列腺、直肠的风险,且穿刺针一旦进入组织就应缓慢推进,避免反复穿插造成局部血肿和出血,同时影响其治疗效果。

第三节 肛门外括约肌注射

肛管被肛门括约肌复合体围绕,肛门括约肌复合体由相互重叠的两层肌肉构成,外层为肛门外括约肌,其为骨骼肌,内层为肛门内括约肌,其为平滑肌。在安静生理状态下,内括约肌处于紧张性收缩状态,与外括约肌的张力性收缩共同组成肛门静息压,以保证肛门在平时处于闭合状态,其中内括约肌产生的压力占55%~85%。然而,肛裂、肛门括约肌失弛缓症等一些肛肠疾病往往造成内括约肌持续痉挛,肛管静息压增高进而导致缺血影响愈合、便秘。一些传统治疗方式,例如肛门侧方内括约肌切开术治疗慢性肛裂存在潜在肛门失禁的风险,而近些年肛门内括约肌注射药物的治疗方式操作简便、安全性高,又能为患者减少手术带来的痛苦和医疗费用,为传统治疗方式提供了改进的思路和方法。

目前肛门内括约肌注射应用相对较多的是 A 型肉毒毒素治疗肛裂。A 型肉毒毒素由肉毒杆菌产生的神经毒素,肛门内括约肌局部注射 A 型肉毒毒素后,通过阻断神经肌肉接头突触前膜乙酰胆碱释放,导致化学性去神经作用及局部肌肉麻痹,从而降低肌肉的紧张度,以改善局部供血,最终达到愈合肛裂的目的。肛门内括约肌麻痹在 A 型肉毒毒素注射后数小时内发生,持续 3~4 个月,轴突逐渐产生新的神经末梢后,A 型肉毒毒素的麻痹作用逐渐消失,小剂量 A 型肉毒毒素既能避免全身及中枢神经系统副作用,又能解除肛门括约肌痉挛,已在临床开始应用。此外,有研究发现肛门内括约肌注射 A 型肉毒毒素是安全的,但不能改善提肛综合征的肛门直肠疼痛,也有研究发现肛门内括约肌注射 A 型肉毒毒素可减少肛门痉挛,但对痔切除术后疼痛无影响。

操作方法:患者采用俯卧折刀位,常规消毒铺巾,局部麻醉。左手示指伸入肛门内触摸肛门括约肌环以作引导,将装有 50U A 型肉毒毒素的 1ml 注射器,在距肛缘 0.5~1.0cm 膝胸位 3、6、9、12 点位置,分别向上进针,进针到达内括约肌肌肉组织内,并扇形向两侧注药,每点注射量 0.2~0.3ml,需谨慎,避免刺破进入肠腔,各部位注射完毕后留针 20 秒,防止药液经针孔溢出,每针注射后再注射生理盐水 0.1ml,冲洗注射针中残留的药液,保证药物剂量,最后检查无活动性出血点。

(于洪波)

【参考文献】

[1] DOVER N,BARASH J R,HILL K K,et al. Molechure of characterization of a novel botulinum neurotoxin type H gene[J]. J Infect Dis,2014,209(2):192-202.

[2] 廖利民,付光. 尿失禁诊断治疗学[M]. 北京:人民军医出版社,2012,10:239-240.

[3] BENOIT R M. Structural basis for recognition of synaptic vesicle protein 2C by botulinum neurotoxin A[J]. Nature,2014,505(7481):108-111.

[4] HANNA-MITCHELL A T. Effect of botulinum toxin A on urothelial-release of ATP and expression of SNARE targets within the urothelium[J]. Neurourol Urodyn,2015,34(1):79-84.

[5] GORMLEY E A. Diagnosis and treatment of overactive bladder(non-neurogenic)in adults:AUA/SUFU guideline amendment[J]. J Urol,2015,193(5):1572-1580.

第三十二章

盆底疾病的药物治疗

第一节 内 服 药

一、清热解毒类

1. 黄连解毒汤
(1) 组成:黄连、黄芩、黄柏、山栀。
(2) 功能:清热解毒。
(3) 主治:肛周脓肿初期实证。

2. 清热解毒汤
(1) 组成:防风、连翘、桔梗、大力子、知母、柴胡、荆芥、黄芩、甘草各 15g,金银花、紫花地丁各 20g。
(2) 功能:清热解毒。
(3) 主治:肛周脓肿初期,并用水调散外敷。

3. 化痔丸
(1) 组成:盐霜、柏勒、苋菜、白茅根、九里明。
(2) 功能:清热解毒,止血镇痛。
(3) 主治:用于内痔出血,脱肛消肿镇痛,收缩脱肛,外痔发炎。
(4) 用法:每次 3g(约一瓶盖),每日 3 次。
(5) 禁忌:戒食煎炒,热毒,刺激食品(如公鸡、鲤鱼、辛辣油炸)。

4. 脏连丸
(1) 组成:黄连 25g,黄芩 150g,地黄 75g,赤芍 50g,当归 50g,槐角 100g,槐花 75g,荆芥穗 50g,地榆炭 75g,阿胶 50g。

（2）功能：清热解毒、养血和血、清肠消肿、涩肠止血。

（3）主治：用于肠热便血，肛门灼热，痔疮肿痛。

（4）用法：口服，水蜜丸一次6~9g，小蜜丸一次9g，大蜜丸一次1丸，每日2次。

5. 草木犀流浸液片（消脱止）

（1）组成：消脱止每片400mg，内含草木犀流浸液25mg，相当于香豆素0.2~0.25mg。

（2）功能：消炎、镇痛、利尿、促进创面修复的作用。

（3）用法：口服，成人每日3次，每次1~4片。用量可根据年龄及症状而增减。

6. 迈之灵片

（1）组成：马栗提取物150mg，按无水七叶皂苷素计算，相当于30mg三萜糖苷。

（2）适应证：痔静脉曲张引起的内、外痔急性发作症状。

（3）用法：成人每日2次，早、晚各一次，每次1~2片。病情较重或治疗初期，每日2次，每次2片，或遵医嘱服用。20天为一个疗程。

二、凉血止血类

1. 致康胶囊

（1）组成：大黄、黄连、三七、白芷、阿胶、龙骨（煅）、白及、醋没药、海螵蛸、茜草、龙血竭、甘草、珍珠、冰片。

（2）功能主治：清热凉血止血、化瘀生肌定痛。用于便血、崩漏及呕血等。如痔疮、直肠炎、肛瘘、肛裂、肛周脓肿、肛周疾病出血及肛肠疾病术后等。

（3）用法用量：口服，每次2~4粒，每日3次；或遵医嘱。

（4）禁忌：孕妇禁用。

（5）注意事项：①过敏体质者慎用。②在治疗剂量内未发现有血栓形成倾向，长时间超剂量服用应在医师指导下进行。

2. 槐角地榆丸

（1）组成：槐角、地榆炭、生地、栀子、枳壳。

（2）功能：清热止血，消肿镇痛，通便。

（3）主治：大便下血、大肠积热、痔疮肿痛。

（4）用法：每次一丸，每日2次。

3. 注射用白眉蛇毒血凝酶（邦亭）

（1）组成：主要成分是从长白山白眉蝮蛇冻干蛇毒中提取分离得到的血凝酶。辅料为甘氨酸、明胶、氯化钠。

（2）适应证：可用于需减少流血或止血的各种临床疾病的出血及出血性疾病；也可用来预防出血，入手术前用药，可避免或减少手术部位及手术后出血。

（3）用法用量：静脉注射、肌内注射或皮下注射，也可局部用药。一般出血：成人1~2U；儿童0.3~0.50U。

（4）禁忌：①有血栓病史者禁用；②对本品或同类药品过敏者禁用。

4. 注射用尖吻蝮蛇血凝酶（苏灵）

（1）组成：本品主要成分为从尖吻蝮蛇蛇毒中分离提纯的血凝酶。

（2）适应证：辅助用于外科手术浅表面创面渗血的止血，是否使用需要根据外科医师对伤口出血情况的判断。本品用于内科出血和其他外科手术中脏器出血的安全有效性尚有待验证。

（3）用法用量：本品为单次静脉注射给药。每次2U（2瓶），每瓶用1ml注射用水溶解，静脉注射。用于手术预防性止血，术前15~20分钟给药。

（4）禁忌：①对本品任何成分过敏者禁用。②虽无本品引起血栓的报道，为安全起见，有血栓病史者禁用。

5. 注射用生长抑素

（1）组成：生长抑素醋酸盐。

（2）适应证：严重急性食道静脉曲张出血。严重急性胃或十二指肠溃疡出血,或并发急性糜烂性胃炎或出血性胃炎。

（3）用法用量：药物冻干粉须在使用前用生理盐水溶解。本品采用静脉给药,通过慢速冲击注射(3~5分钟)250μg或以每小时250μg的速度连续滴注(约相当于每公斤体重,每小时3.5μg)给药。

三、补中益气类

1. 补中益气汤

（1）组成：党参、生芪各15g,升麻、柴胡各5g,白术、当归各10g,炙草5g。

（2）功能：补中益气。

（3）主治：气虚肛门下坠、脱肛、便血。

2. 补中提肛汤（辽宁·张有生）

（1）组成：补中益气汤外加诃子15g,五倍子15g。

（2）功能：补中益气、升提固涩。

（3）主治：小儿脱肛水煎频服,并用一效散外敷。

3. 补中益气丸

（1）组成：黄芪、升麻、白术、柴胡、党参、陈皮、当归、甘草。

（2）功能：补中养血,升提中气。

（3）主治：中气不足、气虚下陷、内痔脱出、脱肛。

（4）用法：研细炼蜜为丸,每日2次,每次一丸。

四、润肠通便类

1. 乳果糖口服溶液（杜密克） 乳果糖口服溶液化学名称:4-O-β-D-吡喃半乳糖基-D-果糖是荷兰生产的乳果糖,得到国内外指南强烈推荐。用于慢性便秘、习惯性便秘的治疗,特别是老年人、儿童、孕妇等特殊人群的便秘治疗,效期为36个月。也用于治疗和预防肝昏迷或昏迷前状态的肝性脑病。临床常用的规格分别是200ml/瓶:高密度聚乙烯瓶装;15ml/袋,6袋/盒:聚乙烯铝袋装。

（1）组成：每100ml乳果糖口服溶液含乳果糖67g,半乳糖≤10g,乳糖≤6g,不含任何辅料。

（2）药理：乳果糖在结肠中被消化道菌丛转化成有机酸,导致肠道内pH值下降,并通过保留水分,增加粪便体积。上述作用刺激结肠蠕动,保持大便通畅,缓解便秘,同时恢复结肠的生理节律。

在肝性脑病、肝昏迷和昏迷前期,上述作用促进肠道嗜酸菌(如乳酸杆菌)的生长,抑制蛋白分解菌,使氨转化为离子状态;通过降低结肠pH值,发挥渗透效应,并改善细菌氮代谢,从而发挥导泻作用。

（3）适应证：①用于慢性便秘、习惯性便秘、老年人便秘、小儿便秘及孕妇便秘:调节结肠的生理节律。②肝性脑病(PSE):用于治疗和预防肝昏迷或昏迷前状态。

（4）用法用量：①乳果糖应直接吞服而不应在口中停留。应根据个人需要调整用药剂量。②如每日1次治疗,则应在相同时间服药。缓泻剂治疗期间,建议每日摄入足量的液体(1.5~2L)。③常规成人起始剂量30ml/d,维持剂量10~25ml/d,每日2次,对于手术患者,术后使用至少4周,有利于术后快速康复。对于瓶装药品,可使用量杯。对于15ml单剂量袋装杜密克,撕开包装袋一角后即刻服用。

（5）副作用：在安慰剂对照临床试验中,观察到乳果糖治疗患者出现以下副作用:①十分常见(≥1/10):腹泻;②常见(≥1/100且<1/10):胃肠胀气,腹痛,恶心,呕吐;③偶见(≥1/1 000且<1/100):腹泻导致电解质平衡紊乱。

（6）注意事项：①对半乳糖不能耐受者不宜服用。对乳果糖及其组分过敏者禁用。②胃肠道梗阻、急腹痛及与其他导泻剂同时使用，消化道穿孔或存在消化道穿孔的风险（如溃疡性结肠炎、克罗恩病）。③半乳糖或果糖不耐受、乳糖酶缺乏、半乳糖血症或葡萄糖/半乳糖吸收不良综合征患者。④本品可导致结肠 pH 值下降，故可能引致结肠 pH 值依赖性药物的失活（如 5-ASA）。

2. 首荟通便胶囊（顺益舒）　首荟通便胶囊组方来源于多年的临床经验方，临床用于功能性便秘的患者。方中人参补气、阿胶补血、白术补脾、枸杞补肾，不单纯泻下，气血动力双补，体现了以补治秘、攻补兼施的治则。首荟通便胶囊能够通过提高肠道动力，增加结肠黏液的分泌，有效改善便秘症状，提高便秘患者的生活质量。

组成：何首乌、芦荟、决明子、枸杞子、阿胶、人参、白术、枳实。

（1）功能主治：养阴益气，泻浊通便。用于功能性便秘，中医辨证属气阴两虚兼毒邪内蕴证者，症见便秘，腹胀，口燥咽干，神疲乏力，五心烦热，舌质红嫩或淡，舌苔白或白腻，脉沉细或滑数。

（2）用法用量：饭后温开水送服。每次 2 粒，每日 3 次。疗程为 14 天。

（3）副作用：可见轻度腹痛、腹泻，减药或停药后可消失。

（4）禁忌：①肝功能不全者禁用。②既往有何首乌或含何首乌制剂引起肝损伤病史者禁用。③孕妇及哺乳期女性禁用。

3. 麻仁软胶囊　麻仁软胶囊在麻仁丸原方基础上，中药材经提取和乳化等多道工艺制成的高浓度无糖型软胶囊制剂。主要用于治疗中老年便秘、习惯性便秘、久病术后便秘、痔疮便秘等。方中火麻仁润肠通便为主药，辅以白芍养阴濡坚，杏仁降气润肠；佐以枳实破结，厚朴除满，大黄通下。纵观全方，润肠药与泻下药同用，具有润而不腻、泻而不酸、下不伤正、润肠通便之功。

（1）组成：火麻仁、苦杏仁、大黄、枳实（炒）、厚朴（姜制）、白芍（炒）等。

（2）药理：能促进和提高排便和排便次数，软化肠道内容物。

（3）功能：润肠通便。

（4）主治：肠燥便秘。尤其适用于中老年便秘、习惯性便秘、久病术后便秘等。

（5）用法：平时每次 1~2 粒，每日 1 次，急用时每次 2 粒（每粒 0.6g），每日 3 次。

（6）注意事项：①年老体虚者不宜久服。②忌食生冷、油腻、辛辣食品。③按照用法用量服用，有慢性病史者、小儿及年老体虚者应在医师指导下服用。④服药 3 天后症状未改善，或出现其他症状时，应及时去医院就诊。⑤对本品过敏者禁用，过敏体质者慎用。⑥儿童必须在成人监护下使用。⑦请将本品放在儿童不能接触的地方。

4. 便乃通茶

（1）组成：黑芝麻、何首乌等。

（2）功能：润燥通便。

（3）主治：适用于老年津亏肠燥所致的便秘。

（4）用法用量：开水泡服，每次 1 袋，每日 1~2 次。

（5）禁忌：肠道易激综合征、肠梗阻、肠套叠、严重精神病患者和对本药过敏者禁用。

5. 滋阴润肠口服液

（1）组成：地黄。

（2）功能主治：养阴清热，润肠通便。适用于所有人群及各种原因引起的便秘，如老年性便秘、糖尿病便秘等。

（3）用法用量：口服，每次 10~20ml，每日 2 次。

（4）禁忌：孕妇禁用。

五、涩肠止泻类

1. 复方嗜酸乳杆菌片（益君康）　复方嗜酸乳杆菌片通过补充益生菌，调节肠道蠕动，增强免疫，促进消化,是一种以生物学途径调整肠道菌群的生物制剂,也是目前国内市场上唯一不需要冷藏的四联活菌制剂。具有四菌协同、胃肠同治等优点,经多年临床用药经验,推荐在肠镜检查一周内补充这种多联菌株益生菌,有助于快速恢复肠道菌群平衡。

（1）组成:本品为复方制剂,每片含嗜酸乳杆菌$5×10^6$个。辅料为:淀粉、蔗糖。

（2）药理:本品是由中国株嗜酸乳杆菌,日本株嗜酸乳杆菌、粪链球菌和枯草杆菌等四种菌粉组成的复方片剂。为肠道菌群调整药。可分解糖类产生乳酸,提高肠道酸度,从而抑制肠道致病菌繁殖。

（3）适应证:用于肠道菌群失调引起的肠功能紊乱,急、慢性腹泻、便秘、功能性消化不良、IBS、UC 及小儿反复性腹泻、儿童消化不良等。

（4）用法用量:口服。成人每次 1~2 片,每日 3 次。儿童用量请咨询医师或药师。

（5）注意事项:①如服用过量或出现严重副作用,应立即就医。②对本品过敏者禁用,过敏体质者慎用。③本品性状发生改变时禁止使用。④请将本品放在儿童不能接触的地方。

2. 美沙拉嗪肠溶片(莎尔福)

（1）组成:美沙拉嗪。

（2）适应证:用于溃疡性结肠炎及克罗恩病急性发作期的治疗。

（3）用法用量:①口服,常用剂量为 1.5g/d,对于 0.25g 片,每次 2 片,每日 3 次。②如果治疗剂量大于 1.5g/d,尽可能服用 0.5g 片。③每次服用时,应在早、中、晚餐前 1 小时,并整片用足够的水送服;疗程请遵医嘱。

3. 固本益肠片

（1）组成:黄芪、党参、白术、延胡索等。

（2）功能:健脾温肾,涩肠止泻。

（3）主治:用于脾虚或脾肾阳虚所致慢性泄泻,证见慢性腹痛腹泻、大便清稀或有黏液血便、食少腹胀、腰酸乏力、形寒肢冷、舌淡苔白、脉虚。

（4）用法:口服,每次 8 片,每日 3 次。30 天为一个疗程,连服 2~3 个疗程。

4. 康复新液(京新)

（1）组成:美洲大蠊干燥虫体的乙醇提取物。有效成分主要有表皮生长因子、多元醇类、粘多糖、核苷类和多种氨基酸等。

（2）药理:研究发现,康复新液具有较强的渗透性,对大鼠皮肤大面积切割伤痂下愈合亦有明显促进作用。在创伤愈合早期能促进成纤维细胞、新生毛细血管的生长,同时能抑制创面炎细胞浸润;创伤愈合中后期能促进肉芽组织成熟、胶原形成及表皮增生,加快陈旧血痂脱落,起到促进皮肤切割伤愈合的作用。其作用机制可能是在创伤愈合不同阶段,通过作用于多个靶点发挥作用。

（3）适应证:通利血脉,养阴生肌。内服:用于瘀血阻滞,胃痛出血,胃、十二指肠溃疡的治疗;以及阴虚肺痨,肺结核的辅助治疗。外用:用于金疮、外伤、溃疡、瘘管、烧伤、烫伤、褥疮之创面。

（4）用法用量:①内服:每次 10ml,每日 3 次,或遵医嘱;②外用:a. 冲洗:取康复新液 100ml 放入喷壶内,喷壶口对准患处,由内到外,自上而下,进行缓慢喷洒冲洗,感染创面先清创后再用本品冲洗。每次 50ml,每日 2 次。b. 湿敷:将康复新液 100ml 倒入容器内,医用纱布在药液中浸透后,敷于患处。定时用无菌镊子夹取纱布浸药后淋药液于敷布上,保持湿润 20 分钟,每日 2 次。c. 坐浴:将康复新液 200ml,加入 40~45℃的温水稀释至 1 200ml(1:5温水稀释),趁热先熏洗,后坐浴。每次 15~20 分钟,每日 1 次。

5. 康复新液(天舒欣)

（1）组成:美洲大蠊干燥虫体的乙醇提取物。

（2）适应证:通利血脉,养阴生肌。内服:用于瘀血阻滞,胃痛出血,胃、十二指肠溃疡的治疗;以及阴虚肺痨,肺结核的辅助治疗。外用:用于金疮、外伤、溃疡、瘘管、烧伤、烫伤、褥疮之创面。

（3）用法用量:①内服:每次 10ml,每日 3 次,或遵医嘱;②外用:用医用纱布浸透药液后敷于患处,感染创面先清创后再用本品冲洗,并用浸透本品的纱布填塞或敷用。

（4）禁忌:孕妇忌服。

6. 康复新液(好医生)

（1）组成:美洲大蠊干燥虫体提取物。

（2）适应证:通利血脉,养阴生肌。内服:用于瘀血阻滞,胃痛出血,胃、十二指肠溃疡;以及阴虚肺痨、肺结核的辅助治疗。外用:用于金疮、外伤、溃疡、瘘管、烧伤、烫伤、褥疮之创面。

（3）用法用量:①内服:每次 10ml,每日 3 次,或遵医嘱;②外用:用医用纱布浸透药液后敷于患处,感染创面先清创后再用本品冲洗,并用浸透本品的纱布填塞或敷用。

第二节 外 用 药

一、洗剂

熏洗药又称坐浴药,是将药物水煎或用开水冲化后,先熏后洗肛门患处。

1. 痔疾洗液　痔疾洗液是全国独家苗药配方,由苦参、地瓜藤、黄柏、忍冬藤、蛇床子、五倍子六味中药组成,具有清热解毒、镇痛止血、消肿收敛、缓解下坠之功效。痔疾洗液先熏后洗的独特使用方法,利用蒸汽及温水的物理特性,促进药物透皮吸收,熏蒸及泡洗的过程中药物直接作用于患病部位,软化肛周皮肤及黏膜,并有效改善肛周血液循环,促进创面愈合。

（1）组成:忍冬藤、苦参、黄柏、五倍子、蛇床子、地瓜藤。

（2）药理:药效学试验表明,痔疾洗液局部搽擦能明显减轻角叉菜胶所致的鼠足肿胀及二甲苯所致小鼠耳廓炎症,延长热板致小鼠痛阈值,缩短出血时间,对醋酸致小鼠皮肤溃疡有明显治疗作用;体外抑菌试验表明:痔疾洗液对金葡菌,白色念珠菌,铜绿假单胞菌和大肠埃希菌均有抑制作用。以上实验结果表明本品有抗炎,镇痛,止血和抑菌作用。

（3）功能主治:苗医:旭嘎帜沓痂,苣敛挡象;肛干洒,嘎蒙沟抢。中医:清热解毒、燥湿敛疮、消肿镇痛、杀虫止痒。用于治疗各种痔疮、肛裂、肛窦炎、肛门便血、肿痛、坠胀、渗液等。

（4）用法用量:外用。取本品一瓶 125ml,加沸水稀释至 1 000ml,趁热熏洗肛门,再坐浴 20 分钟,每日早、晚各一次。重症者坐浴后另取本品涂擦患处。

（5）禁忌:经期、孕期女性禁用。

（6）注意事项:①本品为外用药,禁止内服。②忌烟酒,忌食辛辣、油腻及刺激性食物。③切勿接触眼睛、口腔等黏膜处。④用药期间不宜同时服用温热性食物。⑤儿童应在医师指导下使用。⑥用药 3 天症状无缓解,应去医院就诊。⑦对本品过敏者禁用,过敏体质慎用。⑧本品性状发生改变时禁止使用。⑨请将本品放在儿童不能接触的地方。⑩如正在使用其他药品,使用本品前请咨询医师或药师。

2. 派特灵　派特灵产品由中国科学院 1995 年研制,于 1997 年上市,用于人乳头瘤病毒(HPV)感染引起的各部位尖锐湿疣疾病,治愈率 93.3%,总有效率 95.6%。用于宫颈 HR-HPV 持续感染转阴率 78.6%,宫颈鳞状上皮内瘤变逆转率 86.3%。

（1）组成:本品为一种纯中药制剂,由金银花、苦参、蛇床子、鸦胆子、白花蛇舌草等 10 余味中药配伍而成。

（2）药理:通过药理药效试验,腔道毒理试验等验证了产品的安全性。该制剂通过细胞毒性作用抑制瘤体细胞的增殖,引起瘤体细胞坏死脱落,并通过个别药物的剥脱作用,增强对瘤体细胞的破坏,在破坏细胞的同时对细胞内生存的 HPV 病原体亦起到杀灭作用。其中苦参,大青叶,蛇床子等含有鞣质,醇类等物质,有抗炎,抗病毒,祛腐生肌,增强局部免疫之作用。

（3）功能主治：①由 HPV 感染引起的尖锐湿疣及高危型 HPV 引起的肛门病变；②女性宫颈高危 HPV 持续感染；③宫颈鳞状上皮内瘤变（C_1N_1/C_1N_2）；④宫颈鳞状上皮高度病变手术后，HPV 阳性；⑤宫颈癌子宫颈全切术后断端 HPV 持续阳性；⑥阴道壁（VaIN）HPV 阳性及多灶性病变。

（4）用法用量：①尖锐湿疣使用方法：a. 用棉签将原液外涂于疣体及周围区域，每日早晚各 1 次，每次可反复涂抹 3 遍使其充分吸收。对疣体较大或面积较大的可用湿敷方法，每次 15 分钟内，连续使用 3 天，停用 4 天为一个疗程，停用期间涂抹"沙棘油"以促进创面愈合。b. 待疣体脱落并创面愈合后，再重复 3~4 个疗程，以进一步清除亚临床及病毒。②宫颈 HR-HPV 感染及上皮内瘤变使用方法：a. 使用派特灵洁尔洗液清洁外阴及阴道内、颈管分泌物；b. 将 20cm 纱条一端浸派特灵原夜 0.5~1ml 置入宫颈管 2cm 深处。再将无菌尾线棉球（直径 3.5cm）顶端浸派特灵原液 3ml 放入宫颈（复盖宫颈转化区，将纱条及尾线部分置留阴道外口）；c. 每日 1 次，每次置留 1~2 小时后自行取出；d. 连续使用 3 天，停天为一个疗程。共使用 6 个疗程（计 18 次）。

（5）禁忌：孕妇、哺乳期女性、口腔内的尖锐湿疣禁用；严重过敏体质者慎用；肝,肾功能异常者慎用。其他副作用暂不明确。

（6）注意事项：使用产品期间禁止性生活；首次使用可在月经干净后 3~7 天开始，月经期停用；如出现宫颈出血较多时暂停使用，需进一步检查；特殊部位（如肛周,肛管内,宫颈等）不能自行操作时，需在专业人士的协助下使用本品；请放置儿童不易取到之处。

3. 复方荆芥熏洗剂

（1）组成：荆芥 120g、防风 120g、透骨草 300g、生川乌 90g、虾蟆草 300g、生草乌 90g、苦参 120g。

（2）功能：祛风燥湿，消肿镇痛。

（3）功能主治：用于外痔、混合痔、内痔脱垂嵌顿、肛裂、肛周脓肿、肛瘘急性发作。

（4）用法用量：外用，一次 10g，用 1 000~1 500ml 沸水冲开，趁热先熏后洗患处，每次 20~30 分钟，每日 2 次。

4. 肤苓洗剂

（1）组成：苦参、艾叶、紫苏叶、地肤子、蒲公英、黄芩、花椒。

（2）功能主治：清热燥湿、解毒止痒。用于湿热下注所致的外阴炎,症见外阴瘙痒。

（3）用法：外用，每 10ml 加水稀释至 1 000ml，每日 1~2 次，洗患处。7 天为一个疗程。

（4）注意事项：酒精过敏者慎用。

5. 硝矾洗剂（辽宁·张有生）

（1）组成：朴硝（芒硝）25g,硼砂 15g,明矾 10g。

（2）功能主治：消肿镇痛、收敛止血、去湿止痒、化腐生肌、抑菌杀虫（蛔虫、蛲虫）。

（3）主治：用于各种痔、肛瘘、肛裂及脓肿引起的肿胀、疼痛、便血、脱出等，还可用于肛门湿疹及肛门病术后创面。

（4）用法：每次 50g（1 袋），每日 1~2 次，在便后或晚睡前，用开水 500~1 000ml 冲化，先熏后洗，15 分钟即可。

6. 洁尔阴洗液

（1）组成：蛇床子、艾叶、独活、石菖蒲、苍术、薄荷、黄柏、黄芩、苦参、地肤子、茵陈、土荆皮、栀子、山银花。辅料：增溶剂、苯甲酸钠、香精。

（2）功能主治：清热燥湿，杀虫止痒。①主治女性湿热带下。症见阴部瘙痒红肿，带下量多，色黄或如豆渣状，口苦口干，尿黄便结。适用于霉菌性、滴虫性阴道炎见上述症状者。②用于下述皮肤病：湿疹（湿热型）、接触性皮炎（热毒夹湿型）、体股癣（风湿热型）。

（3）用法用量：①外阴、阴道炎：用 10% 浓度洗液（即取本品 10ml 加温开水至 100ml 混匀），擦洗外阴,用冲洗器将 10% 的洁尔阴洗液送至阴道深部冲洗阴道,每日 1 次,7 天为一个疗程;②接触性皮炎、湿疹:用 3% 浓度洗液(即取本品 3ml 加冷开水至 100ml 混匀)湿敷患处,皮损轻者每日 2~3 次,每次 30~60 分钟;无溃破者,可直接用原液涂擦,每日 3~4 次;7 天为一个疗程;③体股癣:用 50% 浓度洗液(即取本品 50ml 加冷开水至 100ml 混匀)涂擦患处,每日 3 次,21 天为一个疗程。

二、栓剂

1. 普济痔疮栓　普济痔疮栓成分是猪胆汁、冰片以及熊胆粉等,是一种复方制剂,猪胆粉能清热解毒和收疮,冰片则有很好的清热镇痛之功效,而熊胆粉具有敛疮止血、镇痛及清热解毒之功。按照中医治疗理论"热者寒之",普济痔疮栓成分均属寒凉之品,对实热证的治疗更合适。中药塞药疗法也是中医特色疗法之一,将普济痔疮栓直肠给药,借助体温,缓慢融化于直肠内部,直接作用于创面,再经肠道黏膜吸收,更好地发挥止血、清热解毒、生肌收敛和消肿镇痛的作用。

(1)组成:熊胆粉、冰片、猪胆粉。

(2)药理:本品局部给药对大鼠肛门切割出血模型,有止血作用;对醋酸所致大鼠肛门溃疡,有促进愈合作用;对甲醛所致大鼠足跖肿胀,有抗炎作用。腹腔注射预防给药,小鼠醋酸扭体法,提示本品有镇痛作用。

(3)功能主治:清热解毒,凉血止血,用于热症便血。对各期内痔便血及混合痔肿胀等有较好的疗效。

(4)用法用量:直肠给药。每次 1 粒,每日 2 次,或遵医嘱。

(5)副作用:偶见腹泻,肛门瘙痒,对症治疗后症状消失。

(6)禁忌:尚不明确。

2. 美辛唑酮红古豆醇酯栓(红古豆)

(1)组成:本品为复方制剂,每粒含吲哚美辛 75mg、呋喃唑酮 0.1g、红古豆醇酯 5mg、颠茄流浸膏 30mg、冰片 1mg。

(2)药理:本品具有消炎、抗菌、镇痛、解痉和改善微循环作用。吲哚美辛具有抗炎、镇痛及解热作用,其机制为通过对环氧酶的抑制而减少前列腺素的合成,制止炎症组织痛觉神经冲动的形成,抑制炎性反应;呋喃唑酮对革兰氏阳性、阴性细菌具有抗菌作用;红古豆醇酯能阻断节后胆碱能神经所支配的效应器细胞上的 M 胆碱受体,具有抗 M 样作用。改善局部微循环;颠茄流浸膏中含樟柳碱、东莨菪碱、山莨菪碱、莨菪碱等,具有外周 M-胆碱受体阻断作用,解除平滑肌痉挛。

(3)功能:消炎、镇痛、消肿。

(4)主治:适用于内痔、外痔;肛门肿胀、瘘管、肛裂等肛肠疾病及痔瘘手术后镇痛。

(5)用法:每日 1~2 次,每次 1 粒,临睡前或大便后塞入肛门。使用时戴塑料指套,而后洗手。

(6)禁忌:①青光眼患者禁用。②对本品及组分过敏者禁用。

3. 肛泰栓

(1)组成:地榆(炭)、盐酸小檗碱、人工麝香、冰片等。

(2)药理:本品具有抗炎、止血、抑菌和镇痛作用。经试验证实,本品无明显的毒副作用。

(3)功能:凉血止血,清热解毒,燥湿敛疮,消肿镇痛。

(4)主治:用于内痔、外痔、混合痔出现的便血、肿胀、疼痛。

(5)用法:直肠给药。每次 1 粒,每日 1~2 次,早、晚或便后使用。使用时先将配备的指套戴在示指上,撕开栓剂包装,取出栓剂,轻轻塞入肛门内约 2cm 处。

三、膏剂

1. 肤痔清软膏　肤痔清软膏是源于贵州黔东南苗乡地区的苗医验方,经现代循证医学验证,收入《中成药临床应用指南-肛肠疾病分册》《中成药临床应用指南-皮肤病分册》及《临床路径释义-皮肤与性病学分册》,广泛应用于肛肠、皮肤、妇科多种疾病的治疗。文献报道,肤痔清软膏用于肛门湿疹、肛周瘙痒疗效确切,对于痔疮、肛管炎、湿疹(浸淫疮)、皮癣、皮肤瘙痒、妇科炎症疗效满意。

(1) 组成:金果榄、土大黄、苦参、黄柏、野菊花、紫花地丁、朱砂根、雪胆、重楼、黄药子、姜黄、地榆、苦丁茶等15味。

(2) 功能主治:苗医:旭嘎凯沓痂,样丢象泱安,滁内挡祛卡。陡嘎久杠工浆点羌,罗欧、岗淹、阴高坳。中医:清热解毒,化瘀消肿,除湿止痒,用于湿热蕴结所致手足癣、体癣、股癣、浸淫疮、内痔、外痔,肿痛出血,带下病。

(3) 药理:药理学实验报告显示肤痔清软膏具有抗炎、消肿、镇痛、止痒、止血作用,对金黄色葡萄球菌、粪链球菌、乙型链球菌、铜绿假单胞菌、大肠埃希菌均具有明显的抑制和杀灭作用。具有明显的杀滴虫作用,药物稀释浓度越高,作用时间越长,杀虫效果越明显。

(4) 毒理作用:对家兔眼结膜、阴道黏膜、肛门无刺激反应;一次或多次给药对完整、破损皮肤进行刺激试验,对皮肤无刺激性亦能促进伤口愈合;超过最大安全耐受倍数规定的100倍超量刺激试验,皮肤外用无毒副作用。

(5) 用法用量:外用。先用温开水洗净患处,取本品适量直接涂擦于患处并施以轻柔按摩或取本品3~5g注入患处(直肠给药、阴道给药)。轻症每日一次,重症早晚各一次。结、直肠、肛门术后换药,取本品2~3g涂于凡士林纱条进行伤口填敷。

(6) 禁忌:本品过敏者禁用,孕妇禁用。

2. 京万红软膏　京万红软膏具有镇痛、止痒、消炎、收敛作用。能快速止血,排脓消肿;消除痔核,有效缓解疼痛;活血散瘀、去腐生肌、促进伤口愈合;调理湿热环境,消除诱发因素。对于内痔、外痔、肛裂、脱肛、水肿等疾病引起的便血、脱垂、疼痛、水肿等症状均有显著疗效。用于痔疮手术术后消肿、愈合。

(1) 组成:地黄、穿山甲、木瓜、川芎、白芷、棕榈、血余炭、地榆、赤芍、土鳖虫、大黄、黄芩、当归、五倍子、桃仁、苦参、黄柏、胡黄连、白蔹、木鳖子、黄连、罂粟壳、苍术、栀子、乌梅、半边莲、红花、槐米、金银花、紫草、血竭、乳香、没药、槐角、雷丸、刺猬皮、冰片。

(2) 主治功能:清热解毒,化瘀镇痛,收敛止血。用于初期内痔、肛裂、肛周炎、混合痔等。

(3) 用法用量:外敷。便后洗净,将膏挤入肛门内。每日1次。

3. 复方多黏菌素B软膏(孚诺)　复方多黏菌素B软膏是用于预防和治疗皮肤及伤口细菌感染的一种安全而高效的治疗药物。具有广谱强效杀菌耐药少、镇痛止痒促愈合、安全性高等特点,能够有效而彻底地杀灭皮肤及创面感染常见致病菌,不易产生耐药;同时,可缓解皮肤伤口的疼痛及不适。该药被收入《临床路径治疗药物释义:普通外科手册》和《临床路径治疗药物释义:感染性疾病分册》。推荐在肛肠疾病的保守治疗、术中及术后换药时应用,防治感染、减轻伤口疼痛,促进愈合。

(1) 组成:本品为复方制剂,其组分为每克含硫酸多黏菌素B 5 000单位、硫酸新霉素3 500单位、杆菌肽500单位以及盐酸利多卡因40mg。

(2) 适应证:用于预防皮肤割伤、擦伤、烧烫伤、手术伤口等皮肤创面的细菌感染和临时解除疼痛和不适。

(3) 用法用量:外用,局部涂于患处。每日2~4次,5天为一个疗程。

(4) 副作用:偶见过敏反应、瘙痒、烧灼感、红肿等。

(5) 禁忌:对本品任一组分过敏者禁用。

4. 湿润烧伤膏

(1) 组成:黄连、黄柏、黄芩、地龙、罂粟壳。

(2) 功能主治:清热、解毒、镇痛、生肌。用于各种烧伤创面,达到原位再生愈合之效果。同时对于各类皮肤黏膜破损的疮疡类疾病包括压疮、糖尿病足和肛肠疾病,特别是肛肠手术后的创面有很好的镇痛、抗感染、减轻损伤和预防瘢痕的作用。

（3）用法用量:直接外用时可于创面彻底止血后或者坐浴清洁后,将湿润烧伤膏以 2~3mm 厚度涂抹需要处,可覆盖也可不覆盖无菌纱布,每日换药 2~3 次,换药前需轻轻拭去创面液化物,再上新的药膏,直至创面愈合。油纱外敷主要用于部分创面在肛门内部的病例,需要以烧伤膏纱条轻轻塞入肛门以保护伤口,术后 24 小时以同样方法换药,以后每天换药 2~3 次。

（4）禁忌:芝麻过敏者慎用。

5. 硝酸甘油软膏(锐托喜)

（1）组成:本品每克含主要成分硝酸甘油 2mg,辅料为:白凡士林、羊毛脂、乳糖等。

（2）适应证:本品用于治疗肛裂与缓解肛裂引起的疼痛。

（3）用法用量:每日 3 次,每次挤出 1~1.5cm 膏体,置于指端,经肛门涂于肛管内(肛口内约 1cm),或遵医嘱。每次用完后请立即拧紧管盖,用药后请洗手。

6. 一效膏　一效散用香油调和而成。除具有一效散的功能外并具有膏剂功能,有滋润创面、消肿镇痛、生肌长肉作用。用于术后创面、炎性水肿、外痔发炎、内痔嵌顿疼痛等。现用现调效果较好,作用时间较长。每日外敷 1~2 次。

7. 油调膏　水调散用香油调和而成膏剂,但与水调散的功能、主治却不完全相同。无脓用水调,有脓用油调,有拔脓解毒、消肿镇痛作用。用于肛门疖、痈化脓期、破溃期、肛瘘发炎流脓。每日外敷 1~2 次。

四、散剂

1. 一效散(辽宁·王品三)

（1）组成:朱砂 10g,炙甘石 30g,冰片 10g,滑石 700g 共研极细面。

（2）功能:燥湿收敛,镇痛止痒。

（3）主治:肛门湿疹、皮炎、黏膜糜烂或溃疡、肛门潮湿、瘙痒脱肛水肿等症。术后水肿、术后伤口不愈合。

（4）用法:外用撒布适量。

2. 水调散(辽宁·王品三)

（1）组成:黄柏 100g,煅石膏 80g。

（2）功能:清热解毒、消肿镇痛,油调后则为油调膏,有提脓拔毒功能。

（3）主治:术后创缘发炎肿痛,用于肛周脓肿初起。

（4）用法:用凉开水调敷患处。

3. 生肌散

（1）组成:血竭、没药、乳香、橡皮、冰片。

（2）功能:化腐生肌、解毒镇痛、收敛止血。

（3）主治:术后创面流脓流水,久不收口。

（4）用法:便后熏洗坐浴后,创面撒布或以油纱条蘸药面填入创面。

4. 珍珠散

（1）组成:珍珠、象牙屑、龙骨、三七、冰片等。

（2）功能:提毒消肿、生肌长肉、生皮收敛。

（3）主治:术后创面、溃烂流水、上皮不长。

（4）用法:便后熏洗坐浴后,以油纱布蘸药粉,外敷创面上。

五、丹剂

1. 红升丹(又名红粉)

（1）组成：水银 30g，火硝 120g，雄黄、朱砂各 15g，白矾 30g，黑矾 18g。

（2）功能：祛腐生新。

（3）主治：术后创面的腐肉，肉芽水肿或生长过盛者，术后瘘管壁坏死组织不脱者。

（4）用法：创面撒布一薄层，或用喷粉器喷射在创面上。喷药过多腐蚀创面引起疼痛。只能用 1~2 次，创面变新肉芽生长者即停药。

2. 渴龙奔江丹

（1）组成：水银、青盐、火硝、硇砂、白矾各 3g，佛金 30 张。

（2）功能：提脓化腐生肌。

（3）主治：脓肿，瘘管术后创口久不愈合者。

（4）用法：取适量掺于创面，或渗于棉纸上，做成药捻，置于脓腔或瘘管内。

六、钉剂

1. 含砒枯痔钉

（1）组成：白矾、白砒（As$_2$O$_3$ 3%~6%）共煅粉，加朱砂、乳糯米粉。

（2）制法：制成钉剂，含砒 3%~6%。

2. 二黄枯痔钉　组成：川军、川柏各 30g，白芨粉 9g。

3. 无砒枯痔钉　组成：枯矾 5g，川柏 10g，白芨 5g，五倍子 50g，糯米粉 70g，制成条状为钉剂。

4. 异物枯痔钉　组成：粳米、白芨、牛筋线、羊肠线，分别制成条状。作用机制是"异物刺激，炎症反应，创道引流"。

第三节　镇　痛　药

1. 复方盐酸利多卡因注射液（克泽普）　是一种长效局麻镇痛剂，目前主要用于局部浸润麻醉及镇痛，如术后镇痛、分娩镇痛等，并应用于神经阻滞治疗多种疼痛。主要优点为一次给药镇痛时间长，平均镇痛时间 2~10 天，可大大降低医师和患者的负担，应用简便，可应用于多个临床科室。

（1）组成：本品为盐酸利多卡因与薄荷脑等的灭菌稀醇溶液，无色澄明，pH 为 4.0~6.0。含 0.8%的盐酸利多卡因与 0.133%的薄荷脑。

（2）药理：利多卡因是一种酰胺类局麻药，可与神经细胞膜钠通道轴浆内侧受体相互作用，阻断钠离子内流可逆性阻滞神经纤维的冲动传导，具有作用快、弥散广、穿透力强、无明显扩张血管作用的特点。薄荷脑为中药薄荷中提取的饱和的环状醇，可与神经细胞膜脂质相互作用、引起膜脂质结构形态改变，使膜膨胀、细胞膜钠通道变窄，钠离子内流减少，神经细胞无法产生扩布性动作电位，从而产生局部神经阻滞作用。

利多卡因是中效局麻药，其起效时间平均为 5 分钟，作用维持 1~2 小时。薄荷脑是长效局麻药，动物实验表明其局麻效果可维持 48~240 小时。从肛肠科、普外科、妇产科等科室的大量临床应用来看，克泽普注射液的作用时效在 48~72 小时以上。本注射液溶媒中含适量甘油，其黏滞性可使局麻药在局部较长时间停留，从而维持有效药物浓度。乙醇可促进局麻药在局部组织中均匀分布，并加强其与神经膜的结合，各组分相互协同，使本品具有速效麻醉和长效镇痛的双重功效。

（3）适应证：①局部浸润麻醉：肛肠科及外科手术切口部位的局部浸润麻醉，如手术麻醉、术后镇痛等；②神经阻滞：治疗各种神经痛，如三叉神经痛、肋间神经痛等，神经阻滞用于术后镇痛等；③局部封闭：治疗各种顽固性瘙痒性皮肤病，如神经性皮炎等。

（4）用法用量：①用于普外科、妇产科等手术科室作局部浸润麻醉根据切口大小，一般用量 10~20ml；

用于肛肠科疾病,作肛门周围浸润麻醉,一般用量 15～20ml。②用于普外科及其他外科手术作术后长效镇痛于缝合切口前将药物均匀注入切口缘皮下,一般用量 5～20ml;用于肛肠科疾病,于手术结束后在切口边缘皮下浸润注射,一般用量 10～20ml。

(5)注意事项:①严禁注入血管、椎管内。②如注射过浅,可能形成局部硬结,对症处理如热敷即可消散。

2. 酒石酸布托啡诺鼻喷剂(诺扬)　是通过鼻腔给药,经鼻黏膜吸收而发挥局部或全身治疗作用的一种镇痛剂。具有快速起效、镇痛持久、安全性高、依赖性低、副作用少、无创给药、舒适轻松、携带方便等优点。

(1)组成:本品的主要成分酒石酸布托啡诺,每喷含酒石酸布托啡诺 1mg。

(2)药理:布托啡诺是 κ 受体激动剂,μ 受体激动拮抗剂。镇痛效价是吗啡的 5～8 倍,κ：δ：μ ＝ 25：4：1。经多年研究发现,布托啡诺应用于患者镇痛能抑制术后血清致痛物质 5-羟色胺、P 物质和去甲肾上腺素水平的升高,在一定程度上减弱痛觉信息传递,减轻机体应激反应,从而达到镇痛的作用。布托啡诺对 κ 受体激动产生镇痛,快速起效(5～15 分钟);对 μ 受体激动和拮抗双重作用,镇痛时间久;对 δ 受体几乎无活性,不产生烦躁焦虑感。

(3)适应证:用于治疗各种癌性疼痛、手术后疼痛、肛肠术后换药镇痛。

(4)禁忌证:①因阿片的拮抗特征,本品不宜用于依赖那可汀的患者。②对酒石酸布托啡诺和氯苄乙胺高敏感的人禁用。③年龄小于 18 岁的患者禁用。

(5)使用方法:①拉掉鼻喷器的盖子,摇动药瓶。将两个指头放在瓶子的"二肩",大拇指抵在瓶底中央,用力揿压阀门,直至出现良好的喷雾状态。②清洁鼻孔,使鼻孔通畅。③将喷头伸入鼻孔大约 1cm 深,头部略向前倾,用示指堵住另一个鼻孔,合拢嘴部,轻轻吸气的同时,强而快的揿压阀门,喷入规定量的药物,喷雾结束后,从鼻部移开喷鼻器,仰头,轻轻吸气数秒钟。若需增加剂量,换另一鼻孔重复上述步骤。④用药后 15 分钟内,不要擤鼻涕。⑤用毕后,擦净喷头,按顺序装上安全夹,盖上瓶盖。

(6)用法用量:①每次 1～2 喷,每日 3～4 次。一般情况下,初始剂量为 1mg(一喷的喷量)。如果 60～90 分钟没有较好的镇痛作用,可再喷 1mg(一喷的喷量)。如果需要,初始剂量 3～4 小时后可再次给药。②患者剧痛时,初始剂量可为 2mg(二喷的喷量)。患者可镇痛休息和保持睡意,这种情况 3～4 小时不要重复给药。③老年患者、肝、肾功能不全者的初试剂量应控制在 1mg(一喷的喷量)以内,如有需要,在 90～120 分钟再给药 1mg(一喷的喷量)。这些人的重复给药剂量需根据患者的药物反应情况而定,不必固定给药间隔时间,间隔时间一般应不少于 6 小时。

(7)注意事项:①喷剂如果 48 小时以上(包括 48 小时)未使用,使用前应轻摇 1～2 下。②用药后 15 分钟内不要擤鼻涕。③诺扬鼻喷剂得主要副作用为嗜睡、头晕、恶心或呕吐。若发生,请及时采取相关措施。④使用本品时,禁止喝酒。开车和操作有危险性的机器时小心使用。⑤请将鼻喷剂放在儿童不易触及的地方。

3. 奥布卡因凝胶　又名丁氧基普鲁卡因,为白色或浅黄色的透明黏稠凝胶。

(1)组成:其主要成分为盐酸奥布卡因。

(2)适应证:适用于各科检查、处置、小手术的表面麻醉和术后肛肠换药镇痛。

(3)用法用量:可用于肛肠术后换药,将消毒棉球浸润本品(根据创面大小,调整用量)涂布于肛外创面,3 分钟后开始正常换药操作;直肠、结肠镜检,将本品 5～10ml 注入肛内和涂布肛门,3 分钟后涂抹少许本品于腔镜表面润滑即行检查,尤其是有痔疮和肛裂等疾病患者,镇痛润滑明显。

4. 痔痛宁气雾剂　痔痛宁气雾剂是在我国古代传统秘方基础上,经 40 余年的探索研究,选用紫荆皮、石菖蒲、白芷等纯天然药材,提取加工而成,可直达病变部位,具有起效快、作用维持时间长、治标治本、携带方便、无污染等特点。

（1）组成：紫荆皮、石菖蒲、白芷、独活、赤芍、冰片、细辛。

（2）功能主治：活血消肿，解毒镇痛。用于气血瘀滞，湿热下注所致的炎性外痔，肛门肿痛，肛周瘙痒，肛周湿疹。

（3）用法用量：外用，将盖拿开，摇匀药液，倒置瓶身，取下帽盖，将喷雾口对准患处，揿压阀门喷射即可，用后将帽盖盖回并保持清洁，每日 3~5 次或遵医嘱。

（4）副作用：无明显副作用，用药处有轻微刺激反应。

（5）注意事项：①外用药不可内服。②本品为受压容器避免高温和撞击，即使用完后也不要打开铝气雾罐以防意外发生。

5. 注射用帕瑞昔布钠　是全球第一个注射用选择性环氧化酶-2 抑制剂，属于非甾体抗炎药，为白色或类白色冻干块状物，是一种多模式镇痛。

（1）组成：主要成分为帕瑞昔布钠。

（2）适应证：适用于所有外科手术术后疼痛的短期治疗，尤其在肛肠外科术后镇痛效果显著。

（3）用法用量：推荐剂量为 40mg，静脉注射或肌内注射给药，随后视需要间隔 6~12 小时给予 20mg 或 40mg，每天总剂量不超过 80mg，连续 3 天后停药。可直接进行快速静脉推注，或通过已有静脉通路给药。肌内注射应选择深部肌肉缓慢推注。

第四节　注　射　药

1. 芍倍注射液（北京·安阿玥，1990 年）　芍倍注射液（原名安氏化痔液）是由安阿玥发明并研制的纯中药复方注射剂。根据中医"酸可收敛，涩可固脱"的理论，选择具有 收敛固涩，凉血止血，活血化瘀的多味中药，经特殊萃取工艺制成注射剂，全方不含重金属（如砷、铝等，而多数中药硬化剂含铝成分）。

（1）组成：柠檬酸、没食子酸、芍药苷。

（2）功能：收敛固涩，凉血止血，活血化瘀。

（3）主治：用于各期内痔及静脉曲张型混合痔治疗中的止血、使痔核萎缩。

（4）用法用量：痔疮内注用本品（1∶1 浓度，即本品用 0.5% 利多卡因注射液稀释 1 倍）。每位患者一次 10~20ml，平均 15ml，最大用量不超过 40ml。

2. 消痔灵注射液（北京·史兆岐，1977 年）

（1）组成：明矾、鞣酸、三氯叔丁醇、低分子右旋糖酐注射液、柠檬酸钠、亚硫酸氢钠、甘油。

（2）功能：硬化萎缩，收敛止血。

（3）主治：用于内痔出血、各期内痔、静脉曲张性混合痔等。

（4）用法用量：肛门镜下内痔局部注射。内痔出血，早期内痔：用本品原液注射到黏膜下层；用量相当于内痔的体积为宜。中、晚期内痔和静脉曲张性混合痔：按四步注射法进行。第一步和第四步用 0.5% 利多卡因注射液稀释本品原液，使成 1∶1。第二步和第三步用 0.5% 利多卡因注射液稀释本品原液，使成 2∶1。根据痔的大小，每个内痔注入 6~13ml，总量 20~40ml（2~4 支）。

（5）禁忌：内痔嵌顿发炎、皮赘性外痔者忌用。

3. 聚桂醇注射液

（1）组成：本品主要成分为聚桂醇。

（2）功能主治：用于各期内痔及静脉曲张型混合痔治疗中的止血、使痔核萎缩。用于痔结扎术、套扎术等其他肛肠手术后的辅助治疗。用于内镜下食管曲张静脉出血的急诊止血及曲张静脉的硬化治疗。

（3）用法用量：四步注射法。取聚桂醇注射液原液，每个痔核可注入 2~3ml 药液。同一部位可重复注射,每个痔核≤8ml。

（4）禁忌:患者处于休克状态或对本品过敏者禁用。

4. 矾藤痔注射液

（1）组成:赤石脂,白矾,黄藤素。

（2）功能主治:彝医:墨利毒麻诺;中医:清热解毒,收敛止血,消肿镇痛。用于内痔,混合痔的内痔部分及直肠脱垂的治疗。

（3）用法用量:矾藤痔与1%的利多卡因1:1配比,每一个痔核注入0.3~0.7ml(视痔核大小而定),根据痔核多少,一般一次可注射完毕;若有5个以上时,可分两次注射;两次间隔一周左右。

（4）注意事项:①本品为局部注射液,不能作静脉注射和普通肌内注射用;②注射后短期有局部坠胀、便意感为正常反应,一般无需处理;③稀释后的注射液应一次用完,剩液不得再用。

第五节　清　肠　药

1. 硫酸镁(立美舒)

（1）组成:本品的主要成分为硫酸镁。

（2）药理:硫酸镁口服后在肠道内形成高渗状态,水分滞留肠腔,食糜容积增大,刺激肠道蠕动促进排便。外敷在局部形成高渗环境,吸收水肿组织和细胞中的水分,使肿胀消除。

（3）适应证:①用于便秘、肠内异常发酵,亦可与驱虫剂并用;与活炭合用,可治疗食物或药物中毒。②用于阻塞性黄疸及急性结石性胆囊炎。③外用热敷可消炎去肿。

（4）用法用量

1）外用:硫酸镁50g,加50~60℃温热开水50ml制成50%硫酸镁溶液,取大小适宜的2~3层纱布,浸湿于50%的硫酸镁溶液中,取出拧干至不滴水为宜,均匀平铺于患处。可用于:①肛缘水肿、孕产妇痔疮、产后会阴水肿;②急性乳腺炎;③骨科水肿、软组织挫伤、肢体肿胀;④静脉炎。

2）内服:①每次可口服10~20g,一般为清晨空腹口服,先服用10g,2小时后如无便意再服用10g,同时饮水200~400ml,也可用水溶解后服用。②清肠:在内镜检查前4~6小时,用硫酸镁20g加200ml温水口服,间隔半小时再用硫酸镁20g加200ml温水服用,同时饮水1 500ml以上。③利胆:用硫酸镁5g配制成33%溶液(5g硫酸镁加入10ml注射用水),导管导入胆囊,每日3次。

（5）副作用:导泻时如浓度过高,可引起脱水;胃肠道有溃疡、破损之处,易造成镁离子大量的吸收而引起中毒。

2. 磷酸钠盐口服溶液(今辰清)

（1）组成:本品为复方制剂,其组分为磷酸二氢钠和磷酸氢二钠。

（2）适应证:用于患者结肠X-光线及肠道内镜检查前或手术前清理肠道。

（3）用法用量:本品用于肠道准备时服药一般分两次,每次服药45ml。

第一次服药时间在操作或检查前一天晚上7点,用法采用稀释方案,用750ml以上温凉水稀释后服用。第二次服药时间在操作或检查当天早晨7点(或在操作或检查前至少3个小时),或遵医嘱,用法同第一次。为获得良好肠道准备效果,建议患者在可承受范围内多饮用水。

3. 复方聚乙二醇电解质散(Ⅳ)(舒泰清)

（1）组成:A剂:聚乙二醇400013.125g;B剂:碳酸氢钠0.178 5g,氯化钠0.350 7g,氯化钾0.046 6g。

（2）适应证:治疗功能性便秘,术前肠道清洁准备,肠镜及其他检查前的肠道清洁准备。

（3）用法用量:①配制:取本品A、B两剂各一包,同溶于125ml温水中成溶液。②服用方法及用量:功能性便秘治疗:成人每次服用125ml溶液,每日2次;老人开始时每日1次,必要时同成人剂量,或遵医嘱。肠道准备:每次250ml,每隔10~15分钟服一次,直到排出水样清便。一般口服3 000ml。

第六节 灌 肠 药

1. 美沙拉嗪灌肠液(莎尔福)

(1) 组成:本品主要成分为美沙拉嗪。

(2) 适应证:适用于溃疡性结肠炎的急性发作和维持治疗,克罗恩病急性发作。

(3) 用法用量:每晚睡前从肛门灌进结肠,每次 1 支(4g)。

2. 磷酸钠盐灌肠液(辉力)

(1) 组成:本品为复方制剂,其组分为磷酸氢二钠和磷酸二氢钠。

(2) 适应证:检查或手术前灌肠清洁肠道;解除偶然性便秘。

(3) 用法用量:成人及 12 岁以上儿童每日一瓶(133ml),一次性使用;2 岁以下儿童禁用;2~11 岁儿童应使用成人剂量的一半。左侧位或膝胸位,取下瓶嘴上的橘色保护帽,将瓶嘴对准肛门,用稳定的压力轻轻地将瓶嘴插入直肠,挤压瓶体直到内装溶液几乎挤完为止,从直肠拔出瓶嘴,保持姿势不变,直至便意非常强烈为止(通常 2~5 分钟)。

(4) 禁忌证:本品禁用于先天性巨结肠患者、肠梗阻患者、肛门闭锁患者、充血性心脏病患者。肾功能损伤者、有过电解质紊乱者、结肠造口术者或者正服用可能影响电解质水平的药物(例如利尿药)者慎用本品。

3. 复方黄柏液

(1) 组成:连翘、黄柏、金银花、蒲公英、蜈蚣。

(2) 功能:清热解毒,消肿祛腐。

(3) 主治:用于疮疡溃后,伤口感染,属阳证者。痔瘘术后换药,慢性结肠炎,溃疡性结肠炎。

(4) 用法用量:治疗慢性结肠炎,本品保留灌肠,每晚 1 次,每次 100ml,15 天后改为隔日 1 次。治疗溃疡性结肠炎,原液 100ml,保留灌肠。

4. 通灌汤(辽宁·张有生)

(1) 组成:苦参 25g,地榆 15g,白芨 15g,黄柏 15g,甘草 10g,明矾 10g。

(2) 功能:清热解毒、收敛止血。

(3) 主治:溃疡性结直肠炎、便下脓血、里急后重、腹痛腹泻。

(4) 用法:水煎或加温每次便后、睡前用 50~100ml 保留灌肠,不仅在局部起作用,而且在结、直肠黏膜吸收至全身起作用。

第七节 抗 肿 瘤 药

1. 替吉奥胶囊(维康达)

(1) 组成:本品为复方制剂,其组分为:替加氟、吉美嘧啶及奥替拉西钾。

(2) 适应证:不能切除的局部晚期或转移性结直肠癌、胃癌等。

(3) 用法用量:①单独用药:通常,应按下表中的体表面积计算成人首次给药剂量的基准量(1 次剂量),每日 2 次,于早饭后和晚饭后各服 1 次,连服 28 天,之后停药 14 天。此为一个周期,可以反复进行。②联合用药:口服替吉奥胶囊每日 80mg/m^2,每日 2 次,于早饭后和晚饭后各服 1 次,连服 14 天,停药 7 天;顺铂:75mg/m^2,分 3 天静脉滴注(第 1、2、3 天)。每 3 周为 1 个周期,应至少进行 2 个周期的治疗。基于 DPD 酶在人群中表达的差异,建议开始应用时不管体表面积,先给予 40mg 每日 2 次,给药一周后根据患者临床反应选择增减剂量或停用该药,避免出现因 DPD 酶缺乏而导致的严重不良事件。

2. 氟尿嘧啶(5-FU)

(1)组成:本品主要成分为氟尿嘧啶,辅料氢氧化钠、依地酸二钠。

(2)适应证:消化系癌(胃癌、结肠癌、肝癌、胰腺癌、食管癌等)、乳腺癌、卵巢癌、宫颈癌、绒毛膜上皮癌、恶性葡萄胎、膀胱癌、肺癌、皮肤癌、头颈部癌。

(3)用法用量:①静注:1次500~750mg,隔日1次。②静滴:一般为每千克体重15mg,溶于等渗盐水或5%葡萄糖液中,滴注2~8小时,每日1次,连续5日,以后将剂量减半,隔日1次,直至出现毒性反应。③动脉内滴注:根据部位不同每千克体重可用5~20mg,溶于5%葡萄糖液500~1 000ml中静滴6~8小时。④局部应用:5%~10%软膏外用,每日1~2次。也可作肿瘤内注射,每次剂量250~500mg。

3. 伊立替康(开普拓)

(1)组成:本品主要成分是盐酸伊立替康。

(2)适应证:用于成人转移性大肠癌的治疗,对于经含5-Fu化疗失败的患者,本品可作为二线治疗。同时,伊立替康应用于胃癌、食管癌、广泛期小细胞肺癌的多种临床试验正在进行中,就已得出的阶段性观察结果来看,有很好的临床应用前景。

(3)用法用量:本品推荐剂量为350mg/m²(实际操作中以有经验的医师指导为准),静脉滴注30~90分钟,每3周一次。

4. 奥沙利铂(佳力)

(1)组成:奥沙利铂属于新的铂类抗癌药,其中铂原子与1,2二氨环己烷(DACH)及一个草酸基结合。

(2)适应证:奥沙利铂的分类为具有细胞毒作用的其他抗癌药物,与5-氟尿嘧啶和亚叶酸(甲酰四氢叶酸)联合应用,一线应用治疗转移性结直肠癌;辅助治疗原发肿瘤完全切除后的Ⅲ期(Dukes C 期)结肠癌。

(3)用法用量:限成人使用。辅助治疗时,奥沙利铂推荐剂量为85mg/m²,静脉滴注,每2周重复1次。共12个周期(6个月)。治疗转移性结直肠癌,奥沙利铂的推荐剂量为85mg/m²,静脉滴注,每2周重复1次。

5. 贝伐珠单抗注射液(安维汀)

(1)组成:贝伐珠单抗(人源化抗-VEGF单克隆抗体)。

(2)适应证:转移性结直肠癌;贝伐珠单抗联合以5-氟尿嘧啶为基础的化疗适用于转移性结直肠癌患者的治疗。

(3)用法用量:贝伐珠单抗采用静脉注射的方式给药,首次静脉输注时间需持续90分钟。如果第一次输注耐受性良好,则第二次输注的时间可以缩短到60分钟。如果患者对60分钟的输注也具有良好的耐受性,那么随后进行的所有输注都可以用30分钟的时间来完成。建议持续贝伐珠单抗的治疗直至疾病进展为止。

6. 注射用胸腺法新(日达仙)

(1)组成:本品主要成分为胸腺肽α1,是由28个氨基酸组成的多肽,其N末端丝氨酸被乙酰化。辅料含50mg甘露醇及适量磷酸钠。

(2)适应证:为免疫增强剂。适用于慢性乙型肝炎。作为免疫损害病者的疫苗增强剂-免疫系统功能受到抑制者,包括接受慢性血液透析和老年病患者。

(3)用法用量:本品不应作肌注或静注。它应使用随盒的1.0ml注射用水溶解后马上皮下注射。

(李春雨 聂敏)

【参考文献】

［1］张有生,李春雨.实用肛肠外科学[M].北京:人民军医出版社,2009:43-53.

［2］聂敏,李春雨.肛肠外科护理[M].北京:人民卫生出版社,2018:130.

［3］聂敏,李春雨.肛肠科护士手册[M].北京:中国科学技术出版社,2018:237-238.

［4］李春雨.大肠癌名医解答[M].北京:人民军医出版社,2012:100-101.

第三十三章

盆底疾病的物理治疗

第一节 激光坐浴机

激光坐浴机包括激光照射疗法、传统盆式温热坐浴、中医特色药物三大要素,是集药物坐浴、激光照射、温热清洗、气泡按摩、热风风干五大功能于一体的坐浴熏洗机(图 33-1),为盆底疾病的治疗和肛肠术后康复提供了一种有效的方法,持续为医院和患者创造最大的综合效益。

一、作用原理

激光坐浴机的机制是应用激光的生物刺激作用,结合热水坐浴、气泡按摩共同作用于人体病变组织和经络穴位,进而促进血液循环和代谢,改善机体免疫功能,达到消炎、镇痛,加速愈合的目的。

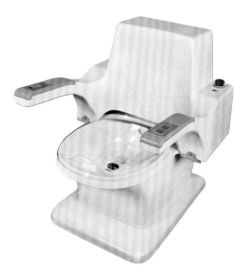

图 33-1　激光坐浴机

二、适应证

1. 内痔、外痔、混合痔、肛裂、肛瘘、肛门湿疹、肛门瘙痒等常见肛肠疾病。

2. 盆底疾病的治疗和肛肠术后康复。

三、禁忌证

1. 女患者月经期、妊娠后期、产后 2 周内、阴道出血和盆腔急性炎症者。

2. 不适于儿童、危重患者、瘫痪患者、有急性炎症者使用。

四、操作方法

1. 组成　激光坐浴机由水加热器、气泡发生器、半导体激光器及驱动电路、热风机、电脑控制电路及坐浴盆组成。

2. 坐浴方法　每日便后、换药前及睡前进行激光坐浴,加入中药洗剂(痔疾洗剂)后,打开操作开关,激光坐浴机自动进水加热、激光照射理疗、气泡按摩、中药液坐浴,达到设定的坐浴时间后则自动排水并进行热风烘干。将高分子材料坐浴盆(KX2000A 激光坐浴机专用)水平放入坐浴机,检查并确认通入坐浴盆的气泡管接口与坐浴机出气口对正按紧,倒入 100~200ml 中药液,开机后仪器自动加入 800~1 000ml 温水,协助患者揭开伤口敷料后坐入坐浴机,将肛门伤口浸泡在药液内,默认设定温度为 43℃(仪器热水温度为 36~47℃,可调)。完整自动坐浴疗程时间为每次 16 分钟,包括温热药浴 10 分钟、自动清洗 3 分钟、热风风干 3 分钟。药浴及清洗过程有发泡按摩促进盆底血液循环和药物吸收,全程治疗包含激光照射治疗,坐浴后换药,每日 2 次。

五、注意事项

1. 熏洗前为患者测量体温、脉搏、血压,嘱其排空大小便,并清洁外阴及肛门,以提高药效。

2. 保持适宜的坐浴水温,精确控温,防止水温太低患者感觉不适,或水温太高烫伤皮肤。

3. 坐浴　一般在手术后次日排便后即可进行,每次坐浴时间不可太长,避免引起虚脱和大出血,必要时坐浴前饮服含糖量高的果汁或食品,并设专人守候,以便发现异常情况及时处理。为增强坐浴效果,防止蒸汽散失,坐浴时可用浴巾围臀。

4. 在坐浴过程中,注意观察患者面色和脉搏,如患者主诉乏力、眩晕,应立即停止熏洗,嘱其休息。注意患者安全,因为热疗法有镇静、催眠作用,要防止患者跌倒,特别是年龄较大的患者尤应注意。

5. 每次坐浴完毕用干净、柔软毛巾擦干患部,并用消毒纱块覆盖。对年老体弱、心脑血管疾病患者应协助擦洗,擦洗动作应轻柔,并搀扶回房休息。熏洗坐浴盆应进行消毒或灭菌处理,避免院内感染。

6. 对会阴部有伤口者,熏洗后按无菌换药方法进行处理。

六、技术优势

1. 精确恒定的水温有利于充分发挥药物的作用,并让敏感的创口尽量避免因水温变化造成的刺激。

2. 运用 650nm 激光的生物刺激作用,消炎镇痛,促进伤口的修复与愈合。

3. 自动清洗盆底创面,促进血液循环从而减轻疼痛。

4. 创口清洗完成后自动热风风干,避免患者盆底创面周围潮湿,有利于创面出血凝固结痂,同时也方便换药。

因此,具有安全、有效、方便、舒适等优点。

第二节　超声清创机

超声清创机是一种集超声清创、脉动冲洗，快速清理和治疗患者创口/创面及糜烂性组织伤口最为先进的一种医疗设备(图 33-2)。

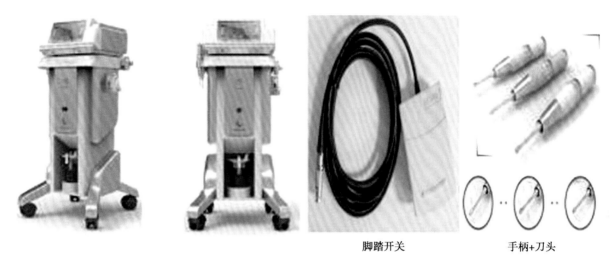

脚踏开关　　　　　　　手柄+刀头

图 33-2　超声清创机

一、作用原理

本设备利用 $20\sim40kHz$ 的超声波产生的空化效应、机械效应和温热效应，作用于伤口、创面，从而达到清创目的。

1. 空化效应　超声波作用于清创液，使内部形成无数微小气泡，气泡崩塌、破裂产生 1 000 多个大气压强，剧烈的能量波将污物和微生物撞击下来，这种冲击波现象称为"空化"。空化效应能有效去除细菌、真菌、坏死组织；对正常组织无损害，可促进肉芽组织生长；达到无痛清创目的；能使抗生素迅速进入深层组织。

2. 机械效应　促成液体的乳化，凝胶的液化和固体的分散。

3. 温热效应　可促使发生或加速某些化学反应，如刺激成纤维细胞溶霉活性、增加蛋白质合成、引起炎症介质及生长因子的释放等。

二、适应证

1. 治疗各类外伤、手外伤、感染伤口/创面　如多种新鲜污染的开放性软组织损伤、烧伤、烫伤、浅表感染伤口/创面、化脓性伤口/创面，窦道、瘘道等。

2. 难愈合伤口　如糖尿病伤口、压疮、神经性营养溃疡、外伤性溃疡等。

3. 软组织损伤、开放性骨折等。

4. 骨科关节置换术，各种骨折内固定术等。

5. 急救创伤清创。

三、操作方法

1. 打开电源　超声手柄、脚踏开关与主机连接好后，接上电源，打开电源开关，此时主机显示屏会出现"欢迎使用"画面。

2. 系统成功启动后,出现"超声清创模式和脉动冲洗模式"画面(图33-3)。

3. 超声清创模式

(1) 通过触摸屏左方的超声功率进度条即可完成超声功率的设置(也可按住进度条区域1~2秒后,上下移动进行设置)。

(2) 设置完成后,打开一次性输液器流量调节器,待超声刀头有液体流出后,才点击"启动"按钮,开启超声功能。

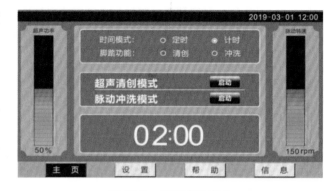

图33-3　设定清创模式

(3) 脚踏功能可以控制超声清创的开启。选择"脚踏功能",点击"启动"按钮,开启脚踏功能(脚踏开关未连接,脚踏开关功能无效)。

4. 时间模式设定

(1) 计时:待机状态下选择"计时"模式。设备在运行时,下方计时区会在设备运行时自动记录设备运行时间。

(2) 定时:待机状态下选择"定时"模式。计时区左方会出现"治疗时间设置"按钮,点击后会出现"00:00"画面,在此画面中点击时间,并进行定时设置,设置完毕后,点击"确认"按钮。

5. 脉动冲洗模式

(1) 在联机的情况下,可直接点击显示屏"启动"按钮,开启脉动冲洗功能,通过触摸屏右方的脉动转速进度条即可完成脉动转速的设定(也可按住进度条区域1~2秒后,上下移动进行设定)。

(2) 开启脚踏功能后,脚踏开关可以对脉动冲洗功能进行开启和关闭的控制。

(3) 通过点击机架的控制面板"冲洗"按钮,可开启和关闭脉动冲洗功能,开启脉动冲洗后,可通过"+""−"按钮调节脉动转速。

四、注意事项

超声手柄通水后,再开启超声清创;超声清创结束后,先关闭超声功能,再关闭一次性输液器流量调节器。

五、技术优势

1. 安全无痛清创　具有独立的药液管路,可快速更换,实现主机的连续使用需求,同时避免了交叉感染的发生,清创过程中,功率多级调节,极大程度减少患者的痛苦,不会损伤伤口周围的神经和血管,对正常组织和新生的肉芽组织无损伤作用。

2. 高效清创　清创液由于超声波的作用辐射成雾状,提高了清创液的利用率,增大了清创面积,缩短了清创时间。

3. 彻底清创　清创时,根据创口实际情况,针对不同的创面/伤口更换合适的超声手柄,适当调整清创刀头与创口的位置,可处理普通清创器械不能到达的部位,实现彻底清创。

4. 促进愈合　改善伤口环境,促进药物治疗效果,激活纤维细胞,促使纤维蛋白层的合成,增强伤口愈合能力。

5. 除菌率高　利用超声去除和破坏创口上粘附的细菌、真菌及病毒,且除菌率达到96%以上。

6. 智能人性化设计　独立可调的脉动冲洗系统,可分离式主机,方便移动或独立使用。触摸屏界面控制,友好的人机交互画面,操作简单。手柄轻小,操作方便灵活,大大降低医务人员工作量。脚踏开关设计,启停随心,符合操作规范。刀头可拆卸单独灭菌消毒。

第三节　磁　疗　棒

磁疗棒通过磁场改善肛周微循环,从而达到治疗的目的。是美国路易斯·洛佩兹博士以稀土为原料,通过高科技创新技术研制的舒大夫磁疗棒,产生互为反向旋转的动态 3D 磁场,磁场强度也呈脉冲状强弱交替变化(图 33-4)。该疗法设计合理、纯物理治疗、疗效确切、可反复使用,值得临床推广。

一、组成

由橙色 A 棒和绿色 B 棒共同组成,A 棒产生磁力大小变化,且互为反向旋转的横向 3D 磁场;B 棒产生磁力大小变化,且互为反向旋转的纵向 3D 磁场,A、B 棒交替使用迅速改善微循环(图 33-5)。

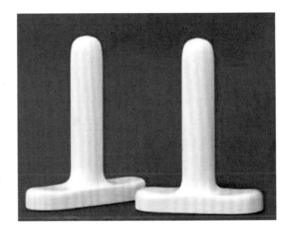

图 33-4　磁疗棒

二、作用原理

本产品独有的互为反向旋转的脉冲磁场比恒定磁场具有更大的穿透性,更强的磁感应作用。人体内的血液、体液、细胞介质、离子等在本产品的磁场内会产生定向运动力,可增加酶的活性、促进内分泌、改善神经系统传导(镇静镇痛)、降低血液黏稠度,显著改善机体深部的微循环状态。

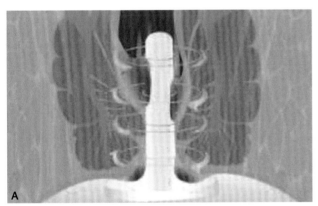
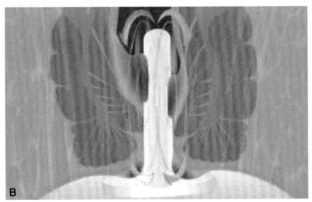

图 33-5　互为反向运动的横向(A)和纵向(B)3D 磁场,改善横向血流状态

三、适应证

1. 痔病所引起的便血、疼痛、肛门潮湿、肛门瘙痒、肛门坠胀、便秘等临床症状。
2. 肛窦炎、直肠炎、肛门直肠神经症引起的肛门坠胀、肛门疼痛。
3. 肛肠手术后康复治疗。
4. 盆底疾病的康复治疗。

四、操作方法

隔日交替使用产品 A 和 B,每次使用 40 分钟,一个治疗期内各使用 5 次。一个疗程为 10 天。必要时可根据患者治疗情况增加使用疗程。

通常处于痔疮发病期的患者使用 2~5 天即可明显得到改善;绝大多数患者通过一个疗程(10 天)的治

疗可消除便血、疼痛、瘙痒等症状；根据患者病程和病症的不同，反复使用多个疗程可使痔核缩小直至消失。

第四节 生物刺激反馈仪

生物刺激反馈仪是一种集盆底表面肌电评估、电刺激与生物反馈为一体的盆底检测与治疗的综合性盆底康复设备（图33-6）。以盆底功能筛查、评估为基础，运用电刺激、多媒体生物反馈、Kegel模板同时结合放松训练，帮助预防和改善各类盆底功能障碍性疾病临床症状（尿漏、尿频尿急、盆底痛、便秘、大便失禁、阴道松弛、性功能障碍等）。

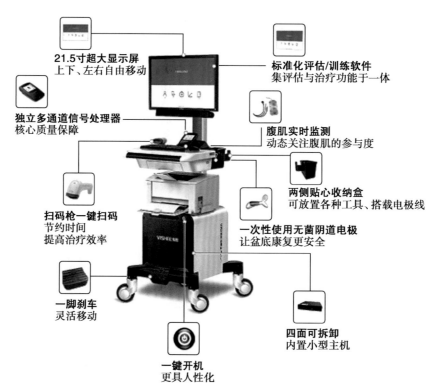

21.5寸超大显示屏
上下、左右自由移动

标准化评估/训练软件
集评估与治疗功能于一体

独立多通道信号处理器
核心质量保障

腹肌实时监测
动态关注腹肌的参与度

两侧贴心收纳盒
可放置各种工具、搭载电极线

扫码枪一键扫码
节约时间
提高治疗效率

一次性使用无菌阴道电极
让盆底康复更安全

一脚刹车
灵活移动

一键开机
更具人性化

四面可拆卸
内置小型主机

图 33-6 生物刺激反馈仪

一、作用原理

通过表面肌电评估对盆底肌做一个全面的检测，并结合临床症状制订精准的治疗方案，最终通过电刺激与生物反馈技术治疗相应疾病。

二、适应证

适用于尿失禁、盆底脏器脱垂、排便功能障碍（便秘、大便失禁）、慢性盆腔疼痛和性功能障碍等盆底功能障碍性疾病。也适用于慢性前列腺炎、男性TURP术后尿失禁、产后盆底功能康复、女性尿道综合征。

三、禁忌证

生殖泌尿道的急性炎症期、恶露未干净、阴道出血、妊娠期、戴有心脏起搏器、严重的心律失常、癫痫及认知功能障碍、盆腔恶性肿瘤。

四、操作方法

1. 盆底表面肌电 Glazer 评估

（1）Glazer 评估的原理：表面肌电（SEMG）信号是将神经肌肉系统在进行随意性和非随意性活动时的生物电变化，经表面电极引导、放大、显示和记录所获得的一维电压时间序列信号。与传统的针式肌电图（NEMG）相比，表面肌电信号探测空间较大、重复性好，为非创伤性操作，为临床研究和基础研究提供了一种无创、动态、实时的评估方法（图 33-7、图 33-8）。

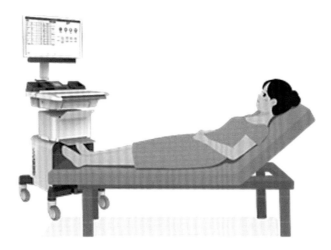

图 33-7　盆底表面肌电 Glazer 评估体位

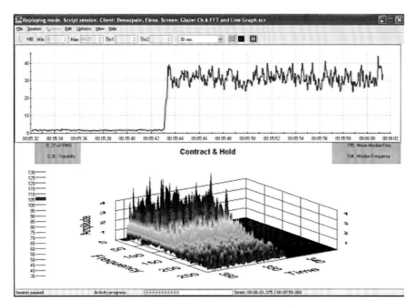

图 33-8　盆底表面肌电 Glazer 评估

（2）Glazer 评估测试步骤

1）前静息阶段：60 秒的前基线记录，让患者完全放松，采集静息状态下 60 秒的盆底表面肌电，评估患者静息状态下盆底肌肉的张力。平均静息电位正常值为 $2\sim4\mu V$，变异系数<0.2。

2）快速收缩阶段：做 5 次快速收缩（提肛运动），每次收缩后立即放松，休息 10 秒后再重复同样的动作，反复 5 次。了解患者盆底肌中快肌纤维的最大收缩力、收缩速度和放松能力。收缩时信号的最大肌电值平均值为 $35\sim45\mu V$，快速收缩和放松时间均<0.5 秒。

3）紧张收缩阶段：做 5 次持续性收缩和放松，即每次收缩后持续 10 秒再放松，休息 10 秒后再重复同样的动作，反复 5 次。了解参与收缩的肌纤维类型、收缩程度以及紧张收缩对静息电位的影响。收缩时信号的平均肌电值正常值为 30~40μV，放松时间<1 秒，变异系数<0.2。

4）耐力收缩阶段：做一次持续 60 秒的收缩，了解参与耐力收缩的肌纤维类型和慢肌的耐力。正常值一般为 25~35μV，变异系数<0.2。

5）后静息阶段：持续休息 60 秒，检查在经过一系列的盆底动作后是否能较好地回复到静息状态，平均静息电位正常值为 2~4μV，变异系数<0.2。

（3）Glazer 评估的目的

1）评估盆底肌的功能，为制订盆底康复方案提供依据；

2）在治疗过程中为医师的治疗提供数据；

3）为治疗前后的肌肉功能的改变（肌电信号）提供客观数据。

（4）Glazer 评估的特点

1）该评估方法是国际统一标准的盆底肌定量评估；

2）有国际数据库支持，目前中国的数据库也在完善中；

3）可进行远程网络评估。

2. 可视化、模板化的 Kegel 训练　Kegel 训练于 1948 年首次由美国妇产科医师 Arnold Kegel 提出，是一种主动锻炼盆底肌的方法。患者通过自主的、反复的盆底肌肉群收缩和舒张，增强盆底肌力、恢复松弛的盆底肌，达到治疗盆底功能障碍性疾病的目的。在多年的临床实践中，盆底肌肉功能锻炼被证实是一种简单、易行、无痛苦和有效的方法，因损伤最小、风险最低而作为盆底肌肉功能恢复的初次训练的首选方案（图 33-9）。

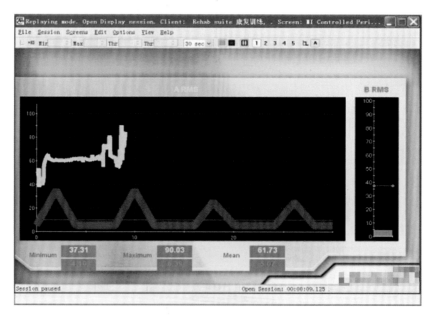

图 33-9　可视化、模板化的 Kegel 训练

我们在机器内将 Kegel 训练做成专门的软件模板，通过生物反馈技术，针对各种疾病有针对性地对盆底快、慢肌肌纤维进行训练，只要机器采集到的患者的盆底肌肌电信号能和模板图形尽量吻合，就达到了比较好的训练效果。

3. 多媒体生物反馈治疗　与 Kegel 训练一样，生物反馈也是一种主动的盆底复健功能方法。将采集到的盆底肌表面肌电信号转化成动画、游戏等多媒体信号，通过收缩、放松盆底肌触发或暂停视频、音乐的播放，帮助患者控制盆底肌、训练盆底肌（图 33-10、图 33-11）。

4. 肌电触发电刺激　患者收盆底肌时会产生肌电信号变化，生物刺激反馈仪采集表面肌电信号

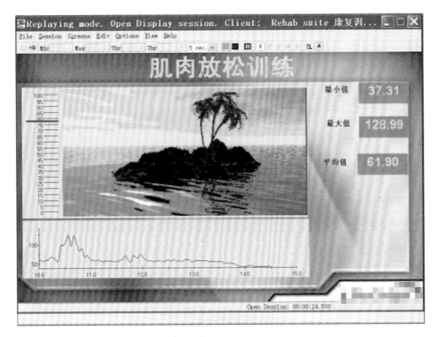

图 33-10　肌肉放松训练

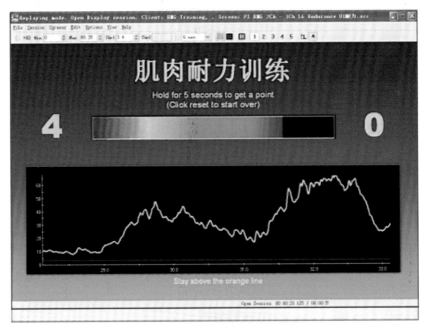

图 33-11　肌肉耐力训练

（SEMG），当信号达到或超过所设定的阈值时，生物刺激反馈仪就会发出电刺激帮助患者完成这个动作。经过反复的训练，促使患者加强肌肉收缩意识，以引发进一步的肌肉刺激，向中枢神经系统提供了大量的输入冲动，使大脑中枢逐渐恢复对盆底肌肉的意识和控制。肌电触发电刺激是以生物反馈、认知学习理论、运动再学习疗法为理论基础，通过反复的治疗帮助患者重新建立新的大脑指挥功能，帮助患者增强肌肉力量，恢复神经对盆底肌肉的支配作用，提高其生活质量。

　　5. 盆底神经肌肉电刺激　　利用 $10\sim50\mathrm{Hz}$，$200\sim400\mu\mathrm{s}$ 的波宽，$0\sim100\mathrm{mA}$ 的电流来进行恰当的神经肌肉电刺激，目的是尽快让患者增强对盆底肌肉的本体感觉，增强神经的兴奋性。促进肌肉收缩，提升肌肉的肌力和耐力从临床应用角度，通过盆底神经肌肉的电刺激还可增强患者的依从性，从而建立康复信心，可以比较长期的坚持生物反馈的治疗方法。

6. 多参数生物反馈训练　患者经常会伴发有焦虑、抑郁等心理疾病,利用特定的硬件采集患者的皮电、皮温、脑电等信号,通过专门的软件模块处理,进行患者的心理康复训练。患者在解除心理情绪影响后,会更加配合其他的治疗。

五、注意事项

注意此设备的禁忌证,其他无特殊注意事项,正常操作即可。

六、技术优势

具有全球盆底肌评估金标准:盆底表面肌电 Glazer 评估,此评估能更好地确认肌肉控制力、反应速度、肌肉激活程度、肌纤维的耐力及稳定性。再结合临床症状可以制定精准的治疗方案,并通过电刺激与生物反馈治疗方法对盆底疾病进行康复治疗。

第五节　磁刺激仪

磁刺激仪是利用变化的磁场无接触地通过空间耦合入组织内部形成的感应电流刺激组织细胞,从而引发细胞的动作电位达到治疗目的(图 33-12)。因此,无论是磁刺激还是电刺激,在细胞水平的刺激机制是相同的,两者的不同在于电刺激是通过表面电极注入电流,而磁刺激是通过脉冲磁场穿透人体而产生感应电流来刺激作用部位,并不是磁场本身起刺激作用。

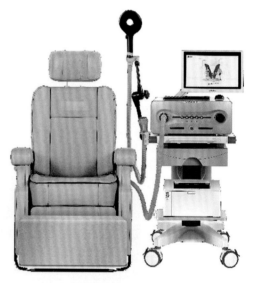

图 33-12　磁刺激仪

一、作用原理

1. 工作原理　磁刺激是在一组高压大容量的电容上充电,用电子开关向磁场刺激线圈放电,不到 1 毫秒内流过数千安培的脉冲电流,瞬时功率达到几十兆瓦,刺激线圈表面产生的脉冲磁场可达 1~6T(特斯拉)。磁场本身并不兴奋神经组织,而是运动磁场的感应电压产生电流的刺激作用。感应电压与磁场变化速度成正比。磁场可穿透高阻抗组织(如骨骼、脂肪),且不会衰减磁场强度。感应电流与组织的导电性能成正比,皮肤、脂肪或骨骼的阻抗高,感应电流就小,所以几乎不兴奋疼痛感受器,这样就使得磁刺激技术是无痛的。

根据电磁感应原理,在脉冲磁刺激下的组织产生反向感应电流,改变细胞膜电位,当感应电流强度超过神经组织的兴奋阈值时,就会引起局部神经细胞去极化,引起兴奋性动作电位,产生一系列生理生化反应(图 33-13,图 33-14)。

2. 刺激参数　磁刺激有 4 个主要参数:强度、频率、刺激时间、间歇时间(图 33-15)。

(1) 强度:强度是指工作时刺激线圈表面产生的磁感应强度,单位为特斯拉(T)。实际应用中以对神经的刺激作用作为个体化的刺激强度。在经颅磁刺激中,以运动阈值(MT)100% 作为基本单位。在常规治疗过程中,运动阈值的 80%~120% 作为治疗强度;在盆底磁刺激中,刺激强度以患者感受为依据。

(2) 频率:以赫兹(Hz)为单位。连续刺激时每秒钟输出多少个脉冲。

(3) 刺激时间:以秒(s)为单位。刺激时间是指每一个脉冲串从开始到结束的时间,也称为串时程或串长。

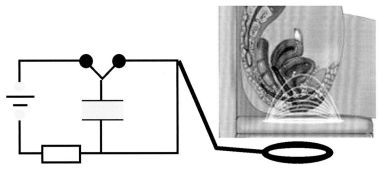

图 33-13 磁刺激工作原理

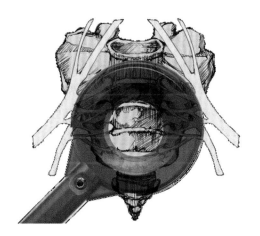

图 33-14 骶神经刺激

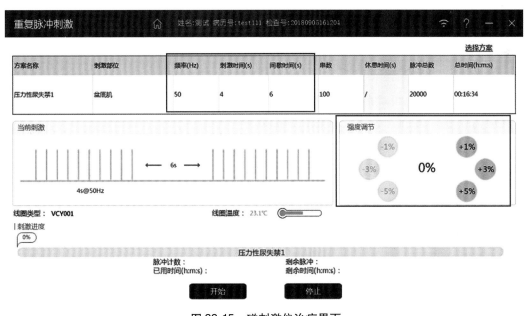

图 33-15 磁刺激仪治疗界面

（4）间歇时间：以秒（s）为单位，是指每串之间没有输出的时间。

（5）串数：一串的时间＝刺激时间＋间歇时间；串数＝总时间/一串的时间。

（6）脉冲总数：脉冲总数＝刺激时间×频率×串数。

以上的临床应用参数与设备的性能是密切相关的。刺激频率、刺激时间、间歇时间、刺激强度都与临床治疗的效果息息相关。

二、适应证

1. 下尿路功能障碍 压力性尿失禁、急迫性尿失禁、混合型尿失禁、尿潴留、神经源性膀胱、小儿遗尿。

2. 盆腔器官脱垂。

3. 排便功能障碍 功能性便秘、大便失禁。

4. 外周疼痛 慢性盆腔疼痛、腰背痛、尾骨痛、梨状肌综合征、痛经等。

5. 性功能障碍 女性性快感缺失、性交痛、男性勃起功能障碍、早泄。

6. 术后盆底功能障碍 盆腔良性疾病(子宫肌瘤、卵巢囊肿、前列腺增生等)、恶性疾病(宫颈癌、子宫内膜癌、卵巢癌、前列腺癌等)、盆底重建术后下尿路功能障碍。

7. 脊髓损伤或脊髓术后二便功能障碍。

8. Ⅲ型慢性前列腺炎。

三、禁忌证

妊娠女性;靠近刺激部位有植入性金属或电子仪器(如金属节育环、心脏起搏器等)的患者;处于癫痫发作期的患者;恶性肿瘤的患者;术后<3周(伤口区);严重心律失常的患者;月经期;急性尿路感染的患者;有严重痔疮的患者;急性盆腔感染的患者。

四、操作方法

1. 询问患者,再次确认是否有禁忌证。

2. 指导患者处于正确的体位。

(1) 盆底肌刺激体位:根据磁刺激仪治疗仪上的标志指示患者坐下,双脚踩在脚蹬上,双腿分开,开始刺激,指导患者移动身体使会阴区的刺激感最强,而大腿、臀部等无刺激感。避免腰部悬空,可配置靠垫,使患者全身放松。注意避免错误坐姿:跷二郎腿、后躺椅背、身体前倾、踮脚、双腿并拢、双脚悬空。找到正确体位后选择相应治疗方案、根据患者感受调整治疗强度。

(2) 骶3神经刺激体位:放平座椅靠背,调高下方挡板,患者取俯卧位,触诊找到双侧髂后上棘,将刺激线圈放置于髂后上棘连线中点下方1~2cm处,进入电生理检查模式,给予单脉冲刺激,患者可感受到肛门牵拉感,观察患者反射应答可观察到会阴部"风箱样"收放动作,以及大足趾的跖屈动作。确认位置正确后,选择相应治疗方案,根据患者感受调整治疗强度。

(3) 单次治疗20分钟。

五、注意事项

若为压力性尿失禁、盆腔器官脱垂、阴道松弛等松弛型(活动减弱型)盆底肌方案,刺激强度为患者能够耐受的最大强度(非常强烈的收缩,如再加大磁刺激输出就会引起患者感觉疼痛或不适);若为盆底痛、急迫性尿失禁、膀胱过度活动等过度活跃型盆底肌方案,刺激强度为患者能够感受到会阴部有明显的收缩即可(不要加到能够耐受的最大强度)。

六、技术优势

磁刺激是根据法拉第电磁感应定律设计的,利用一定强度的时变磁场刺激可兴奋组织,从而在组织内产生感应电流的原理,具有无痛、无创、非侵入等优点。

1. 无痛 磁刺激与传统的电刺激技术相比,在深部神经刺激中具有明显优势(图33-16)。用表面电极进行电刺激时,由于电场进入组织内很快发散,很难进行深部刺激,以适当的电流使神经纤维去极化,而疼痛感受器去极化电流尚未达到之前,除了外表的肌肉颤搐外,几乎没有任何感觉。磁刺激时,磁场是透过机体的,肌肉、骨骼等不良导体对脉冲磁场进入人体没有衰减作用,因此磁刺激可达深部组织,刺激范围更深、更广。

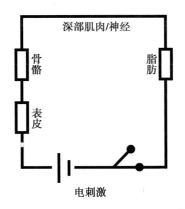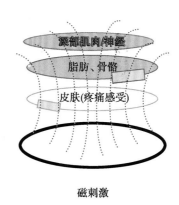

图 33-16 电刺激与磁刺激的区别

2. 无创 近年来出现并不断应用于临床的骶神经调节(sacral neuromodulation,SNM)为治疗排尿功能障碍患者提供了一种新途径。骶神经调节又称膀胱起搏器,是利用介入技术将低频电脉冲连续施加于特定骶神经,以此兴奋或抑制神经通路,调节异常的骶神经反射弧,进而影响并调节膀胱、尿道/肛门括约肌、盆底等骶神经支配靶器官的功能,从而达到治疗效果的一种神经调节技术。抑制膀胱的骶神经根电刺激,已经有关于麻醉和手术的并发症,如感染、脑脊液漏以及对神经根破坏的报道。将磁刺激线圈置于骶部,直接刺激骶神经来调节骶神经的功能,且此方法操作方便、安全性高,对于急迫性尿失禁、神经源性膀胱、尿潴留等均有良好的疗效。

3. 非侵入 磁刺激独一无二的优点是可以穿透骨骼、脂肪组织、皮肤、衣物或石膏这些高阻抗值的结构,因而可以无痛、非侵入的进行刺激。对于电刺激难以激活的深部近侧神经,磁刺激能无痛激活。另外,从生物医学工程的角度,磁刺激因为其没有与电刺激相同的关于平衡双相刺激、肌力持久平衡和氧化问题的限制,不需要一直保养电极,使之保持备用状态。

第六节 电刺激生物反馈仪

电刺激生物反馈仪集合了神经肌肉电刺激、肌电触发电刺激、生物反馈电刺激以及拓展的心理放松训练,患者在轻松游戏中就能完成枯燥无味的康复训练(图 33-17)。

一、作用原理

通过盆底肌肉电刺激及生物反馈治疗,从而对肌源性和神经源性盆底功能障碍性疾病进行康复治疗。

1. 增强盆底肌肌力、耐力、协调性,恢复盆底正常结构。

2. 加强神经中枢对盆底的控制,纠正盆底肌矛盾收缩,建立正常排便反射。

3. 改善盆底肌纤维协调性,反馈放松盆底肌,显著降低静息张力。

二、适应证

功能性便秘、大便失禁、肛门失迟缓症、肛门直肠痛、直肠脱垂、术后排便功能恢复、慢性前列腺炎、肌性性功能障碍、女性压力性尿失禁、男性 TURP 是术后尿失禁、女性性冷淡、产后盆底功能康复、女性尿道综合征。

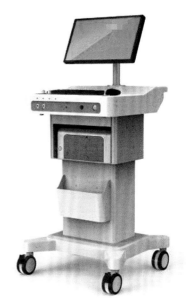

图 33-17 电刺激生物反馈仪

三、禁忌证

恶性肿瘤、痴呆、癫痫、孕妇、装有心脏起搏器患者、急性炎症、出血、活动性出血。

四、操作方法

1. 盆底筛查/评估

（1）快速筛查/标准筛查：快速筛选出盆底肌肉功能异常者。

（2）Glazer 盆底表面肌电评估：标准化全面评估盆底肌肉功能。

2. 盆底治疗

（1）神经肌肉电刺激：对于主动运动差的肌肉进行电刺激，引起肌肉被动收缩。电刺激可以唤醒肌体本体感觉，调节神经肌肉兴奋性，改善局部微循环，缓解疼痛。

（2）肌电触发电刺激：根据患者实时的肌肉活动改变产生电刺激的阈值。将主动运动引发的表面肌电信号转化为反馈电流，刺激肌肉收缩。该刺激模式向中枢神经系统提供大量的、本体的、运动的、皮质感觉的输入冲动，加强大脑中枢对盆底肌肉的控制，重塑盆底神经肌肉功能。

（3）生物反馈：使用声音及可视图像反馈刺激大脑来调控身体的功能，完全自主训练。根据评估结果，人性化选择、设计不同幅度的训练模板及游戏，达到治疗最大化。进一步加强中枢对盆底肌肉控制，增强肌力、纠正矛盾运动、缓解痉挛。

1）Kegel 模板训练。

2）多媒体游戏训练。

五、技术优势

非手术治疗；筛查评估治疗一体；疗程化方案，治疗全程无中断；治疗过程中，多个刺激参数可调；调制刺激模式，改善电刺激耐受；数据云共享，方便快捷；自定义方案，满足个性化。

第七节 盆底磁刺激治疗仪

盆底磁刺激输出高达 4.0T，刺激可达盆腔深部神经肌肉组织，有效镇痛，加强盆底肌群收缩，促进盆底功能康复（图 33-18）。

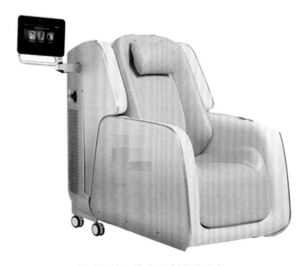

图 33-18 盆底磁刺激治疗仪

一、作用原理

1. 促进神经通路协调统一、进行骶神经调控。
2. 引起肌肉强直性收缩与舒张、可提高肌力。
3. 消炎、镇痛、促进微循环,改善营养供应。

二、适应证

盆底康复;盆底功能障碍:尿失禁、慢性盆腔痛、双便失禁等;性功能障碍;小儿遗尿;盆腔相关术前、术后盆底康复训练。

三、操作方法

患者不需要脱衣服,排尿后坐在盆底磁刺激治疗工作站治疗椅上,启动治疗系统,选择相应处方模式,依据患者的体感耐受,转动强度旋钮到合适的强度进行治疗。随着治疗次数的增多,患者对刺激的耐受强度亦会不断增加,每次治疗时,把刺激强度调至上次的最大耐受强度,磁场频率5Hz,治疗时间20分钟,每周2次,2个月为1个疗程。治疗过程中如对磁场敏感者可能产生头晕、呕吐等晕磁现象,应当停止治疗,待患者恢复正常后减小剂量进行治疗。

四、技术优势

1. 高强度、无衰减、安全无辐射。
2. 多种治疗模式。内置专家处方、手动模式、单脉冲触发模式,应用范围广泛。
3. 专业液态冷却系统。可连续工作72小时,安全、高效、静音。
4. 非侵入性、无创、无痛治疗。不会对体腔造成伤害或感染,治疗过程舒适便捷,体感突出,易于接受。

(李春雨　路瑶)

【参考文献】

[1] 李春雨,汪建平.肛肠外科手术学[M].北京:人民卫生出版社,2015:890-891.
[2] 聂敏,李春雨.肛肠外科护理[M].北京:人民卫生出版社,2018:36-37.

第三十四章

盆底疾病的康复治疗

第一节　盆底疾病康复评估

盆底疾病的康复评估主要包括了外形的评估如尿道、外阴、肛门的外形观察和手法检查评估,盆底局部肌肉的感觉检查、肌力检查、反射检查,盆底器官的动力学检查如尿流动力学检查、肛门的球囊逼出试验检查、阴道压力测试检查等,盆底器官和组织的影像学检查如盆底 B 超检查、盆底磁共振检查、骨盆和脊柱的 X 线检查等,盆底肌肉的神经生理学检查如盆底肌肉的表面肌电检查和盆底神经肌肉的针极肌电图检查等,盆底疾病的姿势步态评估等。

一、盆底疾病的会阴检查和手法检查

(一) 会阴检查和盆底肌感知

1. 盆底疾病的会阴检查　盆底按照解剖分布主要包括了前盆的膀胱、中盆的子宫和阴道、后盆的肛门直肠,故在进行盆底功能检查前首先需要对盆底的各个部分以及外阴情况进行检查。主要观察患者的外阴发育是否正常、小阴唇分离情况、处女膜分离情况、会阴体长度、阴裂长度,观察肛门周围皮肤有无增厚、红肿、血性、脓性分泌物、皮疹及瘘管等。

2. 盆底肌的收缩感知　盆底肌感知即盆底肌的运动学习,包括正确收缩、肌肉和身体意识、协调和运动控制、肌肉力量和耐力及松弛/放松。患者是否能够完成正确的 PFM 收缩,是问题的关键。正确的盆底肌收缩包括两个环节:紧挟盆腔开口和向内上提升。研究发现,30%以上的女性无法在第一次学习实现有意识的盆底肌收缩,许多女性只收缩其他肌肉,高达 25%的女性只是紧张肌肉而非提升盆底。若患者运动感觉较差,在盆底肌收缩训练中缺乏反馈,更易导致其他肌肉的代偿活动,多数患者存在过度使用骨盆外部或常以大肌群同时收缩掩盖了盆底肌收缩意识和感觉。

感知盆底肌肉收缩可令患者轻坐在扶手(或桌缘),双腿略分开,赤脚并平放于地板,保持直背并略屈髋,将会阴部置于扶手(桌缘)。令患者感受紧挟骨盆开口并将会阴部皮肤抬离扶手,此时需保持身体姿势,双足不对地面施加增加任何压力。评估并了解患者能否感受臀肌收缩与盆底肌收缩的差异,评估其保

持盆底肌合适状态和姿势位置的能力。评估后患者清空膀胱再行评估、观察和阴道触诊。阴道触诊(男性为直肠触诊)是必检项目,检查时患者仰卧屈膝双足外展放松并覆盖床单,检查者戴上无菌且不含致敏物或其他刺激物质的手套,也可在手套上涂一些不致敏的润滑剂。检查时慢慢将中指、示指和中指或中指和无名指伸入阴道(男性为直肠)。若患者不适或疼痛则一根手指即可。当手指伸入后,请患者"向上向内拉进我的手指",测试3~4次,每次持续收缩1~2秒。收缩正确的话,男性患者可感受并看到阴囊(睾丸)提升。若是用以练习则能够及时给出反馈指导。

(二) 盆底肌肉的手法检查

盆底肌肉的手法检查包括了盆底肌肉的肌力检查、感觉检查、反射检查和相应的试验。

1. 盆底疾病的肌力检查

(1) 阴道松弛分度:阴道松弛分度为:①正常,阴道横径并容2指以下;②轻度松弛,阴道横径并容2~3指;③中度松弛,阴道横径并容3~4指;④重度松弛,阴道横径并容4指以上,或合并有会阴Ⅱ度旧裂或阴道前后壁中度以上膨出者。

阴道松紧度分级:Ⅰ级,阴道中下段弹性好,肛提肌收缩力强,阴道横径可容2指;Ⅱ级,阴道中段松弛,肛提肌收缩力弱,但阴道口横径可容2指;Ⅲ级,阴道中下段及阴道口横径均可容2指以上,阴道缩肌收缩力弱或消失。

Valsalva运动时评估:①阴道膨出物:阴道前壁(膀胱后壁)、宫颈、穹隆(子宫全切术后)、阴道后壁(直肠膨出);②是否有尿道下移;③是否有尿液自尿道口喷出;④是否有粪便或气体自肛门喷出;⑤会阴体活动度:正常、活动度大。

(2) 阴道/肛门肌力检查:国际尿控协会(International Continence Society,ICS)发布的盆底肌肉组织张力评估指南定义了4种情况:①正常(normal),指肌肉能够自主收缩和松弛;②亢进(strong),指肌肉不能松弛;③减弱(weak),指盆底肌肉功能低下、不能自主收缩;④缺失(absent),指没有可触及的盆底肌肉活动。

Laycock改良牛津评分法(MOS)为6级制,测试要求同仰卧位阴道触诊,检查时患者仰卧屈膝双足外展放松并覆盖床单。当收缩介于两个分数之间时,使用"+""-"以细分为15级制。0=无收缩;1=收缩感或颤动收缩;2=微弱,患者可以收缩盆底肌肉,部分包绕检查者的手指;3=中等程度,检查者可感受到手指被完全包绕;4=良好,检查者可感受到手指被完全包绕,并被稍拉向阴道内腔室;5=强,患者收缩有力,检查者手指被完全包绕并被拉进阴道内。

压力测量:通过气囊、传感器、专用描记仪等,运用生物力学原理,测量尿道、阴道和肛门内压力,评估盆底肌肉的控制力和强度。目前有简易的仪表型和数字化的专用仪器测量。下图所示为会阴收缩力计,有不同的型号,通常用来插入阴道的部分直径约28cm,测量长度约55cm。设备的工作原理同血压计,测试时将会阴收缩力计套上无菌套,也可在无菌套上涂一层无菌且低致敏的凝胶,然后插入阴道。测试时,嘱患者做Kegel运动并尽可能施加最大的力量挤压探头。患者做3次收缩,中间间隔休息10秒,患者在收缩盆底肌时无憋气。结果记录3次收缩的最高值或平均值。较徒手测量更佳的是可侦测收缩的力量及持续时间。

(3) 新PERFECT方案:新PERFECT方案在近年来应用较多,主要用于全面的描述盆底肌肉的收缩情况。P代表肌力,采用改良的牛津肌力分级法(0~5级)进行记录;E代表耐力,以秒记录持续的最大自主收缩直到肌力下降至50%以下;R代表重复收缩,重复进行持续性最大自主收缩的次数;F代表快速收缩,重复进行快速收缩的次数大于10次或直到疲劳;E代表抬高,指在进行最大自主收缩时阴道后壁的抬高;C代表协同收缩,指在进行最大自主收缩时,下腹部肌肉的协同收缩;T代表同步,指咳嗽时盆底肌的反射性收缩的同步情况。

2. 盆底疾病的感觉检查　感觉系统检查分为浅感觉检查(痛觉、触觉、温度觉),深感觉检查(运动觉、位置觉、振动觉)和复合(皮质)感觉检查(定位觉、两点辨别觉、图形觉、实体觉)。检查宜在安静环境、患者情绪稳定的情况下进行。检查者应耐心、细致,尽量使患者充分配合。区域性或节段性感觉异常的分布可通过让患者在身体上划出自己感知的感觉损害的范围来了解,从而可以确定最能对应这类感觉异常类型的周围神经或神经根。

3. 盆底疾病的反射检查 反射检查包括腱反射、皮肤反射、病理反射等。反射改变可能是神经功能异常最初最细微的征象,也是神经系统检查中最客观的部分,反射亢进或不对称者更有可能存在神经系统问题。根据反射的改变可分为亢进、活跃(或增强)、正常、减弱和消失。单一反射受损最可能与此反射水平的神经根受累一致,盆底功能障碍性疾病患者应注意膝反射、踝反射、跖反射、腹壁浅反射、肛门反射和球海绵体反射的检查。

肛门浅反射:检查时,患者取胸膝卧位或侧卧位,检查者用竹签轻划或轻刺肛周皮肤或黏膜。正常情况下可观察到肛门外括约肌反射性收缩即肛门皮肤反射(肛门收缩),由直肠下神经($S_{2\sim5}$)介导。当怀疑马尾、圆锥病变时,该评估尤其重要。

球海绵体反射/阴蒂肛门反射:评估骶神经的完整性。检查前应告知患者,说明检查的必要性,但检查时应突然给予刺激。戴上手套,手指插入直肠感触反射性肌肉收缩最有效。在男性,抓握夹捏龟头即可诱发此反射,女性则刺激阴蒂,检查者手指上可感觉到括约肌收紧。但女性引出此反射要困难些,且反射缺失的意义不确定。该反射主要用于评估马尾、下部骶神经根和脊髓圆锥的通路。

4. 盆底疾病的相关试验

(1) 下尿路棉签试验:测定尿道轴向及活动度。取膀胱截石位,将一消毒棉签插入尿道,使棉签前端处于膀胱和尿道交界处。测量患者 Valsalva 动作前后棉棒与水平面夹角的变化。小于 15°,解剖支持良好;大于 30°,支持结构薄弱;15°~30°,不能确定解剖支持程度。

(2) 压力诱发试验:在患者自觉膀胱充盈时检查。患者取截石位,嘱患者连续用力要咳嗽数次,观察尿道口有无漏尿现象。如有漏尿则为压力试验阳性,说明存在压力性尿失禁可能;但压力试验阴性不能排除压力性尿失禁。

(3) 膀胱颈抬举试验:试验前,患者咳嗽可见漏尿。实验时,以中指及示指伸入阴道,分开两指置于后尿道两侧,勿将两指压在尿道上,观察患者咳嗽是否漏尿,漏尿为阴性,否则为阳性,阳性说明为压力性尿失禁可能。

5. 盆底疾病相关量表

(1) 尿失禁问卷表简表(ICI-Q-SF):由国际尿失禁咨询委员会定制,包括了漏尿次数(0~5 分)、漏尿量(0~6 分)、漏尿对日常生活影响程度(0~10 分)以及什么情况下发生漏尿等方面的内容,总分为 21 分,分数越高,尿失禁程度越高。

(2) 尿失禁问卷表(ICI-Q-LF):由国际尿失禁咨询委员会定制,包括:①尿失禁及其严重程度:是否经常漏尿、漏尿严重程度、何时出现漏尿,过去 4 周内是否用过保护措施、过去 4 周内用过哪种保护措施、每天需要更换保护垫次数,每天漏尿量多少、近 4 周内漏尿量最严重的一次等方面的内容;②日常生活:对于家务劳动、户外活动、工作、活动和是否担心找厕所、减少饮水量、避免旅游、生活质量的影响;③性生活问题:是否有性生活、是否阴道疼痛、性交痛、性交漏尿等问题;④情绪方面:是否感到抑郁、焦虑、沮丧、难堪、减少生活乐趣等;⑤其他泌尿系症状:排尿次数及严重程度、起夜如厕次数、急忙如厕、膀胱疼痛、排尿延迟、排尿中断、增加腹压排尿等情况。该量表相较于尿失禁问卷简表而言更加具体,但是操作复杂。

(3) POP-Q 评分:POP-Q 评分可量化评估盆底器官脱垂的程度,是目前国际上较为广泛接受和采用的评价方法,较为客观、准确,有更好的可信性和可重复性。POP-Q 评分以处女膜为参照(0 点),以阴道前、后、顶部的 6 个点(前壁两点 Aa、Ba,后壁两点 Ap、Bp,顶部两点 C、D)和阴道全长为尺度,对脱垂作出量化。同时记录生殖道裂孔、会阴体的情况。

(4) 其他相关尿失禁量表:近年来的研究中,还包括了尿失禁自我效能量表(GSE-UI),尿失禁生活质量问卷(I-QOL)、急迫性尿失禁影响问卷(U-IIQ)、急迫性尿失禁量表(U-UDI)等,可根据情况进行选择。

（5）性功能障碍相关量表:性功能调查表(derogatic sexual functioning inventory,DSFI)是一个涵盖245项内容的综合性量表,包括10个自成体系分量表,45分钟完成不仅反映性功能,也反映继发的心理问题,各分量表鉴别效度男性优于女性。

女性性功能指数(female sexual function index,FSFI):针对女性性功能障碍设计,包括性欲、性唤起、阴道湿润、性高潮、性满意度和性疼痛19项6个方面问题,15分钟完成,最近1个月性活动总体评价,可信度、有效性和敏感性很高,能够区分出女性性功能障碍不同类型,已被用于焦虑抑郁、尿路症状、饮食失调、激素紊乱、配偶等相关因素的绝经女性性功能评价,是女性性功能障碍准确而迅速的筛选量表。

性满意度评价(sexual satisfaction scale for women,SSS-W):基于性满意度设计,已经证实具有良好的可靠性。包含满意度、沟通、包容、性担忧、性关系5个方面性生活质量,每一方面包含6项内容,总分累计评价性满意度,15分钟完成。各个分项衡量满意度,分数越高满意度越高;性担忧和性关系评价性抑郁,分数越高性抑郁越低。

二、盆底器官的动力学检查

（一）尿流动力学检查

详见第六章第四节内容。

（二）球囊逼出试验

球囊逼出试验是在直肠内置入球囊,开始间断注入气体或水10ml,观察出现扩张感觉的阈值,以后改为每次注入50ml,当直肠扩张感觉持续30s以上而不消失时,注入气体或水的量为直肠恒定感觉值,此时的膨胀感致反射性内括约肌松弛,称为直肠-肛门抑制反射。当受试者出现难以忍受的排便感且伴有不适时为最大耐受度。该试验在临床上是一个有用的筛选试验,可以排除患者因出口功能障碍而引起的便秘。

三、盆底器官影像学检查

详见第六章第六节内容。

四、盆底肌神经电生理学检查

详见第六章第四节内容。

五、盆底疾病的运动学评估

盆底结构及功能非常复杂,支持结构的损伤原因是多方面的。盆底功能障碍性疾病的运动学评估是建立在临床对盆底功能障碍发展认识的基础上的系统、全面评估。盆底肌的运动学评估除上述章节讲到的感觉系统检查、肌力/肌张力检查、反射检查等以外,主要还包括了自主神经功能评估、姿势步态评估和呼吸功能评估。

（一）自主神经功能检查

自主神经系统由交感神经和副交感神经系统组成,分为交感(胸腰)、副交感(颅骶)和肠道三部分,控制非横纹肌和腺体。膀胱同时受到自主神经和躯体神经支配,从中央旁小叶、下丘脑、脊髓下行通路、副交感节前或节后纤维到阴部神经的神经通路上的任何一处病变都可引起膀胱功能异常。此外,性功能障碍也很常见,在生殖(性交、射精)反射中,唤醒导致阴茎勃起,有时导致射精;前者受 $S_{2~3}$ 水平控制的副交感纤维控制,后者受腰神经支配的复杂交感活动。自主神经功能障碍常引起阳痿,但有时因脊髓防御反射而出现病态的性反射亢进。

自主神经系统检查包括:一般检查、内脏和括约肌功能、自主神经反射和实验室检查等。一般检查包括皮肤黏膜和毛发指甲的外观和营养状态、泌汗情况和瞳孔反射等情况。内脏及括约肌功能包括胃肠功能(如胃下垂、腹胀、便秘等),排尿障碍及性质(尿急、尿频、排尿困难、尿潴留、尿失禁、自动膀胱等),下腹部膀胱区膨胀程度等。自主神经反射包括竖毛试验、皮肤划痕试验、眼心反射。实验室检查包括血压和脉搏的卧立位试验、汗腺分泌、性功能障碍的电生理检查、排尿障碍的尿道动力学检查等。

(二) 姿势步态检查

1. 平衡和协调评估 运动系统负责身体在空间中的移动,肢体不同部位间的相对运动,对抗重力和其他外力,维持姿势等。整个运动系统的整合对协调运动和精细动作的控制至关重要。除自主神经支配的内脏运动外,其他全部运动功能均由运动系统支配下的横纹肌收缩来完成。

小脑半球控制运动的协调性和精细-回转动作,校正速度、方向准确性及力量强度,达到预期的目的。平衡是维持躯体及其一部分与外界空间的定向能力,它依赖于视觉、迷路及躯体感觉(本体感觉)不断的传入冲动及其在脑干和小脑中的整合。平衡可因影响前庭通路、小脑、脊髓或周围神经中感觉通路的病变所致。平衡障碍常表现为以下两种主要症状中的一种或两种:①眩晕(身体或环境的运动幻觉);②共济失调(肢体或步态协调不能)。平衡障碍患者的运动功能检查应确定共济失调的类型及严重程度,并发现可能提示病因的锥体系、锥体外系或周围神经受累。

共济运动检查首先观察患者日常活动,如吃饭、穿衣、系纽扣、取物、书写、讲话、站立及步态是否协调,有无动作性震颤和语言顿挫等,再做指鼻试验、Holmes 反跳试验(反击征)、跟-膝-胫试验、轮替试验、起坐试验等。

2. 姿势评估 姿势,即身体在任一时刻的相对位置,是由身体的不同关节在该时刻的不同位置组合而成的。检查对患者带来的不适症状可能会影响几个关节,这些影响可能是不良姿势的原因,也可能是后果。正确的姿势是身体各关节承受符合最小的位置,直立姿势是人体正常站立的姿势,如果站姿正确,仅需极少的肌肉动员即可维持。

健康人站立时身体保持直立,抬头挺胸收腹。理想的身体序列从前面看,鼻、胸骨剑突和脐应在一条直线上,从侧方看,耳的外缘,肩峰的尖部,髂嵴的最高点,外踝尖(从前方看)应该在一条直线上。姿势检查包括站立位(前方、侧方和后方)前屈位(前方、侧方和后方),坐位(前方、侧方和后方),仰卧位,俯卧位,下肢长度测量,降落试验和特殊关节检查等。站姿检查患者并足站立,观察有无不稳及摇晃,此外还应检查睁闭眼站立、单足站立、足跟足尖站立及一只脚足跟置于另一只脚足尖前紧挨着站立,还可以轻推患者观察是否一侧或前后倾倒。

3. 步态评估 盆底功能障碍患者的步态分析通常采用定性分析即目测观察分析。检查者从前面、后面和侧面分别观察患者的站立姿势、步态启动、止步和转身、步幅和步速,注意患者的步行节律、稳定性、流畅性、对称性、重心偏移、手臂摆动、脊柱和骨盆、关节姿态、神态表情、辅助装置(矫形器、助行器)的作用等,评价重复跳起后保持平衡的能力,以及分析提示功能缺损性质的异常步态。

步态周期指从一只脚着地开始到同一只脚再次着地为止的时间间隔,通常包括支撑相和摆动相。支撑相可分为:①承接体重-首次触地、承重反应;②单侧支撑:支撑相中期,唯一单足支撑全部重力的时相;③单侧支撑:支撑相末期,支撑足首次触地和承重反应期相当于对侧足的减重反应和足离地,此时双足均接触地面,又称双支撑相;④摆动相前期:支撑点及重心的变化,衔接支撑相与摆动相。摆动相可分为:①摆动相早期:足廓清地面和屈髋带动屈膝;②摆动相中期:足廓清;③摆动相末期:使下肢前向运动减速,准备足着地。

步态分析观察中,检查者通过观察记录足趾、踝、膝、髋、骨盆及躯干等部位在行走周期的各分期中的运动情况,以判断患者步态偏离和缺陷。将躯干、骨盆、髋、膝、踝、足趾按顺序依序列出异常表现。先观察矢状面双侧(从左到右或健侧和患侧)的步态特征;再观察冠状面。目测观察后,分别就患者在负重、单腿支撑及迈步等分期中存在的问题进行归纳总结,以便进一步分析。

步态评估应包括评价以下几项:①要求患者快速由坐位站起,以较自然的速度—较快的速度正常行走,然后转身;②要求患者(踝背屈)足跟行走、(足跟提起)足尖行走以及双足一前一后足跟对足尖沿直线走"一"字步,走直线时可令患者先睁眼后闭眼,观察能否保持平衡;③要求患者以正常速度、慢速和快速行走,对比评估步态;④要求患者重复跳起后保持平衡。评估时从前面、后面和侧面等不同角度由近至远观察,且从骨盆、腰椎向下到踝足,再从足、踝关节观察,依序膝、髋、骨盆直至躯干和上肢的运动。

(三) 呼吸功能检查

呼吸泵由呼吸肌和胸廓组成,依序由肋骨、肩胛骨、锁骨、胸骨和胸椎等组成。呼吸肌依据通气过程中的作用,主要分为呼气肌和吸气肌,除了维持呼吸功能以外也有维持姿势的功能。言语、吞咽功能等重要的生理活动需要呼吸肌群的配合,排尿排便和分娩、运动等情况下也需要呼吸肌群的协同收缩以维持生理功能。故呼吸肌群的评估是盆底疾病的功能障碍评估中较为重要的一块。

主要的呼吸肌群包括:膈肌、肋间肌、腹肌、斜角肌、胸锁乳突肌、胸大肌、胸小肌、前锯肌、斜方肌、背阔肌等。所有呼吸肌协同作用形成呼吸模式。人体的呼吸模式分为胸式呼吸、腹式呼吸和胸腹联合呼吸。检查者可以根据目测和触诊观察患者是否存在过度的胸式呼吸或者呼吸代偿等异常情况。

咳嗽常被用作用力呼气的临床测试方法,咳嗽可根据以下标准评分:①有功能:正常或只有轻微的功能缺损。清脆或暴发性的排出空气,呼气量明显且清晰可闻,能清除呼吸道分泌物;②功能差:中度失能,影响主动运动或耐力。呼气量下降,气体移动减少,表现较为吃力,可能需要尝试数次才能清除呼吸道分泌物;③无功能:重度失能。无法清除呼吸道分泌物,无法暴发性地排出空气,尝试咳嗽时,只是费力地清嗓,没有任何功能;④零:无法咳嗽。

盆底疾病患者呼吸肌群评估中包括了腹直肌的评估,此时,需注意是否合并腹直肌分离。通常腹直肌分离有4种:普通型腹直肌分离、脐下型、脐上型和完全型分离。腹直肌分离测试:患者取仰卧屈膝位,双手置于体侧;嘱其慢慢抬高头部(肩关节抬离床面),伸手指向膝关节直至肩胛骨抬离床面。检查者将一只手的手指横向置于其腹部中线(肚脐)上。如果存在分离现象,则检查者的手指将陷入受试者的腹直肌间沟。记录可以置入的手指数,或测量间距,另外同时测试肚脐的上方、下方或同一高肚处。

最大吸气压力(MIP)和最大呼气压力(MEP)的测量可作为测量通气肌肉强度的手段。最大吸气压力反映了膈肌和其他吸气肌肉的强度,而最大呼气压力反映了腹肌和其他呼气肌肉的强度。受试者在完全呼气或完全吸气末,检查者可采用电子压力表封闭患者的呼吸气流,并嘱患者做最大的吸气或最大呼气,观察电子压力表的指数变化,以反映患者的呼吸肌群收缩功能。

呼吸功能的评估主要关注呼吸肌群的肌肉收缩能力、肌肉耐疲劳程度、主动呼吸肌群和辅助呼吸肌群的协调程度、咳嗽等生理功能的完成情况等。因此,除以上方法可针对呼吸肌群进行评估以外,还可以借助于表面肌电评估仪器、压力反馈设备等对呼吸肌群进行详细的评估。

第二节　盆底疾病康复疗法

盆底疾病的治疗主要分为手术治疗和非手术治疗,康复医学科主要关注的是非手术治疗部分。盆底疾病的非手术治疗主要目的是促使患者感知盆底肌肉的收缩,利用各种物理的手段恢复盆底肌肉组织的收缩活动并使其能够执行承托盆腔器官、控制尿便、维持正常性功能以及缓解盆底疼痛的相关功能。

盆底疾病的非手术治疗手段主要包括了盆底肌的运动治疗、盆底肌电刺激和生物反馈训练、盆底肌磁刺激、激光治疗、手法治疗、贴扎治疗、注射治疗、传统康复治疗以及饮示指导和康复护理等方面。各种治疗的手段都有相应的适应证和禁忌证,可根据康复评估的结果寻找盆底疾病的相应病因,并制订个性化的治疗方案。

一、运动治疗和手法治疗

运动治疗是为了缓解症状或改善功能,根据伤病的特点,选择适当的运动方法进行全身或局部的运动以达到治疗疾病和功能障碍的目的的一种康复治疗手段。运动治疗着重于躯干、四肢的运动、感觉、平衡等功能的训练,常用的方法包括了关节松动、软组织牵伸、肌力训练、步态训练、有氧训练和日常生活动作训练等。

手法治疗可包含在运动治疗的范畴之内,是研究用手工操作进行防病治病的一门科学,主要包括了关节松动术、整骨疗法、软组织技术(如软组织牵伸技术、肌肉能量技术、神经肌肉本体感觉促进技术、神经松动术、肌筋膜徒手治疗术)等。

盆底疾病的发生和发展与盆底肌肉、韧带、筋膜等支持组织薄弱、骨盆稳定性较差及神经卡压等因素相关。运动治疗和手法治疗可针对性地进行干预,从而改善盆底肌肉筋膜韧带的血液循环和淋巴回流、改善盆底肌肉收缩功能,同时,牵张短缩软组织、调整肌肉、筋膜张力等。

盆底疾病患者可合并存在骨盆倾斜、骨盆旋转、耻骨联合分离、尾骨活动度减小等问题,可进行相应的脊柱、骨盆的姿势矫正和整骨治疗。如尾骨的活动度决定了盆底肌的活动范围,而尿失禁患者的尿道稳定性较差与盆底肌的活动性存在相关,故尿失禁的患者如存在尾骨活动度减小或尾骨移位,可进行尾骨矫正手法治疗。

许多盆底疾病的患者存在盆底筋膜紧张等情况,筋膜的长期紧张和挛缩可限制肌肉活动范围和肌肉收缩能力从而引起相邻肌肉的代偿性收缩和代偿模式的形成,长期的代偿可引起代偿肌肉的劳损和被代偿肌肉的功能下降并引发一系列盆底功能障碍的发生,故需要进行盆底肌筋膜松解和肌力训练治疗。一般来讲,针对臀腹部长期紧张的肌肉、骶尾骨肌筋膜和盆底肌浅、深层肌筋膜进行放松,再松解耻骨膀胱韧带,最后松解大腿内侧肌群。

尿失禁的患者多数存在盆底肌收缩能力下降,但在盆底肌肉收缩功能训练过程中,需根据患者的盆底肌收缩能力进行区分训练。当患者的肌肉收缩能力相对较差时,可进行盆底肌的激活手法训练。将手指缓慢伸入阴道或者肛门内按盆底肌肉的排列顺序用指腹触摸和按压肌腹3遍,然后再被动的牵拉相应的肌肉持续10秒,不放松嘱患者主动收缩持续8秒,再进一步拉伸相应肌肉持续10秒。当患者的肌肉收缩功能较好时,可采用盆底肌强化手法训练,主要是渐进性的盆底肌抗阻训练和不同难度体位姿势下的肌力训练如咳嗽情况下的盆底肌收缩训练。

盆底器官脱垂的患者主要进行盆底肌的肌力及耐力训练。对于盆底肌力0~2级的患者,运用神经肌肉本体感觉促进技术促进盆底肌肉收缩,整体激活盆底肌肉。对于盆底肌力3~4级的患者,可运用软组织牵伸技术及肌肉能量技术进行肌力训练,主要采用抗阻训练,阻力由轻到重逐渐增加。如患者合并有神经粘连或卡压等情况,可进一步采用神经松动技术。

对于排便障碍患者,进行完善的康复评估,根据相应的情况可进行脊柱、骨盆位置异常的调整、软组织牵伸技术、神经松动术和筋膜松解术等。此外,对于盆底肌力异常所致排便障碍,可进行肌肉能力释放技术的应用,如患者盆底肌力较差,先进行耻骨直肠肌指腹触摸和肌腹按压,再进行被动牵拉,然后进行肌肉主动收缩,再进一步拉伸肌肉。随着患者的肌力改善,可进行盆底肌抗阻训练,阻力由轻到重,每次抗组维持5秒,休息5秒,10秒为一组,连续做3组。

传统的按摩、推拿手法治疗技术可有效改善排便障碍,推拿在排便障碍中的取穴以天枢、中脘、足三里、大横、脾俞、大肠俞、气海等穴应用频次最高,方法以摩法、推法、揉法、按法等最为常见。

盆底疼痛的病因和发病机制尚不明确,Tettambel认为可能与盆腔炎性疾病、血管病变、手术、免疫、内分泌、代谢性疾病、神经功能异常、外伤、分娩等众多因素相关。运动治疗和手法治疗可改善盆底的肌肉收缩、缓解筋膜紧张、促进盆底血液循环和淋巴回流,提高肌肉的兴奋性、抑制肌肉的异常张力并缓解神经卡压等。通常,在治疗慢性盆腔疼痛时,除了松解盆腔肌筋膜,还要松解腰腹部、臀部、大腿肌筋膜。

性功能障碍的患者常常合并盆底肌肉软组织的功能下降和张力异常,运用筋膜松解、神经肌肉本体感觉促进和牵伸技术进行阴茎(球)海绵体肌、坐骨海绵体肌、尿道阴道括约肌及其筋膜,阴茎(阴蒂)背神经激活,恢复盆底感觉和运动能力。

二、盆底肌电刺激治疗

（一）电刺激的定义

神经肌肉电刺激(neuromuscular electric stimulation,NMES)是指应用电流刺激使神经支配的肌肉以恢复其功能的方法,它利用低频脉冲电流刺激结构完整的下运动神经元,引起肌肉收缩,从而提高肌肉功能或治疗神经肌肉疾患。将探头插入阴道或直肠可进行盆底肌电刺激(pelvic floor electrical stimulation, PFES)和直肠电刺激(rectal probe electrical stimulation,RPES)。

（二）盆底肌电刺激的原理

盆底肌的电刺激可通过直接刺激盆腔组织器官或支配它们的神经纤维,从而对效应器产生直接作用引起肌肉收缩。同时,盆底肌电刺激可反馈性地增加中枢神经系统发出的神经冲动,调动更多的肌纤维参与肌肉收缩,增大盆底肌的收缩力量。长期的盆底肌电刺激可引起肌纤维增粗、细胞核体积和数量显著增加、DNA 含量增加、肌纤维内线粒体数量显著增多,从而改变盆底肌肌纤维的组成成分。盆底肌电刺激还可增加肌纤维周围毛细血管血液循环,提高血氧浓度同时降低肌纤维周围组织液代谢产物的浓度,从而增加肌肉收缩耐力。电刺激的频率在 1~10Hz 之间可引起肌肉单收缩,频率在 25~50Hz 之间可引起肌肉强直收缩,进一步的频率增加者引起肌肉收缩的减弱,故盆底肌电刺激时肌力训练一般选择 50Hz,耐力训练一般选择 20~30Hz。

阴部神经起源于 S_2~S_4,包括了会阴神经和肛神经等。肛神经支配肛门外括约肌,会阴神经支配盆底会阴肌肉等。骶髓是支配泌尿生殖器官的低级中枢,正常情况下尿道存在两条反射通路,其一为阴部神经-骶髓-盆神经反射通路,此为副交感反射通路,受机体副交感中枢(骶髓副交感神经核)调节和控制;另一为阴部神经-胸髓-腹下神经反射通路,受机体交感中枢(胸髓交感神经核)调节和控制。此两条通路的传入皆起源于阴部神经。盆底肌电刺激可兴奋阴部神经-腹下神经反射而增加膀胱尿道括约肌作用和抑制阴部神经-盆神经反射而抑制逼尿肌收缩,从而缓解膀胱过度活动和急迫性尿失禁,激活盆底功能。电刺激的频率在 10Hz 左右可有效促进阴部神经的反射调节作用,故盆底肌的神经调节一般选择 10Hz。

（三）临床应用

盆底肌电刺激在临床上的开展已经较为广泛,其应用的病种包括了膀胱过度活跃症、压力性尿失禁、脊髓损伤后排尿障碍、功能性便秘、性功能障碍和神经源性膀胱、神经源性直肠等。在进行盆底肌电刺激治疗时,治疗的频率根据患者的疾病类型和治疗目的进行选择,治疗的电流强度根据患者的耐受程度进行调节。2017 年中华医学会妇产科学分会妇科盆底学组在 2011 年版本的基础上更新《女性压力性尿失禁诊断和治疗指南(2017)》。该指南重点关注压力性尿失禁的诊断和治疗,指南提出盆底肌电刺激不作为治疗压力性尿失禁的常规方法,但是对于不能主动收缩盆底肌的患者,盆底肌的电刺激和生物反馈训练有一定效果。

三、盆底肌生物反馈治疗

生物反馈(biofeedback,BF)是采用现代电子技术准确测定神经——肌肉和自主神经系统正常和异常的生理电信号,这些生理电信号能反映人体的生理和心理状况。首先将各种传感器与参与者相连接,测量表面肌电、脑波、心率、血压、呼吸、肌肉的活动以及皮肤温度等生理指标。这些仪器能够快速、准确地将信息反馈给操作者,使受试者对其自身的生理功能有了直观的了解和有针对性的控制。通过转换的视、听信号指导患者进行训练以及自我训练,从而达到防治疾病和康复训练。

生物反馈作为一种重要的治疗方法用于盆底功能障碍的患者(包括盆底肌协同障碍、肌性盆底肌痛、盆腔器官脱垂等导致的慢性便秘、尿失禁、排便失禁以及盆底痛)已有 30 余年的历史,但在治疗方法、疗效、疗程及远期效果评估等方面还没有形成统一的标准。

生物反馈的实质是训练大脑控制盆底肌群协调和放松的技术,主要通过测压或肌电采集盆底肌肉运动的信号,让患者感知理解,从而建立大脑和盆底肌肉之间联系,重建外部条件反射,训练或部分代偿已经受损的内部反馈通路。因此适用于没有认知障碍的患者。

(一)适应证和禁忌证

盆底肌生物反馈训练的适应证包括:①产后女性的常规盆底肌肉锻炼;②轻中度子宫脱垂,阴道膨出;③各种尿失禁、粪失禁;④阴道松弛、阴道痉挛、性生活不满意、性交痛者;⑤泌尿生殖修补术后辅助治疗。

盆底肌生物反馈训练的禁忌证包括:①心脏装有起搏器者;②阴道电极禁用于重度子宫脱垂和阴道松弛脱垂致阴道短缩者;③女性月经期及孕妇;④直肠电极禁用于重度痔疮、肛裂者;⑤严重的精神疾病、抑郁症或者强迫症患者;⑥过度疲劳和病态人格患者;⑦重度糖尿病、急性盆腔炎、恶性肿瘤患者。

(二)临床应用

生物反馈训练的目的因患者的治疗靶症状不同而不同。尿潴留,常常与慢性或者情境性外括约肌张力增高有关,训练的目的是在排泄期间学会有意地放松括约肌;尿失禁,训练的目的是学会有意识地收缩外尿道括约肌,抑制肠或膀胱的急迫感。便秘是直肠肛门功能障碍的标志性症状,生物反馈训练排便是一个调整神经肌肉协调活动的复杂生理过程,当患者获得反馈信息后,通过"自我认识"与"自我调控",长期反复多次的坚持修正错误的调控信号,使排便时盆底各组肌群协调运动,使患者更意识到括约肌的存在,这样可以训练患者在排便的过程中调节和控制肌肉,刺激和建立正常的排便反射。

盆腔器官脱垂采用生物反馈治疗对阴部神经、盆腔神经的反射性刺激或神经肌肉的直接刺激,唤醒本体感受器,加强盆底肌力,提高Ⅰ类、Ⅱ类肌纤维肌力,降低Ⅱ类肌纤维的疲劳度,综合肌电位值上升,使脱垂的器官因强有力的肌群、筋膜和韧带的支托而回缩。

四、激光治疗

激光(LASER)是"受激辐射的光放大(light amplification by stimulated emission of radiation)"的简称。激光的独特性能使其在军事、信息、科研、医学等领域均得到了广泛的应用,具有波粒二象性,同时具有单色性好、相干性高、方向性强以及能量高度集中几个特点。

激光的生物学效应指在激光辐射下,生物体可能产生的物理、化学或生物化学反应及变化。激光的生物学效应与其波长、强度和生物组织受照射部位对激光的反射、吸收及热传导特性等因素有关。激光的生物学效应包括了热效应、光化效应、压力效应、电磁场效应和刺激效应等。激光按照功能性质分为固体、气体、液体和半导体激光,而按照能量输出则分为连续、准连续、短脉冲激光。

(一)分类

目前用于治疗盆底障碍性疾病的激光主要是 CO_2 激光和 Er-YAG 铒激光。CO_2 激光器:发射波长为 $9 \sim 12\mu m$(典型波长 $10\,600\mu m$)的二氧化碳激光,光电转化率在 $10\% \sim 30\%$,功率范围大、既能连续又能脉冲、性能可靠、操作和维护方便等多优点,二氧化碳激光具有切割力较强,组织吸收系数较大,组织穿透深度较小(约 $0.23mm$),手术时不易伤及血管。Er-YAG 激光器:输出 $2\,940nm$ 波长中红外范围的铒激光,是迄今输出功率最大、效率最高的长波长固体激光器。铒激光对人体组织穿透深度浅,对组织的热损伤极小,光斑较小。

(二)临床应用

女性的盆底肌肉群、筋膜、韧带及其神经构成了复杂的盆底支持系统,其互相作用和支持,承托并保持盆腔脏器于正常位置。胶原蛋白是这些支持结构的主要成分,对维持盆底支持组织的弹性和韧性起重要作用。激光作用于人体的靶器官,其效应包含了生物化学作用,剥脱作用和光热解作用。激光光源所发出的热能,尤其在湿润的环境下,不仅可以增强胶原蛋白组织的活性,还可以刺激新的胶原蛋白的产生。在激光的辐射作用下,胶原蛋白的三股螺旋分子结构会变短,长度比未受干预之前的长度缩短了三分之一,从而增强了胶原蛋白原纤维的强度。激光的光热解作用对于改善各种由于胶原蛋白缺失而引起的疾病或症状方面有明显的效果。因此,应用激光治疗由于盆底支持组织松弛导致的盆底基本的基本原理就是需要通过其光热解作用来刺激靶器官局部的胶原蛋白增生,并且重塑胶原蛋白的结构,使其更为强韧。研究表明,若激光作用区域温度的达到61~63℃,就能造成胶原蛋白的长度缩短而变得纵向拉长。除了形成即刻的胶原和组织收缩反应外,也会使胶原蛋白重组并形成新的胶原蛋白增生,而最后这些受治疗的部位的组织会变得更紧致而有弹性。由此可以看出,通过激光的光热解作用可以增强盆底支持组织的张力和承托力,改善其对于盆腔脏器的支撑作用,从而达到治疗盆底疾病的目的。

五、中医治疗

(一) 中药治疗

脱肛(直肠脱垂)多因小儿气血未旺,久泻下痢;年老气血两亏,脏腑虚损或久病体弱,以致气血不足,中气下陷,不能固摄所致。根据"虚则补之""下者举之"的治疗原则,以内服中药辨证施治。

(二) 针灸疗法

针灸治疗是一种外治方法,以中医学的基本理论、经络和腧穴学说为辨证论治的依据,通过针刺、艾灸的方法刺激机体,激发、调动其自身的调整功能,来改善、纠正机体紊乱的功能状态,使之趋于正常。1979年世界卫生组织提出并建议在全世界推广应用的针灸治疗病症43种,其中盆底功能障碍性疾病2种;2003年针灸治疗适应证更新为4类107种,其中盆底功能障碍性疾病4种。

针灸治疗盆底功能障碍疾病最常见的取穴位置是八髎穴。八髎穴位于4对骶后孔中,是上髎(S_1)、次髎(S_2)、中髎(S_3)和下髎(S_4)的总称。骶后孔有骶神经后支通过,骶前孔有骶神经前支由此进入盆腔,组成骶丛。八髎穴下的神经冲动传入S_1~S_4节段,与骶髓排便中枢(S_2~S_4)接近。针刺八髎可刺激S_2~S_4神经节段,调节支配盆内脏器的盆神经和支配盆底的阴部神经,改善盆腔脏器和盆底肌功能,与骶神经调节有相似之处。

针灸治疗盆底功能障碍疾病近年来也常用"骶四针"疗法。骶四针(上、下、左、右四针),操作上,上针刺点位于骶骨边缘旁,平第四骶后孔水平处(双侧)。使用100mm长针直刺,针刺深度为3~3.5寸,使针感达尿道或肛门。下针刺点位于尾骨尖旁开0.5寸(双侧),使用100mm长针,向外侧(坐骨直肠窝方向)斜刺,2.5~3.5寸深,使针感达尿道。针感达上述部后接电针仪。电针采用连续波,强刺激以患者不感到难受为度,每次持续60分钟。电针期间需保持盆底肌以尿道为中心有节律地向上(头部方向)强烈收缩的感觉。治疗隔日1次,治疗次数视病情而定。

(三) 艾灸疗法

针对尿失禁患者的灸法治疗,取神阙穴,先以细盐、肉桂末拌均,覆盖于神阙穴上,将脐窝填平,盖上厚约1分、上刺数孔的姜片,置枣子大小的艾柱,点燃,连灸3壮。

针对于尿潴留患者的灸法治疗,取神阙穴,取葱白两根、食盐20g、艾绒适量。葱白捣泥压饼一块(厚约0.3cm),将艾绒捻成圆锥形艾柱,备1~4炷,先将盐(炒黄冷却)放入神阙穴填平,将葱饼、艾柱置于盐上点燃,灸至腹内温热。

(四) 穴位贴敷

尿失禁患者:取神阙穴,操作:用煅龙牡各30g,五味子、五倍子各15g,肉桂、冰片各6g,共研细末备用。每用3~6g,用醋调成膏状贴敷。

直肠脱垂患者:取百会穴,操作:用蓖麻仁10粒,加少量米饭共捣烂,敷于百会穴4小时,每日换1次。

子宫脱垂患者:取百会、关元、神阙穴,操作:将新鲜蓖麻仁60g捣烂,以等量面粉调和捏成五分硬币大小药饼,置穴位上,外用敷料罩盖。贴药数小时子宫有收缩感后即去药饼。

便秘患者:取神阙穴,操作:以藿香、丁香、独活、艾叶各10g,香附、当归、肉桂、川芎、防风、白蔻、黄柏各5g,制马钱子15g,小茴香3g,配制便秘散,分2次用纱布包放脐上,绷带固定,15天为一个疗程。

（五）中药熏蒸

中药熏蒸疗法是根据治疗疾病的需要，通过中医辨证论治原则配制一定的中药组成熏蒸药方，利用药物和水沸腾产生的蒸汽熏蒸患者疾患处，通过熏蒸的热能和对症的药物相互影响，共同作用发挥生理药理效应，治疗相应疾病的一种方法。

熏蒸疗法通过热力和药力联合发挥作用，熏蒸过程中产生的热药蒸汽源源不断地以对流和传导的方式直接作用于人体，同时熏蒸药物中逸出的中药粒子作用于体表或经透皮吸收发挥一系列生理药理效应。中药熏蒸促进血液循环、促进药物吸收、促使汗液分泌、调节神经系统功能、缓解肌肉痉挛和抗炎镇痛等作用。马玉芳取方蛇梅散熏洗，该方具有健脾益气，补肾固涩，清热除湿的功效，并配合盆底肌训练治疗对压力下尿失禁患者取得较好疗效。也有较多学者对于慢性盆腔炎、子宫脱垂、便秘等盆底功能障碍疾病的中药熏蒸治疗进行研究，取得了良好的效果。

六、其他康复治疗

（一）磁刺激治疗

磁信号可以无衰减地透过骨骼、肌肉、神经等组织而刺激到深层的神经肌肉组织靶点。磁刺激主要应用脉冲磁场作用于神经肌肉组织，改变神经细胞的膜电位，使之产生感应电流，影响肌肉组织代谢和神经电活动，从而引起一系列生理生化反应的技术。盆底磁刺激装置由其独特的设计而对患者产生可调聚焦磁场，该磁场能有效穿透空气、皮肤、脂肪甚至骨骼，相对于腔内进行电刺激治疗，存在较少的感染创伤发生的概率、更高的治疗依从性、刺激强度无衰减等优势。

不同刺激参数（模式、频率、强度、间隔、持续时间、刺激位点、刺激方向等）的磁刺激产生不同的神经生理效应，低频刺激模式引起神经细胞的抑制左右明显，高频刺激模式则引起兴奋。根据临床需要可进行盆底磁刺激应用于排尿障碍、排便障碍和盆底疼痛等基本的康复治疗。

（二）贴扎治疗

肌内效贴贴扎是软组织贴扎技术中的一种，是一种不含任何药物，具有一定弹性的贴布，起初主要通过生物力学原理及贴扎产生的生理学效应运用于运动损伤，可在不影响身体活动的情况下，稳定、支撑肌肉与关节，改善局部循环、促进淋巴回流、消除软组织肿胀及疼痛。肌内效贴贴扎的技术原理主要是源于贴布的物理特性，贴扎与人体之间的力学交互作用与感觉输入。摆位、拉力大小及方向是贴扎技术的关键。

盆底疾病的贴扎治疗可激活核心肌群及臀大肌，促进盆底肌的协同收缩，增强盆底功能，支持腹壁，减轻盆底压力。可在腹直肌、腹横肌、腹内斜肌、耻骨联合区域等进行贴扎治疗。

（三）肉毒毒素注射治疗

肉毒毒素是由肉毒梭状芽胞杆菌在缺氧条件下的一种细菌外毒素。肉毒毒素治疗的主要原理是注射后直接作用于神经肌肉接头处，通过阻断神经突触前膜 Snare 蛋白的胞吐释放神经递质乙酰胆碱，从而导致肌肉松弛性麻痹；肉毒毒素本身并不对神经造成损害，也不会改变乙酰胆碱的产生，仅仅阻断了神经肌肉接头处的信息传递，而且是化学性的失神经作用，可以在三个月后通过神经的芽生重新恢复神经肌肉复合体的功能。盆底功能障碍性疾病的肉毒毒素注射治疗适应证包括：良性前列腺增生、肛裂、神经性膀胱过度活动症、神经源性膀胱、间质性膀胱炎、直肠痉挛、阴道痉挛。

（李建华　吴方超）

【参考文献】

［1］ MATTHEWS C A,WHITEHEAD W E,TOWNSEND M K,et al. Risk factors for urinary,fecal,or dual incontinence in the Nurses' Health Study[J]. Obstet Gynecol,2013,122(3):539-545.

［2］ LATTHE P,MIDDLETON L,RACHANEN I S,et al. Ultrasound bladder wall thickness and detrusor overactivity:a multicentre test accuracy study[J]. BJOG,2017,124(9):1422-1429.

[3] VAN GRUTING I M A,STANKIEWICZ A,KLUIVERS K,et al. Accuracy of Four Imaging Techniques for Diagnosis of Posterior Pelvic Floor Disorders[J]. Obstet Gynecol,2017,130(5):1017-1024.

[4] 张忠霞,王铭维.反馈技术研究与进展[J].中华物理医学与康复杂志,2016,9(6):717-720.

[5] 丁曙晴.盆底生物反馈疗法在盆底疾病治疗中的应用[J].中华胃肠外科杂志,2017,12(12):1351-1354.

索　引